リハビリテーション プロトコール 第2版

Handbook of Orthopaedic Rehabilitation
Second Edition

整形外科疾患へのアプローチ

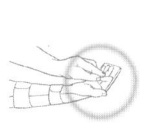
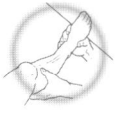
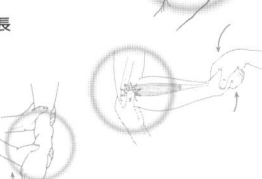

監訳
木村彰男
慶應義塾大学教授
慶應義塾大学月が瀬リハビリテーションセンター所長

監訳協力
橋本健史
慶應義塾大学准教授
慶應義塾大学月が瀬リハビリテーションセンター整形外科診療部長

問川博之
慶應義塾大学月が瀬リハビリテーションセンター非常勤講師
島田療育センターリハビリテーション科

S. Brent Brotzman, MD

Assistant Professor
Texas A&M University System Health
　Science Center
College Station, Texas

Assistant Professor
University of Texas Health Science
　Center at San Antonio
San Antonio, Texas

Adjunct Professor
Department of Kinesiology
Texas A&M—Corpus Christi
Corpus Christi, Texas

Division I Team Physician
Department of Athletics
Texas A&M—Corpus Christi
Corpus Christi, Texas

Chief of Orthopaedic Section
North Austin Medical Center
Austin, Texas

Kevin E. Wilk, PT, DPT

Adjunct Assistant Professor
Programs in Physical Therapy
Marquette University
Milwaukee, Wisconsin

Clinical Director
Champion Sports Medicine
Birmingham, Alabama

Vice-President, Education
Benchmark Medical Inc.
Malvern, Pennsylvania

Director of Rehabilitation Research
American Sports Medicine Institute
Birmingham, Alabama

メディカル・サイエンス・インターナショナル

わが妻 Cynthia に
あなたのこの長きにわたる忍耐と愛と理解は
私に途切れることのない想像力と勇気を与えてくれた

わが両親に
二人の積年の愛と献身が
私に無限の機会を切り開いてくれた

最後に三人の素晴らしい子どもたちに
君たちはいつも私に最良の外科医であり教育者であり父親で
ありたいと思わせてくれる

Authorized translation of the original English edition,
"Handbook of Orthopaedic Rehabilitation", Second Edition　　ISBN 978-0-323-04405-9
By S. Brent Brotzman, Kevin E. Wilk

Copyright © 2007, 1996 by Mosby, Inc., an affiliate of Elsevier Inc.
All rights reserved.

This edition of Handbook of Orthopaedic Rehabilitation, 2e by S. Brent Brotzman and
Kevin E. Wilk is published by arrangement with Elsevier Inc.

© Second Japanese edition 2010 by Medical Sciences International, Ltd., Tokyo

Printed and bound in Japan

監訳者序文

　本書の原著初版が1996年に出版され，縁あってそれを私どもが訳すことになり，初版の「リハビリテーションプロトコール」を出したのは1998年のことである．以来，早くも10年以上の歳月が流れたことになり，この間，想像もできない勢いで急速な少子高齢化社会が進行し，医学・医療の流れも大きく様変わりしたといえる．特に治療においてはEBMが重要視されるようになり，各種疾患のガイドラインが競って出版されている．このような傾向の背景には，医療費の高騰という経済面の関与があることも否定できないが，何よりも経験が重要視された時代が終わりを告げ，エビデンスに基づく診断，治療に関する情報が広く公開されるようになったことが，一番の要因と考えられる．

　最近ではクリニカルパス，クリティカルパスも利用されつつあるが，諸般の事情やこのようなシステムに馴染まない疾患もあり必ずしも広く行きわたっているとはいえない．しかしながら本書の対象である整形外科疾患は，もっともクリニカルパス，クリティカルパスの導入がしやすく，用いる効果も大きいといえる．特に標準的なリハビリテーションプログラムの提示は，患者に益することはもちろん，医師や療法士にも多大な貢献をなすことは間違いないといえる．本翻訳書の初版が出された頃には，まだEBMやクリニカルパス，クリティカルパスが普及していなかったが，それでもこのようなプロトコールの提示は画期的なことであり，初版については各方面からお褒めの言葉をいただき，好評の下に広く受け入れられ，訳者としての喜びもひときわであった．

　今回原著の第2版が2007年に出版され，再び訳すことを依頼されたが，上記のように，本書は臨床に役立つ実際的な本であり，翻訳書を発行することに異存はなくお引き受けすることとした．しかしながら初版でも経験したことであるが，実際にはオリジナルの本を書くよりも訳書を出すほうが数倍も労力を要する作業である．すなわち各用語の日本語について関連学会の用語集で確認するとともに，訳者間の用語の統一を図る必要があり，これだけでも多くの時間を要する作業であり，まして原著が大幅に増頁された今回の版の翻訳は想像を超えた労力を要するもので，実際に訳すことには躊躇

せざるを得なかった．

　幸いに橋本健史先生，間川博之先生というお二人の先生を中心に，慶應関連病院の整形外科の諸先生，富士リハビリテーション学院の諸先生に分担して訳していただき，今回の出版までたどりつくことができた次第である．予想以上の時間がかかったが，これも読者のことを考え丁寧に全体の整合性をとりながら訳した結果であり，お二人をはじめとする各訳者の先生方に敬意を表する次第である．

　本書の内容であるが，初版同様，今回も多数の図や写真が載せられており，特に各疾患のリハビリテーションについては表を用いてわかりやすくまとめられている．その意味で，臨床現場の初心者からベテランに至るまで幅広い読者にとって，日常臨床ですぐにいかせる実用書であることは間違いないと思われる．増頁のため予想以上にボリュームのある本となってしまったが，これだけ中身の濃い内容がコンパクトに収められている書籍はないといえる．本書が初版以上に，整形外科疾患のリハビリテーションの臨床における座右の書として，現場の医師，療法士をはじめとする医療スタッフに活用していただけることを，監訳者として切に望む次第である．

2010 年 3 月

木村彰男

序文

　本書は，整形外科領域に携わる臨床家が有益な情報を幅広く入手できることを目的としている．今回の増訂版では，理学療法士，整形外科医，家庭医，アスレチックトレーナー，カイロプラクター，そして筋骨格系疾患の治療に従事する者すべてを対象としている．

　本書では，筋骨格系疾患の臨床上よく遭遇する問題について，より適切な検査法や分類システム，鑑別診断や選択すべき治療法，そしてリハビリテーションプロトコールを収載するよう努めている．例えば，de Quervain 腱鞘炎を疑う場合，本書の記述から適切な検査法や鑑別診断をすぐに見つけ出し，妥当な治療やリハビリテーションプロトコールを実施することができるであろう．

　整形外科手術や骨折の急性期治療に関する文献はこれまでにも数多く，詳細かつ包括的に論じられているが，保存的治療や術後のリハビリテーションケアに関する情報は相対的に不足している．実際のところリハビリテーション治療も，最初の手術が長期的成績に与える影響と同程度，あるいはそれ以上の優れた効果をもたらすが，この情報量の差は依然として存在している．どんなに優れた手術であっても，適切な術後リハビリテーションが行われなければ，瘢痕形成，拘縮，不全治癒組織の損傷，機能低下などをきたし，期待された治療成果が上がらないことがある．

　現在のリハビリテーションプロトコールの多くは，経験に基づいて作成されている．これらは，長年にわたる多数の症例を対象とした "trial and error" の結果から形作られてきた．今後も臨床研究や生体力学的研究の発展に伴い，リハビリテーションプロトコールは改善が加えられ，変化していくことであろう．しかしながら現時点では，多くの整形外科医やセラピストに支持されているリハビリテーションの原則を本書で紹介することとする．

　正確な検査を行い，効果的な治療計画を立て，整形外科的損傷のリハビリテーションを成功に導くために，本書が臨床家にとって簡潔で使いやすいものであることを願ってやまない．

S. Brent Brotzman, MD

監訳者・監訳協力者・訳者一覧

監訳

木村彰男
慶應義塾大学教授
慶應義塾大学月が瀬リハビリテーションセンター所長

監訳協力

橋本健史
慶應義塾大学准教授
慶應義塾大学月が瀬リハビリテーションセンター整形外科診療部長
3, 4, 5, 7章

問川博之
慶應義塾大学月が瀬リハビリテーションセンター非常勤講師
島田療育センターリハビリテーション科
1, 2, 6章

訳(担当章順)

中原留美子	富士リハビリテーション専門学校作業療法学科長	1章
市村紋子	富士リハビリテーション専門学校作業療法学科	1章
内田成男	富士リハビリテーション専門学校教務部長	2章
宮下正好	富士リハビリテーション専門学校理学療法学科長	2章
井口　理	大久保病院整形外科医長	3章
原藤健吾	国際医療福祉大学三田病院整形外科講師	4章
小久保哲郎	立川病院整形外科	5章
植田英則	富士リハビリテーション専門学校理学療法学科	6章
橋本健史	慶應義塾大学准教授 慶應義塾大学月が瀬リハビリテーションセンター整形外科診療部長	7章

執筆者

David W. Altchek, MD
Associate Professor of Clinical Surgery (Orthopaedics)
Weill Medical College of Cornell University
New York, New York

Associate Attending Surgeon
The Hospital for Special Surgery
New York, New York

James R. Andrews, MD
Clinical Professor
Orthopaedics and Sports Medicine
University of Virginia School of Medicine
Charlottesville, Virginia

Clinical Professor of Surgery
School of Medicine, Division of Orthopaedic Surgery
University of Alabama at Birmingham
Birmingham, Alabama

Medical Director
American Sports Medicine Institute
Birmingham, Alabama

Orthopaedic Surgeon
Alabama Sports Medicine & Orthopaedic Center
Birmingham, Alabama

Bernard R. Bach, Jr., MD
Professor
Department of Orthopaedic Surgery
Director
Sports Medicine Section
Rush Medical College
Chicago, Illinois

Champ L. Baker, Jr., MD
Orthopaedic Surgeon
Hughston Clinic
Columbus, Georgia

Clinical Assistant Professor
Department of Orthopaedics
Tulane University
New Orleans, Louisiana

Team Physician
Columbus State University
Columbus RedStixx

Columbus Cottonmouths
Columbus, Georgia

Mark Baker, PT
Hughston Sports Medicine Foundation
Columbus, Georgia

Mark Bohling, MS, ATC, LAT
Head Athletic Trainer/Instructor
Texas A&M University
Corpus Christi, Texas

S. Brent Brotzman, MD
Assistant Professor
Texas A&M University System Health Science Center
College Station, Texas

Assistant Professor
University of Texas Health Science Center at San Antonio
San Antonio, Texas

Adjunct Professor
Department of Kinesiology
Texas A&M—Corpus Christi
Corpus Christi, Texas

Division I Team Physician
Department of Athletics
Texas A&M—Corpus Christi
Corpus Christi, Texas

Chief of Orthopaedic Section
North Austin Medical Center
Austin, Texas

Gae Burchill, MHA, OTR/L, CHT
Clinical Specialist
Occupational Therapy—Hand and Upper Extremity Services
Massachusetts General Hospital
Boston, Massachusetts

Dann C. Byck, MD
Attending Physician
Department of Orthopaedic Surgery
McKay-Dee Hospital
Ogden, Utah

James H. Calandruccio, MD
Instructor
University of Tennessee—Campbell Clinic
Department of Orthopaedic Surgery
Memphis, Tennessee

Staff Orthopaedic Surgeon
Campbell Clinic
Memphis, Tennessee

Donna Ryan Callamaro, OTR/L, CHT
Senior Occupational Therapist
Occupational Therapy—Hand and Upper Extremity Services
Massachusetts General Hospital
Boston, Massachusetts

Hugh Cameron, MD
Associate Professor
Department of Surgery, Pathology, and Engineering
University of Toronto
Toronto, Canada

Staff Orthopaedic Surgeon
SunnyBrook Women's Hospital
Toronto, Canada

Mark M. Casillas, MD
Clinical Assistant Professor
University of Texas Health Sciences Center
San Antonio, Texas

Thomas O. Clanton, MD
Professor and Chairman
Department of Orthopaedics
University of Texas—Houston Medical School

Team Physician
Rice University Department of Athletics
Houston, Texas

Brian S. Cohen, MD
Attending Orthopaedic Surgeon
Center for Advanced Orthopaedics and Sports Medicine
Adena Regional Medical Center
Chillicothe, Ohio

Mark R. Colville, MD
Assistant Professor
Portland State University

Orthopaedic Surgeon
Team Physician
Portland Winterhawks Hockey Team
Portland, Oregon

Jenna Deacon Costella, MA, ATC
Assistant Athletic Trainer
Instructor
Department of Kinesiology
Texas A&M University
Corpus Christi, Texas

Kevin J. Coupe, MD
Assistant Professor of Orthopaedics
Program Director
University of Texas-Houston
Houston, Texas

Michael J. D'Amato, MD
Team Physician
Shawnee State University
Portsmouth, Ohio

Adjunct Clinical Consultant
Ohio University
Athens, Ohio

Larry D. Field, MD
Partner
Mississippi Sports Medicine and Orthopaedic Center
Jackson, Mississippi

Brett R. Fink, MD
Foot and Ankle Specialist
Orthopaedic Surgeon
Community Hospitals
Indianapolis, Indiana

G. Kelley Fitzgerald, PT, PhD, OCS
Assistant Professor
Department of Physical Therapy
School of Health and Rehabilitation Sciences
University of Pittsburgh
Pittsburgh, Pennsylvania

Robert C. Greenberg, MD
Associate Clinical Professor
Department of Orthopaedic Surgery
Berkshire Medical Center
Pittsfield, Massachusetts

James J. Irrgang, PhD, PT, ATC
Assistant Professor
Vice Chairman for Clinical Services
University of Pittsburgh
Pittsburgh, Pennsylvania

Margaret Jacobs, PT
Physical Therapist
Orthopaedic Store
San Antonio, Texas

Stan L. James, MD
Courtesy Professor
Department of Exercise and
 Movement Science
University of Oregon
Eugene, Oregon

Orthopaedic Surgeon
Orthopaedic Healthcare
 Northwest
Eugene, Oregon

Jesse B. Jupiter, MD
Professor
Department of Orthopaedic
 Surgery
Harvard Medical School
Cambridge, Massachusetts

Director
Orthopaedic Hand Service
Massachusetts General Hospital
Boston, Massachusetts

W. Ben Kibler, MD
Medical Director
Lexington Clinic Sports Medicine
 Center
Lexington, Kentucky

Michael L. Lee, MD
University Sports Medicine
 Associates
Corpus Christi, Texas

Michael Levinson, PT
Clinical Supervisor
Sports Medicine Rehabilitation
 Department
Hospital for Special Surgery
New York, New York

John McMullen, MS, ATC
Manager, Sports Medicine and
 Physical Therapy
Sports Medicine Center
Lexington Clinic
Lexington, Kentucky

Steven J. Meyers, MD
Assistant Professor, Pediatrics
Texas A&M University Health Science
 Center
College Station, Texas

Team Physician
Department of Athletics
Texas A&M University—
 Corpus Christi
Corpus Christi, Texas

Mark S. Mizel, MD
Professor
Department of Orthopaedics and
 Rehabilitation
University of Miami School of
 Medicine
Miami, Florida

Kenneth J. Mroczek, MD
Assistant Professor
Department of Orthopaedic Surgery
New York University School of
 Medicine
New York, New York

Kyle C. Phillips, PA-C, BHS
Clinical Instructor
Health Science
University of North Texas
Fort Worth, Texas

Physician Assistant
Allied Health
Spohn Hospital
Corpus Christi, Texas

Bruce Reider, MD
Professor of Surgery
Section of Orthopaedic Surgery and
 Rehabilitation Medicine
Department of Surgery
The University of Chicago
Chicago, Illinois

Director of Sports Medicine
The University of Chicago Hospitals
Chicago, Illinois

David Ring, MD
Instructor of Orthopaedics
Department of Orthopaedic Surgery
Harvard Medical School
Boston, Massachusetts

Anthony A. Romeo, MD
Associate Professor
Department of Orthopaedic Surgery
Rush Medical College
Chicago, Illinois

Melvin P. Rosenwasser, MD
Director
Orthopaedic Hand and Trauma
  Service
New York Presbyterian Hospital,
  Columbia Campus
New York, New York

Robert E. Carroll Professor of
  Orthopaedic Surgery
College of Physicians and Surgeons
Columbia University
New York, New York

Charles L. Saltzman, MD
Professor
Department of Orthopaedic Surgery
Department of Biomedical
  Engineering
University of Iowa
Iowa City, Iowa

Felix H. Savoie III, MD
Partner
Mississippi Sports Medicine and
  Orthopaedic Center
Jackson, Mississippi

Kenneth A. Stephenson, MD
Attending Surgeon
Covenant Medical Center
Lubbock, Texas

Attending Surgeon
Northstar Surgical Center
Lubbock, Texas

Teresa Triche, M Ed
Exercise Physiologist
Certified Aquatic Specialist
Personal Trainer
San Antonio, Texas

Kevin E. Wilk, PT, DPT
Adjunct Assistant Professor
Programs in Physical Therapy
Marquette University
Milwaukee, Wisconsin

Clinical Director
Champion Sports Medicine
Birmingham, Alabama

Vice-President, Education
Benchmark Medical, Inc.
Malvern, Pennsylvania

Director of Rehabilitation Research
American Sports Medicine Institute
Birmingham, Alabama

Anna Williams, PT
Director of Physical Therapy
Crossroads Home Health
Port Lavaca, Texas

目次

1 手と手関節の損傷

屈筋腱損傷 ‥‥‥‥‥‥‥ 4

ばね指(狭窄性屈筋腱鞘炎) ‥‥‥‥‥ 25

深指屈筋腱断裂(ジャージー損傷) ‥‥‥‥‥ 27

伸筋腱損傷 ‥‥‥‥‥‥‥ 31

手の骨折と脱臼 ‥‥‥‥‥‥‥ 45

第5中手骨頸部骨折(ボクサー骨折) ‥‥‥‥‥ 54

母指中手指節(MP)関節の尺側側副靱帯損傷(スキーヤー母指) ‥‥‥‥‥ 58

絞扼性神経障害 ‥‥‥‥‥‥‥ 61

手根管症候群 ‥‥‥‥‥‥‥ 61

Dupuytren 拘縮 ‥‥‥‥‥‥‥ 73

関節形成術 ‥‥‥‥‥‥‥ 74

手関節の障害 ‥‥‥‥‥‥‥ 78

舟状骨骨折 ‥‥‥‥‥‥‥ 78

橈骨遠位端骨折 ‥‥‥‥‥‥‥ 85

三角線維軟骨複合体損傷 ‥‥‥‥‥ 101

de Quervain 腱鞘炎 ‥‥‥‥‥‥‥ 110

手関節の腱交差症候群 ‥‥‥‥‥‥‥ 113

背側および掌側手根ガングリオン囊腫 ‥‥‥‥‥ 116

2　肘の損傷

評価 ……………130

内側側副靱帯（尺側側副靱帯）損傷 ……………143

肘（肘部管）での尺骨神経損傷 ……………150

投球競技者における屈曲拘縮（伸展制限）の治療 ……………153

肘の基礎的訓練プログラム（1日3回実施） ……………155

肘関節脱臼の治療とリハビリテーション ……………161

外上顆炎と内上顆炎 ……………166

遠位上腕二頭筋腱の修復 ……………183

橈骨頭の単独骨折 ……………185

肘関節形成術 ……………188

肘頭滑液包炎 ……………189

外傷後の肘関節硬直 ……………190

3　肩の損傷

肩と上腕でよくみられる病態の身体所見 ……………202

背景 ……………216

肩のリハビリテーションの一般的原則 ……………219

評価の収集 ……………220

肩痛の評価における病歴聴取の重要性 ……………222

肩の診察 …………… 224

一般的な肩リハビリテーションのゴール …………… 242

インピンジメント症候群 …………… 248

オーバーヘッドアスリートにおける腱板炎 …………… 266

肩腱板断裂 …………… 274

肩関節不安定性 …………… 322

凍結肩（癒着性関節包炎） …………… 382

肩関節形成術（人工肩関節置換術）後のリハビリテーション …………… 389

上腕二頭筋障害 …………… 396

肩鎖関節損傷 …………… 406

肩甲骨の運動異常 …………… 413

4　膝の損傷

身体診察 …………… 432

画像検査 …………… 444

前十字靱帯（ACL）損傷 …………… 446

後十字靱帯（PCL）損傷 …………… 497

内側側副靱帯（MCL）損傷 …………… 525

半月板損傷 …………… 537

膝蓋大腿関節障害 …………… 546

膝関節軟骨の治療 …………… 585

Baker（膝窩）囊腫 ・・・・・・・・・・・・・・ 593

膝蓋骨骨折 ・・・・・・・・・・・・・・ 596

5　足と足関節の損傷

足関節捻挫 ・・・・・・・・・・・・・・ 618

陳旧性足関節外側靱帯損傷：足関節外側靱帯再建術後のリハビリテーション ・・・・・・・・・・・・・・ 636

足底踵部痛（足底腱膜炎）・・・・・・・・・・・・・・ 645

アキレス腱機能不全 ・・・・・・・・・・・・・・ 666

後脛骨筋腱機能不全 ・・・・・・・・・・・・・・ 682

中足痛 ・・・・・・・・・・・・・・ 690

強剛母趾 ・・・・・・・・・・・・・・ 697

第1中足趾節（MTP）関節捻挫（ターフトー）・・・・・・・・・・・・・・ 708

Morton 神経腫（足趾間神経腫）・・・・・・・・・・・・・・ 716

6　下肢の関節炎

股関節炎 ・・・・・・・・・・・・・・ 729

膝関節炎 ・・・・・・・・・・・・・・ 757

7　スペシャルトピックス

アスリートのハムストリング損傷 ・・・・・・・・・・・・・・ 790

大腿四頭筋の肉ばなれと挫傷 ・・・・・・・・・・・・・・ 809

鼡径部痛 ・・・・・・・・・・・・・816

受傷したアスリートに対する水治療 ・・・・・・・・・・・・・833

ランニング障害 ・・・・・・・・・・・・・846

ランナーのシンスプリント ・・・・・・・・・・・・・862

脳震盪後のスポーツ復帰 ・・・・・・・・・・・・・868

骨粗鬆症：評価，治療そして運動 ・・・・・・・・・・・・・874

和文索引 ・・・・・・・・・・・・・897

欧文索引 ・・・・・・・・・・・・・915

本書を読むにあたって

1. 医学用語について
- 「リハビリテーション医学用語集 第7版」（日本リハビリテーション医学会 編），「整形外科学用語集 第6版」（日本整形外科学会 編），「手の外科学用語集 改訂第3版」（日本手の外科学会 編）を参考にした．ただし，監訳者および訳者がよりふさわしいと思われる訳語を適宜選んだ場合もある．
- 固有名詞，人名のついた疾患名や用語は原則的に欧文表記とした．
- splint の訳語について：英語の"splint"には，ギプス副子（いわゆるシーネ）と作業療法士や義肢装具士が熱可塑性素材を用いて作製したスプリントの両方が含まれる．しかし，原著から両者の違いを読み取り訳し分けることは困難であったため，本書では原則として「スプリント」という訳語を用いた．わが国では一般にギプス副子を用いることが多い場合でも「スプリント」と表記されていることがあるので，この点に注意して読み進められたい．

2. 薬物について
- 翻訳にあたり，薬物の一般名について，原則としてわが国で使用されているものはカタカナ表記を，わが国で使用されていないもの，特殊なものは欧文表記とした．
- 商品名はⓇで示した．

3. 訳注について
- 監訳者，訳者の判断で，原書の解説文がわかりにくい箇所や，わが国の事情とは異なるものについては，適宜訳注で補足説明を加えた．

注意

　本書に記載した情報に関しては，正確を期し，一般臨床で広く受け入れられている方法を記載するよう注意を払った．しかしながら，著者（監訳者，訳者）ならびに出版社は，本書の情報を用いた結果生じたいかなる不都合に対しても責任を負うものではない．本書の内容の特定の状況への適用に関しての責任は，医師各自のうちにある．
　著者（監訳者，訳者）ならびに出版社は，本書に記載した薬物の選択，用量については，出版時の最新の推奨，および臨床状況に基づいていることを確認するよう努力を払っている．しかし，医学は日進月歩で進んでおり，政府の規制は変わり，薬物療法や薬物反応に関する情報は常に変化している．読者は，薬物の使用にあたっては個々の薬物の添付文書を参照し，適応，用量，付加された注意・警告に関する変化を常に確認することを怠ってはならない．これは，推奨された薬物が新しいものであったり，汎用されるものでない場合に，特に重要である．

1 手と手関節の損傷

S. BRENT BROTZMAN, MD • JAMES H. CALANDRUCCIO, MD • JESSE B. JUPITER, MD

よくみられる病態

屈筋腱損傷

- 屈筋腱損傷および修復後のリハビリテーションの重要ポイント
- 屈筋腱損傷および修復後のリハビリテーション原理と治療の基本原則
- 屈筋腱修復後のリハビリテーション
- ばね指（狭窄性屈筋腱鞘炎）
- 深指屈筋腱断裂（ジャージー損傷）

伸筋腱損傷

- 解剖
- ゾーンⅠ，Ⅱの伸筋腱損傷
- ゾーンⅣ，Ⅴ，Ⅵの伸筋腱損傷
- ゾーンⅦ，Ⅷの伸筋腱損傷
- 伸筋腱剥離術
- 槌指（伸筋腱損傷 — ゾーンⅠ）

手の骨折と脱臼

- リハビリテーション上の運動で要求される安定性
- 中手骨と指節骨の骨折
- 近位指節間（PIP）関節損傷
- 母指基部の骨折
- 第5中手骨頸部骨折（ボクサー骨折）
- 母指中手指節（MP）関節の尺側側副靱帯損傷（スキーヤー母指）

絞扼性神経障害

- 手根管症候群
- 回内筋症候群

Dupuytren 拘縮

- 皮下腱膜切開

関節形成術

- 近位指節間（PIP）関節の関節形成術
- 中手指節（MP）関節の関節形成術
- 母指手根中手（CM）関節の関節形成術

手関節の障害

- 舟状骨骨折
- 橈骨遠位端骨折
- 三角線維軟骨複合体損傷
- de Quervain 腱鞘炎
- 手関節の腱交差症候群
- 背側および掌側手根ガングリオン嚢腫

手と手関節でよくみられる病態の所見

指の変形性関節症
- Heberden 結節(最も一般的)
- Bouchard 結節(一般的)
- 粘液嚢腫(ときどき)
- 罹患した指節間(IP)関節における運動の減少
- 罹患した関節の不安定性(ときどき)

母指手根中手(CM)関節関節症
- CM 関節の腫脹と圧痛
- CM 関節の亜脱臼(shuck テスト)(より重度の例)
- CM 関節における運動の減少(掌側外転,対立)
- 対立運動や握力の低下
- 母指 compression grind テスト(回旋圧迫テスト)陽性
- 第1中手指節(MP)関節の過伸展(より重度の例)

手根管症候群
- 正中神経の圧迫と Phalen テストの異常(最も鋭敏なテスト)
- 正中神経上の Tinel 徴候(高頻度)
- 正中神経支配領域の異常感覚(二点識別覚)(より重度の例).支配領域は母指,示指,中指の掌側面
- 軟らかくなって萎縮した母指球(より重度の例)
- 母指対立筋力の低下あるいは対立不能(より重度の例)

de Quervain 狭窄性腱鞘炎
- 橈骨茎状突起部での第1背側区画上の圧痛と腫脹
- Finkelstein テストによる疼痛の増悪

Wartenberg 症候群(橈骨神経感覚枝の絞扼)
- 橈骨神経感覚枝の感覚神経分布における疼痛
- 腕橈骨筋の遠位で筋肉下から出てくる部位での神経絞扼または圧迫

ガングリオン
- 触知可能な腫瘤(硬いあるいは軟らかい)
- 最もよくみられる部位:手掌ではみずかきにある屈曲の皮線(手掌指節皮線)あるいは横行する手掌皮線,手関節背側面では長橈側手根伸筋および短橈側手根伸筋の近く,手関節掌側面では橈骨動脈の近く

- 透過性のある腫瘤（より大きなガングリオンの場合）

Dupuytren 拘縮
- 手掌腱膜に小結節や肥厚した腱上索を触知，多くの場合は環指や小指が障害される
- MP 関節や，時に近位指節（PIP）関節の二次的な屈曲拘縮

関節リウマチ
- 多関節の浸潤性腫脹（MP 関節や手関節に最もよくみられる）
- 手関節背側から手背にかけての伸筋腱の腱鞘滑膜の浸潤性腫脹（一般的）
- 手関節掌側面における屈筋腱の腱鞘滑膜の浸潤性腫脹（一般的）
- より重度の例では二次的な変形，MP 関節の尺側偏位や白鳥のくび変形やボタン穴変形など
- 二次的な伸筋腱または屈筋腱の断裂（一定しない）

指屈筋腱鞘の感染症（急性化膿性指屈筋腱鞘炎）
- Kanavel の 4 主徴*の存在
- 安静時に軽度屈曲位に保持された指
- 指の掌側面に沿った腫脹（指全体の腫脹）
- 指屈筋腱鞘の走行に沿った指の掌側面の圧痛
- 指の他動的伸展によって増悪する患指の疼痛

母指中手指節（MP）関節の尺側側副靱帯損傷（スキーヤー母指あるいはゲームキーパー母指）
- 母指 MP 関節尺側の腫脹および圧痛
- 尺側側副靱帯（UCL）へのストレスによって増悪する疼痛（母指の外反ストレス）
- 母指 UCL の弛緩性の増大（より重度の例）
- 機序は母指の MP 関節が強制的に外転させられることによる（例：スキーストックの上に倒れて，母指を外転する）

手関節部での尺骨神経の絞扼
- Guyon 管での尺骨神経の圧迫により症状が再現する（最も鋭敏なテスト）．
- Guyon 管上での異常な Tinel 徴候（一定しない）
- 手内筋の筋力低下（指の外転・内転）（より重度の例）
- 骨間筋および小指球の萎縮（より重度の例）

---

*訳注：(1) 指関節の屈曲拘縮，(2) 指のびまん性腫脹，(3) 指屈筋腱鞘に沿った圧痛，(4) 指伸展時の激痛，が揃えば急性化膿性指屈筋腱鞘炎が考えられる．

□→ 手と手関節でよくみられる病態の所見

- 小指および環指尺側における異常感覚(一定しない)
- Froment 徴候の陽性(一定しない)

舟状月状骨不安定症
- 手関節橈側面の腫脹．X線写真では，握りこぶしの肢位にて舟状月状骨間隙の増大を認める(＞1 mm)
- 舟状月状靱帯上の手関節背側面の圧痛
- 舟状骨不安定性テスト(scaphoid shift test)にて異常なポップ感が生じ，患者の痛みが再現される

槌指
- 遠位指節間(DIP)関節における指の屈曲位または下垂位
- 突き指損傷の既往(例：投げられたボールをキャッチしようとしたときの衝撃)
- DIP 関節の自動伸展不能

ジャージー損傷〔深指屈筋(FDP)腱断裂〕
- 屈曲した指に過伸展ストレスが加わったときに起こる(例：プレーヤーのジャージー*をつかんだとき)
- 患者は DIP 関節の自動屈曲ができない(FDP の機能喪失)
- 腫脹した指は，他のやや屈曲した指に比べて相対的に伸展位をとっていることが多い

(Reider B: The Orthopaedic Physical Examination. Philadelphia, WB Saunders, 1999 より改変)
＊訳注：糸を編むことで伸縮性をもたせた服地．

屈筋腱損傷 (Flexor Tendon Injuries)

屈筋腱損傷および修復後のリハビリテーションの重要ポイント

- 早期モビライゼーション*プログラム(early mobilization program)を重視した屈筋腱の修復では，それを重視しなかった場合と比べて治癒や引っぱり強度の回復が早く，癒着が少なく，腱の滑動域が良好であることが研究者によって示されている

＊訳注：本書では「授動」，「可動化」の意味で使われており，必ずしも他動運動による特別な治療手技(関節モビライゼーション)を意味しているとは限らないので注意を要する．

(Hunter ら，2002)．
- A2 と A4 のプーリー（滑車）は，指の機械的作用にとって非常に重要である．どちらかのかなりの部分の喪失により，指の動きと力は減少し，指節間（interphalangeal：IP）関節の屈曲拘縮につながる．
- 浅指屈筋（flexor digitorum superficialis：FDS）の腱は，指腱鞘の A1 入口部に入るまでは深指屈筋（flexor digitorum profundus：FDP）よりも掌側に位置する．腱鞘内に入ると，FDS は〔腱交差（Camper's chiasma）で〕二股に分かれ，中節骨の近位 1/2 に停止する．
- 手関節と指の複合的屈曲には 9 cm 程度の屈筋腱の滑走距離が必要である．手関節が中間位に固定されたときは，2.5 cm の滑走距離があれば指の完全屈曲が可能である．
- 3〜5 mm の腱の滑走距離は屈筋腱の癒着形成を防ぐために必要である（Hunter ら，2002）．
- 手の腱は内因性および外因性の治癒力をもっている．
- 修復された屈筋腱周囲に腱の滑動域を制限するような癒着が形成されることがある．癒着形成に影響を与える因子としては，次のようなものがある．
  - 腱および腱鞘の初期外傷の程度
  - 腱の虚血
  - 腱の不動
  - 修復部位に生じた間隙
  - 腱の滑動域の回復を阻害する腱ひも（血液供給）の途絶
- 指の掌側の裂創ではほとんどの場合，FDS が重度に損傷される前に FDP が損傷を受ける．
- 遷延一次修復（delayed primary repair）（受傷後 10 日以内）の成績は，屈筋腱の一次修復（immediate あるいは primary repair）の場合と同等か，それ以上に良好である．
- 一次修復は，以下の場合には**禁忌**である．
  - 指または手掌の重度の複合組織損傷
  - 創の感染
  - 屈筋腱を覆う皮膚の重大な欠損
- 早期から管理下で腱の他動運動を行ったとしても，癒着形成は屈筋腱術後に最も多い合併症である．腱剥離術（tenolysis）は，一定期間（3〜6 か月）理学療法を行っても改善しなかった場合に治療の選択肢となる．一次修復後の腱断裂はまれである（Hunter ら，2002）．
- 断裂は遅れて生じることもあるが，普通は術後 7〜10 日目に気づかれる．

屈筋腱損傷および修復後のリハビリテーション原理と治療の基本原則

時期

　屈筋腱の修復時期は，屈筋腱損傷に対するリハビリテーションとその成果に影響を与える．

- 一次修復（primary repair）は，損傷後 12〜24 時間以内に行う．
- 遷延一次修復（delayed primary repair）は，損傷後 10 日以内に行う．

一次修復が実施されていない場合，感染なく創が治癒しつつあることが確認できたら，速やかに遷延一次修復を実施すべきである．

- 二次修復（secondary repair）は，損傷後 10〜14 日目に行う．
- 遷延二次修復（late secondary repair）は，損傷後 4 週以上経過してから行う．

　4 週間後には，腱鞘は通常，広範な瘢痕を形成するので，指の腱鞘を通して退縮した屈筋腱を引き出すことがきわめて困難となる．しかし，腱の修復が二の次となるような臨床症状が存在するときには，遷延二次修復を行わざるを得ないことが多い．これは特に，広範な挫滅損傷，不良軟部組織の被覆，創の著しい汚染や感染，多発骨折，未治療の損傷を伴う患者にあてはまる．もし，腱鞘が瘢痕化したり破壊されたりしていなければ，一段階腱移植（single-stage tendon grafting），直接縫合，あるいは腱移行を行うことができる．もし広範な損傷や瘢痕が生じているならば，Hunter ロッド*を用いた二段階腱移植（two-stage tendon grafting）を行うべきである．

　腱の二次修復を行うには，以下の必要条件を満たしていなければならない．

- 関節には柔軟性があり，実用性のある他動関節可動域（range of motion：ROM）が確保されている（Boye のグレード 1 か 2，**表 1-1**）．二次修復を実施する前に，リハビリテーションによって他動 ROM を積極的に回復させておく必要がある．
- 被覆に用いる皮膚が十分にある．
- 腱が滑走する部位の周辺組織に，比較的瘢痕が少ない．
- 創の紅斑や腫脹は最小限か，まったくない．
- 骨折は確実に固定されている，あるいは適切なアライメントをもって治癒している．
- 損傷した指の感覚は障害されていないか，あるいは回復している．神経損傷があっても，腱の修復時に直接縫合するか神経移植をすることが可能である．
- 最も重要な意味をもつ A2 と A4 のプーリーは温存されているか，あるいはすでに再建されている．二次修復は，これらのプーリーが再建されるまで遅らせるべ

＊訳注：Hunter が開発したシリコーンロッド（silicone rod）型の人工腱．

表1-1　Boyeの術前分類

グレード	術前の状態
1	良好（good）：瘢痕は最小限であり，関節に可動性があり，萎縮変化はない
2	瘢痕（cicatrix）：損傷自体や以前の手術による重篤な皮膚瘢痕，一次修復の失敗や感染による深い瘢痕がある
3	関節損傷（joint damage）：関節に損傷があり関節可動域に制限がある
4	神経損傷（nerve damage）：指神経に損傷があり，その結果，指に萎縮変化がある
5	多発性損傷（multiple damage）：複数の指を巻き込んでおり，上記の問題が併存している

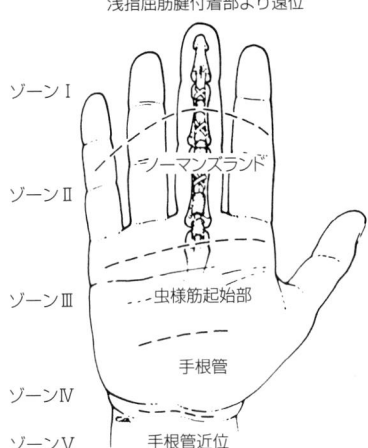

図1-1　屈筋腱のゾーン．
（Canale ST[ed]: Campbell's Operative Orthopaedics, 9th ed. St Louis, CV Mosby, 1998より引用）

きである．再建の際には，移植されたプーリーが治癒するまで，Hunter（シリコーン）ロッドを用いて腱鞘の内腔を維持することが大切である．

解剖

　屈筋腱の損傷が解剖上どの区域（ゾーン）に存在するかということは，屈筋腱損傷のリハビリテーションとその成果に影響を及ぼす．屈筋腱は5つの明確なゾーンに分けられる（**図1-1**）．

- ゾーンⅠ — 末節骨の深指屈筋腱の付着部から，浅指屈筋腱の付着部のすぐ遠位

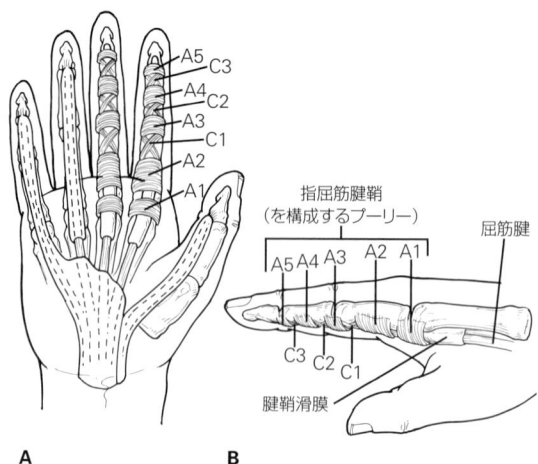

図1-2 **A**：健常な手におけるプーリー（靱帯性腱鞘）および滑膜性腱鞘の位置を示す〔A：輪状滑車（annular pulley），C：十字滑車（cruciate pulley）〕．**B**：プーリーシステムの正常解剖．

(Idler RS: Anatomy and biomechanics of the digital flexor tendon. Hand Clin 1:6,1985, および Idler RS: Helping the patient who has wrist or hand tenosynovitis. J Musculoskel Med 14[2]:21, 1997 より改変して引用)

まで
- ゾーンⅡ ― Bunnellの「ノーマンズランド（no man's land）」：浅指屈筋腱の付着部と遠位手掌皮線の間のプーリーの重要部位
- ゾーンⅢ ―「虫様筋の起始領域」．プーリー（A1）の起始部から横手根靱帯の遠位縁まで
- ゾーンⅣ ― 横手根靱帯で覆われた領域
- ゾーンⅤ ― 横手根靱帯よりも近位の領域

一般に，屈筋腱鞘内で損傷された腱を修復する場合（ゾーンⅡ）よりも，腱鞘外で損傷された腱を修復するほうがはるかに良好な成績を残す．

A2とA4のプーリー（**図1-2**）は，腱の浮き上がり現象（bowstringing）＊を防止するため温存することが不可欠である．母指では，A1プーリーと斜走滑車が最も重要である．母指は血液供給のための腱ひもを欠く．

腱の治癒

腱治癒の正確なメカニズムはいまだ明らかになっていない．治癒はおそらく，外因性および内因性治癒の組み合わせによって生じる．**外因性**治癒は，腱が周囲組織と癒着を形成し，血液と線維芽細胞の供給を受けることに依存している．しかし残念なことに，癒着は腱の滑走も阻害することになる．**内因性**治癒は，滑液からの栄養に依存しており，腱の断端の間だけで生じる．

遠位腱鞘内の屈筋腱には2つの栄養源があり，腱ひもに由来するものと，滑液の

＊訳注：屈筋腱のプーリーシステムの機能不全による症状．bowstringing：弓づる形成．

拡散によるものがある．拡散は，指屈筋腱鞘内の灌流*よりも重要と考えられている（Green, 1993）．

腱の治癒に影響を及ぼすいくつかの因子が報告されている．

- 年齢 — 腱ひも（血液供給）の数は年齢とともに減少する．
- 全般的な健康状態 — タバコ，カフェイン，全身状態の悪さは治癒を遷延させる．患者は，修復後4～6週の間はカフェインとタバコを慎まなければならない．
- 瘢痕形成 — 重度のケロイドや瘢痕が進行してしまった患者では，リモデリング過程はあまり効果的に進まない．
- 患者の意欲（モチベーション）とコンプライアンス — モチベーションと術後のリハビリテーション計画に従える能力は，成果に影響を及ぼす重要な因子である．
- 損傷レベル — ゾーンIIの損傷は，腱の動きを制限するような周囲組織との癒着を形成する傾向が強い．一方，ゾーンIVでは屈筋腱が互いに近接しているため，損傷により腱と腱とが癒着しやすく，腱に固有の滑走は制限される．
- 外傷および損傷範囲 — 挫滅的または鈍的損傷ではより多くの瘢痕が形成され，多くの血管外傷が起こるため，機能と治癒が阻害される．感染も治癒過程を遷延させる．
- プーリーが完全な状態であること — プーリー（とりわけA2とA4）の修復は，機械的に有利な状態を回復し，滑液拡散による腱の栄養を維持するために重要である．
- 手術手技 — 不適切な組織の扱い（例えば，鉗子の痕跡が腱の上に残ること）や過度の術後血腫は，癒着形成のトリガー（引金）となる．同様に，縫合の強さも治癒に影響を与える重要な因子である．

腱の一次修復に失敗するおもな原因には2つあり，癒着形成と修復した腱の断裂である．

DuranとHouser（1975）は，実験的および臨床的観察から，3～5 mmの滑走距離があれば，腱の癒着による運動制限を予防することができると述べている．したがって，訓練はこのような運動を達成する目的でデザインされている．

屈筋腱断裂の治療

- 腱実質の25%未満に相当する部分断裂は，切縁に斜角をつけること（beveling）で治療する．
- 25～50%の断裂は，6-0ナイロン糸を用いた腱上膜の連続縫合によって修復する．

---

*訳注：毛細血管レベルの微小循環動態を意味する．

- 50%を超える断裂は完全断裂と同じであると考え，中心縫合（core suture）および腱上膜縫合によって修復すべきである．
- FDP断裂は直接，端端縫合によって修復するか，腱端を進めて末節骨に引き抜き鋼線（pull-out wire）を用いて再挿入する．しかしクアドリガ*効果（quadriga effect）〔単一の指の運動制限が，他の損傷していない指の（腱の）滑動域制限と運動制限をもたらす合併症〕を防ぐために，腱端を1cm以上進めてはならない．このような他指FDP腱の滑動域制限は，FDP腱が共通の筋腹を有するために起こる．以上のことから，FDPの修復は1cm以上進めるべきではなく，進めすぎれば残りのFDP腱の滑動域を制限することになる．

屈筋腱修復後のリハビリテーション

　手の屈筋腱修復後の早期他動モビライゼーションプロトコール（early passive mobilization protocol）には，2つの基本型がある．1つめのアプローチはDuranとHouserによるものであり，もう1つはKleinertの業績によるものである．

　両方のアプローチともに，前腕ベースの背側制動スプリント（dorsal blocking splint：DBS）を用いる．このスプリントは術中に適用され，屈筋腱をゆるませるために中手指節（metacarpophalangeal：MP）関節と手関節を屈曲位に固定するものである．このときIP関節は自由にしておき，スプリント内で中間位まで伸展することが許される．

　スプリントは全指の他動屈曲を許すが，スプリントの制限を超える伸展は許さない．動的牽引を用いて指を屈曲位に保持し，屈筋腱のさらなる弛緩を得るとともに不用意な自動屈曲を防ぐ．動的牽引には，ゴムバンドや弾性のある糸，スプリング，その他の装置を用いる．指の爪に牽引を加えるが，そのために爪にドレスホックを接着したり，ベルクロ，爪をとおした縫合糸，あるいはその他の手段を用いる（Hunterら，2002）．

　DuranとHouserは，臨床的および実験的観察を通して，3〜5mmの滑走距離が強固な腱の癒着を防ぐために必要であると述べている．したがって，この強固な癒着を予防するために，訓練は1日2回の頻度で6〜8回繰り返すように計画する．

　MP関節と近位指節間（proximal interphalangeal：PIP）関節を屈曲させておき，遠位指節間（distal interphalangeal：DIP）関節を他動的に伸展させる．このようにしてFDPの修復箇所をFDSの修復箇所から離して遠位に移動させることができる．それから，DIP関節とMP関節を屈曲させておき，PIP関節を伸展させる．両方の修復箇

---

*訳注：四頭立ての馬車のこと．

所は，修復が行われた場所および周囲の瘢痕組織から離れて遠位に滑走する(Hunterら，2002).

リハビリテーションプロトコールの選択は，修復の**時期**(遷延一次または二次)や障害の**部位**(ゾーンⅠ～Ⅴ)，そして患者の**コンプライアンス**(協力が得られるかどうか)に左右される〔協力的な患者には早期モビライゼーション(early mobilization)，協力的でない患者や7歳以下の子どもには，開始時期を遅らせたモビライゼーション(delayed mobilization)がよい〕.

リハビリテーションプロトコール

ゾーンⅠ，Ⅱ，Ⅲの屈筋腱損傷に対する一次 (または遷延一次)修復における早期モビライゼーション
修正 Duran プロトコール(Cannon)

必要条件

- 協力的な患者であること
- 創の感染がないこと
- 損傷後 14 日以内に修復が行われていること

1～3 日から 4.5 週まで

- バルキードレッシング(塊状圧迫包帯)[*1]を除去し，軽い圧迫包帯に換える
- 浮腫のコントロールのために，フィンガーソックス(fingersocks)やコバンラップ(Coban wrap)(自己粘着性テープ)を使用する
- 手関節や指を以下の肢位に保持するために，背側制動スプリント(DBS)[*2]を適合させて連続装着させる
  - 手関節 ― 20°掌屈位
  - MP 関節 ― 50°屈曲位
  - DIP および PIP 関節 ― 完全伸展位
- 愛護的な他動モビライゼーション訓練を開始する．最初は DIP，PIP 関節に対して個別に他動屈曲/伸展訓練を行う
- 指の MP，PIP，DIP 関節の複合他動屈曲/伸展訓練(修正 Duran プログラム)を行う．自動伸展は DBS による制限内で行わなければならない．十分な他動屈曲が得られない場合は，コバンラップやテーピングで屈曲方向への持続伸張を始めてもよい

[*1] 訳注：バルキードレッシング(bulky compressive dressing)：1 枚ずつさばいたばらばらのガーゼを，創面を含めて広範囲にあてて厚く重ねておき，その上から圧迫包帯を行う方法．術後出血や浮腫の軽減，良好な術後肢位の保持を目的としている．

[*2] 訳注：米国ではあらかじめカットされ，製品化されたスプリントを利用することもできる．

□→ ゾーンⅠ，Ⅱ，Ⅲの屈筋腱損傷に対する一次（または遷延一次）修復における早期モビライゼーション

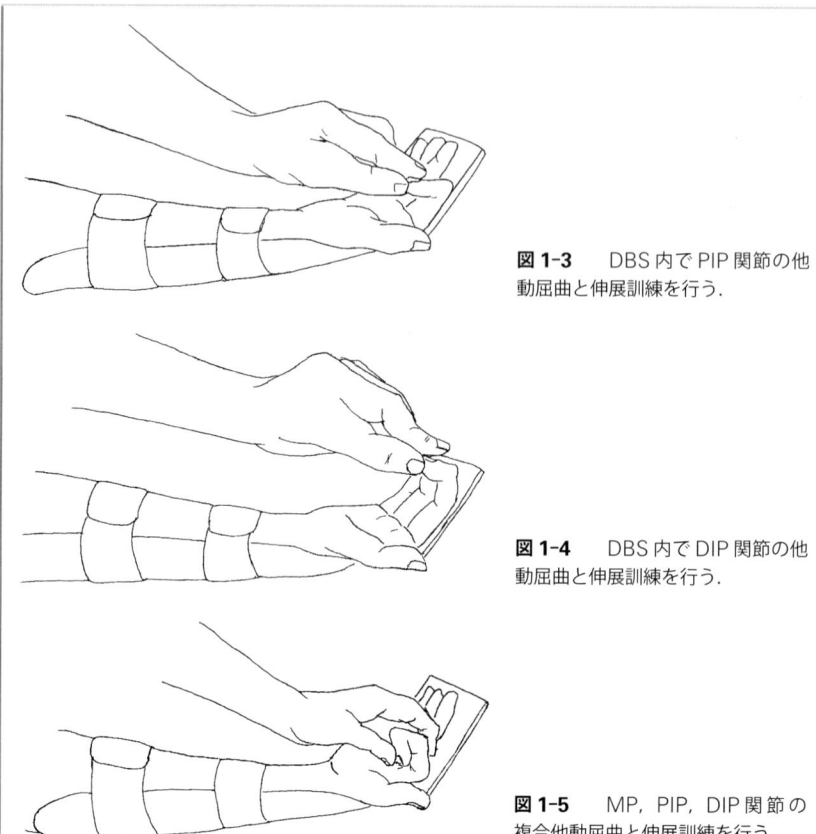

図 1-3　DBS 内で PIP 関節の他動屈曲と伸展訓練を行う．

図 1-4　DBS 内で DIP 関節の他動屈曲と伸展訓練を行う．

図 1-5　MP，PIP，DIP 関節の複合他動屈曲と伸展訓練を行う．

- MP，PIP，DIP 各関節の他動屈曲/伸展訓練を，DBS 内で 8 回繰り返す（図 1-3〜図 1-5）

4.5 週

- 前の時期の訓練を継続する．さらに，指および手関節の自動屈曲 ROM 訓練を始め，手関節の自動伸展を中間位すなわち 0°まで許可する
- 1 時間ごとにスプリントを外し，次のような運動を行う．すなわち握りこぶしをつくり，手関節の屈曲および中間位までの伸展，および手関節を固定して指の複合伸展を行う（図 1-6）
- 四指で握りこぶしをつくり，かぎ握り（hook fist，内在筋マイナス肢位）の形に変化させ，指を伸展する運動を行わせる（図 1-7）
- PIP 関節の屈曲拘縮に注意する．伸展制限が認められる場合は，腱が過度に伸張されないように MP 関節を屈曲位に保持しながら，PIP 関節の他動伸展を加える．これは信頼できる患者や療法士によってのみ行われるべきである．指神経の修復

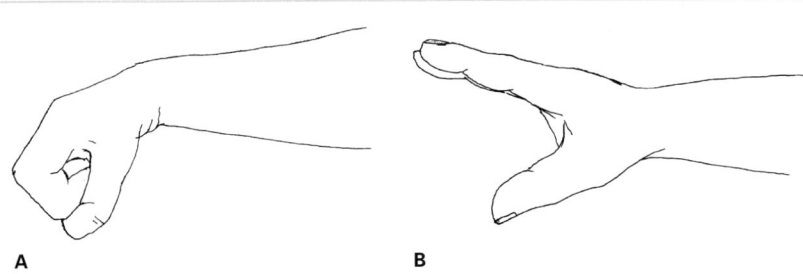

図1-6 握りこぶしをつくって手関節を屈曲させる（**A**），それから手関節と指を中間位まで伸展させる（**B**）．

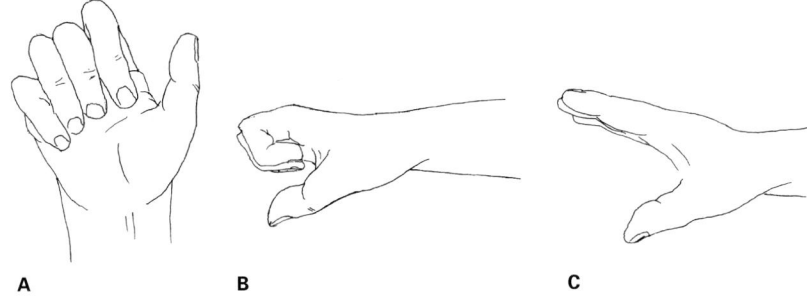

図1-7 四指で握りこぶしをつくり（**A**），MP関節を「逆ナックル」様に伸展させる（**B**）．そして手関節中間位で，指を伸展させる（**C**）．

も同時に行われているなら，術後3週間は，PIP関節の伸展を屈曲30°までに制限すべきである
- 術後2か月でROMがプラトーに達するかもしれないが，最大の動きが得られるには通常，術後3か月ほどの期間を要する

5週

- 腱の滑動域を改善するため，機能的電気刺激（functional electrical stimulation: FES）を使用することがある．FESを開始する前に，一次修復の質，損傷の種類，患者病歴を考慮しなければならない

5.5週

- PIP，DIP各関節のブロッキング訓練（制動下訓練）*を，これまで行ってきたホームプログラムに加える
- DBSの使用は中止する

---

*訳注：訓練対象とする指の関節より近位部を伸展位に保持し，その関節の分離した自動屈曲・伸展を行う訓練（Bunnel blocking exercise）．

□→ ゾーン I，II，III の屈筋腱損傷に対する一次（または遷延一次）修復における早期モビライゼーション

- この時期は，屈曲方向の他動 ROM を十分に獲得することに焦点を当てる．他動による伸展ストレッチを始めてはならない．屈筋腱の緊張（tightness）を認める場合には，屈曲を抑制するような伸展スプリントを用いて可動域内の適切な肢位に保持する

6 週

- 手関節と指の他動伸展訓練を始める
- 外在屈筋腱の緊張が強い場合は，最大伸展位で手関節指固定スプリント[*1]（resting pan splint）を適合させる．多くの場合は，夜間用として伸展ガタースプリント[*2]（extension gutter splint）を用いるだけでよい

8 週

- スポンジや Nerf ボール[*3]を使用した抵抗訓練を始める．そして，パテやハンドヘルパー（hand-helper）を使った訓練へと進める
- 軽い活動のなかで手を使うことを許可するが，重いものを持ち上げたり，手を使いすぎたりしてはいけない

10〜12 週

- すべての日常的活動において制限なく手を使うことを許可する
- 握力を改善するために，ワークシミュレーターを使ったり，筋力増強訓練を行ったりしてもよい

　通常，最大の動きが得られるのは術後 12〜14 週の間であるが，6〜8 週で ROM の改善が頭打ちになることもまれではない．

　指神経の修復も併せて行い，神経修復部にある程度の緊張がある場合は，個々の指の DBS を PIP 関節屈曲 30°で装着させるべきである．このスプリントは 6 週間装着させ，その期間内に徐々に伸展方向へと調整する．

〔本章のリハビリテーションプロトコールの多くは，The Hand Rehabilitation Center of Indiana の Nancy Cannon, OTR 著による *Diagnosis and Treatment Manual for Physicians and Therapists*（医師と療法士のための診断と治療マニュアル），第 3 版から引用したものである．このマニュアルは，ハンドセラピーの詳細な参考書として大いに推奨できるものである〕

[*1] 訳注：指先から前腕までの長さがあり，掌側から手関節および手を安静位（resting position）に保持するスプリント．
[*2] 訳注：ガタースプリント（溝型副子）とは，元来，患部によく適合するように形成して作ったギプス副子のことであり，患部が溝に置かれたような形になることから，米国ではこのようによばれている．既製品として指用の小さなガタースプリントもある．
[*3] 訳注：NERF というおもちゃブランドが開発した，室内でも安全に遊べるスポンジ状のボール．

リハビリテーションプロトコール

ゾーンⅣ，Ⅴの屈筋腱損傷の一次（または遷延一次）修復における早期モビライゼーション
修正 Duran プロトコール（Cannon）

必要条件
- 協力的な患者であること
- 創の感染がないこと
- 損傷後 14 日以内に修復が行われていること

7〜10 日
- バルキードレッシングを除去し，軽い圧迫包帯に換える
- 浮腫コントロールのためフィンガーソックスやコバンラップを使用する
- 手関節や指を以下の肢位に保持するために，背側制動スプリント（DBS）を適合させて連続装着させる
  - 手関節 ― 30°掌屈位
  - MP 関節 ― 50°屈曲位
  - DIP および PIP 関節 ― 完全伸展位
- DBS による制限内で，1 時間ごとに屈曲および伸展の他動 ROM 訓練を始める（図 1-3〜図 1-5 参照）

3 週
- 1 時間ごとに 10〜15 分（ブロッキング訓練も含めて）自動 ROM 訓練を始める．運動は DBS による制限内で行う
- 腱の滑動域を改善するため自動 ROM 訓練の開始から 2 日以内に，機能的電気刺激（FES）や電気的筋刺激（electrical muscle stimulation：EMS）を始めてもよい
- 瘢痕組織のリモデリングを促進し，皮下の癒着を最小限にするため，瘢痕の伸長やマッサージ，リモデリングテクニックを開始する

4.5 週
- DBS を外して，手関節と指の自動 ROM 訓練を始める．神経修復が手関節高位で行われたならば，ROM 訓練はスプリント内で行い，神経修復部にかかるストレスを緩和する

6 週
- DBS の使用を中止する
- 手関節と指の他動 ROM 訓練を始める
- 外在屈筋の緊張が認められる場合は，完全伸展位の手関節指固定スプリント（resting pan splint），または虫様筋バーの付いた長い背側アウトリガーを用いる．一般的に，このようなスプリント療法は，ゾーンⅣ，Ⅴの修復では不可欠である

□→ ゾーンIV，Vの屈筋腱損傷の一次(または遷延一次)修復における早期モビライゼーション

- 重いものを持ち上げたり，手を使いすぎたりしてはいけない
- Nerfボールやパテを使用した軽い筋力強化を始める

7週

- さらにハンドヘルパーなどを使った筋力強化へと進める

10～12週

- 損傷側の手を制限なく使うことを許可する

 術後3週で自動ROM訓練を開始したならば，複合自動ROM訓練と並んでブロッキング訓練を重視することが大切である．自動屈曲の再獲得に難渋している場合には，回復状況を注意深くモニターしながら，最大限に屈曲できるまで頻繁に来院させることが重要である．術後3～7週間は，腱の滑動域を回復するのにきわめて重要な時期である．

リハビリテーションプロトコール

ゾーンI，II，IIIの屈筋腱損傷に対する一次(または遷延一次)修復
修正早期運動プログラム(Cannon)

必要条件

- 治療に協力的で意欲的な患者であること
- 良好な修復であること
- 創の術後経過が良好なこと

1～3日

- バルキードレッシングを除去し，軽い圧迫包帯に換える
- 浮腫コントロールのためフィンガーソックスやコバンラップを使用する
- 手関節や指を次のような肢位に保持して，背側制動スプリント(DBS)を連続装着させる
  - 手関節 ― 20°掌屈位
  - MP関節 ― 50°屈曲位
  - DIPおよびPIP関節 ― 完全伸展位
- DBSによる制限内で，1時間ごとに屈曲および伸展の他動ROM訓練を始める〔本章の「修正Duranプロトコール」(p.11)を参照〕

3週

- 修正Duranプロトコールに加え，1日4～6回，DBSの制限内で屈曲および伸展の自動ROM訓練を開始する

4.5 週

- 1 時間ごとに DBS を外して，手関節と指の自動 ROM 訓練を始める
- 訓練時間以外と夜間は DBS を装着しなければならない

5.5 週

- 修正 Duran プロトコールで概説したように，DIP，PIP 各関節のブロッキング訓練を始める（**図 1-3**，**図 1-4** 参照）

6 週

- DBS の使用を中止する
- 必要に応じて，手関節と指の伸展方向への他動 ROM 訓練を始める
- 外在屈筋腱の緊張，または PIP 関節の拘縮が認められる場合は，伸展スプリントの装着を開始する

8 週

- 漸増性筋力強化を始める
- 重いものを持ち上げたり，手を使いすぎたりしてはいけない

10～12 週

- スポーツを含めて，制限なく手を使うことを許可する

　このプロトコールは，術後 4.5 週でスプリントを外して自動 ROM 訓練を始める代わりに，術後 3 週から DBS の制約下で自動 ROM 訓練を始める．この点が修正 Duran プロトコールと異なる．

リハビリテーションプロトコール

ゾーン I～V の屈筋腱損傷における治療に協力的でない患者：開始時期を遅らせたモビライゼーション　Cannon

適応

- 挫滅損傷
- 11 歳未満
- 治療に協力が得られない，もしくは知的に問題がある
- 軟部組織に欠損がある，創の管理に問題がある

3 週

- バルキードレッシングを除去し，軽い圧迫包帯に換える
- 手関節や指を次のような肢位に保持して，背側制動スプリント（DBS）を連続装着

□→ ゾーンⅠ～Ⅴの屈筋腱損傷における治療に協力的でない患者：開始時期を遅らせたモビライゼーション

させる
- 手関節 ― 30°掌屈位
- MP関節 ― 50°屈曲位
- DIPおよびPIP関節 ― 完全伸展位
- DBSの制限内で，1時間ごとに自動および他動ROM訓練を始める．PIP, DIP各関節のブロッキング訓練を加えてもよい
- 不動期間が長かった（3週）ため，自動ROM訓練は他のプロトコールよりも早めに開始する（DBS内で）

4.5週

- DBSを外して，指と手関節の自動ROM訓練を始める．DBSの制限内で他動ROM訓練を継続する
- 腱の滑動域を改善するために，機能的電気刺激（FES）や電気的筋刺激（EMS）を使用する
- 同時に行った神経修復部がある程度の緊張状態にある場合は，神経修復のレベルに合わせた訓練を，DBS内で6週間継続する

6週

- DBSの使用を中止する
- 手関節および指の伸展方向への他動ROM訓練を始める
- 外在屈筋腱の緊張や関節のこわばりが認められる場合は，伸展位で手関節指固定スプリント（resting pan splint）を使用する
- 重いものを持ち上げたり，手を使いすぎたりしてはいけない

8週

- パテやハンドヘルパーを使った漸増性筋力強化を始める

10～12週

- 手を制限なく使うことを許可する

　ここに記した，「指レベルから前腕レベルの屈筋腱修復に対する開始時期を遅らせたモビライゼーションプログラム」は，主として重篤な浮腫や創に問題があるような重度の挫滅損傷の場合に用いられる．このプログラムは，創の挫滅的または破裂的性状のために，一次修復の仕上がりがいくらか「ぼろぼろ（ragged）」である患者に最も適している．また，修正Duranプロトコールのような早期運動療法に従うことのできない小児に対しても適応がある．**単純な一次修復を受けた患者には適応がない．**

リハビリテーションプロトコール
長母指屈筋損傷後の早期モビライゼーション　　Cannon

必要条件
- 協力的な患者であること
- 創の状態が良好であり感染がないこと

1〜3日〜4.5週まで
- バルキードレッシングを除去し，軽い圧迫包帯に換える
- 浮腫のコントロールのため，母指にフィンガーソックスやコバンラップを使用する
- 手関節と母指を次のような肢位に保持して，背側制動スプリント（DBS）を連続装着させる
  - 手関節 ― 20°掌屈位
  - 母指 MP および IP 関節 ― 各関節 15°屈曲位
  - 母指手根中手（carpometacarpal：CM）関節 ― 掌側外転

  母指 IP 関節が伸展位ではなく，15°屈曲位にあることが重要である．IP 関節を中間位に放置しておくと，IP 関節の屈曲の回復が困難となる
- 1 時間ごとに，DBS 内で次に示すような他動モビライゼーションプログラムを始める
  - MP 関節の他動屈曲と伸展を 8 回繰り返す（図 1-8）
  - IP 関節の他動屈曲と伸展を 8 回繰り返す（図 1-9）
  - MP および IP 関節の複合他動屈曲と伸展を 8 回繰り返す（図 1-10）

4.5 週
- 1 時間ごとに DBS を外して，次のような訓練を行わせる
  - 手関節の自動屈曲と伸展を 10 回繰り返す（図 1-11）
  - 母指の自動屈曲と伸展を 10 回繰り返す（図 1-12）
- 他動 ROM 訓練を継続する
- 訓練時間以外と夜間は DBS を装着しなければならない

5 週
- 腱の滑動域を改善するため，DBS の制限内で機能的電気刺激（FES）や電気的筋刺激（EMS）を使用する

5.5 週
- DBS の使用を中止する
- 1 時間ごとに自動 ROM 訓練を始める
  - 母指 IP 関節のブロッキング訓練を 12 回繰り返す（図 1-13）

□→ 長母指屈筋損傷後の早期モビライゼーション

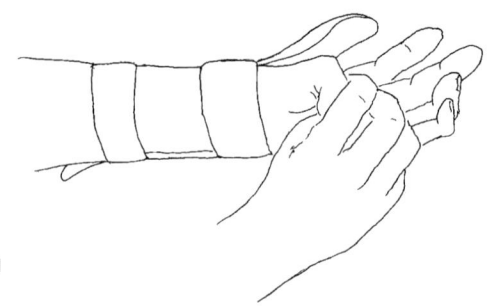

図 1-8 母指 MP 関節の他動屈曲と伸展.

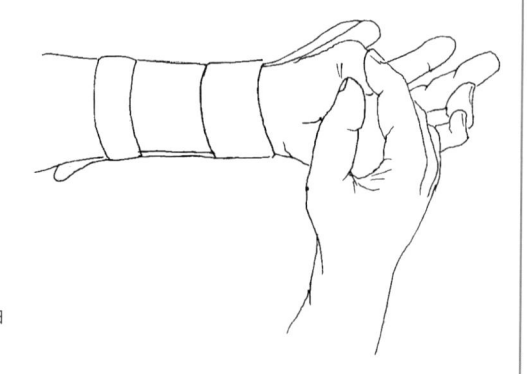

図 1-9 母指 IP 関節の他動屈曲と伸展.

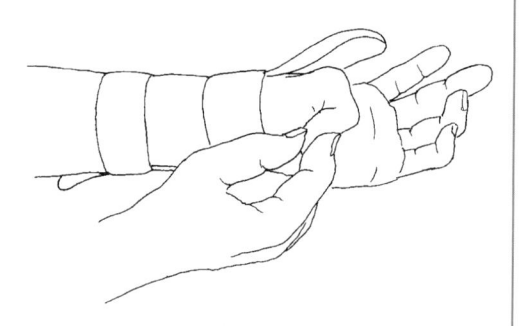

図 1-10 母指 MP および IP 関節の複合他動屈曲と伸展.

- 母指の複合自動屈曲と伸展を 12 回繰り返す
- 必要に応じて他動 ROM 訓練を継続する

6 週

- 手関節と母指の伸展方向への他動 ROM 訓練を始める
- 長母指屈筋 (flexor pollicis longus：FPL) 腱の緊張が認められる場合は，手関節と母指を伸展位に保持する手関節母指静的スプリント (wrist and thumb static splint) の装着が必要である．完全伸展位で作られた単純な伸展ガタースプリント

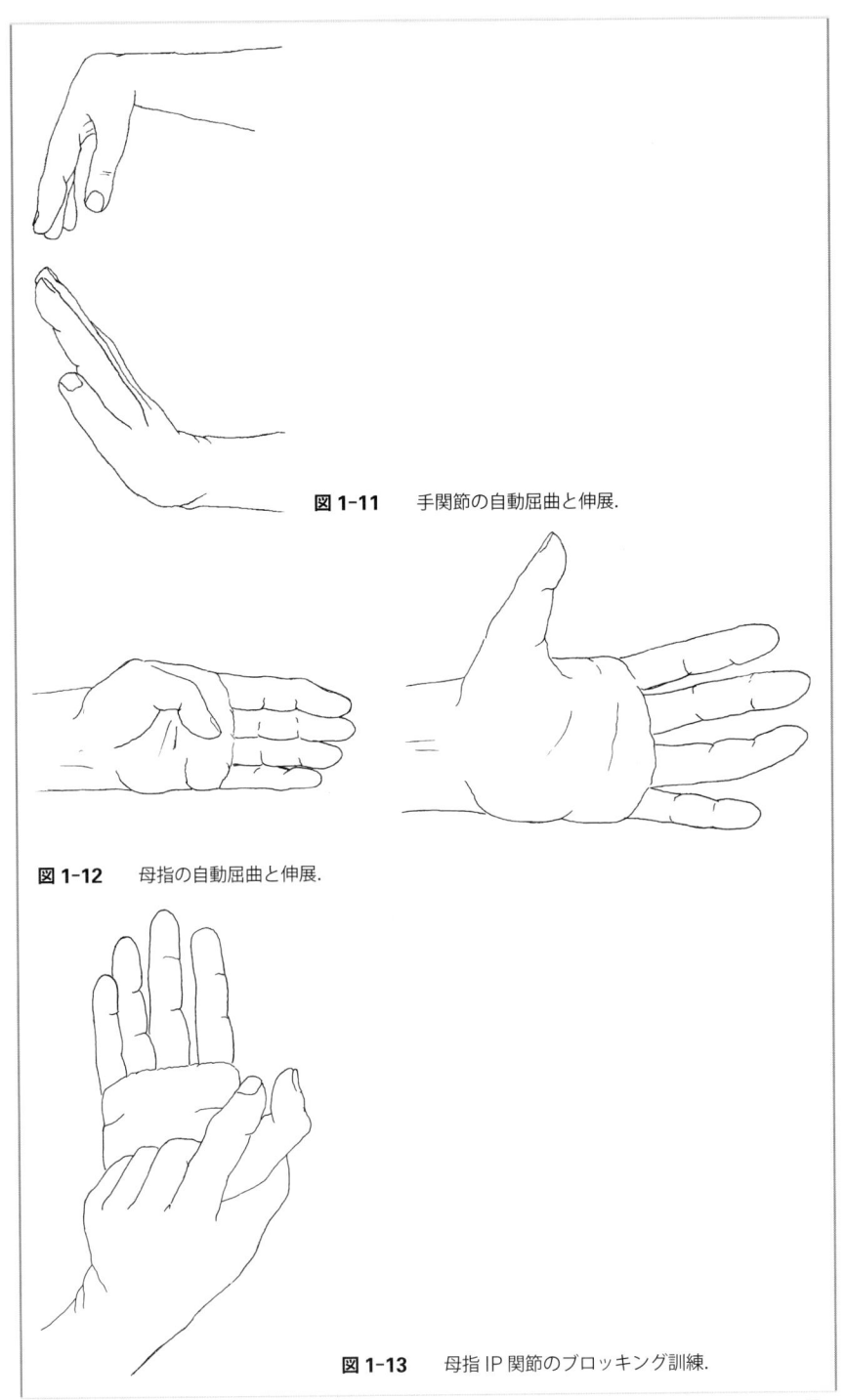

図 1-11　手関節の自動屈曲と伸展.

図 1-12　母指の自動屈曲と伸展.

図 1-13　母指 IP 関節のブロッキング訓練.

□→ 長母指屈筋損傷後の早期モビライゼーション

（extension gutter splint）は，しばしば夜間用として用いられる

8週

- Nerfボールを使った漸増性筋力強化を開始し，ハンドヘルパーを使った訓練へと進める
- 重いものを持ち上げたり，手を使いすぎたりしてはいけない

10〜12週

- スポーツを含めて，ほとんどの活動で制限なく手を使うことを許可する
- ROMは一般的に，術後およそ7〜8週でプラトーに達するようになる
- 同時に行われた指神経の修復部が緊張した状態にあるならば，母指MP関節および IP関節を30°屈曲位に保つ
- 他動屈曲に制限がある場合は，テーピングや動的屈曲スプリントを使用してもよい
- 瘢痕の伸張，マッサージ，オトフォーム（Otoform）（シリコーン印象材）やエラストマー*の使用などの瘢痕マネジメントは，術後2週から始めてよい

＊訳注：加熱すると溶け，常温でゴム弾性を示す高分子物質．例えば合成ゴムなど．

リハビリテーションプロトコール

長母指屈筋損傷後の開始時期を遅らせた モビライゼーション　　　　　　　Cannon

適応

- 挫滅損傷
- 7歳未満
- 治療に協力が得られない，もしくは知的に問題がある
- 軟部組織に欠損がある，創の管理に問題がある

3週

- バルキードレッシングを除去し，軽い圧迫包帯に換える
- 浮腫のコントロールのため，必要に応じてフィンガーソックスやコバンラップを使用する
- 手関節と母指を以下の肢位に保持して，背側制動スプリント（DBS）を連続装着させる
  - 手関節 ― 30°掌屈位
  - 母指MPおよびIP関節 ― 各関節15°屈曲位
  - 母指CM関節 ― 掌側外転

- DBSの制限内で，1時間ごとに自動および他動ROM訓練を始める．併せてブロッキング訓練も行う
- 母指の他動屈曲に制限がある場合，テーピングや動的屈曲スプリントを使用する
- 瘢痕マッサージなどのマネジメントテクニックを始める

4.5週

- 1時間ごとにDBSを外し，手関節および母指の自動ROM訓練を始める
- 長母指屈筋（FPL）の腱の滑動域を改善するために，機能的電気刺激（FES）や電気的筋刺激（EMS）を使用してもよい

6週

- DBSの使用を中止する
- 手関節と母指の伸展方向への他動ROM訓練を始める
- FPLの腱に緊張がある場合は，必要に応じて手関節母指静的スプリント（wrist and thumb static splint）を使用する．訓練時間以外と夜間はスプリントを装着させる必要がある
- 重いものを持ち上げたり，手を使いすぎたりしてはいけない

8週

- Nerfボールやパテを使用して，漸増性筋力強化を始める

10〜12週

- ほとんどの活動で制限なく手を使うことを許可する
- 同時に行われた指神経の修復部が緊張した状態にあれば，母指MPおよびIP関節を30°屈曲位にして，修復部の緊張を軽減する
- 母指の複合自動屈曲は，術後9〜10週でプラトーに達する傾向がある
  FPLの修復における開始時期を遅らせたモビライゼーションは，挫滅損傷，軟部組織の欠損，創管理の問題をかかえた患者，および端々縫合が困難であった患者に最も適している．

リハビリテーションプロトコール

遷延した腱修復における二段階再建法　　　　Cannon

ステージ1：Hunterロッド*

術前
- 徒手による他動訓練や，指へのテーピング，動的スプリントを用いて，指の他動

*訳注：p.6の訳注参照．

ROM を最大限に獲得しておく
- 軟部組織の柔軟性を改善するため，瘢痕のマッサージや伸張，オトフォームやエラストマーシリコーンモールドを使用した瘢痕マネジメントテクニックを行う
- ステージ 2 の腱移植終了後の筋力を改善するため，移植される腱の強化訓練を始める
- ROM に保護や介助が必要であれば，損傷指のバディテーピング[*]（buddy taping）を用いる

術後
■ 5〜7 日
- バルキードレッシングを除去して軽い圧迫包帯に換える．フィンガーソックスやコバンラップを使用する
- 1 日 6 回およそ 10 分間，手の自動および他動 ROM 訓練を始める
- 訓練時間以外と夜間は，指を最大伸展位に保持するような伸展ガタースプリント（extension gutter splint）を装着させる
- ステージ 1 でプーリーの再建も行われた場合には，術後約 8 週間はテーピングを使用する

■ 3〜6 週
- 徐々に伸展ガタースプリントを外していくが，保護のためバディテーピングは継続する

　ステージ 1 での主要な目標は，他動 ROM を維持することと，腱移植までに柔軟な軟部組織を獲得することである．

> ステージ 2：遊離腱移植

術後
　ゾーン I〜III の損傷に対する早期運動プログラム〔本章の最初で述べた修正 Duran プロトコール (p.11)〕やゾーン I〜V の損傷に対する開始時期を遅らせたモビライゼーションの指示に従う．

　ほとんどの患者は，開始時期を遅らせたモビライゼーションよりも修正 Duran プロトコールを選択することが望ましい．なぜなら，後者のほうが早期からの他動運動によって，移植腱の滑動域の拡大や他動 ROM の維持を促進できるからである．

　腱移植の直後は血流が不十分であるため，術後 5〜5.5 週が経過するまで機能的電気刺激（FES）を使用してはいけない．また，一次修復に失敗した理由についても考慮すべきである．

---

[*]訳注：隣接した指とのテーピング．p.53 の図 1-32 も参照．

ばね指（狭窄性屈筋腱鞘炎）
Trigger Finger (Stenosing Flexor Tenosynovitis)

Steven J. Meyers, MD • Michael L. Lee, MD

背景

　ばね指は，痛みを伴うばね（弾発）現象が特徴である．ばね現象は，指屈筋腱が急激に引っぱられて，屈筋腱鞘のうち硬くなったA1プーリー（滑車）の部分を通過するときに生じる．ばね指の病態生理は，2つの指屈筋腱〔浅指屈筋（FDS）と深指屈筋（FDP）〕がA1プーリー下をスムーズに滑走できないことにある．その結果，腱を滑走させるために強い張力を必要とするようになり，腱の小結節が狭窄したプーリーを通って突然引き抜かれるときに突発的な動き（ばね現象）が生じる．ばね現象は指の屈曲または伸展，あるいはその両方に伴って生じる．ばね指の病態が，主としてA1プーリーの狭窄からくるものか，それとも腱が肥厚することによるものかは議論の余地があるが，術中所見ではたいてい両方の要素が認められる．

病歴と診察

　ばね指は，閉経後の女性の母指・中指・環指に生じることが多い．また糖尿病や関節リウマチ，Dupuytren拘縮，その他の腱炎〔de Quervain病や外側上顆炎（「テニス肘」）〕の患者にもよくみられる．罹患指にはクリック，ロッキング，またはポップ感があり，指に痛みを訴えることが多いが必須ではない．
　肥厚したA1プーリーの領域（遠位手掌皮線のレベルにある）に，しばしば**小結節を触れる**（図1-14）．この小結節は腱とともに動くことが感じられ，たいてい深部触診にて痛みがある．
　診察のときにばね現象を誘発させるためには，まず**患者にしっかりと握りこぶしをつくらせ**，それから完全に指を伸展させる．患者は部分的にだけ指を屈曲させて，ばね現象を避けるかもしれないからである．

治療

　ばね指が長期的に自然緩解することはまれである．治療せずに放置すれば，ばね指は痛みを伴う厄介なものとして残る．しかし，指を固定すれば，永続的な関節硬直に進展する恐れがある．歴史的には保存的治療のなかに，指を伸展位に保持してばね現象を防止するスプリント療法があったが，そのような治療は指の硬直や不良な結果を残すため，次第に行われなくなった．
　今日では，**非手術的治療**として，コルチコステロイドに局所麻酔薬を混合して屈筋腱鞘内へ注射する方法がある．筆者が勧めるのは，リドカイン0.5 mLとブピバカイン0.5 mLに，酢酸メチルプレドニゾロン（デポ・メドロール®）0.5 mLを混合するも

図 1-14 屈筋腱の小結節あるいは肥厚は近位のプーリーにぶつかり，指の伸展を困難にする．

(Idler RS：Helping the patient who has hand tenosynovitis. J Musculoskel Med 14[2]:62,1997 © Teri J. McDermott 1997 より改変して引用)

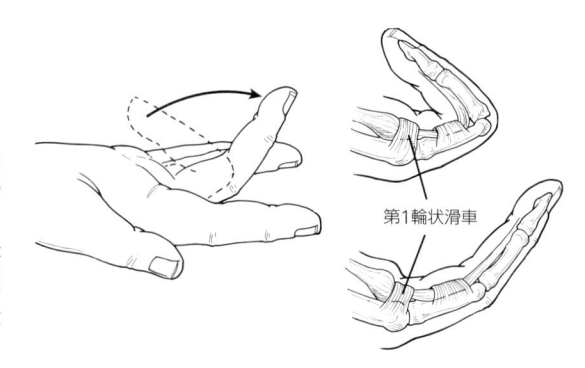

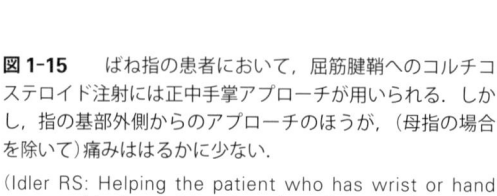

第1輪状滑車

図 1-15 ばね指の患者において，屈筋腱鞘へのコルチコステロイド注射には正中手掌アプローチが用いられる．しかし，指の基部外側からのアプローチのほうが，(母指の場合を除いて)痛みははるかに少ない．

(Idler RS: Helping the patient who has wrist or hand tenosynovitis. Part 2. Managing trigger finger, de Quervain's disease. J Musculoskel Med 14[2]:68,1997 © Teri J. McDermott 1997 より改変して引用)

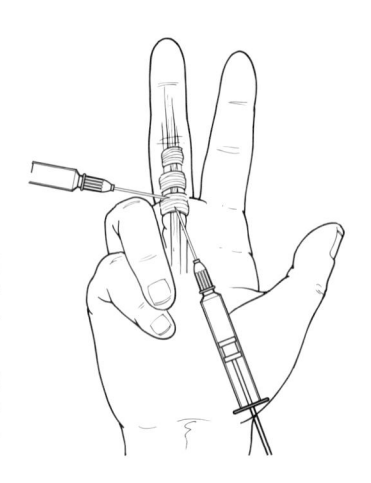

のである(**図1-15**)．1回の注射で，約66%の患者においてばね現象が緩解することが期待できる．複数回の注射では，75〜80%の患者のばね現象を緩解する．

1/3の患者は，3回より少ない回数の注射で，持続的な症状緩解が得られる．言い換えれば，約2/3の患者は手術的治療を必要とする．

ばね指の手術は，外来で局所麻酔下に行える比較的簡単なものである．手術は，手掌の皮膚を1〜2 cm切開し，A1プーリーを直視下に確認して完全に切開・開放する．

小児ばね母指

小児のばね母指は先天性の疾患である．乳幼児の母指A1プーリーに狭窄が生じ，指節間(IP)関節が屈曲位にロックされている(伸展できない)状態であり，しばしば両側性である．母指はロックされたままの状態にあるため，たいてい疼痛やクリックはない．約30%の子どもは1歳までに自然治癒する．残りの子どもは手術的治療が必要となり，永続的な関節の屈曲拘縮を予防するために，2〜3歳頃までに硬くなった

A1 プーリーを開放しなければならない.

リハビリテーションプロトコール
ばね指に対するコルチゾン注射後または開放術後

注射後

ほとんどの患者はばね現象が解決すれば指の動きを再獲得することができるため,通常,理学療法を必要としない.

ばね指開放術後

0～4 日	中手指節（MP），近位指節間（PIP），遠位指節間（DIP）関節の愛護的な自動 ROM 訓練（創離開を避ける）
4 日	バルキードレッシング（塊状圧迫包帯）を除去し，バンドエイドで創をカバーする
4～8 日	ROM 訓練を継続する．7～9 日目に抜糸する
8 日～3 週	MP，PIP，DIP 関節の自動，自動介助および他動 ROM 訓練
3 週以降	積極的な ROM 訓練と筋力増強訓練．活動の制限を解除する

深指屈筋腱断裂（ジャージー損傷）
Flexor Digitorum Profundus Avulsion("Jersey Finger")

S. Brent Brotzman, MD • Steven J. Meyers, MD

背景

深指屈筋（FDP）腱の断裂（「ジャージー損傷」*）はどの指でも生じるが，最も起こりやすいのは環指である．この損傷はたいてい，スポーツ選手が相手のジャージーをつかむときに生じる．すなわち，指を自動屈曲している間に遠位指節間（DIP）関節が強制的に伸展され，突発的な痛みが生じるものである（屈曲した指に加えられた過伸展ストレス）．

これを診断するためには，DIP 関節の自動屈曲（FDP の機能）の喪失を明確に証明しなければならない（**図 1-16**）．しばしば腫脹した指は，他の屈曲した指に比べて伸展位にあることが多い．FDP 腱が退縮したレベルは一般に，裂離（引き抜き）の強さを表している．

＊訳注：深指屈筋腱の皮下断裂（外傷性裂離）によって指先を曲げることができなくなった状態．ラグビーで相手のジャージー（伸縮性のある服地）に指が引っかかり発生することが多いので，ジャージー損傷といわれる．

図 1-16 深指屈筋腱の裂離 (avulsion) により，図に示すように，患者は遠位指節間関節を屈曲することができない．

(Regional Review Course in Hand Surgery. Rosemont, IL, American Society of Surgery of the Hand, 1991 より改変して引用)

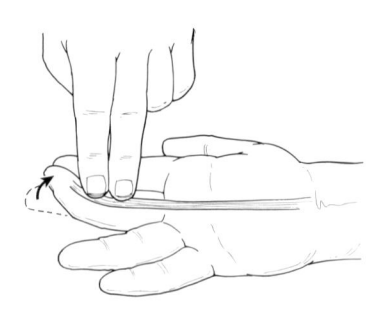

　LeddyとPacker (1977) は，断裂した腱がどこまで退縮しているかに基づいて，FDP断裂を3つのタイプに分類している．治療は，損傷の解剖学に基づいて行われる．

深指屈筋腱断裂（ジャージー損傷）の分類

タイプⅠ損傷
断裂した深指屈筋 (FDP) 腱は手掌まで退縮している（骨片は認められない）．
腱ひもは短ひも・長ひもともに断裂しており，それによって血流は破綻している．
末節骨への**早期再縫着**（10日以内）により，最もよい結果が得られる．2週間も経つと腱の弾力性が減少するため，腱を末節骨に届かせることが難しくなる．

タイプⅡ損傷
FDPの断裂のなかで最もよくみられるタイプ．
断裂した腱は，浅指屈筋 (FDS) 腱交差に引っかかるところまで退縮し，腱ひもによって保持されている．
腱ひもは障害されていない．
断裂した腱に末節骨の骨片が付着している場合と，付着していない場合がある．
腱には適切な栄養供給(腱ひも)が残されているため，外科的修復は，もし必要があれば3か月まで遅らせることができる．
早期修復は，DIP関節の動きや腱のすべりが損なわれることを避けるために選択される治療法である．

タイプⅢ損傷
末節骨からの大きな骨片がA1プーリーのレベルを超えて退縮することを妨げる．
FDPへの血液供給は損なわれていない．腱は腱鞘内で十分に栄養されている．

> 治療は，骨性裂離の整復と固定を行う〔縫合糸アンカー（suture anchor）または引き抜き鋼線（pull-out wire）〕．

治療

　FDP 腱断裂の治療は主として手術による．治療の成功は，早期診断と外科的治療の迅速さ，腱の退縮レベルに依存している．腱の退縮が最小限である場合には，通常，その原因となる骨片がある．骨片は遅くとも 6 週までには骨と骨との間で再接合しなければならない．腱の退縮距離が長い場合には，骨片はなく，血流（腱ひも）が破綻していることが多い．このような場合，退縮が著しいこと，骨と骨ではない弱い固定となるため治癒にかかる時間が長いこと，血液供給が制限されていることが理由で，受傷後 10 日以上経過したあとでの外科的修復は困難になる．

　修復が遅れた場合のサルベージ手術には，DIP の関節固定術，腱固定術，段階的な腱の再建術がある．

リハビリテーションプロトコール

深指屈筋腱断裂（ジャージー損傷）の修復術後　　　Brotzman and Lee

確実な骨性修復が行われた場合

0〜10 日
- 背側制動スプリント（dorsal blocking splint：DBS）を用いて，手関節を 30°屈曲位，中手指節（MP）関節を 70°屈曲位，近位指節間（PIP）および DIP 関節を完全伸展位に保持する
- DBS 内で，DIP および PIP 関節の愛護的な他動屈曲を 40°まで行う
- 10 日目に抜糸する

10 日〜3 週
- 着脱可能な DBS を用いて，手関節を中間位，MP 関節を 50°屈曲位に保持する
- DBS 内で，DIP 関節は 40°まで，PIP 関節は 90°まで愛護的に他動屈曲を行う
- MP 関節は，90°までの自動屈曲を行う
- DBS 内で指節間（IP）関節の自動伸展を，1 時間ごとに 10 回繰り返す

3〜5 週
- DBS の使用を中止する（5〜6 週）
- MP，PIP，DIP 関節の自動/自動介助 ROM 訓練を行う
- place-and-hold 訓練を開始する

□→ 深指屈筋腱断裂（ジャージー損傷）の修復術後

5週以上
- 筋力増強訓練/握力の強化
- 活動（アクティビティー）のなかで手を使う
- 腱のすべり運動を開始する
- 他動ROM，瘢痕マッサージを継続する
- 手関節の屈曲/伸展の自動運動を開始する
- 握りこぶしをつくり，手関節を屈曲する．それから手関節と指を伸展させる

純粋な腱修復のみ，または骨性修復が不良の場合

0～10日
- DBSを用いて，手関節を30°屈曲位，MP関節を70°屈曲位に保持する
- DBS内で，DIPおよびPIP関節の愛護的な他動屈曲を40°まで行う
- 10日目に抜糸する

10日～4週
- DBSを用いて，手関節を30°屈曲位，MP関節を70°屈曲位に保持する
- DBS内で，DIP関節は40°まで，PIP関節は90°まで愛護的に他動屈曲を行う．MP関節は90°までの他動屈曲を行う
- DBS内で指の自動伸展を行う
- 4週目に引き抜き鋼線を除去する

4～6週
- DBSを用いて，手関節を中間位，MP関節を50°屈曲位に保持する
- DIP関節は60°まで，PIP関節は110°まで，MP関節は90°までの他動屈曲を行う
- 愛護的にplace-and-holdによる複合屈曲を行う
- DBS内で指の自動伸展を行う
- DBSを外して，手関節の自動ROM訓練を行う

6～8週
- 日中はスプリント固定を中止する．夜間のみスプリントを装着する
- MP，PIP，DIP関節の自動屈曲および完全伸展を行う

8～10週
- 夜間のスプリント装着を中止する
- MP，PIP，DIP関節の自動介助ROM訓練
- 軽度の筋力増強訓練

10週以降
- より積極的なROM訓練
- 筋力増強訓練/握力の強化
- 活動の制限なし

伸筋腱損傷（Extensor Tendon Injuries）

解剖

　伸展機構の損傷は，KleinertとVerdan（1983）により8つの解剖学的区域（ゾーン）に分けられる．奇数番号のゾーンは関節の高位に一致しているため，ゾーンⅠ，Ⅲ，Ⅴ，Ⅶはそれぞれ遠位指節間（DIP），近位指節間（PIP），中手指節（MP），および手関節の領域に対応している（**図1-17**，**図1-18**，**表1-2**）．

　正常な伸展機構の活動は，手の内在筋と外在伸筋腱の協同作用によって成り立っている．PIP関節およびDIP関節の伸展は通常，手内筋（骨間筋と虫様筋）によってコントロールされているが，MP関節の過伸展を抑制すれば，外在伸筋腱も十分に指を伸展させる力がある．

　1つのゾーンにおける損傷は，通常，隣接したゾーンにおける代償性の不均衡状態を生じさせる．例えば，閉鎖性槌指変形は，PIP関節に著しい二次性の白鳥のくび変形を伴っていることがある．

　終止腱が断裂すると伸展機構は近位に移動し，中央索（central slip）の付着作用によってPIP関節には過伸展力が生じる．このように，伸筋腱損傷は単純な静的障害とはみなすことができない．

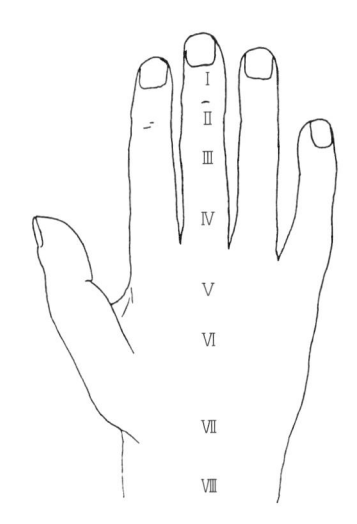

図1-17　伸筋腱のゾーン．

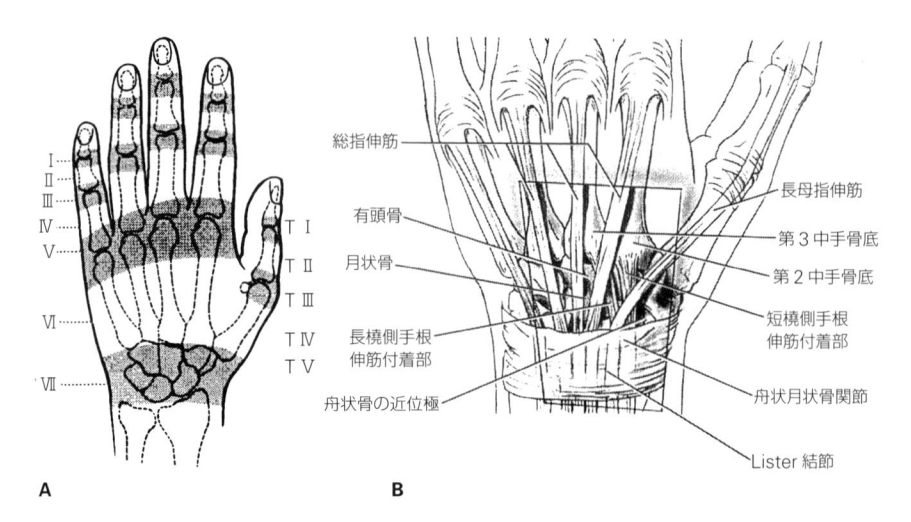

図 1-18 伸筋腱のゾーン（**A**）および伸筋の解剖（**B**）．T：母指．
(Kleinert HE, Schepel S, Gill T：Flexor tendon injuries. Surg Clin North Am 61:267,1981 より引用)

表 1-2　伸展機構損傷のゾーン

ゾーン	指	母指
I	DIP 関節	IP 関節
II	中節骨	基節骨
III	PIP 関節背側の頂点（apex）	MP 関節
IV	基節骨	中手骨
V	MP 関節背側の頂点（apex）	
VI	手背	
VII	伸筋支帯	伸筋支帯
VIII	前腕遠位	前腕遠位

DIP：遠位指節間，IP：指節間，MP：中手指節，PIP：近位指節間．

(Kleinert HE, Verdan C: Report of the committee on tendon injuries (International Federation of Societies for Surgery of the Hand). J Hand Surg [Am] 8:794, 1983 より引用)

ゾーン I，II の伸筋腱損傷

　小児におけるこれらの損傷は，Salter-Harris 分類タイプ II または III の成長軟骨板損傷として考えるべきである．非常に指が小さいのでスプリントを付けることは容易

ではないが，4週間，関節を完全伸展位に固定することで満足な結果が得られる．開放損傷ではなおさらスプリントをあてることは難しく，DIP 関節を 22 G 針で貫通固定することがある〔「槌指」の項(p.41)も参照〕．

リハビリテーションプロトコール

ゾーンⅠ，Ⅱの陳旧性伸筋腱損傷の治療とリハビリテーション

腱皮膚固定（tenodermodesis）

腱皮膚固定は，槌指による障害が残存している比較的若い患者に用いられる単純な手技である．局所麻酔下に，DIP 関節を完全に伸展させ，腱端が接合できるように余分な偽腱（pseudotendon）を切除する．Kirschner 鋼線（K ワイヤー）は，DIP 関節を完全伸展位に固定するために一時的に使用される．

3～5 日
- 術後のスプリントを除去し，DIP 関節に伸展スプリントを適合させる．鋼線が露出したままであれば，鋼線保護スプリント（pin protection splint）が必要である．しかし，一部の患者では鋼線が埋没しているので，スプリントなしで指を使うことができる
- PIP 関節の運動（全可動域）を維持するために，PIP 関節の訓練を始める

5 週
- K ワイヤーを除去し，一時的にスプリントを外して DIP 関節の自動運動を開始する
- 夜間のスプリント装着はさらに 3 週間継続する

中央索切離術（Fowler's central slip tenotomy）

局所麻酔下に，中央索の付着部を PIP の背側関節包と癒合する部分で切離する．外側索（lateral band）と外在伸筋腱が結合する部分は温存する．伸展機構の近位への移動は，DIP 関節における伸展力を改善させる．PIP 関節には 10～15° の伸展ラグが生じる．

0～2 週
- 術後のドレッシングにて PIP 関節を 45° 屈曲位，DIP 関節を 0° に保持する

2～4 週
- DIP 関節の自動伸展および自動屈曲を許可する
- PIP 関節は 45° 屈曲位から完全伸展することを許可する

4 週
- 指の運動訓練（全可動域）を開始する

□→ ゾーンⅠ，Ⅱの陳旧性伸筋腱損傷の治療とリハビリテーション

> **斜支靱帯(oblique retinacular ligament)**
>
> 　斜支靱帯の再建は，陳旧性の槌指変形や二次性の白鳥のくび変形の矯正のために行う．長掌筋腱などを用いた遊離腱移植では，移植腱を末節骨の背側基部からPIP関節軸の掌側を通し，基節骨の掌側で靱帯性腱鞘の付着部に縫いつける．Kワイヤーを用いて，一時的にDIP関節を完全伸展位に，PIP関節を10〜15°屈曲位に固定する．
>
> **3週**
> - 術後のバルキードレッシング(塊状圧迫包帯)を除去し，抜糸する
> - PIP関節の鋼線を引き抜く
> - PIP関節の自動屈曲，自動伸展訓練を開始する
>
> **4〜5週**
> - DIP関節のKワイヤーを除去する
> - PIPおよびDIP関節の自動および他動運動(全可動域)を開始する
> - 全可動域の運動を獲得するために，この2〜3週間は，指導された内容でホームプログラムを補完的に実施する．術後6週まで，DIP関節完全伸展位での間欠的なスプリント装着を継続させる

ゾーンⅣ，Ⅴ，Ⅵの伸筋腱損傷

　通常，片側の背側構造の損傷では，正常な機能が保たれているため，スプリントをあてることや不動化は勧められない．指背腱膜(dorsal expansion)の完全断裂や，中央索の断裂は修復される．

> **リハビリテーションプロトコール**
>
> **ゾーンⅣ，Ⅴ，Ⅵの伸筋腱損傷の外科的修復後**
>
> **0〜2週**
> - PIP関節の自動および他動運動を許可する．MP関節を完全伸展位に，手関節を40°伸展位に保持しながら行う
>
> **2週**
> - 抜糸し，取り外しのできるスプリントを適合させる
> - MP関節を完全伸展位に，手関節は中間位に保持する
> - PIP関節の運動を継続する．スプリントは瘢痕マッサージや清潔を保つ目的のときだけ外す

4〜6週
● MPおよび手関節の自動屈曲訓練を始める．訓練の合間と夜間は手関節を中間位にしてスプリントで固定する
● この2週間の間に，自動介助および愛護的な他動屈曲訓練を開始する
6週
● MP関節に伸展ラグが発生しなければスプリントの使用を中止する
● 必要があれば，手関節の他動屈曲訓練を行う

ゾーンVの伸筋腱亜脱臼（extensor tendon subluxation）

　ゾーンVの伸筋腱亜脱臼は，めったにスプリント療法では改善しない．障害のあるMP関節を完全伸展位かつ橈屈位で4週間スプリントで固定することがあるが，外科的治療が必要になる可能性を理解したうえで行わなければならない．損傷した指に疼痛のあるポップ感や腫脹，さらには橈側偏位を伴う重大な伸展ラグがある場合は，通常，迅速な再建術が必要となる．

　急性損傷は直接，縫合できるが，陳旧性損傷は局所の組織を使って再建する．ほとんどの再建術式では，腱間結合の一部または伸筋腱索（extensor tendon slip）＊を使い，後者は深横中手靭帯につなぎとめるか，虫様筋腱に巻き付けて固定する．

リハビリテーションプロトコール

ゾーンVの伸筋腱亜脱臼の外科的修復後

2週
● 術後のドレッシングを除去し，抜糸する
● MP関節を完全伸展位に保持する
● 手術した指のMP関節を完全伸展位かつ橈屈位に保持するため，取り外しのできる掌側前腕スプリント（volar short arm splint）を作製する
● 清潔を保つ目的や瘢痕マッサージのために，一時的にスプリントを外すことは許可する
● PIPおよびDIP関節の運動（全可動域）を許可する

＊訳注：総指伸筋腱の一部（1/3〜1/4）を縦に裂いて索状にしたもの．

□→ ゾーンⅤの伸筋腱亜脱臼の外科的修復後

4週
- MP関節の自動および自動介助運動を1時間ごとに行い，訓練の合間と夜間はスプリントで固定する
- MP関節の完全屈曲を得るために，必要があれば，5週目にMP関節の愛護的な他動運動を開始する

6週
- 日中はスプリント固定を中止して，制限なく活動することを許可する

ゾーンⅦ，Ⅷの伸筋腱損傷

ゾーンⅦ，Ⅷの伸筋腱損傷は通常，裂創によるものであるが，手関節レベルでは，陳旧性橈骨遠位端骨折やリウマチ性滑膜炎による二次性の摩耗性断裂が起こりうる．これらの損傷には直接縫合（端々縫合）よりも，腱移行，遊離腱移植，または端側縫合（side-by-side transfer）のほうが適応となる．一方，これらの損傷に対するスプリントの使い方は，穿通損傷に対するものとまったく同じである．

損傷から3週間あるいはそれ以上経ってからの修復は，長母指伸筋（extensor pollicis longus：EPL）の筋力低下をきたすため，腱を滑走させるために電気刺激が必要となる．平らなところに手掌を置き，抵抗に逆らって母指を後方に押しやる訓練（retropulsion exercise）を行うと，EPLを選択的に強化できる．

リハビリテーションプロトコール

ゾーンⅦ，Ⅷの伸筋腱損傷の外科的修復後

0～2週
- 術後のスプリントにより手関節を30～40°伸展位に保持する
- 腫脹や浮腫を軽減させるために，手の挙上とPIPおよびDIP関節の全可動域の運動を奨励する
- 著しい腫脹があれば，包帯を緩めたり上肢を挙上したりすることによって対処する

2～4週
- 2週で術後のドレッシングを除去し，抜糸する
- 手関節を20°伸展位，損傷のある指のMP関節を完全伸展位に保持するような掌

□→

側スプリントを作製する
- この2週間は皮膚と腱の間のすべりをよくするために，PIPおよびDIP関節の全可動域の運動訓練を続け，瘢痕マッサージを開始する

4〜6週

- 1時間ごとに手関節とMP関節の運動を行い，この2週間は訓練の合間と夜間にスプリント固定を併用する
- 4〜5週までは，手関節伸展位でMP関節の屈曲訓練を行い，MP関節伸展位で手関節の屈曲訓練を行う
- 手関節と指の複合屈曲は第5週以降に行う．MP関節の伸展ラグが10〜20°以上の場合は，日中，訓練の合間にスプリント固定を行うことが重要である
- スプリントの装着は6週で中止することができる

6〜7週

- 愛護的な他動ROM訓練を開始する
- 抵抗伸展運動を開始する

リハビリテーションプロトコール

長母指伸筋腱断裂の修復後（母指）

母指の伸筋腱断裂の修復後は，損傷ゾーンにかかわらず，手関節伸展30°，母指橈側外転40°，完全伸展位で母指スパイカ*スプリント（thumb spica splint）を適用する．

0〜2週

- 術後のスプリントをあてたまま痛みのない範囲の活動は行ってもよい
- 患肢挙上と損傷していない指の運動を行うことにより，浮腫をコントロールする

2〜4週

- 修復後2週でスプリントを除去し，抜糸する．これまでと同様に修復部の緊張が最小限となるように手関節と母指の肢位を決め，母指スパイカスプリントを再適合させる
- 信頼できる患者に対しては着脱可能なスプリントを適合させ，瘢痕マッサージを行わせる
- 患者の職業的ニーズによっては母指スパイカギプス包帯（thumb spica cast）が

---

*訳注：スパイカ（spica）とは，1つの身体部位と1つ以上の肢を意味している（例：前腕と母指，体幹と両下肢）．股関節スパイカギプス包帯（hip spica cast）がよく知られている．

□→ 長母指伸筋腱断裂の修復後(母指)

最も適している
- 浮腫のコントロールも継続する

4〜6週

- 着脱可能な母指スパイカスプリントを夜間に装着し，日中は訓練以外の時間に装着する
- この2週間は，1時間ごとにスプリントを外して手関節と母指の訓練を行う
- 4〜5週の間は，手関節を伸展位に保持した状態で，母指IP関節，MP関節，手根中手（CM）関節の屈曲・伸展運動を行う
- また，母指を伸展させた状態で手関節の屈曲・伸展運動を行い，手関節の運動性を回復させる
- 5週目から，手関節と母指の複合運動を行う

6週

- 伸展ラグが拡大しなければ，スプリントの使用を中止する
- IP関節の伸展ラグが10°以上の場合には，母指スパイカスプリントの夜間装着に加えて，日中は間欠的にIP関節伸展スプリントを装着する
- MP関節，CM関節の伸展ラグが問題となる場合は，さらに2週間もしくは十分な結果が得られるまで，日中と夜間に母指スパイカスプリントを装着する必要がある
- 浮腫のコントロールは，術後8週もしくはそれ以上に継続する必要があるかもしれない
- 母指の完全な複合屈曲を得るために，テーピングを使用する
- 伸筋腱のスムーズな滑走を得るために，電気刺激を用いる

伸筋腱剥離術（extensor tenolysis）*

適応

- 損傷後の指の自動または他動運動が，プラトーに達している．
- PIPまたはDIP関節の分離した，または複合的な自動，他動屈曲に制限がある．
- あるいは，伸展ラグを認めるが，他動的な可動性のある指（図1-19）．

治療

　伸展拘縮に対する外科的介入は，多くの場合，十分な時間をかけて術前療法を行った後に計画される．リハビリテーションに積極的であった患者は，早期からの術後プ

---

*訳注：断裂した腱の縫合後にしばしば周囲と癒着を生じて腱の滑合性が損なわれるが，これを回復するために外科的に癒着を剥離する方法．

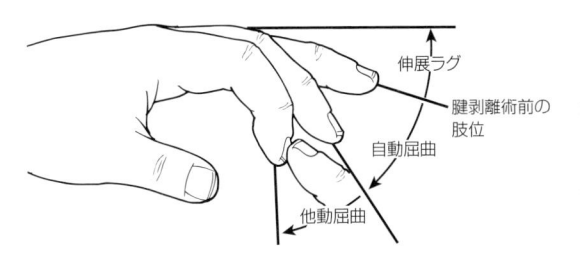

図 1-19 伸展ラグがあるが他動的な可動性のある指は，伸筋腱剥離術の適応となりうる．
(Strickland JW: The Hand: Master Techniques in Orthopaedic Surgery. Philadelphia, Lippincott-Raven, 1998 より改変して引用)

ログラムが，最終的な成果をあげるために不可欠であることを容易に理解できる．術前の患者カウンセリングは，腱剥離術後の超早期プログラムを詳しく説明するために必ず試みるべきである．術中に確認した伸筋腱，骨，関節の質によって予定していたプログラムを変更することがあるので，外科医はこの情報を療法士と患者に伝える必要がある．理想としては，外科的処置を局所麻酔下で行うか，もしくは手術が終盤に近づいたら患者を全身麻酔から覚醒させることが望ましい．そうすれば，患者は達成された成果を確認できるし，外科医は自動運動，腱の滑走，他に解離する場所があるかどうかを評価することができる．療法士に手術の様子を見てもらうことにより，普段とは異なる術中所見をきちんと伝えることができる．

多くの場合，期待されるような関節運動を得るために，MP および PIP 関節の関節包および靱帯を解離する必要がある．側副靱帯の完全な切離を要することもあり，この場合は関節の不安定性を引き起こすため，術後早期に特別の注意が必要である．

リハビリテーションプロトコール

伸筋腱剥離術後

0～24 時間
- 術後の包帯は，可能な限り指を動かすことができるように軽く圧迫する程度に巻く．包帯に滲み出てくる出血を予測しながら，できる限り術中に確認された動きを再現するように，1 時間ごとに 10 分間の訓練を実施する

1 日～4 週
- 最初の療法に訪れたときに術後のドレッシングとドレーンを除去する．軽く圧迫するような無菌包帯を巻く
- 浮腫のコントロールはこの段階では重要な意味をもつ
- 1 時間おきに 1 セッション 10～15 分の自動および他動 ROM 訓練を継続する．最初のセッションで IP 関節の屈曲が弱い場合は，屈筋に対する機能的電気刺激

□→ 伸筋腱剥離術後

(FES)の適応である．伸筋に対する FES は，最初は手関節，MP 関節，PIP 関節，DIP 関節を他動的に伸展させた状態で行い，近位の腱の最大滑動域を改善させる．この肢位で数回の刺激を行った後に，手関節，MP 関節，PIP 関節をより屈曲位にして FES を継続する

- 2 週で抜糸する．抜糸後，動的屈曲スプリントやテーピングが必要となるかもしれない
- 最初の 4 週間は，問題のある関節を完全伸展位に保持するために，訓練の合間と夜間にスプリントを使用する．5〜10°の伸展ラグは容認できるため，この時期を過ぎてスプリントを継続する適応にはならない

4〜6 週

- 日中は，10 分間の訓練セッションを 1 時間おきに継続する．MP 関節，IP 関節の屈曲を達成することが重視される
- この時期は，特に MP 関節と IP 関節に関して他動運動を継続することがきわめて重要である
- 6 週目までは，夜間の伸展スプリントを継続する

6 週

- 通常の活動を再開するように患者に勧める
- 浮腫のコントロールはまだ必要である．間欠的に指にコバンラップを巻くことは，経口の抗炎症薬を併用することにより有効である
- バナナスプリント*も浮腫のコントロールに有効である

療法士は，担当患者の腱剥離術に関して重要な情報を得ているはずである．特別な治療プログラムや予測される成果は，下記の事項に左右される．

- 腱剥離術を受けた腱の質
- 腱が作用する関節の状態
- 腱が作用する関節の安定性
- 手術中に達成された関節の動き．他動運動は容易に達成される．しかし，伸展と屈曲の両方向の自動運動を獲得するほうが，患者の治療目標を達成するためには重要である

最初の 3 週間に MP 関節と PIP 関節の最大限の屈曲を達成することが不可欠である．この期間を過ぎて著しい改善がみられることはまれである．

＊訳注：浮腫の軽減に用いられる指全体を包み込むような，バナナの形によく似たシリンダー状のスプリント．

伸筋腱剥離術後は，治療（セラピー）前と治療中に鎮痛薬の投与が必要なことがある．同じ目的で，局所麻酔薬を点滴する留置カテーテルが必要な場合もある．

槌指（伸筋腱損傷 ── ゾーンⅠ）

背景

　DIP関節背側の伸筋腱の遠位付着部からの裂離（avulsion）によって，DIP関節の**伸展ラグ**が生じる．腱の裂離には，末節骨背側から裂離した骨片を伴う場合と伴わない場合がある．それによって，**骨性槌指**あるいは**腱性槌指**とよばれる（**図1-20**，**図1-21**）．槌指に特徴的な所見は，DIP関節が屈曲位あるいは下垂位（**図1-22**）になること，DIP関節の自動伸展あるいは完全伸展ができなくなることである．典型的な受傷機序は指先に強い屈曲力が加わることであり，ボールが当たったときの衝撃によるものが多い．

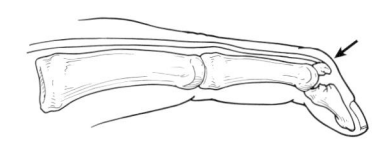

図1-20　伸展機構の分離を伴う骨性槌指．

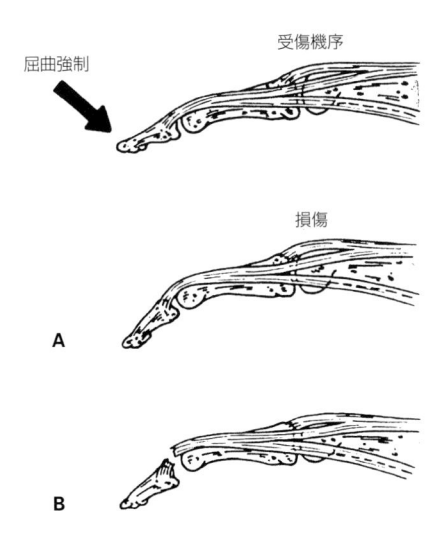

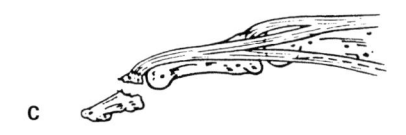

図1-21　**A**：伸展機構の伸張，**B**：腱性槌指（伸筋腱の断絶），**C**：骨性槌指．

（DeLee J, Drez D[eds]：Orthopaedic Sports Medicine. Philadelphia, WB Saunders, 1994, p1011より引用）

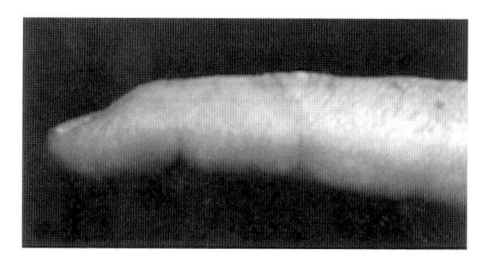

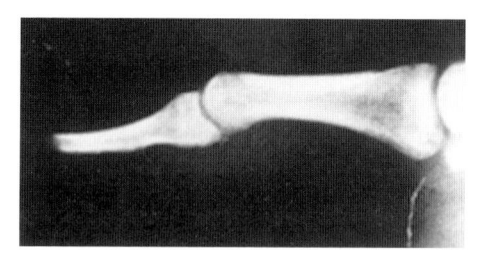

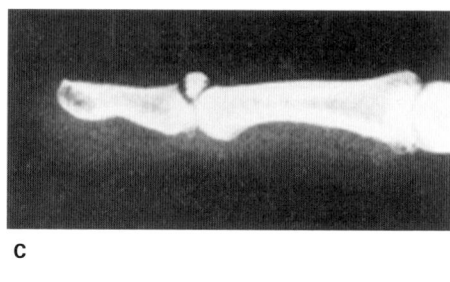

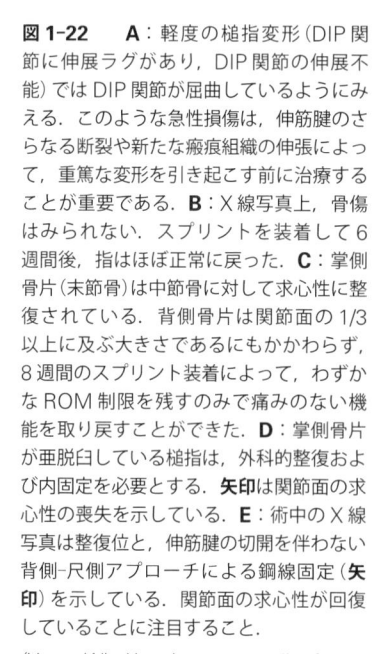

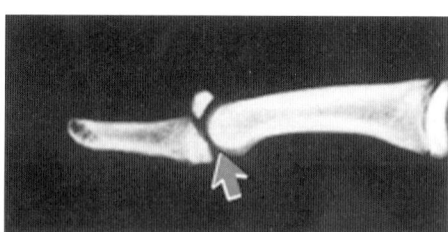

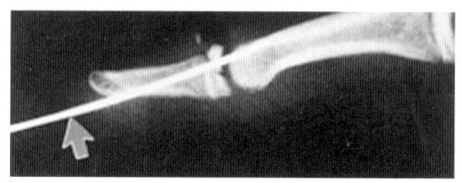

図1-22　**A**：軽度の槌指変形（DIP関節に伸展ラグがあり，DIP関節の伸展不能）では DIP 関節が屈曲しているようにみえる．このような急性損傷は，伸筋腱のさらなる断裂や新たな瘢痕組織の伸張によって，重篤な変形を引き起こす前に治療することが重要である．**B**：X線写真上，骨傷はみられない．スプリントを装着して6週間後，指はほぼ正常に戻った．**C**：掌側骨片（末節骨）は中節骨に対して求心性に整復されている．背側骨片は関節面の1/3以上に及ぶ大きさであるにもかかわらず，8週間のスプリント装着によって，わずかな ROM 制限を残すのみで痛みのない機能を取り戻すことができた．**D**：掌側骨片が亜脱臼している槌指は，外科的整復および内固定を必要とする．**矢印**は関節面の求心性の喪失を示している．**E**：術中のX線写真は整復位と，伸筋腱の切開を伴わない背側-尺側アプローチによる鋼線固定（**矢印**）を示している．関節面の求心性が回復していることに注目すること．

(Vetter WL: How I manage mallet finger. Physician Sports Med 17[3]:17-24, 1989 より引用)

槌指の分類

Doyle(1993)は槌指を4つに分類している.
- タイプⅠ — 伸筋腱の末節骨からの裂離(avulsion)[*1]
- タイプⅡ — 伸筋腱の裂創(laceration)[*2]
- タイプⅢ — 皮膚および腱に損傷が及ぶ重度の剥離(deep avulsion)[*3]
- タイプⅣ — 末節骨骨折の3つのサブタイプ
  - タイプⅣ A — 小児の骨端部を貫通する骨折(transepiphyseal fracture)
  - タイプⅣ B — 関節面の半分未満が損傷され,亜脱臼を伴わない.
  - タイプⅣ C — 関節面の半分以上が損傷され,掌側亜脱臼を伴う場合もある.

治療

AboundとBrown(1968)は,槌指損傷後に**予後不良**となりやすい要因について次のように報告している.
- 年齢が60歳を超えている.
- 4週間以上の治療の遅れ.
- 初期の伸展ラグが50°を超えている.
- 固定期間が短すぎる(4週未満).
- 指が短く,ずんぐりしている.
- 末梢血管疾患,または関連する関節炎がある.

槌指の治療結果は一般的に,どんな治療法を用いても良好であるとはいえない.

腱性槌指に対する典型的な治療法は,6～10週間,PIP関節をフリーにしたまま,DIP関節を伸展位に固定する方法〔プラスチック製のスタックスプリント(stack splint)を使用〕である(図1-23).もし6週の時点で伸展ラグが認められなければ,夜間のスプリント装着を3週間行い,さらに6週間スポーツのときにスプリントを使用する.

患者はMP関節およびPIP関節の自動ROM訓練を行い,これら損傷のない関節の硬直を予防しなければならない.治癒するまでの間は,常にDIP関節が屈曲位に陥らないよう注意しなければ,最初から治療をやり直すことになる.皮膚のケアや手洗いのとき,すなわちスプリントを外している間はずっと,他方の手で指を伸展位に支えておかなければならない.

[*1] 訳注:末節骨の裂離骨片はないか,あっても付着する程度のわずかなものである.

[*2] 訳注:DIP関節またはそれより近位での裂創による腱損傷.成書によっては開放性損傷であることが明記されている.

[*3] 訳注:成書によってはdeep abrasion(深部の軟部組織に損傷が及ぶ擦傷・剥離)と書かれている.皮膚および腱実質の欠損を伴う開放性損傷である.

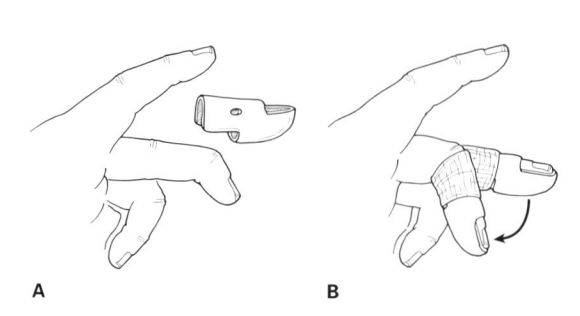

図 1-23 **A**：槌指の非観血的治療として，DIP 関節にスタックスプリントを使用する（図の中の伸展ラグに注目）．スプリントは紙テープまたは粘着性テープを用いて適切な位置に固定する．**B**：DIP 関節を固定している間は，PIP 関節の自動 ROM 訓練を行い，関節の硬直を予防する．

(Regional Review Course in Hand Surgery. Memphis, TN, American Society of Surgery of the Hand, 1991 より引用)

槌指の治療（図 1-24）

タイプⅠ：腱の裂離
- 4 週間は終日，DIP 関節の伸展スプリント（スタックスプリント）を装着する
- さらに 6 週間は就寝時にスプリントを装着する
- その後の 6 週間はスポーツ時にスプリントを装着する
- MP 関節と PIP 関節は自動 ROM 訓練を行う

タイプⅡ：伸筋腱の裂創
- 腱断裂（tendon laceration）の外科的修復
- **タイプⅠ**のプロトコールを参照

タイプⅢ：皮膚と腱の重度の剥離
- 皮膚移植
- 腱断裂（tendon laceration）の外科的修復
- **タイプⅠ**のプロトコールを参照

タイプⅣ：骨由来
- タイプⅣA ― 骨折の整復後，6 週間スプリントを装着し，さらに 6 週間夜間スプリントを装着する
- タイプⅣB ― 整復後，6 週間スプリントを装着し，さらに 6 週間夜間スプリントを装着する
- タイプⅣC ― （議論の余地はあるが）6 週間スプリントを装着する，または観血的整復および内固定（open reduction and internal fixation：ORIF）を行ってからスプリントを装着する，または経皮的鋼線刺入（pinning）を行ってからスプリントを装着する

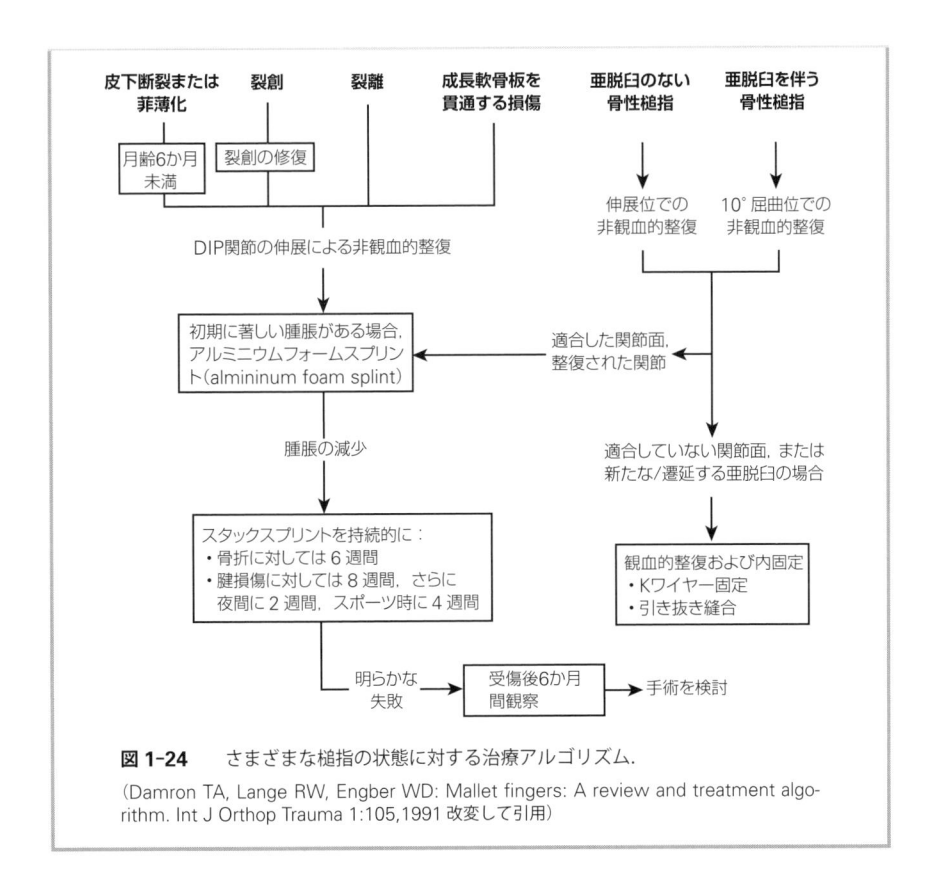

図 1-24 さまざまな槌指の状態に対する治療アルゴリズム.
(Damron TA, Lange RW, Engber WD: Mallet fingers: A review and treatment algorithm. Int J Orthop Trauma 1:105,1991 改変して引用)

手の骨折と脱臼（Fractures and Dislocations of the Hand）

リハビリテーション上の運動で要求される安定性

　手の骨折および脱臼は，適切な治療を選択するうえで安定型損傷と不安定型損傷に分類される．**安定型**の骨折は，早期にある程度指の運動を許したとしても，転位が生じないものをいう．早期に指の運動を行わせると，許容できないほどの転位が生じるものは**不安定型**の骨折である．不安定型骨折のなかには，非観血的整復によって安定性が得られるものもあるが，早期治療の間，一貫してその安定性を維持できるかどうかは予測困難である．したがって，**多くの不安定型の骨折では，非観血的整復ののちに経皮的鋼線刺入を行うか，観血的整復および内固定（ORIF）を行って早期から指の愛護的な運動を開始し，こわばりを予防することが大切である**．

　手術的治療を必要とすることが多い骨折には，以下のものが含まれる．

- 開放骨折
- 転位のある粉砕骨折
- 関節の脱臼や亜脱臼を伴う骨折
- 転位のあるらせん骨折
- 転位のある関節内骨折，特に近位指節間（PIP）関節を含むもの
- 骨の欠損のある骨折
- 多発骨折

手には永続的な瘢痕拘縮が短期間に形成される傾向があるため，不安定型の骨折は外科的に（例：鋼線刺入によって）安定型の骨折に変え，早期から ROM 訓練が行えるようにしなければならない．早期 ROM 訓練の開始に失敗すると，骨が治癒したとしても，機能に乏しい硬直した手になってしまう．

中手骨と指節骨の骨折

転位のない中手骨骨折

転位のない中手骨骨折は安定型損傷であり，**機能的肢位**〔手関節背屈 30～60°，中手指節（MP）関節屈曲 70°，指節間（IP）関節屈曲 0～10°〕で，掌側および背側からスプリントをあてることにより治療する．この肢位では，手関節と手の重要な靱帯を最大に緊張した状態に保つことができるため，拘縮の予防につながる（**図 1-25**）．

治療の基本は，早期から PIP および遠位指節間（DIP）関節の運動を行うことである．運動することで腱とその下にある骨折部との癒着を防ぎ，浮腫をコントロールする．ファイバーグラス*製スプリントの背側は，肘の遠位から損傷した指および隣接

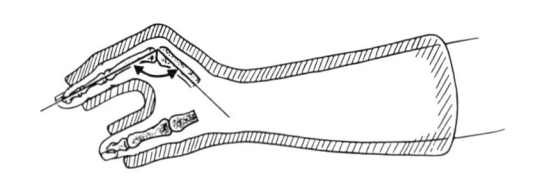

図 1-25 スプリントによる手の固定は，手関節背屈約 30°，MP 関節屈曲 60～80°，IP 関節完全伸展位とする．
(Delee J, Drez D[eds]: Orthopaedic Sports Medicine. Philadelphia, WB Saunders, 1994 より引用)

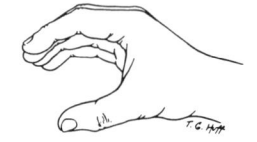

---

*訳注：近年，ギプス包帯や副子の材料として石膏に代わり，ファイバーグラス（ガラス繊維）なども用いられている．

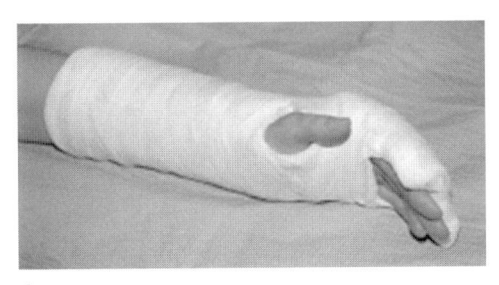

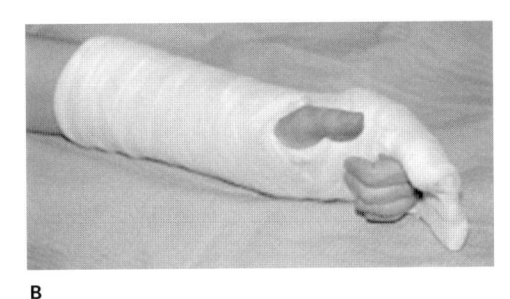

図1-26　**A**：中手骨と基節骨骨折の治療によく使用される，掌側および背側からあてたファイバーグラス製スプリント．**B**：PIP関節とDIP関節の屈曲と伸展が可能である．掌側のスプリントは骨折部から2cm遠位まで延長する必要がある．

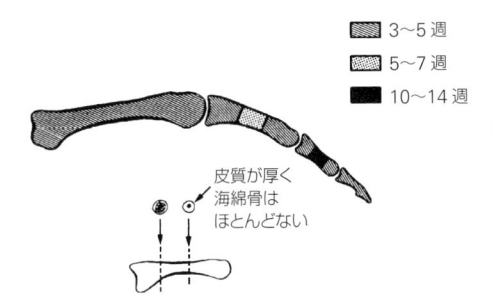

図1-27　骨折の治癒に必要な時間には幅があり，骨折部の皮質骨と海綿骨の比率に影響される．皮質骨の海綿骨に対する割合が高ければ，治癒までに時間がかかる．

(Wilson RE, Carter MS: Management of hand Fractures. In Hunter JM, Schneider LH, Mackin EJ, Callahan AD[eds]: Rehabilitation of the Hand. St Louis, CV Mosby, 1990, p290より改変)

した1指の指尖まで覆う．掌側は，肘の遠位から基節骨遠位部までとし（**図1-26A**），患者が直ちにPIP関節とDIP関節の自動屈曲および伸展運動を再開できるようにする（**図1-26B**）．

指節骨の粉砕骨折

　指節骨の粉砕骨折，特に皮質の厚い骨幹部の損傷は治癒までに時間がかかり，最長6週間の固定を必要とする場合がある（**図1-27**）．

リハビリテーションプロトコール

中手骨または指節骨骨折後

> 0～4 週

- 鋼線を除去する前に，療法士が骨折部を支持しながら自動 ROM 訓練を開始する

> 4～6 週

- 自動および自動介助による手内筋ストレッチを積極的に行う（すなわち，MP 関節伸展と IP 関節屈曲を同時に行う）
- 最初に使用するスプリントで PIP 関節をほぼ伸展位に固定することにより，PIP 関節の屈曲拘縮を予防する
- X 線写真にて骨折部の癒合が確認されたら，動的スプリントを用いた訓練を開始する．LMB 動的スプリントや Capner スプリントがきわめて有用である．スプ

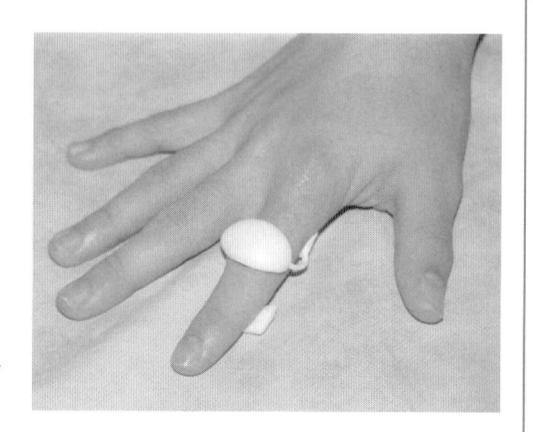

図 1-28　動的 PIP 関節伸展スプリント（LMB：Louise M. Barbour）.

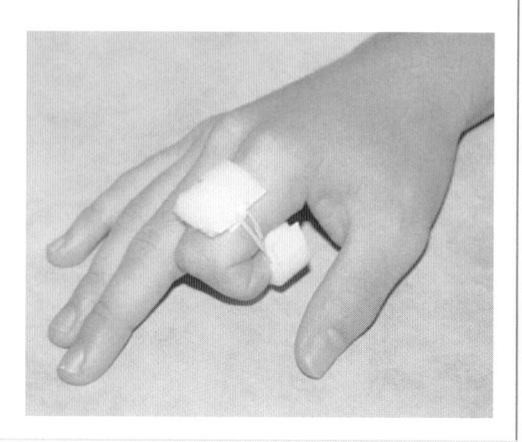

図 1-29　屈曲ストラップは PIP 関節と DIP 関節の動きを改善させるために使用する.

リントの装着時間は 2 時間ずつ増やし，1 日に 6～12 時間とする（図 1-28）．また，動的屈曲ストラップと交互に使用する（図 1-29）
● 治療（セラピー）は受傷後 3～6 か月まで継続することがある

近位指節間（PIP）関節損傷（図 1-30，表 1-3）

PIP 関節の掌側脱臼は，背側脱臼よりもまれであるが，基節骨骨頭周囲で側索（lateral band）が絞扼されるため非観血的整復は困難であることが多い．この損傷は適切に治療されなければ，ボタン穴変形（PIP 関節屈曲，DIP 関節伸展拘縮）を残す可能性がある．通常，徒手または観血的整復によって関節の安定性は得られるが，しかし中央索（central slip）の治癒まで 6 週間，静的 PIP 関節伸展スプリントを装着することが勧められる．

裂離骨折（avulsion fracture）．中節骨の背側縁を損傷する裂離骨折は，中央索の付着部で起こる．この骨折は非観血的方法で治療されるが，スプリントで指を伸展位に固定しても骨片が 2 mm 以上近位に転位する場合は，骨片の観血的整復および内固定（ORIF）が必要である．

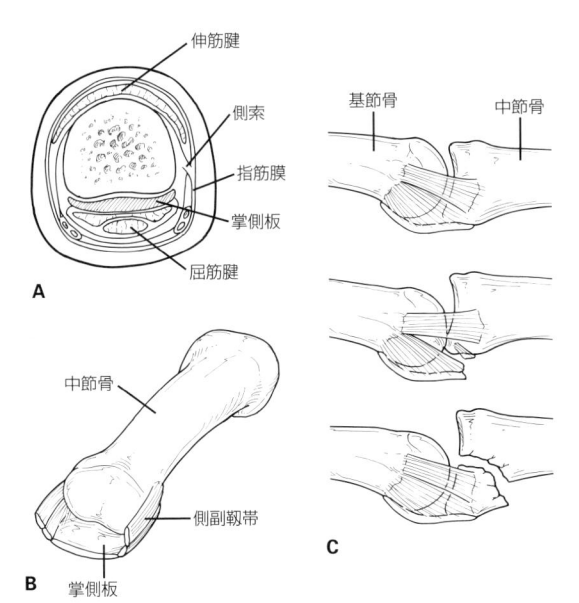

図 1-30 **A**：基節骨の骨格は，指の機能においてきわめて重要な役割を担う滑動構造によって取り囲まれている．**B**：PIP 関節は，側副靱帯と厚い掌側板（volar plate）からなる三次元構造の "ligament-box complex" によって安定を得ている．**C**：**上段**は正常な PIP 関節．**中段**の ligament-box complex の断裂は安定型損傷につながる．**下段**の不安定型の PIP 脱臼骨折は，関節面の 40％以上を含む骨片に靱帯組織が付着して残っているときに生じる．

表 1-3　手の近位指節間（PIP）関節損傷のマネージメント

損傷	臨床所見・特殊な病態	治療
捻挫	自動および他動運動時に安定した関節．X線写真異常なし．痛みと腫脹のみ	安楽のためにバディテーピング（隣接指テープ固定）．早期ROM訓練，アイシング，NSAIDsを開始
開放脱臼	脱臼して露出した関節	洗浄，デブリドマン，抗菌薬．開放骨折または脱臼のための治療
PIP関節の背側脱臼		
タイプ1	過伸展，掌側板裂離，わずかな側副靱帯断裂	整復．非常に短期間の固定（3〜5日間），引き続きバディテーピングを併用しながらROM訓練，X線写真でこまめに経過観察
タイプ2	背側脱臼，掌側板裂離，重度の側副靱帯断裂	タイプ1と同様
タイプ3	安定性のある脱臼骨折：骨折片が関節面の40％未満 不安定な脱臼骨折：骨折片が関節面の40％以上	伸展ブロックスプリント（extension block splint）．**手の外科医に紹介** 伸展ブロックスプリント．**閉鎖的治療が困難な場合，観血的整復および内固定（ORIF）．手の外科医に紹介**
側方脱臼	側副靱帯損傷および，掌側板の裂離や断裂に起因する．20°以上の角度があれば完全断裂を示唆する	上記の背側脱臼タイプ1，2と同様（ただし，関節の安定性があり，自動運動時の適合性がよい場合）
PIP関節の掌側脱臼		
垂直方向の掌側脱臼	近位関節顆は中央索の著しい損傷を引き起こす（容易に整復できることが多い．しかし伸筋腱が重篤な損傷を受けていることがあるため，注意深い診察が必要である）	このような頻度の少ない損傷は，経験豊富な**手の外科医に紹介**．非観血的整復および牽引（MPおよびPIP関節屈曲位，手関節伸展位）．整復後のX線写真で亜脱臼がみられない場合は，PIP関節完全伸展位で固定．非観血的整復が得られない，または亜脱臼が残存している場合は手術が必要
尺側または橈側への掌側転位	関節顆はしばしばボタン穴を開けるように中央索や側索を貫く．整復は非常に困難なことが多い	PIP関節の垂直方向の掌側脱臼と同様（上記）

NSAIDs：非ステロイド性抗炎症薬

(Laimore JR, Engber WD: Serious, but often subtle finger injuries. Physician Sport Med 26(6):226, 1998. より引用)

リハビリテーションプロトコール

近位指節間(PIP)関節の掌側脱臼または裂離骨折

非観血的整復後

- 伸展ガタースプリント(extension gutter splint)*を適用し，PIP関節中間位で持続的に装着する
- 患者は1日に約6回，MP関節とDIP関節の自動および他動ROM訓練を実施する
- PIP関節の運動は，6週間は行ってはならない
- 6週間経ってから自動ROM訓練を開始し，日中は間欠的なスプリントの装着に換える．夜間スプリントはさらに2週間継続する

観血的整復および内固定(ORIF)後

- 関節を固定していた鋼線は，創が治癒してから，2〜4週の間に抜去する
- 伸展ガタースプリントを持続的に装着し，合計6週間続ける
- その後のプロトコールは非観血的整復後のものと同様である

伸展スプリントは伸展ラグが存在している限り装着し続ける．また他動屈曲訓練は，伸展ラグが30°以上存在する限り行うべきではない．

*訳注：本章p.14の訳注(*2)参照．

PIP関節の背側脱臼骨折は，掌側脱臼よりもはるかに頻度が高く，頻繁にみられる．損傷範囲が関節面の50%未満であれば，通常この損傷は，非観血的整復と保護的なスプリント装着によって安定性の回復が得られる．

リハビリテーションプロトコール

近位指節間(PIP)関節の背側脱臼骨折後

- 非観血的整復により損傷部位が安定していると考えられるなら，PIP関節30°屈曲位で背側制動スプリント(dorsal blocking splint：DBS)を装着する．DBSは完全屈曲を許すが，伸展を−30°までに制限する
- 3週後からDBSの調整を始め，1週ごとに約10°ずつPIP関節の伸展角度を増やしていく
- スプリントは6週目までに中間位となるように調整していき，その後中止する
- 自動ROM訓練を開始し，必要に応じて動的伸展スプリントを使用する

□→ 近位指節間(PIP)関節の背側脱臼骨折後

● 漸増性の筋力増強訓練は6週を過ぎてから開始する

図1-31 **A**：損傷の病態は関節を支持する側副靱帯の喪失であり，著しい不安定性を生じさせる．**Eaton 掌側板関節形成術**は通常，PIP関節の中節骨下面が40%以上粉砕あるいは嵌入している場合に適用となる．**B**：欠損部の外側縁をとおして，縫合材を背側に引き抜く．粉砕した骨片を取り除き，掌側板を少しずつ前進させる．**C**：掌側板を欠損部に引き込みながら，縫合材を留めボタン上で結び，同時にPIP関節を整復する．

(Strickland JW: The Hand: Master Techniques in Orthopaedic Surgery. Philadelphia, Lippincott-Raven, 1999 より改変して引用)

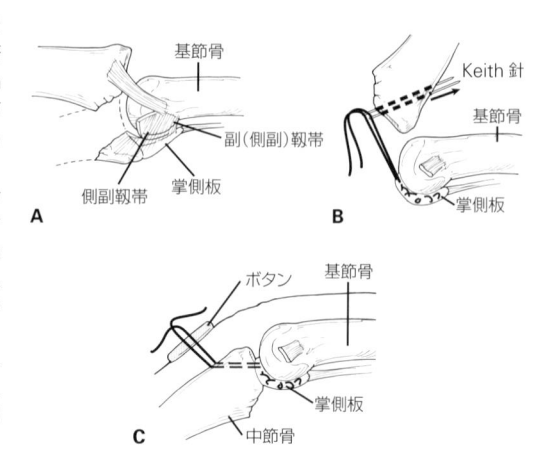

　背側脱臼骨折で関節面の40%以上が損傷している場合，指を屈曲位にしても不安定となりやすく，外科的治療が必要となる．Eaton 掌側板前進術(Eaton volar plate advancement)がおそらく最も一般的に用いられる術式である(**図1-31**)．骨片を取り除き，掌側板を中節骨の残された部分まで前進させる．PIP関節は通常，30°屈曲位で鋼線を用いて固定する．

リハビリテーションプロトコール

関節面の40%以上の損傷を含む近位指節間(PIP)関節の背側脱臼骨折後

● 術後3週でPIP関節から鋼線を除去し，PIP関節30°屈曲位で背側制動スプリント(DBS)を持続的に装着させる
● DBSの制限内で自動および自動介助ROM訓練を開始する
● 5週でDBSは中止し，自動および他動伸展訓練を継続する
● 6週で他動的な完全伸展が獲得されていない場合には，動的伸展スプリントが必要となる

　このような手術の後に屈曲拘縮を起こすことはまれではない．Agee (1987)は，不安定型の脱臼骨折において，整復位を保ちながらPIP関節の早期自動ROM訓練を行うために，ゴムバンドと外固定を組み合わせて用いる方法を報告している．手のバ

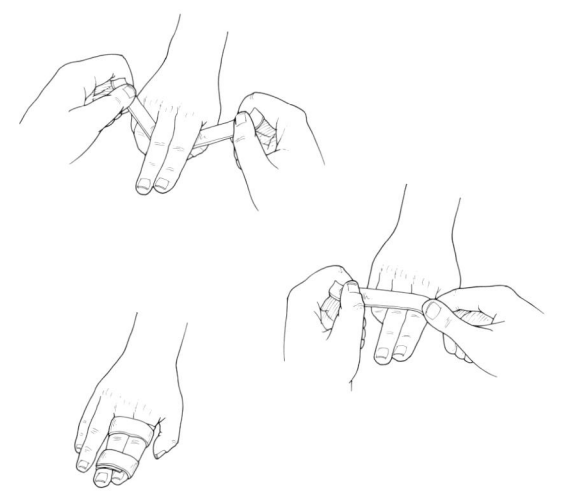

図 1-32 脱臼，骨折，捻挫後には指のテーピングを行う．損傷した指と隣接した指を一緒に固定する「バディテーピング」は，関節を支持するのに最もよい方法である．

(Idler RS: Treatment of common hand injures. J Musculoskel Med 17:73, 1996 より改変して引用)

表 1-4 損傷した指のテーピングに使用する材料

1インチ（約2.5 cm）の白い酸化亜鉛テープあるいは弾性テープ
テープ粘着スプレー

ルキードレッシング（塊状圧迫包帯）は術後3〜5日で除去し，自動 ROM 訓練を2時間おきに10分間行う．鋼線刺入部は1日2回，綿棒と過酸化水素水で消毒してガーゼで保護する．外固定器は3〜6週の間に除去し，この時期より全可動域の自動および他動 ROM 訓練を開始する．

　骨折を伴わない PIP 関節の背側脱臼は通常，非観血的整復によって安定性が得られる．指ブロック下での整復後に関節の安定性を確認し，安定していると考えられれば，3〜6週間のバディテーピング（**図 1-32**，**表 1-4**），早期自動 ROM 訓練，浮腫のコントロールを行う．もし他動伸展時に関節の不安定性が認められれば，脱臼骨折の場合と同様に DBS を用いるべきである．

母指基部の骨折

　母指中手骨基部を含む関節内骨折は，Bennett 骨折（掌尺側に単一の骨片が存在する場合）か Rolando 骨折（T 型の顆部骨折パターン）に分類される．これらの骨折は，母指中手骨近位（基部）に付着する長母指外転筋の牽引により，転位を伴うことが多い．

　転位のない Bennett 骨折は，前腕母指スパイカギプス包帯（short arm thumb spica cast）で固定する．臨床的に骨折が治癒していれば，6週後にギプス包帯は除去し，自

動および愛護的な他動ROM訓練を開始する．このときからさらに2週間，訓練の合間と就寝時に，着脱式の母指スパイカスプリント（thumb spica splint）を装着させる．その後，シリコーンパテを用いた筋力増強訓練を開始する．多くの場合，10〜12週の間に通常の活動が可能となる．母指掌側・橈側外転位で前腕ギプス包帯を巻いても，関節の亜脱臼が残存する場合には，非観血的整復および経皮的鋼線刺入を行う．鋼線固定後は，母指スパイカスプリントで6週間固定する．鋼線を除去したら，転位のない骨折と同様に治療を進める．

　Rolando骨折の予後は不良である．治療法は通常，粉砕と転位の程度によって選択する．大きな骨片があり転位している場合には，観血的整復とKワイヤーもしくはミニプレート（mini-fragment plate）を用いた内固定が必要である．粉砕が高度の場合には，掌側外転位で徒手矯正し（manual molding），3〜4週間母指スパイカギプス包帯で固定するとよい．安定した内固定の後は，6週よりBennett骨折と同様の手順で運動を開始する．

第5中手骨頸部骨折（ボクサー骨折）
Fifth Metacarpal Neck Fracture(Boxer's Fracture)
Steven J. Meyers, MD・Michael L. Lee, MD

背景
　中手骨頸部骨折は，手の骨折のなかで最もよくみられるものの1つである．なかでも第5中手骨の骨折は最も頻度が高い．比較的衝撃に強い第2・第3中手骨には力の加わらない，斜めにあてるようなパンチが原因となるため，**ボクサー骨折**と名づけられている．

病歴および診察
　通常，中手指節（MP）関節周囲の疼痛，腫脹，運動制限が認められる．時に回旋変形が存在することもある．握りこぶしを作ったときに指の異常回旋（malrotation）がないか（**図1-33**），遠位骨片の明らかな突出はないか（掌側への転位），損傷した指に伸展ラグがないかどうかを注意深く診察する必要がある．

X線写真検査
　側面像において，中手骨の長軸に合わせてラインを引き，2つのラインがなす角度を測定し，それを中手骨骨折の角度とする．

治療
　治療は，手の側面像で評価した転位の程度に応じて行う（**図1-34**）．中手骨頸部骨

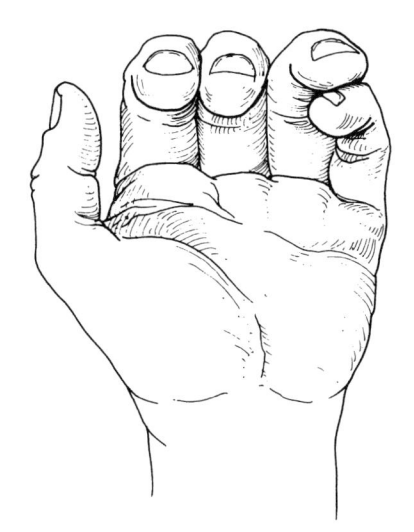

図 1-33 骨折による指の異常回旋

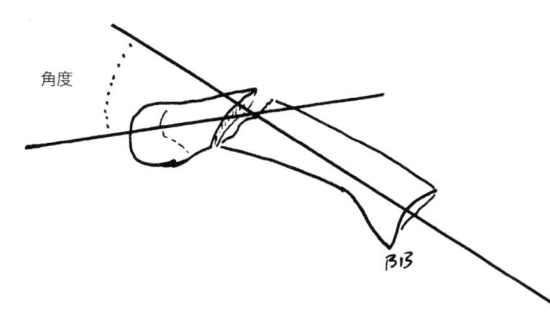

図 1-34 「ボクサー骨折」．X線側面像において，骨折片の中央を通るように2本の線を引き，角度計でその角度を測定する．可動性の大きな第5中手骨頸部骨折において40°を超える角度化があれば，整復（Jahss 手技）が必要となる．骨折部が不安定であれば，経皮的鋼線刺入が必要になることが多い．

折は通常，嵌入して角をなしている．遠位骨片は手内筋に引っぱられて掌側に転位している．過度に折れ曲がっていればMP関節ナックルは消失し，手を動かしたときに中手骨頭が手掌に突出する原因となる．**第2・第3中手骨の頸部骨折では，約10°の角度化（angulation）しか容認できないのに対し，第4中手骨では30°まで，第5中手骨では50°まで容認できる．これは，第4・第5手根中手関節（CM）の可動性が大きいためである**（DeLee and Drez 2003）．

　もし転位が許容できないほど大きい場合は，手くびブロックによる麻酔下でJahss（1938）手技を用いて非観血的整復を試みる．Jahss 手技ではMP関節を90°屈曲させ，中手骨頭に背側方向への力が加わるようにする（**図 1-35**）．その後 MP 関節屈曲80°，近位指節間（PIP）関節伸展位，遠位指節間（DIP）関節はフリーにして，尺側ガタースプリント（ulnar gutter splint）[*1]で約3週間固定する（**図 1-36**）．

[*1] 訳注：p.14 の訳注（*2）参照．

図 1-35 Jahss の手技．**A**：PIP 関節を 90°屈曲させ，頸部骨折より近位の中手骨を安定させる．そして，術者は損傷した指を押しながら，掌側に曲がった骨折部を背側に移動させて「真っ直ぐ」にする．**B**：整復位で尺側ガタースプリントを成形し，スプリントを用いて機能的肢位に保つ．

(Regional Review Course in Hand Surgery. Rosemont, IL, American Society for Surgery of the Hand,1991 より引用)

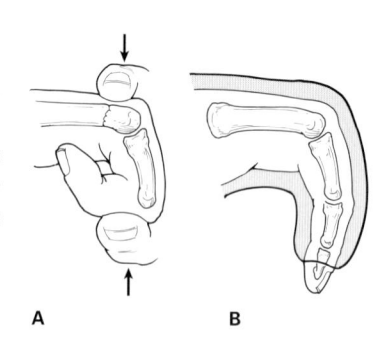

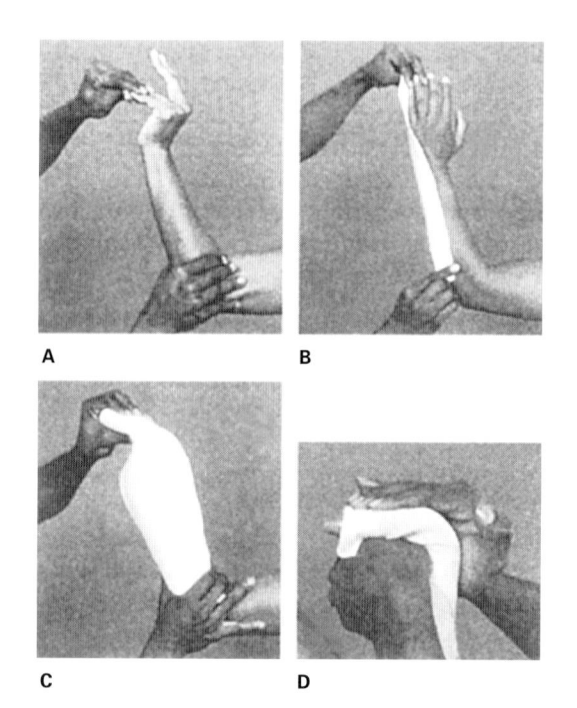

図 1-36 **A**：ガタースプリント（ギプス副子）を作製するときは，肘を 90°屈曲させ，手関節は 10〜15°背屈させる．環指と小指だけスプリントで覆うようにする．**B**：スプリントの長さは小指の先端から，肘窩部の 2〜4 横指遠位の範囲までとする．**C**：スプリントの材料は手関節の周径の半分を覆うのに十分な幅のあるものとする．スプリントを湿らせて，患者の手と手関節に合わせて成形し，弾性包帯を用いてしっかり固定する．包帯は遠位から近位の方向に巻き，浮腫を前腕から押し出すようにする．皮膚圧迫を避けるため，指，手関節，前腕の周りに綿包帯（Webril®）を巻いておく．**D**：スプリントが固まってきたら，手が適切な肢位となるように調整する．手関節は背屈 10〜15°，MP 関節はできるだけ屈曲 90°に近づけ，PIP 関節は屈曲 10〜15°とする．

(Petrizzi MJ: Making an ulnar gutter splint for boxer's fracture. Physician Sports Med 27[1]:111, 1999 より引用)

指を早期に動かすことは瘢痕化，癒着，こわばりを予防するために重要である．これらの合併症は骨折とは直接関係がなく，むしろ動かさないとすぐに硬くなるという手の性質が関係している．

ボクサー骨折に対する**手術的治療**は，次のような場合に行う．
- 骨折部のアライメントが許容できる角度を超えている（50°を超える転位の）場合
- 以前整復した骨折に，遅発性に再転位が起きた場合
- 指の異常回旋がある場合

手術による固定は経皮的鋼線刺入を用いることが多いが，観血的整復および内固定（ORIF）が必要になる場合もある．

手術で固定した骨折であっても，安定性を確保してROM訓練を行うためにスプリントが必要である．

リハビリテーションプロトコール

ボクサー骨折後　　　　　　　　　　　　　　　　Brotzman and Lee

閉鎖的治療後（手術なし）

0〜1週
- 手の挙上，アイシング，尺側ガタースプリント（ulnar gutter splint）を装着（MP関節80°屈曲，DIP関節はフリー）
- 固定していない母指，示指，中指の自動運動
- 6〜8日でX線写真撮影（手の3方向）

1〜2週
- 固定していない指の関節の自動ROM訓練を継続する
- 2週でX線写真撮影

2〜3週
- 3週で尺側ガタースプリントを除去，X線写真撮影
- その後3週間前腕ギプス包帯（short arm cast）を適用する（環指・小指のDIP，PIP，MP関節の自動運動を許す）

3〜5週
- 環指・小指の自動/愛護的介助ROM訓練
- 他動伸展

5〜7週
- 環指・小指の自動/積極的な介助/他動ROM訓練
- 筋力強化

□→ ボクサー骨折後
- 活動の制限なし
- 6週でX線写真撮影

| 手術的治療後〔Kワイヤー，観血的整復および内固定(ORIF)〕 |

0～1.5週
- 挙上，アイシング
- PIP，DIP関節をフリーにしたスプリント固定
- PIP，DIP関節の愛護的自動ROM訓練
- 損傷していない指と母指の自動ROM訓練
- ORIFが施行された場合，10～14日で抜糸

1.5～3週
- PIP，DIP関節をフリーにしたスプリント固定を継続
- PIP，DIP関節の愛護的自動ROM訓練
- 損傷していない指と母指の自動ROM訓練
- 3週でスプリントを除去
- 3～6週で鋼線を除去

3～5週
- バディテーピング
- 環指・小指の自動/介助/他動ROM訓練
- すべての関節の他動伸展

5～7週
- 環指・小指の自動/積極的な介助/他動ROM訓練
- 筋力強化
- 活動の制限なし

母指中手指節（MP）関節の尺側側副靱帯損傷（スキーヤー母指）
Injuries to the Ulnar Collateral Ligament of the Thumb Metacarpophalangeal Joint(Skier's Thumb)

S. Brent Brotzman, MD

背景

　古典的な慢性損傷である「ゲームキーパー母指（gamekeeper's thumb）」は，スコットランドの猟場管理人（gamekeeper）の間で初めて報告された．一方，「スキーヤー母指」は1973年にSchultz, Brown, Foxによって作られた造語であり，**急性**断裂の原因としてスキーが最も多いことに由来する〔例：ストックによって母指尺側側副靱帯（ulnar collateral ligament：UCL）にストレスが加わるような転倒後に起こる〕．典型的な**損傷機序**は，母指に対する過度の外反ストレスである（例：外転した母

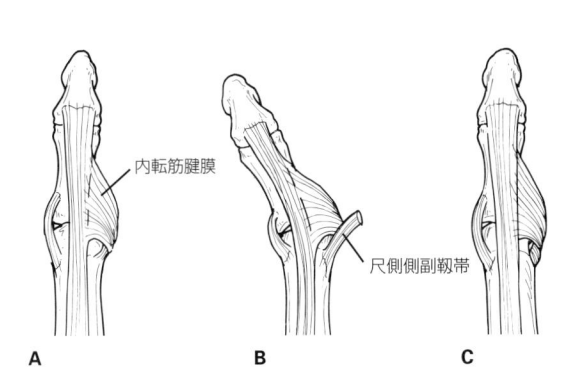

図1-37 **A**：母指のMP関節において，内転筋腱膜は尺側側副靱帯を覆っている．**B**：母指が「逆くの字」に強制されると，靱帯が断裂して転位する．**C**：靱帯が反転して内転筋腱膜の外に閉じ込められた場合，Stener損傷が生じる．この場合，閉じ込められた靱帯を外科的に修復しなければ，慢性的な不安定性を残すことになる．

(Lairmore JR, Engber WD: Serious, but often subtle, finger injures. Physician Sports Med 26 [6]: 57, 1998 より改変して引用)

指の上に倒れる）．

母指の尺側の安定性は，4つの構造（内転筋腱膜，母指内転筋，固有および副尺側側副靱帯，掌側板）によって維持されている．UCLは，橈側に加えられた力（例：大きなものをつまんだり握ったりするとき）に抵抗する役割がある．UCLが断裂すると鍵つまみ（側方つまみ）の力が弱まり，基節骨の掌側亜脱臼を引き起こす．不安定性が長期に及ぶと，中手指節（MP）関節はしばしば変性に陥る．

「正常な」母指の外反弛緩性には大きな幅がある．MP関節完全伸展位では，外反弛緩性は平均6°であるが，MP関節15°屈曲位では平均12°に増加する．

内転筋腱膜は（裂けて遠位に引っぱられたときに），UCLを絞扼し，その解剖学的整復や治癒を妨げることがある〔Stener損傷〕（図1-37）．

評価

典型的な場合，先行する母指の外反損傷があり，それに続いて疼痛と腫脹，そして高頻度に母指MP関節尺側面における斑状出血がみられる．尺側面の触診によって小さなしこりが見つかることがあり，これは通常Stener損傷か裂離骨折を示唆している．

単純X線写真（母指と手根骨の3方向撮影）に加え，外反ストレステストを行いながらX線写真を撮る必要がある．急性損傷後の患者は疼痛を避けようとするため，ストレステストを行う前に1%リドカインを関節内に注入すべきである．固有（尺側側副）靱帯の損傷の有無は，**母指MP関節30°屈曲位で外反ストレステストを行うことで評価する**．このテストは，診察場面あるいはX線写真を用いて行われる．UCLの完全断裂を示唆する外反ストレステストの角度に関しては，文献によって多少の幅がある．**外反ストレステストで30〜35°の母指橈側偏位がある場合には，UCLの完全断裂を示しており，外科的修復の適応である**．完全断裂（30°を超える偏位）があれば，UCLの転位（Stener損傷）の可能性は80%より大きい．

図 1-38　**A**：スキーヤー母指のストレステスト．医師は中手骨が回転しないように固定し，指節骨遠位端に橈側ストレス(**矢印**)を加える．外反ストレステストの際には母指を 30°屈曲位にする．両側の母指を検査し，対称性，先天的な弛緩性，その他の異常について調べる．**B**：尺側側副靱帯が完全に断裂したとき，断裂した靱帯の断端は，無傷の内転筋腱膜の近位縁よりも近位および表層に転位(反転)している．**C**：靱帯修復のためには内転筋腱膜を切離する必要がある．

(**A**：Wadsworth LT: How I manage skiers thumb. Physician Sports Med 20[3]: 69, 1992 より引用；**B, C**：Heyman P: Injures to the ulnar collateral ligament of the thumb MCP joint. J Am Acad Orthop Surg 5:224, 1997 より改変して引用)

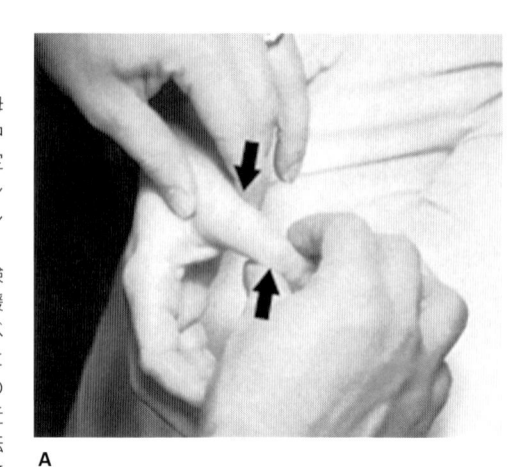

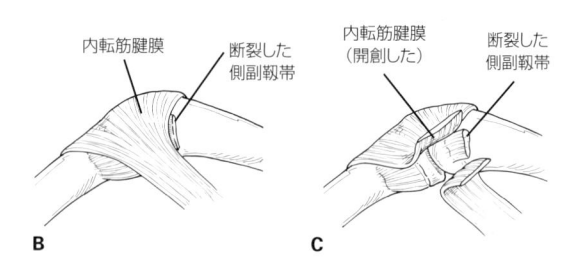

スキーヤー母指の治療

- 外反ストレスに対し安定した母指(Stener 損傷ではないもの)
  - 靱帯の断裂は部分的で，手術的治療を行わなくても治癒する．
  - 4 週間，母指を前腕スパイカギプス包帯(short arm spica cast)または熱可塑性スプリント(モールド型)で固定する．通常，母指指節間(IP)関節はフリーにしておく．
  - 母指の自動および他動運動は 3〜4 週後に開始するが，外反は避ける．
  - 3〜4 週後に ROM 訓練時に痛みを伴う場合は，医師による再評価が必要である．
  - 熱可塑性スプリントは，自動 ROM 訓練のために 1 日に数回外す．
  - 握力強化訓練は受傷から 6 週間後に開始する．装具は 2 か月間，接触から保護するために装着する．
- 外反ストレスに対し不安定な母指(30°を超えるもの)
  - 縫合糸アンカー(suture anchor)を用いた手術的修復が必要である(図 1-38)．
  - 完全断裂を伴う患者の 80% には Stener 損傷が認められる(したがって，非観血的に治療しても十分な治癒が得られない)ことから，ゲームキーパー母指の安定性を正しく診断することがきわめて重要である．

リハビリテーションプロトコール
母指中手指節（MP）関節の尺側側副靱帯の修復または再建後

3週
- バルキードレッシング（塊状圧迫包帯）を除去する
- 関節を固定するために使われている，MP関節の鋼線（Kワイヤー）を除去する
- 手関節母指静的スプリント（wrist and thumb static splint）を適用し，持続的に装着させる

6週
- 母指の自動および愛護的他動ROM訓練を開始し，1時間おきに10分間実施する
- **母指MP関節へのいかなる側方ストレスも避ける**
- 母指の他動ROMを拡大するために必要であれば，動的スプリントの装着を開始する

8週
- スプリントを中止する．ただし，スポーツ活動または重いものを持ち上げるときには，手関節母指静的スプリント，または短対立スプリントが有用かもしれない
- 漸増性筋力強化を開始する

12週
- 活動制限を解除し，元の活動へ復帰することを許可する

絞扼性神経障害（Nerve Compression Syndrome）

手根管症候群
Carpal Tunnel Syndrome
S. Brent Brotzman, MD

背景

　手根管症候群（carpal tunnel syndrome：CTS）は比較的よくある疾患（最も一般的な末梢神経障害）で，人口の1％にみられる．中高年に好発し，1,215人の患者調査では83％が40歳以上，平均年齢は54歳であった．女性は男性の2倍罹患しやすい．

手根管は硬くて狭い線維骨性の空間で，生理学的には「閉鎖的コンパートメント」として作用する．CTSは手関節部における正中神経の圧迫によって生じる．臨床症状としては，正中神経支配領域（母指・示指・中指の掌側面）の疼痛，しびれ，チクチク感（tingling）が特徴的である．これらの症状は母指・示指・中指・環指のすべて，あるいはそのいくつかに生じる．掌側面（正中神経支配領域）の疼痛と**夜間の異常感覚**（paresthesia）はよくみられる徴候である．

　就寝中に患者が頭部や枕の下に手を入れ，手関節を長時間屈曲または伸展させていることが，夜間症状の発現に関与すると考えられている．体液バランスの変化（妊娠，経口避妊薬の服用，血液透析）がCTSを引き起こすことがある．**妊娠**によるCTSは一時的なもので，典型例では自然治癒する．このため妊娠中の手術は避けるべきである．

手根管症候群のタイプ

急性の病因
- 急性外傷
- 手関節部の骨折
- 挫滅損傷
- 熱傷
- 銃創

慢性の病因（多くは特発性，ほかの要因も含まれる）
■外的要因
- ギプス包帯による圧迫（直ちに除去し，手関節を屈曲位から解放して中間位にしなければならない）
- 手錠
- きつい手袋
- 力強い握りの繰り返しや電動で振動する工具

■内的要因
- 解剖学的異常，例えば虫様筋，長掌筋，深掌筋（palmaris profundus）の肥大や近位への偏位
- 炎症性増殖性腱鞘滑膜
- 手根管開放術後に生じた神経周囲の瘢痕

職業的病因（議論のあるもので，結論は出ていない）
- 手関節の屈曲/伸展の繰り返し

- 力強い握り
- 不自然な（人間工学的に不適切な）手関節の屈曲
- コンピュータのキーボード
- 電動で振動する工具

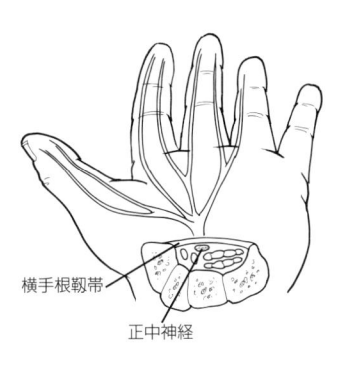

図 1-39 手根管症候群の感覚症状は正中神経の感覚神経分布に限局している．最もよくみられる症状は，母指，示指，中指，環指橈側 1/2 の掌側面における疼痛，しびれ，灼熱感，チクチク感である．

（Steyers CM, Schelkuns PH: Practical management of carpal tunnel. Physician Sports Med 23[1]: 83, 1995 より改変して引用）

横手根靱帯
正中神経

典型的な臨床所見

掌側面の正中神経支配領域（すなわち橈側 3 と 1/2 指の掌側面）（図 1-39）における異常感覚，疼痛，しびれまたはチクチク感が最も多い症状である．夜間痛も一般的である．日常生活における活動（車の運転，カップの把持，タイピングなど）はしばしば疼痛を増強する．疼痛と異常感覚は，自己マッサージや手を振ることで軽減することもある．

誘発テスト手技（表 1-5）

● Phalen テスト（図 1-40）
- 患者の手関節を完全な（ただし強制的ではない）屈曲位にする．
- 60 秒間この肢位を保持し，その間に正中神経領域に異常感覚が生じれば，本テストは CTS 陽性である．
- Gellman ら（1986）は CTS に関する研究において，この手技が誘発テストのなかで最も感度が高かった（感度 75%）と述べている．

図 1-40 Phalen テスト．患者が手関節を屈曲位にして 60 秒間保持したとき正中神経領域にしびれやチクチク感が生じれば，手根管症候群であることを示唆する．

（Slade JF, Mahoney JD, Dailinger JE, Boxamsa TH: Wrist injuries in musicians. J Musculoskel Med 16:548, 1999 より改変して引用）

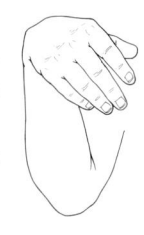

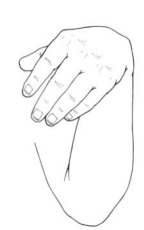

表 1-5　手根管症候群の診断に用いられるテスト

No.	テスト	方法	測定される状態	陽性結果	陽性結果の解釈
1❶	Phalen テスト	30〜60秒間手関節を屈曲位にして保持させる	肢位で誘発される異常感覚	橈側の指のしびれまたはチクチク感	CTSの疑い（感度0.75，特異度0.47）．Gellmanは誘発テストのなかで最も感度が高いと述べている
2❶	叩打テスト（Tinel徴候）	検者は正中神経に沿って，手関節部で近位から遠位の方向に軽く叩いていく	神経病変の部位	指にうずくような感じが生じる	手関節部で反応があればCTSの疑い（感度0.60，特異度0.67）
3❶	手根管圧迫	検者による正中神経の直接的圧迫	圧力によって生じる異常感覚	30秒以内に生じる異常感覚	CTSの疑い（感度0.87，特異度0.90）
4	手のダイアグラム（略図）	患者は疼痛や感覚変化のある部位に印を付ける	神経障害部位の患者の知覚	橈側指の掌側に疼痛部位を描くが，手掌には描かない	CTSの疑い（感度0.96，特異度0.73）．陰性反応のときの陰性適中率0.91
5	手の容積ストレステスト（hand volume stress test）	水中に手を入れて手の容積を測定する．7分のストレステストと10分の休息の後に繰り返す	手の容積	手の容積が10 mL以上増加	活動誘発性CTS（p.67参照）の疑い
6	静的二点識別覚	指の掌側面を軽く触ったときに二点を識別できる最小間隔を調べる	反応が遅い神経線維の神経支配密度	6 mm未満の識別ができない	神経障害の進行（進行例の所見）
7	動的二点識別覚	同上．ただし刺激点を動かしながら行う	反応が遅い神経線維の神経支配密度	5 mm未満の識別ができない	神経障害の進行（進行例の所見）

No.	テスト	方法	測定される状態	陽性結果	陽性結果の解釈
8	振動覚	振動覚計のヘッドを指の掌側に置く．振幅は120 Hzから，知覚閾値まで増加させる．両手の正中神経と尺骨神経を比較する	速い神経線維の閾値	対側の手との非対称性，または指の橈側と尺側の間での非対称性	CTSの疑い（感度0.87）
9❶	Semmes-Weinsteinモノフィラメントテスト	患者がどの指に触っていないか分かるまで，指の掌側に触れるモノフィラメントの直径を徐々に太くしていく	反応の遅い神経線維の閾値	橈側の指で2.83より大きい値	正中神経障害（感度0.83）
10❶	遠位感覚潜時と伝導速度	順向性刺激，手関節より近位で記録	感覚線維の潜時と伝導速度	潜時が3.5 msを超える，または対側の手と比較して0.5 msを超える非対称性	CTSの疑い
11❶	遠位運動潜時と伝導速度	順向性刺激，手関節より近位で記録	正中神経の運動線維の潜時と伝導速度	潜時が4.5 msを超える，または1 msを超える非対称性	CTSの疑い
12	筋電図	針電極の筋肉内への刺入	母指球筋の脱神経	線維自発電位，陽性鋭波，刺入時活動延長	非常に進行した正中神経運動線維の圧迫

❶筆者らの臨床で最もよく使われているテスト/方法.

CTS：手根管症候群.

(Szabo RM, Madison M: Carpal tunnel syndrome. Orthop Clin North Am 1:103, 1992 より改変して引用)

- **Tinel 徴候（正中神経の叩打）**
  - Tinel 徴候は，手関節部で正中神経を近位から遠位に向かって軽く叩いて検査する．
  - 患者が正中神経領域にチクチク感や電気刺激のような感覚を訴えれば，本徴候が陽性である．
- **正中神経支配領域の感覚検査**

  感覚鈍麻は以下のように検査する．
  - 閾値検査：Semmes-Weinstein モノフィラメント．256 cps の音叉での振動覚検査
  - 神経支配密度の検査：二点識別覚検査

  感覚脱失と母指球筋の筋力低下は進行例の所見であることが多い．
- **電気診断検査**
  - 電気診断検査は臨床評価を補助するものとして有用であるが，丁寧な病歴の聴取と身体診察に取って代わるものではない．
  - この検査は，臨床所見が曖昧であるとき，あるいはほかの神経障害の疑いがもたれるときに適応となる．

  電気診断検査において有意と考えられる基準は，運動神経の潜時が 4.0 m/秒を超え，感覚神経の潜時が 3.5 m/秒を超えていることである．

  CTS 患者の所見の解釈は，表 1-6 のように分類できる．
- **評価に用いられる特別なテスト**
  - Phalen テスト（60 秒）
  - 手根管部の Tinel 徴候（叩打試験）
  - 手根管の直接的圧迫（60 秒）
  - Semmes-Weinstein モノフィラメント感覚テスト
  - 円回内筋の触診/Tinel 徴候（回内筋症候群との鑑別）
  - 頸部の Spurling テスト（頸部神経根症との鑑別）（第 3 章「肩の損傷」を参照）
  - 罹患肢の神経根症状検査（運動，感覚，反射）（神経根症との鑑別）
  - 母指球の筋力低下または萎縮の視診（CTS 進行例の所見）
  - 病歴聴取と身体診察に基づいて全身性の末梢神経障害（糖尿病など）の可能性を調べる．
  - 曖昧な部分があれば，障害されている上肢**全体**の筋電図/神経伝導速度検査を行い，頸部神経根症，CTS，回内筋症候群を鑑別する．

評価

- **全身性の末梢神経障害**（例：糖尿病，アルコール症，甲状腺機能低下症）がある患者は一般に，正中神経支配領域に限定されない感覚障害をもつ．

表1-6　手根管症候群の患者における所見の解釈

CTSの重症度	所見
活動誘発性（dynamic）	症状はおもに活動によって誘発される．それ以外のときは無症状．身体所見は見出されない
軽度（mild）	間欠的な症状がある．軽い触刺激に対する感覚鈍麻．圧迫テストは通常陽性であるが，Tinel 徴候や Phalen テスト陽性はみられたりみられなかったりする
中等度（moderate）	頻繁に症状が現れる．正中神経領域における振動覚鈍麻．Phalen テストや圧迫テストは陽性．Tinel 徴候あり．二点識別覚の鈍麻．母指球筋の筋力低下
重度（severe）	持続的な症状がある．二点識別覚の著しい鈍麻あるいは消失．母指球筋萎縮

- より近位の絞扼性神経障害（例：C6 頸部神経根症）では，C6 支配領域の感覚障害を示し（正中神経支配領域よりも広範囲），加えて C6 支配筋（上腕二頭筋）の筋力低下と上腕二頭筋反射の異常を示す．
- 電気診断は，局所的な絞扼神経障害（CTS など）を，全身性末梢神経障害（糖尿病神経障害など）と区別するのに利用できる．

治療

- 外傷に伴う急性症状（橈骨遠位端骨折の急性腫脹に伴う CTS など）でない限り，いずれの患者も初期には保存的に治療すべきである．
- 骨折による急性 CTS の場合は，手関節をギプス包帯による屈曲位固定から解放し，中間位に保つ必要がある（「橈骨遠位端骨折」（p.91）の項を参照）．
- 全周ギプス包帯は除去または二分割し，アイシングおよび心臓より高い位置での患肢挙上を開始する．
- あまり期間をあけずに定期的な診察を行い，症状の改善がなければ，「緊急の」手根管開放術が必要かどうかをチェックする．
- 手関節コンパートメントの内圧測定を勧める文献もみられる．

●保存的治療

- 妊婦の場合は，出産後に自然治癒するため保存的に加療する．
- 保存的治療は以下のように行う．
  ・手関節を中間位に保つ既製の手関節スプリントを夜間装着させる．もし患者の職業上可能であれば，日中もスプリントを装着させる．手根管内の圧力は肢位

手根管症候群の鑑別診断

胸郭出口症候群(thoracic outlet syndrome：TOS)
　TOS は Adson テスト(第3章「肩の損傷」の p.227 を参照)，肋鎖間圧迫テスト，Roos テストで陽性を示す．

頸部神経根症(cervical radiculopathy：CR)
　CR は頸部の Spurling テスト(第3章「肩の損傷」の p.228 を参照)陽性，**上腕/頸部**の症状，皮膚感覚帯(dermatome)に一致した症状，時に頸部痛を示す．

腕神経叢障害

円回内筋症候群(pronator teres syndrome：PTS)
　手関節部(CTS)ではなく前腕の**近位部**(PTS)で正中神経が圧迫され，類似した正中神経症状を示す．
　通常 PTS では，(CTS のような)夜間の異常感覚ではなく，活動によって誘発される**日中**の異常感覚を呈する．
　圧痛と Tinel 徴候は，手根管の位置ではなく前腕の円回内筋部にみられる．
　PTS(より近位)では正中神経支配の前腕の外在筋，**および正中神経の掌側皮神経枝が**障害される(CTS とは異なる)．
　PTS に対する誘発テスト(**図 1-43** を参照)を行う．

指神経の圧迫〔ボウラー母指(bowler's thumb)〕
　手掌や指(ボウラー母指では母指の付け根)に直接的な圧迫が加わることが原因である．
　圧痛と Tinel 徴候は，手根管ではなくて母指の刺激された指神経に限局している．

神経障害(全身性)
　アルコール，糖尿病，甲状腺機能低下症 ── より広範囲の神経障害の所見がみられる．

腱鞘炎(関節リウマチ)

反射性交感神経性ジストロフィー(reflex sympathetic dystrophy：RSD)
　RSD では皮膚の色調変化，皮膚温の変化，感覚過敏などが特徴的である．

によって変化する．Burke は手関節中間位，より正確にいえば屈曲2°，尺屈3°で管内圧力が最小となることを見出した．Burke は手関節固定スプリントでこの肢位を保つことを推奨している．

- **活動の調整**(振動する機械類の使用を中止する．コンピュータ使用時は腕の下に支えるものを置く)．

- **手根管内**(**正中神経ではない**)への**コルチゾン注射**(**図 1-41**)．調査によれば，手根管内へのコルチゾン注射を受けた患者のうち，18か月後の時点で症状が消失していたのは全体の25%未満であった．患者の約80%はコルチゾン注射とスプリント療法によって**一時的な寛解**は得られる．Green は，症状は一般的にコルチゾン注射後2～4か月で再発し，患者の46%は手術的治療が必要になったと報告している．

■ 注射手技を**図 1-41** に示す．もし注射によって手に異常感覚が生じれば(神経穿

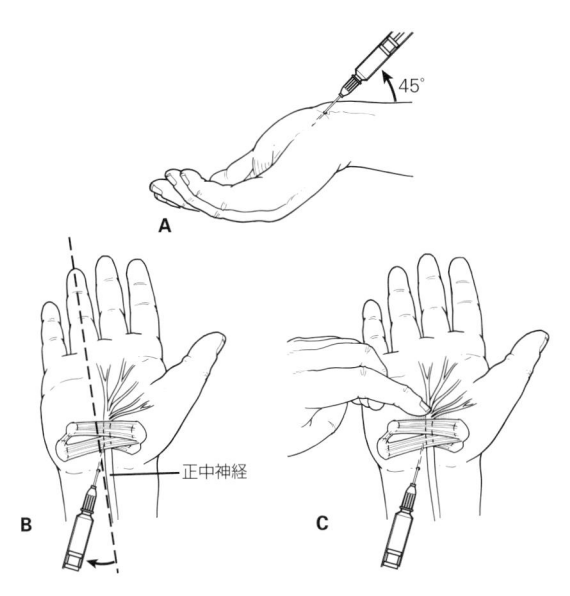

図 1-41　A：手根管の注射には 25〜27 ゲージ（G）の針を用い，デキサメタゾンとリドカインの混合液を手根管内に注入する．**B**：針は環指の延長線上で背側 45°，橈側 30° の方向に向け，横手根靱帯の下をゆっくりと進めて手根管内に到達させる．**C**：注射後，リドカインは分散する．神経内への注射は避けなければならない．注射中に何らかの異常感覚が生じれば，直ちに針を抜いて方向を変える．

(Royan GM: Understanding and managing carpal tunnel syndrome. J Musculoskel Med 16:661, 1999 より改変して引用)

刺），針を直ちに抜き，方向を変えなければならない．注射を直接正中神経に向けてはならない．
- ビタミン B_6 が CTS の治療に有効であることは，臨床試験において証明されていないが，神経障害（ピリドキシン欠乏）が見逃されていた患者では効果を示すことがある．
- 非ステロイド性抗炎症薬（nonsteroidal anti-inflammatory drugs：NSAIDs）は，炎症をコントロールする目的で使われる．
- 背景にある全身性疾患（糖尿病，関節リウマチ，甲状腺機能低下症など）を治療すべきである．

● **外科的治療**

CTS に対する外科的治療の適応は次のとおりである．
- 母指球筋の萎縮または筋力低下
- 客観的評価に基づく感覚脱失
- 筋電図上の線維自発電位
- 適切な保存的治療を 1 年以上行っても症状が残存する．

手根管開放術のゴールは以下のとおりである．
- 神経の除圧
- 神経の滑走距離の改善
- さらなる神経損傷の予防

筆者らは**直視下で行う手根管開放術**（合併症の割合が 10〜18%）のほうを，鏡視下開放術（合併症の割合が最大 35% に増加したという報告がある）よりも推奨する．筆

者らの経験では，2つの手技を比較した場合，仕事やスポーツに復帰するまでの期間に明らかな差はなく，合併症の比率の違い（鏡視下手術では指神経断裂の頻度が著しく増加すること）を正当化できるほどではなかった．

リハビリテーションプロトコール
手根管症候群に対する直視下開放術後

0〜7日
- 術後ドレッシングの状態で，直ちに愛護的な手関節の伸展・屈曲運動，および指の全可動域の屈曲・伸展運動を始めるように指導する

7日
- ドレッシングを除去する
- 液体に手を浸すことは禁止するが，シャワーは許可する
- 手関節スプリントは，外しているほうが楽であれば中止してもよい

7〜14日
- 痛みを考慮して，日常生活動作のなかで手を使うことを許可する

2週間
- 抜糸後，ROM訓練と段階的な筋力増強訓練を開始する．瘢痕部の圧痛は直視下手根管開放術の後に最もよくみられる合併症である．術創が十分な引っぱり強度を得るまで抜糸をしてはならない
- エラストマー*やシリコーンゲルシート瘢痕パッド(silicone gel-sheet scar pad)の夜間使用，および深部瘢痕マッサージを行い初期の瘢痕リモデリングを促す
- 瘢痕部の圧痛がひどい場合には脱感作テクニックを行う．その部位にさまざまな材質のものをあてながら，軽い刺激から強い刺激へと変化させていく．用いる素材には綿，ベロア，羊毛，ベルクロなどが含まれる
- 弾性手袋(いわゆるIsotoner glove)や電気刺激で疼痛と浮腫をコントロールする

2〜4週間
- より厳しい活動のなかで手を使わせる．痛みを考慮して仕事への復帰を許可する．圧痛のある手掌瘢痕に圧が加わるような作業を行うときには，パッド付き手袋を使用してもよい
- Baltimore Therapeutic Equipment社のワークシミュレーターを用いて，つまみ/握りの筋力強化を開始する

*訳注：p.22の訳注参照．

回内筋症候群

　正中神経絞扼の原因として比較的まれなものに**回内筋症候群**（pronator syndrome）がある．回内筋症候群は，前腕近位部で円回内筋，浅指屈筋腱弓，または上腕二頭筋腱膜のいずれかによって正中神経が圧迫される病態である（**図1-42**）．母指，示指，中指，環指の錯感覚（dysesthesia）に加え，正中神経の掌側皮神経枝が障害される場合もあるため，母指球掌側面に感覚障害がみられることもある．

　身体所見では，前腕近位部の著明な圧痛がみられる．近位での正中神経圧迫テストによって症状が再現される．この障害の最も一般的な原因は，円回内筋の筋膜による近位正中神経の絞扼であり，これは肘関節を徐々に伸展させながら回内抵抗運動を行うことでテストできる（**図1-43**）．中指抵抗屈曲テスト（resisted middle finger flexion

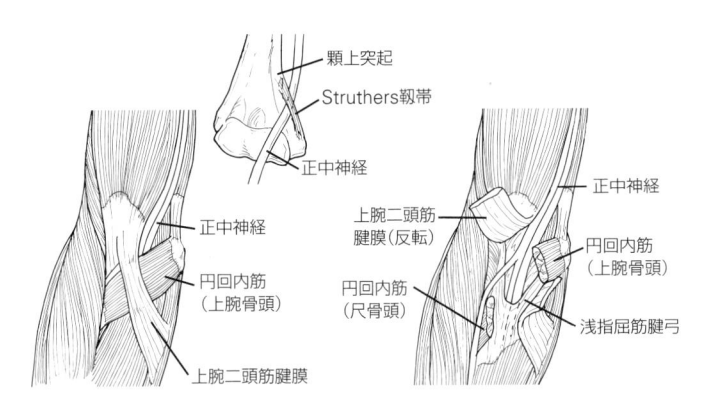

図1-42　肘窩の解剖と正中神経の走行に関与する構造．挿入図は時に存在することがある顆上突起を示している．
(Idler RS, Strickland JW, Creighton JJ Jr: Hand clinic: Pronator syndrome. Indiana Med 84:124, 1991 より改変して引用)

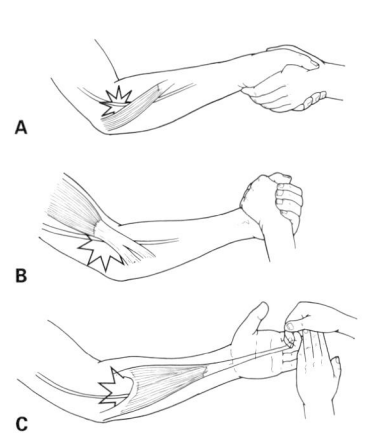

図1-43　回内筋症候群の誘発テスト．**A**：円回内筋．肘関節を軽度伸展させ，抵抗をかけて前腕を回内させる．**B**：上腕二頭筋腱膜．前腕回外位で，抵抗をかけて肘関節を屈曲させる．**C**：浅指屈筋．抵抗をかけて中指を屈曲させる．
(Idler RS, Strickland JW, Creighton JJ Jr: Hand clinic: Pronator syndrome. Indiana Med 84:124, 1991 より改変して引用)

test）が陽性であれば，浅指屈筋腱弓による正中神経の絞扼が疑われる．肘関節屈曲位での回外抵抗運動を行えば，上腕二頭筋腱膜（二頭筋腱の一部は内側へ広がり前腕筋膜に停止している）による絞扼の有無を調べることができる．

治療

この疾患に対する保存的治療は，抵抗を伴う回内動作や，握ったり絞ったりする動作の繰り返しを最小限にすることである．肘関節屈曲90°，前腕中間位にて上腕スプリント（long arm splint）を装着し，抗炎症薬とビタミンBを併用すると効果がみられることがある．保存的治療はこの疾患にはあまり効果がなく，多くの場合，手術が必要である．

リハビリテーションプロトコール
円回内筋症候群に対する除圧術後

0～7日
- 肘関節・前腕・手関節の全可動域の運動ができるように，軟らかく軽い圧迫包帯で保護する

7日
- 包帯を除去し，痛みを考慮して手を使った軽作業などの活動を行わせる
- 手関節と肘関節のROM訓練を開始する．パテを使った伸展位での握り動作も開始する

2週間
- 抜糸し，漸増性筋力強化と上肢の使用を勧める

4週間
- 中等度～重度の作業を許可する

6週間
- 制限なく上肢を使うことを許可する

前腕近位部での正中神経の除圧術後は，手関節部での正中神経の除圧術後と比較すると不快症状が少なく，脱感作テクニックは必要としない．

Dupuytren 拘縮 (Dupuytren's Contracture)

　Dupuytren 拘縮の症候は多岐にわたり，1 つの指に限局して現れることもあるが，環指と小指の掌側が障害されることが最も多い．尺側の指に加えて第 1 指間 (first web space) や母指まで広範に障害されることは少ない．

　Dupuytren 拘縮の手術的治療に関して明確な適応基準はない．中手指節間 (MP) 関節と近位指節間 (PIP) 関節に重度の関節拘縮のある患者では，予想に反して機能的な障害の訴えがほとんどない場合があるのに対し，手掌に肥厚した腱上索 (pretendinous cord) ＊や小結節を認めるが拘縮はない患者が，手術を希望する場合もある．

　外科的治療のガイドラインは以下のとおりである．

- 30°の MP 関節拘縮
- 15°の PIP 関節拘縮
- 手をポケットに入れられない，テーブルの上に平らに手を置くことができない，あるいは (祈りの肢位のように) もう一方の手と合わせられない場合

　外科的治療の適応基準であるにもかかわらず PIP 関節の拘縮は最も矯正が難しく，早期介入が重要な病態である．

　Dupuytren 拘縮に対する手術手技には，皮下腱膜切開 (subcutaneous fasciotomy)，部分腱膜切除術 (partial selective fasciectomy)，拡大腱膜切除術 (complete fasciectomy)，皮膚移植を伴う腱膜切除術，切断術などがある．

皮下腱膜切開

　MP 関節拘縮がある高齢者では，罹患指が 1 指あるいは 2 指のいずれの場合でも皮下腱膜切開が理想的である．この手技は外来診察室で局所麻酔下に行うことができる．

皮下腱膜切開の手技

　手掌に麻酔をかけてから，15 番の刃で手掌を切開し皮膚と肥厚した腱上索の間を分けていく．指を伸展位にし，緊張させた腱上索の上からメスを軽く押しつける．腱上索を完全に横切すると，MP 関節の拘縮が突然解除される．指のマニピュレーションを行った場合には，手掌の皮膚が一部引き裂かれることがある．しかし通常，皮膚損傷は軽度であり，縫合の必要もなく無菌的ドレッシングで覆うだけでよい．

＊訳注：腱上索 (pretendinous band) とは手掌腱膜の縦走線維のこと．腱膜が索状構造に変化した病的状態を pretendinous cord とよぶ．

肥厚した腱上索の切離（cordotomy）を除き，Dupuytren病に対する手術はかなりの切開を必要とするため，術後，手掌や指に血腫ができやすい．血腫を予防するために細い吸引ドレーンを留置することがある．

リハビリテーションプロトコール

Dupuytren拘縮，皮下腱膜切開

0～7日
- 術後直ちに伸張訓練を開始するように指導する．ベルクロ付きストラップを使った手関節指固定スプリント（resting pan splint）で，指を伸展位に保持する
- 初めの1週間は，日中の訓練の合間および夜間にスプリントを装着させる
- 夜間スプリントは術後6週間継続する

関節形成術（Arthroplasty）

近位指節間（PIP）関節の関節形成術

　PIP関節の形成術は，おもに中手指節（MP）関節の障害があまりない患者で適応となる．通常，関節リウマチの患者とMP関節の著明な障害がある患者は除外される．これらの患者に適した治療の選択肢は，MP関節形成術，および軟部組織由来の変形に対する矯正手術かPIP関節固定術である．示指を除き，骨関節症（OA）の患者には単独のPIP関節形成術が有効である．

　伸展機構の修復や矯正手術を必要としない場合には，掌側アプローチによるインプラント置換が行われる．自動屈曲および伸展訓練は術後直ちに開始することができる．

　PIP関節形成術後のリハビリテーションは，関節形成術が指節間（IP）関節の拘縮に対して行われたものか，側方偏位（lateral deviation）に対する再建を目的に行われたものか，ボタン穴変形の改善を目的として行われたものかによって異なる．

リハビリテーションプロトコール

関節拘縮に対する近位指節間(PIP)関節形成術

0～3週
- 術後3～5日で自動屈曲および伸展訓練を開始する
- 1時間おきに訓練を行い，それ以外の時間はパッド付きアルミニウムスプリントを使ってPIP関節を完全伸展位に保持する

3～6週
- 6週間経過するまで，訓練以外の時間はPIP関節のスプリント固定を継続する

6週
- 抵抗運動を開始する
- 橈尺側偏位(angular deviation)と20°以上の伸展ラグを矯正するために，訓練以外の時間はスプリント装着を継続する
- 術後3か月間は，夜間に保護用スプリントを装着させる
  環指と小指では屈曲0～70°，中指では屈曲60°，示指では屈曲45°の可動域が得られるのが理想である．

リハビリテーションプロトコール

側方偏位に対する近位指節間(PIP)関節形成術

この変形では中央索と側副靱帯が再建されている．

2～3週
- 伸展スプリントやガタースプリント(gutter splint)を用い，残存する橈尺側方向の変形(angular deformity)を矯正する
- テーピングと橈側アウトリガーを用いて，1日に3～5回の自動運動を行う
- 術後6～8週間，スプリントを装着させる

6～8週
- 夜間スプリントを3～6か月継続する

中手指節(MP)関節の関節形成術

MP関節形成術はおもに関節リウマチの患者に適応となる．非定型的外傷後や骨関節症(OA)の患者ではインプラント関節形成術が必要となる．良好な結果を得るためには，手内筋アンバランスの修正と同様に，中手骨の橈側偏位の矯正が必要である．手術によって指の機能的な可動域は増加するが，握力やつまみ力には明らかな改善を認めない．

リハビリテーションプロトコール

中手指節(MP)関節形成術

0～7日
- 術後2日でドレーンを抜去する
- 術後スプリントを用いてMP関節を完全伸展位，かつ橈尺方向には中間位ないしわずかに橈屈位で保持する

7日
- 動的伸展アウトリガースプリント(dynamic extension outrigger splint)と手の安静用スプリント(resting hand splint)を作製する
- MP関節の自動運動を開始する
- 示指にスピネータータブ(supinator tab)を用いる

2～4週
- 抜糸する．夜間は安静用スプリントを継続する
- 日中は動的伸展アウトリガースプリントの使用を継続する

4週
- 軽作業や日常生活動作で手を使うことを許可する
- 伸展ラグを小さくするため，夜間スプリントを4か月間継続する

注意：もし2週間でMP関節の動きが得られなければ，スプリントを用いてPIP関節を完全伸展位に保持し，屈曲力をMP関節レベルに集中させる必要がある．最初の3週間は注意深く経過を観察し，この時期に望まれる動きが達成されるようにする．3週間を過ぎると関節包は著明に硬くなるため，それ以上のROMの改善は期待できなくなる．早期にMP関節の屈曲を回復させるために動的屈曲が必要である．

母指手根中手(CM)関節の関節形成術

CM関節の関節炎は，X線所見が臨床症状の重症度と相関しない典型的な疾患の1つである．X線画像にて進行した関節炎変化がみられても，偶発的所見にすぎないことがある一方で，画像上は正常であっても母指に著しい障害がみられることもある．外科的治療に先立ってステロイド注射，スプリント療法，非ステロイド性抗炎症薬(NSAIDs)からなる治療を十分に行うべきである．

関節全置換術(total joint arthroplasty)，インプラント関節形成術(implant arthroplasty)，中間物挿入関節形成術(interposition arthroplasty)，サスペンション関節形成術(suspension arthroplasty)，CM関節固定術がそれぞれ，罹患した母指CM関節における痛みの緩和と機能回復のために用いられる．

中間物挿入関節形成術とスリングサスペンション関節形成術

軟部組織の中間挿入あるいはスリングサスペンション関節形成と組み合わせて行われる大菱形骨切除術では，いずれの場合も同様の術後プロトコールが用いられる．スリングサスペンション関節形成術は，母指の骨関節列の短縮を防ぐ目的で考案されており，大菱形骨切除を単独で行った場合よりも優れた安定性をもたらす．

リハビリテーションプロトコール
中間物挿入関節形成術とスリングサスペンション関節形成術

2週
● 母指スパイカスプリント(thumb spica splint)を除去し，抜糸する．前腕母指スパイカギプス包帯(short arm thumb spica cast)を巻いて，さらに2週間固定する

4週
● 自動，自動介助，他動のROM訓練を開始し，訓練時以外はスプリントで固定させる
● スプリントやギプス包帯は，CM関節のみを固定するものとし，MP関節とIP関節はROM訓練のために自由にしておくことが望ましい

6週
● 軽度の筋力増強訓練を開始する

8週
● 軽度から中等度の活動を行わせる

□→ 中間物挿入関節形成術とスリングサスペンション関節形成術

- 疼痛がなく安定した関節であれば，手関節母指静的スプリント（wrist and thumb static splint）は中止する

3か月

- 通常の活動を許可する
  多くの場合，術後6か月間は不快感が残る．母指の機能と筋力は6〜12か月にわたって回復していく．

手関節の障害（Wrist Disorders）

舟状骨骨折
Scaphoid Fractures
S. Brent Brotzman, MD • Steven J. Meyers, MD • Michael L. Lee, MD

背景

舟状骨は手根骨のなかで最も骨折しやすく，また診断と治療に難渋することが多い．骨癒合不全や変形癒合などの合併症によって手関節の運動学的変化が起こり，疼痛やROM制限，筋力低下，橈骨手根関節の早期関節症が生じやすい．

舟状骨への血液供給は不安定である．橈骨動脈の分枝は舟状骨の背面，遠位1/3，外側掌側面に血流を供給している．舟状骨の**近位1/3**は，約1/3の患者では骨間循環（interosseous circulation）のみから血液を供給されており，このために**阻血性壊死のハイリスク状態**にある．

舟状骨骨折は通常，**骨折部位によって次のように分類されている．：近位1/3，中間1/3（腰部），遠位1/3（結節）**である（**図1-44**）．中間1/3の骨折が最も多く，遠位1/3の骨折は非常にまれである．

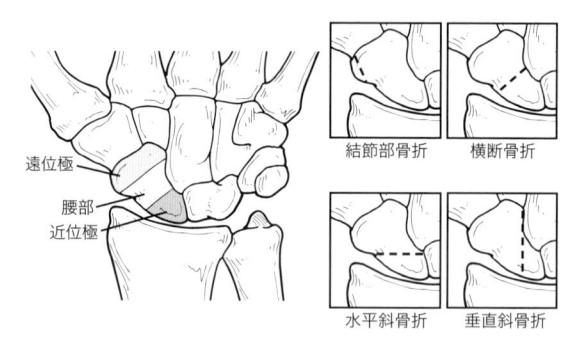

図1-44 舟状骨の背面像にさまざまな骨折部位を示す．骨折部位は治療法を決定する際の参考となるため，X線写真で骨折部位を確認することが重要である．

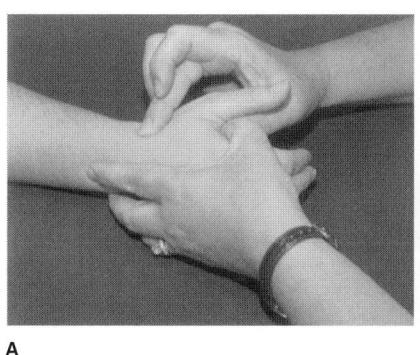

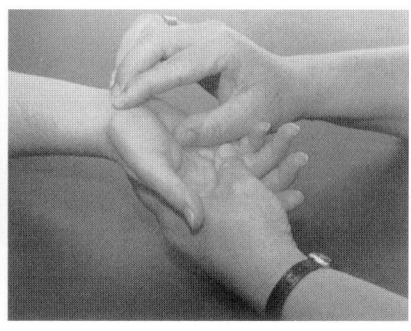

図 1-45 舟状骨骨折の評価．**A**：舟状骨の圧痛は，背側から解剖学的嗅ぎタバコ窩を触診することで同定できる．**B**：圧痛は掌側からも，橈側手根屈筋腱の橈側にある舟状骨結節や手くび皮線の上から同定できる（手関節は伸展位にする）．

(Zabinski SJ: Investigating carpal injuries. Sports Med Update, 1999 より引用)

病歴と検査

舟状骨骨折は通常，手関節の過伸展および橈屈の強制を伴う転倒後に生じる．活動性の高い若い男性に好発する．患者の多くは**解剖学的嗅ぎタバコ窩**〔第 1 と第 3 背側区画（compartment）の間〕**に圧痛**があり，比較的頻度は少ないが遠位の舟状骨結節掌側に圧痛がみられることがある（**図 1-45**）．母指中手骨の長軸方向への圧迫により疼痛は増強する．**舟状骨**はギリシャ語のボートを意味する語に由来しており，手関節に斜めに位置しているため，しばしば X 線写真による評価が困難である．

最初に行う X 線写真検査は，正面（posteroanterior：PA），斜位，側面，尺屈位正面である．診断に何らかの疑問があれば，磁気共鳴画像法（magnetic resonance imaging：MRI）が有用であり，早ければ受傷後 2 日から舟状骨骨折を検出することができる．

もし MRI を利用することができなければ，嗅ぎタバコ窩に圧痛のある患者は 10～14 日間スプリントで固定し，再び X 線検査を行うために受診してもらう．それでもまだ診断が不明確であれば，骨シンチグラフィーが必要である．

舟状骨骨折の転位（displacement）の評価は，治療の決定に不可欠であり，薄い断面（1 mm）によるコンピュータ断層撮影〔thin-section computed tomography（CT）〕は最善の評価を得るために有用である（**図 1-46**）．転位とは，骨折による間隙が 1 mm を超えるもの，側面舟状月状骨角度（lateral scapholunate angle）が 60°を超えるもの（**図 1-47**），側面橈骨月状骨角度（lateral radiolunate angle）が 15°を超えるもの，あるいは舟状骨内角度（intrascaphoid angle）が 35°を超えるものと定義されている．

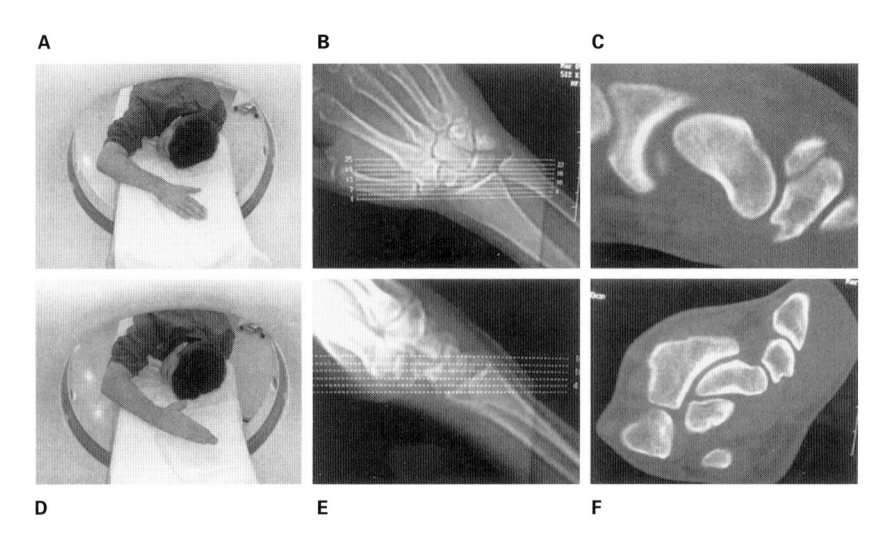

図1-46 舟状骨のCTは，舟状骨の長軸に沿った面で画像を得ることができれば，より簡単に読影できる．そのような画像を得るために患者は検査台の上で腹臥位をとり，上肢を頭の上に挙げる．**A**：矢状面の画像を得るには，前腕を回内位（手掌を下）にして手を検査台の上に平らに置く．前腕はガントリー（ドーナツ状の部分）に対して約45°の角度で置く（外転させた母指中手骨がガントリーとほぼ平行になる）．**B**：スカウトビューでは，舟状骨全体の画像が得られるよう適切な位置関係にあることを確かめる．断面は1 mm間隔とする．**C**：矢状面で得られた画像は舟状骨内角度を計測するのに最適である．**D**：冠状面の画像を得るには，前腕を中間位にする．**E**：ガントリーを通って得られたスカウトビューは，手関節のアライメントを示している．**F**：冠状面で得られた画像の読影は容易である．

(Ring D, Jupiter JB, Herndon JH: Acute fractures of the scaphoid. J Am Acad Orthop Surg 8:225, 2000より引用)

治療

- 転位のない骨折は保存的に治療可能で，母指スパイカギプス包帯（thumb spica cast）（**図1-48**）による固定でほぼ確実に治癒する．
- ギプス包帯を肘上または肘下にするかは，いまだに議論の対象となっている．筆者らは，6週間シュガートング*（上腕）母指スパイカギプス包帯〔sugar-tong (long arm) thumb spica cast〕を巻き，その後6週間以上，前腕母指スパイカギプス包帯（short arm thumb spica cast）を巻くことにしている．
- 舟状骨の骨癒合はthin-section CTで確認する．
- **外科的治療の適応**は，転位のない骨折で長期固定による合併症（手関節のこわばり，母指球の萎縮，重労働やスポーツへの復帰の遅れ）に耐えがたいと予想される場合，過去に気づかれなかったあるいは未治療の舟状骨骨折，すべての転位の

---

*訳注：シュガートングについてはp.91訳注参照．ここでは上腕（肘上）までギプス包帯を巻くという意味で使われている．

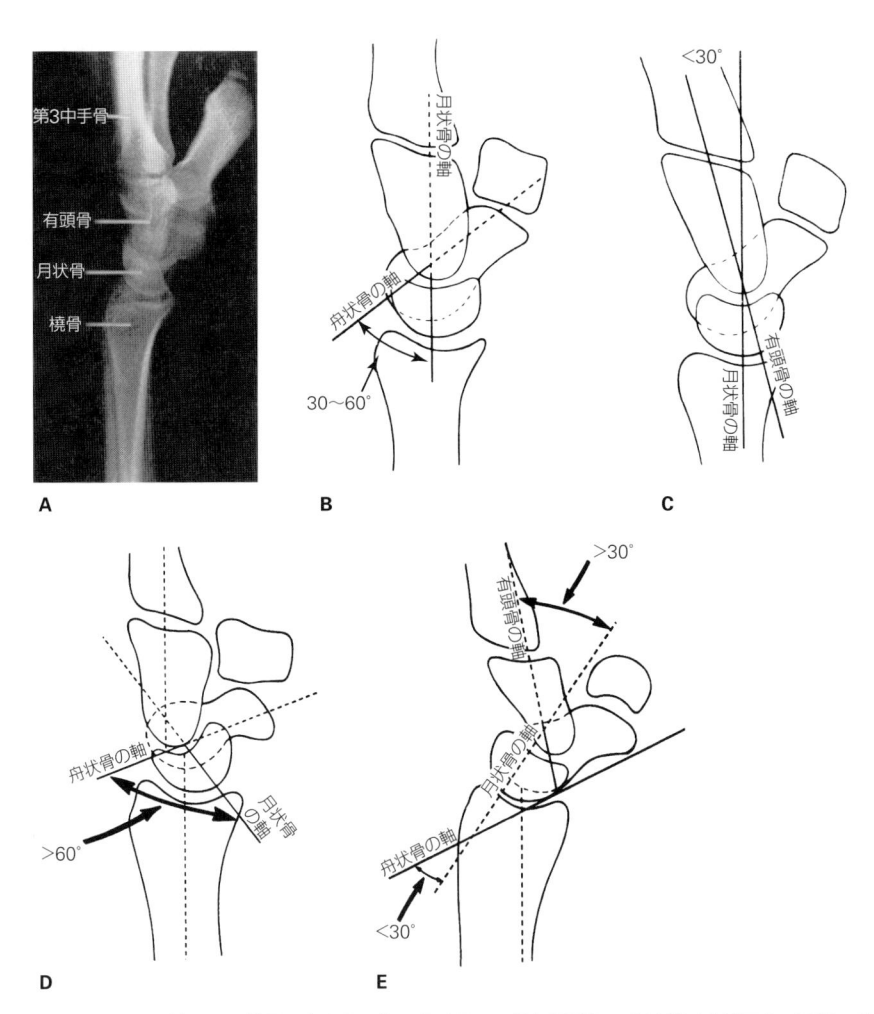

図 1-47　**A**：橈骨，月状骨，有頭骨，第 3 中手骨の正常な配列を示す X 線写真側面像．**正常の手根骨アライメントでは，舟状月状骨角度は 30〜60° の間であり**（**B**），**有頭月状骨角度は 30° 未満である**（**C**）．舟状骨の軸は舟状骨の中央を通って引くこともできるが，**E** に示すように下極（inferior pole）に沿って線を引くほうが簡単で十分に妥当でもある．**D**：背屈不安定性 ── **近位手根列背側回転型手根不安定症**（dorsal intercalary segment instability：DISI）── は，月状骨の背側への傾斜と舟状骨の掌側への傾斜があり，結果として舟状月状骨の角度が増加して 60° を超えている場合に疑われる．**E**：掌屈不安定性 ── **近位手根列掌側回転型手根不安定症**（volar intercalary segment instability：VISI）── は，月状骨が掌側へ傾斜して舟状月状骨角度が 30° 未満に減少するか，有頭月状骨角度が 30° を超えるか，あるいはその両方が認められる場合に疑われる．

（**A**：Honing EW: Wrist injuries. Part 2: Spotting and treating troublemakers. Physician Sports Med 26 [10]：62, 1996 より引用．**B〜E**：Mann FA, Gilula LA: Post-traumatic wrist pain and instability: A radiographic approach to diagnosis. In Lichtman DM, Alexander AH [eds]：The Wrist and Its Disorders, 2nd ed. Philadelphia, WB Saunders, 1997, p 105 より引用）

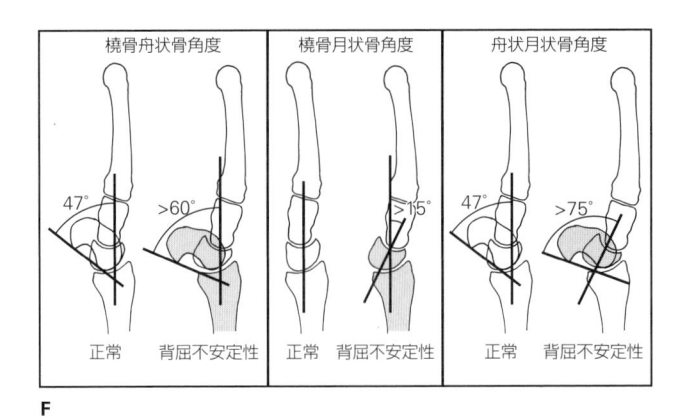

図1-47のつづき　　**F**：DISI を疑う橈骨舟状骨，橈骨月状骨，舟状月状骨角度のパラメータ．
(**F**：Regional Review Course in Hand Surgery. Rosemont, IL, American Society for Surgery of the Hand, 1991, p 12 より改変して引用)

ある舟状骨骨折〔前述した転位の診断基準(p.79)を参照〕，舟状骨の骨癒合不全である．
- 転位のない骨折では，近年，中空螺子(cannulated screw)による経皮的固定が適用されるようになった．
- 転位のある骨折では，観血的整復および内固定(ORIF)が必須である．

リハビリテーションプロトコール

舟状骨骨折に対する治療とリハビリテーション

閉鎖的(非手術的)に治療した骨折に対するリハビリテーション，母指スパイカギプス包帯による治療

0～6週
- シュガートング母指スパイカギプス包帯(sugar-tong thumb spica cast)
- 自動による肩関節 ROM 訓練
- 自動による示指～環指の中手指節(MP)，近位指節間(PIP)，遠位指節間(DIP)関節 ROM 訓練

6～12週(骨癒合)
- 触診による圧痛なし，ギプス包帯を外したときに痛みのない ROM
- 前腕母指スパイカギプス包帯(short arm thumb spica cast)
- 肩関節と指の訓練を継続

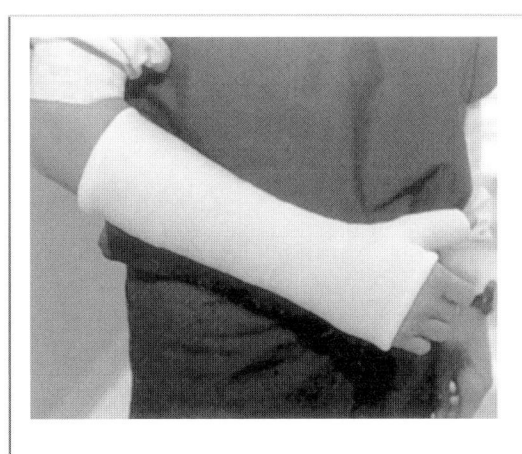

図 1-48 母指スパイカギプス包帯.

(Zabinski JJ: Investigating carpal tunnel. Sports Med Update, 1999 より引用)

- 自動による肘関節の屈曲/伸展/回外/回内運動の開始

12週
- 骨癒合を確認するために CT を行う．癒合していなければ前腕母指スパイカギプス包帯を継続（**図 1-48**）

12～14週
- 12週で骨癒合が得られたとすれば，着脱可能な母指スパイカスプリント（thumb spica splint）に変更する
- ホームプログラムを開始する
  - 自動/愛護的介助（gentle-assisted）による手関節屈曲/伸展 ROM 訓練
  - 自動/愛護的介助による手関節橈屈/尺屈 ROM 訓練
  - 自動/愛護的介助による母指 MP，指節間（IP）関節 ROM 訓練
  - 自動/愛護的介助による母指球筋訓練

14～18週
- スプリント固定をすべて中止
- 作業療法処方
  - 自動/積極的介助（aggressive-assisted）による手関節屈曲/伸展 ROM 訓練
  - 自動/積極的介助による手関節橈屈/尺屈 ROM 訓練
  - 自動/積極的介助による母指 MP，IP 関節 ROM 訓練
  - 自動/積極的介助による母指球筋訓練

18週以上
- 握力強化，積極的な ROM 訓練
- 活動制限なし

観血的整復および内固定（ORIF）を実施した舟状骨骨折に対するリハビリテーション

0～10日
- シュガートング母指スパイカスプリント（sugar-tong thumb spica splint）で固

□→ 舟状骨骨折に対する治療とリハビリテーション

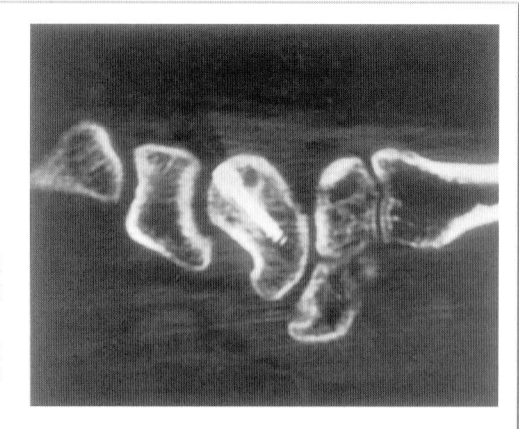

図 1-49 骨癒合を示す CT．阻血性壊死や変形癒合（解剖学的整復位の喪失）は認められない．

（Zabinski JJ: Investigating carpal tunnel. Sports Med Update, 1999 より引用）

定し挙上，アイシング
- 肩関節 ROM 訓練
- MP，PIP，DIP 関節の自動 ROM 訓練

10 日〜4 週
- 抜糸
- シュガートング母指スパイカギプス包帯（肘関節も固定）
- 手/肩関節 ROM 訓練の継続

4〜8 週
- 前腕母指スパイカギプス包帯
- 自動/自動介助による肘関節の伸展/屈曲/回外/回内運動．示指〜環指と肩関節の自動 ROM 訓練を継続

8 週
- 骨癒合を確認するための CT

8〜10 週（骨癒合が得られていれば）（図 1-49）
- 着脱可能な母指スパイカスプリントに変更
- ホームプログラムを開始する．
  - 自動/愛護的介助による手関節屈曲/伸展 ROM 訓練
  - 自動/愛護的介助による手関節橈屈/尺屈 ROM 訓練
  - 自動/愛護的介助による母指 MP，IP 関節 ROM 訓練
  - 自動/愛護的介助による母指球筋訓練

10〜14 週
- スプリント固定をすべて中止
- 作業療法処方
  - 自動/積極的介助による手関節屈曲/伸展 ROM 訓練
  - 自動/積極的な介助による手関節橈屈/尺屈 ROM 訓練

- 自動/積極的介助による母指 MP, IP 関節 ROM 訓練
- 自動/積極的介助による母指球筋訓練

14 週以上
- 握力強化
- 積極的な ROM 訓練
- 活動制限なし

橈骨遠位端骨折
Fractures of the Distal Radius

David Ring, MD • Gae Burchill, OT • Donna Ryan Callamaro, OT • Jesse B. Jupiter, MD

背景

　橈骨遠位端骨折の治療を成功させるには，骨の解剖学的アライメント（図 1-50）を再建するときに軟部組織の状態に留意することが大切である．外科医は，ギプス包帯をきつく巻いたり，手を制御する滑走構造を制約したりすることなく骨のアライメントを維持できる治療法を選択すべきである．**中手指節（MP）関節の動きは妨げてはならない．手関節を屈曲位で牽引したり，屈曲位に保持したりしてはならない．**これらの異常肢位は伸筋腱の力学的効率を低下させ，手根管の内圧を上昇させ，手根靱帯の損傷を悪化させ，そしてこわばり（stiffness）の一因となる．また，正中神経障害〔例：硬い線維骨性管内の腫脹による手根管症候群（CTS）〕を正しく認知して迅速な治療を行うことや，橈骨神経知覚枝の損傷を避けることも重要である．**動きを制限するような手の腫脹には，特に注意を払わなければならない．**腫脹はこわばりの原因となり，ひいては手内筋の拘縮につながる．手，手関節，前腕のモビライゼーションと機能的使用が達成されれば，手関節骨折のリハビリテーションは完結する．

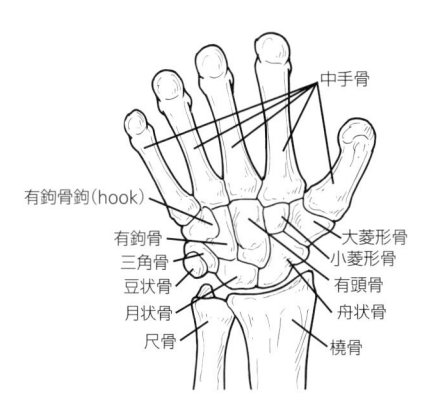

図 1-50　手関節の骨

橈骨遠位端骨折の治療を成功させる鍵は，関節の適合性・橈骨の長さ・適切な掌側傾斜を再建すること，こわばりを予防すること，関節構造を安定させて早期に動かすことにある．

臨床的背景

橈骨遠位端骨折は高齢者，特に女性に好発する．高齢女性は骨がもろく，転倒して受傷しやすい．高齢者はこれまでになく健康的で活動的になっており，その人口も増加している．そのため患者の年齢だけで治療方針を決定することは困難であるが，骨の質が低下している可能性は考慮しなければならない．

若年成人の橈骨遠位端骨折には高エネルギーを必要とするため，このような骨折はもっぱら交通事故，高所からの転落，スポーツなどによって生じる．若年成人で転位のある骨折では，手根骨骨折や靱帯損傷，急性コンパートメント症候群，多発外傷を合併していることが多い．

橈骨遠位端には2つの重要な機能がある．すなわち，手根骨と前腕の関節の一部を支える役割である．橈骨遠位端骨折がアライメント不良の状態で治癒すると，関節軟骨に加わる表面圧力が上昇して不均一となり，手根骨のアライメントが悪くなり，尺骨が手根骨に嵌入する，すなわち遠位橈尺関節（distal radioulnar joint：DRUJ）の不適合が生じる．このような状態は疼痛や運動制限，関節症を引き起こす原因となる．

橈骨遠位端のアライメントは，X線写真によって3平面におけるアライメントを読み取って評価する．橈骨遠位端の短縮は，正面像（PA view）において橈骨遠位端の月状骨関節面（lunate facet）と尺骨頭のずれ（オフセット）として測定するのがよい — **尺骨変異**（ulnar variance）．矢状面における橈骨遠位端のアライメントは，正面像で橈骨遠位端関節面の傾きを測ることによって評価する — （橈骨端）**尺側傾斜**（ulnar inclination）．冠状面における橈骨遠位端のアライメントは，側面像で橈骨遠位端関節面の傾きを測ることで評価する．健常者を対象とした研究では，橈骨遠位端の関節面は通常，掌側に約11°，尺側に約22°傾いており，生理的な尺骨変異があるとされている．

● 橈骨の長さの減少（橈骨遠位端の嵌入）

橈骨の長さすなわち高さの減少は，骨折による嵌入の結果である．正常では，橈骨関節面は遠位尺骨関節面より1〜2 mm遠位（尺骨マイナス）または近位（尺骨プラス）の範囲に位置する（**図1-51**）．Colles骨折では著しい高さの損失が起こるため，DRUJの適合が悪くなり手関節回旋が困難になる．

● 背側傾斜（dorsal angulation）*（掌側傾斜の消失）

橈骨遠位端を側面から見ると，正常では11°掌側に傾斜している（**図1-52**）．Colles骨折ではしばしばこの掌側傾斜が逆転する．**20°以上の背側傾斜**は，DRUJの適合性

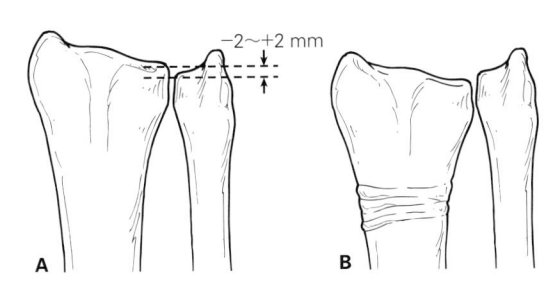

図1-51　嵌入(長さの減少)．**A**：正常な橈骨は通常，尺骨の関節面より1〜2 mm遠位または近位の範囲内にある．**B**：Colles骨折では，橈骨の長さが著明に減少するため遠位橈尺関節の適合性が失われる．
(Newport ML: Colles fractures. J Musculoskel Med 17[1]:292, 2000より改変して引用)

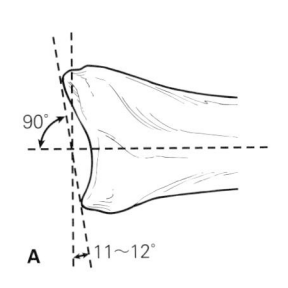

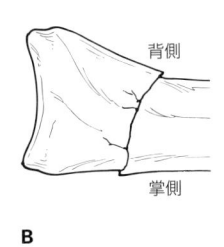

図1-52　背側傾斜．A：正常な橈骨は，掌側に平均11°傾斜している．**B**：**Colles骨折**では傾斜が逆転する．20°以上の背側傾斜は遠位橈尺関節の適合性に重大な影響を与え，手根骨アライメントを変化させる可能性がある．
(Newport ML: Colles fracture. J Musculoskel Med 17[1]:292, 2000より改変して引用)

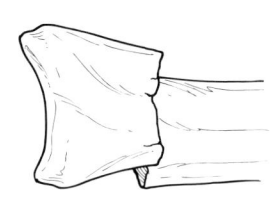

図1-53　Colles骨折における**背側転位**は遠位骨片の不安定性を引き起こす．
(Newport ML: Colles fracture. J Musculoskel Med 17[1]:296, 2000より改変して引用)

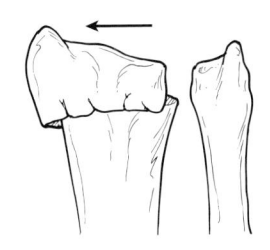

図1-54　橈側(または側方)転位．転位のあるColles骨折では，遠位骨片が尺骨から離れるようにスライドしていることがある．
(Newport ML: Colles fracture. J Musculoskel Med 17[1]:294, 2000より改変して引用)

に重大な影響を与え，手根骨アライメントの代償的変化をもたらす．

● **背側転位**(dorsal displacement)

背側転位があると，骨片同士の接触面積が小さくなるため，遠位骨片の不安定性が著

＊訳注：dorsal angulation．直訳すれば背側角形成・角状化となるが，わが国では"dorsal tilt"(背側傾斜)のほうがよく用いられている．

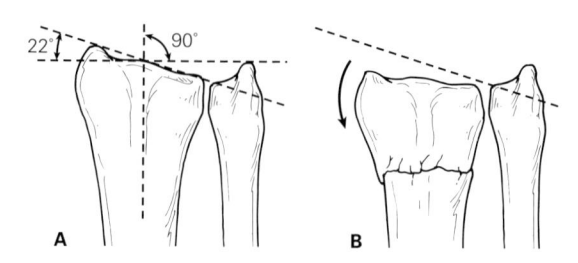

図 1-55 橈骨端尺側傾斜の消失．**A**：正常な橈骨では平均 22°の橈側から尺側への傾斜がある．これは橈骨茎状突起の先端から尺側の角に引いたラインと橈骨正中線に沿って引いたラインとを比較した角度である．**B**：Colles 骨折では，手関節橈側と尺側にかかる力のアンバランスのため，橈骨端尺側傾斜が失われる．
(Newport ML: Colles fracture. J Musculoskel Med 17[1]:296, 2000 より改変して引用)

図 1-56 Colles 骨折における遠位骨片の回外は不安定性を引き起こす．回外変形は通常，X 線写真では確認することができない．観血的整復の際に正しく評価することが大切である．
(Newport ML: Colles fracture. J Musculoskel Med 17[1]:298, 2000 より改変して引用)

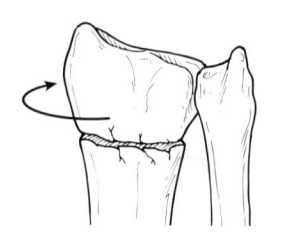

しく増大する（**図 1-53**）．
● **橈側転位（側方転位）**（radial or lateral displacement）
橈側転位とは，橈骨遠位骨片が尺骨から離れるように転位した状態である（**図 1-54**）．
● **橈骨端尺側傾斜の消失**
橈骨には，正常では約 22°の橈側から尺側への傾斜がある．これは橈骨茎状突起の先端から橈骨遠位の尺側の角に引いたラインと，橈骨の長軸に沿って引いたラインを比較することで計測できる（**図 1-55**）．この傾斜が消失すると，骨折後の手の筋力低下と易疲労性の原因となる．

橈骨遠位骨片の回外は認識されていないこともあるが，骨折の不安定性を引き起こす要因である（**図 1-56**）．

分類

橈骨遠位端骨折の治療を成功させるには，損傷の特徴を正確に診断してその重要性を理解することが必要である（**表 1-7**）．さまざまな分類法が報告されてきたが，損傷の重要な要素は Fernandez の分類（**図 1-57**）によく表されている．そこでは**屈曲骨折**（タイプⅠ），**剪断骨折**（タイプⅡ），**圧迫骨折**（タイプⅢ），**脱臼骨折**（タイプⅣ），**複数のタイプを併せ持つ高エネルギー骨折**（タイプⅤ）の 5 つに分類されている．

タイプⅠ（屈曲骨折）は関節外の骨幹端骨折である．背側に転位したものは，一般に

表 1-7　治療に基づく橈骨遠位端骨折の分類

タイプ	病態	治療
I	関節外, 転位なし	手関節中間位で4〜6週間スプリントまたはギプス包帯で固定. スプリントの選択は医師の好みだけでなく, 患者および患者の状態と理解度に基づいて行う
II	関節外, 転位あり	局所または区域麻酔下で骨折の整復を行う
A	安定	スプリント, その後ギプス包帯
B	不安定, 整復可能❶	徒手整復を再度行い, 安定性を向上させるため経皮的鋼線固定を併用する可能性
C	整復不能	観血的整復および内固定(ORIF)
III	関節内, 転位なし	固定, および安定性確保のため経皮的鋼線固定の可能性
IV	関節内, 転位あり	
A	安定, 整復可能	経皮的鋼線固定と, 時には外固定を用いた付加的固定
B	不安定, 整復可能	強固な固定にするため経皮的鋼線固定と, 多くの場合外固定を行う. 背側の粉砕は不安定性を残すため, 骨移植が必要となる場合がある
C	整復不能	観血的整復および内固定(ORIF), しばしば外固定
D	複雑骨折, 重大な軟部組織の損傷, 手根骨の損傷, 尺骨遠位骨折, 橈骨骨幹端-骨幹領域の粉砕骨折	観血的整復と鋼線またはプレート固定, しばしば外固定で補完する

❶不安定性は, X線写真で骨片の位置が変化しているときに明らかとなる. 患者は損傷から3, 10, 21日後に骨片の位置に変化がないかチェックを受けるべきである.
(Cooney WP: Fractures of the distal radius: A modern treatment-based classification. Orthop Clin North Am 24:211, 1993 より引用)

Colles骨折という名称でよばれている. 掌側に転位した屈曲骨折はSmith骨折とよばれることが多い. タイプII(関節剪断骨折)には掌側および背側のBarton骨折, 橈骨茎状突起の剪断骨折〔いわゆる運転手骨折(chauffeur's fracture)*〕, および月状骨関節面の剪断骨折が含まれる. タイプIII(圧迫骨折)には橈骨遠位端の関節面が縦に割れるような骨折(split fracture)が含まれる. 損傷時に加わる力が強ければ強いほ

*訳注：セルモーターのなかった頃, 自動車のエンジンを始動するのにクランクを回すと強い反動があり, そのためこの骨折がよく起こったために名づけられた. "chauffeur"とはフランス語で「おかかえ運転手」のこと.

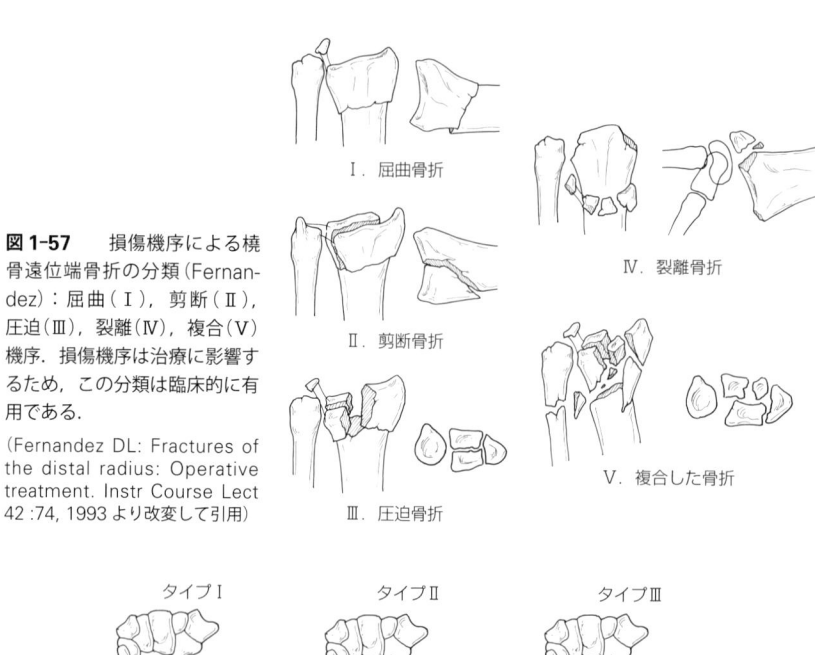

図 1-57 損傷機序による橈骨遠位端骨折の分類（Fernandez）：屈曲（Ⅰ），剪断（Ⅱ），圧迫（Ⅲ），裂離（Ⅳ），複合（Ⅴ）機序．損傷機序は治療に影響するため，この分類は臨床的に有用である．

(Fernandez DL: Fractures of the distal radius: Operative treatment. Instr Course Lect 42：74, 1993 より改変して引用)

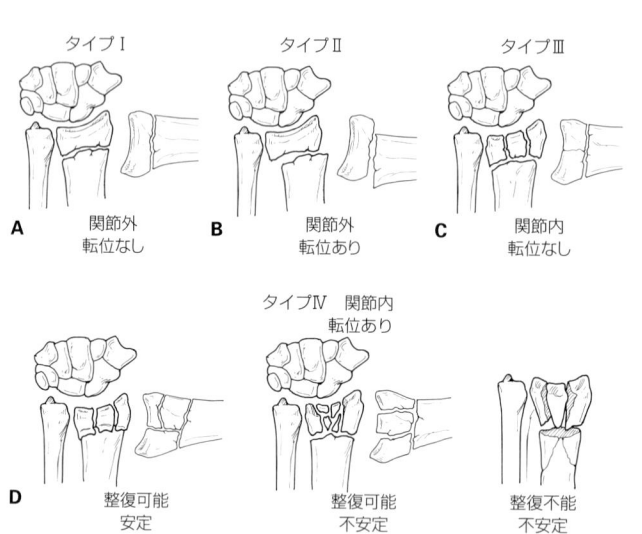

Ⅰ．屈曲骨折
Ⅱ．剪断骨折
Ⅲ．圧迫骨折
Ⅳ．裂離骨折
Ⅴ．複合した骨折

タイプⅠ　A　関節外　転位なし
タイプⅡ　B　関節外　転位あり
タイプⅢ　C　関節内　転位なし
タイプⅣ　関節内　転位あり
D　整復可能　安定
整復可能　不安定
整復不能　不安定

図 1-58 橈骨遠位端骨折の国際分類．**A**（タイプⅠ）：関節外，転位なし．**B**（タイプⅡ）：関節外，転位あり．**C**（タイプⅢ）：関節内，転位なし．**D**（タイプⅣ）：関節内，転位あり．

(Cooney WP, Agee JM, Hastings H, et al: Symposium: Management of intraarticular fractures of the distal radius. Contemp Orthop 21:71, 1990 より改変して引用)

ど，より重篤な障害となる — まず舟状骨と月状骨関節面が離開し，次に月状骨または舟状骨関節面の冠状割裂骨折（coronal splitting）が起こり，そしてさらなる分断化（fragmentation）へと進展する．**タイプⅣ**（橈骨手根関節脱臼骨折）は，橈骨手根関節の脱臼に小靱帯性裂離骨折を伴ったものである．**タイプⅤ**の骨折は，ほかのすべての

タイプの特徴を組み合わせたものであり，前腕コンパートメント症候群，開放創，手根骨・前腕・肘関節の損傷を合併していることもある．

これ以外に整形外科医に用いられている分類に，国際分類法（universal classification system）がある（図 1-58）．

診断と治療

手関節は，手が背側に転位して変形していることが多い．これは「フォーク」変形（"silver fork" deformity）とよばれており，側方から見たときにディナーフォークの形に似ているからである．尺骨遠位端も突出していることがある．手関節は腫脹して圧痛があり，触診すると軋音が誘発される．

著しい転位のある骨折患者では，麻酔下で迅速に非観血的整復を行うべきである．これは神経や皮膚を含む軟部組織にかかる圧力を軽減し，さらに損傷タイプの診断に役立てることが目的である．非観血的整復とシュガートングスプリント（sugar-tong splint）＊は多くの患者にとって決定的な治療となる．これらは通常，血腫ブロックとよばれる麻酔下に行われる．エピネフリンを含有しない 1％ リドカイン麻酔薬 5〜10 mL を骨折部に注入する．患者によっては，DRUJ や尺骨茎状突起骨折への注入を考慮すべきである．より一般的な背側転位を示す骨折では，手関節の掌側・橈側面から骨折部に注入する方法が簡便である．整復は徒手的に行う．ゆびあみ（finger trap）は決して使いやすいものではなく，外科医が三次元的に変形を矯正することを難しくする．さらに骨幹端の嵌入や分断化を伴う損傷では骨長を維持することの助けにはならない．

非観血的整復の後で X 線写真を撮るが，損傷パターンを正確に診断するために CT を追加することがある．特に橈骨遠位端の月状骨関節面が，冠状面で 2 つに割れている（split）かどうかを見極めることは難しい．

屈曲骨折は関節外（骨幹端）の骨折である．転位は背側にも掌側にも起こりうるが，**Colles 骨折**として知られている背側転位のほうがはるかに多い．背側に転位した屈曲骨折の多くは，ギプス包帯あるいはスプリントで整復位に保つことができる．**高齢者では，整復前に撮った X 線写真側面像において，20°を超える橈骨遠位関節面の背側傾斜があれば，通常，かなりの分断化や背側骨幹端の嵌入があることを示している．そのような骨折の多くは，整復位を保つために手術的固定が必要になる．**背側に転位した骨折は，血腫ブロック下で整復して，シュガートングまたは Charnley 型のスプリントで固定する．整復手技は牽引，屈曲，尺屈，回内から構成されている．手

＊訳注：手掌から始まり肘をまわって反対側の手背に終わるギプス副子．上腕遠位（肘上）まで固定する（図 1-59 参照）．角砂糖をはさむときに使うシュガートングの形に似ていることから，こうよばれるようになった．手の外科用語集では「角砂糖はさみ型副子」と訳されている．

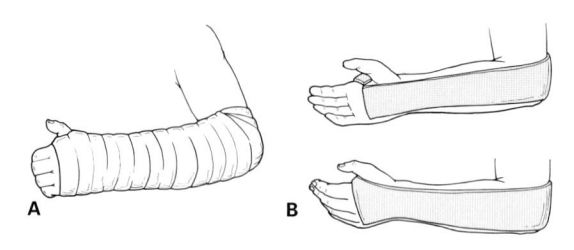

図 1-59 **A**：シュガートングスプリントは，4 インチ（約 10 cm）幅のギプス包帯を約 10 枚重ねて作製する．スプリントの皮膚側には，綿包帯を 4 層に重ねて使用する．スプリントは手掌から肘まで到達させ，肘をまわって手背に終わる．指は自動運動できるように自由にしておく．**B**：MP 関節を拘束してはならない．

関節は尺屈位で固定すべきであり，屈曲を伴うべきではない．全周ギプス包帯やきつく巻き付けるものは使用しないほうがよい（**図 1-59**）．MP 関節の動きを制限しないよう十分に注意しなければならない．

　不安定型の背側屈曲骨折の治療には，手関節をまたぐ外固定，遠位骨片を保持するが手関節をまたがない，いわゆる非架橋（nonbridging）外固定，経皮的 Kirschner 鋼線固定，プレートを使った内固定などの選択肢がある．手関節をまたぐ外固定は十分に注意して用いるべきである．**手関節を屈曲位で固定してはならないし，手関節に牽引力があってはならない．**このことは通常，外固定器と併せて Kirschner 鋼線が必要であることを意味する．プレート固定は一般に，非観血的整復の妨げとなる初期の仮骨形成（早ければ受傷後 2 週で起こる）がみられる骨折や，背側・掌側骨幹端の分断化を伴う骨折に対して適応がある．これらの方法はすべて橈骨神経知覚枝を傷つける恐れがあり，この神経を保護するために細心の注意を払わなければならない．

　掌側に転位した屈曲骨折（Smith 骨折）は，横骨折，斜骨折，粉砕骨折にさらに分類される．斜骨折と粉砕骨折は，ギプス固定によって安定性が得られないため，手術的固定が必要となる．掌側にプレートをあてて橈骨遠位端を固定することは容易であり，問題が生じることも少ない．したがって，不安定型の掌側屈曲骨折はプレートを用いた内固定によって適切に治療できる．

　剪断骨折には掌側か背側の関節縁を巻き込んでいる場合（いわゆる **Barton 骨折**）や，橈骨茎状突起あるいは橈骨遠位端の月状骨関節面を巻き込んでいる場合がある．これらの部分的な関節骨折は根本的に不安定である．骨片を確実に元のアライメントに戻すことができなければ，手根骨の亜脱臼につながる危険がある．このような理由で，剪断骨折は観血的整復とプレートおよび螺子固定によって治療するのが一般的である．

　多くの単純な**圧迫による関節骨折**は，非観血的整復，外固定，経皮的 Kirschner 鋼線固定によって治療する．月状骨関節面が冠状面で 2 つに割れている場合，その掌側骨片はたいがい不安定であり，掌側-尺側の小切開を通してプレートをあてるか，

引き寄せ鋼線締結法（tension band wiring）を行わなければ骨片を保持することができない．

　橈骨手根関節の脱臼骨折と高エネルギー骨折は，観血的整復および内固定（ORIF）が必要であり，症例によっては外固定を追加する．さらにこれらの骨折では，前腕コンパートメント症候群や急性CTSが合併する可能性について特別な注意が必要である．

　どのようなタイプの骨折であれ，橈骨遠位端の固定後にはDRUJの安定性を評価すべきである．尺骨遠位端に不安定性があれば，手関節の尺側に対する治療が必要である．尺骨茎状突起の大きな骨折は三角線維軟骨複合体（triangular fibrocartilage complex：TFCC）の起始部を巻き込むため，そのような骨片のORIFを行うことで安定性の回復が得られる．同様に，尺骨頭や頸部の不安定型骨折も内固定により改善しうる．尺骨骨折がないにもかかわらずDRUJが不安定であれば，安定性を高めるために橈骨を4～6週間回外位（回外45°）で鋼線またはギプス包帯で固定すべきである．

　橈骨遠位端骨折の手術適応は，**不安定型の骨折，整復できない骨折，遠位骨片の20°を超える背側傾斜，関節骨片の2 mm以上の関節内転位または適合不良，橈側（側方）転位である**（**表1-8**）．

橈側遠位端骨折後のリハビリテーション

　橈骨遠位端骨折後のリハビリテーションは，損傷パターンが同定されて適切に治療されていれば，どの骨折タイプであっても大きな違いはない．リハビリテーションの段階は初期，中期，後期に分けられる．

リハビリテーションプロトコール

橈骨遠位端骨折後　　　　　　　　　　　　　　　Ring, Jupiter, Burchill, and Calamaro

初期（0～6週）

初期のリハビリテーションで重要なことは，手の腫脹とこわばりを軽減することである．
- 腫脹は，手を心臓より高く挙上すること，頻回に自動運動を行うこと，指と手に粘着性の弾性テープ（例：コバン，3M, St.Paul, Minn）を巻いたり，手と手関節に圧迫ストッキングを装着したりすること（**図1-60**）で，抑制・減少させることができる
- こわばりは，患者に自動および他動による指の積極的なROM訓練を指導することによって抑制することができる（**図1-61**）
- 経皮的固定や内固定を保護するために副子として外固定器を用いれば，術後早期

□→

表1-8　橈骨遠位端骨折に対するPalmerの治療アルゴリズム

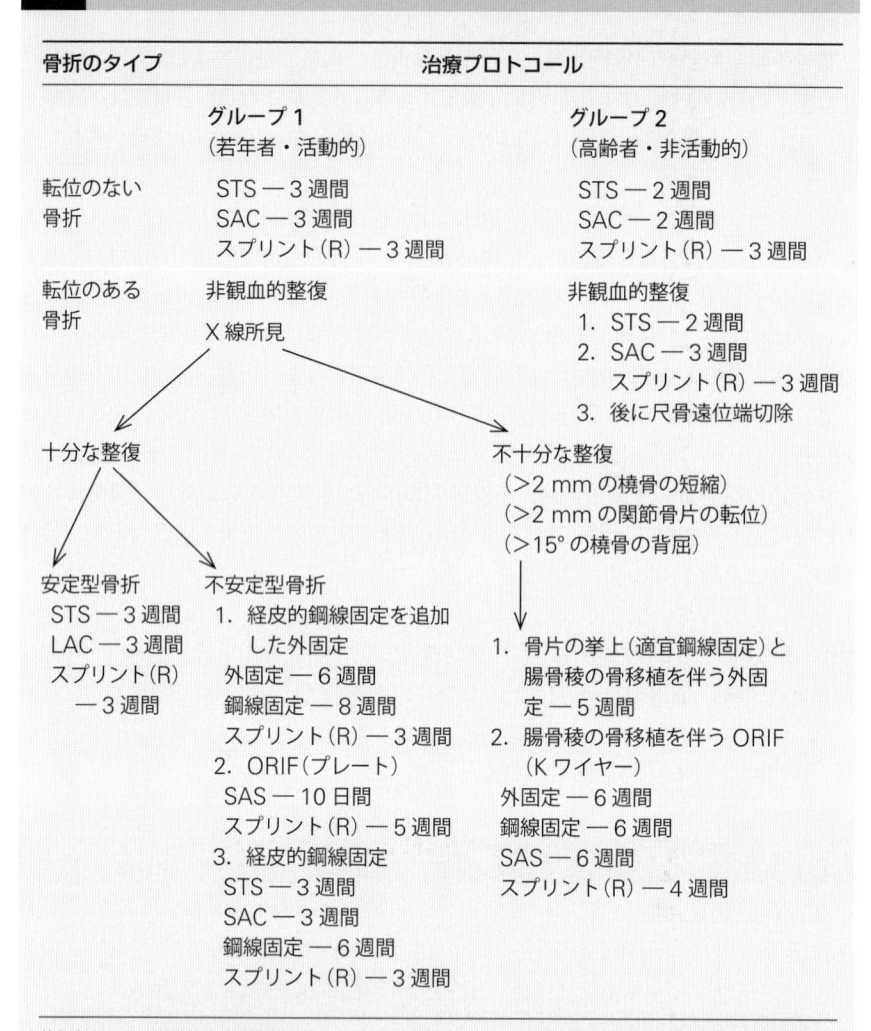

骨折のタイプ	治療プロトコール	
	グループ1 （若年者・活動的）	グループ2 （高齢者・非活動的）
転位のない骨折	STS — 3週間 SAC — 3週間 スプリント(R) — 3週間	STS — 2週間 SAC — 2週間 スプリント(R) — 3週間
転位のある骨折	非観血的整復 X線所見	非観血的整復 1. STS — 2週間 2. SAC — 3週間 　スプリント(R) — 3週間 3. 後に尺骨遠位端切除

グループ1の「X線所見」から、十分な整復／不十分な整復へ分岐：

十分な整復
- 安定型骨折
  - STS — 3週間
  - LAC — 3週間
  - スプリント(R) — 3週間
- 不安定型骨折
  1. 経皮的鋼線固定を追加した外固定
     - 外固定 — 6週間
     - 鋼線固定 — 8週間
     - スプリント(R) — 3週間
  2. ORIF（プレート）
     - SAS — 10日間
     - スプリント(R) — 5週間
  3. 経皮的鋼線固定
     - STS — 3週間
     - SAC — 3週間
     - 鋼線固定 — 6週間
     - スプリント(R) — 3週間

不十分な整復
（>2 mmの橈骨の短縮）
（>2 mmの関節骨片の転位）
（>15°の橈骨の背屈）
1. 骨片の挙上（適宜鋼線固定）と腸骨稜の骨移植を伴う外固定 — 5週間
2. 腸骨稜の骨移植を伴うORIF（Kワイヤー）
   - 外固定 — 6週間
   - 鋼線固定 — 6週間
   - SAS — 6週間
   - スプリント(R) — 4週間

若年者もしくは活動性の高い症例（グループ1）と高齢者もしくは活動性の低い症例（グループ2）に対する，転位がない，あるいはある橈骨遠位端骨折の治療プロトコール．転位がない骨折は，いずれのグループでも固定だけで容易に治療できる．転位のある骨折はいずれのグループでも整復を必要とするが，グループ1だけさらなる治療を行うことを推奨している．すなわち，整復の結果および骨折の安定性に応じて手術的治療を併用し，固定することが推奨される．整復が不十分な骨折では，外固定および/または内固定と骨移植を併用して骨片を整復する必要がある．

LAC：long arm cast；上腕ギプス包帯，ORIF：open reduction and internal fixation；観血的整復および内固定，R：removable；着脱可能，SAC：short arm cast；前腕ギプス包帯，SAS：short arm splint；前腕スプリント，STS：sugar-tong splint；シュガートングスプリント

(Palmar AK: Fractures of the distal radius. In Green D (ed)：Operative Hand Surgery, 3rd ed. New York, Churchill Livingstone, 1993 より引用)

□→ 橈骨遠位端骨折後

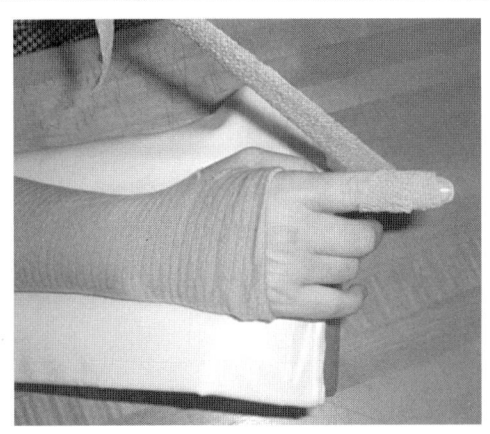

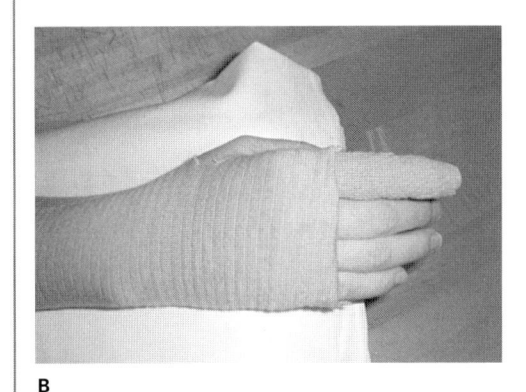

図 1-60 圧迫ドレッシングは指，手，手関節の腫脹の軽減に役立つ．**A**：粘着性の弾性テープを転がしながら何層にも重ねて巻いていく．安全かつ限定的な強さの圧迫が加わるようにする．**B**：弾性ストッキングによって手と手関節が圧迫されている．

に拘束的な全周性ドレッシングを避けられる
- 安定型骨折と内固定をした骨折では，軽くて取り外し可能な熱可塑性スプリントで支持することが可能である．筆者らは Austin 手関節スプリントを使用している．これは内張りの付いた熱可塑性装具で，「入手しやすく」，しかも個々の患者に合わせて成形することができる
- 十分に当て物をしたシュガートングスプリントは，安定型の保存的に治療された橈骨遠位端骨折に対して最初に用いられる．その後，骨折部がくっついているようであれば（およそ 3～4 週），シュガートング副子から肘を「解放」する（肘関節のこわばりを防ぐために）

初期のリハビリテーションにおいてもう 1 つ重要なことは，手を機能的に使うことである．患者の多くは高齢者であり，手関節損傷に適応する能力が低下しているからである．
- 適切な治療が行われて十分な安定性が得られれば，軽い活動〔5 ポンド（約 2.3

□→ 橈骨遠位端骨折後

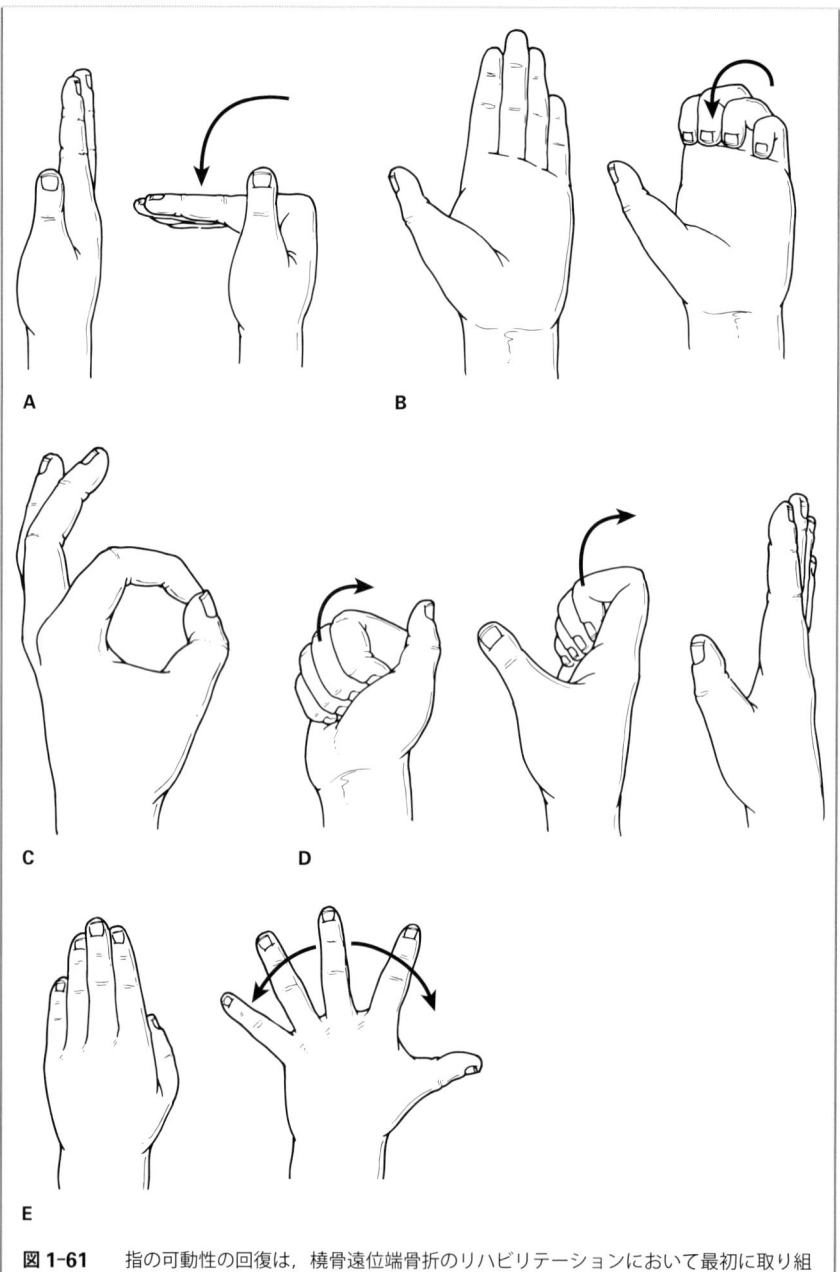

図 1-61 指の可動性の回復は，橈骨遠位端骨折のリハビリテーションにおいて最初に取り組まなければならない重要な要素である．そのために患者はさまざまな運動を行う必要がある．
A：中手指節（MP）関節の運動．**B**：ひっかけ握り（hook the fist）による指節間（IP）関節の運動．
C：それぞれの指と母指との対立．**D**：力握り（tight fist）からひっかけ握り，続いて完全伸展．
E：指の外転と内転．

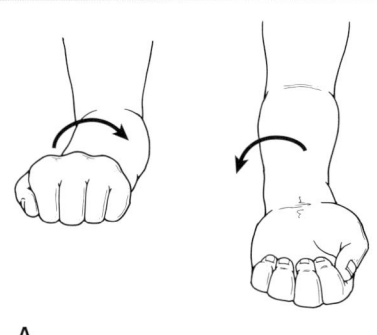

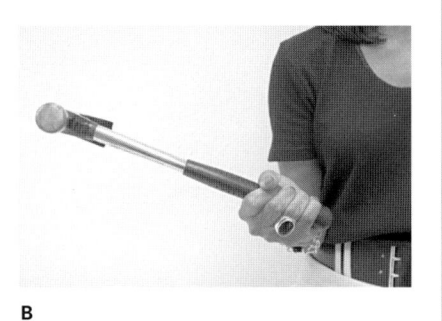

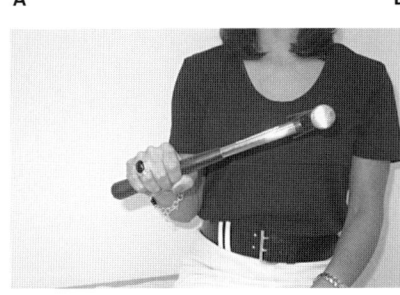

図1-62 前腕のROM訓練は，大部分の橈骨遠位端骨折に対するリハビリテーションの初期に行うものである．**A**：前腕の自動ROM訓練は肘を体幹に固定して行う．肩を動かしてごまかすことのないようにする．**B**：介助による愛護的ストレッチは，反対側の手を使うか，手に木槌（mallet）を握ってその重みを利用して行う．**C**：回内運動を助けるために木槌を使っている．

kg）未満の力〕を通じて手を機能的に使うことを許可する
- 更衣，食事，トイレ動作など日常的活動の中で手を使えば，患者はより早期に身体的役割を取り戻すことができ，筋萎縮を予防することにもつながる
- 手の機能的使用は，可動性の回復や腫脹の軽減にも役立つ
- 多くの骨折は前腕の回旋に対して安定性がある．橈骨遠位端骨折後に，特に回外の動きを取り戻すことは大変難しい．リハビリテーションの初期に自動および愛護的介助による前腕の回旋運動を始めることは，回外の動きをより早く回復させることにつながる（**図1-62**）
- いくつかの治療法（例：非架橋外固定やプレート固定）では，治癒過程の早期から，手関節の屈曲/伸展および橈屈/尺屈を開始できる可能性がある．通常，筆者らは，骨片の固定が確実であれば，抜糸の時期に手関節の運動（モビライゼーション）を許可している（術後10～14日）（**図1-63**）
- 瘢痕マッサージは，創の癒着防止に役立つ．瘢痕が盛り上がり肥厚している患者では，瘢痕を平坦に縮小させるためにオトフォーム〔Dreve-Otoplastik GMBH, Unna, Germany（シリコーン印象材）〕を使うことを推奨している（**図1-64**）
- 術後リハビリテーションの全期間を通じて肩関節と肘関節の拘縮を予防するために，患側の肩と肘の自動運動を推奨する

中期（6～8週）
- （損傷または手術から6～8週の間に）骨折の初期治癒が得られたら，鋼線や外固

□→ 橈骨遠位端骨折後

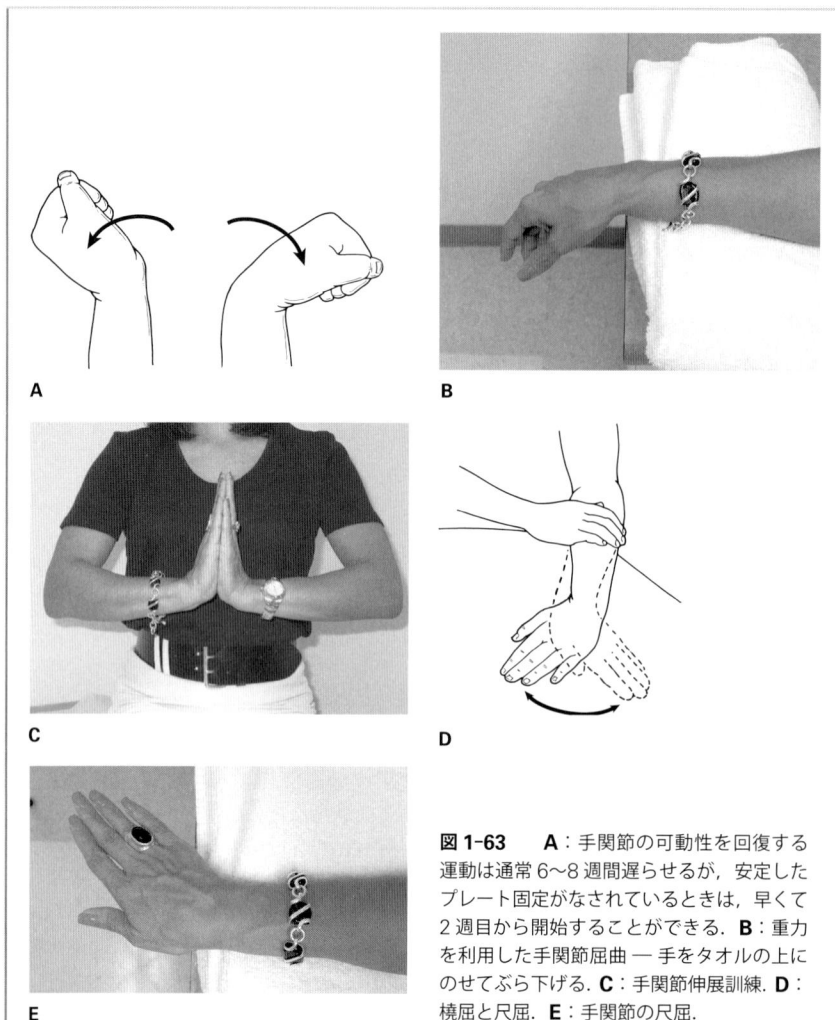

図 1-63　**A**：手関節の可動性を回復する運動は通常 6〜8 週間遅らせるが，安定したプレート固定がなされているときは，早くて 2 週目から開始することができる．**B**：重力を利用した手関節屈曲 — 手をタオルの上にのせてぶら下げる．**C**：手関節伸展訓練．**D**：橈屈と尺屈．**E**：手関節の尺屈．

定を除去して患者を外的な支持から徐々に解放することができる
- 固定を除去する際には X 線写真を参考にすべきである．粉砕骨折では，8 週以降も支持が必要となる可能性がある
- 前腕と手関節の自動介助運動が，可動性を最大限にするために用いられる（図 1-62，図 1-63 参照）．橈骨遠位端骨折のリハビリテーションでは，他動的操作が果たす役割はまったくない
- 動的スプリントは動きを改善するのに有用である．特に回外の動きの回復が遅れていれば，動的回外スプリントを間欠的に使用してよい（図 1-65）

□→

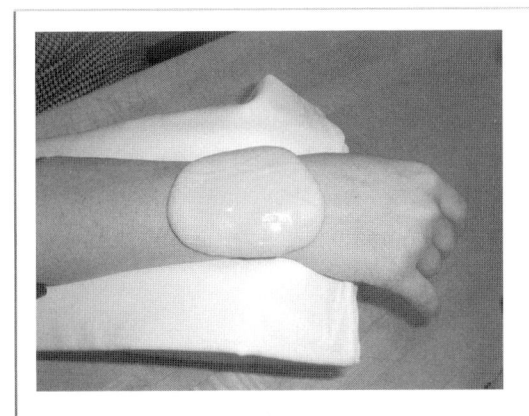

図 1-64 瘢痕の膨隆を抑えるために，(コバンラップの下などに)形の変えられるプラスチックを置いて圧を加えている．

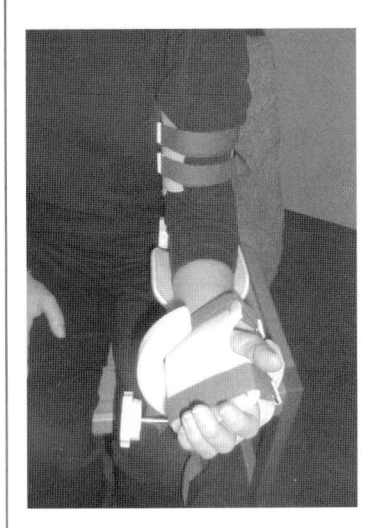

図 1-65 回外スプリントは持続伸張力を加えることができ，単純な自動介助運動によってこわばりが改善できない場合に有用である．

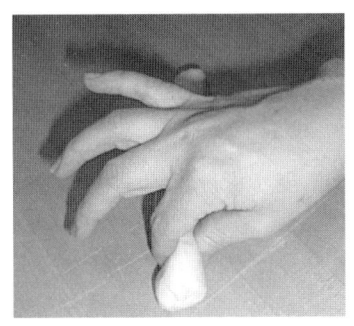

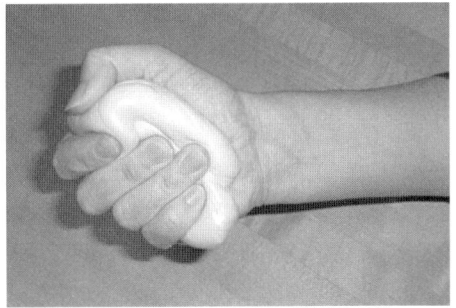

A   B

図 1-66 指の筋力強化は，パテの操作を取り入れた運動によって行う．指先(**A**)，および握りこぶし(clenched fist)(**B**)を使った別々の運動が手の操作性を強化する．

□→ 橈骨遠位端骨折後

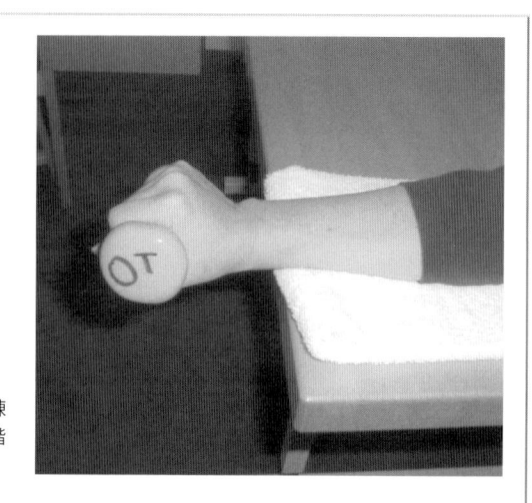

図 1-67 手関節の筋力増強訓練は，リハビリテーションの最終段階で行う．小さな重りを用いる．

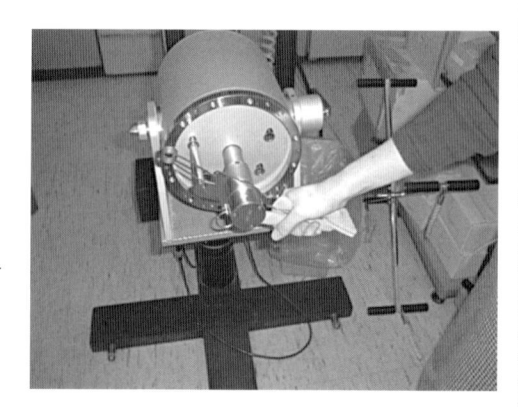

図 1-68 例えば Baltimore Therapeutic Equipment 社製の精巧な器械を使えば，よりコントロールされた定量化可能な方法で筋力強化を行うことができる．

後期（8〜12 週）

- （損傷または手術から 6〜12 週の間に）十分な治癒が得られたら，自動介助運動を継続する一方で，筋力増強訓練を開始することができる
- 手関節と手は，損傷から数か月間安静にしていたため，セラパテ（Theraputty）(Smith and Nephew, Memphis, TN)を用いた指の筋力強化（**図 1-66**），小さな重りの使用（**図 1-67**），さまざまな器械の使用（**図 1-68**）などの集中的な筋力増強訓練が奏効する

結論

橈骨遠位端骨折のリハビリテーションでは，次のことに焦点をあてる．まず初めに，手関節の問題が原因で，手に関する問題が生じないようにすること．次に，機能的な可動性を速やかに回復させること．最後に，損傷後の手関節機能を最適化するこ

とである．いかなる治療法であっても，過度の腫脹を引き起こすものや，指の動きや腱の滑走を制限するものは避けるべきである．例えば，骨折を整復位に保つためにギプス包帯をきつめに巻いたことで浮腫が増強するようであれば，外科医は拘束的なドレッシングをやめて，経皮的鋼線固定や外固定への変更を考慮すべきである．ひとたび効果的な治療を導入すれば，その後のリハビリテーションプログラムは順調に進む．

三角線維軟骨複合体損傷
Triangular Fibrocartilage Complex Injury
Dan C. Byck, MD • Felix H. Savoie III, MD • Larry D. Field, MD

臨床的背景

　三角線維軟骨複合体(triangular fibrocartilage complex：TFCC)はいくつかの構造を総称するものである．**主たる構造は三角線維軟骨すなわち関節円板であり，これは比較的血管に乏しい円板状の構造をしており，尺骨の遠位関節面と近位手根列，特に三角骨との間でクッションの役割を果たしている．**膝の関節半月と同様，辺縁に近い15〜20％の部分は治癒に必要となる動脈血の流入があるが，中央部は血管に乏しいことが血管造影によって示されている．さらに，TFCCが付着する橈骨基部からの血液供給はまったくない．**このため，中央部の欠損や断裂(tear)は治癒しにくい傾向があるが，辺縁部の損傷はかなり高い割合で治癒する．**

　円板は両凹面の構造をもち，橈骨付着部は橈骨の関節軟骨と融合している．尺骨付着部は尺骨茎状突起の基部にある．TFCCには浅層と深層があり，それぞれ別々に尺

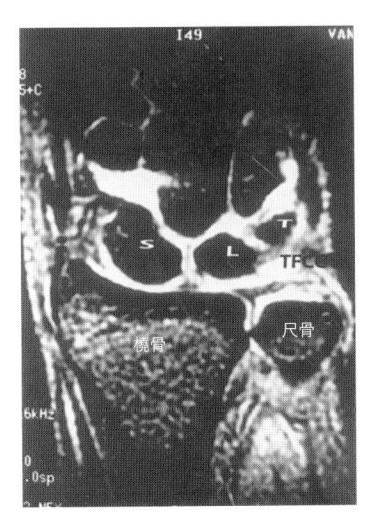

図1-69　舟状骨(S)と月状骨(L)は橈骨の遠位関節面と関節を形成している．尺骨頭は橈骨の尺側切痕＊と関節を形成している．三角線維軟骨複合体(TFCC)は，尺側の手根骨と尺骨頭との間に挟まれている．T：三角骨．

＊訳注：ulnar notchまたはsigmoid notchとよばれる．

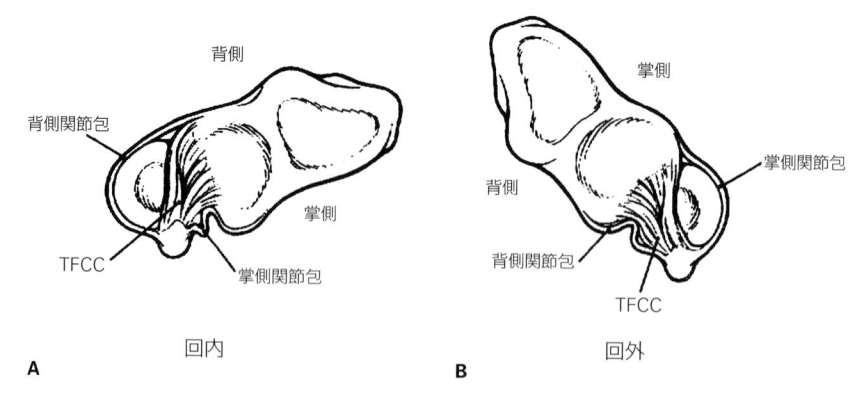

図1-70　**A**：回内時の右手関節．背側関節包はピンと張っており，TFCCの背側縁（背側橈尺靱帯）は緊張している．**B**：回外時の右手関節．遠位橈尺関節の掌側関節包はピンと張っており，TFCCの掌側縁（掌側橈尺靱帯）は，橈骨掌側縁が尺骨茎状突起の基部から離れるにつれて緊張する．

骨茎状突起の基部に付着している（**図1-69**）．TFCCの前方および後方の肥厚部は，前橈尺関節包および後橈尺関節包と融合しており，**掌側**および**背側橈尺靱帯**とよばれている．これらの構造は前腕の回内・回外に伴い緊張した状態におかれて，遠位橈尺関節（DRUJ）の根本的な安定性を担っている（**図1-70**）．TFCC自体は中間位で最も緊張した状態におかれる．月状骨，三角骨，有鉤骨，第5中手骨基部への補足的な付着も記載されている．これらの構造は，尺側手根伸筋の腱鞘とも結合してTFCCを構成している．DRUJが正常に機能するには，このような解剖学的構造の正常な結びつきが必要である．いずれか1つの構造の断裂，損傷，変性は，DRUJの生理機能および手関節と前腕の運動学的異常につながる．**手関節尺側の疼痛**や前腕の回旋に伴う痛みを評価する際には，いくつかの構造を考慮に入れるべきである．

分類

最も広く用いられているTFCC損傷の分類は，Palmer（1989）によって考案されたものである．**TFCCの断裂は2つのカテゴリーに分類される．外傷によるものと変性によるものである．**この分類は臨床的，X線学的，解剖学的および生体力学的データを使って個々の断裂を定義している．これらの損傷に対するリハビリテーションは実施された治療の種類に基づいている．**クラス1Aまたは2Aの損傷**では，円板の中央部分のデブリドマンが行われるが，このような場合，創傷治癒が起こったらできるだけ早く元の活動に復帰させることがリハビリテーションの中心となる．そのほかのTFCC損傷では，より長い固定期間が必要であり，積極的な理学療法はそのあとで行う必要がある．

三角線維軟骨複合体(TFCC)損傷の分類(Palmer)

クラス1：外傷性
A. 中央部穿孔(central perforation)
B. 尺骨付着部裂離(ulnar avulsion)
    尺骨茎状突起骨折を伴う．
    尺骨茎状突起骨折を伴わない．
C. 遠位部裂離(distal avulsion)
D. 橈骨付着部裂離(radial avulsion)
    橈骨の尺側切痕骨折を伴う．
    橈骨の尺側切痕骨折を伴わない．

クラス2：変性によるもの(尺骨突き上げ症候群)
A. TFCCの摩耗(TFCC wear)
B. TFCCの摩耗(TFCC wear)
    ＋月状骨または尺骨の軟骨軟化
C. TFCCの穿孔(TFCC perforation)
    ＋月状骨または尺骨の軟骨軟化
D. TFCCの穿孔(TFCC perforation)
    ＋月状骨または尺骨の軟骨軟化
    ＋月状三角骨靱帯の穿孔
E. TFCCの穿孔(TFCC perforation)
    ＋月状骨または尺骨の軟骨軟化
    ＋月状三角骨靱帯の穿孔
    ＋尺骨手根関節炎

診断

　病歴を詳細に聴取することは，TFCC損傷の診断にとって重要である．発症と症状の持続期間，外傷のタイプと力の大きさ，誘因となった活動，症状の最近の変化，過去の治療歴などの要素に注意すべきである．多くのTFCC損傷は，手を広げた状態での転倒，回旋損傷，長軸方向の負荷の繰り返しが原因となる．**患者は手関節尺側の疼痛や，前腕の回旋，握り動作，手関節の尺屈に伴うクリック，あるいはしばしば捻髪音を訴える．**圧痛は，TFCCの背側あるいは掌側のいずれかに認めることが多い．DRUJの不安定性やクリックは誘発されることもあれば，されないこともある．尺側手根伸筋腱の亜脱臼と手関節橈側の損傷を見逃さないように注意しなりればならない．

　TFCC損傷と月状三角骨関節の障害を鑑別するには，しばしば誘発手技が用いら

れる．しかし，まず初めに豆状三角骨関節をテストし，この関節の障害を除外しておく必要がある．前腕を回内外中間位にすると，三角骨は月状骨に向かって強く圧迫される．Reaganら(1984)が記載した「shuck テスト」*1 は，月状三角骨関節のテストとしてかなり鋭敏である．手関節を他方の手で固定しながら月状三角骨関節を母指と示指でつまみ，その関節をさや（鞘）から取り出すように背側-掌側方向に動かす．KleinmanとGraham(1996)は月状三角骨関節の異常を誘発するテストとして，shear テスト*1 が最も鋭敏であると述べている．このテストでは，一方の母指を豆状骨に向けて置き，他方の母指で背面から月状骨を固定する．そして手根骨に向けて両母指に力を加えると，月状三角骨関節に剪断力が生じる．Lesterら(1995)はTFCCの断裂を診断するためのpressテスト*1 について記載している．彼らは断裂部位を区別して検討しなかったが，断裂に対するテストの感度は100%であったと述べている．このテストでは，患者はいすに座り，シートの両脇を握る．そして真上に向かって自分の体重を押し上げたときに，尺側の痛みが再現されれば，テストは陽性とみなされる．

いったん月状三角骨関節が正常であると判断されれば，次にTFCCが評価される．TFCC grind テスト*2 は，TFCCの断裂やDRUJの不安定性を調べるテストとして非常に鋭敏である．前腕中間位で手関節を尺屈し，掌側さらには背側に手関節を転がすように動かす．疼痛やクリックがあればTFCCの断裂を示唆する．前腕を完全回内位で行えば，背側橈尺靱帯をテストすることができる．前腕を完全回外位で行えば，掌側橈尺靱帯を評価できる．

ピアノキーテストではDRUJの安定性を評価する．前腕を完全に回内させたときに，尺骨頭が背側-掌側方向に跳動する(ballottement)．このテストは手関節のX線写真側面像でみられる「ピアノキー徴候」と関連する．

診断のための検査

手関節のX線写真には正面像(PA)，側面像，斜位像があり，肩関節を90°外転させ，肘関節を90°屈曲し，前腕を平らな台の上に置いて撮影する．**必要であれば回内-回外，握りこぶしの肢位での正面像，豆状三角骨関節の評価が可能な30°回外位などの特別な撮影を加える．**

関節造影は診断を確定する目的で用いられる．造影剤を橈骨手根関節内に直接注入する．もし断裂があれば，造影剤が断裂のある領域内に流出する．近年の報告では，3区画(橈骨手根，DRUJ，手根中央)への注入がTFCC損傷をより正確に評価する方

---

*1 訳注：英語でshuckはさや，shearは剪断，pressは押しつけを意味する．
*2 訳注：grindは(コーヒー豆を)挽くこと，すり減らすことを意味するが，この場合は軸圧を加えながら回旋させる動きを表している．

法であるといわれている．手関節造影では偽陰性の頻度が高いと報告されており，造影結果を解釈する際には注意が必要である．無症候性のTFCC，骨間靱帯の断裂，正確な断裂の位置についても手関節造影でわかることがある．一方，隣接する軟部組織構造や関節面は明瞭に描出されない．

　手関節のMRIは，TFCC損傷を診断する有効な手段として発展してきた．経験豊かな放射線技師が必要ではあるが，コイルや技術の進歩は，TFCC断裂に対する感度および診断価値という点において今や関節鏡検査に迫ろうとしている．Potterら（1997）は，関節鏡で確かめられたTFCC損傷57例において，MRIの感度は100％，特異度は90％，正確度（accuracy）は97％であったと報告している．MRIが関節造影より優れている点は，病変の位置をより正確に同定できることにある．Potterらは，損傷の位置を特定することに関して感度100％，特異度75％，正確度92％であったと報告している．ガドリニウムで造影するMR関節造影は，重要な所見を得るためにはもはや必要ない．

　手関節損傷の診断に用いられる「ゴールドスタンダード」は関節鏡検査である．病変の位置を特定するのに，ほかのどの検査よりも正確で信頼性がある．さらに，関節鏡を使えば手関節の中のすべての構造を触診したり観察したりすることができるため，損傷している可能性のある組織をすべて治療することが容易になる．鏡視下手術は，手関節の直視下手術に伴う合併症を回避し，固定後のリハビリテーションを短縮することも可能にする．

手関節尺側の疼痛の鑑別診断

橈骨の短縮（例：粉砕型の橈骨遠位端骨折）
TFCC断裂（中央部または辺縁部）
関節の変性疾患
月状三角骨間の関節炎
尺側手根伸筋の不安定性または腱炎
有鉤骨鉤骨折
尺側手根屈筋の石灰沈着性腱炎
豆状三角骨間の関節炎
尺骨動脈狭窄
Guyon管症候群
尺骨茎状突起骨折
先天性の尺骨プラス変異
尺骨神経障害

治療

　TFCC損傷に対する外科的治療は唯一，保存的治療をすべて試みた後に適応となる．

　まず初めに，手関節を4～6週間**装具で固定する**．非ステロイド性抗炎症薬（NSAIDs）が処方され，時に**コルチコステロイドの注射**が有効である．**固定**期間をおいた後に**理学療法**を開始する．最初は，自動介助および他動ROM訓練を行う．積極的な自動運動や抵抗運動による筋力強化は後から追加する．その後，さらにプライオメトリクス（plyometrics）[*1]やスポーツに特有の運動療法を行う．TFCC断裂患者の多くは，装具療法と理学療法によく反応する．

　もし保存的治療が奏効せず症状が遷延するようであれば，外科的治療が適応となる．スポーツ選手では，競技会やシーズンの時期を考慮して早めに手術を行うことがある．TFCC断裂に対する外科的治療を遅らせることは，治療成果に悪影響を及ぼす可能性があるが，議論の残る問題である．

　外科的治療はTFCC断裂のタイプに基づいて行う．ある種の断裂の治療には議論の余地があるが，それ以外の断裂の治療については一般に広く受け入れられている．

　通常，**タイプ1A**の断裂には，DRUJの不安定性がなければ，TFCC中央の断裂に対するデブリドマンが行われている．中央の円板を2/3まで切除しても，手関節のバイオメカニクスに明らかな影響はない．DRUJの不安定性を防ぐため，掌側および背側橈尺靱帯を傷つけることがないように注意しなければならない．

　タイプ1BはTFCC辺縁部の断裂である．これは，円板の中央部分の「トランポリン」効果による損傷として認識されている．通常このタイプの断裂は，血液供給が豊富であるため修復術によって治癒する．

　タイプ1Dの断裂は，議論の分かれるカテゴリーである．伝統的な治療は断裂のデブリドマンであり，早期運動が行われてきた．しかし，断裂の外科的修復によって治療成績が向上するといういくつかの報告もなされている．筆者らは，橈骨の尺側切痕における橈側断裂に対して外科的修復を行うことが多い．

　タイプ2の断裂は変性によるものと定義されており，手関節にストレスのかかるスポーツ選手（体操，投球動作のあるスポーツ，ラケットスポーツ，車いすスポーツ）でよくみられる．関節鏡を考慮する前に，保存的治療を少なくとも3か月間実施すべきである．このような病変の多くは，遠位尺骨関節面の位置が正常またはプラス変異の患者に起こる．このような患者では，中央の変性した円板の断裂に関してデブリドマンを行い，さらにwafer手術[*2]のような関節内での尺骨短縮骨切り術を施行する．

[*1]訳注：プライオメトリクスとは，ウエートトレーニングなどで培われた筋力をパワー，瞬発力に変換するためのトレーニング．遠心性収縮から求心性収縮への素早い切り替え動作を伴ったダイナミックな動きが特徴である．

[*2]訳注：wafer手術は尺骨遠位（軟骨と軟骨下骨）を薄く切除する方法である．切除部位がカトリック教の聖餐用のパン（wafer）に似ていることから，こうよばれるようになった．

リハビリテーションプロトコール

三角線維軟骨複合体（TFCC）デブリドマン後
Byrk, Savoie, and Field

このプロトコールは最初に，組織の治癒と術直後の固定を重視している．TFCC修復術が行われたときは，Münsterキャスト*を用いて6～8週間，手関節を固定すると同時に前腕の回内・回外を防止する．

第1期：0～7日
- 弾性包帯を用いて創の治癒を促進し，軟部組織の浮腫を抑制する

第2期：7日～さまざま
- ROM訓練の励行
- 許容範囲で正常な活動へ復帰

第3期：疼痛が消失したら
- 抵抗運動による筋力強化，プライオメトリクス，スポーツリハビリテーションを行う（p.108）

*訳注：顆上部まで肘を覆うギプス包帯．回内・回外は制限するが，肘の部分的な屈曲が可能．

リハビリテーションプロトコール

三角線維軟骨複合体（TFCC）断裂の修復術後（月状三角骨間の鋼線固定を伴うもの，伴わないもの）
Byrk, Savoie, and Field

第1期

0～7日
- 術直後は，軟部組織の浮腫と関節の滲出液を軽減することに焦点をあてる．手関節と肘関節の固定を維持することが重要であり，寒冷療法（アイシング）と患肢挙上の併用が望まれる．上肢はスリングで高挙する
- 指の屈曲/伸展訓練を開始し，腱固定の予防と軟部組織の浮腫の軽減を図る
- 自動介助および他動による肩関節ROM訓練を開始し，肩甲上腕関節の可動域制限を予防する．これらの訓練は自宅で行う

7日～2週
- 最初の外来受診時に抜糸を行い，Münsterキャストを巻く．再び手関節を完全に固定するが，肘関節の屈曲/伸展は奨励する

□→ 三角線維軟骨複合体（TFCC）断裂の修復術後（月状三角骨間の鋼線固定を伴うもの，伴わないもの）

- 手と肩関節のROM訓練を継続する
- スリングを取り除く

第2期

4～8週
- Münsterキャストを取り除き，取り外しのできるMünsterキャストを適用する．肘関節の屈曲/伸展訓練は継続するが，前腕の回旋は避ける
- 愛護的な手関節の屈曲/伸展訓練を開始する
- 徐々にボール握りの訓練を始める
- 手と肩関節の訓練は継続する

第3期

8週
- Münsterキャストを取り除き，必要に応じて手関節中間位のスプリントを使用する
- 診察時に月状三角骨間のワイヤーを除去する

3か月
- 手関節の6つの運動方向に沿って，自動および他動ROM訓練を段階的に進める〔「橈骨遠位端骨折」の項（p.97～98）を参照〕
- 疼痛なくROM訓練が可能となれば，筋力増強訓練を開始する
  1. 軽量のダンベルか弾性チューブを用いて，重みを加えたリストカール（weighted wrist curl）を手関節の6つの運動方向に沿って行う．これには掌屈，背屈，尺屈，橈屈，回内，回外方向が含まれる．筋力が回復すれば，さらに回内-回外筋力を強化するためにCybexマシーンを使用してもよい
  2. 上肢の対角線パターン4方向を，ダンベル，ケーブルウエート，弾性チューブを用いて行う
  3. 前腕の屈筋-回内筋訓練．手関節の伸展，回外，橈屈位で開始し，ダンベルを抵抗に使って屈曲，回内，尺屈位までもっていく
  4. 指の伸展/屈曲の抵抗運動では手の握り動作や弾性チューブを利用する
  5. 上肢のプライオメトリクスを開始する．ウォールフォーリング/プッシュオフ（wall-falling/push-off）の運動が達成できたら（下記6A参照），さまざまな重さのメディシンボールを使ったエクササイズを始める．初めは1ポンド（約450g）のボールを使い，患者の状態に合わせて順次，ボールの重量を増やしていく
  6. プライオメトリクスは，患者の活動への興味に応じて調整する．患者がスポーツ選手であれば，そのスポーツに特有の運動も追加する
     A. ウォールフォーリング：患者は壁から3～4フィート（約90～120cm）離れて立つ．患者は壁に向かって倒れ，壁についた両手で上体を受け止め，開始姿勢まで押し戻す
     B. メディシンボールスロー（throw）(1)：メディシンボールを両手でつか

み頭上にかまえる．ボールはパートナーかトランポリンに向かって投げる．ボールが戻ってくるときは頭上でキャッチする

C. メディシンボールスロー（2）：メディシンボールを両手でつかみ胸の位置にかまえる．ボールはパートナーかトランポリンに向かってプッシュパスする．ボールが戻ってくるときは胸の位置でキャッチする

D. メディシンボールスロー（3）：メディシンボールを壁に向かってプッシュパスでぶつけ，跳ね返りを胸の位置でキャッチする

E. メディシンボールスロー（4）：メディシンボールを片手でつかみ対角位置にかまえる．ボールはパートナーかトランポリンに向かって投げる．戻ってきたボールは肩越しの対角位置でキャッチする．ボールキャッチは身体の反対側で行ったり，両手を使ったりしてもよい

F. メディシンボールスロー（5）：患者は背臥位となり，上肢は支えずに外転90°，外旋90°の位置に置く．8オンス（約225 g）〜2ポンド（約900 g）の重さのメディシンボールを，2〜3フィート（約60〜90 cm）の高さからパートナーに落としてもらう．ボールをキャッチしたら，できるだけ素早い投球動作でパートナーに向かって投げ返す

G. メディシンボールを使った腕立て伏せ：手関節は掌屈位，背屈位，橈屈位，尺屈位で行う．初めは床に膝をついてもよいが，筋力が回復したら爪先を立てて行う

- スポーツに特有の運動は，プレー中に遭遇する生体力学的活動を模倣して設定する．オーバーヘッドで投球するスポーツ選手であれば，以下のようなプログラムを設定する必要がある
  - 初めにROM訓練によって，疼痛のない動きを確保する．前述した訓練をすべて行い，速やかに進行させる
  - 重くしたバトンを用いて投球，シュート，ラケットスポーツの動きを再現する．これは弾性抵抗へと進めることができる．ボールを使わないバッティングの練習も同じように開始する
  - 最後に実際の投球，シュート，オーバーヘッドでラケットを使う動作を開始する
  - コンタクトスポーツの選手，例えばフットボールの前衛などは，ベンチプレスやベンチフライを開始する必要がある．最初はバーにウエートを付けない．疼痛を起こさない範囲で，ウエートと回数を徐々に増やしていく
- レンチやペンチを使ってナットやボルトを固く締めるような，負担の大きい作業課題を行う．スクリュードライバーでねじを締めたり緩めたりすることも行う

第4期

3か月
- スプリントなしでスポーツに復帰できる最短期間

de Quervain 腱鞘炎
De Quervain's Tenosynovitis

S. Brent Brotzman, MD・Steven J. Meyers, MD・Kyle Phillips, PA-C

背景

この疾患は手関節の過用(使いすぎ)損傷として最もよくみられるものであり,手関節の尺屈を伴う力強い握り(テニスのサーブなど)を日常的によく行う人に起こることが多い.

この損傷は,第1背側区画にある長母指外転筋(abductor pollicis longus：APL)と短母指伸筋(extensor pollicis brevis：EPB)の腱鞘周囲の炎症によって生じる(図1-71A).典型的な症状は,手関節の橈側(第1背側区画上)に限局した疼痛と圧痛である.

Finkelstein テストは de Quervain 腱鞘炎の診断に有用である(図1-71B).このテストでは,母指を手掌の中に入れて「握りこぶし」を作り,さらに手関節を尺屈させて APL と EPB にストレスをかける.軽度の de Quervain 腱鞘炎では,抵抗をかけて母指中手指節(MP)関節の伸展を行ったときだけ痛みが生じる.

「橈側・背側の痛み」の原因となるその他の病態には,次のようなものがある.

- 母指手根中手(CM)関節関節症 — 母指の「crank and grind テスト*(回旋圧迫テスト)」において疼痛と軋音が聴かれる.このテストは,第1CM 関節を触知しながら母指に軸方向の圧迫を加えて行う(crank and grind テストは母指 CM 関節症でのみ陽性となる.de Quervain 腱鞘炎と CM 関節症はいずれも Finkelstein

図1-71 **A**：第1背側伸筋区画の解剖学的配置.トンネル内には短母指伸筋腱と,1つかそれ以上の長母指外転筋の腱索が通っている.**B**：Finkelstein テスト.母指を中に入れて他指を屈曲し,手関節を屈曲かつ尺屈する.第1区画に疼痛が生じれば de Quervain 腱鞘炎を強く示唆する.

(Idler RS: Helping the patient who has wrist or hand tenosynovitis. J Musculoskel Med 14[2]:183, 1997 © Teri J. McDermott 1997 より改変して引用)

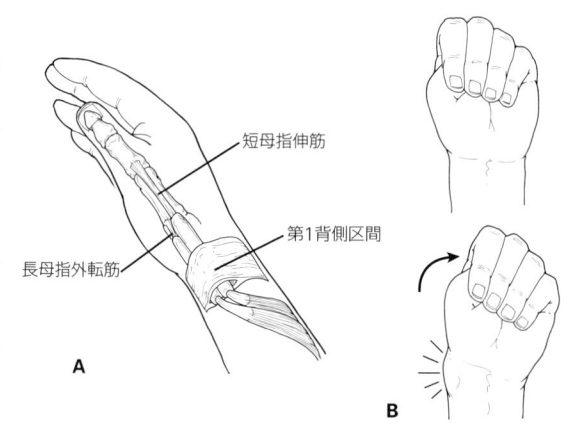

*訳注：crank はクランク(エンジンを手動でスタートするときの道具)を回すこと,grind は軸圧を加えながら回旋させることを意味している.

テストが陽性で母指の運動時痛があるが，crank and grind テストは母指 CM 関節の関節症を有する患者だけが陽性となる）．
- 舟状骨骨折 ― 解剖学的嗅ぎタバコ窩の圧痛
- 運転手骨折（chauffeur fracture）― 橈骨茎状突起骨折
- 腱交差症候群（intersection syndrome）― より近位の疼痛および圧痛（本章の p.113 で後述）
- Wartenberg 症候群（橈骨神経感覚枝の絞扼）― 腕橈骨筋の下を走行する部分から出たところで橈骨神経浅枝（感覚枝）が絞扼あるいは圧迫されるために，その感覚神経分布に疼痛を生じる．

保存的治療

　母指スパイカスプリント（thumb spica splint）が第1背側区画の腱を固定するために使われる．市販のスプリントか，患者の装着感によってはオルソプラスト（Orthoplast）で成形したものを用いる．固定肢位は手関節 15～20°伸展位，母指 30°橈側・掌側外転位とする．指節間（IP）関節は自由にしておき，この関節の運動を奨励する．スプリントは，初めの2週間は一日中装着させ，夜間は通常 6～8 週間後の外来受診時まで装着させる．治療に対する反応によってはスプリントをさらに長期間，装着させることもある．もし症状が軽快し，日常の活動を徐々に再開させるのであれば，日中のスプリント装着は中止してよい．職場での活動もそれに合わせて徐々に増やしていく．ほかに考慮すべき点は以下のとおりである．

- **腱鞘へのコルチコステロイド注射**は，中等度または著しい疼痛のある患者や，症状が3週間以上持続している患者に試みる．注射は，APL と EPB の腱鞘を別々に膨らませるようにする．注射後の不快感はさまざまであるが，軽い鎮痛薬の投与（2～3 日間）が勧められる．
- **NSAIDs の内服**〔例：セレコキシブ（セレコックス®）〕は，治療開始時に 6～8 週間処方することが多い．
- 母指の使用を制限し，第1背側区画の腱をなるべく安静にする．母指 IP 関節の持続的屈曲，つまみ，運動の繰り返しを必要とするような活動を避ける．
- 遠位から近位に向けて母指にコバンラップを巻き付けること，ローションを逆行性に塗布すること，橈骨茎状突起周辺のアイスマッサージを行う場合もある．
- 10% ヒドロコルチゾンのフォノフォレーシス（phonophoresis）＊が浮腫コントロールのために用いられる．
- 母指と手関節の愛護的な自動・他動運動を1時間おきに5分間行うように指導し，関節拘縮と腱癒着を予防する．

＊訳注：経皮吸収を促進するための物理的方法の1つで超音波を利用したもの．

手術的治療

症状は一過性に軽快することも多く，この場合，患者は上述した治療を繰り返すことになる．症状が十分に軽減しなかった場合や遷延する場合には，外科的除圧が必要となる．

除圧は，APLの複数に分かれた区画（APLには，典型的に2～4本の腱索がある）とEPBに関して行う必要がある．進入（アプローチ）の際には，外側前腕皮神経（感覚枝）および橈骨神経の背側感覚枝を傷つけないように最大の注意を払う．除圧する前に，腱を包み込むような環状の支帯線維を露出しなければならない．第1背側区画の滑走床は腕橈骨筋腱の付着部にあたり，これがこの区画の掌側縁および背側縁に枝を伸ばしている．APL腱とEPB腱の区別は，特に隔壁が存在しない場合には困難である．このY字状の腱の滑走床を確認できれば，第1背側区画を除圧したことの目印にすることができる．

リハビリテーションプロトコール

de Quervain 腱鞘炎の除圧後

0～2日
- IP関節を自由にし，術後の軟部組織の圧迫包帯を巻いた状態でできるだけ運動を行わせる
- 術後2日で包帯を除去する
- 手関節と母指の愛護的な自動運動を開始する

2～14日
- 安楽のために術前のスプリントを装着させ，運動は継続する
- 10～11日目に抜糸する
- 患者は皮切部とその遠位に感覚過敏としびれを訴えることが多い．脱感作が必要となる場合もある．通常，その領域を指先でマッサージするだけで十分であり，症状の訴えはほとんどの場合，軽快する

1～6週
- 筋力増強訓練を進め，必要があれば瘢痕部の脱感作を継続する
- 制限のない活動は，一般的に術後約6週経過するまでは許可すべきではない

手関節の腱交差症候群
Intersection Syndrome of the Wrist

S. Brent Brotzman, MD

背景

腱交差症候群（前腕部腱鞘炎）は，手関節の第1および第2背側区画の腱炎あるいは腱鞘炎である（図1-72）．この2つの区画の筋および腱は，手関節から3横指近位（Lister結節より数 cm 近位）の背側面で互いに60°の角度をなしている．**この部位は，de Quervain 腱鞘炎の位置よりも近位である．**

この過用（使いすぎ）症候群は，ほとんどの場合，ボート，スキー，ラケットスポーツ，カヌー，ウエートリフティングで起こる．スキーヤーにおける損傷機序は，突き刺したストックを深雪の抵抗に逆らって引き抜くために，手関節の背屈と橈屈を繰り返すことである．ウエートリフティングの選手は，手関節の橈側伸筋の使いすぎや過剰な手関節のカーリングが原因で腱交差症候群になりやすい．

身体診察

- 手首の背面，手関節から3横指近位の触診にて，圧痛点を認める．
- 炎症のある腱の他動あるいは自動運動によって，軋音やキーキーいう音（きしる音）が生じる．2つの区画に沿って肉眼的に腫脹（腱鞘炎）を認める場合もある．
- de Quervain 腱鞘炎とは異なり，手関節の橈屈・尺屈よりも屈曲・伸展（背屈）の際に疼痛が出現する（例：de Quervain 腱鞘炎では Finkelstein テストが陽性．**表1-9**）．

予防

スキーヤーは，パウダースノーではストックを深く刺したり引きずったりしないように，適切なストックの使い方について指導を受けるべきである．ストックの長さを2インチ（約5 cm）短くすることや，バスケットの直径を2インチ（約5 cm）小さくすることで，腱交差症候群の予防につながる．

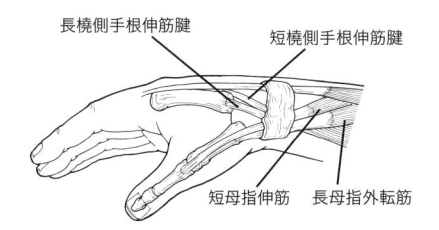

図1-72 手関節の解剖．腱交差症候群の腱炎は図に示された部分で生じる．

(Servi JT: Wrist pain from overuse. Physician Sports Med 25[12]:41, 1997 より改変して引用)

表1-9　（手と手関節の）腱鞘炎の一般的病型における臨床所見の違い

腱鞘炎	臨床所見	鑑別診断
腱交差症候群	腱交差部の浮腫，腫脹，捻髪音．手関節の屈曲・伸展によって増悪する手関節**背面**の痛み，橈屈・尺屈で増悪するde Quervain腱鞘炎の痛みとは異なる．疼痛はde Quervain腱鞘炎のように橈側にはあまり広がらない	Wartenberg症候群，de Quervain腱鞘炎
de Quervain腱鞘炎	手関節の橈側に沿って疼痛があり，手関節の橈屈・尺屈によって増悪する．Finkelsteinテストにおける疼痛は疾患に特徴的である	第1手根中手関節の関節症，舟状骨骨折の癒合不全，橈骨手根関節の関節炎，Wartenberg症候群，腱交差症候群
第6背側区画	手関節の尺側背面に疼痛があり，手関節の尺屈と伸展によって増悪する．他の運動方向でも疼痛が起こりうる．第6背側区画上の圧痛．前腕を回内から回外に回旋させながら手首を回転させたときに，尺側手根伸筋の不安定性が示される	尺側手根伸筋の不安定性，三角線維軟骨複合体の断裂，月状三角骨靭帯の断裂，尺骨突き上げ症候群，遠位橈尺関節の関節炎，正常ではこの腱（尺側手根伸筋腱）を尺骨遠位端に固定している滑走床側の腱鞘（subsheath）の外傷性断裂
橈側手根屈筋管 (flexor carpi radialis tunnel)	橈側手根屈筋管にあたる手関節の**掌側**・橈側面に現れる疼痛，腫脹，紅斑．手関節の抵抗屈曲で増悪する疼痛	支帯ガングリオン，舟状三角骨間の関節炎，第1手根中手関節の関節症，舟状骨骨折／癒合不全，橈骨手根関節の関節炎，正中神経・手掌皮枝の損傷，Lindberg症候群（長母指屈筋腱と深指屈筋腱の癒着）
ばね指	指の運動時痛，母指の指節間関節や他指の近位指節間関節のばね現象やロッキングを伴う場合と伴わない場合がある．捻髪音や第1輪状滑車付近に結節を認めることがあり，指の可動域に伴って移動する	結合組織疾患，腱の部分断裂，異物の残存，支帯ガングリオン，感染，伸筋腱亜脱臼

(Idler RS: Helping the patient who has wrist or hand tenosynovitis. J Musculoskel Med 14 [2]:62, 1997より引用)

治療

- 症状を増悪させるような活動(例:ボート漕ぎ)を数週間中止する.
- 取り外しのできる市販の母指スパイカスプリント(手関節15°伸展位)を用いて,母指を3〜6週間,固定・支持する.
- 活動再開時には,トレーニングの調整が必要である(例:重すぎるウエートを用いた手関節カーリングを避ける).
- 寒冷療法を1日に数回行う(発泡スチロール製カップで作った氷を使ったアイスマッサージ).
- 非ステロイド性抗炎症薬(NSAIDs)の投与,区画へのコルチコステロイドの注射が有効な場合がある(腱実質への注射は避けること).
- 手関節と手の愛護的なROM訓練を開始する.手関節伸筋の強化は,症状が2〜3週間にわたり消失したら開始し,相対的に「脆弱な」筋腱ユニットの「過用(使いすぎ)」を繰り返さないようにする.

リハビリテーションプロトコール

腱交差症候群の外科的除圧後

0〜14日
- 術後,ギプス副子で手関節を中間位に保持する
- 指,母指,肘関節の運動を苦痛がない範囲で行う
- 術後10〜14日で抜糸する

2〜4週
- 患者がほとんど痛みなく日常生活動作を行えるようになるまで,術前のスプリントを装着させる
- 自動および自動介助による手関節の伸展と屈曲の訓練を行い,術後4週までに術前の可動域を達成しなければならない

4〜6週
- 筋力増強訓練を進める
- 術後6週目の終わりころには完全な活動に復帰していることを見込む
- 必要ならばスプリントを使用する
- 瘢痕部の脱感作テクニックが必要となる場合がある.術後6週でも瘢痕部に圧痛がある場合には,経皮的電気神経刺激(transcutaneous electric nerve stimulation:TENS)の使用も考える

背側および掌側手根ガングリオン嚢腫
Dorsal and Volar Carpal Ganglion Cysts

S. Brent Brotzman, MD • Anna Williams, PT

背景

背側手根ガングリオン嚢腫は，ほとんどが舟状月状骨関節の近傍から発生したものである．これらの嚢腫は，長母指伸筋または総指伸筋の腱鞘のところで圧迫されて，その起源から離れた場所に発生したようにみえることがある（図1-73）．

舟状月状骨間の皮膚のLanger割線に沿った背側横切開によって，病変をはっきりと露出できる．開窓部は，橈側を第2・第3背側区画，尺側を第4区画，遠位を背側手根間靱帯，近位を背側橈骨手根靱帯によって境界されている．

掌側手根ガングリオン嚢腫は，橈側手根屈筋の腱鞘，あるいは橈骨と舟状骨，舟状骨と大菱形骨，舟状骨と月状骨の間の関節に由来する．これらの嚢腫の切除は，背側手根ガングリオン嚢腫と同様に，発生部位での広範な関節包切除を含めて行うべきである．

身体診察（図1-74）

- 背側ガングリオン嚢腫は，手関節を屈曲したときに最もよく観察できる．
- 触診で軽度の不快感が生じることがある．誘発運動（極端な手関節屈曲または伸展）によって疼痛はしばしば増強する．
- 掌側手関節ガングリオンは血管病変と鑑別する必要があり，血管の開通性をチェックするためにAllenテストを実施する．

治療

- 吸引とコルチコステロイド注射による保存的治療が第1選択である．

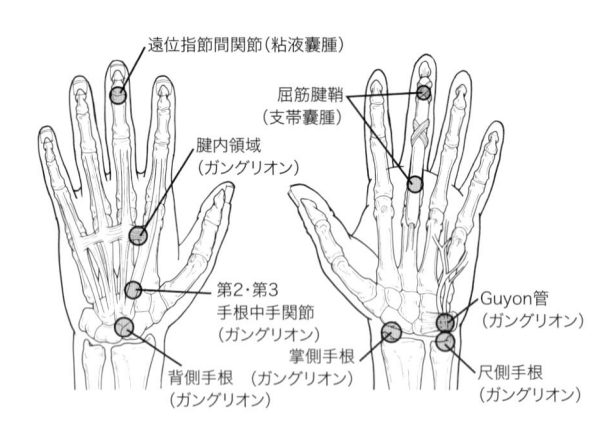

図1-73 ガングリオンが発生しやすい場所．

(Kozin SH, Urban MA, Bishop AT, Dobyns SH: Wrist ganglia: Diagnosis and treatment. J Musculoskel Med 10[1]:21, 1993より改変して引用)

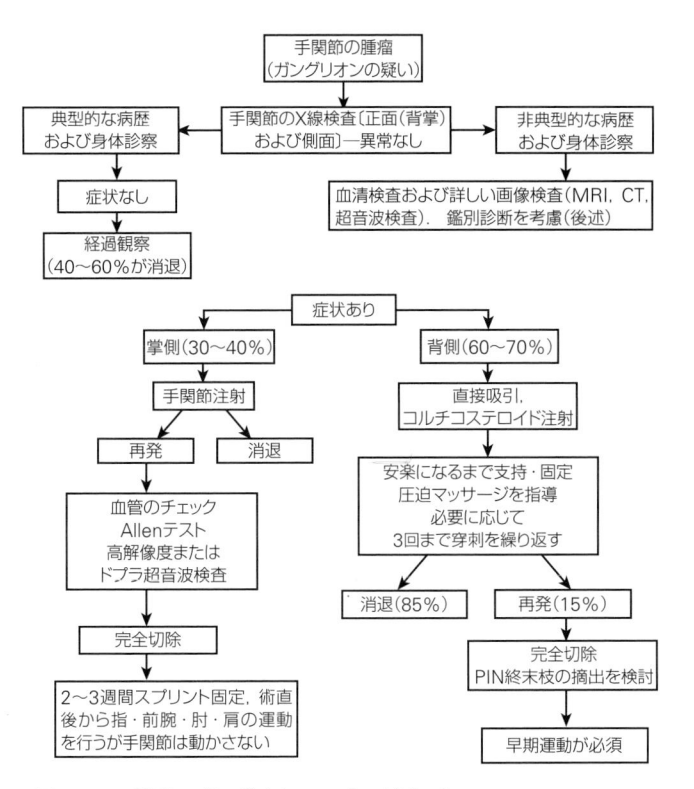

図 1-74 手関節のガングリオンのマネージメント.
CT：computed tomography；コンピュータ断層撮影，MRI：magnetic resonance imaging；磁気共鳴画像，PIN：posterior interosseus nerve；後骨間神経.

(Kozin SH, Urban MA, Bishop AT, Dobyns SH: Wrist ganglia: Diagnosis and treatment. J Musculoskel Med 10[1]:21, 1993 より引用)

- 症状が遷延する場合，ガングリオンの切除が適応となる.
- 掌側および背側ガングリオンのどちらも，通常，術後には消退する（技術的に良好であれば 90％ を超える）．しかし，再発や，ガングリオンの新たな形成と疼痛は起こりうる．

手関節ガングリオンの鑑別診断

非腫瘍性(non-neoplastic)腫瘤
  骨格外
    動脈瘤/動静脈奇形
    筋およびその他の組織の破格
    滑液包
    転位した腱
    異物肉芽腫
    肥厚組織
    神経絞扼
    神経ガングリオン
    関節周囲石灰化
    外傷後(神経腫, 腱の残遺組織)
    反復使用による線維化
    瘢痕
    腱の絞扼
    結節性硬化症
  骨格性
    関節炎の遺残
    色素性絨毛性滑膜炎
    外傷後の遺残:亜脱臼した舟状骨
腫瘍性(neoplastic)腫瘤
  軟部組織
    良性腫瘍(軟骨腫, 線維腫, 腱鞘の巨細胞腫, 血管腫, リンパ腫, 神経腫)
    悪性腫瘍(類上皮肉腫, 悪性線維性組織球腫, 転移, 滑膜肉腫)
  骨格性
    良性腫瘍〔嚢腫, 軟骨腫, 巨細胞腫, 膠原質(コラーゲン)骨軟骨腫, 類骨骨腫〕
    悪性腫瘍(軟骨肉腫, 転移, 骨肉腫)
  感染性
    真菌, マイコバクテリア, 化膿原, 結核
  疾患/代謝性
    関節リウマチおよびリウマチ疾患, リウマチ結節, 滑膜嚢胞, 腱鞘炎
    痛風, 偽痛風
    神経炎(後骨間神経), 血管炎, アミロイドーシス

(Kozin SH, Urban MA, Bishop AT, Dobyns JH: Wrist ganglia: Diagnosis and treatment. J Musculoskel Med 10(1):21, 1993 より引用)

リハビリテーションプロトコール

手関節ガングリオンの切除術後

2週
- 前腕スプリント（short arm splint）を除去し，抜糸する
- 自動および自動介助による手関節伸展・屈曲を開始する
- 日中の訓練以外の時間および夜間は，間欠的なスプリントの装着を継続させる

2〜4週
- ROM訓練から漸増抵抗運動による筋力強化へと移行する
- 4週になればスプリントを中止する

4〜6週
- 耐えられる限り通常の活動を許可する

6週
- すべての活動を許可する

参考文献

屈筋腱損傷

Boyes JH: Flexor tendon grafts in the fingers and thumb: An evaluation of end results. J Bone Joint Surg Am 32:489, 1950.

Bunnell S: Surgery of the Hand, 3rd ed. Philadelphia, JB Lippincott, 1956.

Cannon NM: Diagnosis and Treatment Manual for Physicians and Therapists, 3rd ed. Indianapolis, IN, The Hand Rehabilitation Center of Indiana, PC, 1991.

Creighton JJ, Idler RS, Strickland JW: Hand clinic, trigger finger and thumb. Indiana Med 83:260, 1990.

Dinham JM, Meggitt BF: Trigger thumbs in children: A review of the natural history and indications for treatment in 105 patients. J Bone Joint Surg Br 56:153, 1974.

Duran RJ, Houser RG: Controlled passive motion following flexor tendon repair in zones 2 and 3. AAOS Symposium on Tendon Surgery in the Hand. St Louis, Mosby, 1975, p 105.

Fahey JJ, Bollinger JA: Trigger finger in adults and children. J Bone Joint Surg Am 36:1200, 1954.

Green D: Operative Hand Surgery, 3rd ed. New York, Churchill Livingstone, 1993.

Hunter JH: Rehabilitation of the Hand, 3rd ed. St Louis, CV Mosby, 1992.

Hunter JH, Mackin EJ, Callahan AD: Rehabilitation of the Hand and Upper Extremity, 5th ed. St Louis, CV Mosby, 2002.

Idler RS: Anatomy and biomechanics of the digital flexor tendons. Hand Clin 1:3, 1985.

Leddy JP, Packer JW: Avulsion of the profundus tendon insertion in athletes. J Hand Surg [Am] 1:66, 1977.

Rhoades CE, Gelberman RH, Manjarris JF: Stenosing tenosynovitis of the fingers and thumbs. Clin Orthop 190:236, 1984.

伸筋腱損傷
槌指

Abound JM, Brown H: The treatment of mallet finger: The results in a series of consecutive cases and a review of the literature. Br J Surg 9:653, 1968.

Bowers WH, Hurst LC: Chronic mallet finger: The use of Fowler's central slip release. J Hand Surg [Am] 3:373, 1978.

Doyle JR: Extensor tendons—acute injuries. In Green D (ed): Operative Hand Surgery, 3rd ed. New York, Churchill Livingstone, 1993.

Fess EE, Gettle KS, Strickland JW: Hand Splinting Principles and Methods. St Louis, CV Mosby, 1981.

Hillman FE: New technique for treatment of mallet fingers and fractures of the distal phalanx. JAMA 161:1135, 1956.

Iselin F, Levame J, Godoy J: A simplified technique for treating mallet fingers: Tenodermodesis. J Hand Surg [Am] 2:118, 1977.

Kleinert HE, Verdan C: Report of the committee on tendon injuries (International Federation of Societies for Surgery of the Hand). J Hand Surg [Am] 5:794, 1983.

Kleinman WB, Peterson DP: Oblique retinacular ligament reconstruction for chronic mallet finger deformity. J Hand Surg [Am] 9:399, 1984.

McCoy FJ, Winsky AJ: Lumbrical loop for luxation of the extensor tendons of the hand. Plast Reconstr Surg 44:142, 1969.

Stark HH, Gainor BJ, Ashworth CR, et al: Operative treatment of intraarticular fractures of the dorsal aspect of the distal phalanx of digits. J Bone Joint Surg Am 69:892, 1987.

Stern PJ, Kastrup JJ: Complications and prognosis of treatment of mallet finger. J Hand Surg [Am] 13:329, 1988.

Wehbe MA, Schneider LH: Mallet fractures. J Bone Joint Surg Am 66:658, 1984.

Wood VE: Fractures of the hand in children. Orthop Clin North Am 7:527, 1976.

骨折と脱臼

Agee JM: Unstable fracture-dislocations of the proximal interphalangeal joint: Treatment with the force couple splint. Clin Orthop 214:101, 1987.

Cannon NM: Diagnosis and Treatment Manual for Physicians and Therapists, 3rd ed. Indianapolis, IN, The Hand Center of Indiana, 1991.

Crenshaw AH: Campbell's Operative Orthopaedics, 8th ed. St Louis, CV Mosby, 1992.

DeLee JC, Drez D: Orthopaedic Sports Medicine, 2nd ed. Philadelphia, WB Saunders, 2003.

Greene D: Operative Hand Surgery, 3rd ed. New York, Churchill Livingstone, 1993.

Hunter JM: Rehabilitation of the Hand: Surgery and Therapy, 3rd ed. St Louis, CV Mosby, 1990.

Jahss SA: Fractures of the metacarpals: A new method of reduction and immobilization. J Bone Joint Surg 20:278, 1938.

Jobe MT: Fractures and dislocations of the hand. In Gustilo RB, Kyle RK, Templeman D (eds): Fractures and Dislocations. St Louis, CV Mosby, 1993.

Kaukonen JP, Porras M, Karaharju E: Anatomical results after distal forearm fractures. Ann

Chir Gynaecol 77:21, 1988.

Knirk JL, Jupiter JB: Intra-articular fractures of the distal end of the radius in young adults. J Bone Joint Surg Am 63:647, 1986.

Moberg E: Emergency Surgery of the Hand. Edinburgh, Churchill Livingstone, 1968.

Putnam MD: Fractures and dislocations of the carpus including the distal radius. In Gustillo RB, Kyle RF, Templeman D (eds): Fractures and Dislocations. St Louis, CV Mosby, 1993.

Ryu J, Watson HK, Burgess RC: Rheumatoid wrist reconstruction utilizing a fibrous nonunion and radiocarpal arthrodesis. J Hand Surg [Am] 10:830, 1985.

Schultz RJ, Brown V, Fox JM: Gamekeeper's thumb: Results of skiing injuries. N Y State J Med 73:2329, 1973.

絞扼性神経障害
手根管症候群

Burke DT: Splinting for carpal tunnel syndrome. Arch Phys Med Rehabil 75:1241, 1994.

Gellman H, Gelberman RH, Tan AM, Botte MJ: Carpal tunnel syndrome: An evaluation of provocative diagnostic tests. J Bone Joint Surg Am 5:735, 1986.

Green D: Operative Hand Surgery, 3rd ed. New York, Churchill Livingstone, 1993.

Szabo RM, Madison M: Carpal tunnel syndrome. Orthop Clin North Am 1:103, 1992.

回内筋症候群

Gainor BJ: The pronator compression test revisited. Orthop Rev 19:888, 1990.

Hartz CR, Linscheid RL, Gramse RR, Daube JR: The pronator teres syndrome; compressive neuropathy of the median nerve. J Bone Joint Surg Am 63:885, 1981.

Idler RS, Strickland JW, Creighton JJ: Pronator Syndrome. Indianapolis Hand Clinic, Indiana Center for Surgery and Rehabilitation of the Hand and Upper Extremity, 1999.

関節形成術
指の関節形成術

Bieber EJ, Weiland AJ, Volenec-Dowling S: Silicone-rubber implant arthroplasty of the metacarpophalangeal joints for rheumatoid arthritis. J Bone Joint Surg Am 68:206, 1986.

Blair WF, Shurr DG, Buckwalter JA: Metacarpophalangeal joint implant arthroplasty with a Silastic spacer. J Bone Joint Surg Am 66:365, 1984.

Cannon NM: Diagnosis and Treatment Manual for Physicians and Therapists, 3rd ed. Indianapolis, IN, The Hand Rehabilitation Center of Indiana, PC, 1991.

Eaton RG, Malerich MM: Volar plate arthroplasty of the proximal interphalangeal joint: A review of ten years' experience. J Hand Surg [Am] 5:260, 1980.

Swanson AB: Silastic HP 100 Swanson finger joint implant for metacarpophalangeal and proximal interphalangeal joint arthroplasty and Dow Corning Wright Swanson finger joint Grommet II for metacarpophalangeal implant arthroplasty. Grand Rapids, MI, Dow Corning Wright, 1988.

Swanson AB: Flexible implant arthroplasty for arthritic finger joints. J Bone Joint Surg Am 54:435, 1972.

Swanson AB, Leonard JB, deGroot Swanson G: Implant resection arthroplasty of the finger joints. Hand Clin 2:107, 1986.

Swanson AB, Maupin BK, Gajjar NV, Swanson GD: Flexible implant arthroplasty in the proximal interphalangeal joint of the hand. J Hand Surg [Am] 10:796, 1985.

母指手根中手関節の関節形成術

Burton RI, Pellegrini VD: Surgical management of basal joint arthritis of the thumb. II. Ligament reconstruction with tendon interposition arthroplasty. J Hand Surg [Am] 11:324, 1986.

Cannon NM: Diagnosis and Treatment Manual for Physicians and Therapists, 3rd ed. Indianapolis, IN, The Hand Rehabilitation Center of Indiana, PC, 1991.

Creighton JJ, Steichen JB, Strickland JW: Long-term evaluation of Silastic trapezial arthroplasty in patients with osteoarthritis. J Hand Surg [Am] 16:510, 1991.

Dell PC, Brushart TM, Smith RJ: Treatment of trapeziometacarpal arthritis: Results of resection arthroplasty. J Hand Surg [Am] 3:243, 1978.

Eaton RG, Littler JW: Ligament reconstruction for the painful thumb carpometacarpal joint. J Bone Joint Surg Am 55:1655, 1973.

Kleinman WB, Eckenrode JF: Tendon suspension sling arthroplasty for thumb trapeziometacarpal arthritis. J Hand Surg [Am] 16:983, 1991.

Hofammann DY, Ferlic DC, Clayton ML: Arthroplasty of the basal joint of the thumb using a silicone prosthesis. J Bone Joint Surg Am 69:993, 1987.

Pellegrini VD, Burton RI: Surgical management of basal joint arthritis of the thumb. I. Long-term results of silicone implant arthroplasty. J Hand Surg [Am] 11:309, 1986.

手関節と遠位橈尺関節障害
橈骨骨折

Alffram PA, Bauer GCH: Epidemiology of fractures of the forearm: A biomechanical investigation of bone strength. J Bone Joint Surg Am 44:158, 1962.

Anderson DD, Bell AL, Gaffney MB, Imbriglia JE: Contact stress distributions in malreduced intraarticular distal radius fractures. J Orthop Trauma 10:331, 1996.

Fernandez DL: Smith Frakturen. Z Unfallmed Berusfskrankheiten 3:110, 1980.

Fernandez DL: Fractures of the distal radius: Operative treatment. Instr Course Lect 42:73, 1993.

Fernandez DL: Acute and chronic derangement of the distal radio ulnar joint after fractures of the distal radius. EFORT 41, 1999.

Fernandez DL, Geissler WB: Treatment of displaced articular fractures of the radius. J Hand Surg [Am] 16:375, 1991.

Fernandez DL, Jupiter JB: Fractures of the Distal Radius. A Practical Approach to Management. New York, Springer-Verlag, 1995.

Friberg S, Lundstrom B: Radiographic measurements of the radiocarpal joint in normal adults. Acta Radiol Diagn 17:249, 1976.

Gartland JJ, Werley CW: Evaluation of healed Colles' fractures. J Bone Joint Surg Am 33:895, 1951.

Gelberman RH, Szabo RM, Mortensen WW: Carpal tunnel pressures and wrist position in patients with Colles' fractures. J Trauma 24:747, 1984.

Kaempffe FA, Wheeler DR, Peimer CA, et al: Severe fractures of the distal radius: Effect of amount and duration of external fixator distraction on outcome. J Hand Surg [Am] 18:33, 1993.

Kozin SH: Early soft-tissue complications after fractures of the distal part of the radius. J Bone Joint Surg Am 75:144, 1993.

Melone CP: Articular fractures of the distal radius. Orthop Clin North Am 15:217, 1984.

Melone CP: Open treatment for displaced articular fractures of the distal radius. Clin Orthop

202:103, 1988.

Newport ML: Colles fracture: Managing a common upper extremity injury. J Musculoskel Med 17:292, 2000.

Pattee GA, Thompson GH: Anterior and posterior marginal fracture-dislocation of the distal radius. Clin Orthop 231:183, 1988.

Short WH, Palmer AK, Werner FW, Murphy DJ: A biomechanical study of distal radius fractures. J Hand Surg [Am] 12:529, 1987.

Simpson NS, Jupiter JB: Delayed onset of forearm compartment syndrome: A complication of distal radius fracture in young adults. J Orthop Trauma 9:411, 1995.

Talesnick J, Watson HK: Midcarpal instability caused by malunited fractures of the distal radius. J Hand Surg [Am] 9:350, 1984.

Trumble T, Glisson RR, Seaber AV, Urbaniak JR: Forearm force transmission after surgical treatment of distal radioulnar joint disorders. J Hand Surg [Am] 12:196, 1987.

Viegas SF, Tencer AF, Cantrell J, et al: Load transfer characteristics of the wrist. Part II. Perilunate instability. J Hand Surg [Am] 12:978, 1987.

三角線維軟骨複合体断裂

Adams BD: Partial excision of the triangular fibrocartilage complex articular disc: Biomechanical study. J Hand Surg [Am] 18:919, 1993.

Bednar M, Arnoczky S, Weiland A: The microvasculature of the triangular fibrocartilage complex: Its clinical significance. J Hand Surg [Am] 16:1101, 1991.

Bowers WH, Zelouf DS: Treatment of chronic disorders of the distal radioulnar joint. In Lichtman DM, Alexander AH (eds): The Wrist and Its Disorders, 2nd ed. Philadelphia, WB Saunders, 1997, p 475.

Byrk FS, Savoie FH III, Field LD: The role of arthroscopy in the diagnosis and management of cartilaginous lesions of the wrist. Hand Clin 15:423, 1999.

Chidgey LK, Dell PC, Bittar ES, Spanier SS: Histologic anatomy of the triangular fibrocartilage complex. J Hand Surg [Am] 16:1084, 1991.

Cooney WP, Linscheid RL, Dobyns JH: Triangular fibrocartilage tears. J Hand Surg [Am] 19:143, 1994.

Corso SJ, Savoie FH, Geissler WB, et al: Arthroscopic repair of peripheral avulsions of the triangular fibrocartilage complex of the wrist: A multicenter study. Arthroscopy 13:78, 1997.

Feldon P, Terrono AL, Belsky MR: Wafer distal ulna resection for triangular fibrocartilage tears and/or ulna impaction syndrome. J Hand Surg [Am] 17:731, 1992.

Fellinger M, Peicha G, Seibert FJ, Grechenig W: Radial avulsion of the triangular fibrocartilage complex in acute wrist trauma: A new technique for arthroscopic repair. Arthroscopy 13:370, 1997.

Jantea CL, Baltzer A, Ruther W: Arthroscopic repair of radial-sided lesions of the fibrocartilage complex. Hand Clin 11:31, 1995.

Johnstone DJ, Thorogood S, Smith WH, Scott TD: A comparison of magnetic resonance imaging and arthroscopy in the investigation of chronic wrist pain. J Hand Surg [Br] 22:714, 1997.

Kleinman WB, Graham TJ: Distal ulnar injury and dysfunction. In Peimer CA (ed): Surgery of the Hand and Upper Extremity, vol 1. New York, McGraw-Hill, 1996, p 667.

Lester B, Halbrecht J, Levy IM, Gaudinez R: "Press test" for office diagnosis of triangular fibrocartilage complex tears of the wrist. Ann Plast Surg 35:41, 1995.

Levinsohn EM, Rosen ID, Palmer AK: Wrist arthrography: Value of the three-compartment injection method. Radiology 179:231, 1991.

Lichtman DM: The Wrist and Its Disorders. Philadelphia, WB Saunders, 1988.

Loftus JB, Palmer AK: Disorders of the distal radioulnar joint and triangular fibrocartilage complex: An overview. In Lichtman DM, Alexander AH (eds): The Wrist and Its Disorders, 2nd ed. Philadelphia, WB Saunders, 1997, p 385.

Mikic ZDJ: Age changes in the triangular fibrocartilage in the wrist joint. J Anat 126:367, 1978.

Palmer AK: Triangular fibrocartilage complex lesions: A classification. J Hand Surg [Am] 14:594, 1989.

Palmer AK, Glisson RR, Werner FW: Ulnar variance determination. J Hand Surg [Am] 7:376, 1982.

Palmer AK, Werner FW: The triangular fibrocartilage complex of the wrist: Anatomy and function. J Hand Surg [Am] 6:153, 1981.

Palmer AK, Werner FW: Biomechanics of the distal radial ulnar joint. Clin Orthop 187:26, 1984.

Palmer AK, Werner FW, Glisson RR, Murphy DJ: Partial excision of the triangular fibrocartilage complex. J Hand Surg [Am] 13:403, 1988.

Pederzini L, Luchetti R, Soragni O, et al: Evaluation of the triangular fibrocartilage complex tears by arthroscopy, arthrography and magnetic resonance imaging. Arthroscopy 8:191, 1992.

Peterson RK, Savoie FH, Field LD: Arthroscopic treatment of sports injuries to the triangular fibrocartilage. Sports Med Orthop Rev 6:262, 1998.

Potter HG, Asnis-Ernberg L, Weiland AJ, et al: The utility of high-resolution magnetic resonance imaging in the evaluation of the triangular fibrocartilage complex of the wrist. J Bone Joint Surg Am 79:1675, 1997.

Reagan DS, Linscheid RL, Dobyns JH: Lunotriquetral sprains. J Hand Surg [Am] 9:502, 1984.

Roth JH, Haddad RG: Radiocarpal arthroscopy and arthrography in the diagnosis of ulnar wrist pain. Arthroscopy 2:234, 1986.

Sagerman SD, Short W: Arthroscopic repair of radial-sided triangular fibrocartilage complex tears. Arthroscopy 12:339, 1996.

Savoie FH: The role of arthroscopy in the diagnosis and management of cartilaginous lesions of the wrist. Hand Clin 11:1, 1995.

Savoie FH, Grondel RJ: Arthroscopy for carpal instability. Orthop Clin North Am 26:731, 1995.

Savoie FH, Whipple TL: The role of arthroscopy in athletic injuries of the wrist. Clin Sports Med 15:219, 1996.

Thuri-Pathi RG, Ferlic DC, Clayton ML, McLure DC: Arterial anatomy of the triangular fibrocartilage of the wrist and its surgical significance. J Hand Surg [Am] 11:258, 1986.

Trumble TE, Gilbert M, Bedder N: Arthroscopic repair of the triangular fibrocartilage complex. Arthroscopy 12:588, 1996.

Viegas SF, Patterson RM, Hokanson JA, et al: Wrist anatomy: Incidence, distribution and correlation of anatomic variations, tears and arthrosis. J Hand Surg [Am] 18:463, 1993.

de Quervain 病

Edwards EG: deQuervain's stenosing tendo-vaginitis at the radial styloid process. South Surg 16:1081, 1950.

Jackson WT, Viegas SF, Coon TM, et al: Anatomical variations in the first extensor compartment of the wrist. J Bone Joint Surg Am 68:923, 1986.

Minamikawa Y, Peimer CA, Cox WL, Sherwin FS: deQuervain's syndrome: Surgical and anatomical studies of the fibroosseous canal. Orthopaedics 14:545, 1991.

Strickland JW, Idler RS, Creighton JC: Hand clinic deQuervain's stenosing tenovitis. Indiana Med 83:340, 1990.

Totten PA: Therapist's management of deQuervain's disease. In Hunter JM (ed): Rehabilitation of the Hand, Surgery and Therapy. St Louis, CV Mosby, 1990.

腱交差症候群

Grundberg AB, Reagan DS: Pathologic anatomy of the forearm: Intersection syndrome. J Hand Surg [Am] 10:299, 1985.

手関節靱帯損傷

Blatt G: Capsulodesis in reconstructive hand surgery. Hand Clin 3:81, 1987.

Lavernia CJ, Cohen MS, Taleisnik J: Treatment of scapholunate dissociation by ligamentous repair and capsulodesis. J Hand Surg [Am] 17:354, 1992.

Watson HK, Ballet FL: The SLAC wrist: Scapholunate advanced collapse pattern of degenerative arthritis. J Hand Surg [Am] 9:358, 1984.

2 肘の損傷

KEVIN E. WILK, PT • JAMES R. ANDREWS, MD

- 評価
- 投球競技者の病歴
- 身体診察
- 投球競技者のためのリハビリテーション原理
- 内側側副靱帯(尺側側副靱帯)損傷
- 肘(肘部管)での尺骨神経損傷
- 投球競技者における屈曲拘縮(伸展制限)の治療
- 肘の基礎的訓練プログラム(1日3回実施)
- 肘の漸増抵抗運動(PRE)
- 肘の遠心性回内運動
- 肘の遠心性回外運動
- 肘関節脱臼の治療とリハビリテーション
- 外上顆炎と内上顆炎
- 遠位上腕二頭筋腱の修復
- 橈骨頭の単独骨折
- リハビリテーションの原則
- 肘関節形成術
- 肘頭滑液包炎
- 外傷後の肘関節硬直

肘と前腕でよくみられる病態の所見

外反伸展過負荷症候群(valgus extension overload syndrome)
- 肘頭付近の圧痛(肘の後方)
- 他動的に肘伸展を強制したときの痛み
- 外反弛緩性の増加(一定しない)

肘部管症候群
- 尺骨神経の走行に沿った圧痛
- 尺骨神経が肘部管を通る部位での Tinel 徴候(肘の内側)
- 尺骨神経圧迫テストの異常
- 肘屈曲テストの異常(一定しない)
- 小指(第5指),環指(第4指)の尺側,手の尺側の異常感覚(二点識別覚または触覚)(一定しない)

肘と前腕でよくみられる病態の所見

- 尺骨神経支配の手内筋の筋力低下および筋萎縮（一定しない）
- 小指の深指屈筋の筋力低下（一定しない）
- 尺骨神経の不安定性，肘の不安定性，または肘の変形の併存（ときどき）

外上顆炎（伸筋起始部の腱炎）
- 外側上顆および炎症を起こした腱起始部の圧痛
- 抵抗をかけた手関節伸展によって生じる痛み〔「外上顆炎（テニス肘）」の項（p.166）を参照〕
- 肘完全伸展位で，指と手関節を他動的に屈曲したときの痛み（一定しない）

橈骨神経管症候群（radial tunnel syndrome）
- Frohse アーケード（arcade of Frohse）における前腕伸筋群の圧痛（外側上顆より遠位）
- 中指伸展テストで再現される痛み
- 指と母指の伸筋，および尺側手根伸筋の筋力低下（まれにみられる）（本文 p.167 参照）

円回内筋症候群
- 前腕近位部の円回内筋上に圧痛がある
- 母指，示指，中指，環指橈側における異常感覚（二点識別覚または触覚）（一定しない）
- 持続的な回内抵抗運動は症状を再現する
- 正中神経支配筋の筋力低下（一定しない）
- まれではあるが，**手根管症候群と誤って診断されている**
- 前腕回外位で，抵抗をかけて肘を屈曲させたときに症状が再現する〔上腕二頭筋腱膜（lacertus fibrosus）での圧迫〕
- 抵抗をかけて中指の近位指節間（PIP）関節を屈曲させると，症状が再現される（浅指屈筋による圧迫）

前骨間神経症候群
- 長母指屈筋と示指へ向かう深指屈筋の筋力低下（"O" 徴候*）
- 方形回内筋の筋力低下（一定しない）

内上顆炎（屈筋-回内筋腱炎）
- 屈筋群起始部の圧痛
- 抵抗をかけた手関節屈曲テストは痛みを再現する

---

*訳注：母指と示指できれいな丸（パーフェクト O）を作るように指示すると，母指 IP 関節および示指 DIP 関節が自動屈曲できないため特徴的な水滴型を示す．わが国では tear drop sign とよばれることが多い．

- 抵抗をかけた前腕の回内運動は痛みを再現する
- 尺側側副靱帯(ulnar collateral ligament：UCL)断裂や肘部管症候群(尺骨神経)と鑑別しなければならない

遠位上腕二頭筋腱の断裂
- 腫脹
- 斑状出血
- 上腕二頭筋腱の断絶を触知する
- 回外および肘屈曲の筋力低下または喪失

尺側側副靱帯(UCL)のストレイン*または断裂
- 投球競技者における内側の肘関節痛
- 完全断裂は，肘屈曲25°での外反ストレステストで明らかとなる(健側と比較する)
- 不全断裂はUCLを触診したときに圧痛を生じるが，外反ストレステストでは明らかにならない
- UCLのストレイン(機械的疲労)や断裂は，屈筋-回内筋ストレイン(過伸張損傷)や内上顆炎と鑑別する必要がある(本文p.135参照)

肘内障(pulled-elbow syndrome)〔子守女肘(nursemaid's elbow)〕
- 平均年齢は2～3歳
- 伸展した肘を長軸方向に牽引した既往がある
- 輪状靱帯の一部が橈骨頭を乗り越えて橈骨上腕骨小頭関節との間に滑り込む
- 病歴は診断にあたり重要な意味をもつ
- 典型的な子どもは，手を回内させ(手掌が下向き)腕を体幹につけている
- 徒手整復の成功率は高い(86～98%)．最初に前腕を回外させ(手掌が上向き)，次に肘を過屈曲させる
- 靱帯が「コクッ」と整復される感じがわかるように，検者の母指は橈骨頭の外側にあてておく

リトルリーガー肘
- 骨端線が開いている幼い，成長期にある(小児)投球競技者でみられる肘関節病変スペクトルを総称する用語
- 4つの異なる領域が投球ストレスを受けやすい．(1)肘内側の過度の引っぱり負荷(tension overload)，(2)外側関節面の圧迫過負荷(compression over-

---

*訳注：ストレイン(strain)；一般に筋腱の部分的過伸張損傷をいい，また筋腱あるいは靱帯の機械的疲労をいう．筋伸張損傷(muscle strain)はスポーツ活動だけでなく，引っぱり負荷の強い動作(例：急に物を持ち上げたとき)や日常生活での過用(使いすぎ)も原因となりうる．

□→ 肘と前腕でよくみられる病態の所見

load），(3) 後内側の剪断力，(4) 側方拘束因子（lateral restraint）に対する伸展過負荷（extension overload）
- Panner 病（上腕骨小頭の壊死），離断性骨軟骨炎，内上顆骨折，内側骨端症，内側靱帯損傷，肘頭尖の後方骨棘形成として症状が現れることがある
- 小児の投球競技者におけるこれらの病変は，小児整形外科医が評価すべきである

変形性関節症
- 屈曲または伸展の制限
- 滲出液（一定しない）

(Reider B: The Orthopaedic Physical Examination. Philadelphia, WB Saunders, 1999 より改変)

評価

筆者らは通常，解剖学に基づいたアプローチによって肘の損傷を診断し，治療している．肘の特定の部位の痛みは，ほとんど例外なくその周囲あるいはその下部にある身体構造に原因がある（**図2-1**）．また，損傷は**急性**のもの（橈骨頭骨折や肘関節後方脱臼）と微小外傷の繰り返しによる**進行性過用（使いすぎ）**のものとに分類される．ス

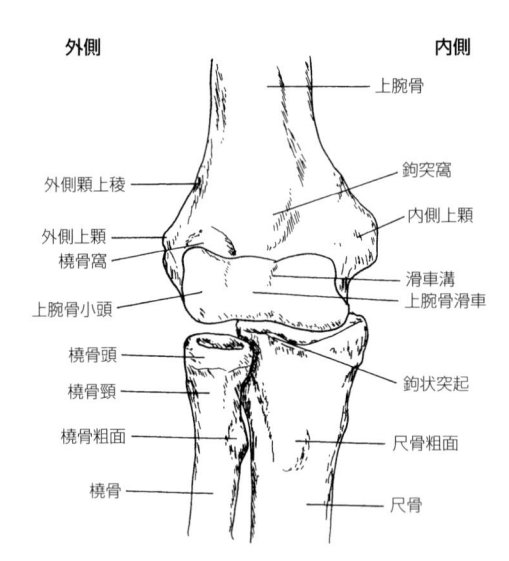

図 2-1　腕橈関節と腕尺関節の骨構造．

ポーツ選手では，主たる症状の原因が，5つの領域のうち1つにあると特定できるはずである．

症状部位による肘の痛みの鑑別診断（図2-2～図2-5）

部位	生じうる疾患
前方	前関節包のストレイン* 遠位上腕二頭筋腱断裂/腱炎 肘関節脱臼 回内筋症候群（投球競技者）
内側	内上顆炎 尺側側副靱帯（ulnar collateral ligament：UCL）損傷〔内側側副靱帯（medial collateral ligament：MCL）〕 尺骨神経炎または尺骨神経亜脱臼 屈筋-回内筋ストレイン* 骨折 骨格が未熟な投球者のリトルリーガー肘 外反伸展過負荷/過用（使いすぎ）症候群
後内側	肘頭尖（olecranon tip）の疲労骨折 投球競技者における後方インピンジメント 上腕骨滑車の軟骨軟化

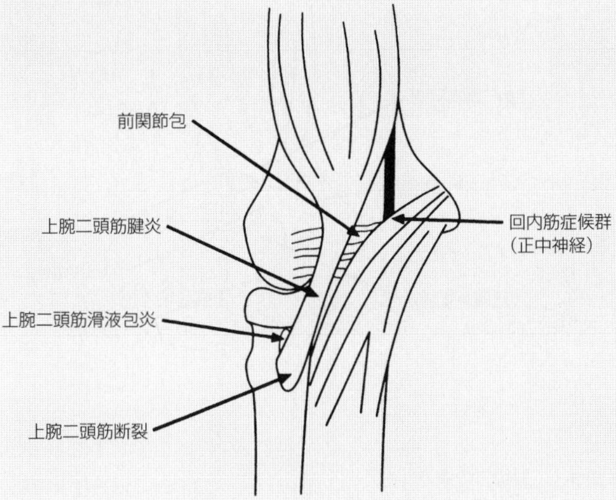

図2-2 肘前方の痛み．
(Mellion MB, Walsh WM, Shelton GL: The Team Physician's Handbook, 3rd ed. Philadelphia, Hanley & Belfus, 2000, p 419 より引用)

*訳注：p.129 の訳注参照．

□→ 症状部位による肘の痛みの鑑別診断

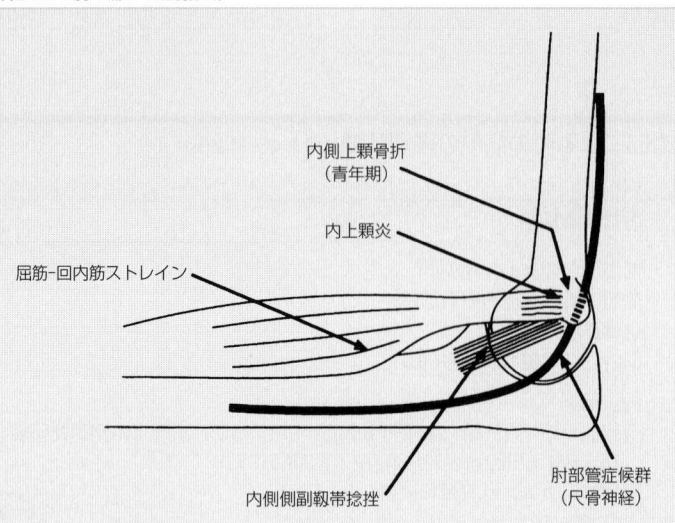

図2-3 肘内側の痛み.
(Mellion MB, Walsh WM, Shelton GL: The Team Physician's Handbook, 3rd ed. Philadelphia, Hanley & Belfus, 2000, p 419より引用)

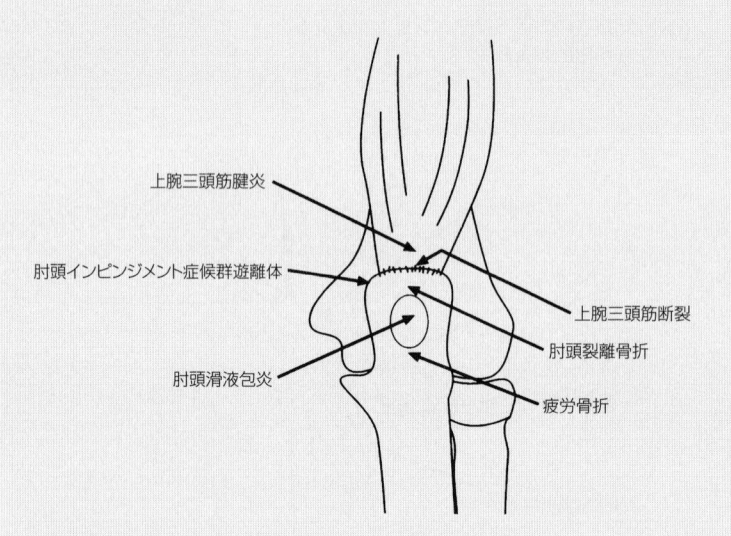

図2-4 肘後方の痛み.
(Mellion MB, Walsh WM, Shelton GL: The Team Physician's Handbook, 3rd ed. Philadelphia, Hanley & Belfus, 2000, p 419より引用)

部位	生じうる疾患
後方	肘頭滑液包炎 肘頭突起の疲労骨折 上腕三頭筋腱炎
外側	上腕骨小頭骨折 外上顆炎 外側側副靱帯(lateral collateral ligament：LCL)損傷 骨軟骨の変性変化 離断性骨軟骨炎(Panner病) 後骨間神経症候群 橈骨頭骨折 橈骨神経管症候群 滑膜炎 頸部神経根症 — 関連痛

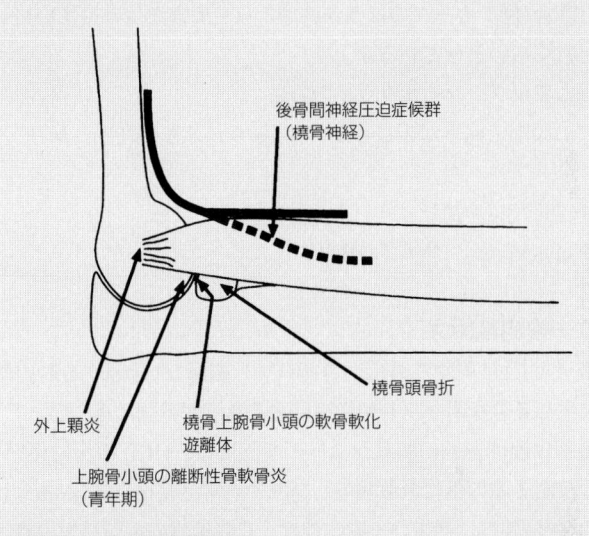

図2-5 肘外側の痛み．
(Mellion MB, Walsh WM, Shelton GL: The Team Physician's Handbook, 3rd ed. Philadelphia, Hanley & Belfus, 2000, p 419 より引用)

(Conway JE: Clinical evaluation of elbow injuries in the athlete. J Musculoskel Med 10(3):20, 1988 より改変)

投球競技者の病歴

投球競技者(thrower)では，以下のような病歴について詳細に聴取しなければならない．
- 急性の損傷か，進行性か
- 症状の強さ
- 症状の持続期間
- 投球スケジュール
  - 頻度(frequency)
  - 強度(intensity)
  - 投球時間(duration)
- 投法(サイドスローか，オーバースローか — サイドスローのほうが肘を損傷しやすい)
- 投球の種類と割合(例：カーブのほうが直球よりも障害を受けやすい)
- 休息時間はどれくらいとっているか.
- 通常のウォームアップ，クールダウンの方法
- 投球動作のどの段階で痛みが起こるか(例：振りかぶりの初期，加速，フォロースルー*1)
- 運動の制約(後関節包の拘縮)
- ロッキングやcheckrein*2 タイプの症状

投球競技者の一般的な訴え

尺側側副靱帯(UCL)に対する外反過負荷(UCL損傷)に起因する**肘内側の痛み**は，激しい投球後に生じる急なポップ音や次第に強くなる肘内側の違和感として感じられる．こうした選手は投球速度の明らかな低下を訴える．UCL損傷に伴いしばしば尺骨神経の徴候〔尺側2本の指に放散するしびれや異常感覚(paresthesia)〕がみられる(多くて40%の競技者に)．靱帯の不安定性は，尺骨神経の牽引損傷の誘因となる.

肘後方の痛みはしばしば**外反伸展過負荷症候群**(valgus extension overload syndrome)*3 で存在する.

投球者における**肘外側の痛み**は，過度の圧迫とそれに引き続く橈骨頭や上腕骨小頭

---

*1 訳注：投球動作は一般に，最初の構え(initial stance)，振りかぶり(cocking)，加速(acceleration)，リリースと減速(release and deceleration)，フォロースルー(follow through)に分けられる(3章 p.266参照).

*2 訳注：checkreinはもともと，馬が頭を下げないようにするための手綱，「止め手綱」のことを意味する．この場合は，何らかの組織が手綱として働き，関節運動が制約されるために，引っかかりや弾発を生じること．米国では比較的ポピュラーな用語であり，肘に特有なものではなく他の関節でも使われる.

の損傷，あるいはこれに伴う遊離体によって生じる（例：リトルリーガー肘）．

身体診察

投球競技者に多くみられる生理学的/病理学的変化には，次のようなものがある．
- 肘の屈曲拘縮（伸展制限）
- 外反肘
- 屈筋-回内筋の肥大
- 前関節包の拘縮
- 肘頭の肥厚
- 後方または前方コンパートメントの遊離体

肘関節内側の検査
- 内側上顆や骨格筋付着部の圧痛は，屈筋-回内筋ストレインを示唆する（筋の欠損や断裂を認めることはほとんどない）．
- UCL の前束（前斜走線維）を触診したときに圧痛があれば，**UCL 損傷が疑われ，屈筋-回内筋群（内側上顆）の損傷は否定される**．
- UCL の外反ストレステストにおける痛みや非対称性の弛緩性に注意する．外反ストレステストは，肘頭をロックさせないように肘を 20～30°屈曲させて行い，損傷側を症状のない側と比較する．このテストは仰臥位，腹臥位または座位で実施することが可能である．
- **外反伸展スナップ操作**（valgus extension snap maneuver）は，肘にしっかりと外反ストレスをかけ，それから突然伸展させていく方法である．このテストで痛みが再現すれば，肘の**外反伸展過負荷症候群**が示唆される．
- 後内側の腕尺関節を触診し，外反伸展過負荷症候群で見出される圧痛や骨棘の有無について検索する．
- 尺骨神経の炎症は，Tinel 徴候を調べることで明らかにできる．
- 肘部管内で尺骨神経が亜脱臼するかどうかを調べる．
- 小指および環指の尺側 1/2 において，尺骨神経の一過性神経伝導障害（neurapraxia）と関連した異常感覚や感覚脱失の有無についてチェックする．

＊3 訳注：外反伸展過負荷症候群は，本格的な野球の投手に多くみられる，1 つの独立したカテゴリーをなす肘の損傷である．頻度はやや少ないが，フットボールのクォーターバック，やり投げの選手にもみられる．外反伸展負荷は通常，内側コンパートメントの牽引，外側コンパートメントの圧迫，後方コンパートメントのインピンジメントと関連している．

肘関節外側の検査
- 腕橈関節を触診し，骨棘の有無をチェックする．
- 肘関節の後外側面で関節滲出液を触知することがある．
- 外側靱帯複合体（lateral ligament complex）の安定性について，内反ストレステストで調べる．
- 外側上顆を触診し，外上顆炎すなわち「テニス肘」の可能性について調べる．典型的なテニス肘は，バックハンドを打つタイミングが遅い，あるいはそれを支える力が弱いときに生じる．

肘関節後方の検査
- 肘頭を触診し，骨棘，骨折，遊離体の有無を調べる．
- 肘頭の上腕三頭筋停止部を触診し，腱炎または部分断裂の可能性を検索する．

肘関節前方の検査
- 前関節包炎（anterior capsulitis）の触診では，局在のはっきりしない圧痛を認める．
- 上腕二頭筋腱および腕橈骨筋を触診し，腱炎または部分断裂の有無を調べる．
- "checkrein現象"は症状や鉤状突起の前方への肥厚を引き起こす．

投球競技者のためのリハビリテーション原理

投球を繰り返すことにより，肘周辺の筋肉と骨に肥大性変化が生じる．Slocumは，投球による肘損傷を，内側の緊張（tension）によるものと外反圧迫過負荷（valgus compression overload）によるものに分類した最初の研究者の一人である．**外反ストレスに伸展強制が加わることが，野球肘（thrower's elbow）の主たる病理学的メカニズムである．緊張**（図2-6）は投球中に肘の内側面に生じる．圧迫は肘の外側面に生じる．

一般的なリハビリテーションの原則
投球競技者における肘構成体のリハビリテーションは，動き（motion）と機能の完全回復を目指した慎重に管理されたプログラムが必要である．たいてい術後には，肘のもつ高度な関節適合性，関節包構造，軟部組織変化のために運動性が失われる．合併症のない完全な機能を獲得するためには，ひと続きの漸進的な治療プログラムを考案しなければならない．そのようなプログラムでは，次の段階へ進む前に各段階で満たすべき特定の基準が必要である．最終的なゴールは，選手ができるだけ早く安全にスポーツに復帰することである．

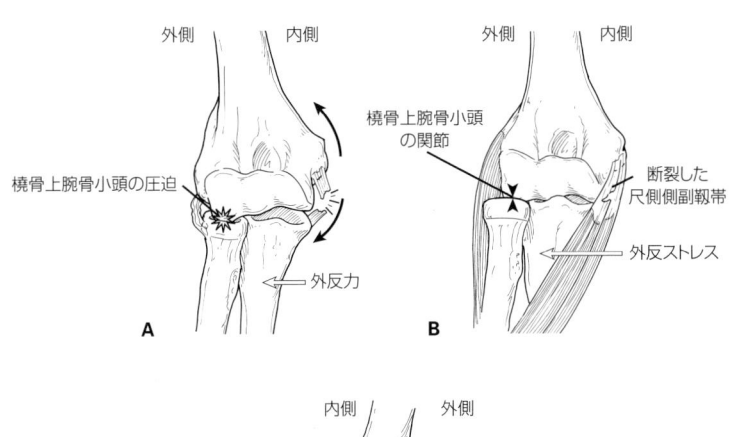

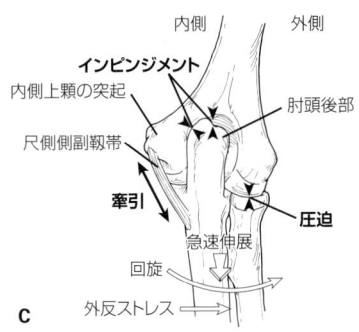

図 2-6 **A**：外反力により尺側側副靱帯 (UCL) が損傷され，橈骨上腕骨小頭関節 (radiocapitellar joint) は圧迫を受ける．**B**：投球で肘内側不安定性をもつ患者は，外側にある橈骨上腕骨小頭関節への圧迫力 (矢頭) と内側での外反ストレス (矢印) に曝されて，UCL 断裂を起こす．**C：外反伸展過負荷症候群**．外反ストレスおよび回旋を伴う急速な肘伸展により，内側の牽引，外側の圧迫，関節内後方インピンジメントが起こる．このようなストレスは UCL，内側上顆の突起，外側コンパートメントおよび肘頭後部の損傷を起こす．

(Nirsahl RP, Kraushaar BS: Assessment and treatment guidelines for elbow injuries. Physician Sports Med 24[5]:230, 1996；Harding WG: Use and misuse of the tennis elbow strap. Physician Sports Med 20[8]:430, 1992；Fox GM, Jebson PT, Orwin JF: Over-use injuries of the elbow. Physician Sports Med 23[8]:58 より改変して引用)

　肘の障害をもつ投球競技者がリハビリテーションを行う際には，いくつかの重要な原則を考慮すべきである．(1) 固定による影響を最小限にする．(2) 治癒過程にある組織を過度に圧迫しない．(3) リハビリテーションの過程においてある段階から次の段階へ進むためには，特定の基準を満たさなければならない．(4) リハビリテーションプログラムは最新の臨床的，科学的研究に基づいている．(5) リハビリテーションプログラムは，個々の患者および患者の特定のゴールに合わせて調整できる．最後に，これらの基本的な治療原則は，リハビリテーションの全過程を通じて遵守することである．

　投球競技者の肘のリハビリテーションは，一般的に 4 つの段階から構成されてい

> **投球競技者における肘損傷の分類**
>
> **内側ストレス**
> - 屈筋のストレインまたは断裂
> - 内側上顆の裂離
> - 内側側副靱帯の弱化(attenuation)または断裂
> - 尺骨神経の牽引
>
> **外側圧迫**
> - 橈骨頭および上腕骨小頭の肥厚
> - 上腕骨小頭の阻血性壊死
> - 橈骨頭または上腕骨小頭の骨軟骨骨折
>
> **伸展強制**
> - 肘頭突起先端の骨棘形成
> - 遊離体の形成
> - 肘頭窩における瘢痕線維組織の沈着

る．次の段階へ進むためには，各段階において一定の基準に達していることが重要である．そうすることによって，各競技者は，組織の治癒状態に合わせて独自のペースでプログラムを進めていくことができる．

● 第1期：動き(motion)の再獲得

第1期では，術後の固定期間に損なわれた**動きを回復し**，さらに痛み，炎症，筋萎縮に対する治療も行う．炎症と痛みに対する一般的な治療法には，寒冷療法，高電圧電流刺激(high-voltage galvanic stimulation：HVGS)，超音波，渦流浴などがある．関節モビライゼーションテクニックも痛みを抑え，動きを促進するために用いられる．

筋萎縮を最小限にするために，肘の屈筋・伸筋および前腕の回内筋・回外筋の最大下等尺性訓練を早期に開始する．肩の筋力強化も，機能低下を防ぐために比較的早期に開始すべきである．肘の外旋は肘の内側構造に外反ストレスを与える可能性があるため，リハビリテーションプログラムの早期には制限するように注意する．

肘の損傷や手術後に関節可動域(range of motion：ROM)が適切に治療されなければ，**肘の屈曲拘縮**が頻繁に生じる．**野球の投手の50%は肘の屈曲拘縮があり，30%は外反肘変形があると報告されている**．この拘縮を防ぐことがリハビリテーションの鍵となる．早期ROM訓練は関節軟骨に栄養を与え，適切な膠原(コラーゲン)線維

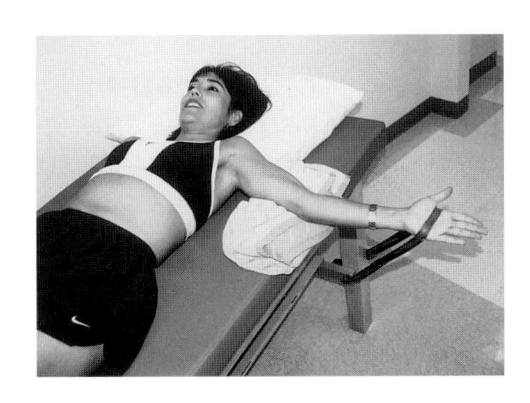

図 2-7 肘の完全伸展を回復するための低負荷，長時間のストレッチ.

のアライメントを形成するためにきわめて重要である．徐々に可動域を拡大し，早期に肘の完全な他動伸展を回復することが，屈曲拘縮の予防に不可欠である．ROM 制限を改善するためによく使われるテクニックには，関節モビライゼーション，コントラスト-リラックスストレッチ*，肘の完全伸展回復のための低負荷，長時間のストレッチ(low-load, long-duration stretching)がある．

関節モビライゼーションは，腕尺関節，腕橈関節，橈尺関節に対して行われる．肘の伸展制限は，尺骨を上腕骨に沿って後方へ滑らせることに反応する傾向がある．モビライゼーションのグレードは，実行中のリハビリテーションの段階に左右される．

肘の完全伸展を回復させるもう 1 つの方法は，**低負荷，長時間のストレッチ**である（**図2-7**）．上腕を台の上にのせて肘関節のやや近位をてこの支点にし，2～4 ポンド（約 910～1,810 g）の重りを把持させるか，弾性バンドを使って肘をさらに伸展させることにより，十分な圧力(overpressure)を加えた他動伸張が達成できる．低強度の持続伸張となるよう，このようなストレッチは 10～12 分間行う．これくらいの強度のストレッチは膠原組織の形成を誘発し，永続的な軟部組織の**伸長**(elongation)をもたらすことがわかっている．ストレッチ強度が強すぎると，痛みや防御的な筋収縮を引き起こし，膠原線維の伸長を抑制してしまう可能性があるため十分な注意が必要である．

● 第 2 期：筋力と筋持久力の回復

この**中間期**では，患者の全般的な**筋力，持久性，肘の可動性**の改善を図る．第 2 期へ進むためには，肘の正常な ROM（0～135°）を有し，疼痛や圧痛が最小限かあるいはまったくなく，肘の屈筋および伸筋の筋力が "good"（4/5）以上でなければならない．第 2 期は腕全体と肩複合体の等張性筋力増強訓練を重点的に行う．

＊訳注：固有受容性神経筋促通法(PNF)ストレッチテクニックの 1 つ.

● 第3期：機能的使用の再開

　第3期は，さらに筋力強化を進める時期である．この段階の主たる目標は，スポーツ選手が**競技の場に戻り**，投球動作を開始するための準備を行うことである．上肢全体の筋力，持久性，神経筋コントロールの改善のために，腕全体の筋力強化プログラムを用いる．第3期へ進むためには，痛みなく全可動域にわたり関節を動かすことができ，疼痛や圧痛がなく，反対側の筋力の70%に達していなければならない．

　プライオメトリクス*(plyometrics)は，第3期で最も有効なエクササイズである．その基本練習(ドリル)では，機能的な活動(例：投げる，スイングする)をできるだけまねた動作を，より速いスピードで行わせる．このような練習を通して，スポーツ選手はエネルギー伝達の方法や病変部を安定化させる方法も習得することができる．プライオメトリクスは，筋の伸張-短縮サイクル，すなわち遠心性/求心性筋収縮を利用している．例えば，リハビリテーションの過程では上腕二頭筋の強化が重視されるが，これは投球動作の減速期やフォロースルー期に上腕二頭筋が遠心性に収縮し，肘の過伸展を防ぐという重要な役割を果たしているからである．特別なプライオメトリクスの活動の1つに，チューブを使ったエクササイズがある．まず肘屈曲位，肩関節60°屈曲位で等尺性ホールド(isometric hold)を開始し，次に等尺性ホールドを解放して遠心性収縮期に移行する．肘完全伸展位に近づいたら，選手は再び素早く肘を屈曲して求心性収縮期に移る．遠心性収縮では筋が伸長されるため，筋紡錘が活性化されてより強い求心性収縮が生み出される．

　第3期に行う筋力強化のおもなターゲットは，上腕二頭筋，上腕三頭筋，および手関節屈筋・回内筋である．上腕二頭筋および手関節屈筋・回内筋は，投球動作の際に加わる肘の外反ストレスを大幅に減少させる．この時期に強化すべき他の重要な筋群としては，上腕三頭筋と肩腱板(rotator cuff)がある．上腕三頭筋は投球動作の加速期で使われている．一方，腱板は，上肢全体の筋力強化という目標を達成するうえで注目すべき筋群である．

　肩の筋力を改善するためには，投球競技者に「**投球者の10**」(Thrower's Ten. p.272，**図3-59**参照)とよばれる一連の訓練プログラムを指導する．

　肘損傷のリハビリテーションは，投球競技者を対象としたほかのリハビリテーションプログラムとは異なる．最初に，肘の屈曲拘縮を防ぐために伸展可動域を回復させなければならない．次に，肘の屈筋，手関節屈筋，回内筋群を調整(conditioning)することにより，外反ストレスを最小限にする必要がある．最後に，肩(特に腱板構

---

*訳注：プライオメトリクスとは，ウエートトレーニングなどで培われた筋力をパワー，瞬発力に変換するためのトレーニング．遠心性収縮から求心性収縮への素早い切り替え動作を伴うダイナミックな動きが特徴である．

成筋)の筋力強化をリハビリテーション過程に取り入れるべきである．腱板は，投球パターンの確立に不可欠であり，強化されない場合は将来的に肩の問題を引き起こす可能性がある．

●第4期：活動への復帰

投球競技者のリハビリテーションプログラムの最終段階は，活動への復帰である．この段階では，投球の距離，頻度，持続時間を調節しながら徐々に上肢負荷を増加させるような漸進的なインターバル投球プログラム（interval throwing program．p.308参照）を用いる．

リハビリテーションプロトコール

肘の鏡視下手術後のリハビリテーション（後方コンパートメント/外反伸展過負荷に対する手術）

第1期：早期運動期

ゴール
- ROMの改善（または正常可動域の回復）
- 疼痛と炎症の軽減
- 筋萎縮の予防

■ 1〜4日
- 許容範囲でのROM訓練（伸展-屈曲，回外-回内）．肘の完全伸展は痛みのためにできないことが多い．
- 肘伸展方向への愛護的な加圧（overpressure）（**図2-8**）
- 手関節の屈曲-伸展ストレッチ
- パテを用いた握る訓練（gripping exercise）
- 等尺性運動；手関節伸展-屈曲

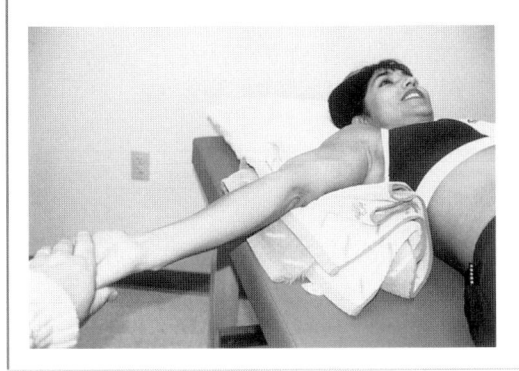

図2-8 肘伸展方向への愛護的な加圧.

□→ 肘の鏡視下手術後のリハビリテーション（後方コンパートメント／外反伸展過負荷に対する手術）

- 等尺性運動；肘伸展-屈曲
- 圧迫包帯の使用，1日に4〜5回のアイシング

■ 5〜10日
- 許容範囲でのROM訓練（少なくとも20〜90°）
- 肘伸展方向への加圧
- ROM回復のための関節モビライゼーション
- 手関節屈曲-伸展ストレッチ
- 等尺性運動の継続
- 腫脹をコントロールするために，アイシングと圧迫包帯を継続

■ 11〜14日
- 許容範囲でのROM訓練（少なくとも10〜100°）
- 肘伸展方向への加圧（1日に3〜4日）
- 関節モビライゼーションテクニックの継続
- 軽いダンベルプログラムの開始〔上腕二頭筋，上腕三頭筋，手関節屈筋，手関節伸筋，回外筋，回内筋に対する漸増抵抗運動（progressive resistance exercise：PRE）〕
- 訓練後のアイシングの継続

第2期：中間期

ゴール
- 筋力，パワー，持久性の改善
- ROMの拡大
- 機能的活動の開始

■ 2〜4週
- ROM訓練（全可動域）（1日に4〜5回）
- 肘伸展方向への加圧
- 肘と手関節の筋に対するPREの継続
- 肩のプログラム（shoulder program）の開始（外旋，肩腱板）
- 関節モビライゼーションの継続
- 訓練後のアイシングの継続

■ 5〜7週
- 上記のすべての訓練の継続
- 上半身のための軽いプログラムを開始
- 活動後のアイシングの継続

第3期：高度筋力強化期

ゴール
- 筋力，パワー，持久性の改善
- 機能的活動への段階的復帰

第3期に進むための基準
- 正常な痛みのない可動域
- 筋力は反対側の75％以上あること
- 疼痛がない，もしくは許容できる程度であること

8～12週
- 肘と手関節の筋に対するPREの継続
- 肩のプログラムの継続
- 肘と肩のストレッチの継続
- インターバル投球プログラムの開始とスポーツ活動への段階的復帰

(Wilk KE, Arrigo CA, Andrews JR, Azar FM: Rehabilitation following elbow surgery in the throwing athlete. Oper Tech Sports Med 4:114, 1996 より引用)

内側側副靱帯（尺側側副靱帯）損傷
Medial Collateral Ligament (Ulnar Collateral Ligament) Injuries

David W. Altchek, MD • Michael Levinson, PT

重要なリハビリテーションのポイント
- 肘の内側側副靱帯（MCL）〔または尺側側副靱帯（UCL）〕は，オーバースローの選手で重大な損傷を起こしやすい部位として明確に報告されている．
- ピッチング（投球）は肘に大きな外反力を発生させる．この力のピークは，肘の内側面で投球の振りかぶりの末期と加速初期との間に生じる．このとき肘は，推定3,000°/秒に達する速度で屈曲から伸展へと転じる．
- Dillmanらは，優秀な投手が典型的な速球を投げるときには，MCLの実際の引っぱり強度に匹敵する負荷が生じると推定している．

解剖とバイオメカニクス
MCLには，**前方**と**後方**の2つの重要な線維束がある（**図2-9**）．これらの線維束は，肘の屈曲・伸展に伴い交互に緊張し，弛緩する．前束（前斜走線維）は伸展時に緊張し，屈曲時に緩む．後束（後斜走線維）は屈曲時に緊張し，伸展時に緩む．
ほとんどのMCL断裂は投球加速期の痛みの原因になる．

治療
- MCL再建の際には，まずMCLの前束に焦点をあてる．
- 最も一般的な移植片は，同側の長掌筋である．その他の選択肢としては，薄筋，半腱様筋，足底筋腱がある．

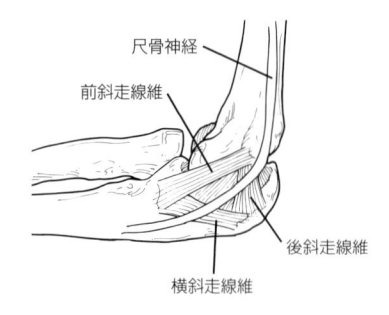

図2-9 内側側副靱帯複合体は3つの線維束（前斜走/後斜走/横斜走線維）で構成されている.
(Wilik KE, Arrigo CA, Andrews JR: Rehabilitation of the elbow in the throwing athlete. J Orthop Sports Phys Ther 17:305, 1993 より引用)

- Altchek は近年，MCL 再建のための「ドッキング法（docking procedure）」を報告している．この再建法は，屈筋-回内筋起始部を温存する筋分割進入（muscle-splitting approach）*によって行う．この方法によりたいてい尺骨神経移行術（transposition）を回避することができ，必要な骨孔（bone tunnel）の数を最小にすることができる．

MCL 再建後のリハビリテーションでは，早期から，過度のストレッチを避けるように配慮した ROM 訓練を実施することが強調される．移植片にはいかなる外反ストレスもかからないように，常時，術後の装具を装着することが推奨される．また，療法士による他動ストレッチも避ける必要がある．

リハビリテーションプロトコール

内側（尺側）側副靱帯捻挫の保存的治療　　　Wilk, Arrigo, and Andrews

第1期：早期運動期

ゴール
- ROM の拡大
- 内側側副靱帯（MCL）の治癒促進
- 筋萎縮の予防
- 疼痛と炎症の軽減

関節可動域（ROM）
- 装具（任意），痛みのない範囲での ROM 訓練（20～90°）

□→

---

*訳注：筋を鈍的に分けて進入する方法．

- 肘と手関節の自動介助および他動 ROM 訓練（痛みのない範囲）

訓練
- 等尺性運動 ― 手関節と肘の筋群
- 肩の筋力強化（外旋方向の強化は実施しない）

アイシングと圧迫

> 第2期：中間期

ゴール
- ROM の拡大
- 筋力と持久性の向上
- 痛みや炎症の軽減
- 安定性の促進

ROM
- 0〜135°まで徐々に増加させる（週に 10°ずつの増加）

訓練
- 等張性運動の開始
  - リストカール
  - 手関節伸展
  - 回内-回外
  - 上腕二頭筋-上腕三頭筋
  - ダンベルを使った訓練：三角筋，棘上筋，菱形筋による外旋と内旋

アイシングと圧迫

> 第3期：高度訓練期

第3期へ進むための基準
- 正常可動域
- 疼痛や圧痛がないこと
- 弛緩性の増大がないこと
- 肘屈筋-伸筋に十分な筋力があること

ゴール
- 筋力，パワー，持久性の改善
- 神経筋コントロールの改善

訓練
- チューブを使った訓練，肩のプログラム（shoulder program）を開始する
- 「投球者の 10」（Thrower's Ten）プログラム
- 上腕二頭筋-上腕三頭筋プログラム
- 回外-回内

□→ 内側(尺側)側副靱帯捻挫の保存的治療

- 手関節の伸展-屈曲

第4期:活動への復帰期

投球に復帰するための基準
- 正常な痛みのない可動域
- 弛緩性の増大がないこと
- 等運動性テストの結果が基準を満たすこと
- 身体診察の結果が申し分のないもの

訓練
- インターバル投球プログラムの開始
- 「投球者の10」プログラムの継続
- プライオメトリクスの継続

リハビリテーションプロトコール

長掌筋の自家移植による内側側副靱帯再建後のリハビリテーションプロトコール

術後早期(0〜3週)

ゴール
- 治癒組織の保護
- 疼痛と炎症の軽減
- 筋萎縮の予防
- 移植部位の保護と治癒促進

術後第1週
■ 装具
- 肘屈曲90°の後方スプリント
■ 関節可動域(ROM)
- 術後直ちに手関節の自動ROM訓練(伸展/屈曲)
- 術後1日目から膝のROM訓練
■ 包帯(dressing)
- 肘の術後圧迫包帯(5〜7日間)
- 必要があれば,手関節(移植片採取部位)に圧迫包帯を7〜10日間
■ 訓練
- 握る訓練(gripping exercise)
- 手関節のROM訓練
- 肩の等尺性運動(肩の外旋は除く)

□→

- 上腕二頭筋の等尺性運動

■ 寒冷療法
- 肘関節と手関節の移植片採取部位に

術後第2週
■ 装具
- 肘のROMを25〜100°とする
- ROMを徐々に拡大させる ― 1週間に伸展5°/屈曲10°増加させる

■ 訓練
- 上記のすべての訓練の継続
- 装具装着にて肘のROM訓練（30〜105°）
- 等尺性肘伸展運動の開始
- 手関節のROM訓練の継続
- 遠位皮切部（移植片）にて軽い瘢痕モビライゼーションの開始

■ 寒冷療法
- 肘と移植片採取部位のアイシングを継続

術後第3週
■ 装具
- 肘のROMを15〜115°とする

■ 訓練
- 上記のすべての訓練の継続
- 装具装着にて肘のROM訓練
- 手関節と肘の自動ROM訓練を開始する（抵抗はかけない）
- 軽い手関節の屈曲ストレッチを始める
- 肩の自動ROM訓練を始める
  - 全可動域にわたって行う
  - 側方挙上（lateral raise）
  - チューブを使った外旋/内旋
  - 肘の屈曲/伸展
- 軽い肩甲帯の筋力増強訓練を始める
- 下肢の筋力および持久性向上のために自転車を取り入れてもよい

術後中間期（4〜7週）

ゴール
- ROMを正常可動域まで徐々に増加させる
- 修復した組織の治癒を促進する
- 筋力の回復とさらなる向上
- 移植片採取部位の機能を完全に再建する

□→ 長掌筋の自家移植による内側側副靭帯再建後のリハビリテーションプロトコール

第4週
■ 装具
- 肘の ROM を 0～125° とする

■ 訓練
- 腕の軽い抵抗運動〔1 ポンド（約 450 g）の重り〕を始める
  - リストカール，伸展，回内，回外
  - 肘の伸展/屈曲
- 肩腱板と肩甲帯の筋力強化を重視した肩のプログラム（shoulder program）を進める
- 軽いダンベルを使った肩の筋力強化を開始する

第5週
- 肘の ROM 訓練（0～135°）
- 装具は中止する
- すべての訓練の継続．肩および上肢全体の訓練を進める〔1 ポンド（約 450 g）の重りで行う〕

第6週
■ 自動 ROM
- 装具なしで 0～145° あるいは全可動域で行う

■ 訓練
- 「投球者の 10」（Thrower's Ten）プログラム（p.272 参照）を開始する
- 肘の筋力増強訓練を進める
- 肩の外旋筋力強化を開始する
- 肩のプログラムを進める

第7週
- 「投球者の 10」プログラムを進める（重りを増やす）
- 固有受容性神経筋促通法（proprioceptive neuromuscular facilitation：PNF）の対角線パターンを開始する（軽度に）

高度筋力強化期（8～14 週）

ゴール
- 筋力，パワー，持久性を増加させる
- 肘の正常可動域を維持する
- スポーツ活動を徐々に開始する

第8週
■ 訓練
- 遠心性肘屈曲/伸展を始める
- 等張性運動を継続する：前腕と手関節
- 肩のプログラムを継続する ―「投球者の 10」プログラム

- 対角線パターンを徒手抵抗で行う．
- プライオメトリクスのプログラムを開始する（身体の近くで両手を使ったエクササイズのみ）
  - チェストパス（chest pass）
  - 身体の近くでのサイドスロー（side throw）
- 腓腹（calf）とハムストリングのストレッチを継続する

第10週
■ 訓練
- 上記のすべての訓練を継続する
- 身体から離れた位置で両手を使ったプライオメトリクスを行う
  - サイド・トゥー・サイドスロー（side-to-side throw）
  - サッカーのスローイン（soccer throw）
  - サイドスロー

第12〜14週
- すべての訓練を継続する
- マシーンを使った等張性筋力増強訓練を開始する（必要に応じて）
  - ベンチプレス（座位）
  - ラテラルプルダウン（lateral pull-down）*1
- ゴルフやスイミングを取り入れる
- インターバル打撃プログラム（interval hitting program）を開始する

活動への復帰期（14〜32週）

ゴール
- さらに上肢筋群の筋力，パワー，持久性を改善させる
- スポーツ活動に徐々に復帰させる

第14週
■ 訓練
- 筋力強化プログラムの継続
- 肘と手関節の筋力強化と柔軟性訓練を重視する
- 肘の正常可動域を維持する
- 片手でのプライオメトリックスローイング（plyometric throwing）を開始する（静止した投球動作）
- 片手でのウォールドリブル（wall dribble）*2 を始める
- 壁に向かって片手で，野球の投球（baseball throw）を行う

---

*1 訳注：広背筋，上腕二頭筋などを強化するマシーントレーニングの一種．マシーンに座り頭上にある水平バーを握り，鎖骨の辺りまでゆっくりと引き下ろす．

*2 訳注：メディシンボールを一側の肩の上方に構え（このとき肘は肩よりわずかに下方），片手で壁に向かって投げる．リバウンドをキャッチして，これを繰り返す．肩関節の内旋を意識したエクササイズとされる．

□→ 長掌筋の自家移植による内側側副靱帯再建後のリハビリテーションプロトコール

第16週
■訓練
- インターバル投球プログラム（interval throwing program．p.308）を開始する（第1期）〔長い距離を投げるプログラム（long toss program）〕
- 「投球者の10」プログラムとプライオメトリクスを継続する
- 投球前後のストレッチを継続する

第22～24週
■訓練
- 第2期の投球へと進める（第1期の投球が完全にできるようになったら）

第30～32週
■訓練
- 競技としての投球/スポーツへ徐々に進める

肘（肘部管）での尺骨神経損傷 （図2-10）

　投球の際，肘に外反ストレスが繰り返し加わることにより，尺骨神経は内側で牽引される．尺骨神経損傷はこのような牽引の繰り返しによって起こり，肘の靱帯弛緩性，尺骨神経溝外への神経の反復亜脱臼または転位，神経圧迫，直接損傷などを合併する．

　肘の尺側側副靱帯（UCL）の前束（前斜走線維）の欠損や弛緩は，一般に尺骨神経へのストレスを増加させるが，投球競技者ではこのような病態が頻繁に併存する．投球競技者の（内側上顆に付着する）前腕屈筋群は肥大していることが多く，筋収縮の間に神経を圧迫する．

　投球競技者の尺骨神経症状に対する初期治療は，相対的安静，寒冷療法，非ステロイド性抗炎症薬（nonsteroidal anti-inflammatory drugs：NSAIDs），生体力学的に不適切な投げ方の修正からなる．治療抵抗性の症状に対しては最終的に，〔筋膜皮膚スリング（fasciodermal sling）を用いた〕神経移行術（nerve transposition）が必要となるかもしれない．

　医師は，尺骨神経症状のある投球競技者に，肘の付随病変（UCLの不安定性）がないかどうかを調べる必要がある．もしあれば，このような病変についても治療を考慮すべきである．

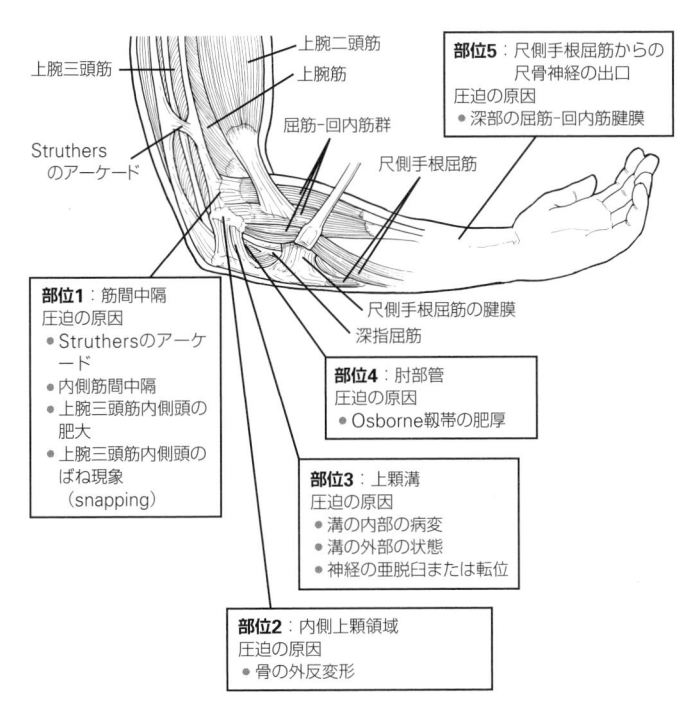

上腕三頭筋　上腕二頭筋
上腕筋
屈筋-回内筋群
Struthersのアーケード
尺側手根屈筋
尺側手根屈筋の腱膜
深指屈筋

部位5：尺側手根屈筋からの尺骨神経の出口
圧迫の原因
- 深部の屈筋-回内筋腱膜

部位1：筋間中隔
圧迫の原因
- Struthersのアーケード
- 内側筋間中隔
- 上腕三頭筋内側頭の肥大
- 上腕三頭筋内側頭のばね現象（snapping）

部位4：肘部管
圧迫の原因
- Osborne靱帯の肥厚

部位3：上顆溝
圧迫の原因
- 溝の内部の病変
- 溝の外部の状態
- 神経の亜脱臼または転位

部位2：内側上顆領域
圧迫の原因
- 骨の外反変形

図2-10　尺骨神経が圧迫される可能性のある5つの部位と各部位での圧迫の原因.
(Amadio PC: Anatomical basis for a technique of ulnar nerve transposition. Surg Radiol Anat 8:155, 1986より改変して引用)

リハビリテーションプロトコール

尺骨神経移行術後

第1期：術後早期(1〜2週)

ゴール
- 神経を移行した先の軟部組織の治癒
- 疼痛と炎症の軽減
- 筋萎縮の予防

第1週
- 手関節の動きを制限しないで肘屈曲90°の後方スプリントをあてる〔安楽のためのスリング(吊り包帯)〕
- 圧迫包帯
- 訓練：握る訓練(gripping exercise)，手関節のROM訓練，肩の等尺性運動

□→ 尺骨神経移行術後

第2週
- 訓練および入浴の際は後方スプリントを外す
- 肘のROM訓練を進める(15〜120°の他動ROM訓練)
- 肘と手関節の等尺性運動を開始する
- 肩の等尺性運動の継続

> 第2期:中間期(3〜7週)

ゴール
- 正常な痛みのない可動域の回復
- 上肢の筋力,パワー,持久性の改善
- 機能的負荷量の漸増

第3週
- 後方スプリントを中止する.
- 完全伸展に重点をおいた肘のROM訓練を進める
- 柔軟性訓練の開始
  - 手関節の伸展-屈曲
  - 前腕の回外-回内
  - 肘の伸展-屈曲
- 筋力増強訓練の開始
  - 手関節の伸展-屈曲
  - 前腕の回外-回内
  - 肘の伸展-屈曲
  - 肩のプログラム(shoulder program)

第6週
- 上記のすべての訓練の継続
- 軽いスポーツ活動の開始

> 第3期:高度筋力強化期(8〜11週)

ゴール
- 筋力,パワー,持久性の増大
- スポーツ活動を徐々に開始する

第8週
- 遠心性運動プログラムの開始
- プライオメトリクスの基本練習(ドリル)の開始
- 肩と肘の筋力強化および柔軟性訓練の継続
- インターバル投球プログラムの開始

> **第 4 期：競技活動への復帰期（12〜16 週）**
>
> **ゴール**
> ● スポーツ活動への段階的復帰
>
> **第 12 週**
> ● 競技用の投げ方に戻す
> ●「投球者の 10」（Thrower's Ten）プログラムを継続する（p.272 の**図 3-59** 参照）
>
> (Wilk KE, Arrigo CA, Andrews JR, Azar FM: Rehabilitation following elbow surgery in the throwing athlete. Oper Tech Sports Med 4:114, 1996 より引用)

投球競技者における屈曲拘縮（伸展制限）の治療

- Gelinas らの調査によると，プロ野球の投手の 50％ に肘の屈曲拘縮（伸展制限）を認めたと報告している．
- 一般に，−10° までの伸展制限は，競技者自身が気づくことはなく，肘の可動域が「機能的」であることの支障とはならない．
- 関節モビライゼーションと**低負荷，長時間のストレッチ**（p.139 の**図 2-7** 参照）は，伸展を回復するための方法として支持されている．
- 瞬間的な高負荷のストレッチは，肘に ROM 制限がある場合は**禁忌**である（骨化性筋炎を起こすかもしれない）．
- 初期治療では，湿性温熱，超音波，夜間睡眠中の動的スプリント（低負荷，長時間のストレッチ），関節モビライゼーション，最終可動域での ROM 訓練などを 1 日数回行う．
- まれではあるが，保存的治療が成功せずに**機能的な動きに制限**が残った場合は，鏡視下関節解離術を行う．
- 術後の促進的なリハビリテーションが必要であるが，あまりにも強引なリハビリテーションは避けるべきであり，肘の炎症（ひいては反射性の固定や硬直）を予防する必要がある．

リハビリテーションプロトコール

肘の鏡視下関節解離術後

第1期：早期運動期

ゴール
- ROM の改善
- 他動的な完全伸展の再獲得
- 筋萎縮の予防
- 疼痛と炎症の軽減

1～3日
- 許容範囲での ROM 訓練(肘の伸展-屈曲)(1時間ごとに10回を2セット)
- 伸展方向への加圧(overpressure)(少なくとも10°)
- 関節モビライゼーション
- パテを用いた握る訓練(gripping exercise)
- 手関節と肘の等尺性運動
- 1時間ごとに圧迫とアイシング

4～9日
- 伸展-屈曲 ROM 訓練(少なくとも5～120°)
- 伸展方向への加圧 ― 5ポンド(約2.3 kg)の重り，肘の最大伸展位で(1日に4～5回)
- 関節モビライゼーション
- 等尺性運動と握る訓練の継続
- アイシングの継続

10～14日
- 正常な他動 ROM
- ROM 訓練(1時間ごとに10回を2セット)
- 伸展方向へのストレッチ
- 等尺性運動の継続

第2期：運動維持期

ゴール
- 正常可動域を維持する
- 徐々に筋力を改善する
- 疼痛と炎症の軽減

2～4週
- ROM 訓練(1日に4～5回)

- 伸展方向への加圧 — 2分間のストレッチ（1日に3〜4回）
- 漸増抵抗運動（PRE）プログラムの開始（軽いダンベル）
  - 肘の伸展-屈曲
  - 手関節の伸展-屈曲
- 訓練後のアイシングの継続

4〜6週
- 上記のすべての訓練を継続
- インターバルをおいたスポーツプログラムの開始

(Wilk KE, Arrigo CA, Andrews JR, Azar FM: Rehabilitation following elbow surgery in the throwing athlete. Oper Tech Sports Med 4:114, 1996 より引用)

肘の基礎的訓練プログラム（1日3回実施）
A Basic Elbow Exercise Program (Performed Three Times a Day)

Kevin Wilk, PT

1. **深部摩擦マッサージ（deep friction massage）**
   痛みのある領域に対する横断的な深部摩擦マッサージ（いわゆる強擦法）．5分間，1日数回．

2. **握り（grip）**
   パテ，小さなゴムボールのようなものを握る．できるだけ一日中ずっと継続して行う．

3. **屈筋群のストレッチ（図2-11）**
   肘を完全伸展位にする．手掌を上に向け，もう一方の手で手の中央部と母指を把持して，手関節をできるだけ下方に反らせる．それを10数えるまで保持し，それから解放する．各訓練セッションの前後に5〜10回繰り返す．

4. **伸筋群のストレッチ**
   肘を完全伸展位にする．手掌を下に向け，手背部を把持し，手関節をできるだけ下方に引っぱる．それを10数えるまで保持し，それから解放する．各訓練セッションの前後に5〜10回繰り返す．

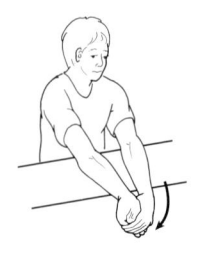

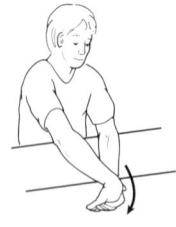

図 2-11　屈筋群のストレッチ.
(Wilk KE：Elbow exercises. HealthSouth Handout, 1993 より改変して引用)

肘の漸増抵抗運動（PRE）

　重りなしで，10回反復を1セットとしてPREを開始し，耐性に応じて5セットまで漸増する．容易に5セット実行できるようになったら，重りを付加し始めてよい．1ポンド（約450g）の重りで，10回反復1セットのPREを開始し，耐性に応じて5セットまで漸増する．1ポンド（約450g）の重りを使って5セット容易に実行できれば，同様の手順で重りを漸増していくことができる．
　肘の予防的維持プログラム（特別な回旋筋腱板の訓練を除く）のなかで筋力増強訓練を行う際には，耐えられる範囲で重りを増やしてもよいが，くれぐれも適切な持ち上げ方（lifting technique）で行うように注意する．

5. リストカール（wrist curl）（図2-12）
　前腕をテーブルの上にのせて，手はテーブルの縁から先に出す．手掌は上に向ける．重りやハンマーをつかんだ手をできるだけ遠くに下げ，それからできるだけ高く巻き上げる（curl）．2つ数える間そのまま保持する．

6. リバースリストカール（reverse wrist curl）（図2-13）
　前腕をテーブルの上にのせて，手はテーブルの縁から先に出す．手掌は下に向ける．重りやハンマーをつかんだ手をできるだけ遠くに下げ，それからできるだけ高く手首を巻き上げる．2つ数える間そのまま保持する．

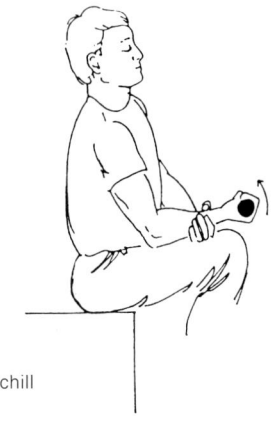

図 2-12 リストカール.
(Andrews JR, Wilk KE: The Athlete's Shoulder. New York, Churchill Livingstone, 1994, p 707 より引用)

図 2-13 リバースリストカール.
(Wilk KE: Elbow exercises. HealthSouth Handout, 1993 より改変して引用)

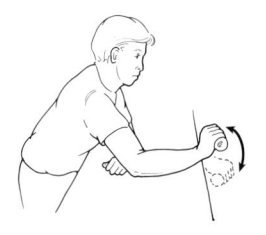

図 2-14 ニュートラルリストカール.
(Wilk KE: Elbow exercises. HealthSouth Handout, 1993 より改変して引用)

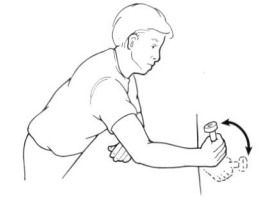

7. ニュートラルリストカール(neutral wrist curl) (図2-14)

前腕を中間位にしてテーブルの上にのせ，手はテーブルの縁から先に出す．通常，ハンマーを使う肢位*で重りかハンマーを持ち，手関節をできるだけ尺屈させて下に垂らす．それからできるだけ橈屈方向へ持ち上げて，2つ数える間そのまま保持する．最後に力をぬいて開始位置まで戻す．

8. 回内運動 (図2-15)

前腕を中間位にしてテーブルの上にのせる．通常，ハンマーを使う肢位で重り

＊訳注：金づちを使うときのようにハンマーの片方の端を持つこと．

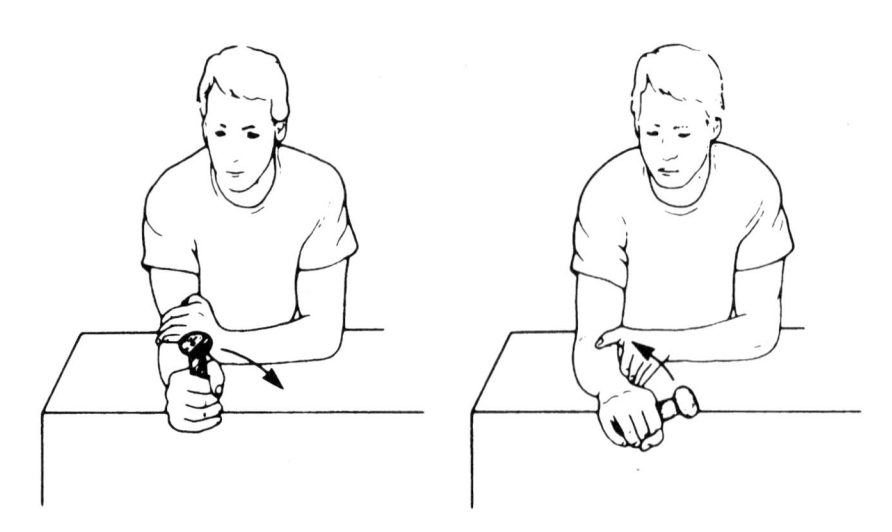

図 2-15 回内運動.
(Andrews JR, Wilk KE: The Athlete's Shoulder. New York, Churchill Livingstone, 1994, p 387 より引用)

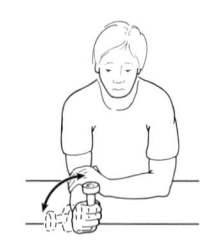

図 2-16 回外運動.
(Wilk KE: Elbow exercises. HealthSouth Handout, 1993 より改変して引用)

かハンマーを持ち，手関節とハンマーをできるだけ回内方向へ回転させる．2つ数える間そのまま保持し，それから開始位置まで戻す．

9. **回外運動**（図 2-16）
   前腕を中間位にしてテーブルの上にのせる．通常，ハンマーを使う肢位で重りかハンマーを持ち，手関節とハンマーを完全に回外方向へ回転させる．2つ数える間そのまま保持し，それから開始位置まで戻す．

10. **ブルームスティックカールアップ（broomstick curl-up）**（図 2-17）
    1～2フィート（約 30～60 cm）のブルームスティック（ほうきの柄）の中央に4～5フィート（約 120～150 cm）のひもを付けて，ひもの先に1～5ポンド（約 450～2,250 g）の重りを結びつける．

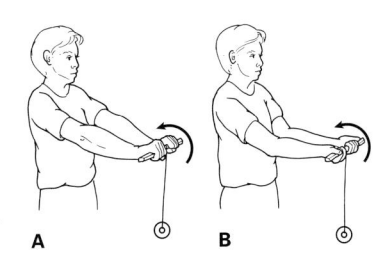

図 2-17 ブルームスティックカールアップ
(Wilk KE: Elbow exercises. HealthSouth Handout, 1993 より改変して引用)

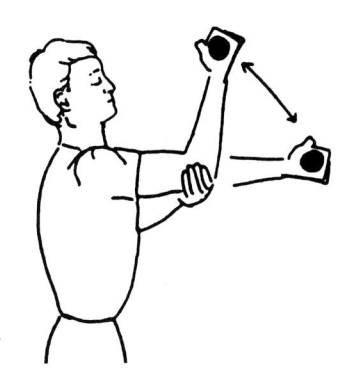

図 2-18 バイセプスカール.
(Andrews JR, Wilk KE: The Athlete's Shoulder. New York, Churchill Livingstone, 1994, p 706 より引用)

- 伸筋群（**図 2-17A**）
  手掌を下に向け，ひもの両側でスティックを握る．スティックを自分のほうに向けて回しながらひもを巻き上げる（ひもは自分から見てスティックの向こう側に下がっている）．重りを上まで巻き上げたら，スティックを自分から遠ざかるほうに回しながら，スティックの緊張を解いて重りを下げる．これを3〜5回繰り返す．
- 屈筋群（**図 2-17B**）
  上記の訓練（伸筋群）と同様だが，手掌は上に向ける．

11. バイセプスカール（biceps curl）（**図 2-18**）
反対側の手で上腕を支える．肘を最大屈曲位まで曲げ，それから完全に腕がまっすぐになるように伸ばす．

12. フレンチカール（French curl）（**図 2-19**）
腕を頭上に上げ，反対側の手で肘を支える．頭上で肘をまっすぐに伸ばし，2つ数える間そのまま保持する．

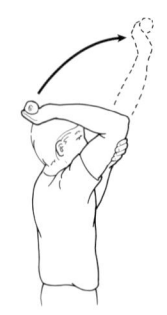

図 2-19　フレンチカール.
(Wilk KE: Elbow exercises. HealthSouth Handout, 1993 より改変して引用)

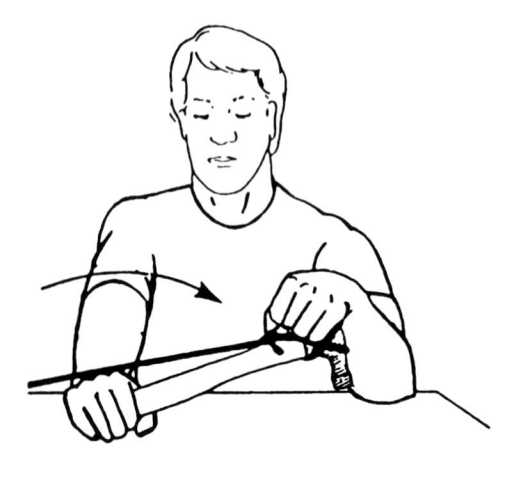

図 2-20　肘の遠心性回内運動(1).
(Andrews JR, Wilk KE: The Athlete's Shoulder. New York, Churchill Livingstone, 1994, p 708 より引用)

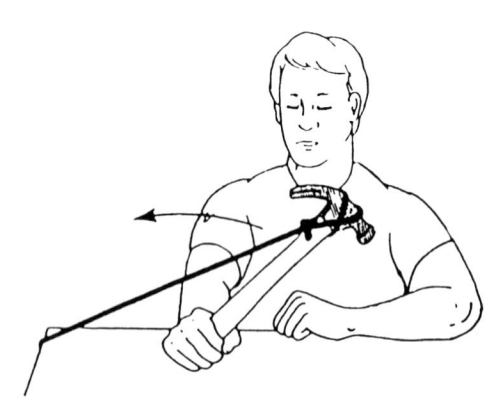

図 2-21　肘の遠心性回内運動(2).
(Andrews JR, Wilk KE: The Athlete's Shoulder. New York, Churchill Livingstone, 1994, p 708 より引用)

肘の遠心性回内運動（図 2-20，図 2-21）

　手にハンマーを握る（ハンマーはゴムバンドにつながっている）．まず手を回外した位置から始め，ゴムバンドの抵抗に逆らって回内させる（図 2-20）．そのあと，患者

は手首に力を入れ続けるが，ゴムバンドの力でゆっくりと回外していくのを許す（遠心性収縮，図2-21）．

肘の遠心性回外運動

ハンマーを回内位で握り（ハンマーはゴムバンドにつながっている），ゴムバンドの抵抗に逆らって回外させる．そのあと，患者は手首に力を入れ続けるが，ゴムバンドの力でゆっくりと回内していくのを許す（遠心性収縮）．

肘関節脱臼の治療とリハビリテーション
Treatment and Rehabilitation of Elbow Dislocations

Kevin Wilk, PT • James R. Andrews, MD

リハビリテーションで考慮すべき点
- 肘関節脱臼は，肘の外傷のうち10～25%を占める．
- 肘関節脱臼の90%は，上腕骨遠位に対して後方または後側方に転位している．
- 肘関節脱臼に合併した骨折は，橈骨頭および鉤状突起（尺骨）に生じることが最も多い．
- Essex-Lopresti損傷の可能性を除外するため，遠位橈尺関節（手関節）と前腕骨間膜の圧痛と安定性について調べる必要がある．
- 肘関節脱臼に伴い橈骨頭，肘頭または鉤状突起の関節内骨折が起こった場合，**複雑型脱臼**（complex dislocation）とよばれている．
- 神経損傷の合併はきわめてまれである．合併するときには通常，尺骨神経が損傷される〔伸張による一過性神経伝導障害（stretch neurapraxia）〕．
- わずかな（しかし永続的な）**肘伸展最終域での制限（5～15°）**は，肘関節後方脱臼後に最もよくみられる後遺症である．
- 回内と回外は障害されないことが本損傷の特徴である．
- 肘の屈曲が最初に回復し，通常6～12週かかって回復のピークに達する．肘の伸展は比較的ゆっくり回復し，3～5か月間改善が続く．

持続的に強固な固定を行うと，肘の可動域に非常に不満足な結果を残すため，このような固定は避けるべきである．
- 異所性骨化（石灰化）は，肘関節脱臼後（75%近くの患者）によくみられるが，めったに運動を制限することはない（5%未満）．関節周囲石灰化の好発部位は，肘の前方領域と側副靱帯である．
- 測定機器を使ったテストの結果によると，肘関節脱臼後には平均15%の筋力低下があることが確認されている．

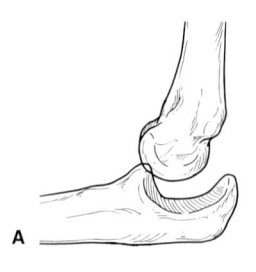

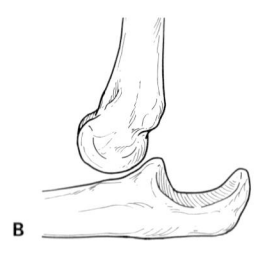

図 2-22 予後を考慮した肘関節脱臼の簡潔な分類．**A**：止まっている(perched)(亜脱臼)．**B**：完全(脱臼)．
(Morrey BF: Biomechanics of the elbow and forearm. Orthop Sports Med 17:840, 1994 より改変して引用)

- 治療終了時におよそ 60％の患者は，損傷側の肘が健側ほどよい状態ではないと考えている．

分類

　肘関節脱臼は，慣習的に**前方脱臼**(2%)と**後方脱臼**の2つに分類されている．後方脱臼は，肘頭の上腕骨遠位端との最終的な位置関係によって，さらに細分化される．**後方**，**後外方(最多)**，**後内方(最少)**，および**純粋な側方脱臼**である．

　Morrey は，完全脱臼(complete dislocation)と亜脱臼(perched dislocation*)とを臨床的に区別している(**図 2-22**)．亜脱臼は軽度の靱帯断裂を伴うだけなので，回復およびリハビリテーションはより迅速である．**完全脱臼**では前関節包が損傷されている．同様に上腕筋(brachialis)も断裂しているか，過度に伸張されている．

　多くの肘関節脱臼は，ある種の尺側側副靱帯(UCL)損傷を合併している．具体的にいえば，UCL の前斜走束(前斜走線維)が障害されている．Tullos らは，肘関節後方脱臼の既往がある 37 人の患者のうち，34 人に UCL の前斜走束の断裂を認めたと報告している．もし脱臼が利き腕に起こった場合，スポーツ選手では時に UCL の修復が必要となる．これを修復することで，元の競技レベルに完全復帰できる可能性が高くなる．

＊訳注：perched には「木に止まる，腰をかける」といった意味があり，**図 2-22A** のとおり，肘頭の一部が尺骨の鉤状突起に引っかかっている状態をさしている．

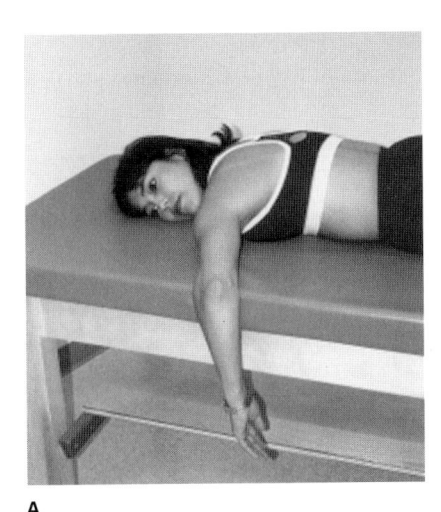

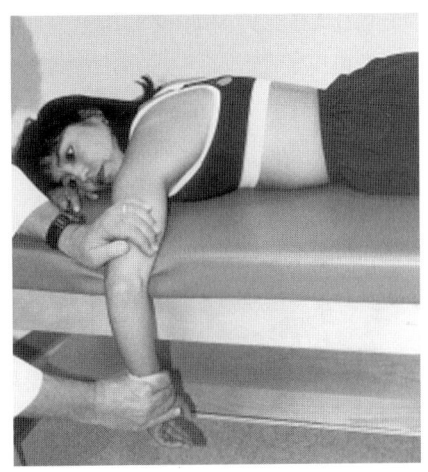

図 2-23　**A**：単純な肘関節後方脱臼の整復は，患者を腹臥位にし，損傷した肘をテーブルの端から約 90°屈曲させて行う．**B**：尺骨近位端の内側または外側への側方移動を矯正してから，前腕を下方に牽引し，肘頭に穏やかな圧力を加える．

評価，身体診察，整復

- 腫脹と変形は，最初の視診で気づかれる．
- 併存する上肢の損傷については，肩と手関節の触診によって除外すべきである．
- 整復の前後に神経血管の診察を十分に行う必要がある．
- 後方脱臼に関して
    - 選手の腕を支えてフィールドの外に移動させる．
    - 患者を腹臥位にし，腕をテーブルの端で 90°に屈曲させて（**図2-23**），神経血管の診察を行う．
    - 尺骨近位の内側または外側への側方移動（translation）があれば，愛護的に矯正する．
    - 医師は手首をつかんで，牽引とわずかな前腕の回外を加え，鉤状突起を肘頭窩から引き離してロックを解除する．
    - 助手は腕に反対方向への牽引を加える．腕を回内位にしながら肘頭に圧力を加えることによって，整復は終了する．
    - 明らかな「クランク（ゴツンという音）」は整復を意味する．
    - 再び神経血管の診察を行う．さらに，肘を伸展していく際の不安定性に注意しながら可動域に沿ってゆっくりと肘を動かすことによって，肘の安定性を評価する．ある伸展角度（例：20°）で認められた不安定性は，文書にして療法士に伝えるべきである．

- 腕はスリングに(90°で)固定し，アイシングと挙上を行う．
- 受傷したグラウンドで直ちに整復できない場合は，救急部での筋弛緩がきわめて重要である．
- 肘，前腕，手関節のX線写真(正面および側面)を撮影し，骨折の合併がないかどうかを確かめる．

手術適応
- 急性肘関節脱臼で，整復位を保持するために肘を50～60°以上屈曲させておかなければならない場合
- 関節周囲の不安定型の骨折を伴う場合
- 整復困難な脱臼の場合

肘関節脱臼後の再発性不安定症
- 再発性の肘不安定症はきわめてまれであり，1～2%未満である．
- 内側側副靱帯(MCL)は，肘関節の主要なスタビライザーとして認識されている．MCL複合体と屈筋-回内筋腱起始部の診察および修復が推奨される．
- 肘の外側靱帯は，肘の安定性に一定の役割を果たしており，肘が後方に亜脱臼して回旋すること(後側方の回旋不安定性)を防いでいる．

リハビリテーションの重要ポイント
- 外傷後の硬直を予防するために，(最初の2～3週以内の)早期自動モビライゼーション(early active mobilization)が必要である(他動モビライゼーションではない)．
- 損傷後4～6週で肘の動きが着実に回復していなければ，動的スプリントや，患者に合わせて調節できる漸増性の静的スプリント(progressive static splint)＊を使用すべきである．
- 外反方向へのストレスは，不安定性や反復脱臼につながる恐れがあるので，リハビリテーションの間は避けるべきである．
- 過剰な早期他動ROM訓練は，腫脹と炎症を増悪させるので避けるべきである．
- ROMを30～90°に設定した継手付き肘装具(hinged elbow brace)を，1週目から装着させる．
- 毎週，装具内での運動範囲を伸展方向に5°ずつ，屈曲方向に10°ずつ増加させ

＊訳注：非弾性部品(ターンバックルなど)を用いて，矯正角度を漸増していく固定スプリント(装具)．最終可動域の少し手前で関節を固定し，トルクを加えながら軟部組織の伸張を図る．米国には既製のスプリント〔例：Static Progressive Stretching(SPS) splint, Joint Active Systems Inc.〕もある．

る．
- **最終域での伸展を強要しない**．肘の完全伸展は，投球を行わない患者にとってはあまり重要ではない．肘の伸展制限が多少残っても不安定性が再発するよりはましである．

リハビリテーションプロトコール

肘関節脱臼後
Wilk and Andrews

第1期（1〜4日）
- 3〜4日間は，十分に下巻きをした後方スプリントにて，肘を屈曲90°に固定する
- 握る訓練（gripping exercise）を軽めに始める（パテやテニスボールで）
- **他動ROM訓練は避ける**（後方スプリントを外して，継手付き肘装具（hinged elbow brace）またはスリングに変更したら自動ROM訓練を行う）
- 肘への外反ストレスは避ける
- 寒冷療法や高電圧電流刺激（HVGS）を用いる

第2期（4〜14日）
- 後方スプリントから，初期設定を15〜90°にした継手付き肘装具に変更する
- あらゆる方向への手関節と指の自動ROM訓練
- 肘の自動ROM訓練（外反ストレスを**避ける**）
  - 屈曲-伸展-回外-回内
- さまざまな角度における肘屈曲の等尺性運動
- さまざまな角度における肘伸展の等尺性運動（外反ストレスを**避ける**）
- リストカール/リバースリストカール
- 軽度のバイセプスカール
- 肩関節の訓練（**肩の外旋は肘に外反ストレスを与えるので避ける**）．肩関節の訓練の間，肘は固定する

第3期（2〜6週）
- 継手付き装具の設定を0°から完全屈曲位までとする
- 肘と手関節の訓練は，漸増抵抗運動（PRE）へと進める
- 伸展制限のある患者は，5〜6週付近で愛護的な低負荷，長時間のストレッチ（p.139の**図2-7**参照）を開始してもよい
- カールや肘伸展運動などで用いる重りを徐々に増やしていく
- スポーツに特有の運動やドリルを開始する
- 肩関節の内旋・外旋は6〜8週で訓練に取り入れてもよい
- 症状のない患者では8週ころ，インターバル投球プログラムを開始する

□→ 肘関節脱臼後

● 筋力が健側の85～90％に回復するまでは，競技に復帰させない

外上顆炎と内上顆炎
Lateral and Medial Epicondylitis
Champ L. Baker, Jr., MD • Mark Baker, PT

外上顆炎（テニス肘）
● 背景

　外上顆炎（テニス肘）は，上腕骨外側上顆の起始部における手関節伸筋群の病的状態と定義されている．短橈側手根伸筋（extensor carpi radialis brevis：ECRB）の腱性起始部は，最も病理学的変化の強い領域である．また，長橈側手根伸筋，尺側手根伸筋および総指伸筋の筋腱組織（**図 2-24A**）にも変化が認められる．この領域の過用（使いすぎ）や反復性の外傷は，当該組織の線維化や微小断裂を引き起こす．Nirschlは，これらの組織の微小断裂や血管の内方成長（ingrowth）のことを，**血管線維芽細胞性過形成**（angiofibroblastic hyperplasia）とよんでいる．さらに，その変性過程を**腱炎**（tendinitis）というよりも**腱症**（tendinosis）とよぶべきであると提言している．

　大部分の外上顆炎の患者は 30～55 歳であり，多くの人は筋肉の調整が十分になさ

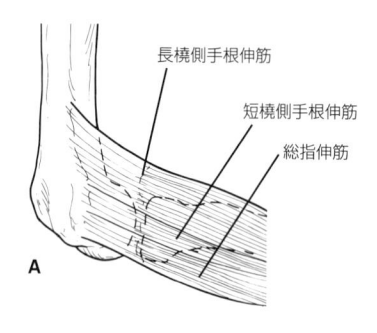

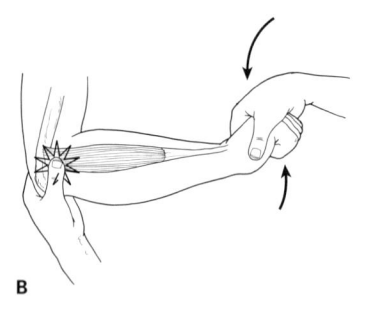

図 2-24　**A**：外側伸筋群．**B**：外上顆炎（テニス肘）のある患者は局所的な圧痛と，手関節を抵抗に逆らって伸展したときに外側上顆の中点上に生じる痛みを有する．

(Tullos H, Schwab G, Bennett JB, Woods GW: Factors influencing elbow instability. Instr Course Lect 30: 185, 1981, および Shaffer B, O'Mara J: Common elbow problems, part 2: Management specifics. J Musculoskel Med 14[4]:30, 1997 より改変して引用)

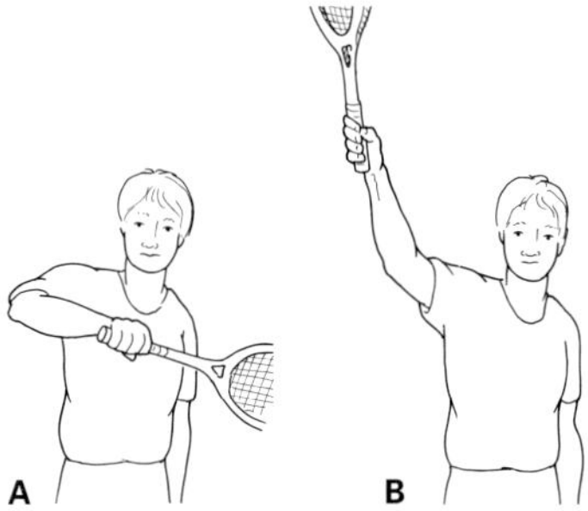

図 2-25　**A**：「タイミングの遅れた」バックハンド，すなわち「肘が先導するような」動作により，肘の伸筋群全体に過剰な力が繰り返し加わるため，外上顆炎（テニス肘）が起こる．**B**：正しいポジションでは，早いタイミングで，身体の前でボールを打ち，フォロースルーにおいて腕を挙上させ，伸展させている．
(Harding WG: Use and misuse of the tennis elbow strap. Physician Sports Med 20[8]：40, 1992 より改変して引用)

れていない．テニス肘の症例の 95% は，テニス選手では**ない**人に起こる．定期的にプレーしているテニス選手の 10〜50% は，テニスを続けていくなかでさまざまな程度のテニス肘の症状を経験する．テニス選手でテニス肘の原因として最も多いのは，「タイミングの遅れた」力学的に脆弱なバックハンドストロークである（**図 2-25A**）．それによって伸筋群全体に過度の力が加わり，肘が腕を「先導していく」形となる．その他の要因としては，不適切なグリップのサイズやガットの張力，振動吸収の悪いラケット，肩・肘・腕の潜在的な筋力低下があげられる．グリップが小さすぎるとテニス肘を引き起こしたり，増悪させたりする要因となる．

さらに，屈曲-伸展や回内-回外を繰り返す動作と過用（使いすぎ）の病歴が聴取されることがきわめて多い（例：ねじ回しをひねること，手掌を下に向けて重い荷物を持ち上げること）．重いブリーフケースをしっかりと握って運ぶことも原因としてよくあることである．落ち葉をかき集めること，野球，ゴルフ，ガーデニング，ボーリングなども外上顆炎の原因となりうる．

● 身体診察

- 典型的な圧痛点は，外側上顆にある ECRB の起始部に生じる（**図 2-24B**）．
- 圧痛は一般的に，外側上顆にある共通の伸筋群起始部（外側上顆のやや遠位で前方）にみられることが多い．
- 痛みは，前腕を回内させ（手掌が下向き），手関節を抵抗に逆らって伸展させることによって増悪することが多い．
- 肘の伸展は多少制限されていることがある．
- Mill テストが陽性のことがある．このテストでは，手関節と指を完全に屈曲させたとき，外側上顆に痛みが生じる（**図 2-26**）．
- Maudsley テストでは，肘を完全に伸展させ，中指を中手指節関節で抵抗に逆らって伸展させたときに痛みが生じる（**図 2-27**）．
- 評価では，**橈骨神経管症候群**（radial tunnel syndrome）を除外するために，橈骨神経浅枝領域の異常感覚（paresthesia）の有無に注意すべきである．**橈骨神経管症候群**（**図 2-28**）は，難治性の肘外側痛の原因として最も多く，また外上顆炎の患

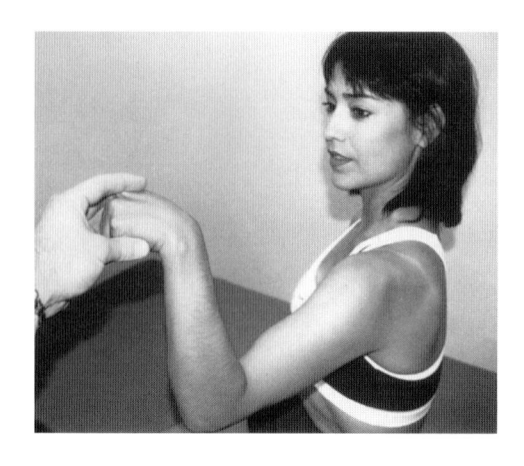

図 2-26 Mill テスト．手関節と指を完全に屈曲させたときに，外側上顆に痛みが生じる．

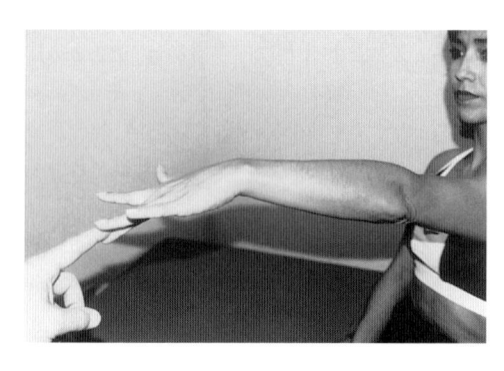

図 2-27 外上顆炎のための Maudsley テスト．肘伸展位で，中指を中手指節間関節で抵抗に逆らって伸展させたときに痛みが生じる．

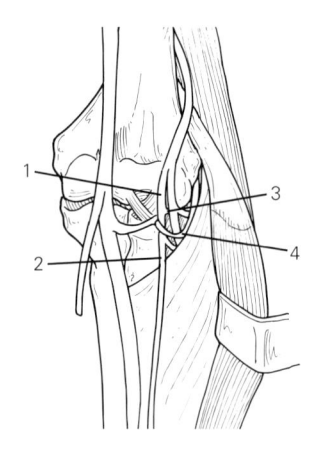

図 2-28 橈骨神経管症候群．4 つの解剖学的要素が圧迫の原因となりうる．1：橈骨頭と関節包を覆う線維索（fibrous band）．2：短橈側手根伸筋の線維性起始部．3：橈骨反回動脈（radial recurrent arterial fan）．4：Frohse アーケード（Frohse 腱弓）

(Moss S, Switzer H: Radial tunnel syndrome: A spectrum of clinical presentations. J Hand Surg[Am] 8:415, 1983 より改変して引用)

者の 10％に併存する．
- **頸髄神経根**に関するテストを行い，頸部神経根症を除外すべきである．
- ほかに鑑別すべき病態としては，互いに結合した腱の下にある滑液包の炎症，腕

肘外側痛の鑑別診断

項目	痛みの種類，部位	誘発テスト	神経学的所見
外上顆炎	外側上顆に一致した圧痛点．使用により増悪する痛み	手関節伸展の抵抗運動，前腕回内の抵抗運動，チェアリフトテスト（いすの持ち上げテスト）	なし
関節内病変	一般的な肘の痛み	軸圧迫テスト	なし
頸部神経根症	びまん性の上肢外側の痛み，頸部痛やこわばり	頸部ROMの制限，Spurlingテスト	反射，感覚，運動テストの結果の異常．EMG/NCSの異常
橈骨神経管症候群	曖昧なびまん性の前腕痛．痛みは外上顆炎のときより遠位にある．安静時痛	中指伸展の抵抗運動，前腕回外の抵抗運動，診断的リドカイン注射で陽性	手の第1背側指間腔の異常感覚（5～10％）．EMG/NCSの異常（10％）

EMG：electromyography；筋電図検査，NCS：nerve conduction study；神経伝導検査
(Wadhold LG, Osterman AL, Shirven T: Lateral epicondylitis: How to test it and prevent recurrence. J Musculoskel Med 10(10):243, 1993 より引用)

橈関節または関節包の慢性炎症，橈骨上腕骨小頭の軟骨軟化症または関節炎，橈骨頸部骨折，Panner病，リトルリーガー肘，肘の離断性骨軟骨炎がある．

● 保存的治療

活動の修正

- スポーツ選手ではない場合，**痛みのある動作を除くことが改善のポイントである**（例：バルブを繰り返し開けること）．
- アイシングや非ステロイド性抗炎症薬（NSAIDs）などの治療は炎症を抑えるが，増悪する動作を繰り返していれば回復は遷延する．
- 多くの場合，仕事の際に回内-回外動作を繰り返したり，重い物を持ち上げたりすることを修正あるいは中止させる．動作の修正，たとえば回内位でつかむことを避け（**図2-29**），代わりに両腕を使って回外位で持ち上げるようにさせることは，症状を緩和させる（**図2-30**）．
- 持ち上げるときはいつも，手掌を上に向けて（回外位で）行うようにすべきである．また，肘伸展，回外あるいは手関節伸展を強要しない方法で両上肢を使う必要がある．

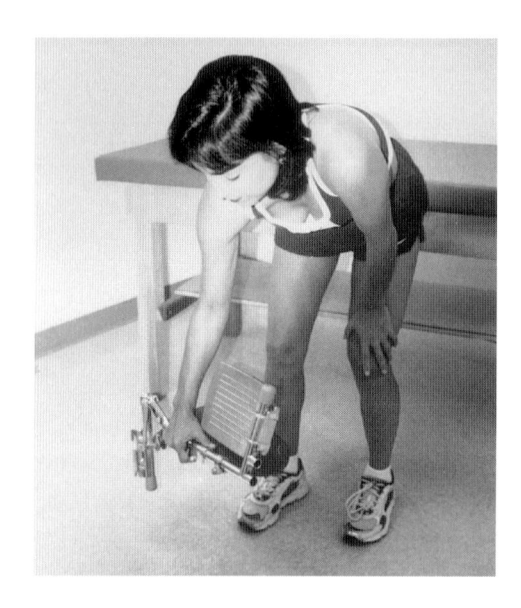

図 2-29　回内位で重い物をつかむこと（不適切な動作）を避けるように活動を修正する．

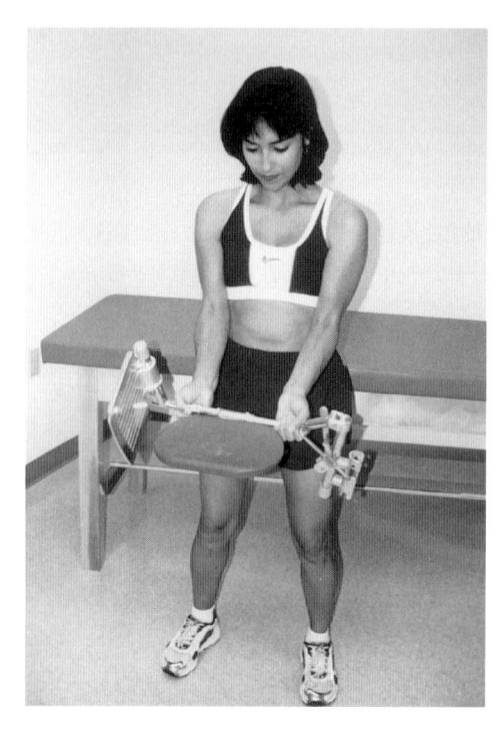

図 2-30　両上肢を使った回外位（手掌は上向き）での持ち上げ．外上顆炎のある患者では，これが痛みを避けるために正しいやり方である．

技術的修正
- タイミングの遅れた，または未熟なバックハンドストロークが痛みの原因であれば，当然，**ストローク技術の修正**が必要である．
- 重要なことは，前方への体重移動を伴わないボールインパクトを避けることである．
- 腕を支持せずにタイプすることで痛みが増悪する場合は，積み重ねたタオルの上に肘を置いて支持することが有用である．

非ステロイド性抗炎症薬（NSAIDs）
- 禁忌でなければ，筆者らはセレコキシブ（セレコックス®）といったシクロオキシゲナーゼ 2（cyclooxygenase-2：COX-2）阻害薬，あるいは市販の医薬品，例えばイブプロフェン（ブルフェン®）を使用している．

アイシング
- 「湿らせた氷（wet ice）」（水に浸しておいたタオルで包み込んだ氷）で 10～15 分，1 日に 4～6 回実施する．

ストレッチ
- 最終可動域に重点をおいた ROM 訓練および他動ストレッチ（肘は完全伸展位，手関節は軽度尺屈を伴う屈曲位で行う）（**図 2-31** と **図 2-32**）．

カウンターフォースブレース（counterforce brace）*（テニス肘バンド）
- カウンターフォースブレースは，実際のプレーや症状を悪化させるような活動の間だけ使用する．
- バンドの張力は，**筋肉が弛緩している間**，心地よく感じる程度に調節する．指と手関節伸筋の最大収縮はバンドによって抑制されることになる（**図 2-33**）．
- バンドは外側上顆の痛みのある部位よりも 2 横指遠位に装着する．
- 45° 背屈位に保つ**手関節スプリント**を，6～8 週間使用することを推奨する者もいる．
- テニスプレーヤーは，ガットの張力を減らしたり，グリップのサイズを（通常は太めに）変えたり，より振動吸収のよいラケットに変えたりしてもよい．グリップのサイズについて Nirschl は，近位手掌皮線から環指の先端までの長さを測定することを推奨している（**図 2-34**）．もし，その距離が 4½ インチ（約 11 cm）であれば，グリップのサイズは 4½ にすべきである．

コルチゾン注射
- 筆者らは，テニス肘に対してコルチゾン注射を行い，良好な結果を得ている．
- 腱断裂の可能性を避けるために，注射は 3 か月以上の間隔を空けて，1 年間に 3

＊訳注：筋腱付着部のストレイン（機械的疲労）を軽減するための装具．いわゆるテニス肘バンドのこと．

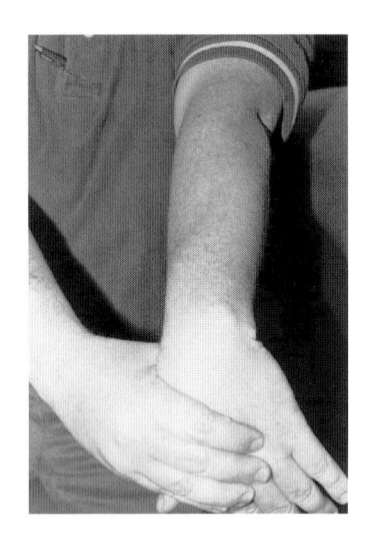

図 2-31 外上顆炎に対する手関節伸筋ストレッチ．肘を伸展させ，手関節を屈曲かつ軽度尺屈させた肢位を 30 秒間保持している間に，5〜6 回ストレッチを加える．これを 1 日に 2〜3 回繰り返す．

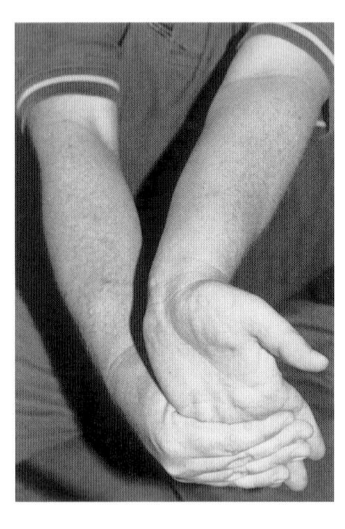

図 2-32 内上顆炎に対する手関節屈筋のストレッチ．肘を伸展させ，手関節を伸展かつ軽度橈屈させた肢位を 30 秒間保持している間に，5〜6 回ストレッチを加える．これを 1 日に 2〜3 回繰り返す．

回までとすることを推奨する．

手技
- ECRB 起始部で最大の圧痛がある点に，25 G，1 インチ（約 2.5 cm）の針を使って，リドカイン 2 mL を注射する．腱に刺入してはいけない．
- 刺入部位に針を残したまま注射器を変えて，ベタメタゾン（リンデロン®）0.5 mL を注入する．この方法は，ステロイドによる皮膚と皮下組織の萎縮を避けるため，皮膚を通してコルチゾンを浸潤させる方法よりも適している．

ROM 訓練（図 2-31 と図 2-32 参照）
- 最終可動域に重点をおいた ROM 訓練および他動ストレッチ（肘は完全伸展位，

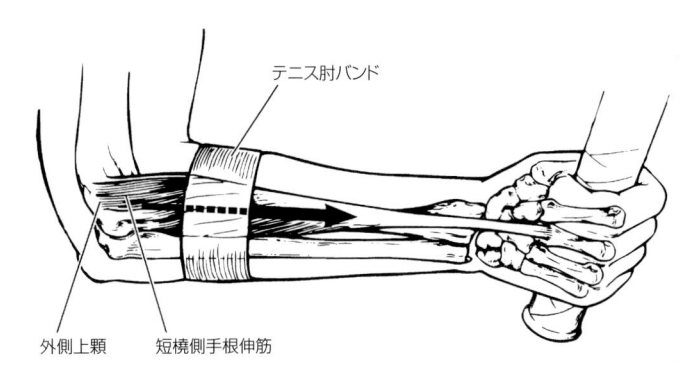

図 2-33 肘（外上顆炎）に対する外側カウンターフォースブレース（テニス肘バンド）．外側上顆から 2 横指遠位に（身体にぴったりと）ブレースを装着する．ブレースが一定の圧を加えて，反対の力（カウンターフォース）として作用することを意図している．外側上顆の筋付着部の痛みを誘発するものであってはならない．

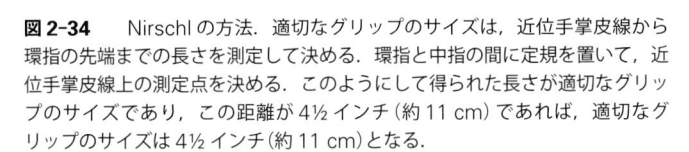

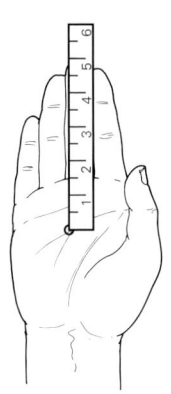

図 2-34 Nirschl の方法．適切なグリップのサイズは，近位手掌皮線から環指の先端までの長さを測定して決める．環指と中指の間に定規を置いて，近位手掌皮線上の測定点を決める．このようにして得られた長さが適切なグリップのサイズであり，この距離が 4½ インチ（約 11 cm）であれば，適切なグリップのサイズは 4½ インチ（約 11 cm）となる．

手関節は軽度尺屈を伴う屈曲位）．
- 軟部組織モビライゼーションは，障害された組織に対して垂直に行う．
- フォノフォレーシス（phonophoresis）またはイオントフォレーシス（iontophoresis）*が役立つことがある．

筋力増強訓練（後期）
- 握力，手関節伸筋，手関節屈筋，上腕二頭筋，上腕三頭筋，肩腱板の強化のためには，軽い筋力強化プログラムを用いるべきである．
- しかし，まず初めに急性炎症期を乗り切ることが大切であり，2 週間，日常生活動

---

*訳注：鎮痛薬や抗炎症薬の経皮吸収を促進するための物理的方法．フォノフォレーシスは超音波を利用したもので，イオントフォレーシス（イオン導入法）は弱い直流電流を利用したもの．

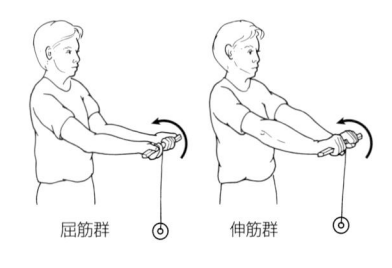

図2-35　手関節の屈筋群と伸筋群．患者は端に重りの付いた紐を巻き上げる．重りは徐々に増やしていく．屈筋群は手掌を上に向けたときに働き，伸筋群は手掌を下に向けたときに働く．

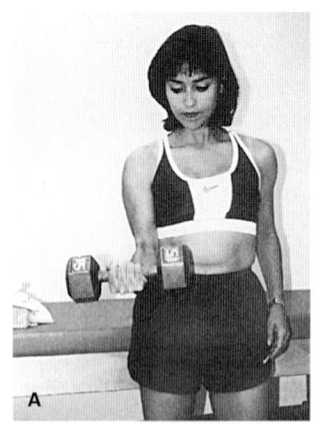

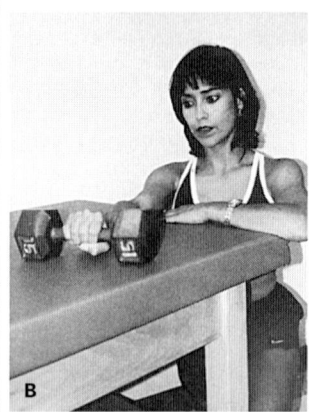

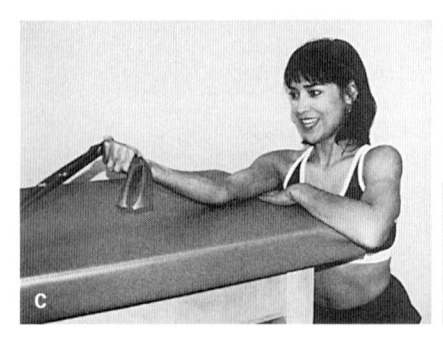

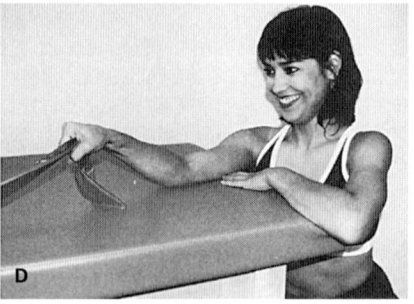

屈筋群　　伸筋群

図2-36　**A**：手関節屈曲 — 抵抗運動．**B**：手関節伸展 — 抵抗運動．**C**：肘屈曲 — セラバンド(Thera-Band)を用いた訓練．**D**：肘伸展 — セラバンドを用いた訓練．

作において痛みがないことを確認してから，段階的な筋力増強訓練を始めるべきである．
- 症状(すなわち，痛み)の発現があれば訓練の進め方を修正する．痛みが再発したときは，より低強度の内容に変更してアイシングを頻繁に行う．
- 訓練プログラムは以下のとおりである．
  - 自動運動および最大下筋力での等尺性運動

A　　　　　　　　　　**B**

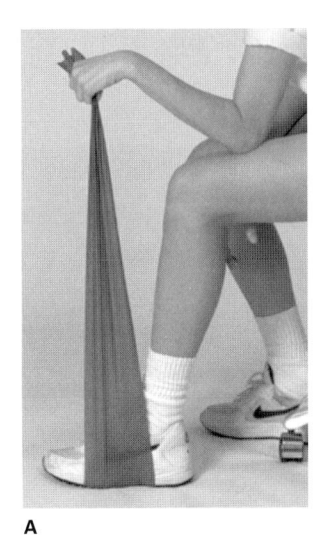

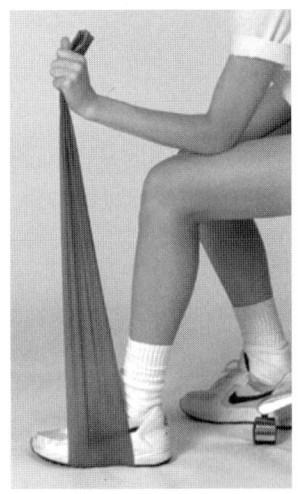

図 2-37　　　セラバンドを用いた肘の筋力増強訓練.

- 等張性・遠心性の手の訓練. 段階的に重りを増やすが 5 ポンド（約 2.3 kg）は超えないようにする.
- リストカール

  手を膝の上に置いて座る. 手掌を上に向けて（回外），1〜2 ポンド（約 450〜900 g）の重りを持って手関節を 10 回屈曲させる. 1 日 2 セット（合計 20 回）に増やし，その後重りを 1 ポンド（約 450 g）ずつ増やして 5〜6 ポンド（約 2.3〜2.7 kg）とする. さらに，手掌を下に向けて（回内），同様の訓練を行うが，この場合は 4 ポンド（約 1.8 kg）までしか増やさないこと.
- 前腕の強化

  上肢を体の前に挙上し，手掌を下に向ける. 握りこぶしを作って，手関節を背屈し，そのまま 10 秒間強く握りしめる. 次に，他方の手で，その手を押し下げようとする. 10 秒間保持し，これを 5 回繰り返す. ゆっくりと回数を増やして 20 回を 1 日 2〜3 セットまでとする.

  　手関節の屈筋群と伸筋群は，ひもの端に重りを付けたもの（**図 2-35**）を使って強化する. 患者は端に重りを結びつけたひもを巻き上げる. 重りは徐々に増やしていく. 屈筋は手掌を上に向けたときに働き，伸筋は手掌を下に向けたときに働く.

  　肘の屈曲および伸展訓練（**図 2-36** と**図 2-37**）

  　前腕と手の筋力を強化するために，ラケットボールを強く繰り返し握る.
- 徐々に抵抗を増やす形で**段階的**な低速度運動を行い，筋力，柔軟性，持久性を改善

させていく．「痛みなくして得るものなし（no pain, no gain）」という考え方はここでは誤りである．

リハビリテーションプロトコール

内上顆炎と外上顆炎に対する評価に基づくリハビリテーション

Galloway, DeMaio, and Mangine

原則：リハビリテーションプロトコールは症状と他覚的な身体所見に基づいて実施する．各プロトコールの**第1期**では，肘と手関節のROMを回復させることを目指している．**第2期**では，筋力トレーニングを進めて構造化されたプロセスで活動に復帰させる．大切なことは，まず急性疼痛の緩和を図り，それから前腕伸筋群の筋力，柔軟性，持久性を改善させることである．

時期	プロトコール1（重度の症状）	プロトコール2（軽度/中等度の症状）	プロトコール3（症状消失）
	・安静時の痛み ・圧痛 ・軽い抵抗をかけて手関節伸展を行った際の痛み ・腫脹 ・握力差（grip strength difference: GSD）＞50％ ・5°を超える手関節または肘の運動制限	・活動時だけ痛み ・最小限の圧痛 ・抵抗をかけて手関節屈曲-伸展を行った際の最小限の痛み ・GSD＜50％ ・運動制限なし	・日常の活動では痛みなし ・関連痛なし ・ROM制限なし ・GSD＜10％
評価	・症状の持続期間 ・関連痛 ・握力測定 ・肘の触診 ・運動域の測定 ・病歴（損傷の既往，症状誘発動作） ・鑑別診断	・症状の持続期間 ・関連痛 ・握力測定 ・肘の触診 ・運動域の測定 ・病歴（損傷の既往，症状誘発動作） ・鑑別診断	・最初の損傷や症状誘発動作の聴取 ・患者が望む活動へ復帰するための必要条件の特定 ・残存する機能的損失の特定
治療	第1期（炎症の軽減） ・安静 ・他動ROM訓練 ・寒冷療法 ・薬物療法	第1期（炎症の軽減） ・安静 ・他動ROM訓練 ・寒冷療法 ・薬物療法	・活動前の柔軟性 ・筋力強化 　・等運動性運動 　・等張性運動 ・物理療法 　・渦流浴 　・活動後のアイシング

時期	プロトコール 1 (重度の症状)	プロトコール 2 (軽度/中等度の症状)	プロトコール 3 (症状消失)
	第2期 (リハビリテーション) ・活動制限 ・寒冷療法 ・ストレッチ(静的) ・筋力増強(等尺性) ・超音波 ・高電圧電流刺激 　(HVGS) ・上記に耐性があればプロトコール2へ進む ・手術適応	第2期 (リハビリテーション) ・活動制限 ・柔軟性 ・筋力強化 ・横断的摩擦マッサージ ・寒冷療法 ・HVGS ・超音波 ・プロトコール3に進む	・技術の修正 ・器具の修正 ・カウンターフォースブレースの利用 ・摩擦マッサージ ・活動への段階的復帰
ゴール	・安静時痛の消失 ・最小限の不快感だけでストレッチ/筋力強化に耐えられる ・ROMの改善 ・心血管系フィットネスの維持	・日常の活動で痛みなし ・ストレッチ/(漸増抵抗運動)で痛みなし ・可動域制限なし ・機能的リハビリテーションの準備 ・心血管系フィットネスの維持	・痛みなく活動に復帰 ・再発防止 ― 維持的ストレッチ

　Galloway, DeMaio, Mangine は，内・外上顆炎をもつ患者に対するアプローチを3段階に分けている．**第1段階**では炎症を抑え，第2段階へ進むための準備を行う．**第2段階**では筋力と持久性の回復を重視する．特別な症状誘発因子があればこれを特定し，修正する．**第3段階**では，患者の望む活動レベルに復帰することを目的として機能的リハビリテーションを行う．このプロトコールは，初期症状の重症度と治療開始時の他覚的所見に基づいて決定する．

● **外科的治療**

　テニス肘の外科的治療は，上記の保存的治療を行っても1年以上にわたり抵抗性の症状がみられる場合に考慮する．テニス肘の痛みに関して，さまざまな手術法が報告されている．多くの報告では，断裂し瘢痕化したECRB起始部の切除，肉芽組織の除去，血管新生刺激のための皮質骨穿孔(軟骨下骨まで)が推奨されている．関節内病変がなければ，肘の関節包には侵襲を加えない．筆者らは可能な限り関節鏡を用いて，これらの患者を治療することにしている．鏡視下でのECRB腱の解離および外側上顆のディコルティケーション(decortication)は直視下手術の場合と類似している．外上顆炎の鏡視下手術は，直視下手術を上回るいくつかの利点があり，その成功

率は直視下手術に匹敵する．病変部に直接，処置を施し，総指伸筋起始部を温存する．関節鏡では，他の疾患の関節内精査も可能である．さらに術後リハビリテーション期間の短縮と，仕事やスポーツへの早期復帰が可能である．

筆者らの施設では，術後24～48時間以内に自動ROM訓練を開始するように指導している．通常，最初の72時間以内に再診させ，この時点で伸展/屈曲訓練を開始するように指導する．腫脹が消失したら（一般に術後2～3週），患者は速やかに正常な可動域を取り戻すことができ，筋力増強訓練を始めることが可能である．投球競技への復帰は，十分な筋力が回復してから許可する．

リハビリテーションプロトコール

外上顆炎術後　　　　　　　　　　　　　　　　　　Baker and Baker

1～7日

- 上肢をスリングで安楽な肢位に固定する
- 腫脹と炎症をコントロールする．1日2～3回，20分間のアイシングを行う
- 手，手関節，肘の愛護的なROM訓練．訓練は痛みのない可動域で実施する
- 肩（肩甲上腕関節）の自動ROM訓練，および僧帽筋下部線維のセッティング訓練

2～4週

- スリングを除去する
- 他動ROM訓練をさらに進める．他動運動は，痛みに耐えられる範囲で自動介助運動と組み合わせながら実施する
- 自動運動および最大下等尺性運動を利用した軽い筋力増強訓練を進める
- 腫脹と炎症のコントロール．1日2～3回，20分間のアイシングを継続する
- 肩の筋力強化：背臥位で肩甲上腕関節への徒手D1およびD2固有受容性神経筋促通法（PNF）．徒手抵抗を用いて肩甲帯を強化し，僧帽筋下部線維のセッティング訓練を継続する

5～7週

- 耐えられる範囲で，重りやゴムチューブを用いた筋力増強訓練を進める
- 最終域の可動性と他動的な加圧（overpressure）に重点を置いたROM訓練を行う
- 浮腫と炎症のコントロール．活動後に20分間アイシングを行う
- 機能的トレーニングに備えて動作・活動の修正を行う
- 筋線維の走行に沿ったあるいは逆らった愛護的マッサージを行う
- カウンターフォースブレースを使用する

8〜12週

- 必要であればカウンターフォースブレースを継続する
- 課題に特異的な機能的トレーニングを開始する
- スポーツや活動への復帰

内上顆炎〔ゴルフ肘(golfer's elbow)〕

　内上顆炎(しばしばゴルフ肘とよばれる)は，外上顆炎に比べてはるかにその頻度は少ないが，内上顆炎に類似したほかの内側構造の炎症と区別するために詳細な診察を必要とする．肘内側の疼痛を引き起こすその他の原因を除外することは，適切な治療のために重要である．

　内上顆炎は，内側上顆に起始をもつ円回内筋と橈側手根屈筋が関与する病的な状態と定義される．しかし，尺側手根屈筋と長掌筋の起始部に異常な変化が存在することもある．

　原因となる因子は，微小断裂を起こすような反復外傷である．肘内側の屈筋群起始部に影響を与えるような過用(使いすぎ)症候群は，投球競技者に生じる．これは，肘に繰り返し外反ストレスが加わり，前腕の屈筋が繰り返し引っぱられるためである．内上顆炎は，肘内側の過度の引っぱり負荷(tension overload)による損傷の1例である．テニス，ラケットボール，スカッシュ，投球などは，しばしばこのような病態を引き起こす．なかでもサーブとフォアハンドストロークは，最も疼痛をきたしやすい動作である．

● 身体診察

　内上顆炎は，手関節屈曲および回内の抵抗運動に伴い，内側上顆に限局した痛みと触診による圧痛が生じることから臨床的に診断される(**図2-38**)．肘の内側痛は固くこぶしを握った後に誘発されることが多い．通常，握力は低下している．

図2-38　内上顆炎は，手関節屈曲と回内の抵抗運動の際に，内側上顆に限局した痛みが生じることによって臨床的に診断できる．疼痛は固くこぶしを握ったときにしばしば誘発され，通常，障害側の握力は低下している．

(Morrey BF: The Elbow and Its Disorders. Philadelphia, WB Saunders, 1985 より引用)

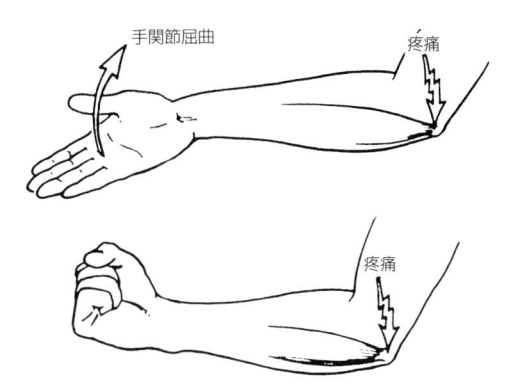

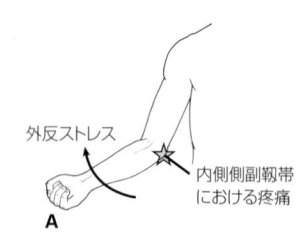

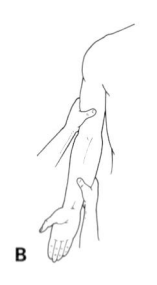

図 2-39 **A**：肘に外反ストレッチを加えた際に誘発される内側関節痛は，内側側副靱帯の損傷を示唆する．**B**：外反不安定性のテストは，肘を回外かつ屈曲 20〜25°の肢位に置き，肘頭の固定を解除して行う．検者は片方の手で上顆の近位部を押さえて上腕骨を固定する．他方の手で尺骨遠位端に外転力を加えながら肘に外反ストレスを与える．

(Morrey BF: The Elbow and Its Disorders. Philadelphia, WB Saunders, 1985，および Nirschl RP, Kraushaar BS: Assessment and treatment guidelines for elbow injuries. Physician Sports Med 24[5]: 230, 1996 より改変して引用)

内上顆炎と内側側副靱帯（MCL）断裂/不安定性とを鑑別することはきわめて重要である．後者では，外反ストレステストによって MCL の痛みと関節裂隙の開大（不安定性）が示される（**図 2-39**）．肘での尺骨神経障害の併存は，いずれの病態でも起こりうる．

● 鑑別診断

投球競技者における MCL 断裂

- 肘の外反ストレステストは，関節裂隙の開大により MCL 損傷の有無を確認する方法である．
- 外反ストレスは，肘を軽度屈曲させて前腕を回外させた状態で加える．関節裂隙の開大は MCL の断裂と不安定性を示している．

尺骨神経障害

- Tinel 徴候は，慢性神経障害があるときに，肘部管を通る尺骨神経上で陽性となる．
- 圧迫性神経障害による症状が高頻度に存在し，尺側 2 指（環指，小指）のしびれとチクチク感(tingling)が主である．
- 投球競技者の尺骨神経障害は単独で起こることはほとんどない．MCL 損傷や内上顆炎に合併することが多く，肘の不安定性が神経を牽引する原因となるためである．
- ほかに考えられる肘内側痛の原因は，離断性骨軟骨炎と変形性関節症である．

● 保存的治療

- 内上顆炎の保存的治療は，外上顆炎の場合とほぼ同様である．まず，内上顆炎の根本的な原因である過度の引っぱり負荷(tension overload)が生じる活動を修正

- あるいは中止すること，さらに，このような過負荷を引き起こす可能性のある誤ったトレーニング（過用）や投球メカニクスを是正することが必要である．
- NSAIDs とアイシングは浮腫と炎症をコントロールするために使用する．
- 内側屈筋群の筋腹にカウンターフォース（反対の力）を与えるような装具（ブレース）があるが，そのような装具で効果を得た経験はあまりない．
- ストレッチと ROM 訓練は，「外上顆炎」の項(p.171)で解説したものと同様である．
- 急性疼痛および炎症が沈静化したら，手関節屈筋の強化に焦点をあてた肘，前腕，手関節，肩腱板の筋力増強訓練を開始する〔「外上顆炎」の項(p.173〜176)を参照〕
- 遷延性の症状に対しては，圧痛が強い部位へのコルチゾン注射（ベタメタゾン0.5 mL）が有効なこともある．ただし，3 か月以上の間隔を空けて，1 年間に 3 回までの注射に留めておくべきである(p.172「外上顆炎に対する注射手技」の項を参照)．針先は内側上顆の前方に留め，注射部位の後方にある尺骨神経を避けなければならない．**（偶発的な神経刺入により）患者が前腕や指に放散する痛みを訴えたら，決して注入してはいけない．**
- 外科的治療は，症状が 1 年以上遷延した場合に適応となる．

肘の可動域制限がなく，痛みがなく，筋力低下が健側上肢の 10％以内であれば，患者は高度な機能的活動（訳注：スポーツなど）に進むことができる．外上顆炎および内上顆炎の慢性化を避けるために，これらの基準について厳重に監視していくことが大切である．

リハビリテーションプロトコール

外上顆炎および内上顆炎　　　　　　　　　　Wilk and Andrews

第 1 期 ― 急性期

- ゴール
  - 疼痛と炎症の軽減
  - 組織の治癒を促進
  - 筋萎縮の予防
- 寒冷療法
- 渦流浴
- 柔軟性を増すためのストレッチ
  - 手関節の伸展-屈曲

□→ 外上顆炎および内上顆炎

- 肘の伸展-屈曲
- 前腕の回外-回内
- 高電圧電流刺激（HVGS）
- フォノフォレーシス（phonophoresis）
- 摩擦マッサージ
- イオントフォレーシス（iontophoresis）（デキサメタゾンなどの抗炎症薬を用いて）
- 痛みのある動きを避ける（握り動作など）

| 第2期 — 亜急性期 |

- ゴール
  - 柔軟性の改善
  - 筋力と持久性の向上
  - 機能的活動の増加と機能の再獲得
- 求心性-遠心性筋力強化に重点をおく
- 障害部位の筋（群）を集中的に行う
- 手関節の伸展-背屈
- 前腕の回外-回内
- 肘の伸展-屈曲
- 肩の筋力増強訓練の開始（もし筋力低下があれば）
- 柔軟性訓練の継続
- カウンターフォースブレースの使用
- 訓練や機能的活動後に寒冷療法を継続する
- 徐々にストレスのかかる活動を再開する
- 以前に痛みが生じた動きを徐々に再開する

| 第3期 — 慢性期 |

- ゴール
  - 筋力と持久性の改善
  - 柔軟性の維持・増進
  - 高度なスポーツ活動への段階的復帰
- 筋力増強訓練の継続（遠心性-求心性筋力強化の重視）
- 引き続き肩や肘で筋力が低下している部分を重点的に訓練する
- 柔軟性訓練の継続
- カウンターフォースブレースの使用を徐々に減らす
- 必要に応じて寒冷療法を実施
- スポーツ活動への段階的復帰を始める
- 用具の調整〔グリップのサイズ，ガットの張力，ボールを当てる面（フェイス）〕
- 維持プログラムの重視

要約：上顆炎に対するリハビリテーションの原則

　リハビリテーションの指針は，組織の治癒過程を促進し，痛みと活動の制約を取り除くことに重点を置いている．筋力強化を行う段階では，まず自動運動と最大下筋力での等尺性運動を開始する．これらの運動を1.5～2週間，合併症を起こさずに続けられれば，漸増抵抗運動（PRE）へと進める．

　筆者らは，低負荷で少なめの回数の運動を1日2回から始めて，中程度でより多くの回数の運動を1日3回に漸増することを推奨している．ROM訓練はリハビリテーションの全過程を通じて非常に重要である．特に最初の4週間は，治癒組織の線維化を予防するために，ROM訓練に力を入れるべきである．療法士は，刺激症状（irritation）を起こす要因も考慮に入れる必要がある．これを無視すれば，炎症がかえってひどくなり，さらなる線維化を引き起こすことになる．

　内上顆炎と外上顆炎のリハビリテーションプロトコールの違いは，もちろん解剖学的な違いによるものである．患者の要求に見合う個別的プログラムを発案する際には，これらのプロトコールは臨床家のよき指針となる．普遍的な原則が1つある．それは，保存的治療または術後リハビリテーションを行っている間は，損傷組織のさらなる変性につながるような有害な力を制限することである．また，術後のリハビリテーションを受けている患者で常に考慮すべき因子は，患者の状態が保存的治療では改善しなかったという点である．したがって，治療スケジュールとその進み具合は常に患者に合わせたものでなければならない．一般的な原則とともにこのような指針に従えば，制約のない活動に患者を復帰させることができるだろう．

遠位上腕二頭筋腱の修復 (Distal Biceps Repair)

- 肩における上腕二頭筋近位側（長頭腱）の断裂は，保存的に治療されることが多い．一方，肘における**遠位**上腕二頭筋腱の断裂は，ほとんどの場合が手術によって治療され，肘屈曲と回外の自動運動を回復させることを目指している．
- 遠位上腕二頭筋腱断裂は，近位側での上腕二頭筋断裂に比べるとはるかに少ない（96％は近位側での長頭腱断裂であり，1％が近位側の短頭腱断裂，3％が遠位腱断裂である）．
- 一般にこの損傷は40～60歳代の男性（平均46歳）に好発する．
- 遠位腱断裂は，上腕二頭筋腱の停止部における退行変性を基盤として発生すると考えられている．
- 損傷時の症状は，断裂音，激しい痛み，上腕二頭筋の明らかな変形である．
- 損傷時の激しい痛みは，数時間の経過で鈍痛に変わることがある．
- 典型的な病歴は，重いものや荷物を持ち上げようとして上腕二頭筋を1回だけ

遠心性に収縮したことである．
- よくみられる身体所見は，肘窩（antecubital fossa）における浮腫や圧痛，回外と肘屈曲の筋力低下などである．
- Morrey ら（1985）によれば，保存的に治療した患者では平均 40% の回外筋力低下と，さまざまな程度の肘屈曲筋力の低下（平均約 30%）を認めたとされる．
- 保存的に治療した場合，上腕二頭筋の遠位部は上腕筋との間に瘢痕を形成するので，健常な輪郭は回復しない．疲労は，保存的に治療した患者における一般的な愁訴である．
- 通常，Boyd と Anderson の方法（two-incision technique）により，ほぼ完全な屈曲-伸展，回内-回外可動域を回復させることができる．
- 手術によって治療した患者は，おおむね利き手側で 100%，非利き手側で 90% の筋力を回復する（Baker ら，1985）．
- 遠位上腕二頭筋腱断裂では，手術的に治療した患者のほうが保存的に治療した患者よりも，他覚的にも自覚的にも良好な成績を示している．

リハビリテーションプロトコール

遠位上腕二頭筋腱の修復

第 1 期（1 週目）
- 肘屈曲 90°の後方スプリント
- 手関節の運動および手の握る訓練（gripping exercise）

第 2 期（2〜6 週）
- 肘の ROM 装具*
  - 2 週目で 45〜100°
  - 4 週目で 20〜115°
  - 6 週目で 15〜130°
- 肩の訓練（特に肩腱板）
- 肩甲帯の筋力強化
- 手関節伸筋/屈筋の筋力強化
- 握る訓練
- 5〜6 週目より，上腕三頭筋の等尺性運動

*訳注：肘の可動域制限付き装具．

第3期（6〜10週）
- 肘の ROM 装具
  - 8週目で 0〜145°
- 8週目から開始する運動
  - 上腕三頭筋の等張性運動
  - 手関節伸筋/屈筋の等張性運動
  - 肩の等張性運動

第4期（10〜16週）
- 12週目より上腕二頭筋の等尺性運動
- 柔軟性訓練
- ROM 訓練/ストレッチ
- 10〜12週目より上半身の運動

第5期（16〜26週）
- 16週で上腕二頭筋の（軽い）等張性運動
- プライオメトリクス

第6期（26週を過ぎて）
- 活動への復帰（スポーツに特有の活動）

橈骨頭の単独骨折 (Isolated Fracture of the Radial Head)

　Mason の橈骨頭骨折の分類は最も広く受け入れられており，治療方法を選択する際に有用である（**図2-40**，**表2-1**）．リハビリテーションもこの分類に基づいて実施される．

リハビリテーションの原則

- **転位のないタイプ I の骨折**は，ほとんど固定を必要としない．
- 正常可動域を早期に回復するために，受傷後直ちに自動および他動 ROM 訓練を始めてよい．
- 肘の屈曲・伸展および前腕の回外・回内の等尺性運動，さらに手関節と肩の等張性運動からなる調整運動（コンディショニング）は，受傷後早期（通常1週以内）から実施する．
- 橈骨頭へのストレス（例：重い物の持ち上げ）は最小限に抑える．

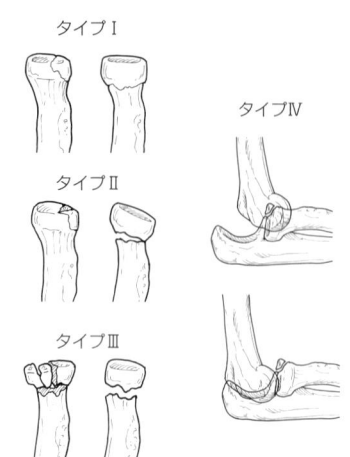

図 2-40 Mason の橈骨頭骨折の分類

表 2-1　Mason による橈骨頭骨折の分類

タイプ	特徴	治療
I	転位のない骨折 しばしば X 線写真で見逃がされる 後方の脂肪体徴候（fat pad sign）陽性	最小限の固定と早期運動
II	転位，陥没，角形成（angulation）を伴う 橈骨頭辺縁の骨折	ORIF，早期運動
III	橈骨頭全体の粉砕骨折	ORIF，可能であれば早期運動
IV	肘関節脱臼または他の合併損傷を伴う 骨折	橈骨頭切除術 遠位手関節のチェック （Essex-Lopresti 損傷） スポーツへの復帰は慎重に行う

ORIF：open reduction and internal fixation；観血的整復および内固定

- 手関節の等張性運動とともに，3〜6 週間は自動で肘の屈曲・伸展運動を行う．
- **タイプ II と III** の骨折では通常，観血的整復および内固定（open reduction and internal fixation：ORIF）が必要となる．ごく短期間の固定が必要となることが多く，自動および他動 ROM 訓練はそれに引き続いて行う．
- **タイプ IV** の粉砕骨折ではしばしば肘関節の安定化と骨片の除去が必要であり，たいてい何らかの機能的制限が残存する．

タイプ IV 損傷では正常可動域を回復することは困難であり，慢性的な痛みが遷延することが多い．

リハビリテーションプロトコール

橈骨頭骨折後
タイプⅠ骨折および ORIF により安定化させたタイプⅡ/Ⅲの骨折

第1期 ― 早期運動期

ゴール
- 疼痛と炎症の軽減
- 手関節と肘の正常可動域の再獲得
- 筋萎縮の予防

第1週
- 肘の自動 ROM，自動介助 ROM 訓練の開始．2 週間は最小許容範囲での ROM 訓練（15～105°）
- パテを用いた握る訓練（gripping exercise）の開始
- 等尺性筋力増強訓練の開始（肘と手関節）
- 手関節の等張性筋力増強訓練の開始

第2期 ― 中間期

ゴール
- 肘の正常可動域の維持
- 肘の筋力増強訓練を進める
- 機能的に必要な動作を徐々に増やす

第3週
- 肩の筋力増強訓練を開始．肩腱板を中心に
- 肘の ROM 訓練の継続（屈曲-伸展の全可動域）
- 肘屈曲-伸展の軽い抵抗運動を開始〔1 ポンド（約 450 g）〕
- 許容範囲で，回外-回内の自動介助および他動 ROM 訓練の開始

第6週
- 正常可動域に達するように，回外-回内の自動介助および他動 ROM 訓練を継続する
- 肩のプログラムをさらに進める
- 肘の筋力増強訓練をさらに進める

第3期 ― 高度筋力強化期

ゴール
- 肘の正常可動域の維持
- 筋力，パワー，持久性の向上
- 段階的にスポーツ活動を開始

□→ 橈骨頭骨折後　タイプⅠ骨折およびORIFにより安定化させたタイプⅡ/Ⅲの骨折

第7週
- 回外-回内の自動介助および他動ROM訓練の継続（全可動域）
- 肘屈曲-伸展の遠心性運動を開始
- プライオメトリクスのプログラムを開始
- 前腕，手関節，肩の等張性運動プログラムの継続
- これらの運動は12週まで継続

肘関節形成術 (Elbow Arthroplasty)

肘関節形成術の適応
- 疼痛，不安定性および両側性強直のある症例．例えば，薬物療法で効果の認められなかったステージ3か4の関節リウマチ患者
- 中間物挿入関節形成術（interpositional arthroplasty）または解剖学的関節形成術（anatomic arthroplasty）(p.197参照)の失敗例
- 人工関節置換術（prosthetic arthroplasty）の失敗例
- 非機能的肢位で関節固定術がなされた症例
- 腫瘍を一塊に切除した症例
- デブリドマン*および遊離体切除にて治療効果の得られなかった変形性関節症
- 滑膜切除術と橈骨頭切除術にて治療効果の得られなかったリウマチ性関節症

肘関節形成術の禁忌
- 活動性の感染
- 運動麻痺によって屈筋の機能不全または関節動揺性がある場合
- 活動制限に関して遵守できない患者
- 背側の皮膚が健全でないこと
- 表面置換型人工関節に必要な骨量（bone stock）が不十分または靭帯の不安定性がある場合
- 神経病性関節症

人工肘関節は，**半拘束式**（semiconstrained）— ゆるいまたはルーズな蝶番（ヒンジ），**非拘束式**（nonconstrained）— 最小限の拘束，**完全拘束式**（fully constrained）に分類される．完全拘束式人工肘関節は容認できないほど失敗例が多かったため，もはや使用されていない．

*訳注：デブリドマン（débridement）；創面切除，創傷清拭．

リハビリテーションプロトコール

肘関節全置換術後

3日
- バルキードレッシング（塊状圧迫包帯）を除去し，軽い圧迫包帯に換える
- 1日6回，10～15分間の肘と前腕の自動ROM訓練を開始する．**自動ROM訓練は肘を身体に近づけて行い，再建した側副靱帯の過度の伸張を避ける**
- 訓練時間以外と夜間は，肘伸展スプリントを装着する

第2週
- 肘の他動ROM訓練を開始してもよい
- 機能的電気刺激（functional electrical stimulation：FES）を上腕二頭筋，上腕三頭筋あるいはその両者に開始してもよい

第6週
- 肘の安定性が十分であれば，日中の肘伸展スプリントは中止する
- この頃には，肘のROM訓練を身体から離して行ってもよい

第8週
- 肘伸展スプリントの夜間装着を中止する
- 徐々に手と前腕に対する軽い筋力増強訓練を開始する
- 肘に関しては，軽度の抵抗運動を開始してもよい
- 治療（セラピー）は患者が快適と感じるレベルで実施する

(Canon NM: Diagnosis and Treatment Manual for Physicians and Therapists, 3rd ed. Indianapolis, The Hand Rehabilitation Center of Indiana, PC, 1991 より引用)

肘頭滑液包炎 (Olecranon Bursitis)

　肘頭滑液包炎は，肘頭突起の後方を覆う皮下滑液包の炎症（または感染）であり，急性（外傷性）または慢性，無菌性または化膿性に分類される．7歳までは滑液包が発達していないため，小児ではこの病態はまれである．発生機序は，直接的な打撲（競技場での転倒），または慢性反復性の外傷が加わり，徐々に滑液が貯留することである．感染は，血行性播種（黄色ブドウ球菌）または直接侵入（切創や注射）により生じる．

　身体診察では通常，肘後方の腫脹および圧痛があり，しばしば肥大化した触知可能な滑液包が認められる．化膿性滑液包炎では，その領域の熱感や紅斑が認められるこ

とが多い．関節内病変はないが，屈曲の最終可動域は制限されることがある．

無菌性滑液包炎の治療は，圧迫包帯およびアイシング，持続的な刺激を避けるための軟性肘パッドである．筆者らは，Hely and Weber社（電話：1-800-221-5465）製のHayesユニバーサル肘パッドを使用している．これらの方法によって関節液は徐々に吸収される．もし肘の運動制限が著しい場合は，滑液包を吸引し，吸引した液をグラム染色および培養検査に提出する．化膿性滑液包炎の場合は切開とドレナージ，開放創の管理，培養検査に基づく抗菌薬治療が必要である．愛護的な自動ROM訓練を開始してもよいが，創が安定するまで過度のROM訓練は慎まなければならない．

外傷後の肘関節硬直
Post-traumatic Elbow Stiffness

Michael L. Lee, MD • Melvin P. Rosenwasser, MD

評価とマネジメント

肘の硬直（stiffness）は，先天性の変形，麻痺性変形，変形性関節症，熱傷，感染に起因するが，圧倒的に多いのは外傷後の硬直である．

米国整形外科学会（American Academy of Orthopaedic Surgeons）の定義によれば，肘関節の「正常」可動域は，伸展0°から屈曲146°，回内71°から回外84°である．Morreyら（1981）は，日常生活動作に必要な関節可動域，すなわち「機能的ROM」は，30～130°の伸展-屈曲と，50～50°までの回内-回外であるとしている．日常生活動作上，屈曲の最終可動域は伸展の最終可動域よりも重要である．

分類

外傷後の肘関節硬直は，Morrey（1993）により外因性（関節外），内因性（関節内）および混合性の要因とに分けられている．

外因性要因には関節面そのものを除く肘周囲のすべての組織が含まれ，皮膚から関節包，側副靱帯までが含まれる．切開や熱傷による皮膚拘縮や皮下組織の瘢痕は，肘の運動を制限する可能性がある．肘関節包の直達損傷，上腕筋損傷あるいは上腕三頭筋損傷は血腫の形成をきたし，短縮位での瘢痕化と運動制限をもたらす．側副靱帯損傷は，短縮位で治癒することで正常な運動軸を変えるため，さらに運動域を制限することになる．

それに加えて急性の痛みは，肘の運動に対する随意的および不随意的防御を引き起こし，肘関節包と上腕筋の拘縮を進行させる．このようなメカニズムが，最小限の軟部組織損傷を伴う肘の小外傷後に生じる関節硬直の背景にあると考えられている．絞扼性神経障害は尺骨神経に起こることが最も多いが，橈骨および正中神経での報告もみられ，このような神経障害が，運動に対する防御を引き起こすような痛みの原因に

外傷後肘硬直の分類

肘硬直の外因性(関節外)要因
- 皮膚,皮下組織
- 関節包(後方または前方)
- 側副靱帯の拘縮
- 筋腱性の拘縮(後方または前方)
- 異所性骨化

肘硬直の内因性(関節内)要因
- 関節変形
- 関節癒着
- 衝突する骨棘
  肘頭
  鉤状突起
- 衝突する線維化組織
  肘頭窩
  鉤状窩
- 遊離体

混合性の要因

なる.

内因性要因は,関節不適合,関節軟骨の喪失,関節面上の仮骨の増殖,関節内癒着,鉤状窩や肘頭窩に生じる線維化,関節運動の妨げとなる肥大型の骨棘に由来する.

肘関節硬直の評価
●病歴
病歴から得られる重要な情報には以下の2つがある.
1. 自覚している動きの制限
2. 肘に痛みがあるかどうか

回内-回外の制限は腕橈(橈骨-上腕骨小頭)関節の病変を,屈曲-伸展の制限は腕尺関節の病変を示唆する.重度の異所性骨化や完全強直がある場合を除いて,回内-回外または屈曲-伸展のどちらかが患者の訴えの中心となる.30°未満の伸展制限や100°を超えた可動域での屈曲制限は,機能的ROMを脅かすほどではなく,外科的矯正にメリットがあるとは言い難い.

通常，外傷後の肘関節硬直は痛みを伴わない．疼痛は関節症やインピンジメント，絞扼性神経障害，まれに不安定性の存在を示唆する．

● 身体診察

術前に手術進入路を計画するために皮膚の視診から開始し，瘢痕や線維化のある領域を記載していく．皮膚の欠損・線維化・癒着の状態と，これがどれくらい硬直の原因となっているかを評価し，皮弁（flap）の必要性を決定する．関節可動域（他動，自動，自動介助）は詳細に記録すべきである．制限された動きのエンドポイント（end-point）を記載すべきであり，**軟らかいエンドポイント**は軟部組織による制約を意味し，**硬いエンドポイント**は骨性のインピンジメント*を意味する．ただし残念なことに，この区別はいつも明確にできるわけではない．肘の主要な筋群の筋力とそのコントロールに関する評価も必要である．これは，観血的に治療した場合にも保存的に治療した場合にも必要となる積極果敢な理学療法に，患者が協力できるかどうかを決定するうえで重要である．神経血管系の検査は尺骨神経および正中神経に焦点をあて，瘢痕や仮骨に起因する神経絞扼の臨床徴候と症状を把握する（症状が明らかでない場合もある）．

● X線写真評価

X線検査には3つの目的がある．
1. 変性変化（degenerative change）の程度を評価する．
2. 衝突する構造体を除外する．
3. 異所性骨化の可能性を除外する．

ほとんどの患者が肘の正面（前後）像，側面像，橈骨-上腕骨小頭関節の斜位像で十分である．重度の変形や架橋形成のある異所性骨化の場合は，関節を評価するのにコンピュータ断層撮影（computed tomography：CT）もしくは側面断層撮影（lateral tomography）が必要となる．磁気共鳴画像法（magnetic resonance imaging：MRI）はCTよりも多くの情報を提供してくれるわけではないが，内側側副靱帯（MCL）と外側側副靱帯（LCL）の損傷を知るには有用である．局所的な関節軟骨の欠損は，いかなる画像診断法を用いても術前に正しく評価することは困難であり，手術時に初めて明らかとなる．

治療

● 保存的治療

肘関節硬直のマネジメントは，早期運動とそれを実現するために必要な治療（例：骨折に対する強固な内固定）を通じて硬直を予防することに始まる．肘の関節内とそ

＊訳注：impingeとは，ぶつかる，衝突するという意味である．

の周辺の炎症を起こすような病態は是正すべきである．抗炎症薬は腫脹の軽減に有用である．訓練前の温熱療法，訓練後のアイシング，そしてイオントフォレーシス（iontophoresis），超音波，マッサージ，電気刺激などの物理療法は，動きの拡大に有用である．筋力低下や不均衡は，筋力増強訓練で改善すべきである．

肘の外傷後は，観血的治療の有無にかかわらず，患者の肘の動きが改善していないことを認識したら，より積極的な治療を開始することがきわめて重要である．

急性期の治療．肘関節硬直に対して第1に行う治療は，理学療法士の指導のもとに，患者自身が調節しながら行う段階的なストレッチである．それでも動きが改善しない場合には，スプリント療法が次の手段となる．

スプリングまたはゴムバンドの張力を利用した動的継手付き肘スプリント（dynamic hinged elbow splint）は，肘の屈曲制限の改善に役立つ．ただし，動的スプリントは拮抗筋の同時収縮や攣縮（スパズム）を引き起こすような持続伸張を与えるため，患者が装着に耐えられず，スプリントを外さざるをえない状況に追い込まれることが多い．

調節性のある静的（ターンバックル）スプリント〔adjustable static（turnbuckle）splint〕は，治療抵抗性の屈曲または伸展制限に対して，動的スプリントよりも許容できることが多い．可動域制限が両方向に存在する場合は，調節性のあるターンバックル装具（adjustable turnbuckle orthosis）を，制動方向を変えながら使用することができる．

最終的に，最大他動伸展角度あるいは屈曲角度を20°上回るような静的スプリントを作製し，夜間用として使用する．

機能的電気刺激（FES）は限られた効果しか報告されていないため，この時期には推奨できない．持続的他動運動（continuous passive motion：CPM）も，すでにできあがった拘縮に対しては限定的な役割しかもたない．

慢性期の治療．肘の痛みがなくなり，スプリント療法を行っているにもかかわらずまだ動きの制限が残っていれば（通常6か月後），さらに保存的治療を継続する利点はほとんどない．

麻酔下での徒手整復は，以前は有益であると考えられていたが，新たな炎症や関節包と上腕筋の断裂を引き起こし，血腫とさらなる線維化を生じさせるため，肘関節硬直を増悪させると考えられている．また，強力なてこの作用により，癒着組織で覆われていた関節軟骨を剥離させる可能性もある．

● **手術治療**

保存的治療が奏効せず，患者が予想される結果に適度な期待をもち，根気のいる術後リハビリテーションに協力できる場合には，手術治療を考慮する．

肘関節内部の変性変化（degenerative change）の程度が，外傷後の肘関節硬直

に対する外科的治療を決定する．変性変化がまったくないか，ごくわずかである患者には，延長を伴う，または伴わない軟部組織解離術（soft tissue release with or without distraction）[*1]が適応となる．**中等度の変性変化**がある患者では，デブリドマン関節形成術（débridement arthroplasty），Outerbridge-柏木腕尺関節形成術（Outerbridge-Kashiwagi ulnohumeral arthroplasty）などの限定的な骨の関節形成術（limited bony arthroplasty）で治療することができる．高度の変性変化を伴う若年患者では，筋膜挿入関節形成術（distraction fascial arthroplasty）[*2]によって治療することができる．高齢患者（60歳以上）や肘に求められる機能が低い場合，または硬直が軟部組織解離や限定的な骨の手術で改善しなかった場合は，肘関節全置換術（total elbow arthroplasty）が唯一の選択肢となる．

変性変化がごくわずかか，まったくない患者では，骨性インピンジメントの除去を併用した軟部組織解離術が有用である．

手術適応．硬直によって重篤な機能障害があることを自覚している患者，広範囲に及ぶ理学療法プログラムに協力的であり，かつ意欲的に参加できる患者が，外科的解離の適応となる．30°を超える屈曲拘縮と最大屈曲100°未満の屈曲制限は，多くの症例で手術によって改善が望める．外科的解離に関して絶対的な年齢制限はないが，幼い子どもは理学療法に協力することができない．また，高齢者は経過を悪化させるような医学的問題を抱えていることがある．

時期．軟部組織治癒の初期段階が落ち着いたら（損傷から早くて3か月），軟部組織解離術を考慮してもよい．

進入法．肘への進入法を選択する際には，運動が制約されている方向に加えて，肘周囲の瘢痕および皮膚の状態について考慮すべきである．

- **屈曲と伸展が両方制限されている場合**，腕尺関節の前面および背面へのアクセスは，外側進入法（いわゆるKocherアプローチ）または内側進入法のいずれかによって達成される．著しい骨性インピンジメントがある側から，肘に進入することは有益である．尺骨神経の探索または剥離が必要な場合は，内側進入法が好んで用いられる．2つの進入法が同時に使われることもある．
- **屈曲は十分に可能だが，伸展だけが制限されている場合（屈曲拘縮）**，前方進入法を用いれば，前関節包や上腕筋，まれに上腕二頭筋腱を解離するためのアクセスが可能となる．ただし，この進入法では肘頭窩を直視することができないので，後方に運動を妨げるものがないことを確認しておく必要がある．

[*1] 訳注："distraction"には関節面を引き離すために肢を引っぱること（伸延）という意味がある．
[*2] 訳注：この術式には定まった訳語がないため，本書では大腿筋膜を中間挿入物として用いる手術という意味で，筋膜挿入関節形成術とした（p.196参照）．

- 屈曲が制限され，伸展は良好である場合(伸展拘縮)，これは，伸展位での術後ギプス固定や，肘頭固定(olecranon fixation)がぶつかることで生じることが多い．直達後方進入法(direct posterior approach)が上腕三頭筋，後関節包および肘頭窩へアクセスするために用いられる．
- 回内-回外運動が制限されている場合，拡大外側進入法により，腕尺関節の前方および後方に加えて，腕橈(橈骨-上腕骨小頭)関節の良好な視野が得られる．

解離術．肘関節を切開した後は，動きを阻害している組織に対して，それぞれに適した方法で解離術を行わなければならない．上腕筋が短縮している場合は，筋解離(release)または上腕骨から上腕筋を剝離させる(recession)べきである．上腕三頭筋や上腕二頭筋が短縮している場合は，腱剝離(tenolysis)またはより近位における筋の授動術(muscle mobilization)を実施すべきであり，さらに重度の例では腱切り(tenotomy)またはZ延長(Z-lengthening)が必要となる．前関節包または後関節包が拘縮していれば，関節包切開(capsulotomy)または関節包切除(capsulectomy)を行う必要がある．橋渡しをする，あるいは突きあたるような異所性骨化があれば切除しなければならない．関節内部では，衝突の原因となる辺縁の骨棘や過増殖性の仮骨(hypertrophic callus)を除去すべきである．鉤突窩と肘頭窩では，動きの阻害因子となっている線維脂肪組織のデブリドマンを行う．どちらか一方の側副靱帯が短縮している場合には，靱帯の解離およびZ延長を行うことがある．Morrey (1993)は，側副靱帯の解離が行われた場合には，軟部組織が治癒する間，肘を安定させるために伸長器(distraction device)を用いるべきであると述べている．

橈骨頭が回内-回外および屈曲を阻害している場合は，輪状靱帯の温存に注意しながら，頭頸接合部で橈骨頭を切除すべきである．

内側進入法を選択した場合には，尺骨神経の確認と保護に努めなければならない．肘関節が硬くなればなるほど，尺骨神経のすべり(gliding)をよくして牽引損傷を防ぐ目的で，神経を移行する必要性が高くなる．通常は皮下で移行させることになるが，もし皮下組織が瘢痕化していれば，筋肉下で移行させるほうが適切である．術創は追層縫合し，血腫を縮小するための吸引ドレーンを留置する．

関節の中等度の変性変化を伴う肘硬直．中等度の変性変化を伴う肘関節硬直では，動きの回復を助けるための軟部組織解離術に加えて，限定的な骨の関節形成術が必要となる．すなわち，デブリドマン関節形成術やOuterbridge-柏木腕尺関節形成術が選択肢となる．症状のある(有痛性の)関節症では，外側切開により橈骨頭切除(radial head excision)，肘頭骨切除(olecranon ostectomy)，骨棘切除(osteophyte excision)，肘頭窩-鉤突窩デブリドマン(olecranon-coronoid fossa débridement)および関節包解離(capsular release)を行い，動きの改善と疼痛の軽減を図る．側副靱帯を犠牲にして，不安定性を残すことがないように注意すべきである．

デブリドマン関節形成術． デブリドマン関節形成術は，進行した一次性の変形性肘関節症に対する治療として位置づけられているが，変形性関節症を伴う外傷後の硬直にも考慮されることがある．

すでに存在する瘢痕に支障のない限り，後外側切開によって肘関節に進入する．上腕骨遠位部には，上腕三頭筋と腕橈骨筋の間から進入する．橈側側副靱帯にはＺ延長を施す．関節は屈曲と内反によって露出される．肘頭と肘頭窩にて骨棘を切除する（デブリドマン）．同様に，鉤状突起と橈骨頭，およびこれに対応する窩のデブリドマンを行う．橈骨頭の切除は推奨されていない．橈側側副靱帯を修復し，ドレーンを留置して創を閉鎖する．術後直ちに持続的他動運動（CPM）を開始する．

Outerbridge-柏木腕尺関節形成術． 柏木が用いているデブリドマン関節形成術の手法は，軟部組織をあまり広範に切開せずに，前方および後方コンパートメントの探索とデブリドマンを行うことができる．

小さな後正中切開によって肘関節に進入する．上腕三頭筋を２つに分けて後関節包を露出する．肘頭尖は切除する．肘頭窩については，まず歯科用ドリルバーを用いて開窓し，次に直径１cmとなるまで広げて，前方コンパートメントの遊離体の除去と鉤状突起および橈骨頭のデブリドマンが行えるようにする．Morrey（1992）はこの方法に修正を加え，上腕三頭筋を（２つに割るのではなく）挙上すること，およびトレフィン（穿孔器）を用いて肘頭窩を開孔することを推奨している．

関節の高度な変性変化． 肘関節硬直と重度の変性変化を有する若年患者は，残念なことに，外傷後の肘関節硬直のなかで最も数が多い．しかし，肘に求められる機能が高いという理由から，このような患者に対する手術の選択肢は非常に限られている．適応となる２つの術式は，筋膜関節形成術と肘関節全置換術である．肘関節では，単一の肢位で大半の機能をカバーすることは難しいため，関節固定術は選択肢にはならない．通常，切除関節形成術（resection arthroplasty）は，過度の不安定性や筋力低下，あるいはその両方を残す結果となる．

高齢患者では全置換術を選択することが多くなる．肘関節全置換術は，過去に軟部組織または限定的な骨のデブリドマン関節形成術を受けたが，改善の得られなかった患者に対するサルベージ（救済）手術となりうる．

筋膜挿入関節形成術． Morrey（1992）によれば，中間物挿入関節形成術には３つの適応がある．

 1．関節面の半分以上が欠損している場合
 2．著しい癒着があり，関節面の半分以上が剝離している場合
 3．変形癒合があり，著しい関節面の不適合が生じている場合

肘への拡張型（extensile-type）＊後方進入法は既存の瘢痕を通してなされる．肘の

動きを獲得するために，運動を制限している関節包，靱帯および筋肉を解離する．橈骨頭や他の衝突する骨を切除することにより，さらなる動きの改善が得られる．続いて，回転運動が滑らかな関節面を獲得するために，上腕骨顆と肘頭関節面の再形成を行う（解剖学的関節形成術）．皮膚または大腿筋膜（現在最も一般的）から採取した移植片は，中間挿入物の材料として用いられる．移植片を上腕骨遠位と尺骨近位をまたぐように伸張し，しばしば骨孔を通して適切な位置にしっかりと縫合する．

肘にある程度の安定性を与えるために，肘の動きを許すような伸長器を創外から適用する．伸長器の中心は，上腕骨遠位部にある推定された肘回転中心に注意深く合わせる．肘の中心を示す指標となるものは，内側上顆の前下面と上腕骨小頭の中心である．その後，伸長器を上腕骨と尺骨に取りつけ，関節をおよそ3〜5 mm引き離す．側副靱帯の欠損があれば再建する．

肘関節全置換術．一般に，外傷後関節症に対する人工肘関節全置換術は，関節リウマチにおける関節置換術ほど良好な成績は収められていない．おそらく肘関節全置換術は，肘に求められる機能が低くなる60歳以上の患者に行うべきであろう．外傷後の肘関節は，手術の成功に必要な靱帯の安定性を欠くことが多いため，非拘束式（nonconstrained）インプラントは推奨されていない．半拘束式（semiconstrained）インプラントを用いた肘関節全置換術では中程度の成功率が示されているが，耐久性は十分とはいえない．

既存の瘢痕に支障のない限り，肘関節の後方または後内側から進入する．尺骨神経を内側で同定し，前方移行のために可動化しておく．Bryan-Morrey展開では，まず上腕三頭筋とその腱を内側で挙上し，続いて肘関節を亜脱臼できるように骨膜スリーブを尺骨から切り離す．前関節包および後関節包は切除または解離する．上腕骨遠位部と尺骨近位部は，インプラントに合わせて骨切りを行い，挿入するための準備をする．このとき，上腕骨内側および外側の柱状構造を温存するように注意する．インプラントを骨セメントで固定し，適切な止血を施し，さらにドレーンを留置して創を閉鎖する．関節運動は創がしっかり閉じてから開始する．

異所性骨化

肘の異所性骨化（heterotopic ossification：HO）について詳細に論ずることは，本書の範囲を超えている．肘のHOの原因としては，筋肉内出血や転位骨片を生じる直接的な外傷が最も多い．その他の危険因子としては，神経軸索損傷（液性メディエータや全身性カスケードが関与すると考えられている），熱傷（「通常，熱傷の深度と関

＊訳注：上腕三頭筋内側頭を上腕骨遠位で切離して反転することによって，上腕骨の後面を遠位まで広く露出する方法．

連しているが，部位とは必ずしも関連していない」），そして硬直した関節に対する強引な関節授動術がある．

HO の発生頻度と損傷の大きさとの間には，直接的な相関関係がみられる．肘における HO の発生率は 1.6〜56％ の範囲にあり，骨折の重症度ならびに脱臼骨折の存在に関連して増加する．

臨床的に，受傷後 1〜4 か月の間は腫脹や充血，運動の減少が認められる．鑑別診断としては感染，血栓性静脈炎，反射性交感神経性ジストロフィーがあげられる．脊髄損傷患者における HO は，損傷高位よりも遠位の身体部位に現れ，通常，下肢に好発する．上肢に発生する場合は通常，痙縮のある側であり，肘の屈筋群や肘の後外側面に生じることが最も多い．HO はびまん性であり，必ずしも解剖学的構造や平面に沿って起こるとは限らない．

HO は，最初の 4〜6 週以内に X 線写真で診断可能となる．関節周囲の石灰化，MCL 損傷または LCL 損傷を示唆する所見と本来の HO とを鑑別することが重要である．テクネチウムを用いた骨シンチグラフィーは，単純 X 線写真よりも早期に陽性となる．骨シンチグラフィーの感度は 3 方向スキャンによって向上する．CT は HO の内部構造を明らかにし，成熟度を評価するのに有用であり，また HO の解剖学的部位の診断に役立つ．

上肢の HO は，Hastings と Graham が 3 つのタイプに分類している．

　　クラス I ― 機能的制限のない X 線写真上の HO
　　クラス II ― ある程度の制限
　　　クラス IIA ― 屈曲-伸展方向の制限
　　　クラス IIB ― 回内-回外方向の制限
　　　クラス IIC ― 両方の運動方向の制限
　　クラス III ― 完全な骨性強直

● 治療

HO は薬物療法で抑制することができる．ジホスホネート（ビスホスホネート，例：ダイドロネル®）はハイドロキシアパタイトの結晶化を抑制し，それによって類骨の（骨形成過程における）石灰化を減少させる．非ステロイド性抗炎症薬（NSAIDs），とりわけインドメタシンは，HO を減少させると考えられている．これは，プロスタグランジン E_2 の合成阻害作用，および前駆細胞が活性型骨芽細胞に分化するのを抑制する作用によってもたらされる．これらの薬物は術後早期，もしくは受傷後早期に開始すべきである．股関節周囲の HO を予防するために，放射線の体外照射を行うことも提唱されている．HO の切除後 48〜72 時間以内に，再発予防を目的として照射する（単回投与で 700〜800 rad）．

すべての患者が外科的治療を必要とするわけではない．特に小児や神経学的回復のある患者では，HO が再吸収されるというエビデンスがある．動きの制限と機能的障

害が理学療法では改善せず，徐々に増悪する場合は手術治療を考慮する．手術を行うタイミングはきわめて重要である．手術を行う時期にはHOが代謝的に沈静化している必要があり，これは肢の身体所見（腫脹と紅斑の減少）およびX線写真上の成熟した外観から判断する．手術を遅らせれば軟部組織の拘縮が進行する可能性があり，逆に早すぎれば再発リスクが増加する．したがって，両者のバランスをとることが大切である．

要約

外傷後の肘関節硬直は，内的要因，外的要因，あるいはその組み合わせによって生じるものとに分類されている．早期運動を目的とした治療法による予防が，硬直のマネジメントにおいて不可欠である．外傷後肘硬直に対する治療は，専門家の指導のもとに行う理学療法から始め，しばしばスプリント療法を併用する．機能的ROM（すなわち伸展-屈曲30～130°，回内-回外50～50°）に満たない患者，加えて長期間にわたる積極的な理学療法に協力する意志のある患者が，手術治療の対象となる．

変性変化がない患者や軽度の患者では，軟部組織解離術が適応となる．制限されている動きの方向によって，手術進入法および解離する関節包・靱帯組織を決定する．術後の持続的他動運動（CPM）には有効性があると考えられている．治療成績は一貫した運動域の改善を示している．

中等度の変性変化がある患者では，限定的な骨の関節形成術（デブリドマン関節形成術やOuterbridge-柏木腕尺関節形成術）によって，高い満足度が得られており，確実な運動域の改善が実現されている．

高度の変性変化がある場合，若年者では筋膜挿入関節形成術を行い，高齢者では肘関節全置換術を行う．しかし，その治療成績は容認できる程度ではあるが，決して良好とはいえない．筋膜関節形成術の成果（アウトカム）はしばしば予測困難である．肘関節全置換術ではゆるみ（loosening）（約20％），合併症（約25％），再置換（約18％）などが高率に認められるが，人工関節のデザインおよび挿入技術が進歩してきたことで治療成績は向上しつつある．

参考文献

Baker BE, Bierwagen D: Rupture of the biceps brachii: Operative versus non-operative treatment. J Bone Joint Surg Am 67:414, 1985.

Dillman CJ, Fleisig GS, Andrews JR, Escamilla RF: Kinetics of baseball pitching with implications about injury mechanisms. Am J Sports Med 23:233, 1995.

Forster MC, Clark DI, Lunn PG: Elbow osteoarthritis: Prognostic indicators in ulnohumeral debridement—the Outerbridge-Kashiwagi procedure. J Shoulder Elbow Surg 10:557, 2001.

Galloway M, De Maio M, Mangine R: Rehabilitation techniques in the treatment of medial and lateral epicondylitis. Orthopedics 15:1089, 1992.

Gelinas JJ, Faber KJ, Patterson SD, King GJ: The effectiveness of turnbuckle splinting for elbow contractures. J Bone Joint Surg Br 82:74, 2000.

Hastings H 2nd, Graham TJ: The classification and treatment of heterotopic ossification about the elbow and forearm. Hand Clin 10:417, 1994.

Hyman J, Breazeale NM, Altcheck DW: Valgus instability of the elbow in athletes. Clin Sports Med 20:25, 2001.

Mason ML: Some observations on fractures of the head of the radius with a review of one hundred cases. Br J Surg 42:123, 1954.

Morrey BF: Primary degenerative arthritis of the elbow: Treatment by ulnohumeral arthroplasty. J Bone Joint Surg Br 74:409, 1992.

Morrey BF: Post-traumatic stiffness: Distraction arthroplasty. In Morrey BF (ed): The Elbow and Its Disorders, 2nd ed. Philadelphia, WB Saunders, 1993, p 491.

Morrey BF: Biomechanics of the elbow and forearm. Orthop Sports Med 17:840, 1994.

Morrey BF, Askew LJ, An KN: Rupture of the distal tendon of the biceps brachii: A biomechanical study. J Bone Joint Surg Am 67:418, 1985.

Morrey BF, Askew LJ, An KN, Chao EY: A biomechanical study of normal functional elbow motion. J Bone Joint Surg Am 63:872, 1981.

Nirschl, RP, Chumbley EM, O'Connor FG: Evaluation of overuse elbow injuries. Am Fam Physician 61:691, 2000.

Peters T, Baker CL: Lateral epicondylitis. Rev Clin Sports Med 20:549, 2001.

Slocum DB: Classification of elbow injuries from baseball pitching. Tex Med 64:48, 1968.

Tullos HS, Bennett J, Shepard D: Adult elbow dislocations: Mechanisms of instability. Instr Course Lect 35:69, 1986.

Wilk KE: Stretch-shortening drills for the upper extremities: Theory and clinical application. J Orthop Sports Phys Ther 17:225, 1993.

3 肩の損傷

BRIAN S. COHEN, MD • ANTHONY A. ROMEO, MD • BERNARD R. BACH Jr., MD

よくみられる病態

背景

肩のリハビリテーションの一般的原則

評価の収集

肩痛の評価における病歴聴取の重要性

肩の診察

肩の直接視診
肩甲上腕関節と肩甲胸郭関節の関節可動域測定
神経学的診察
上腕二頭筋の診察
全身関節弛緩テスト
肩腱板の診察
インピンジメントの診察
前方不安定性の診察
後方不安定性と関節唇の診察
肩鎖関節の診察

一般的な肩リハビリテーションのゴール

運動
筋力強化

インピンジメント症候群

一次性インピンジメント
二次性インピンジメント
治療

オーバーヘッドアスリートにおける腱板炎

投球動作の6相
投球競技者のためのリハビリテーションのまとめ

肩腱板断裂

修復の種類
断裂の大きさ
組織の性状
断裂の部位
患者の多様性
リハビリテーションの状況と外科医の治療哲学
急性断裂
慢性的な断裂
オーバーヘッドアスリートの肩腱板断裂

肩関節不安定性

肩関節前方不安定性

- 肩関節後方不安定性
- 他方向不安定性
- **凍結肩(癒着性関節包炎)**
- 治療
- 肩関節形成術(人工関節置換術)後のリハビリテーション
- **上腕二頭筋障害**
- リハビリテーションの重要なポイント

- 手術的治療 — SLAP 損傷
- 上腕二頭筋断裂(長頭腱近位部完全断裂)
- **肩鎖関節損傷**
- リハビリテーションの原理
- **肩甲骨の運動異常**
- 背景

肩と上腕でよくみられる病態の身体所見

インピンジメント症候群
- Hawkins のインピンジメントテスト陽性
- Neer のインピンジメント徴候もしばしば陽性
- 棘上筋単独のテストでもしばしば(痛みは)陽性
- 外転時の有痛弧(painful arc)もしばしば陽性
- 肩峰下滑液包痛(一定しない)

腱板断裂
- 棘上筋に抵抗を与えると疼痛を生じるが,通常は弱い(棘上筋単独テスト陽性)
- Hawkins のインピンジメントテスト陽性
- Neer のインピンジメント徴候もしばしば陽性
- 外転時の有痛弧は陽性
- 棘上筋萎縮所見(より重症例で)
- 棘下筋に抵抗を与えると疼痛を生じ,筋力低下がみられることがある(より重症例で)
- 自動運動の減少,特に外転(一定しない)
- ドロップアームテスト陽性(より重症な例のみ)
- 自動外旋運動の減少(大断裂)
- 肩峰下滑液包内への局所麻酔薬の注射後(リドカインテスト),しばしば痛みは軽減するが,腱板断裂による筋力低下は残る(腱板炎では筋力低下は軽減する)

前方不安定性(反復性亜脱臼あるいは脱臼)
- 脱臼不安感テストにおいて前方への脱臼不安感陽性
- リロケーションテストにおいて脱臼からの整復感あり
- 引き出しテスト,ロード＆シフトテストなどの他動診察テストにおいて前方への不安定性増加所見あり
- 時に腋窩神経損傷の所見(三角筋の筋力低下,肩外側のしびれ)
- まれに筋皮神経損傷の所見(上腕二頭筋の筋力低下,前腕外側部のしびれ)

後方不安定性(反復性亜脱臼あるいは脱臼)
- 後方引き出しテスト,ロード＆シフトテストなどの他動診察テストにおいて後方への不安定性増加所見あり
- サルカス徴候(sulcus sign)やや異常所見(一定しない)
- ジャークテストや循環運動テストで症状が再現される(一定しない)
- 随意性脱臼,亜脱臼(ときどき)

多方向性不安定性
- サルカス徴候異常所見
- 引き出しテスト,ロード＆シフトテストなどの他動診察テストにおいて前方か後方,またはその両方向への不安定性増加所見あり
- 当初の不安定性を起こした方向により前後方向に追加の徴候
- 時に随意性脱臼の可能性
- 時に全身の靱帯弛緩性の所見(母指が前腕にくっつく,肘の過伸展)

肩鎖関節損傷
- 肩鎖関節の圧痛
- 肩鎖関節の腫脹
- 通常,肩への直達外力(例:転倒,あるいはフットボールでの打撲)
- 鎖骨遠位部の輪郭がはっきりする(さまざまで,損傷の重症度による).
- 烏口鎖骨靱帯の圧痛(より重症例で)
- 水平内転での疼痛(図3-41参照)
- まれに,鎖骨遠位の後方への転位(Ⅳ型)
- O'Brienテストで肩関節上方の痛み(一定しない)

上腕二頭筋腱炎
- 上腕二頭筋腱圧痛
- Speedテストで疼痛
- Yergasonテストで疼痛(ときどき)
- 上腕二頭筋腱不安定テスト異常(時に,上腕二頭筋腱が不安定な場合)

□→ 肩と上腕におけるよくみられる病態に対する身体所見

- 腱板損傷の合併（一定しない）の検索．二次性の上腕骨頭の下側筋として，上腕二頭筋長頭が腱板の上腕骨頭の引き下げ機構を担っているとした場合

肩甲上神経の圧迫あるいは損傷
- 棘上筋と棘下筋の筋力低下と萎縮（圧迫が棘上筋に入る前で起きている場合）
- 棘下筋単独の筋力低下と萎縮（圧迫が棘窩切痕で起きている場合）

関節リウマチ
- 局所の熱感と腫脹
- 筋萎縮もしばしば起きる
- 肩や上腕以外の関節のリウマチ性変化

胸郭出口症候群
- Roos テスト，Wright 法，Adson テスト，あるいは肩過外転テストで症状が再現される（一定しない）
- Adson テスト，Wright 法，Halsted テスト，あるいは肩過外転テストで，脈拍が減弱する（一定しない）

癒着性関節包炎（凍結肩）
- 自動（患者自身による）挙上運動と他動（検者による）挙上運動における関節可動域（range of motion：ROM）障害；前屈，外転，内旋，外旋
- 可動域制限のある患者にストレスをかけるような他動 ROM 運動，他動授動術で疼痛が誘発される
- 一般的な筋力低下や筋萎縮（一定しない）

スティンガー症候群（バーナー症候群）
- 腕神経叢上の圧痛
- 神経叢の損傷部位による筋力低下（三角筋力が最も損傷しやすく，次いで肘の屈曲力が損傷されやすい）

頸部神経根症による関連痛
- 運動，感覚，反射の変化がみられる（各神経根による）
- Spurling テストが陽性（一定しない）
- 肘関節遠位に症状がみられる（例：C6 神経根による手のしびれ）
- 誘発テストによる肩の症状は正常

重量挙げ選手の肩鎖関節関節骨融解
- 肩鎖関節に限局した圧痛

- 重量挙げ競技の履歴
- X線写真で肩鎖関節の不整，狭小化
- 通常は外傷歴なし
- 水平内転テスト陽性（痛みが出る）

(Reider B: The Orthopaedic Physical Examination. Philadelphia, WB Saunders, 1999 より改変)

投球障害肩，肩甲上腕関節内旋制限，病態のスペクトル

- Burkhart, Morgan と Kibler（2003）は，投球障害肩に対する今までにない新しいコンセプトを提唱してきた．それは，投球障害肩が微小な不安定性によるという「従来の知識」の大部分を否定するものである
- 2003年の3編の論文（*Arthroscopy : The Journal of Arthroscopic and Related Surgery*, Vol.19, No.4, April 2003, pp.404-420；No.5, May-June 2003, pp.531-539；and Vol.19, No.6, July-August 2003, pp.641-661）は，この問題の徹底的な検証を強く推奨している
- Burkhart は，投球競技者の「**デッドアーム（dead arm）**」を，投球競技者が肩の痛みと自覚的な違和感のために，故障前と同じ速度やコントロールで投げられないような肩の病態と定義している
- 投球競技者は通常，一連の投球動作のなかで腕が前方に動き始める，後期コッキング（late cocking）期または早期加速（early acceleration）期にこの違和感を訴える．このとき，投球競技者は，鋭い突然の痛み，手が「死にそうだ」と感じ，通常の速度でボールを投げられない
- デッドアームの話は，「投球障害肩の話」である．Burkhart は SLAP（superior labrum from anterior to posterior；前方から後方へかけての上方関節唇）損傷がこのデッドアームの原因であると断言している

肩甲上腕関節内旋制限（glenohumeral internal rotation deficit : GIRD）
- Burkhart はこの病態の進行過程は，投球競技者の「外転された肩関節での内旋制限」によると述べている
- 肩甲上腕関節内旋制限（GIRD）は，患側肩が健側肩に比べて肩外転位における肩甲上腕関節内旋可動域（角度）制限と定義されている
- 従来，肩甲上腕関節の回旋は，患者を背臥位にし，肩を体に対して90°外転させて，**図3-1**のように，検者が肩の前方を押して肩甲骨が診察台に対して固定された状態で測定してきた．内旋・外旋可動域は，肩甲骨がちょうど後胸壁を動き始めるときの前腕の角度を角度計で測定する
- 有症状の投球競技者の肩では，GIRD 角度が過外旋角度を上回っている

→ 投球障害肩，肩甲上腕関節内旋制限，病態のスペクトル

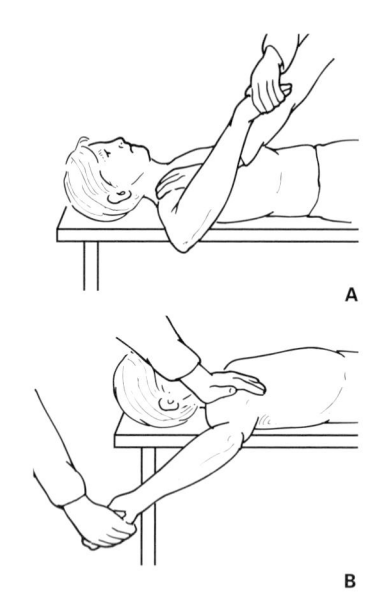

図 3-1 **A**：内旋は肩を 90°外転させて，検者が肩甲骨を固定した状態で測定する．内旋可動域は，肩甲骨が後方に回旋し始めるときの前腕の角度を角度計で測定する．**B**：外旋も肩甲骨を固定して測定する．中間位（内外旋 0°）は患者の前腕が体に対して垂直な位置である（背臥位では 12 時の位置である）．

(Burkhart SS, Morgan CD, Kibler WB：The disabled throwing shoulder：Spectrum of pathology. Part 1：Pathoanatomy and biomechanics. Arthroscopy 19:404-420, 2003 より改変)

- **後天性の肩内旋制限は，後方の関節包の拘縮によって起こる**．この拘縮は外旋可動域の増加の二次的結果として生じる基本的な障害である．これは，前方の関節包の伸張が伴っていてもいなくても三次的な問題として起こる可能性がある
- 結果として，GIRD はリハビリテーションの観点から，GIRD を減少させ，二次的な関節内病変，特に後方のタイプ 2 の SLAP 損傷を防ぐように，後下方の関節包の伸張（**図 3-2**）に焦点をあてることが提唱される
- この論文の 3 人の著者の経験によれば，25°以上の内旋制限のある GIRD の投球競技者の約 90% で，この後下方の関節包伸張プログラムによく反応し，GIRD を許容範囲内に減少することができる
- 許容範囲内の GIRD とは，(1) 20°以内の内旋制限，(2) 健側の全回旋可動域の 10% 未満の制限である
- この目標は通常，2 週間の「スリーパー」ストレッチを行うことによって達成できる（**図 3-2A**）
- しかし，投球競技者の 10% がこの方法で改善することはない．このような患者は，何年も（リトルリーグから大リーグまで）投げている経験豊富なエリート投手である傾向がある．これらの効果のない選手は GIRD の重症例であり，かつ関節内病変（タイプ 2，後部の SLAP 損傷）を通常長年にわたって有している傾向がある
- ストレッチを行っても効果がなかった有症候性の選手に対しては，関節鏡を用

図 3-2 後下方に焦点をあてた関節包のストレッチ．**A**：スリーパーストレッチでは，患者は側臥位で肩甲骨を壁に押しつけるように固定し，肩関節を 90°屈曲する．腕の他動的な内旋を反対の手を使って，患側の手関節に負荷する．
B：ロールオーバー・スリーパーストレッチはスリーパーストレッチと同様であるが，肩の屈曲角度が 50〜60°で，30〜40°うつ伏せになるところが違う．
C：クロスアーム・ストレッチは，患者は立位をとり肩 90°屈曲位で，患側の肘に健側の腕を用いて受動的な内転負荷をかけるリハビリテーションである．この従来の後方関節包の伸張運動は，主として後下方の関節包より後方の筋組織を伸展する．このシーケンスでは他の伸展方法によっても同様に行うべきである．**D**：ドアウエイ・ストレッチでは，肩 90°外転位で肘をドア枠にくっつける．患者は前傾して，肩の下方関節包を伸張するために下に傾く．

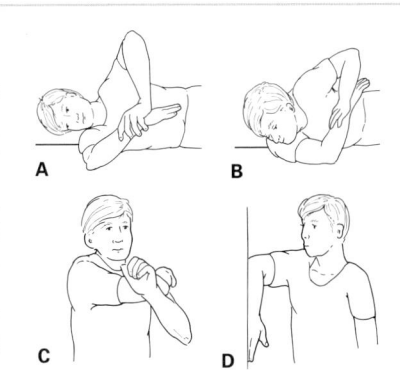

(Burkhart SS, Morgan CD, Kibler WB：The disabled throwing shoulder：Spectrum of pathology. Part 1：Pathoanatomy and biomechanics. Arthroscopy 19:404-420, 2003 より改変)

いて選択的に後下方の関節包切除によって治療することもある．そして，この切除は SLAP 損傷修復のためにほとんどの場合に行われている
- 選択的な後下方関節包切除（図 3-3）では，すぐに肩甲上腕内旋 65°の増加を期待できる
- 1991 年に Verna は，投球競技者の GIRD と肩機能障害との関係を最初に報告した．彼は 1 シーズンで 39 人のプロの投手を調査した．この投手たちは，春期トレーニング時は，内旋（GIRD は投手たちそれぞれで 35°以上の制限）の 25°以下で，この研究期間中にこのグループの 60% で，投球をやめなければならなくなるほど肩の障害が進行した
- 関節鏡視下で確認された有症候性タイプ 2 の SLAP 損傷のある 124 人の投手全員が，手術前，投球する側の肩に重症の GIRD があった（Morgan ら，

図 3-3 選択的な後下方の関節包切除．関節包の拘縮は後下方 1/4 の，下肩甲上腕靱帯後部線維（posterior band of the inferior glenohumeral ligament：PIGHL）の領域に起こる．関節包切除は後方の 9 時〜3 時の範囲で，関節唇から約 6 mm（1/4 インチ）離した線で行う．
(Burkhart SS, Morgan CD, Kibler WB: The disabled throwing shoulder: Spectrum of pathology. Part 1: Pathoanatomy and biomechanics. Arthroscopy 19:404-420, 2003 より改変)

拘縮した PIGHL

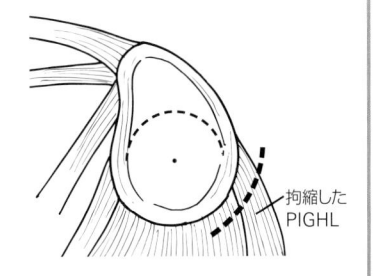

1998).GIRDの平均は53°(25°〜80°)であった.無症候性のプロ野球の投手では,平均GIRDがそのシーズン前で13°,シーズン後で16°であったのと比較し,顕著であった(P. Donley, personal communication, November 2000)

拘束された投球競技者の肩の生体力学的基礎

- Burkhartは,きつい後下方の関節包が上腕骨の過外旋を可能にする2つのメカニズムを提案した(投手で古典的にみられる)
- はじめに,短縮した後方の関節包のつなぎ留め効果は,肩甲上腕骨の関節窩コンタクトポイントを後上方に移動させる.それは,インターナルインピンジメントが生じる前,大結節がより大きな弧の運動ができるように関節窩縁との間を作ることを可能にする(**図3-4A, B**)
- 次に肩甲上腕関節コンタクトポイントの移動は,関節包がゆるむことで,前下方の関節包がより大きな肩外旋を可能にするように,上腕骨の近位端のカム効果を最小にしている
- この状態の病態生理学的説明を行った,Burkhartの相互のケーブルモデルの説明とカム効果は素晴らしい.しかし,本書では紹介しきれないので,この論

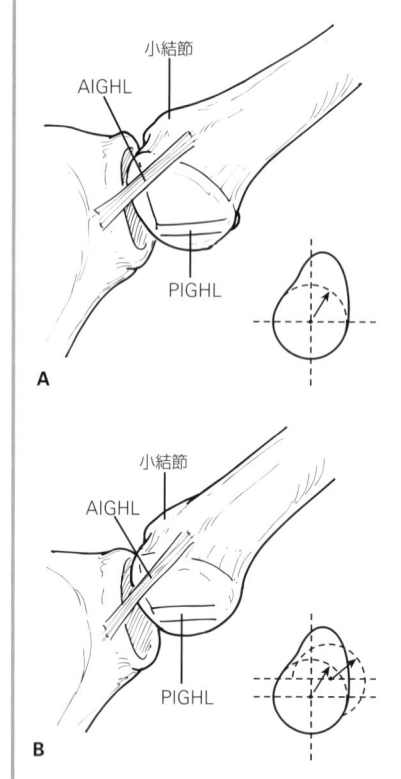

図3-4 **A**:肩関節が外転外旋すると,2つのケーブルは,互いに関連しながら等しい緊張をもって,関節を斜めに横断する.大結節が後方関節窩にぶつかるまでは(インターナルインピンジメントの位置まで),骨頭の回転の中心はおよそ関節窩のベアスポットに維持され,上腕骨大結節は円弧(**点線**)で表される.**B**:後方のケーブルが短くなった場合(後方線維の拘縮),肩甲上腕関節の接触点は後方に移動し,外旋時の許容範囲(大結節が後方関節窩にぶつかるまでの)が著しく増大する(**点線**).AIGHL:anterior band of the inferior glenohumeral ligament;下肩甲上腕靱帯前方線維,PIGHL:posterior band of the inferior glenohumeral;下肩甲上腕靱帯後方線維

(Burkhart SS, Morgan CD, Kibler WB: The disabled throwing shoulder: Spectrum of pathology. Part 1: Pathoanatomy and biomechanics. Arthroscopy 19:404-420, 2003 より改変して引用)

図 3-5 肩関節が外転外旋すると，大結節は後方関節窩と衝突（インピンジメント）し，肩腱板はその 2 つの骨にはさまれることになる（＊印）．これは，インターナルインピンジメントといわれる．
A：前方，C：肩甲上腕関節の回転中心，P：後方．

(Burkhart SS, Morgan CD, Kibler WB: The disabled throwing shoulder: Spectrum of pathology. Part 1: Pathoanatomy and biomechanics. Arthroscopy 19:404-420, 2003 より改変して引用)

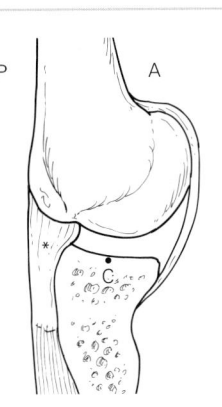

文を読まれるよう強く推奨する
- **インターナルインピンジメント**（図3-5）は，外転，外旋した位置の**すべての**肩に生じる，関節内での衝突として定義される．この肩関節 90°外転，90°外旋位では，腱板後上方の下面は，後上方関節唇と接触し，関節唇と大結節の間に挟まれる（Walch ら，1992）

投球競技者における peel-back 機構
- Burkhart の報告によると，投球競技者は古典的には関節鏡検査では，"peel-back 現象"のために，後部の SLAP 損傷か，あるいは前方後方両方の SLAP 損傷を示す，としている
- **peel-back** は，肩外転外旋位の腕が振りかぶった状態で生じる．このことは，上腕二頭筋腱のベクトルが，投球の後期コッキング期で，より後方に移動するという上腕二頭筋腱の作用による．関節鏡視下では，上肢の牽引を外して外転外旋位にもっていくと，上腕二頭筋腱はより後方で関節面に対して垂直な位置になる（図3-6）．投球時のこの動的な角度変化は，後方関節唇にねじれの力を伝達する上腕二頭筋腱起始部のねじれを生じる．この "peel-back" は，後上方関節唇および上腕二頭筋腱に起こる（「投手の SLAP」）
- 投手の有効な SLAP 修復には，peel-back メカニズムの回旋力に抵抗するために，関節唇のまわりに単純な縫合ループ（または複数のループ）を備えた縫合糸アンカー（sutur anchor）が必要である．Morgan ら（1998）は，吸収性の関節唇を貫く鋲による成功率 71～88％ と比較し，縫合糸アンカーを用いた関節唇の縫合では 97％ の成功率であったと報告している

投球競技者の病的なカスケード
- 後天的な後下方の関節包拘縮は，投球の後期コッキング期においてクライマックスに達する病的なカスケードを起動する最初の本質的な異常であると考えら

□→ 投球障害肩，肩甲上腕関節内旋制限，病態のスペクトル

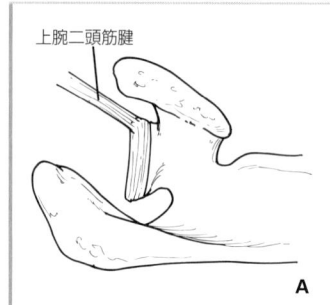

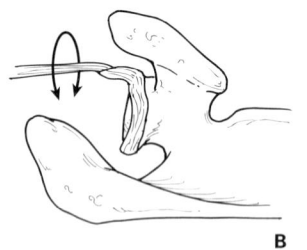

図3-6 **A**：安静時の左肩の上腕二頭筋腱付着部と関節唇複合体の上方からの図．**B**：外転外旋時の左肩の上腕二頭筋腱付着部と関節唇複合体の上方からの図．上腕二頭筋長頭が後方に引かれ peel-back 現象が起こる．

(Burkhart SS, Morgan CD, Kibler WB: The disabled throwing shoulder: Spectrum of pathology. Part 1: Pathoanatomy and biomechanics. Arthroscopy 19:404-420, 2003 より改変)

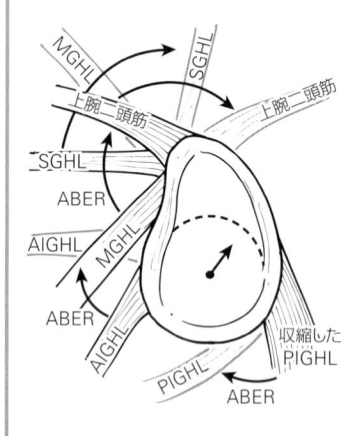

図3-7 この図は中間位（**実線**）から外転外旋するとき（**点線**）の，肩甲上腕関節の主要な腱板筋腱と関節包靱帯の動きを示している（実線から点線に動く）．外転外旋時，弓弦状に張った下肩甲上腕靱帯後方線維 (posterior band of the inferior glenohumeral ligament: PIGHL) は上腕骨頭の下になる．このことが，肩甲上腕関節の回転中心が移動し，上腕二頭筋長頭のベクトルが後方に移動し，peel-back を起こす力が最大になる．
ABER：abduction and external rotation；外転外旋，AIGHL：anterior band of the inferior glenohumeral ligament；下肩甲上腕靱帯前方線維，MGHL：middle glenohumeral ligament；中間肩甲上腕靱帯，SGHL：superior glenohumeral ligament；上肩甲上腕靱帯

(Burkhart SS, Morgan CD, Kibler WB: The disabled throwing shoulder: Spectrum of pathology. Part 1: Pathoanatomy and biomechanics. Arthroscopy 19:404-420, 2003 より改変)

れる
- その観点で，肩甲上腕コンタクトポイントの移動（**図3-7**）は，peel-backの力とその他の合計の力がともに最大になるまさにそのときに，後上方関節唇に最大の剪断応力を引き起こす
- 下肩甲上腕靱帯（inferior glenohumeral ligament：IGHL）複合体の短縮した後

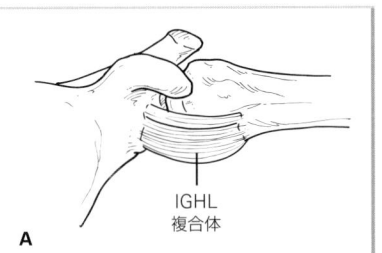

図 3-8　A：ハンモック状の下肩甲上腕靱帯（IGHL）複合体．B：IGHL 複合体は 2 つの重要な構造として示される機能的モデルであり，それは下肩甲上腕靱帯前方線維（AIGHL）と下肩甲上腕靱帯後方線維（PIGHL）で相互依存の関係にある（相互関係のケーブルモデル）．

(Burkhart SS, Morgan CD, Kibler WB: The disabled throwing shoulder: Spectrum of pathology. Part 1: Pathoanatomy and biomechanics. Arthroscopy 19:404-420, 2003 より改変して引用)

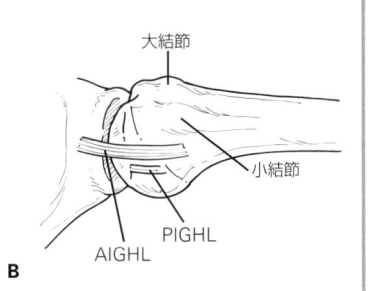

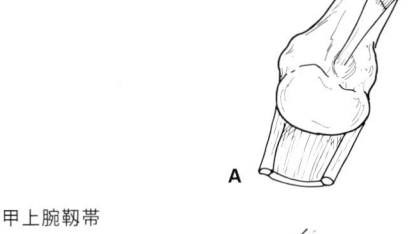

図 3-9　O'Brien らが記述した肩甲上腕靱帯前方と後方線維の正常なハンモック効果は，肩外転位でバランスのとれた腋窩部の関節包（A）が，相対的に固定された回転中心の周り（B）を骨頭の内旋（IR），外旋（ER）をできるようにする．

(Burkhart SS, Morgan CD, Kibler WB: The disabled throwing shoulder: Spectrum of pathology. Part 1: Pathoanatomy and biomechanics. Arthroscopy 19:404-420, 2003 より改変して引用)

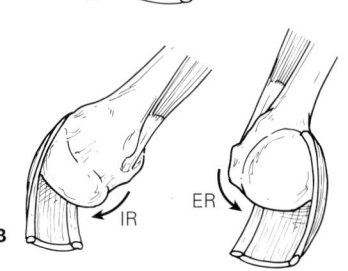

方線維束がある状態では下方関節包のポーチ構造（pouch structure）は不均衡で，O'Brien らが記述しているような正常な揺りかごあるいはハンモック効果を認めない（1990）（図 3-8）．このハンモック効果は，関節窩関節面（露出したスポット）の下半分にある相対的に固定された肩甲上腕回転中心の周りで，肩外転位で曲がったり曲がらなかったりすることを通常，可能にしている（図 3-9）

● 肩が振りかぶった位置へねじり上がっていくときに，拘縮した後方線維は，上

□→ 投球障害肩，肩甲上腕関節内旋制限，病態のスペクトル

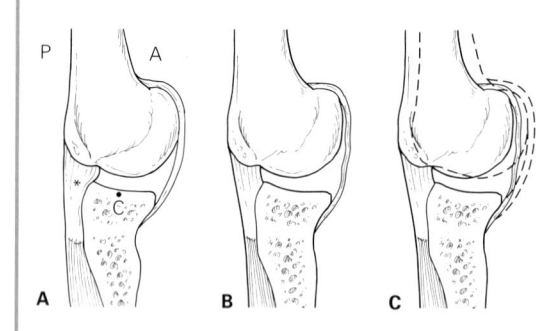

図 3-10 **A**：外転外旋位で，上腕骨骨頭と近位上腕骨棘は，関節包の占拠性効果によって緊張した前方下関節包の重要なカム効果を生じる．A：前方，P：後方．**B**：関節窩の接触点が後上方に移動すると，前下方関節包にかかる上腕骨最近位端の占拠性効果は減少する．これは，おそらく微小な不安定性として過去に誤って説明された前方下関節包のゆるみを作る．**C**：中間位で関節窩を重ねてみる（**点線**）と，関節窩の接触点が移動する結果としての関節包のゆるみの程度が示される．

(Burkhart SS, Morgan CD, Kibler WB: The disabled throwing shoulder: Spectrum of pathology. Part 1: Pathoanatomy and biomechanics. Arthroscopy 19:404-420, 2003 より改変して引用)

腕骨頭が正常な関節窩の回転中心の周りを外旋するのを障害している．それは，関節窩の新しい回転中心に上腕骨頭を後上方に引き付けることを制御するか拘束する役割を果たしている

- 肩がこの新しい病的な後上方の回転中心の周りを外転して極度に外旋するので，上腕二頭筋起始部および後上方関節唇への剪断応力は増加する．これらの構造は，peel-back メカニズムによって，その周辺構造から損傷し始める．そして，後方タイプ 2 の SLAP 損傷が生じる
- 適度に緊張した前方関節包の構造は，回転中心の移動が生じる前に，カム効果の減少のために，任意の真の肩甲上腕外旋新回転軸においてゆるくなる（**図 3-10**）
- GIRD による過外旋は，さらに後上方肩腱板の剪断応力とねじれ応力の増加をも引き起こす．これは，Jobe と Morgan らによって報告されるような腱板の腱内断裂として示される
- Burkhart は，前方不安定性がデッドアーム症候群の根本原因であると示唆する従来の報告に賛成していない．Burkhart は，過去に偽弛緩性（カム効果の減少および関節唇輪の破綻によって引き起こされる）が前下方不安定性であると不正確に認識されていたと考えている．関節窩の一側の関節唇付属部の損傷は，その関節唇輪の反対側への弛緩の連動を起こす（円弧概念，**図 3-11**）

図 3-11 偽弛緩性の円弧概念．関節唇に断裂が起こると，断裂のない輪の反対側でチャネル効果によって明らかな弛緩性が生じる．関節唇の修復により偽弛緩性は消失する．関節唇の輪の破綻による偽弛緩性は，肩甲上腕関節が後上方へ移動すればカム効果で修復される．

(Burkhart SS, Morgan CD, Kibler WB: The disabled throwing shoulder: Spectrum of pathology. Part 1: Pathoanatomy and biomechanics. Arthroscopy 19:404-420, 2003 より改変して引用)

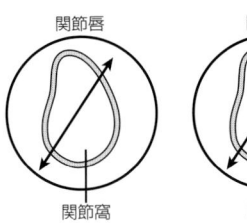

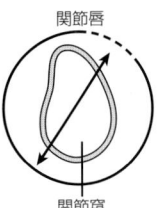

- この理論では，原因の根本は短縮した後下方関節包である．後下方関節包の短縮の進行が防止されれば，筆者はデッドアームを防ぐことができると信じる

デッドアームが進行する原因

1. GIRD と肩甲上腕回旋中心の後上方移動を引き起こす後下方関節包の短縮．後上方関節唇にかかった剪断応力の結果として生じた増加を含む（図3-12）
2. 投球の後期コッキング期の peel-back の力（それらはすでに増加していた関節唇の剪断応力を増し，SLAP 損傷を生じさせる）（図3-13）
3. 肩甲上腕回旋中心のシフトによって生じる上腕骨の過外旋は，関節窩上の

図 3-12 外転外旋位（後期コッキング期）で，下肩甲上腕靱帯後方線維（PIGHL）は上腕骨頭の下で弓の弦のように突っぱり，それが肩甲上腕関節の回旋中心を後上方に移動させる．さらに後期コッキング期に，上腕二頭筋のベクトルは後方に移動してその起始部をひねることになり，peel-back の力が最大となる．後下方の関節包が拘縮した結果，この投手は古典的な投球メカニズムの不調をきたす，過度の外旋，過度の水平外転（肩甲骨平面を外れて），肘の下垂，そして早すぎる体幹の回旋である．

(Burkhart SS, Morgan CD, Kibler WB: The disabled throwing shoulder: Spectrum of pathology. Part 1: Pathoanatomy and biomechanics. Arthroscopy 19:404-420, 2003 より改変して引用)

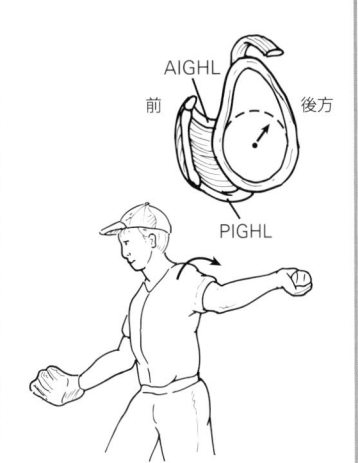

図 3-13 タイプ2のSLAP損傷の3つのサブタイプ．**A**：前方，**B**：後方，**C**：前方後方の混合型．

(Burkhart SS, Morgan CD, Kibler WB: The disabled throwing shoulder: Spectrum of pathology. Part 1: Pathoanatomy and biomechanics. Arthroscopy 19:404-420, 2003 より改変して引用)

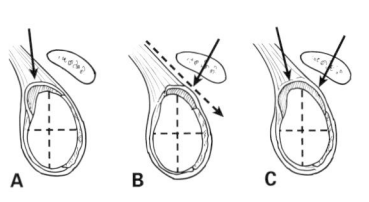

□→ 投球障害肩，肩甲上腕関節内旋制限，病態のスペクトル

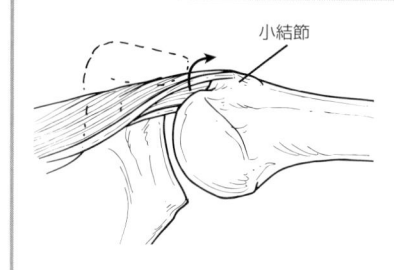

小結節

図3-14 腱板の繰り返す過度のひねりを伴う回旋の過負荷が，腱板の関節側表面に生じる．そこが投球競技者に最も多く起こる腱板障害部位である．
(Burkhart SS, Morgan CD, Kibler WB: The disabled throwing shoulder: Spectrum of pathology. Part 1: Pathoanatomy and biomechanics. Arthroscopy 19:404-420, 2003 より改変して引用)

大結節のクリアランスを増加させ，前方関節包部に対する上腕骨頭のカム効果を弱める

4. 肩甲骨の突出
5. 過外旋は，(1)過度のねじれ現象(図3-14)を引き起こし，それは繰り返される緊張，ねじれ，剪断の過負荷によって，腱板の関節後上方線維の疲労損傷を引き起こすものである．この障害は後上方関節窩に対する腱板の直接的な摩滅(インターナルインピンジメント)によって引き起こされたどんな損傷よりも大きいものである．(2)関節前方の安定化機構の弛緩を引き起こす下肩甲上腕靱帯(IGHL)に対するねじれの過負荷．このIGHLの疲労損傷が主としてベテランのエリート投球競技者で生じ，デッドアーム症候群の症候である前方不安定性は，特に若いアスリートに起きることは非常にまれであるという事実は強調されるべきである
6. Burkhartは，微小な不安定性がデッドアーム症候群の原因では**なく**，(肩甲上腕関節のコンタクトポイントの後上方シフトの結果としての)カム効果の減少に関連したSLAP損傷による「偽弛緩性」が微小な不安定性であると誤解されてきた，と述べている
7. さらに，インターナルインピンジメントは投球肩において通常は，病的ではない正常な現象である
8. デッドアームおよびSLAP損傷を有する投球競技者では，後下方関節包のストレッチ運動をしながらのSLAP損傷の修復が通常の治療であり，症例の87％で投球競技者を故障前の競技レベルに復帰させる(Morganら，1998)
9. 有効なSLAP修復のために術者は，peel-backサインおよびドライブスルーサインの消失を関節鏡によって確認する必要がある
10. 「ストレッチ運動に反応しない患者」では，術者は後下方関節包の鏡視下リリースを考慮する必要がある．もし肩甲骨を固定しても130°以上の外旋可動域がある場合は，鏡視下に下肩甲上腕靱帯の前方線維の折り込み術に相当する電熱によるシュリンケージ(縮小術)が必要になる
11. シックスカプラ(sick scapula)症候群(肩甲骨運動障害の極端な形)は，デッドアームの原因になりうる．前傾を伴った肩甲骨の極端な突出は，肩甲骨

□→

の下方転位という印象を与える．この症候群は，一般的に肩に集中したリハビリテーションで治療できる

障害肩の予防とリハビリテーション
■予防
- 後方と下方に集中した関節包のストレッチは，GIRDとその後遺症の予防として行われる

リハビリテーションプロトコール

SLAP 修復後（Burkhart 法，Morgan 法，Kibler 法）

術直後
- 術側の上肢を脇にして小さな枕をはさんでスリング（吊り包帯）固定する
- 下垂位での肩の他動外旋運動（外転させないで）
- 肘関節屈伸運動を直ちに行うように強調する
- 後下方の関節包切開を行った症例では，後下方の関節包ストレッチ（スリーパーストレッチ．図3-2 参照）を術後1日目から開始する
- スリングは3週間後に外す

術後3週
- スリングを外す
- 他動肩挙上運動開始
- すべての面での他動運動を，耐えられる範囲で許可する
- 後下方の関節包切開が不必要だった症例にスリーパーストレッチを開始する

術後6～16週
- ストレッチと柔軟性訓練を継続する
- 後下方関節包の他動ストレッチの継続
- 外転位での外旋ストレッチ
- 肩腱板強化
- 肩甲骨安定化訓練
- 三角筋の筋力強化
- 8週目で上腕二頭筋の筋力強化

術後4か月
- 水平面でのインターバルをおいた投球訓練
- 後下方関節包のストレッチを重点的に行う

□→ SLAP 修復後（Burkhart 法，Morgan 法，Kibler 法）

術後 6 か月
- 全力投球を許可する

術後 7 か月
- マウンドからの全力投球を許可する
  すべての症例で，病的なカスケードを避けるために，後下方関節包のストレッチプログラムを続けなければならない．

背景

　肩複合体リハビリテーションの**第 1 のゴール**は，日常生活動作のために手を動かせるようにすることである．2 番目に，投球動作やサーブのようなオーバーヘッドの運動競技の活動中に，下肢と体幹からのより大きく，強い筋肉からの力を，「漏斗」を通るように肩に集中させ，上腕・前腕・手へ，より繊細な技術をもつ筋肉へと伝達されるようにすることである．これらの動きを上手に実行する能力は，肩甲上腕関節の固有の可動性および機能的安定性から得られる．

　肩甲上腕関節では，その骨の形状から，「制限されない」運動が起こる（**図 3-15**）．大きな上腕骨頭は小さな肩甲骨関節窩のソケットと関節を形成し，他の関節でみられるような安定性を犠牲にして非常に広範囲の運動を可能にしている．同様に，肩甲骨は胸壁上で非常によく動く．それによって動きは上腕骨に続き，上腕骨の肩峰に対するインピンジメントを回避するように，関節窩の位置を決めることができる．

　肩甲上腕関節の骨安定性は線維軟骨性の関節唇によって増強されており，関節唇は関節面の適合性を増加させるためにソケットを拡大させて深くする働きをしている．しかし，肩の大部分の安定性は，肩を横断する軟部組織構造によって決定される．静的安定機構としての靱帯と関節包は，関節窩上の上腕骨頭の変位および回旋を制限する機能を担っている．**上肩甲上腕靱帯**は，重要な下方向への安定装置であることがわかった．中肩甲上腕靱帯は，90°未満の外旋および外転で，前方変位に対する安定性を担っている．**下肩甲上腕靱帯**は，肩関節が最も不安定な肢位である 90°外転外旋位での最も重要な前方の安定装置である（**図 3-16**）．

　筋群は，肩甲上腕関節の動的安定化機構を構築し，さまざまな方法で安定性を与えている．それらは筋収縮中に関節包靱帯性の緊張を増加させ，関節の安定性を増加させる．他動受容体が伸展されている場合は，それらは動的な靱帯の役割をする（Hill，1951）．最も重要なことは，上腕骨と肩甲骨の位置をコントロールする力の協調性を構築し，肩甲上腕関節を交差する力を適切にしていることである．

　適度な肩甲骨の運動および安定性は正常な肩機能に重要である．肩甲骨は肩運動の

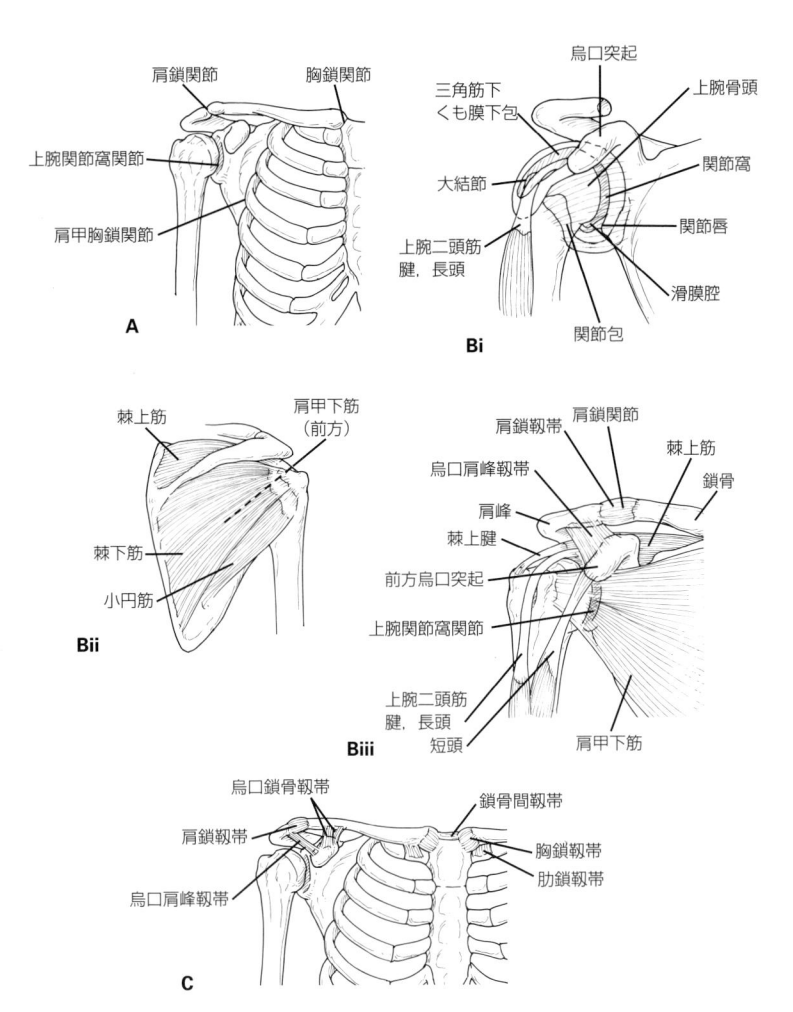

図3-15　**A**：肩関節の骨構成．**B**：肩関節の筋構成．浅い肩甲上腕関節（**Bi**：正面像）は，周囲の腱や筋によって安定性を確保しているが，最も重要なものは棘上筋，棘下筋，小円筋，および肩甲下筋から構成される腱板（**Bii**：背面像）である．肩鎖関節（**Biii**：正面像）は肩鎖靱帯・烏口鎖骨靱帯で支えられている．
C：肩鎖靱帯は前後方向と内外側方向の支持をし，烏口鎖骨靱帯は垂直方向を支持している．胸鎖関節は，弱い骨性支持と強い靱帯 ── 一次的には肋鎖靱帯，胸鎖靱帯，鎖骨間靱帯 ── の支持で安定している．

(**B**: Sartoris DJ: Diagnosing shoulder pain: What's the best imaging approach? Physician Sports Med 20 [9] :150, 1992 から引用 **C**: Hutchinson MR, Ahuja GS: Diagnosing and treating clavicle fractures. Physician Sports Med 24[3]: 26-35, 1996 より引用)

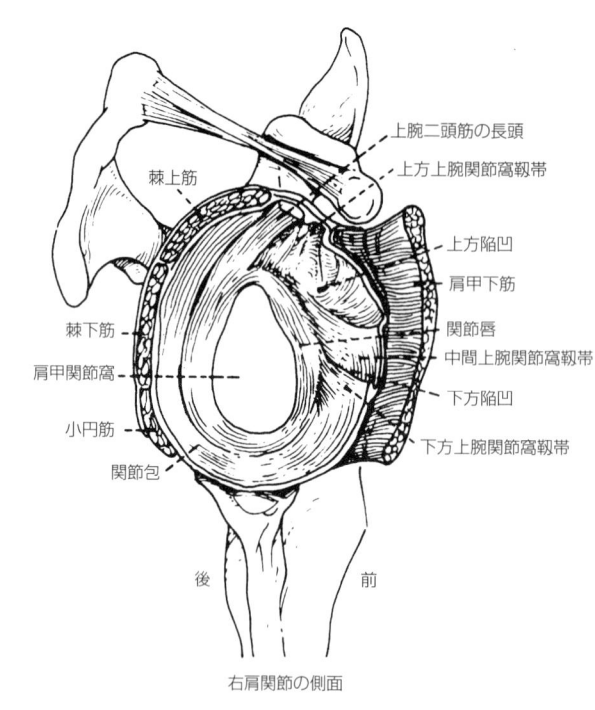

図 3-16 肩甲上腕靱帯と腱板が肩甲上腕関節を安定化している．

(Rockwood CA Jr, Matsen FA III : The Shoulder, 2nd ed. Philadelphia, WB Saunders, 1988, p 255 より引用)

すべての場面で安定性の基礎を形成しており，正確なポジショニングは効率的で強力な肩甲上腕関節運動に必要である．異常な肩甲骨のアライメントと運動，すなわち**肩甲胸郭の運動異常（dyskinesis）**は，不安定症かインピンジメント症候群（あるいは両方で）による臨床症状であることがある．肩甲骨の安定性の強化は，すべての肩外傷後のリハビリテーションプロトコールにおける重要な構成要素で，肩複合体の完全な機能回復にとって不可欠である．

　ほとんどの患者に対して肩外傷後のリハビリテーションは，まず疼痛の管理と肩複合体の全体にわたる協調運動の回復に焦点をあてるべきである．運動が回復したら，次の段階はそれらの正常なタスクを行うために肩関節周囲の筋力強化と筋の再教育が重要である．肩複合体の正確な機能を再生するために，「訓練された運動パターン」によって，筋を再教育する必要がある．これらのパターンは，「前もって定義された」方法で肩複合体の位置を決めて，機能回復を最大にするために正確に同期するように筋を活性化する．投球とサーブの動作時の運動エネルギーの 50% 以上が，下肢と体幹の筋肉から生成されるので，下肢と体幹の筋肉がより関連したコンディショニングは非常に重要である．したがって，リハビリテーションにおける運動連鎖のすべての構成要素は，競技活動や激しいオーバーヘッドスポーツ活動への復帰に必要である．

肩のリハビリテーションの一般的原則

　肩リハビリテーションプロトコールが成功するか失敗するかを決定する最も重要な要因は，正確な診断を確立することである．

　運動，**強度**および**安定性**は，急性期や慢性期の外傷によって損傷される肩機能の3つの要素である．この3つはすべて，リハビリテーションで有効に治療することができる．

　肩全体の不安定性，広範囲の筋断裂，重度の運動障害は簡単に診断できるが，必ずしも簡単に治療できるわけではない．肩甲上腕関節内旋可動域の損失のために増加した上腕骨の転位，腱板機能の虚弱の結果としての上腕骨頭の上方転位，あるいは僧帽筋か前鋸筋の筋力低下による肩甲骨位置異常などの微小な症状は，治療が難しいこと以上に診断が困難である．リハビリテーションの成功のためには，正常な肩機能への影響を理解することと同様に，病態の認識と治療が重要である．リハビリテーションのゴールは，病態にかかわらず，常に機能の回復である．

　一般に，外傷または手術後の肩リハビリテーションは，正常な肩の構造を回復するために早期の自動運動から開始すべきである．早期の関節運動の利点は，身体の他の部分についても強調されている．例えば，前十字靱帯再建術後の膝のための促進的リハビリテーションプログラムは，安定性を危険にさらさずに，可動域，強さおよび機能の早期回復を行う．厳密に固定することは，腱板機能障害，筋萎縮症および神経筋コントロール減弱によって肩の「機能的」不安定の進行の原因になる．肩複合体内の自動運動の不足は，肩甲上腕関節と肩甲胸郭関節との正常な力学的関係に障害を起こし，腱板異常あるいはインピンジメント症候群に結びつくことになる．肩病変をもつ患者の早期自動運動に対する懸念は，現在の疼痛の状態を悪化させる恐れと，外科的修復を危険にさらすということである．治療を担当する医師は，運動開始のタイミングと強化運動のタイミングを正確に決定し，患者と理学療法士にはっきりと説明する必要がある．

　組織にとってより少ない負荷であることから，肩リハビリテーションにおいて進歩をとげている治療手段の一つに，**水治療**がある（第7章『スペシャルトピックス』を参照）．水中リハビリテーションの利点は，肩90°外転や屈曲位では，浮力によって上肢の重量は1/8ほどに減少することである．腕または肩の重量の明白な減少は，自動運動訓練の間に修復された組織あるいは炎症を起こした組織に，より少ない負荷をかけることになる．このことは，保護された環境のなかでの自動運動の早期回復を促し，正常な運動パターンの早期復帰を促す．

評価の収集

肩の治療を始める前に，全般的な評価の収集を行う．収集作業は「運動」連鎖のすべてのパーツとして，肩関節複合体のすべての要素の徹底的な評価から始める．

診察は患者の自動，他動可動域の全般的評価から始める．

検者は投球者の肩における肩甲上腕関節内旋制限（GIRD）を探索すべきである（p.205 参照）．胸郭上の 2 つの肩甲骨の動きは患者の後ろから観察すべきである．肩甲骨の動きは滑らかで対称（前後，左右）でなければならない．翼状肩甲骨や非対称的な動きは，潜在的な神経損傷や，さらにしばしば肩甲骨を安定化する筋群の脆弱化を示している．前にも述べたように，肩甲骨の異常運動は前方不安定性やインピンジメントの原因となりうる．

肩鎖関節領域は強い疼痛性疾患の原因になるので，その圧痛や動きをみることも重要である．

肩関節複合体の診察は肩甲上腕関節の関節可動域（range of motion：ROM），安定性，筋力を調べることで達成できる．肩関節複合体を詳細に診察したら，他にオーバーヘッド運動に必要な領域の機能を調べる．

股関節と膝の診察では，股関節の屈曲と回旋に注意する．腰椎の ROM と強度も記録しておくべきである．投球競技者では異常な肩関節機能の原因となる股関節，膝関節，また腰椎部の動きの減少がみられることが少なくない．胸椎の後弯や側弯は投球動作の際に脊椎の動きを変え，正常な肩甲骨リズムを妨害するので，記録しておく必要がある．

肩痛の鑑別診断

肩腱板または二頭筋腱
　挫傷
　腱炎
　断裂
肩甲上腕関節不安定性
　前方
　後方
　多方向
二次性インピンジメントを伴う肩甲上腕関節不安定性
肩腱板または二頭筋腱の一次性インピンジメント
石灰化腱炎

肩鎖関節障害
    関節炎
    離開
    重量挙げ選手の骨融解
肩甲上腕関節の関節炎
    関節リウマチ
    化膿性関節炎
    炎症性関節炎
    神経障害性（Charcot）関節炎
    結晶性関節炎（痛風，偽痛風）
    血友病性関節炎
    骨軟骨腫症
胸郭出口症候群（thoracic outlet syndrome：TOS）
放散痛を伴った，頸椎/神経根/腕神経叢損傷
肩甲上神経障害
肩関節脱臼
    急性
    陳旧性（見逃し）
胸鎖関節（sternoclavicular：SC）損傷
癒着性関節炎（凍結肩）
SLAP損傷（前方から後方にかけての上方関節唇の障害）
骨折
    上腕骨
    鎖骨
    肩甲骨
翼状肩甲骨
リトルリーガー肩（little leaguer shoulder）
反射性交感神経性ジストロフィー
腫瘍
    転移性
    原発性
    多発性骨髄腫
    軟部組織腫瘍
骨疾患
    骨壊死（阻血性壊死）
    Paget病
    骨軟化症
    副甲状腺亢進症
感染
胸郭内疾患（関連痛）
    Pancoast腫瘍
    横隔膜障害，食道炎
    心筋梗塞

□→ 肩痛の鑑別診断

精神疾患
リウマチ性多発筋痛
神経痛性筋萎縮症（Parsonage-Turner 症候群）
腹部の疾患（関連痛）
　胃潰瘍
　胆嚢
　横隔膜下膿瘍

肩痛の評価における病歴聴取の重要性

　肩痛が**急性**で，**外傷性**のものか，**慢性**で，**反復する過用（使いすぎ）**によるものかを鑑別することが重要である．例えば，投手の肩鎖関節脱臼は，外傷の既往なく2か月間で徐々に増強した疼痛によるものか，肩関節への直達外力によるものかを鑑別しなければならない．「肩関節全体の痛み」というよりも疼痛の解剖学的局在を記録することが重要である（例：腱板付着部，肩関節後方）．

　頸部痛がないかどうか，また**肩関節への関連痛**（例：C5～6障害あるいは肩甲上神経）を示唆する神経症状がないかどうかを聞くべきである．

　患者の**主訴**は重要であり，しばしば鑑別するときのよい道具となる．脆弱性，こわばり，疼痛，引っかかり，ポップ音，亜脱臼，「デッドアーム」インピンジメント，可動域減少，捻髪音，手への放散痛などである．

　筆者らの施設では，患者がわずらっている肩痛がどの範疇に入るのかを決める試みを行っている．肩へ**放散**する頸部痛は表面的な肩の診察で，その訴えは神経根性のものと判断できるだろうか？　痛みの原因は，腕を使わないことによる**凍結肩**なのか？　また，肩関節の自動，他動のいずれの可動をも**等しく**制限するブロックのせいなのか？　患者が最初に，肩を使わなくなった原因（例：肩腱板断裂）があるのか？

　以前の脱臼による**不安定肩**が原因であるのか，あるいは重度の靱帯弛緩性の肩（断裂による弛緩か，あるいは先天性か）であるのか？　疼痛の原因が痛みとオーバーヘッド運動における顕著な筋脆弱化を伴う**腱板断裂**，あるいは肩腱板炎，部分断裂，滑液胞炎，インピンジメントその他によるのか？

　患者は鎖骨骨折や肩鎖関節の圧痛，あるいは重量挙げ選手の肩鎖関節にみられる骨融解の証拠であるX線写真所見を伴うような外傷を受けたか？　徹底した病歴聴取と身体診察を行い，「肩痛─評価して治療せよ」というような処方で，患者を療法士のもとに行かせてはならない．

肩痛を訴える投球競技者における重要な病歴

- 一般的情報
  - 年齢
  - 利き手
  - 投球をしている年数
  - 競技レベル
- 医学的情報
  - 慢性あるいは急性の医学的問題
  - 全身の検索
  - 以前の，あるいは反復する肩の問題
  - 他の筋骨格系の問題（急性あるいは以前のもの）
- 肩の訴え
  - 症状
    - 疼痛
    - 脱力，疲労
    - 不安定性
    - こわばり
    - 機能的引っかかり
  - 受傷パターン
    - 突発性あるいは急性発症
    - 漸増性あるいは慢性発症
    - 転倒による外傷あるいは直達外力
    - 反復性
  - 症状の特徴
    - 部位
    - 特徴と重症度
    - 誘発
    - 期間
    - 異常感覚
    - 投球動作の相
    - 関連活動，不活動性
  - 関連症状
    - 頸椎性
    - 末梢神経
    - 腕神経叢
    - 絞扼性

(Andrews JR, Zarins B, Wilk KE: Injuries in Baseball. Philadelphia, Lippincott-Raven, 1998 より引用)

肩の診察

投球肩の身体診察

座位
- 視診
- 触診
  - 胸鎖関節，鎖骨，肩鎖関節
  - 肩峰，烏口突起
  - 上腕骨の結節間溝
  - 肩甲骨
  - 筋系
- 関節可動域（ROM）
  - 轢音
  - 肩甲上腕関節の動き（投球肩と非投球肩の非対称性）
  - 肩甲胸郭関節の動き
- 肩腱板，肩甲骨筋検査
  - 固有筋テスト
  - 棘上筋テスト
- 翼状肩甲骨
- 不安定性テスト
  - 前・後方 Lachman テスト
  - 前・後方脱臼不安感テスト
- 靱帯弛緩（母指から手首，「ダブルジョイント」指）
  - 下方サルカス徴候（sulcus sign）
- インピンジメント徴候
- 二頭筋テスト

背臥位
- 動き：肩甲上腕関節内旋制限（GIRD）の鑑別と全方向からの視診
- 前方不安定性テスト
  - 前方肩引き出しテスト
  - 脱臼不安感テスト
  - リロケーションテスト
- 後方不安定性テスト
  - 後方肩引き出しテスト
  - 脱臼不安感テスト

- 肩関節唇テスト
  - クランクテスト

腹臥位
- 後方組織の触診
- 動きの再評価
- 安定性：前方脱臼不安感テスト

神経学的検査および頸椎検査
- 関連痛あるいは神経学的な肩痛の除外

X線検査

(Andrews JR, Zarins B, Wilk KE: Injuries in Baseball. Philadelphia, Lippincott-Raven, 1998より引用)

肩の直接視診

- 萎縮，肥大，翼状肩甲骨，肩の非対称性，腫脹，変形，発赤，あるいは反対の手で肩をかばう様子．
- 固有の**萎縮**
  - 棘上窩と棘下窩の陥凹（おそらく腱板疾患，肩甲上神経の絞扼あるいは損傷，廃用）
  - 三角筋あるいは小円筋の萎縮（おそらく腋窩神経損傷）
  - 翼上肩甲骨（長胸神経損傷）
- 肘屈曲に伴って悪化する二頭筋の「ポパイ」膨隆（二頭筋腱長頭近位部断裂の存在）（図3-17）

図3-17　上腕二頭筋腱長頭断裂，しばしば「ポパイ」膨隆を起こす．

(Reider B: The Orthopaedic Physical Examination. Philadelphia, WB Saunders, 1999より引用)

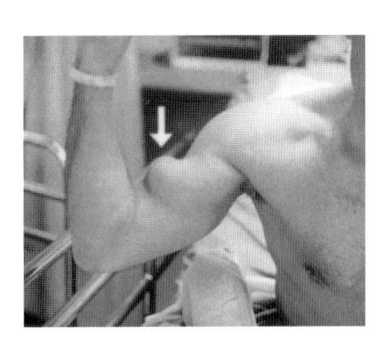

- 肩鎖関節の変形（グレード 2，3 の肩鎖関節脱臼）
- 肩の変形（おそらく脱臼または骨折，あるいはその両方）
  肩の触診は肩鎖関節と鎖骨近位から始める．
- 突出，左右非対称，あるいは圧痛は肩鎖関節の脱臼（外傷性），亜脱臼（外傷性），あるいは骨関節症（進行した）を示す．
- **鎖骨**は鎖骨骨折を診断するために触診する．
- **肩鎖**関節については疼痛と突出を触診する．
  - 突出は外傷グレード 2，3 の肩鎖関節脱臼を示す．
  - 突出がない（外傷性でない）圧痛は重量挙げ選手の骨融解あるいは肩鎖関節の関節症を示す．
- **上腕骨の結節間溝**の触診による圧痛は上腕二頭筋腱炎を示す．
  - 上腕二頭筋腱炎は，腱板損傷のためにその上腕骨頭を押し下げる機能を補助する働きをしなければならないときによく起こる（上腕二頭筋腱炎は重量挙げ選手が上腕二頭筋カールをやりすぎたときなどに単独でも起こりうる）．言い換えれば，弱化あるいは断裂した腱板は上腕骨頭を押し下げ，肩峰のアーチを通過できるように上腕骨二頭筋腱の機能を変換する．
  - 上腕骨の結節間溝に腱がないことは，上腕二頭筋腱長頭断裂を示す．
- **肩甲上腕関節前方**と**烏口突起**の触診では，前肩関節の圧痛がよく観察されるが，これはよくみられるもので非特異的である．
- **大結節**および**腱板停止部**（肩峰のすぐ前外側）の触診による圧痛は以下の可能性を示す．
  - 肩腱板炎または断裂
  - 一次性，二次性のインピンジメント
  - 肩峰下滑液包炎
- **肩甲胸郭筋**および**肩甲骨内縁**の触診による圧痛は以下のことを示す．
  - 翼状肩甲骨は長胸神経損傷あるいは肩甲胸郭筋の脆弱化（おそらく肩甲骨ジスキネジア）．
  - 捻髪音は弾発肩甲骨症候群あるいは肩甲胸郭滑液包炎を示す．

肩甲上腕関節と肩甲胸郭関節の関節可動域測定

投球競技者の肩はしばしば，投球上腕による**外旋の増加に対する適合性**（図3-18）と**内旋の減少**〔肩甲上腕関節内旋制限（GIRD）．図3-1 参照〕がある．肩関節の自動，他動 ROM の対称性検査では次のことを含めるべきである．
  - 内旋と外旋
  - 外転

図 3-18 投球競技者の後上方における肩甲上腕関節の機能的適応あるいは新しい接触点（GIRD 仮説）（外旋の増加）．
(McCluskey GM: Classification and diagnosis of glenohumeral instability in athletes. Sports Med Arthroscopy Rev 8:158-169, 2000 より引用)

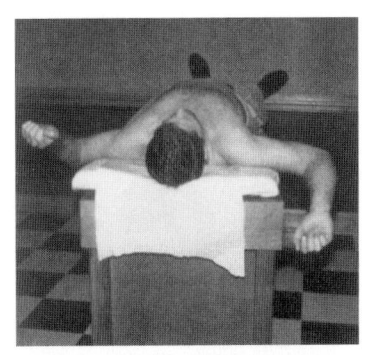

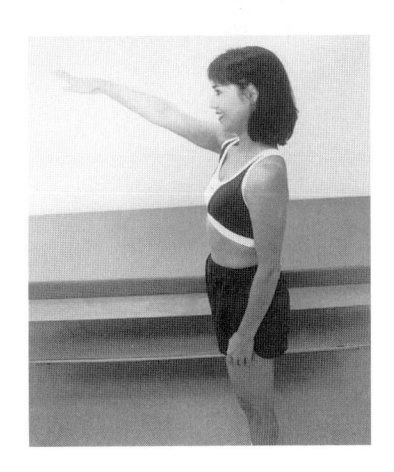

図 3-19 可動域検査：前方屈曲．

- 前方屈曲（**図 3-19**）
- 伸展

肩甲胸郭関節の動きの評価は，微妙な翼状肩甲骨およびゆるみを診るべきである．
癒着性関節包炎（凍結肩）は，自動（患者が上腕を挙上）および他動（検者が上腕を挙上）双方の可動域制限がある．一方，急性肩腱板断裂は自動運動は制限されるが他動運動はほぼ正常である．

神経学的診察

反射，運動強度，感覚，および頸部の ROM を評価する．特異的検査では，胸郭出口症候群（thoracic outlet syndrome：TOS）および頸髄神経根障害を除外することができる．

- Adson テスト（**図 3-20**）は TOS の除外診断に用いる．
  - 立位（または座位）の患者の上腕を肩関節において 30° 外転し，最大伸展とする．

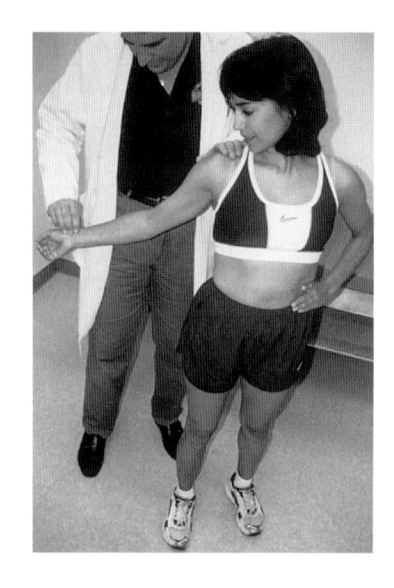

図 3-20　胸郭出口症候群に対する Adson テスト．

- 橈骨動脈の拍動をみて，検者は患者の手関節をつかむ．
- 患者に，顔を受傷側の肩に向けてもらいその状態で深呼吸をして維持してもらう．
- 橈骨動脈の拍動を安静位とした健側と比較する．
- 拍動の弱化あるいは消失は TOS を示す．
- 改変法として，患者の顔を**健側**に向けさせて検査をすることもある．
- **Wright テスト**はこれと似ており，肩を 90° 外転させ，最大外旋位とするものである．
- Roos テストも TOS の除外診断に用いる．
  - 患者は肘 90° 屈曲しながら，肩関節を 90° 外転する．
  - 15 秒間，手を開閉する．
  - しびれ，痙攣，脆弱化，あるいは反復する不安定性は TOS を疑わせる．
- Spurling テスト（図 3-21）では，頸髄神経根障害（頸椎症性神経根症）を見つけることができる．
  - 頸部を，軸圧をかける前に伸展させ，受傷側へ回旋する．
  - この方法は，椎間孔を狭めることで，頸髄神経根の障害を悪化させる検査である．
  - 神経根痛（陽性）は，特異的皮膚分節に基づいて上肢（典型的には肘以下まで）に放散する．
- **肩甲上の神経圧迫症候群**は診断が難しい．背部痛あるいは肩甲骨周囲筋の萎縮（棘下窩）がしばしばみられる．
  - 肩甲骨切痕の圧痛はさまざまである．筋電図検査を確定診断のために行う．

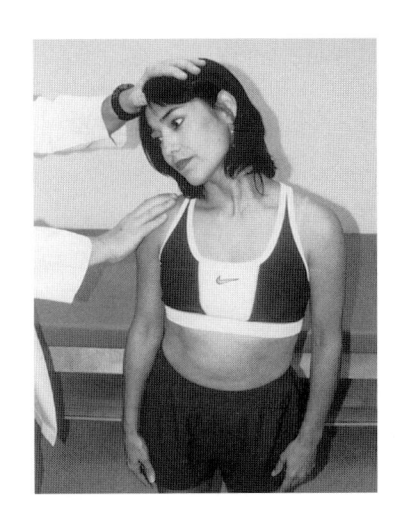

図 3-21　頸髄神経根障害に対する Spurling テスト.

上腕二頭筋の診察

- Speed テスト（図 3-22）は，アスリートが肘最大伸展位，回内位で，肩外転 45°，前方屈曲 60° で前方屈曲しようとするときに，検者はこの屈曲に抵抗する．このとき疼痛を訴えれば陽性であり，このことは近位上腕二頭筋腱の損傷を示す．
- Yergason テスト（図 3-23）では，検者は，アスリートが肘屈曲 90° で回外（手掌を上）また回内（手掌が下）しようとするときに抵抗する．このとき二頭筋腱溝に疼痛を訴えれば陽性である．
- 二頭筋負荷テストは，関節窩上方における二頭筋長頭停止部の SLAP（前方から後方にかけての上方関節唇）損傷を評価するためのものである．
    - 患者をテーブルに背臥位にして，検者は患者の手関節と肘を軽くつかむ．
    - 患者の上腕を前腕回外位で，90° 外転位とする．
    - 前方脱臼不安感テストをリラックスした状態の患者に行う．
    - 患者が肩関節外旋の間に脱臼不安感を訴えたら，外旋をやめる．
    - 検者が一方の手で屈曲に抵抗をかけている間に，患者に肘屈曲をしてもらう．

図 3-22　二頭筋腱障害の診断のための Speed テスト．
(Reider B: The Orthopaedic Physical Examination. Philadelphia, WB Saunders, 1999 から引用)

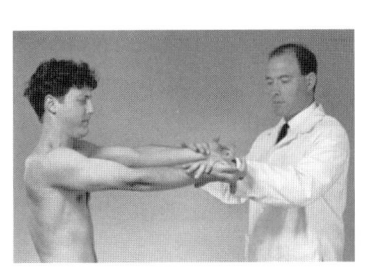

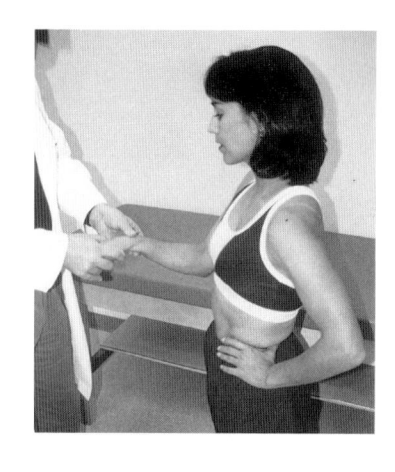

図 3-23　二頭筋障害に対する Yergason テスト．

- 脱臼不安感がどのように変化するかを尋ねてみる．もし，脱臼不安感が小さくなり，患者が楽になったら，SLAP 損傷は陰性としてよい．
- 脱臼不安感が変化せず，あるいは疼痛が増したら，テストは陽性で，SLAP 障害があると考える．
- 検者は，患者の肩と同じ高さに座り，患者と直角に向き合うこと．
- Kim ら(2001)によれば，このテストは，感度 90.9%，特異度 96.9%，陽性的中率 83%，そして陰性的中率 98% をもつ．
- **SLAP テスト**は，患者の上腕を 90° 外転し，手を回外させて行う．
  - 検者は，母指を腋窩で 6 時の方向にした手を患者の肩にあてる．
  - 検者の反対側の手でもって，患者の手を下方向へ引っぱる，するとてこの原理で上腕骨頭が上方へ移動する．
  - 捻髪音または疼痛があれば，テストは陽性である．

全身関節弛緩テスト

- 関節弛緩はサルカス徴候(sulcus sign)によって示される(**図 3-24**)．
  - 患者は，検査いすに両手を自然に下ろして楽にして座る．
  - 検者は，患者の前に立ち，患者の上腕を下方へ引っぱることによって上腕骨の縦軸に沿った牽引力を利用する．
  - 両上腕を，同時にあるいは個別に引っぱる．
  - 肩峰と上腕骨頭間距離を cm 単位で測定する．
  - **肩峰下の 2 cm 以上のサルカスあるいは左右非対称のサルカスは，下方亜脱臼あるいは不安定性を示す．**
  - このテストの第 2 段階は，座位のリラックスした状態で，肩外転 90° で検者の

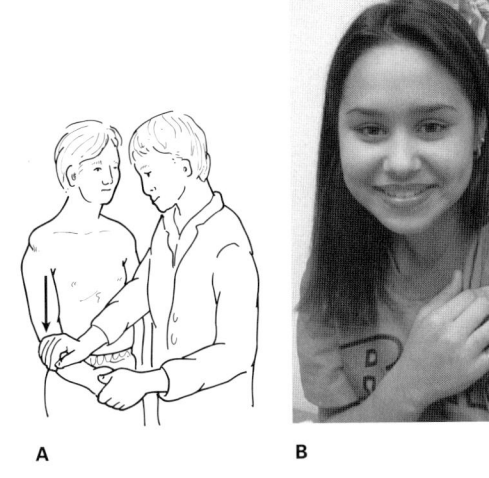

図 3-24 サルカス徴候（sulcus sign）（本文参照）．**A**：下方不安定性テスト．患者を立位にするが，これはサルカス徴候を表現し，上腕骨頭の下方変位を計測する．**B**：肩関節サルカス徴候陽性．下方亜脱臼に注意すること．

(**A**：Backer M, Warren RF: Recognizing and treating shoulder instability in female athletes. Womens Health Orthop Ed 3[3]:37-40, 2000 より引用）

肩に手をのせる．検者は，上腕近位端に尾側への牽引をかける．過度の下方不安定性および肩峰におけるサルカス徴候および亜脱臼感は陽性所見である．
- さらに付加的な手技として垂直方向の力をもう一度かけ，患者の上腕を最大外旋位とする．サルカス徴候をもう一度測定し，中立位，リラックスした肢位のものと比較する．外旋に伴い，前方関節包と腱板が緊張し，上腕骨頭の下方変位を減らし，より小さいサルカス徴候を生み出す．

全身関節弛緩の患者は，通常，サルカス徴候陽性，肘の過伸展，指過伸展（「ダブルジョイント指」），および母指-前腕テスト（thumb-to-forearm test．外転した母指を同側の前腕につけること）が陽性である．この不安定性は，多方向性の不安定性（born loose．骨不安定性）を生じる．

肩腱板の診察

腱板炎，滑液包炎，腱板断裂（筋力判定での弱化）の鑑別診断は**リドカインテスト**で行う（**図 3-25**）．1％リドカインの肩峰下滑液包への注射は疼痛を減らし，腱板の強度を正確に評価できる（疼痛によって制限されない）．

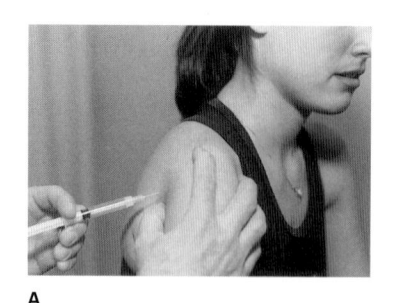

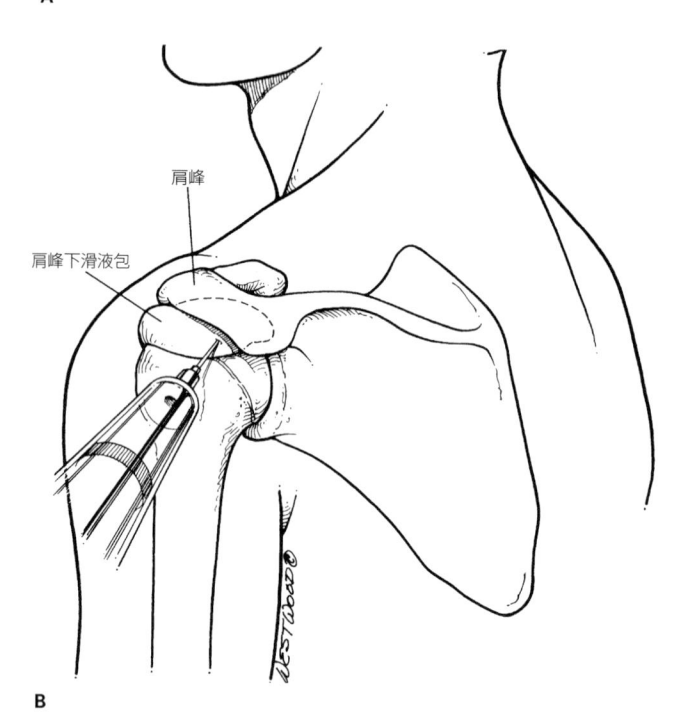

図 3-25　**A**と**B**：1％リドカインの肩峰下滑液包への注射は疼痛を減らし，腱板の強度を正確に評価できる．

(**B**：Idler RS: Rotator cuff disease: Diagnosing a common cause of shoulder pain. J Musculoskel Med 6[2]:63-69, 1998 より引用)

　棘下筋は，外旋による抵抗力の減少を調べる（**図3-26**）．肘を脇につけ（三角筋筋力を除外するため），上腕の力の左右差を比較する．

　抵抗下での内旋の検査は，腱板の**肩甲下筋**部の検査である．「リフトオフ」テストもまた，肩甲下筋の検査である．患者の手を後ろにまわして，さらに体から離れさせるように持ち上げる（**図3-27**）．

　腱板の**棘上筋**部は，肩腱板のなかで最も断裂しやすい部位である．検者が患者の手

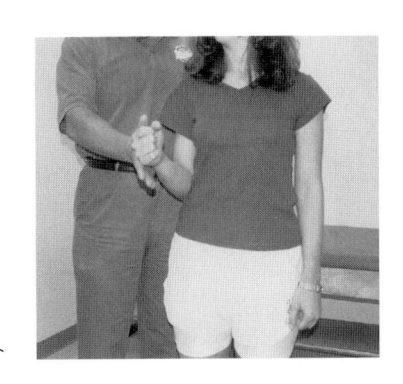

図 3-26　腱板（棘下筋部）の外旋テスト

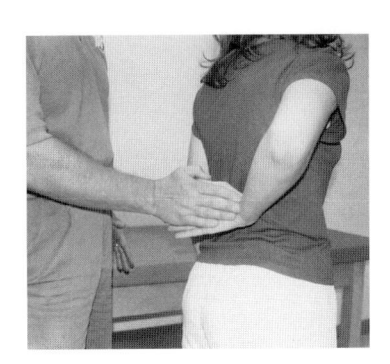

図 3-27　「リフトオフ」テストは腱板の肩甲下筋部を評価する検査である．

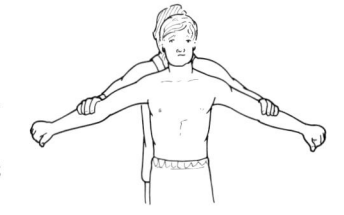

図 3-28　棘上筋固有テストは，患者が 90°外転，30°前方屈曲の位置から外転させようとするのに抵抗する検査である．検者は，床に向かって押し下げる力を働かせ，患者はそれに抵抗する．

を下方に引き下げる間，患者は腕をわずかに外転させ，前方屈曲し，そして内旋しようとしながら，肢位を維持しようと試みる（**図 3-28**）．これは**棘上筋固有テスト**（supraspinatus isolation test）といわれている．

「ドロップアーム」テストは，腱板の非常に大きな全層断裂を示す．
- 患者は，腕を最大挙上位から 90°外転位まで（腕を伸ばしながら）下ろすように要求される．
- 腱板の大きな全層断裂を伴う患者では，この運動ができず，腕をスムーズに脇につけることができない．何度繰り返しても腕は「落ちて（drop）」しまう．

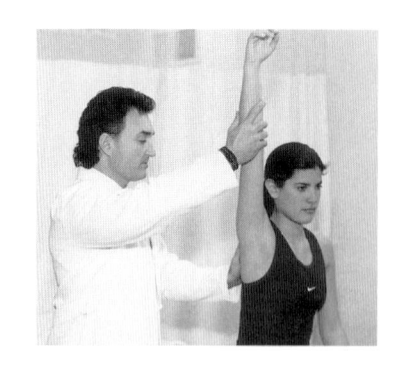

図 3-29 Neer のインピンジメント検査（本文参照）

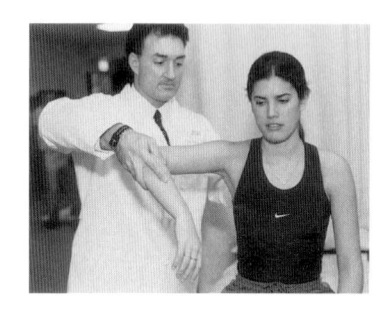

図 3-30 Hawkins のインピンジメント検査（本文参照）

インピンジメントの診察

　二次性インピンジメントは，腱板に炎症と疼痛を引き起こす肩峰下裂隙の「相対的狭小化」の原因となり，それはオーバーヘッド投球動作で肩峰弓による「摩擦（banged on）」を生じる．疼痛のある，脆弱化した腱板は，正常な上腕骨頭を押し下げる働きができない．よって，投球動作，あるいはオーバーヘッドの動きのときに肩峰下の「クリアランス」が減少し，二次性インピンジメントが生じ，負のサイクルが始まる．

　Neer のインピンジメント検査では，検者は，上腕を内旋して前方挙上する．この検査での疼痛は，腱板インピンジメントあるいは炎症またはその双方（しばしば，腱板炎，断裂，そして一次性，二次性の肩峰下インピンジメントで陽性となる）を示す（**図 3-29**）．

　Hawkins のインピンジメント検査は，腕を前方屈曲，内旋して胸の前で内転する（**図 3-30**）．疼痛は腱板上での烏口肩峰弓のインピンジメントを示す．鑑別診断は，Neer のインピンジメント検査と同じである（腱板炎，断裂，肩峰下インピンジメント）．

　腱板の徴候や症状（例：腱板停止部での圧痛，腱炎）は，しばしば肩関節不安定性による二次的現象である場合があるので，隠れた肩関節不安定性を評価することは，腱

図 3-31 前方肩引き出しテスト．**A**：検者は，アスリートの腕を 80〜90°外転，10〜20°外旋させて，アスリートの腋窩部に立つ．アスリートの手は，検者の外側の腕と脇腹に挟まれる．したがって，検者の手が両方自由となる．検者は，腕を脇に内転して患者の手を挟む．**B**：次に，検者は，アスリートに近いほうの手の母指を烏口突起にあて，他の指を肩甲棘にあてる．この位置は，肩甲骨を固定するので，肩が移動する動きを感じることができる．外側の腕（アスリートの腕を腋窩に挟んでいるほう）で，検者は，三角筋停止部のすぐ遠位部でアスリートの腕を握る．**C**：検者は，膝の前方引き出しテストと似た力で，前方への力を加える．対抗する力は他方の肩甲骨をつかんでいるほうの手で加える．この検査で，上腕骨頭の前方移動の程度を感じ，反対側と比較する．

（**A〜C**：Andrews J, Zarins R, Wilk KE: Injuries in Baseball. Philadelphia, Lippincott-Raven, 1998 より引用）

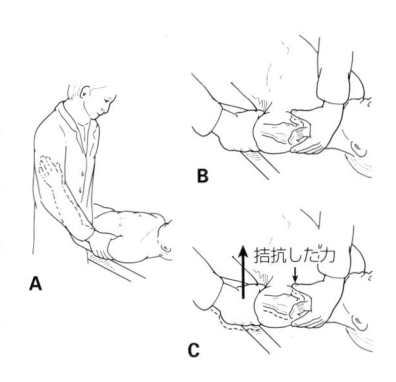

板の診察をするうえで非常に重要である．

インターナルインピンジメント（internal impingement）（図 3-5 参照）は，肩が外転，外旋位で生じる肩関節内のインピンジメントと定義される．この 90°-90°肢位では，後上方の腱板の下面が肩関節唇の後上部と接触し，関節唇と大結節の間で挟まれる「ピンチ（pinch）」が起こる（Walch ら，1992）．

この現象がすべての人の肩に生じる相対的に無害で生理的なものなのか，投球肩における重要な後遺症によるものなのかについては，専門家の間でも議論の分かれるところである．

前方不安定性の診察

前方引き出しテスト（anterior drawer test．肩の Lachman テスト）は，患者の前方不安定性（すなわち，肩甲上腕関節前方不安定性）を調べるために用いられる．

上腕骨頭を図 3-31 のようにして肩甲骨窩の前方に引き出す．

前方脱臼不安感テスト（anterior apprehension test．クランクテスト）（図 3-32）は，

図 3-32 反復性前方不安定性を調べる前方脱臼不安感（クランク）テスト．

(Backer M, Warren RF: Recognizing and treating shoulder instability in female athletes. Womens Health Orthop Ed 3[3]:37-40, 2000 より引用)

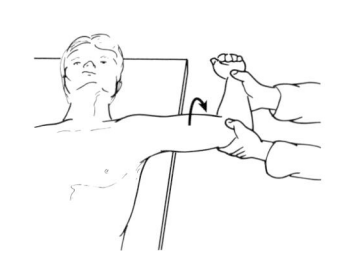

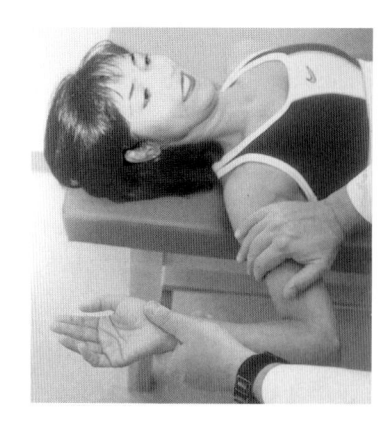

図 3-33 前方リリース検査(本文参照).

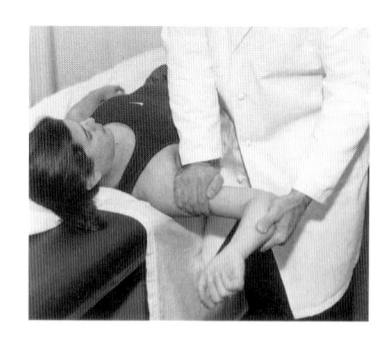

図 3-34 前方不安定性に対するリロケーションテスト(本文参照).

(反復性)前方不安定性の評価に用いられる.
- 患者は，肩を診察台の縁にして，背臥位になる.
- 腕を 90°外転位とし，検者は片手で患者の肘をつかみ外旋する.
- 他方の手で，患者の指先を上腕骨頭の後方にし，上腕骨頭に軽く前方への力を加える.
- もし，患者が言葉で脱臼不安感を訴えたり，顔で表現したり，肩関節周囲筋の反射性収縮がみられた場合には前方不安定性が陽性である.
- 検査は，同様に外転 45°と外転 135°でも行う．外転 45°では，検査は肩甲下筋と肩甲上腕関節靱帯複合体中央部分に対する検査である．外転 90°以上では，検査は肩甲下筋と肩甲上腕関節靱帯複合体下方部分に対する検査である.

前方リリース検査(図 3-33)で，前方不安定性の可能性を調べることができる.
- 患者は，患側の腕を診察台の縁にして，背臥位となる.
- 患者は，検者が上腕骨頭に後方への力を加えている間に腕を 90°外転位とする.
- 腕が最大外旋位になるまでの間，後方への力を入れ続ける.
- 上腕骨頭は，その時，突然離れる.
- この検査は，患者が突然の疼痛やはっきりした疼痛の増強を感じたり，あるいは

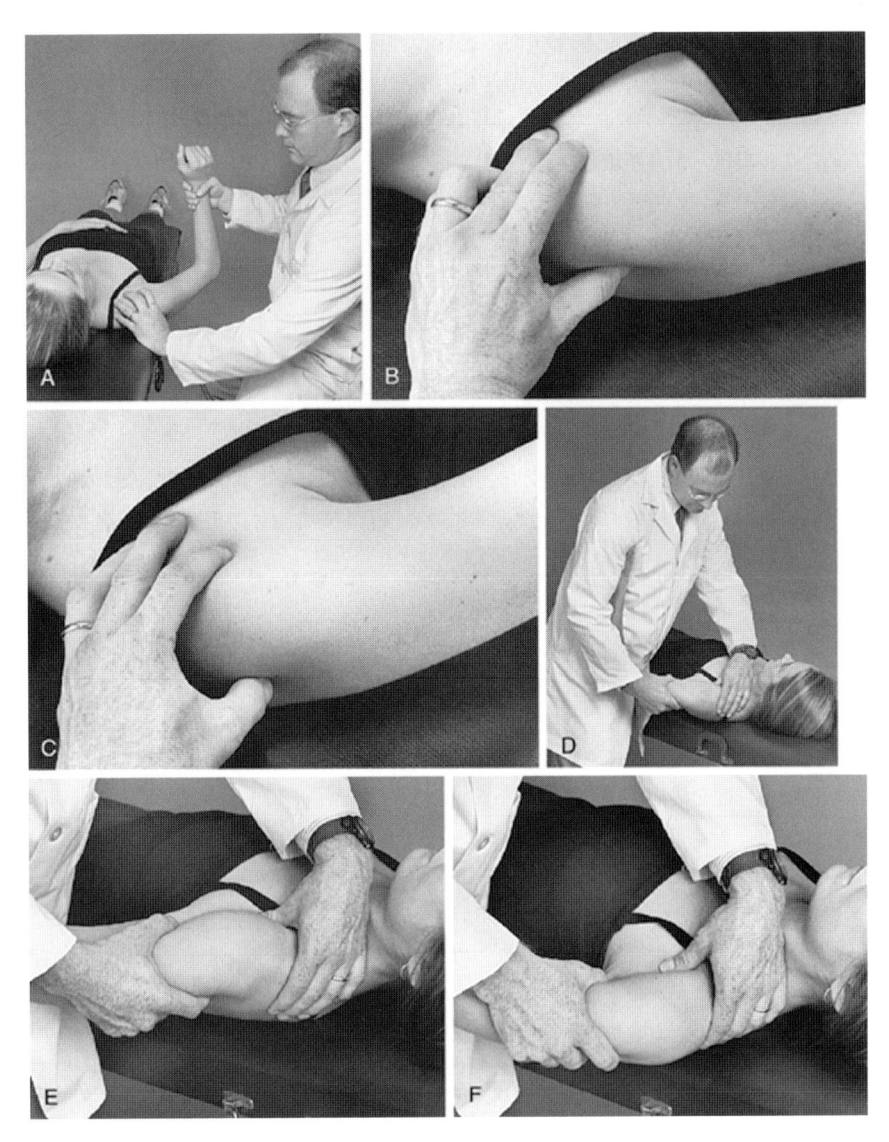

図3-35 ロード＆シフトテスト（load-and-shift test）．**A**：基本肢位．**B**：前方移動．**C**：後方移動．**D**：ほかの方法．**E**：前方移動．**F**：後方移動．これらのテストは他動的に肩関節移動を調べる．
（**A〜F**：Reider B：The Orthopaedic Physical Examination. Philadelphia, WB Saunders, 1999 より引用）

運動や仕事をしているときに感じた疼痛の再現があったら，陽性とする．
- Gross と Distefano（1997）によれば，この検査は，感度 91.9％，特異度 88.9％，陽性的中率 87.1％，陰性的中率 93％，そして正確度 90.2％ であった．

肩リロケーションテスト（**図3-34**）は，内因性インピンジメント，反復性前方亜脱

臼および反復性前下方不安定性の患者を調べる検査である．
- 検査は，患者を診察台に背臥位とし，通常は前方脱臼不安感テストに続いて行う．
- **この検査は，前方不安定性とインピンジメントの鑑別診断に用いる．**
- 背臥位の患者の腕を外転，外旋位として過伸展〔アプリヘンション（脱臼不安感）肢位〕として，上腕骨近位端で後方へ力を加える．
- 後方へ力を加えたとき，疼痛あるいは脱臼不安感が減少すれば，陽性である．
- **もし脱臼不安感が消失したら，前方不安定性の確定診断となる．**
- **もし疼痛が消失したならば，内因性インピンジメントの確定診断となる．**
- 外因性インピンジメントの患者では通常，この肢位では疼痛はない．もし疼痛があれば，リロケーションテストは陰性で，疼痛の減弱はない．

ロード＆シフトテスト（図3-35）は，関節弛緩または不安定性による上腕骨頭の肩甲骨窩での前方移動や後方移動を他動的にみる検査である．このテストは，患者を座位または背臥位として検査する．
- 座位
  - 検者は，患者の後方に立ち，一方の手で肩峰と肩甲骨をつかんで肩を安定させて，もう片方の手で母指を後方関節線，示指を肩前縁において上腕骨近位端をつかむ．
  - 上腕骨頭を肩甲骨窩に対して相対的に前方，後方へと動かす（シフトする）．
  - 移動の程度を疼痛，轢音，脱臼不安感とともに記録する．
- 背臥位
  - 患者を背臥位にし，肩を診察台の縁にして，肩を外転45°，肩甲骨面で中間位とする．
  - 一方の手で上腕骨近位端，もう片方の手で肘をつかみ，上腕骨頭を肩甲骨窩に押しあてる．上腕に軸圧がかかる（ロード）．
  - そして他の手で上腕骨頭を肩甲骨窩に対して前方と後方へ動かす（シフト）．
  - 移動の程度，轢音，疼痛，脱臼不安感を記録する．

後方不安定性と関節唇の診察

後方不安定性は，**後方脱臼不安感テスト**（図3-36）と**後方肩引き出しテスト**（図3-37）で診断する．

「クランク」テスト（図3-38）は，関節唇損傷の診断に用いる．
- 検者は，一方の手を上腕骨頭で指を後方にあて，他方の手で肘部の上腕骨果部を持ち，内旋・外旋の間に前後に動かす．
- アスリートの肩を，外転120°を超えるオーバーヘッドの位置にし，検者は一方

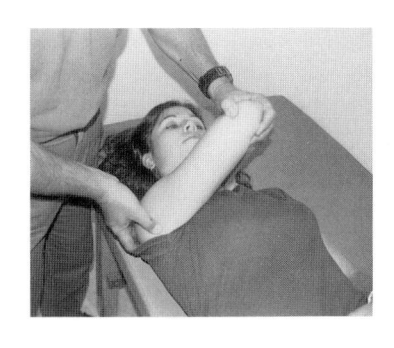

図 3-36 後方脱臼不安感テスト．アスリートの肩は少なくとも 90°屈曲して内旋し，検者は内転させながら後方への力を加える．検者は，後方，下方の脱臼不安定性を調べるためには 120°まで大きく前方屈曲させて調べる．

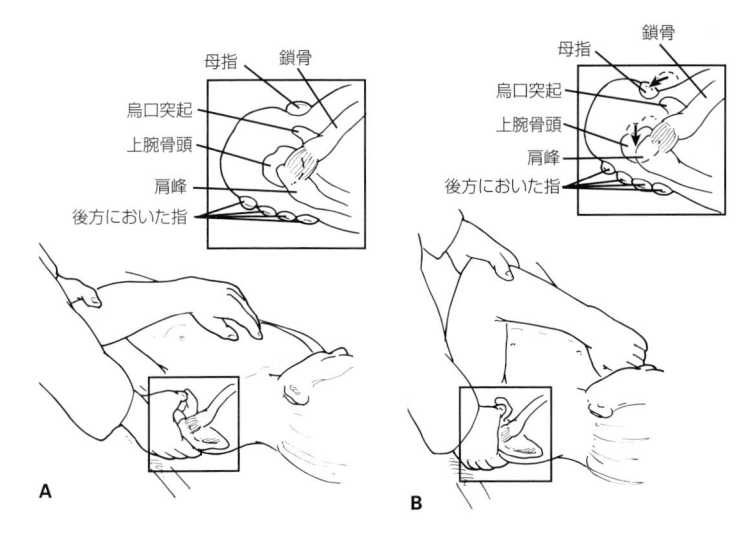

図 3-37 後方肩引き出しテスト．**A**：検者は，アスリートに近いほうの手で肘をつかみ，肩関節を 90〜120°外転位，30°前方屈曲位とする．検者は他方の手でアスリートの肩をつかみ，母指以外の指は肩甲棘に，母指は烏口突起にあてる（さしこむ）．**B**：烏口突起にあてた検者の母指を上腕骨頭の後方へ押し込み（さしこみ），肩がさらに屈曲，内旋するようにする．後方への引き出しの程度は，検者の母指の動きと肩甲骨後方にあてた他の指が上腕骨頭へ動くのを感じることでわかる．

（**A と B**：Andrews JR, Zarins B, Wilk KE: Injuries in Baseball. Philadelphia, Lippincott-Raven, 1998. Artist: D. Nichols より引用）

の手で上腕骨に回旋を加えながら，片方の手で上腕骨頭に前方へてこの力を加える．
- 検者は，上腕骨頭の円運動に伴うスナップ音，ポップ音から関節唇のいかなる損傷をもとらえることを試みる．
- 検査は，「クランク」があったり，再現性のある関節内のポップ音があれば，陽性である．

上方関節唇断裂を診断する**関節唇クランクテスト**（labral crank test．**図 3-39**）は，

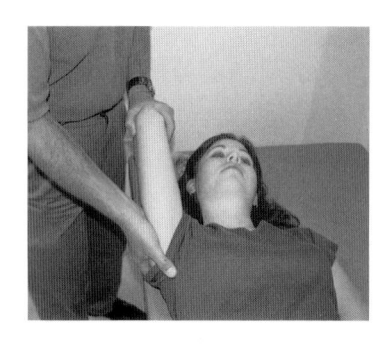

図 3-38 肩甲骨窩関節唇断裂の診断のためのクランクテスト.

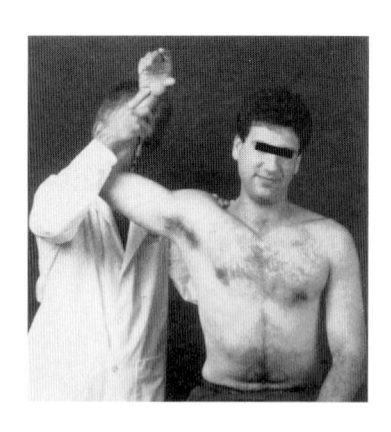

図 3-39 クランクテスト．検者は患者の腕を 90°外転し，上腕骨頭を移動させ，肩甲骨窩前方関節唇の捻髪音，あるいは摩擦音(grinding)を感じる.

(Andrews JR, Wilk KE: The Athlete's Shoulder. New York, Churchill Livingstone, 1994 より引用)

患者を立位または背臥位にして行う.
- 患者の腕を肩甲骨平面上で 160°挙上する.
- 腕を最大内旋位と最大外旋位にして，上腕骨に軸圧をかける.
- 検査は，この操作(通常，外旋位で)によってクリック音を伴っても，伴わなくても疼痛が顕在化したとき，また患者が運動あるいは仕事のときに感じる症状(引っかかりや疼痛)を再現できたときに陽性とする.
- この検査は，Liu ら(1996)によれば，感度 91%，特異度 93% である.

O'Brien テスト(**図 3-40**)(自動圧迫テスト)は，上方関節唇断裂，SLAP 損傷，肩鎖関節障害，関節内二頭筋障害の診断に使用し，立位で行う.
- 患者は，肘を完全伸展位として，腕を 90°前方屈曲し，体の矢状面において 10〜15°内側へ内転する.
- 腕は，最大内旋位とするので母指は下を向く.
- 検者は，患者の後方へ立ち，腕に対して下方への力をかけて，患者にはこれに抵抗させる.
- 検査の第 2 段階は，腕は同じ位置で行うが，患者は前腕を手掌が天井を向くように最大回外位とする．同様の操作を繰り返す.

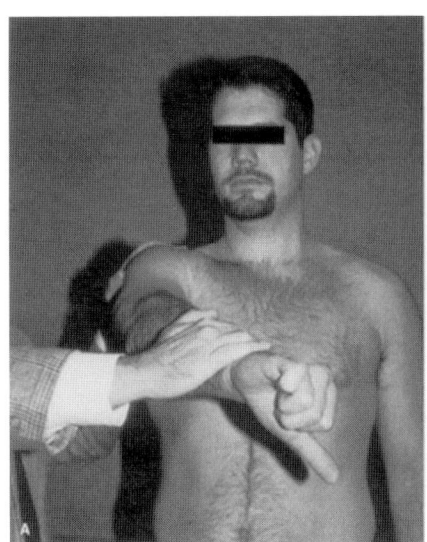

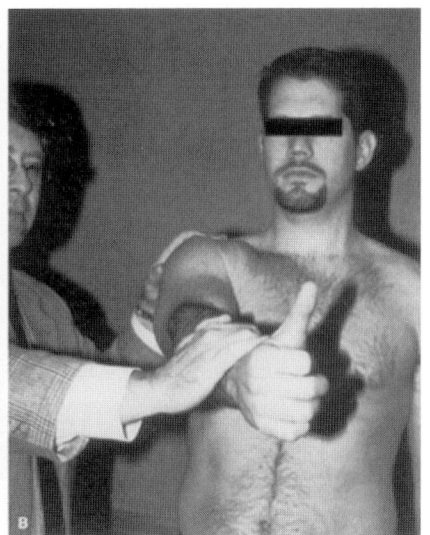

図 3-40　O'Brien テスト（自動圧迫テスト）は，上方関節唇断裂，前方から後方にかけての上方関節唇（SLAP）損傷，肩鎖関節障害，関節内二頭筋障害の診断に使用される．**A**：患者は肘を完全伸展位とし，腕を 90°挙上し，身体の矢状面において 10〜15°内側へ内転する．腕は最大内旋位とするので母指は下を向く．検者は患者の後方へ立ち，腕に下方への力をかけて，患者にはこれに抵抗させる．**B**：次に，腕の位置は同じだが手掌が天井を向くように最大回外位とする．同様の操作を繰り返す．第 1 段階で疼痛が顕著になり，第 2 段階で減少または消失したならば，検査は陽性で上方関節唇断裂である．

（**A，B**：Cannon WD, DeHaven KE: Evaluation and diagnosis of shoulder problems in the throwing athletes. Sports Med Arthrosc Rev 8:168, 2000 より引用）

- 第 1 段階で疼痛が顕著になり，第 2 段階で減少または消失したら，検査は陽性である．
- クリック音やポップ音がときどき聞かれる．
- 疼痛が肩の上方部に限局するときは，肩鎖関節障害を考える．
- この検査は，手掌が天井を向いているときに通常，陽性となる．

肩鎖関節の診察

　他動胸交差内転（cross-chest adduction）（**図 3-41**）は，肩鎖関節損傷，関節症，あるいは重量挙げ選手の骨融解（weightlifter's osteolysis）が存在するときに肩鎖関節に疼痛が生じる．

　O'Brien テストは，肩鎖関節障害の診断のために考案されたが，関節唇断裂の診断においても同様に用いられている．

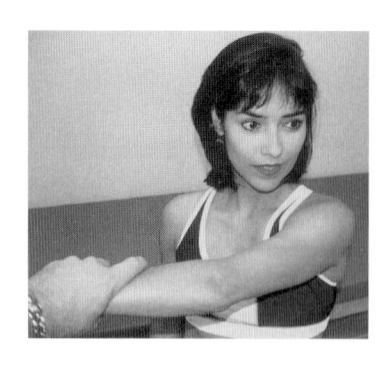

図 3-41　肩鎖関節の障害をみるための他動胸交差内転.

一般的な肩リハビリテーションのゴール

運動

　評価が終われば，患者の治療方法に対する反応を予想できることで療法士は安心できる．回復の鍵は運動（motion）である．運動を抑制するおもなものは疼痛であり，さらに高度の筋抑制の原因にもなる．疼痛は外傷または手術に起因する．

　疼痛軽減は，休息，痛みを引き起こす動作の回避，寒冷療法，超音波，高電圧電流刺激および薬物治療などのさまざまな方法によって達成できる．ひとたび不快感がコントロールされれば，動く練習を始めることができる．**開始当初の運動**は，外転 90°以下あるいは前方屈曲 90°以下の疼痛のない範囲にすべきである．ほとんどの患者にとって**初期のゴールは，挙上 90°および腕自然下垂位での外旋 45°を疼痛なしに達成することである．**肩のこれらの位置は，ほとんどの訓練された長さや力依存性の運動パターンと整合している．療法士が手術後すぐにこの運動を手術患者に獲得できるようにさせるためには，手術室で外科医が少なくとも安定して挙上 90°ができるようにする責任がある．肩周囲の運動を回復するための訓練には，自動介助のプーリー（滑車）運動や棒訓練，および他動関節モビライゼーションやストレッチ（**図 3-42**，**図 3-43**）がある．

　まず患者を背臥位にして，腕の下に小さなクッションかタオルを添えて肘を屈曲させて肩の ROM 訓練を始める．この位置は，重力の影響を減少させて上腕のレバーアームを短くすることで肩に対する負荷を減らすことができる．患者が疼痛なしで運動を回復できはじめたら，訓練は座位または立位で行うべきである．

3　肩の損傷

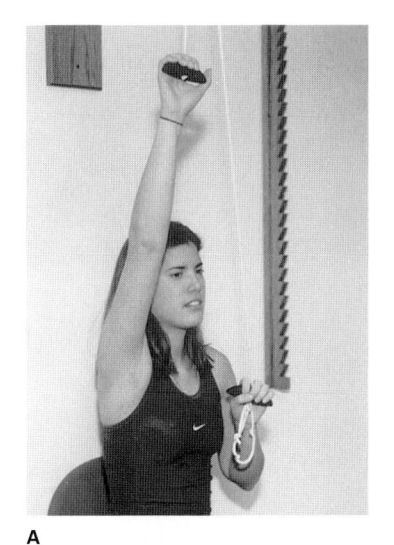

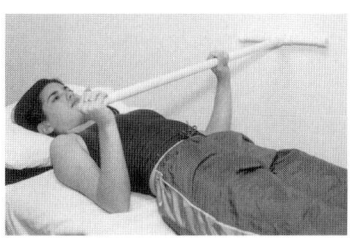

A　　　　　　　　　　　　　　　　**B**

図3-42　　可動域を獲得するための訓練．プーリー（滑車）システム（**A**）とほうきの柄（**B**）を用いた自動介助 ROM 訓練．

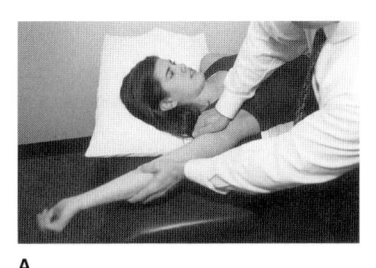

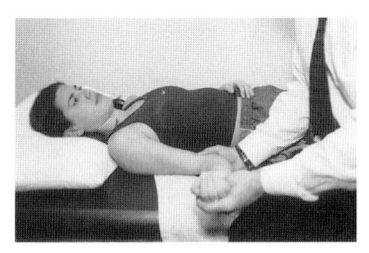

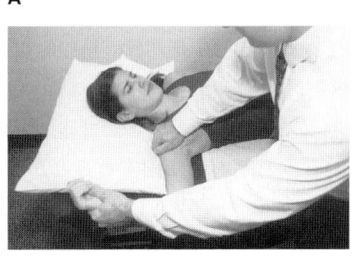

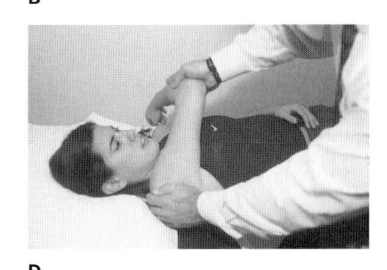

A　　　　　　　　　　　　　　　　**B**

C　　　　　　　　　　　　　　　　**D**

図3-43　　他動関節モビライゼーション．**A**：前方屈曲，**B**：腕を脇につけての外旋，**C**：外転90°での外旋，**D**：体交差内転．

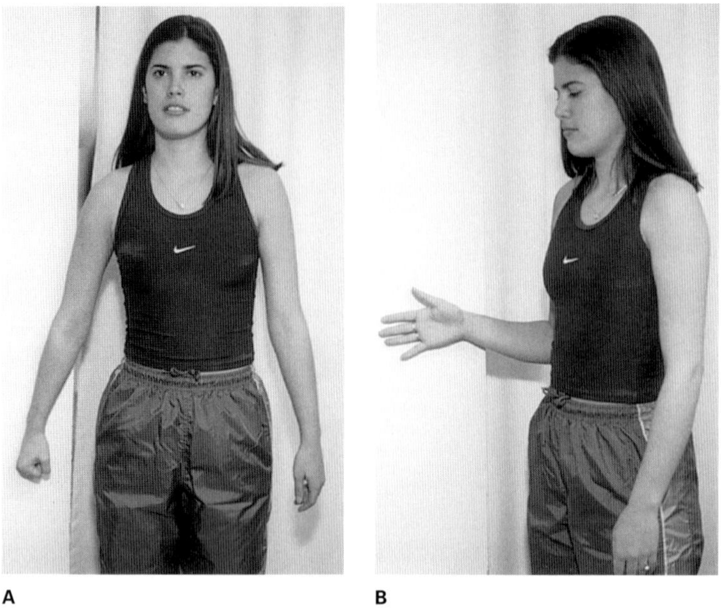

図 3-44 閉鎖的運動連鎖訓練．**A**：腱板外転の等尺性筋力強化（壁を押す）．**B**：肩腱板外旋の等尺性筋力強化．

筋力強化

　筋力強化をリハビリテーションプログラムに組み込むタイミングは診断と治療に関係している．例えば，腱板縫合術を受けた患者は，腱板が上腕骨大結節に完全に癒合するために，手術後 6 週間は腱板筋の運動および強化を行うべきではない．

　肩周囲の筋力強化はさまざまな訓練を通じて遂行できる．最初は，基礎的な**閉鎖的運動連鎖（closed kinetic chain：CKC）訓練**が最も安全である（**図 3-44**）．CKC 訓練の長所は，作用筋と反作用筋群双方の協調収縮である．これらの訓練は，生理的運動を再現して肩を安定させ，かつ関節を横断する剪断力を制限することができる．CKC 訓練は，固定物（肩の場合には壁，ドアあるいはテーブル）によって遠位のセグメントが安定化されるものである．ゴールは肩と肩甲骨の運動中の抵抗力を作ることである．その一例が「時計」訓練であり，手を外転ができる範囲の位置で壁かテーブルに固定し，その手を時計のように回転させるものである．この運動は有効に腱板運動を活性化する．この訓練はまず外転または屈曲 90° 未満で行う．組織が修復して可動域が回復したら，より大きい外転，前方屈曲で強化を漸進的に行う．

　肩甲骨安定化機構の強化は，初期のリハビリテーションプログラムのなかで非常に重要である．肩甲骨強化は，CKC 訓練（**図 3-45**）から始めて開放的運動連鎖（open

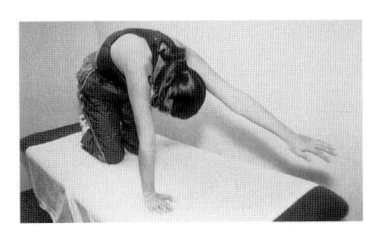

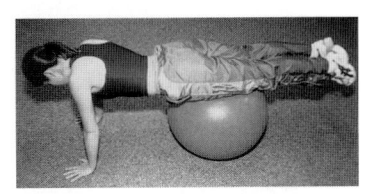

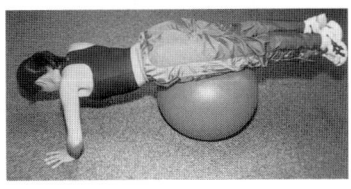

図 3-45 肩甲骨安定化機構の閉鎖的運動連鎖訓練．
A：肩甲骨挙上，**B** と **C**：肩甲骨牽引．

kinetic chain：OKC）訓練（**図 3-46**）へと進める．

　回復は**固有受容性神経筋促通法**（proprioceptive neuromuscular facilitation: PNF）で強化できる．療法士は，特有の感覚を入力することで特有の活動や運動パターンを促進できる．その一例が**上肢に対する D2 屈曲，伸展訓練**である．この訓練中に療法士は，30°，60°，90° および 120° においてさまざまな上肢挙上位置で周期的な安定化を図る．この訓練によって，動的安定化機構の等尺性強化を通して肩甲上腕関節の安定性が改善される．

　回復が進み，可動域が改善されたら，より積極的な強化を実施できる．CKC 訓練を OKC 訓練へと進めることができ，このときはすでに手を固定物で安定化しておく必要はない．

　これは，肩関節を横断する剪断力を増強させる結果となる．内旋，外旋訓練は OKC 訓練の一つであり，肩甲骨平面（**図 3-47**）で行わなければならない．**肩甲骨平面の位置**は，腕が胸郭冠状断面の 30〜60° 前方，あるいは外転位中間点（冠状断面）や患者の前方（矢状断面）で再構築される．この方向は関節包にとって最小のストレスであり，かつ肩に機能的な運動を起こさせる．回旋訓練は，患者の治癒過程と不快感のレベルによって，患者が腕を楽に下ろした状態から始めて 90° まで進める．肩甲上腕関節の安定性が腕を下垂した位置の最大から 90° 外転位置の最小まで変化することに

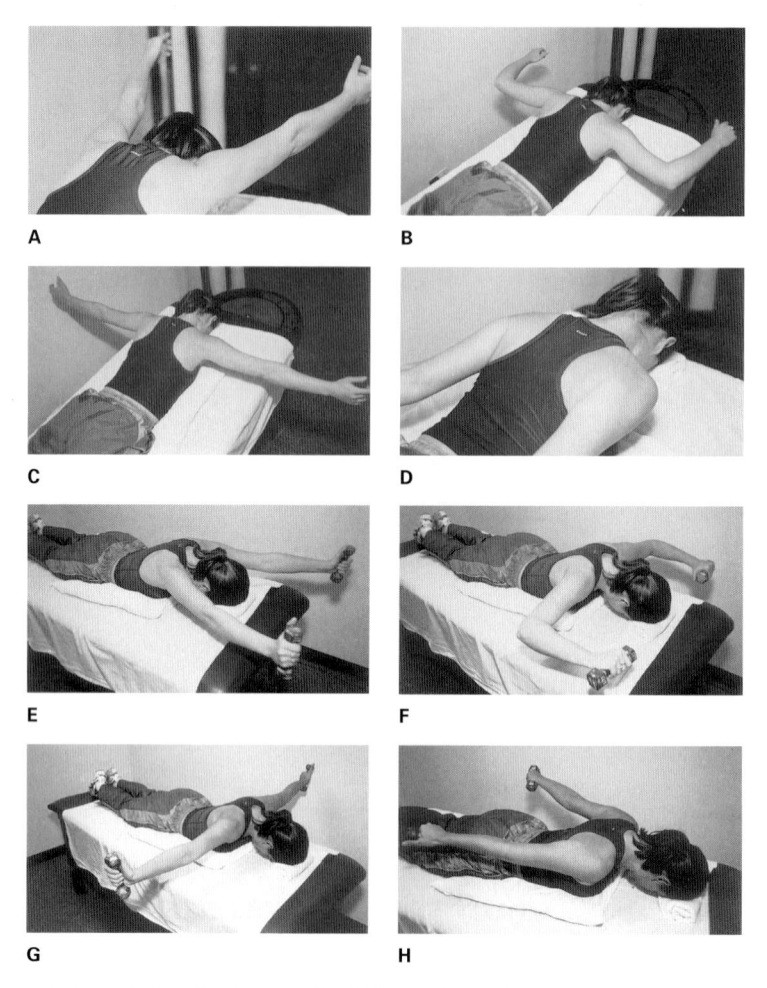

図 3-46 軽量のダンベルを用いない場合(**A~D**)と,ダンベルを用いた場合(**E~H**)の肩甲骨安定化機構の開放的運動連鎖(OKC)による筋力強化.

よって,肢位の変化は動的安定化機構に負荷を加える.

　OKC訓練のなかで最も機能的なものは**プライオメトリクス(plyometrics)**である.プライオメトリクスは,**筋の伸展と短縮の繰り返しと定義される**.これはすべての競技の活動の構成要素である.最初に,筋は偏心性に伸展され,次にゆっくり負荷がかけられる.これらの訓練が組織に与えるストレスは高いレベルにあるので,治療が終わり,可動域が最大に到達した後にのみリハビリテーションプログラムに組み入れるべきである.プライオメトリクスは,筋が強度と力を回復するのを助ける.セラバンドチューブ(Thera-Band tubing),メディシンボールやフリーウエートはすべて

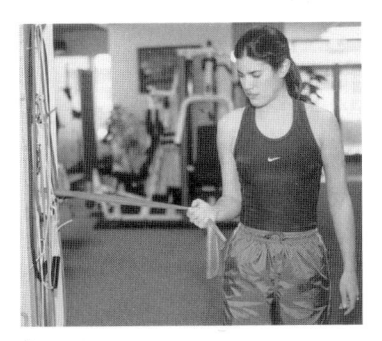

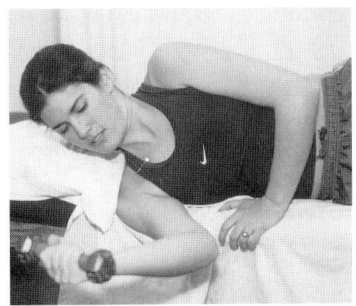

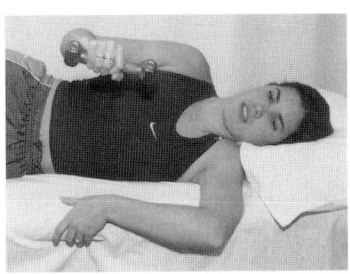

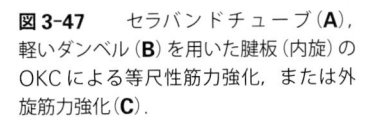

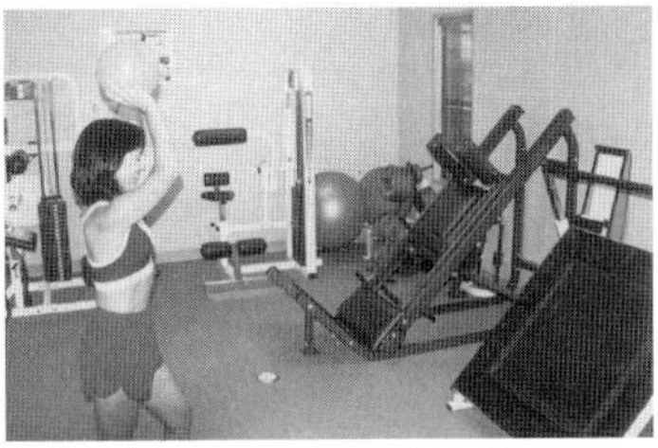

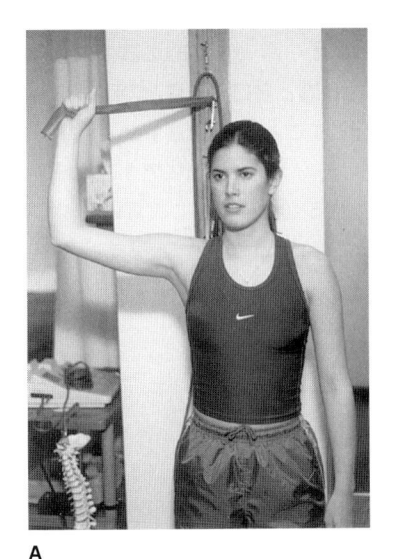

図3-47 セラバンドチューブ(**A**),軽いダンベル(**B**)を用いた腱板(内旋)のOKCによる等尺性筋力強化,または外旋筋力強化(**C**).

図3-48 セラバンドチューブ(**A**)と訓練ボール(**B**)を用いたプライオメトリクスの肩筋力強化.

プライオメトリクス装置(図3-48)に含まれる.これらの訓練を行うときは,患者がけがをしないように,療法士がすぐ近くにいて注意深く見守る必要がある.

肩のリハビリテーションが行われているとき,その他の筋骨格系を無視してはいけ

ない．運動連鎖の他の要素であるストレッチや強化，持久性トレーニングなどの**全身的なコンディショニング**は，肩のリハビリテーションと同時に行うべきである．

患者の動機づけはリハビリテーションプログラムにとって重要な要素である．動機づけなしでは，どんな治療計画も失敗する運命にある．完全な回復を図るには，ほとんどのリハビリテーションプロトコールで自宅での練習が必要不可欠である．方法を理解するだけでなく，一般的な基本に沿って実行する訓練が重要である．**患者の動機づけ**は，コスト管理が重要となってきている現在の医療環境においてさらに重要である．多くの保険会社が，理学療法のための支出を制限している．その結果，全体的なホームプログラムも，リハビリテーションの初期に説明しておくべきである．このことは，患者が自宅でリハビリテーションを推進することを可能にし，自分の回復に対して自己責任を感じさせることになる．

インピンジメント症候群

「インピンジメント症候群」という用語は，腱板が，烏口肩峰弓の前方構造である，肩峰の前方 1/3，烏口肩峰靱帯および肩鎖関節（**図 3-49**）によって病的に圧迫されるという臨床概念として，Neer によって 1972 年に一般化された．

肩腱板筋の障害は，上肢を頭上に挙げる動作（オーバーヘッド）の最中に上腕骨頭を押さえつける役目としての機能が低下し（例：骨頭と烏口肩峰弓との距離を小さくしてしまう），さらにインピンジメントを引き起こすことになる（**図 3-50**）．

この症候群の進行は，烏口肩峰靱帯と肩峰の前方 1/3 の下面にできる骨棘形成による肩峰下の出口が狭くなることにより定義される（**図 3-51**）．これらの要因は腱板に

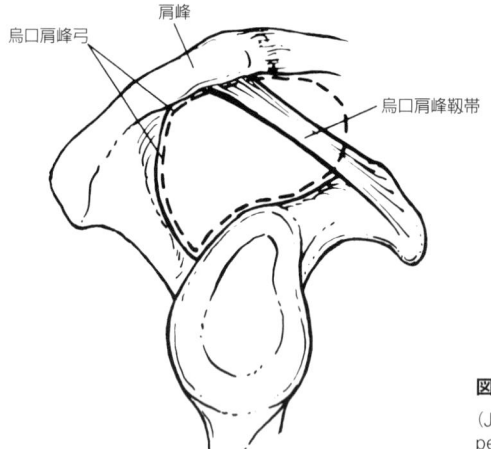

図 3-49　正常の烏口肩峰弓

(Jobe FW[ed]: Operative Techniques in Upper Extremity Sports Injuries. St Louis, CV Mosby, 1996 より引用)

図 3-50 棘上筋腱（腱板）は三角筋による上方への牽引力に対抗して上腕骨頭を安定化させる．**A**：肩峰下インピンジメントは上腕骨頭を押し下げる腱板の正常の機能によって避けることができる．**B**：棘上筋腱の深層面での断裂（腱板断裂）は上腕骨頭を下方に押し下げる（肩峰下を上腕骨頭がスムーズに通過する）働きを弱め，オーバーヘッド動作で肩峰下で腱のインピンジメントを引き起こす．

(**A**，**B**: Matsen FA III , Arntz CT: Subacromial impingement. In Rockwood CA Jr, Matsen FA III [eds]: The Shoulder. Philadelphia, WB Saunders, 1990, p 624 より再描画)

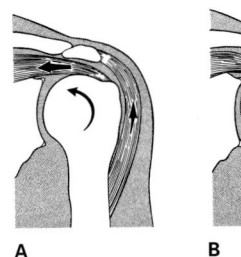

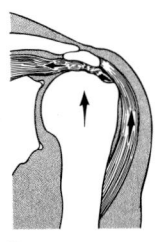

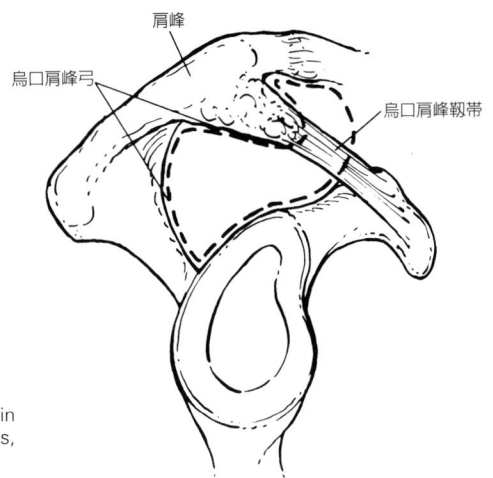

図 3-51 烏口肩峰弓の病的狭小化．

(Jobe FW [ed] : Operative Techniques in Upper Extremity Sports Injuries. St Louis, CV Mosby, 1996 より引用)

肩インピンジメントの進行期

第 1 期：浮腫と炎症

典型的年齢	25 歳未満，ただしすべての年齢層でも発生しうる
臨床経過	可逆的障害
身体所見	・上腕骨大結節上を触診すると圧痛がある
	・前縁あるいは肩峰に沿った圧痛がある
	・60～120°の外転で有痛弧(painful arc)徴候があり，90°で抵抗感の増大がある
	・インピンジメント徴候陽性
	・肩の関節可動域(ROM)は肩峰下の著明な炎症によって制限される

□→ 肩インピンジメントの進行期

第2期：線維化と腱炎

典型的年齢	25〜40歳
臨床経過	活動性の変化によって非可逆性となる
身体所見	第1期の所見に次のことを加える

- 肩峰下の瘢痕のため，軟部組織の軋音が大きく感じられる場合がある
- 腕を下げるとき，約100°で止まる感じがする
- 自動・他動運動時のROM制限

第3期：骨棘と腱断裂

典型的年齢	40歳以上
臨床経過	非可逆性
身体所見	第1期と第2期の所見に次のことを加える

- ROM制限，自動運動でより著明
- 棘下筋の萎縮
- 肩外転と外旋力の低下
- 上腕二頭筋腱障害
- 肩鎖関節の圧痛

対する圧力を増大させ，慢性的摩耗とそれに続く腱板断裂を引き起こす．Neerはさらに，患者の年齢，身体所見および臨床経過を考慮したインピンジメントの3つの段階について定義した．

肩峰下インピンジメント症候群の患者は，しばしば肩関節痛，筋力低下，そして上腕の感覚異常を訴える．同様の症状を引き起こす頸椎病変といった他の疾患を除外することが非常に重要である．肩峰下インピンジメント症候群が疑われる場合，**一次的なインピンジメントか二次的なものかを区別することが必要である**．問題を引き起こした原因の正確な把握が治療の成功にとって不可欠である．

一次性インピンジメント

一次性肩峰下インピンジメントは，腱板と烏口肩峰弓の異常な機械的関係の結果である．それには，肩峰下の出口が狭くなるその他の「一次的な」要因（**表3-1**）をも含んでいる．一次性インピンジメント患者は通常，40歳よりも高齢で，患側を下にして寝る際の肩前面の疼痛および上腕外側の疼痛を訴える．そして，「肩が弱い」感じとオーバーヘッドの運動を行うときの困難さを訴える．身体所見では，可動域の減少あるいは疼痛による腱板筋力の減弱が観察される．通常，Hawkins徴候陽性（**図3-30**

表 3-1　肩峰下インピンジメントを起こす構造的因子

構造	異常因子
肩鎖関節	先天奇形 変性性骨棘形成
肩峰	非癒合の肩峰 下面の変性性骨棘 骨折の変形治癒/遷延治癒
烏口突起	先天奇形 手術後あるいは外傷後の形態異常
腱板	石灰沈着による腱肥厚 手術後あるいは外傷後の腱肥厚 部分断裂あるいは完全断裂による上面の不整
上腕骨	先天奇形や変形治癒による大結節の突出

(Matsen FA III, Arntz CT: Subacromial Impingement. In Rockwood CA Jr, Matsen FA III (eds): The Shoulder. Philadelphia, WB Saunders, 1990 より改変)

参照），そして Neer のインピンジメント徴候陽性（**図 3-29** 参照）を示す．1% のリドカイン（キシロカイン®）10 mL を肩峰下に注射する**インピンジメントテスト**も行うべきである（**図 3-25** 参照）．リドカインが疼痛を緩和し，肩腱板機能を改善する場合は肩腱板病変が疼痛（例：腱板炎，腱板損傷，インピンジメント）の原因として疑われる．

　一次性肩峰下インピンジメント患者は肩鎖関節炎を合併することがあり，症状を増幅して腱板への圧迫を増す．これらの患者は，肩内旋操作で肩鎖関節にさらなる異常を示すことがあり，それらは背中を引っかかれるような訴えであったり，肩外転による肩上方の痛みを訴えることもある．肩鎖関節炎を確定する身体所見には，触診で肩鎖関節に「限局した」圧痛と，体交差内転位で肩鎖関節の疼痛が悪化すること（**図**

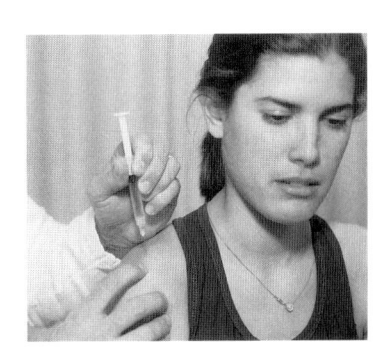

図 3-52　肩鎖関節注射のアプローチ

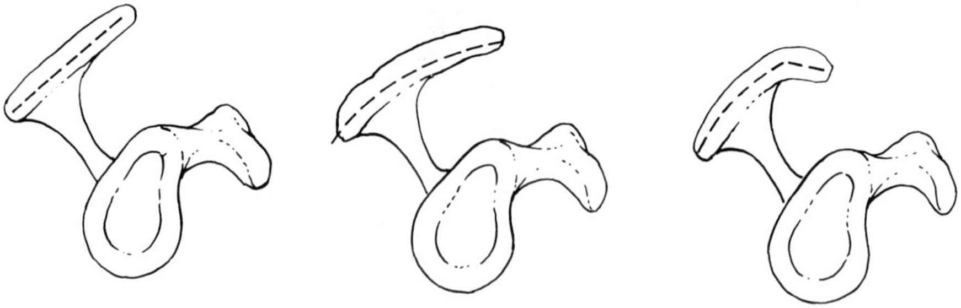

タイプ1　　　　　　　タイプ2　　　　　　　タイプ3

図3-53　さまざまな肩峰の形態.
(Jobe FW[ed]: Operative Techniques in Upper Extremity Sports Injuries. St Louis, CV Mosby, 1996 より引用)

3-41 参照），そして，肩鎖関節へのリドカイン注入によってその疼痛が消失する所見がみられる（図3-52）．

　腋窩撮影，棘上筋アウトレット撮影などのX線検査は，肩峰骨（os acromiale．肩甲骨棘と関節を作る肩峰．骨結合ではなく線維結合により肩甲棘に結合している）やタイプ3型の肩峰〔大きく，鉤（フック）状の肩峰骨棘〕を診断でき，一次性肩峰下インピンジメントか「アウトレット」インピンジメントかを診断する補助となりうる（図3-53）．

二次性インピンジメント

　二次性インピンジメントは，肩峰下のスペースの「相対的な狭小化」が生じる臨床現象である．それは，しばしば肩甲上腕関節あるいは肩甲胸郭関節の不安定性に起因する．肩甲上腕関節不安定性を有する患者では，腱板機能不全（肩関節安定化のために腱板構成筋仕事量増加の結果，腱板の使いすぎによって引き起こされる）を訴える．腱板筋力の肩関節安定化機能の低下はさらに，上腕骨頭の異常な上方変位（投球動作中の上腕骨頭を押し下げる力と「クリアランス」の減少）を起こして腱板と烏口肩峰弓との機械的インピンジメントを生じる（図3-50 参照）．肩甲骨不安定性を有する患者では，インピンジメントは上腕骨に対する肩甲骨の位置異常に起因する．肩甲骨不安定性は肩甲骨の牽引不足を引き起こし，烏口肩峰弓が腱板と早期に接触をしてしまう（図3-54）．

　二次性インピンジメントを有する患者は若くて，野球，スイミング，バレーボールあるいはテニスのようなオーバーヘッド運動を行うスポーツをしていることが多い．彼らは，オーバーヘッド運動のときに疼痛や筋力低下を訴え，腕が「死んでいる」という感じがすると表現する．身体所見では，検者は，脱臼不安感テスト（図3-32 参

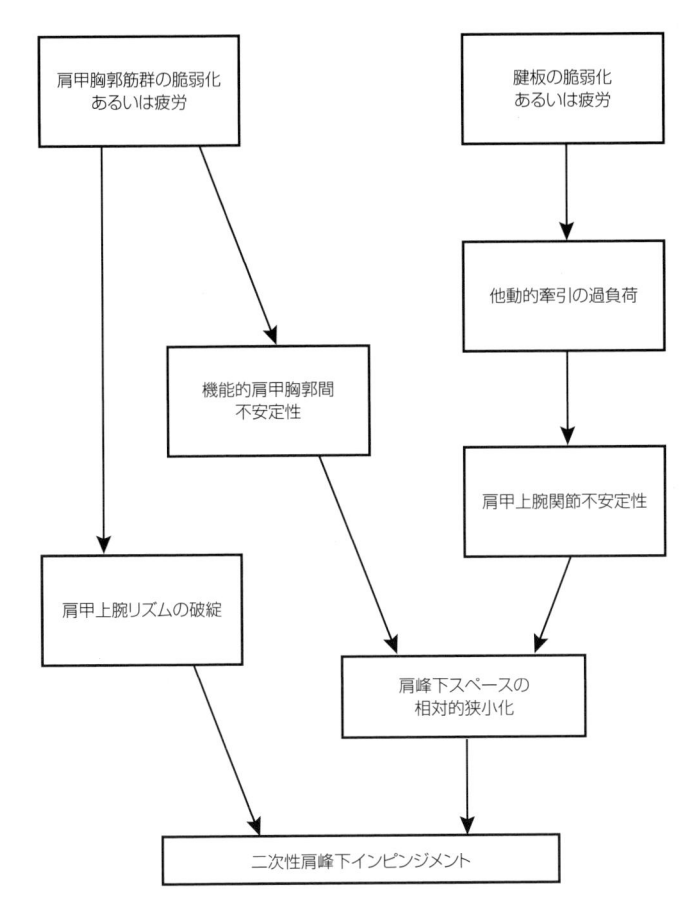

図 3-54 二次性インピンジメントの発生機序

照)を伴った肩甲上腕関節不安定性やリロケーションテスト(**図 3-34** 参照),また翼状肩甲骨や,非対称性の肩甲骨運動のような異常な肩甲骨機能などの病的陽性所見に関連する病態を見つけなければならない.**後方関節包の緊張を伴う患者では内旋制限を生じる.後方関節包の緊張は,上腕骨頭と腱板を前上方へ移動させ,インピンジメント問題を引き起こす.**

　二次性インピンジメントを有する患者に対する治療の根本的な問題点は,「二次性インピンジメント」症状を解決してしまうことである.しばしば,**肩甲上腕関節や肩甲骨の不安定性が見過ごされ,「二次性インピンジメント」が「一次性」(大きな骨棘による)インピンジメントとして誤って治療されてしまうのである**.この場合,肩がより「不安定」になるので,肩峰下減圧術は症状を悪化させてしまう.

治療

　肩峰下インピンジメント治療の成功の鍵は，烏口肩峰弓と腱板の病的関係を引き起こすインピンジメントの原因が一次性か二次性なのかを判断することである．保存的治療に反応せず，手術の適応になった場合，これら2つのための手術方法は完全に異なるので，この点はより重要になる．

　一次性インピンジメントに対しては，外科治療は肩峰下の減圧を行うことにより，**肩峰下の出口を広げることが必要である**（肩峰形成術）．

　二次性インピンジメントの外科治療は症状を示す原因に対して行う．例えば，インピンジメントの徴候が，肩甲上腕関節の前方不安定性による二次的なものの場合，**外科治療は肩峰形成術ではなく，前方安定化である**．このような場合に肩峰形成術を行うことは短期成績はよいかもしれないが，活動性とともに初期の症状が再発し，前方不安定性の症状が残ることになる．

非手術的治療

　非手術的治療は非常に有効であり，抗炎症薬とよく組織化されたリハビリテーションプログラムを組み合わせて行う．一般に，一次性と二次性インピンジメントに対する包括的なリハビリテーションプロトコールは似ており，正常な腱板の患者に肩峰下減圧を行った術後リハビリテーションに続くものである．リハビリテーション過程の最初のゴールは，疼痛軽減を得て，運動を回復することである．内服薬治療に加えて，肩峰下へのコルチコステロイド注入の適切な使用は，炎症過程の急性期の不快感をコントロールできる．さらに，寒冷療法と超音波療法なども疼痛のコントロールに有効である．疼痛が改善してくると，運動と筋力強化を進めることができる．肩腱板が完全であるので，ROM訓練は他動でも自動でもよい．最初は腱板のインピンジメントを回避するために，訓練は外転90°未満で行う．症状が改善するとともに，ROMが増加する．

　最初に，筋力増強訓練は，上肢を脇に付けて開始する．プログラムは，閉鎖的運動連鎖（CKC）訓練（**図3-44**参照）から開始する．また，開放的運動連鎖（OKC）訓練は肩症状を悪化させずにCKC訓練を進めた後に開始する（**図3-47**参照）．**これらの訓練は，肩腱板が動的に上腕骨頭を引き下げて，安定化機能を回復するのを助け，それによって肩峰下のスペースを相対的に増加させる**．二次性インピンジメントを有する患者では，外旋を伴う外転のような不安定性の症状を誘発する位置を回避するために，筋力増強訓練は，腕を脇に付けて開始する．筋力強化プログラムによって動的安定化機構が反応するようになったならば，訓練はより高い外転位で行う．一般に，**三角筋強化は上腕骨の上向きの力の不均等な増加を避けるために，リハビリテーションプログラムの初期には強調しない**．

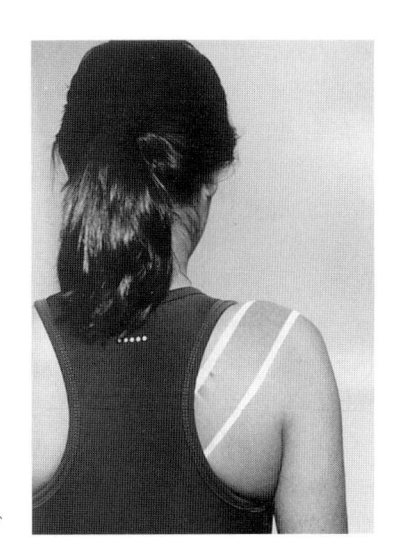

図 3-55 肩甲骨へのテーピング

　肩甲骨安定化訓練は，一次性，二次性インピンジメントの患者にとって重要である（**図 3-45**，**図 3-46** 参照）．肩甲骨は腱板筋の起始部を形成している．適切な腱板機能および烏口肩峰弓の正確なポジショニングのために，肩甲上腕関節と肩甲胸郭関節間で相互運動が必要になる．

　異常な肩甲骨の動きや運動異常は，訓練方法の一つであるところの肩のテーピングプログラム（**図 3-55**）で治療することができる．肩のテーピングは肩甲骨上腕骨間と肩甲骨胸郭間における関節運動のバイオメカニクスを改善し，それによって，患者の症状の緩和を助ける．

　これまでは，保存的治療が1年間行われても症状の改善がなかった場合，非手術的治療は失敗であったと考えられていた．今日では，患者が3か月の包括的で協調的な治療・リハビリテーションプログラムの後に改善がみられなければ，非手術的治療は失敗であったと考えるべきである．さらに，6か月の適切な保存的治療を行えば，ほとんどの患者は非手術的治療プログラムによって最大の改善を達成できる．保存的治療の失敗または不満足な回復のレベルでの停滞は，手術的治療の適応である．

手術的治療

　手術的治療の成功は，適切な術式の選択および術者の技術的手腕による．**一次性インピンジメント**については，従来の直視下手術での肩峰形成術と比較可能な長期の成績が得られているが，現在の**術式は関節鏡視下肩峰下除圧術**である．術後のリハビリテーションは，疼痛管理，ROM の改善および筋力強化に重点をおく．

　肩甲上腕関節の不安定性が二次性インピンジメントの原因である場合，手術方法は安定化手術となる．筆者らの経験でも，（肩甲上腕関節の不安定性によって引き起こ

された）二次性インピンジメントである数多くの患者に対して肩峰下減圧術が行われると，不安定性がかえって悪化している．

　最も一般的に行われる術式は，病態に応じて，断裂または剥離した関節唇の修復またはカプスラーシフト法（関節包縫合術；カプスロラフィー）による直視下手術である．関節鏡機器の進歩，関節唇の固定機器*の進歩，電熱技術の進歩とともに，多くの外科医が関節鏡視下安定化術を行っている．関節鏡視下手術の潜在的な利点は，手術時間の短縮，合併症の発現頻度の低下，可動域減少の抑制，迅速な回復などである．現在，**文献的には直視下手術よりも関節鏡視下安定化手術で高い失敗率を示している**．関節鏡視下手術には，より高い熟練した技術と完璧な病理解剖学的知識，新しい固定技術，そしてリハビリテーションプログラムに関連した正確な診断が求められている．関節唇修復または関節包形成などの関節鏡視下関節安定化術後のリハビリテーションの原則は，直視下での手術後と同様である．もし組織を熱処理する方法が用いられていなければ，治癒組織の生物学的性質は，直視下手術でも鏡視下手術でも同様である．**関節鏡視下に電熱による関節包縫合術または「シュリンケージ」法を行った場合は，術後約3週の安静期間が必要である**．治癒反応が十分に始まる前に，リハビリテーションプログラムがあまりに早く進められたならば，関節包が「伸張」されてしまうという危険性が高く，手術が関節包の弛緩を修復したことにはならない．肩関節前方不安定性に対するBankart修復術後のリハビリテーションプロトコールは，直視下であれ関節鏡視下であれ，鏡視下電熱関節包縫合術によって治療された患者で3週間遅らせるのを除いて，基本的に同じである．

リハビリテーションプロトコール

肩インピンジメントの保存的（非手術的）治療　　　Wilk and Andrews

　インピンジメントは，上肢が80°以上に挙上される場合に，肩腱板筋（棘上筋，棘下筋，大円筋および肩甲下筋）と三角筋下滑液包が，烏口肩峰靱帯および肩峰前部に対して「挟まれる」とともに生じる慢性の炎症プロセスである．肩腱板において棘上筋-棘下筋移行部分はインピンジメントの最もよく起こる領域である．この症候群は，投球，ラケット競技および水泳競技者に一般的にみられるが，上肢挙上90°以上で上腕を反復して用いる人では誰にでも生じる．

□→

---

*訳注：縫合糸アンカー（suture anchor）など．

第 1 期：最大限の安静（保護）— 急性期

ゴール
- 疼痛と腫脹を取り除く
- 炎症の減少
- 筋萎縮を遅らせる
- 柔軟性の維持/増加

安静
- 症状を増やす原因となるあらゆる活動を中止する（例：投球動作）

ROM 訓練
- 振り子運動訓練
- 症状の出ない範囲で自動 ROM 訓練
  - ロープとプーリー
    - 屈曲
  - L-バー
    - 屈曲
    - 下垂中間位での外旋

関節モビライゼーション
- グレード 1 と 2
- 肩甲骨平面での下方・後方すべり運動

物理療法
- 寒冷療法
- 経皮的電気神経刺激（transcutaneous electrical stimulation：TENS），高電圧電流刺激（high-voltage galvanic stimulation：HVGS）

筋力強化
- 等尺性運動（最大値以下で）
  - 外旋
  - 内旋
  - 上腕二頭筋
  - 三角筋（前方，中央，後方線維）

患者教育と活動性の修正
- 活動性，病態，そしてオーバーヘッドでの運動，手を伸ばす運動，物を持ち上げる運動の回避に関して

第 2 期：運動期 — 亜急性期

第 2 期に進むための基準
- 疼痛や症状の軽減
- 関節可動域の増加

□→ 肩インピンジメントの保存的(非手術的)治療

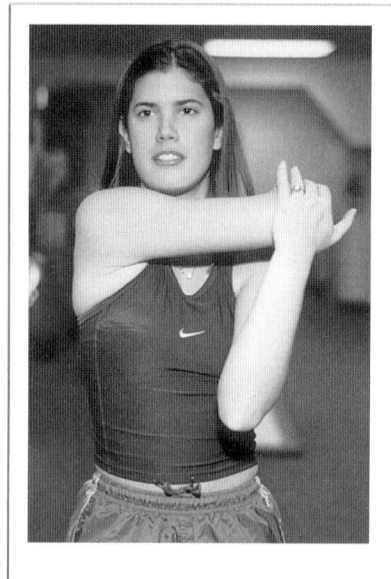

図 3-56 後方関節包のストレッチ

- 外転時のみの有痛弧(painful arc)
- 筋機能の改善

ゴール
- 痛みのない可動域の確立
- 肩関節複合体の運動機能の正常化
- 疼痛の再燃なしに筋萎縮を遅らせる

ROM 訓練
- ロープとプーリー
  - 屈曲
  - 外転(症状の出ない運動のみ)
- L-バー
  - 屈曲
  - 外転(症状の出ない運動)
  - 肩 45°外転位での外旋；90°外転まで進ませる
  - 肩 45°外転位での内旋；90°外転まで進ませる
- 前方・後方関節包のストレッチの開始(**図 3-56**)

関節モビライゼーション
- グレード 2, 3, 4
- 下方・前方・後方へのすべり
- 必要な複合的なすべり

物理療法
- 寒冷療法
- 超音波/フォノフォレーシス（phonophoresis）

筋力強化
- 等尺性運動の継続
- 肩甲胸郭関節の強化の開始
- 神経筋制御訓練の開始

第3期：中期筋力強化期

第3期に進むための基準
- 疼痛と症状の軽減
- 正常な自動介助 ROM
- 筋力の改善

ゴール
- 関節可動域の正常化
- 症状のない正常な活動性
- 筋能力の改善

ROM 訓練
- すべての可動面での積極的な L-バーを用いた自動介助 ROM 訓練
- 自己介助的な関節包ストレッチの継続（前後方向）

筋力強化
- ダンベルを用いた等張性訓練の開始
  - 側臥位中間位
    - 内旋
    - 外旋
  - 腹臥位
    - 伸展
    - 水平外転
  - 立位
    - 屈曲 90°
    - 棘上筋
- 鋸筋の訓練開始
  - 壁押し運動
- 内旋・外旋筋力強化のため，軽度外転位でチューブを用いた運動を開始する
- 持久性強化のため上腕のエルゴメーターを開始する

第4期：動的高度筋力強化期

第4期に進むための基準
- 正常な痛みのない可動域

□→ 肩インピンジメントの保存的(非手術的)治療

- 疼痛や圧痛のないこと
- 反対側の 70% の筋力

ゴール
- 筋力と持久性の向上
- パワーの増加
- 神経筋制御機能の向上

等運動性テスト
- 変更された中間位での内旋・外旋
- 外転-内転

「投球者の 10(Thrower's Ten)」プログラムの開始(『投球者の 10』p.272 を参照)

等運動性訓練
- 速度スペクトルは,180〜300°/秒
- 可能であれば,下垂位中間位から外転 90° または屈曲 90° まで進める

プライオメトリクスの開始(第 4 期の最後に)

第 5 期:活動への復帰

第 5 期に進むための基準
- 正常な痛みのない可動域
- 疼痛や圧痛のないこと
- 等運動性テストの基準を満たしていること
- 身体診察の結果が申し分のないものであること

ゴール
- 制限なしでの無症状の活動性

等運動性テスト
- それぞれ 90°/90° の内旋・外旋,180°/秒と 300°/秒
- 外転-内転,180°/秒と 300°/秒

インターバル投球プログラム(interval throwing program)の開始
- 投球
- テニス
- ゴルフ

維持訓練のプログラム

柔軟性訓練
- L-バー
  - 屈曲
  - 外旋
  - 自動介助の関節包ストレッチ

□→

等張性運動
- 棘上筋
- 腹臥位での伸展
- 腹臥位での水平外転

セラバンド，セラチューブを用いた訓練
- 内旋と外旋
- 下垂位中間位または 90°/90° 位置
- D2 固有受容性神経筋促通法（PNF）パターン

鋸筋の押し上げ

投手に対して第 2 期のインターバル投球訓練

リハビリテーションプロトコール

関節鏡視下肩峰下除圧術後 ── 腱板が正常の場合（鎖骨遠位端切除）
Bach, Cohen, and Romeo

第 1 期：0〜4 週

制限事項
- 関節可動域（ROM）
  - 前方屈曲 140°
  - 外旋 40°
  - 外転 60°
- ROM 訓練を上肢を自然に脇に付けて開始する．外転 45°から最終的には 90°まで進める．外転は，患者の調子（快適性）に合わせてゆっくりと進めていく
- 術後 6 週までは外転や回旋を禁止する ── この組み合わせがインピンジメントに対する対策を再構築する
- 術後 4 週間までは抵抗運動禁止
- （鎖骨遠位端切除を行った場合は，術後 8 週間までは体を横切る内転禁止）

固定法
- 早期運動が重要
- スリング（吊り包帯）による固定は，はじめの 2 週間のみ快適性のために行う
- 術後 2 週間以上はスリングを継続しない
- 快適性のために夜間スリング固定は許可する

疼痛のコントロール
- 回復のためには疼痛の除去と不快感の除去が重要である
  - 薬物療法

□→ 関節鏡視下肩峰下除圧術後 ── 腱板が正常の場合(鎖骨遠位端切除)

- 睡眠薬 ── 術後10日から2週間使用する
- 非ステロイド性抗炎症薬(nonsteroidal anti-inflammatory drugs：NSAIDs)を，術後も不快が持続する患者に使用する
- 物理療法
  - アイシング，超音波，高電圧電流刺激(HVGS)
  - 治療前に湿性温熱を行い，最終段階ではアイシングを行う

運動：肩
- ゴール
  - 前方屈曲 140°
  - 外旋 40°
  - 外転 60°
- 訓練
  - Codman の振り子運動を早期運動の推進のために行う
  - 他動 ROM 訓練(図3-43 参照)
  - 反対側の上腕を使って，前方・後方・下方の関節包をストレッチする(図3-56 参照)
  - 自動介助 ROM 訓練(図3-42 参照)
    - 肩関節屈曲
    - 肩関節伸展
    - 肩関節内旋・外旋
  - 快適性が向上したら，自動 ROM 訓練に進む

運動：肘関節
- 他動運動 ── 自動運動へ
  - 可動域 0〜130°
  - 許容範囲内での回内・回外

筋力強化
- 握力強化(grip strengthening) ── ラケットボール，パテ，Nerf ボール*を使用して

第2期：術後4〜8週間

第2期に進むための基準
- 最小の疼痛と圧痛
- ほぼ完全な動き
- 「肩関節筋力」が徒手筋力テスト(manual muscle test：MMT) 4/5 で "good" であること

制限事項
- ROM 訓練を進める

---

*訳注：p.14 の*3 訳注参照.

- 前方屈曲 160° まで
- 内旋 45°（L1 椎体レベル）まで

固定法
- なし

疼痛のコントロール
- NSAIDs ― 不快が持続する患者に
- 物理療法
  - アイシング，超音波，HVGS
  - 治療前に湿性温熱を行い，最終段階ではアイシングを
- 肩峰下滑液包内への注射：リドカイン/ステロイド ― NSAIDs に反応しない急性炎症の症状がある場合に使用する

運動
- ゴール
  - 前方屈曲 160° まで
  - 外旋 60° まで
  - 外転 80° まで
  - 内旋 45° まで（L1 椎体レベル）まで
- 訓練
  - 全方向において自動 ROM の増加
  - 肩の柔軟性を増加させるために可動域端で緩慢な穏やかな他動ストレッチを行う
  - 特に後方関節包の，関節包拘縮に対して関節モビライゼーションを行う（図 3-56 参照）

筋力強化
- 肩腱板強化（腱板炎を起こさないように週 3 回までとする）
  - 閉鎖的運動連鎖（CKC）による等尺性筋力強化を開始する（図 3-44 参照）
    - 内旋
    - 外旋
    - 外転
- セラバンド（Thera-Band）を用いた開放的運動連鎖（OKC）による筋力強化へと進む（図 3-46 参照）
  - 訓練は肘関節屈曲 90° で行う
  - 訓練開始の姿勢は肩関節が屈曲，外転，外旋 0° の中間位（腕が患者の側面にある状態）から開始する
  - 訓練は 5 つの可動面において 45° の角度で行う
  - 6 種類の色分けされたセラバンドを用いることができる．それぞれ 1～6 ポンド（約 450～2,700 g）の負荷がかけられる
  - 通常は次の強さのセラバンドには 2～3 週ごとに進める．その段階で，少し

□→ 関節鏡視下肩峰下除圧術後 —— 腱板が正常の場合(鎖骨遠位端切除)

でも患者に不快がある場合は次の強さのバンドに進まないように指導する．
○ **セラバンドによる訓練は求心性と遠心性の筋力強化**ができ，等張性訓練の一形態である(さまざまなスピードと抵抗の強さがある)
・内旋
・外旋
・外転
・前方屈曲
・伸展
○ 軽い等張性のダンベルを用いた訓練へ進める(**図 3-47B** 参照)
・内旋
・外旋
・外転
・前方屈曲
・伸展
● 肩甲骨安定化機構の強化
○ CKC 訓練(**図 3-45** 参照)
・肩甲骨を牽引させる訓練(菱形筋，僧帽筋中部)
・肩甲骨を突出させる訓練(前鋸筋)
・肩甲骨を引き下げる訓練(広背筋，僧帽筋，前鋸筋)
○ OKC 訓練による肩甲骨安定化機構の強化へと進める(**図 3-46** 参照)

注意：それぞれ 1 セット 15 回以上，または 3 セット以上の反復訓練は行わないこと．この訓練法が患者にとって簡単な場合は，反復ではなく抵抗(重り)を増加させていく．過度の反復による上半身の強化は逆効果である．

第 3 期：第 8〜12 週

第 3 期に進むための基準
● 正常な痛みのない可動域
● わずかな疼痛または無痛
● 反対側肩関節の少なくとも 50％ の筋力
● 身体診察上，肩関節が「安定」していること —— インピンジメント徴候陰性

ゴール
● 肩関節の筋力，パワー，持久性の改善
● 神経筋制御および肩関節の固有感覚の改善
● 機能的活動への段階的復帰の準備

運動
● 反対側の運動能力と同じになる
● 運動機能の維持のために自動および他動両方の ROM 訓練を行う

筋力強化
● 肩腱板と肩関節安定化機構の許容範囲までのさらなる強化

- 各訓練を 8～15 回繰り返し，それを 3 セット行う
- 訓練のしすぎによる腱板炎を避けるために，筋力強化は週に 3 回のみとする

機能的強化
- プライオメトリクス（**図 3-48** 参照）

鎖骨遠位端切除を併用した患者に対する訓練
- この時点で体を横切る内転訓練開始
  - はじめは他動的に．肩鎖関節痛がわずかであれば自動運動訓練に進む

第 4 期：第 12～16 週

第 4 期に進むための基準
- 正常な痛みのない可動域
- 疼痛や圧痛がないこと
- 基準を満たす肩関節筋力の獲得
- 身体診察の結果が申し分のないものであること

ゴール
- 非制限的活動への段階的復帰
- リハビリテーション全体にわたって教えられているホームプログラムを用いた肩の筋力強化と運動機能を向上させる

スポーツに復帰するための段階的な計画的プログラムを実施する
- 投球競技者（p.308～314 を参照）
- テニスプレーヤー（p.314 を参照）
- ゴルファー（p.320 を参照）
- オーバーヘッドアスリートのための「投球者の 10（Thrower's Ten）」プログラムを行う（p.272）

　肩峰形成術後 4～6 か月までに，そして鎖骨遠位端切除を併用した肩峰形成術後 6～12 か月までに，最大の改善が期待できる．

危惧すべき徴候
- 可動域の減少 — 特に内旋
- 筋力強化不足 — 特に外転
- 疼痛の持続 — 特に夜間痛

上記の「問題」に対する治療
- このような患者は早期のルーチン（訓練）に戻る必要がある
- 以前に解説したように疼痛コントロール処置を増やすことが必要になる場合がある
- もし改善しない場合は，すでに述べてきた外科処置を繰り返す必要がある
- 重要なことは，最初に適切な外科処置を行うことである
- 副次的な問題について評価する

オーバーヘッドアスリートにおける腱板炎

　上肢を頭上に挙げる動作を行うスポーツ（オーバーヘッドスポーツ）では，腱板は関節窩に上腕骨頭を求心させ，かつ肩に作用する極端な力による病的な転位を防ぐように絶えず働いている．この高度に制限された環境のために，関節包と腱板は二次性の炎症性反応を示す．長引く腱板炎は，機能的不安定性および進行性の組織不全の結果として筋力の低下および動的関節安定性の消失を招くことになる．**内旋制限を呈するような後方関節包の緊張は，たびたびオーバーヘッドで投げるアスリートにみられ，上腕骨頭の前方への変位および腱板の損傷を引き起こす**．

　投球動作のバイオメカニクスは詳細に分析されてきており，その結果，これはオーバーヘッドでの競技活動における動きと腕の位置を検討するために，適切なモデルを示すものとして役立つことがわかった．**投球動作**およびそれに関連する動作のバイオメカニクスは，ワインドアップ期，早期コッキング期，後期コッキング期，加速期，減速期，そしてフォロースルー期の**6つの相**に分けられる（**図3-57**）．

投球動作の6つの相

- **ワインドアップ期**：準備段階．体幹の回転が増加し，非利き手からボールを持つ手が離れるまで．
- **早期コッキング期**：ボールを持つ手がグローブから離れ，肩関節は外転外旋する．体幹は前方移動を開始し，運動モーメントを発生させる．早期コッキング期は前方へ踏み出した足が接地するまで．

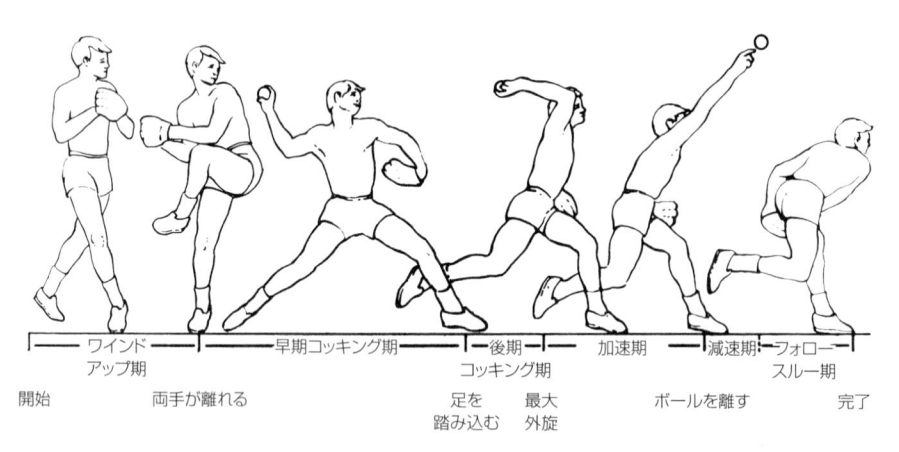

図3-57　投球動作の6つの相

- **後期コッキング期**：体幹は急速に前方移動し，利き手側の肩関節は最大外転外旋する．非常に大きなトルクと力がこの極端な肩関節可動域に蓄積することとなる．
- **加速期**：体幹のさらなる前方移動に加え，上腕骨の内旋に次いで，投球側上肢の内旋が始まる．加速期はボールが離れるまで．
- **減速期**：減速はボールを離した後に始まり，投球動作の超過運動エネルギーを消すのに必要な時間の 30% を構成する．
- **フォロースルー期**：超過運動エネルギーを消すのに必要な時間の残りの 70% を完成する．おもな筋肉グループはすべてこの結果を遂行するために遠心的に収縮する．運動がすべて完了して，フォロースルー期が終了する．

腱板炎の患者の診断は医師にとって難しいことである．相当な情報を病歴から得ることができる(「肩痛の評価における病歴聴取の重要性」の項 p.222 を参照)．症状の発生に関連した，特定の投球相を同定することは重要である．

- 疼痛の部位は，アスリートの訓練種目の最近の変更と同様に重要である．これは一般的なコンディショニングプログラムおよび投球訓練法の両方を含んでいる．
- **身体診察においては，肩関節不安定性，肩甲上腕関節内旋制限（GIRD），後方関節包の緊張，インピンジメントおよび腱板損傷について調べる必要がある．**
- 肩腱板炎を示す身体所見は，肩腱板炎そのものと，抵抗下における外旋や肩甲骨面における外転での筋力低下を含んでいる．
- 持続する疼痛は「テンドン徴候（tendon sign）」として知られており，小さな肩腱板の炎症を表す．症状の改善および肩峰下滑液包へのリドカイン注射による筋力の回復は，腱板断裂ではなく腱板炎を強く示唆する．注射で痛みはとれても，腱板断裂は 4 つの腱の 1 つかそれ以上に関する構造の欠陥あるいは「穴」のために，まだ弱さがある．

肩腱板炎は二次的インピンジメントに結びつき，さらに，一次的インピンジメント症候群を悪化させることになる．リハビリテーションは，炎症の治療，動作の回復，および腱板筋群および肩甲骨の安定化機構の注意深い強化に重点をおく．

投手，野手，テニスプレーヤーおよびゴルファーのためのリハビリテーションプログラムは，インターバル訓練の項に含まれている．**これらのプログラムは，安静加療期間後にスポーツに復帰するすべての患者のために実施すべきである．**スポーツ特有のリハビリテーションプログラムを成功させるために，スポーツに関係するさまざまな活動を行う順序立てた方法で全身を再教育しなければならない．このことは，アスリートの復帰をスムーズにしている．これらのリハビリテーションプロトコールは治療方法にかかわらず，肩の障害からの回復を図るすべての患者に適応できる．診断と治療は，患者がいつスポーツ特有の練習を始めることができるか，またどのレベルのリハビリテーションプログラムを開始できるかを確認することである．重要なこと

は，本章で概説されているような従来の理学療法プログラムに続き，患者が肩の適切な運動機能および強度を回復した後で，治療チームがこれらの訓練を始めるということである．治療チームは患者を適切に指導しなければならない．「やりすぎ」の結果として不快感がある場合は，選手は数日の休息をとるべきである．追加の治療は炎症を減らすために必要なこともあるし，また症状が落ち着くまで，前の訓練レベルへの後戻りが必要なこともある．これらのプロトコールは，段階的なコースに従って，アスリートおよびトレーナーが完全な回復を達成し，競技復帰ができるように意図されている．投球動作再開の前に得ることができる客観的データを，表3-2 に示す．

表3-2　投球再開に関する等運動性評価基準[1]

対健側比	外旋	98〜105%
対健側比	内旋	105〜115%
対健側比	外転	98〜103%
対健側比	内転	110〜125%
同側での比率	外旋/内旋	66〜70%
同側での比率	外転/内転	78〜85%
最大トルク−体重比	外旋	18〜22%
最大トルク−体重比	内旋	28〜32%
最大トルク−体重比	外転	24〜30%
最大トルク−体重比	内転	32〜38%

[1] すべてのデータは180%のテストスピードによる．
(Wilk KE, Andrews JK, Arrigo CA: The abductor and adductor strength characteristics of professional baseball pitchers. Am J Sports Med 23:307, 1995 より改変)

投球障害肩[1]の一般的原因

　優れたコンディショニング，徐々に行うウォームアップ，適切な休息，適切な投球メカニズムを備えていても，投球者の上肢は大きなストレスを経験する．投球障害肩の原因は，4つのカテゴリーに分類される．**コンディショニングの問題，疲労，過用（使いすぎ）（あるいは過負荷），機械的な故障**である．

コンディショニングの問題
- 適切に条件づけられていないこと
  - 全身のフィットネス不足
  - シーズン前の組織的で段階的な投球プログラムによる腕の筋力強化の不足
- 長い期間（数か月から数年）にわたって訓練されて発達した腕の強度および耐久力の不足

- シーズンオフの投球プログラムの必要性
- 管理され組織化されたシーズン前とシーズン中の投球プログラムの必要性
- 不適切な筋力強化あるいはウエートトレーニングのプログラムを作ること
  - 肩や体幹の制限された関節可動域(ROM)
  - 拮抗筋のアンバランス
  - 投球メカニズムのなかで筋線維が短縮したり,膨隆したりすること
- 過大な関節弛緩を引き起こす肩関節のストレッチをやりすぎること
- 投球前の適切なウォームアップとストレッチプログラムの不足
- シーズン始めに,新しい投球方法を最大速度,最大距離で試したり,あまりに激しく長い時間投球すること.
- 適切に調節し,競技できる状態に準備する前に試合で投げてしまうこと

疲労,過用(使いすぎ)や過負荷要因
- 1回の登板で,あまりにも多く投球すること
- 疲れたり,疲労困憊していたり,あるいは筋線維が緊張しているときに投げること
- 投球登板の間に十分な休息や回復の時間をとらないこと
- ランニング,ストレッチ,軽い筋力強化,管理された投球プログラムなどのシーズン中における維持プログラムの不足
- 投球登板の間に他のポジションでプレーあるいは練習すること
- 登板と登板の間に行うあまりに疲れる精力的な練習により,全身あるいは特定の筋肉が疲労すること

機械的な故障
- 通常はコントロールと速度に悪影響を及ぼし,投球上腕にストレスを与える

❶ 筆者らは,投球障害やこれらの是正のために顕著な見解を示す下記の文献を推薦する.
(Wilk KE, Andrews JR, Zarins B: Injuries in Baseball. Philadelphia, Lippincott-Raven, 1998 より引用)

投球障害の予防

コーチとトレーナーは,投球障害を防ぐことに貢献できる.
- 十分な速度を投げられるか,競技で投げる前に,投手が適切な状態になっているか(全身として),必ず確かめること.
- 投手が投球する前に,適切なストレッチ,ウォームアップ,クールダウンのプログラムに従って行っていることを必ず確かめること.

□→ 投球障害の予防

- 上腕の強度や持久力，柔軟性や正常な可動域（ROM）を維持する1年間の投球プログラムの開発．筆者らは，長いシーズンの終了後には2〜3週間の休みをとり，制限と条件を設けたシーズンオフ用の投球プログラムに従うことを推奨する．
- 適度な重りや抵抗プログラムについて教え，指導すること．コーチあるいは医療スタッフはこのプログラムに責任を負う．多くの投手が重りの不適当な使用によって柔軟性とROMを制限している．あるいは肩関節を伸ばしすぎてあまりにも大きな弛緩を引き起こしている．
- 新たな力学的な技術や新しい投球法を習得する場合には，投球スピードを落とし，より短い距離で投げること．
- 投手は，正しい投球力学に沿って投げることを確実にする．それぞれの投手がどのような程度にせよ彼ら自身のスタイルで投げているが，投球の決定的な相（手を離れてから減速期まで）をみると，成功し，けがをしない多くの投手は，非常に似通った，これまでに証明されてきた技術を用いている．
- 投手が，ほかのポジションを守る場合，練習中は投球数を制限する．腕にかかるストレスが最も少ない防御ポジションは，一塁手と外野手である．
- 投手は，寒い日には暖かくして，あるいは猛暑の日には早くから熱で疲弊してしまわないように，衣服の調節を適切なものとする．また，早い時点からの脱水や筋疲労を予防するために水分補給を心がける．
- 最後に，軽いウエートでもよいからこれを用いて，十分な可動域の調整，強化訓練を勧める．投球腕の強度と持久力を作り上げる最善の方法は，野球のボールを生体力学的に正しく投げることである．

(Wilk KE, Andrews JR, Zarins B: Injuries in Baseball. Philadelphia, Lippincott-Raven, 1998 より引用)

投球競技者のためのリハビリテーションのまとめ

- 関節包の「拘縮」の病態変化に対する自己ストレッチ法（図3-58 参照）
- オフシーズンに「**投球者の10（Thrower's Ten）**」プログラムによる肩腱板，肩甲胸郭帯，肩甲帯に対する筋力強化を遵守すること（図3-59）
- 「全」アスリートの優れたコンディショニング
- 練習と試合の際のウォームアップとクールダウン
- 「過用（使いすぎ）」の回避 ― 疲労時の投球禁止
- Wilk らによる投球プログラム（1997）の使用

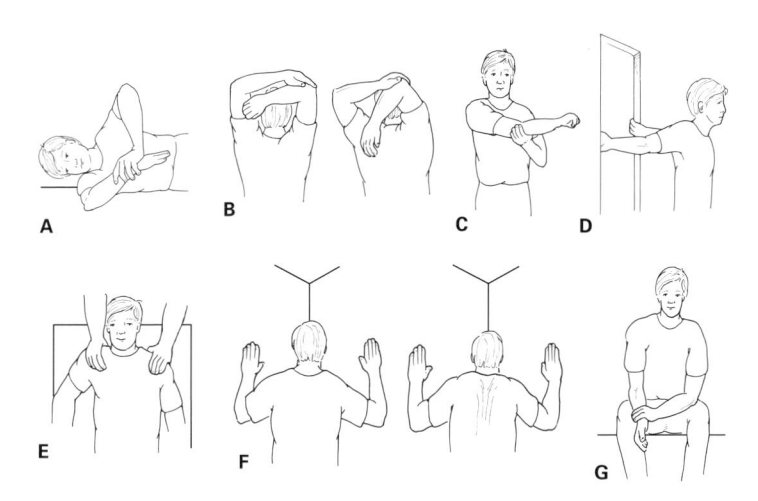

図 3-58 肩の自己ストレッチ．（**A**：Burkhart SS, Morgan CD, Kibler WB：The disabled throwing shoulder：Spectrum of pathology. Part 1：Pathoanatomy and biomechanics. Arthroscopy 19:404-420, 2003. **B～G**：Wilk KE, Andrews JR：The Athlete's Shoulder. New York, Churchill Livingstone, 1994 より引用）

A：スリーパーストレッチ．スリーパーストレッチでは，患者は側臥位に寝て肩甲骨を側壁に固定する．肩関節 90° 屈曲，肘関節 90° にする．腕の他動的内旋を，利き手の手関節を非利き手で押して行う．
B：下方関節包のストレッチ．頭上で受傷側の腕を，肘は曲げて上腕は真上に伸ばして保持する．非受傷側の手で，上腕をより高く上方に引き伸ばす．張り感が感じられたら 5 秒間保持し，これを繰り返す．
C：後方関節包のストレッチ．非受傷側の手を用いて，受傷側の肘をつかむ．そして肘を引っぱり胸の横に引き，受傷側の肩の後ろを伸ばす．最大に伸ばして 5 秒間保持し，これを繰り返す．このストレッチは投手にとって非常に重要である．投手には後方関節包の拘縮が起こりやすいからである．
D：前方関節包のストレッチ．ドアの前に立ち，肘はまっすぐに伸ばし，肩は 90° 外転して外旋し，両側のドア枠を両手でつかむ．そして，ドアを通り抜けるように前進し，肩の前方を引き伸ばす．5 秒間保持し，これを繰り返す．**ただし，全身の靱帯弛緩や多方向性肩不安定性のある患者にはこのストレッチは行ってはいけない**．
E：小胸筋のストレッチ．背臥位に寝て，パートナーに床方向に押すように抵抗をかけてもらいながら，天井方向に両肩を持ち上げる．次いで力を抜いてパートナーに両肩を押し下げてもらう．5 秒間伸ばす．
F：大胸筋のコーナーストレッチ．部屋の角（コーナー）に立つ．コーナーのそれぞれの壁に両側の前腕全長をつけて上腕が壁に対してほぼ 90° になるようにする．両肩全面に伸張を感じるように体を前方に傾むける．＿＿秒間保持し，＿＿回繰り返す．
G：上腕二頭筋のストレッチ．肘を伸ばして，大腿の上に置いて座る．非受傷側の手で受傷側の前腕を押して肘がそれに抵抗して伸びるようにする．これを 5 秒間保持する．

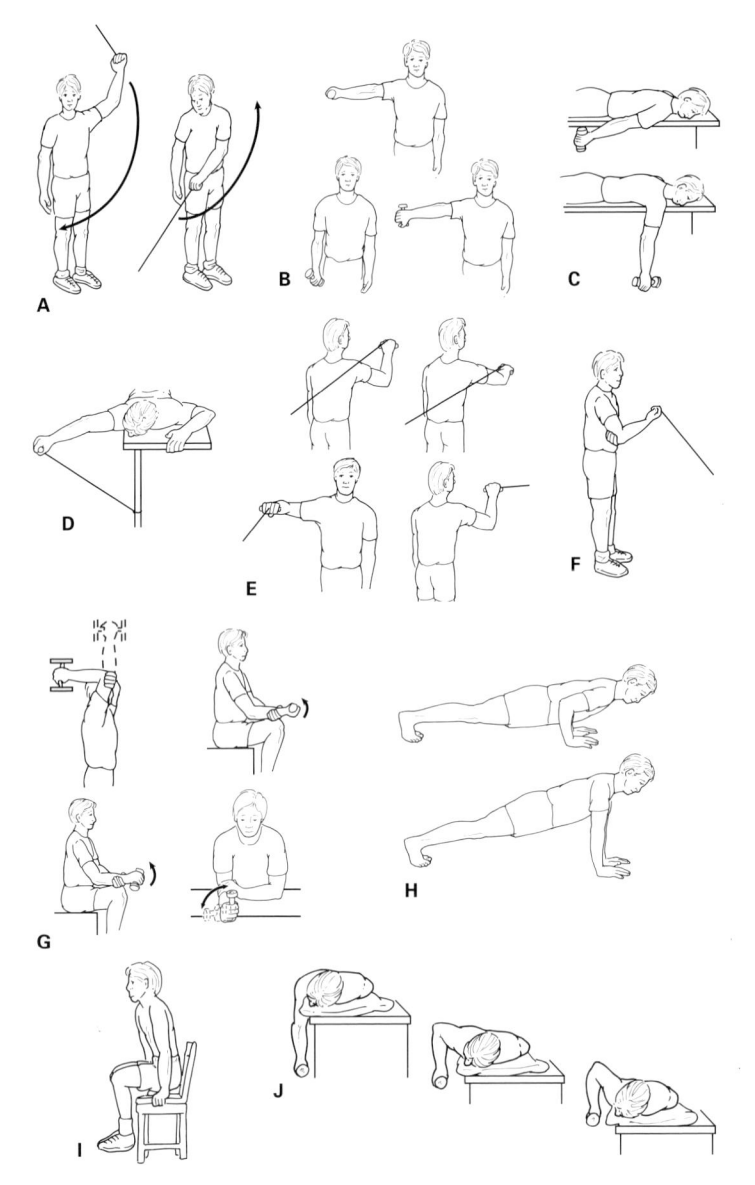

図3-59　A～J：「投球者の10（Thrower's Ten）」プログラム．「投球者の10」プログラムは，投球に必要なおもな筋肉を訓練することを目指している．このプログラムのゴールは組織化され，簡潔な運動プログラムであることである．さらに，含まれるすべての訓練は投球者に特化し，肩関節筋複合体の強度，パワー，持久性を高めることを目指している．（Andrews JR, Wilk KE: The Athlete's Shoulder. New York, Churchill Livingstone, 1994 より引用）

A：対角線状のD2伸展訓練．受傷側の手で，頭上でトレーニング用ゴムチューブのハンドルを握る．チューブを対角線状に反対側の足の方向に引き下げる．このとき親指を先導させる．
＿＿＿往復＿＿＿セットを1日＿＿＿回行う．**対角線状のD2屈曲訓練**．受傷側の手で，上肢が45°内転した状態で手掌が後方を向くようにチューブのハンドルを握る．

手掌を前方に向け,肘を少し曲げて腕を対角線状に反対側の肩まで上げていく.そして手掌を下に向けてはじめの位置まで戻す.この訓練は制御しながら行う.＿＿往復＿＿セットを1日＿＿回行う.

B：三角筋と棘上筋のためのダンベル訓練と三角筋の強化.腕を脇に付けて立ち,肘は伸ばし,手掌は体側に向ける.上肢を外転する.90°までは手掌を下に向けておく.＿＿往復＿＿セットを1日＿＿回行う.**棘上筋の強化**.肘を伸ばして,親指を上に向けて立つ.肩の高さまで,体の前方30°に腕を上げていく.肩の高さ以上に上げてはいけない.肩まで上げたら2秒間保持し,ゆっくり下ろす.＿＿往復＿＿セットを1日＿＿回行う.

C：広背筋のための腹臥位の肩関節伸展訓練.台の上に,腹臥位で寝て,受傷側の腕を床に下垂して手掌を下に向ける.腕をまっすぐに後方にできる限り上げる.2秒間保持し,ゆっくり下ろす.＿＿往復＿＿セットを1日＿＿回行う.

D：菱形筋のための腹臥位の肩関節外転訓練：対角線状のD2屈曲訓練.受傷側の手でチューブのハンドルを握り,体を交差して反対側の大腿の下にもっていく.はじめは手掌を下にし,次いで上に向ける.肘を曲げ,腕を上げていく.そして,手掌を内側に向けて受傷側の肩までもっていく.手掌を下に向けて,はじめの位置まで腕を戻す.この訓練は制御しながら行う.＿＿往復＿＿セットを1日＿＿回行う.

E：肩関節外転90°での内旋訓練.立位で肩関節を90°外転,90°外旋し,次いで肘を90°曲げる.肩関節の外転を保ちながら肘90°の屈曲を保って,肩を前方に回転（内旋）する.ゴムチューブを戻していき,手をはじめの位置にゆっくりと制御しながら戻す.

　左図：低速で.　＿＿往復＿＿セットを1日＿＿回行う.
　右図：高速で.　＿＿往復＿＿セットを1日＿＿回行う.

肩関節外転90°での外旋訓練.立位で肩関節を90°外転し,そして肘を90°曲げる.ゴムチューブのハンドルを握り,手を前方に出す.肩関節の外転を保ちながら肘90°屈曲を保って,肩を後方に回転（外旋）する.ゴムチューブを戻していき,手をはじめの位置にゆっくりと制御しながら戻す.

　左図：低速で.　＿＿往復＿＿セットを1日＿＿回行う.
　右図：高速で.　＿＿往復＿＿セットを1日＿＿回行う.

F：訓練用ゴムチューブを用いた上腕二頭筋強化訓練.立位で受傷側の手でチューブの一端を持つ.そして,強さを調節してチューブのもう一端を足で踏んで固定する.反対側の手で,受傷側の腕が最大屈曲位になるように補助する.スタートの位置に5つ数えながら戻る.10往復を3～5セット繰り返す.

G：上腕三頭筋と手関節伸展屈曲筋のためのダンベル訓練.**上腕三頭筋カール**.受傷側の腕を頭上に上げる.反対側の手で肘を持ってサポートする.腕をまっすぐに伸ばして頭上に上げる.2秒間保持し,ゆっくり下ろす.＿＿往復＿＿セットを1日＿＿回行う.

手関節屈曲.前腕を台の上にのせ,手は先に出して,手掌は上を向ける.重りやハンマーを受傷側の手で持って,できるだけ下げる（手関節を背屈する）.そして,できるだけ高く持ち上げる（手関節を掌屈する）2秒間保持する.＿＿往復＿＿セットを1日＿＿回行う.

手関節伸展.前腕を台の上にのせ,手は台の端から出して,掌を下に向ける.重りやハンマーを受傷側の手で持って,できるだけ下げる（手関節を掌屈する）.そして,できるだけ高く持ち上げる（手関節を背屈する）2秒間保持する.＿＿往復＿＿セットを1日＿＿回行う.

前腕回内.手関節を中間位にして,前腕を台の上にのせる.重りかハンマーを通常のハンマーの持ち方で持つ.ハンマーを持ったまま最大回内位に動かして2秒間保持し,はじめの位置に戻す.＿＿往復＿＿セットを1日＿＿回行う.

前腕回外.手関節を中間位にして,前腕を台の上にのせる.重りかハンマーを通常のハンマーの持ち方で持つ.ハンマーを持ったまま最大回外位に動かして2秒間保持し,はじめの位置に戻す.＿＿往復＿＿セットを1日＿＿回行う.

H：前鋸筋の強化.壁押しから開始する.徐々に台の高さまで下ろしていき,最終的には床面での腕立て伏せを耐えられる限り行う.＿＿往復＿＿セットを1日＿＿回行う.

I：プレスアップ.いすかテーブルに座り,両手の手掌を開いて座面に向けて着ける.両手の幅は,可能な限り肩幅と同じにする.ゆっくりと手掌で座面を押し,身体を持ち上げる.持ち上げた状態を2秒間保持する.＿＿往復＿＿セットを1日＿＿回行う.

J：舟漕ぎ運動.台の上に腹臥位に寝て,受傷側の腕を下垂する.手にダンベルを持ち,肘を伸ばす.

ゆっくりと肘を曲げながら腕を上げて，ダンベルをできるだけ高く持ち上げる．最高点で2秒間保持し，ゆっくり下ろす．＿＿往復＿＿セットを1日＿＿回行う．

肩腱板断裂 (Rotator Cuff Tear)

　肩腱板断裂および肩峰下インピンジメントは，肩の疼痛および障害の最も一般的な原因の1つである．肩腱板断裂の頻度は，年齢とともに増加するが，40歳未満の患者では，全層断裂は珍しい．**肩腱板「複合体」は，4つの筋（肩甲下筋，棘上筋，棘下筋，小円筋）の腱で構成される．これらの4つの筋は肩甲骨に起始し，肩甲上腕関節を通過して，上腕骨近位端の結節部に停止する．肩腱板には3つのよく知られた機能がある．(1) 上腕骨頭の回旋，(2) 丸い骨頭部を狭いソケットに押し付けることによる上腕骨頭の安定化，および (3)「筋バランス」を行って肩関節を横断するより大きな筋が収縮する場合の肩甲上腕関節を安定化させる機能である．**肩腱板損傷は回復過程でも起こりうる．肩腱板断裂は，その時期によって急性と慢性に，断裂の深さによって部分断裂（関節面，滑液包面）と完全断裂に分類できる．完全断裂は，Post (1983) が断裂の平方センチメートル (cm^2) でのサイズによって分類した．**小**(0〜1 cm^2)，**中**(1〜3 cm^2)，**大**(3〜5 cm^2)，あるいは**広範囲**(> 5 cm^2) である．患者の人口統計学的あるいは医学的背景とともに，すべてのこれらの要因が治療計画を決定する際の役割をもっている．

　肩腱板修復手術は，疼痛の減少，肩機能の増強，およびROMの改善を達成するために行う．術後療法は，組織治癒を考慮する運動制限，ROMを回復させる活動性，筋機能および強さの漸次的な回復との間で慎重な検討を行う必要がある．手術後のリハビリテーションが適切でない場合，すばらしい修復手術にもかかわらず，手術後の拘縮や疼痛が続くことも珍しいことではない．

　WilkとAndrewsは，肩腱板断裂の修復手術後のリハビリテーションプログラムに著しく影響する複数の要因について述べている．

肩腱板修復術後のリハビリテーションに影響を与える要因

手術方法
- 直視下手術
- ミニオープン
- 関節鏡

断裂の大きさ
- 絶対的な大きさ
- 傷害腱の数

患者の組織の質
- 良(good)，可(fair)，不可(poor)のいずれか

断裂の部位
- 上方の断裂
- 上後方の断裂
- 上前方の断裂

手術侵入方法

組織損傷の発生
- 急性または亜急性
- 修復手術の時期

患者の特性
- 年齢
- 利き手か非利き手か
- 受傷前の活動性
- (仕事やスポーツなど)要求される活動性
- 仕事の状況
- 治療に対する患者のやる気

リハビリテーションの状況
- 監督下または非監督下

外科医の治療哲学

(Wilk KE, Crockett HC, Andrews JR：Rehabilitation after rotator cuff surgery. Tech Shoulder Elbow Surg 1：128, 2000 より引用)

修復の種類

　三角筋を肩峰や鎖骨から剥離や分離を行った(例：**従来法の直視下手術での肩腱板修復**)患者では，三角筋の剥離を防ぐために 6〜8 週間は三角筋の自動収縮を行って

はならない．

　関節鏡視下肩腱板修復術は実際のところ，直視下による手術よりも縫合部の固定力が弱いために，リハビリテーションの進行がわずかに遅くなる．ミニオープン肩腱板修復法では，三角筋を線維方向に分離して侵入するので，やや早めの三角筋自動収縮を許す．どのような手術進入方法が行われたかにかかわらず，治癒している腱の根本的な生物学的特徴は，すべての患者で尊重されなければならない．

断裂の大きさ

　肩腱板修復手術後の機能的な結果および期待度は，修復された断裂サイズと直接関係している．WilkとAndrews(2002)は，断裂のサイズと広がりを重視している(「リハビリテーションプロトコール」p.295～308 参照)．

組織の性状

　腱，筋組織，骨の質は，リハビリテーションの進行速度を決定する．薄い，脂肪がある，弱い組織は優れた組織よりも回復が遅くなる．

断裂の部位

　後方の肩腱板構造にかかわる断裂では，外旋筋強化において，より進行が遅くなる．肩甲下筋（前方構造部）修復後のリハビリテーションは，抵抗下での内旋を4～6週間，制限する．早く組織が回復するまで，他動外旋運動もまた制限しなければならない．ほとんどの断裂は，摩耗の特異的部位である棘上筋腱に発生し，肩峰下インピンジメントの場所と一致していることが多い．

患者の多様性

　高齢者では成功例が少ないという報告が散見されるが，このことは一般的には彼らのより大きくて複雑な断裂が結果に影響していると考えられる．
　利き手か否かによる結果の違いはないといういくつかの報告がある．またHawkinsとMontadi(1991)は，労働災害補償を受けている患者は，受けていない患者の2倍の治療期間を必要としたと報告している．
　最終的に，術前の肩の機能と修復術後の結果との相関関係が注目される．一般的に，術前に活動的な日常生活を送っていた患者は，術後に術前と同じ状態に戻っている．

リハビリテーションの状況と外科医の治療哲学

　ホームプログラムよりもむしろ熟練した肩の療法士による治療が望ましい．治療において，より早い進行を好む外科医もいる一方で，非常に保守的な外科医もいる．
　肩腱板修復術後のリハビリテーションには，早期からの可動域訓練，早期の動的肩甲上腕関節の安定性確保，およびゆるやかな肩腱板強度の回復が重要である．リハビリテーションの期間中，治癒組織へ過緊張をかけることは，肩関節可動域の獲得と，軟部組織の治癒の考慮との間のバランスを考えて回避しなければならない．

肩腱板断裂修復術後の基本的なリハビリテーションのゴール

ゴール1	修復腱板機能の保全，維持．**治癒組織に過緊張をかけないこと**
ゴール2	できるだけ短時間かつ安全に完全な他動 ROM を回復する
ゴール3	ダイナミックな上腕骨頭のコントロールを回復する．**肩すくめはしなくてよい！**
ゴール4	外旋筋力の増強．**筋力バランスの回復**
ゴール5	筋力バランスが回復したら抵抗下での肩外転と屈曲を開始する
ゴール6	積極的すぎる行動に対する注意（組織修復を制約する）
ゴール7	肩関節の機能的な使用の回復，ただし徐々に
ゴール8	疼痛のない範囲での腱板筋の活性化

(Wilk KE, Crockett HC, Andrews JR : Rehabilitation after rotator cuff surgery. Tech Shoulder Elbow Surg 1:128, 2000 より引用)

急性断裂

　通常，急性腱板断裂患者は，外傷を受けた後に医師の治療を求める．彼らは，痛みと突然の脱力を訴え，それは腕が上がらないという主訴になる．身体診察では，どの腱板が損傷したかで，肩関節前方挙上・外旋・内旋のいずれかの動作の際に肩関節運動が弱いという所見がみられる．他動運動は，外傷からの時間にもよるが，通常は正常である．腱板損傷が慢性的であり，患者が痛みのため肩を使用するのを避けている場合は，癒着性関節包炎（肩関節他動運動制限）と自動関節運動の減弱（潜在的な回旋筋腱板損傷）が合併している可能性がある．
　加齢により，肩関節脱臼に伴った肩腱板損傷の可能性が増加することは重要な事実である．40歳以上の患者では，肩関節脱臼の30％以上で，また60歳以上の患者では80％以上で肩腱板損傷例が存在する．したがって，肩関節脱臼後には，腱板機能

に対する一連の診察が必要である．痛みと脱力の重篤な症状が3週間持続するなら，腱板の画像診断が必要である．肩関節脱臼後の肩腱板断裂は外科的問題であるので，いったん診断がつくと，外科的治療の適応である．

治療

活動的な急性肩腱板断裂患者に推奨される治療法は外科的治療である．早期の外科的治療の利点は，技術的により簡単な修復のできる腱板の可動性，より安定した修復を可能とする良好な状態の腱があることである．そして肩関節脱臼に関連した腱板断裂では，肩甲上腕関節の安定性をより改善することができる．

慢性的な断裂

慢性の肩腱板損傷は，正常な老化の過程と関連している無症候性病態であることがある．乏しい血管分布，烏口肩峰弓と上腕近位部の間の「敵対的な (hostile)」環境，使用頻度の低下，また腱のゆるやかな劣化を含むさまざまな要素が，腱板（特に棘上筋）の老化を引き起こす．Lehman ら (1995) は，肩腱板断裂の解剖屍体を用いた調査で 60 歳以上の 30％ に，60 歳未満の 6％ に腱板断裂があると報告した．Romeo ら (1999) による研究では，**彼らが治療した肩腱板断裂患者の平均年齢は 58 歳であった**．慢性の肩腱板損傷の多くの患者が 50 歳以上で，肩の外傷歴がまったくなく，次第に増加した肩の間欠的な痛みといった曖昧な症状を訴える．また，これらの患者には，一次性インピンジメントの既往がある場合がある．

診察

- 身体診察では，筋萎縮に関する何らかのエビデンスが棘上窩でみられる．
- 断裂の大きさによって，筋萎縮が棘下窩に生じる．
- 通常，他動運動は維持されるが，肩峰下の軋音が合併することがある．
- 滑らかな自動運動は減少し，そして，腕がオーバーヘッドの位置から振り下ろされるときに症状は再現する．
- 筋力低下は腱板断裂の大きさと断裂した筋に関係している．
- リドカインの肩峰下滑液包への注射は，腱板断裂によって引き起こされた筋力低下と炎症性疼痛による筋力低下を鑑別する手助けとなる．
- 疼痛誘発操作は，Neer のインピンジメント徴候（**図 3-29** 参照）や Hawkins 徴候（**図 3-30** 参照）を含め，おそらく陽性となることが多いが，非特異的である．なぜならば，腱板炎，滑液包炎，腱板不全断裂のような状況でも陽性となりうるからである．
- ほかの潜在的原因を調べることは重要である．C5-6 レベルにおける頸部神経根

症患者は，肩の疼痛，腱板筋力の低下，棘上窩と棘下窩の筋萎縮などの症状をもつ可能性がある．

画像検査

画像検査は，慢性の肩腱板損傷の診断を確認する際に役立ち，手術の成功を助ける．
- 「トラウマ肩シリーズ(trauma shoulder series)」は，近位（上位）方向への上腕骨変位を表す．それは，大きい慢性の肩腱板断裂/機能不全を示す．
- また，単純X線写真は，肩腱板不全と関節炎の両方が患者の症状に関係する腱板断裂関節症(cuff tear arthropathy)と一致した変性あるいは骨の圧潰を示す．
- 肩の磁気共鳴画像法(magnetic resonance imaging：MRI)検査は，肩腱板断裂，その大きさ，腱の引き込まれ具合を示すのを助ける．また，MRIは腱板筋組織の評価を助ける．腱板筋の脂肪性浸潤，または線維組織浸潤に関するエビデンスは，長年の腱板断裂と一致しており，腱板機能回復が不十分になることを示す．
- 造影剤（ガドリニウム）の関節造影MRIは，関節唇の病変か関節不安定性の合併が疑われる若年患者に行う．

治療

慢性の肩腱板断裂があるほとんどの患者の治療は，保存的なリハビリテーションプログラムで行う．この患者集団における手術的治療は，保存的治療に無反応である場合と慢性刺激による急性断裂が生じた場合の患者に行う．肩腱板断裂の外科的治療の第一の目標は，鎮痛を得ることである．追加目標（慢性の肩腱板断裂よりも急性の肩腱板断裂で達成しやすい）は，機能の改善したROM，強度の改善，および機能回復である．

リハビリテーションプロトコール

保存的（非手術的）に治療された慢性腱板断裂の患者に対して　　　Bach, Cohen, and Romeo

第1期：0〜4週

制限事項
- 不快症状を引き起こす誘発操作や訓練を避ける
  - 不快感を誘発するようなROM訓練や筋力増強訓練を含む
- 潜在的な肩峰下滑液包炎の可能性があるので，ROM訓練や筋力増強訓練は肩外転90°未満の肢位で始めるべきである

□→ 保存的(非手術的)に治療された慢性腱板断裂の患者に対して

- インピンジメントを再発させるので外転位での回旋運動を**避ける**
- 「空き缶(empty-can)」訓練*を**避ける**

固定法
- 快適性のために短期間のスリング固定

疼痛のコントロール
- 疼痛や不快感の除去が回復の基本
- 薬物療法
  - 非ステロイド性抗炎症薬(NSAIDs)：シクロオキシゲナーゼ2(cyclooxygenase-2：COX-2)抑制薬〔例：セレコキシブ(セレコックス®)〕
  - 肩峰下へのステロイドと局所麻酔薬の注射．滑液包炎の急性炎症の症状の患者に対して有効．3回を限度とする
- 物理療法
  - アイシング，超音波，高電圧電流刺激(HVGS)
  - 治療前に湿性温熱を行う．最終段階ではアイシングを行う

肩関節運動
■ ゴール
- 肩の内旋・外旋が肩関節外転90°以下で，健側と同等になること

■ 訓練
- 初期の可動域獲得のためにCodmanの振り子運動から始める
- 他動ROM訓練(図3-43参照)
  - 肩屈曲
  - 肩伸展
  - 内旋・外旋
  - 健側上肢を用いた前方・後方・下方の関節包ストレッチ(図3-56参照)
- 補助具を使った訓練は**避ける**(図3-42参照)
  - 肩屈曲
  - 肩伸展
  - 内旋・外旋
- 自動ROM訓練へと進める
  - 「壁歩き」訓練(図3-60)

肘関節運動
- 他動運動から自動運動へ．耐えられる範囲で行う
  - 0〜130°
  - 回内から回外へ耐えられる範囲で行う

筋力強化
- 握力強化(パテ，Nerfボール，ラケットボール)

---

*訳注：母指を下にして缶を空にするような格好で，上肢を挙上する訓練．

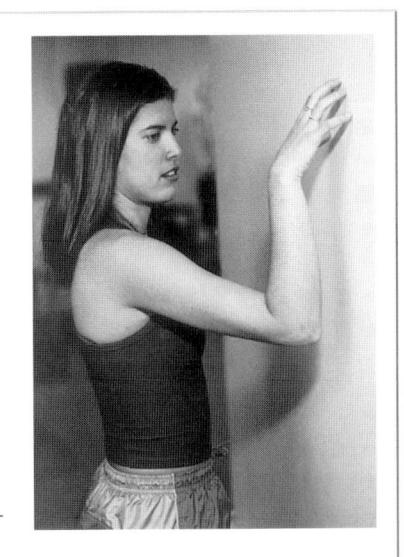

図 3-60 自動 ROM 訓練で,「壁歩き」を示す

- 上肢(腕)を肩の高さより下に位置させ, 日常生活のなかで使う

第 2 期：4〜8 週

第 2 期に進むための基準
- 最小の疼痛と圧痛
- 他動 ROM の改善
- 機能的 ROM の回復

ゴール
- 肩関節複合体の筋力, パワー, 持久性の改善

制限事項
- 不快感を引き起こすような誘発操作や訓練を避ける
- ROM 訓練と筋力強化を同時に行わない

固定法
- なし

疼痛のコントロール
- 疼痛や不快感の除去が回復の基本
- 薬物療法
  - NSAIDs：COX-2 抑制薬〔例：セレコキシブ(セレコックス®)〕
  - 肩峰下へのステロイドと局所麻酔薬の注射. 滑液包炎の急性炎症の症状の患者に対して有効. 3 回を限度とする
- 物理療法
  - アイシング, 超音波, HVGS

□→ 保存的（非手術的）に治療された慢性腱板断裂の患者に対して

- 治療前に湿性温熱を行う．最終段階ではアイシングを行う

運動
■ ゴール
- すべての可動域面で健側と同等になること

■ 訓練
- 他動 ROM 訓練
- 関節包のストレッチ
- 自動介助による運動訓練
- 自動 ROM 訓練

筋力強化
- 1 週間に 3 回．8〜12 回の繰り返しを 3 セット
- 残存腱板筋の筋力強化
- 閉鎖的運動連鎖（CKC）による等尺性筋力強化から開始する（**図 3-44** 参照）
  - 内旋
  - 外旋
  - 外転
- セラバンドを用いての開放的運動連鎖（OKC）による筋力強化へと進む（**図 3-47** 参照）
  - 訓練は肘関節屈曲 90° で行う
  - 訓練開始の姿勢は肩関節が屈曲・外転・外旋 0° の中間位から開始する
  - 訓練は 5 つの可動面において 45° の角度で行う
  - 6 種類の色分けされたセラバンドを用いることができる．それぞれ 1〜6 ポンド（約 450〜2,700 g）の負荷がかけられる
  - 通常，次の強さのセラバンド使用には 2〜3 週ごとに進めていく．その段階で，少しでも患者に不快感があった場合は次の強さのセラバンドに進まないように指導する
  - セラバンドによる訓練では，求心性と遠心性の肩筋力強化ができ，等張性訓練の一形態である（さまざまなスピードと一定の抵抗による）
    - 内旋
    - 外旋
    - 外転
    - 前方屈曲
    - 伸展
- 軽い等張性のダンベルを用いた訓練へと進めていく（**図 3-47B** 参照）
  - 内旋
  - 外旋
  - 外転
  - 前方屈曲
  - 伸展

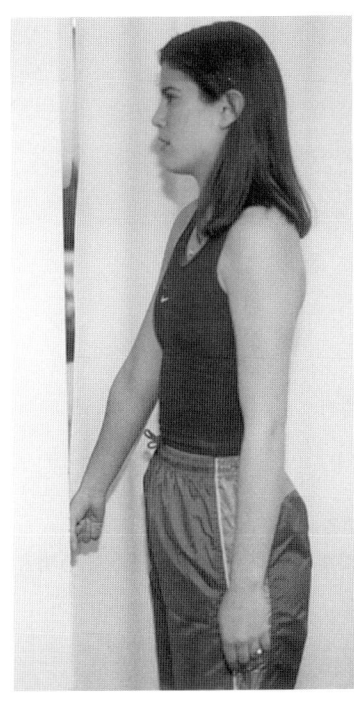

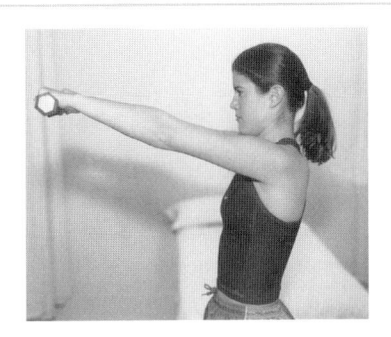

図 3-61 前方三角筋の筋力強化．**A**：CKC 運動連鎖で等尺性，**B**：OKC 運動連鎖で等張性．

- 三角筋の筋力強化（**図 3-61**）
- 肩甲骨安定化機構の強化
  - CKC による筋力強化（**図 3-45** 参照）
    - 肩甲骨牽引（菱形筋，僧帽筋中部）
    - 肩甲骨を突出（前鋸筋）
    - 肩甲骨の引き下げ（広背筋，僧帽筋，前鋸筋）
    - 肩すくめ（上方の僧帽筋）
  - OKC による肩甲骨安定化機構の強化へと進む（**図 3-46** 参照）

第 3 期：8〜12 週

第 3 期に進むための基準
- 正常な痛みのない可動域
- 筋力強化の際に疼痛や圧痛がないこと

ゴール
- 神経筋の制御系および肩関節の固有感覚の改善
- 機能的活動への段階的復帰の準備
- 少なくとも 1 週間に 3 回のストレッチと筋力強化を行うホームプログラムを構築

→ 保存的(非手術的)に治療された慢性腱板断裂の患者に対して

する

機能的強化
- プライオメトリクス(図 3-48 参照)

スポーツ復帰のための進歩的,系統的インターバルプログラム
- 投球競技者：p.308 と p.312 を参照
- テニスプレーヤー：p.314 を参照
- ゴルファー：p.320 を参照

最大の改善は 4～6 か月で期待できる.

危惧すべき徴候
- 可動域の減少：特に内旋
- 筋力強化不足：特に外転筋力,前方挙上筋力
- 疼痛の持続：特に夜間痛

危惧すべき徴候に対する対策
- これらの患者は早期のルーチン(訓練)に戻る必要がある
- 以前に概説したような疼痛コントロール処置を増やすことが必要になる場合がある
- 手術的治療が必要な場合がある

リハビリテーションプロトコール

肩腱板断裂手術後 — Bach, Cohen, and Romeo

第 1 期：0～6 週

制限事項
- 自動 ROM 訓練の禁止
- 自動 ROM 訓練の開始は断裂の大きさに基づいて行う
- 小断裂(0～1 cm)：4 週まで自動 ROM 訓練の禁止
- 中断裂(1～3 cm)：6 週まで自動 ROM 訓練の禁止
- 大断裂(3～5 cm)：8 週まで自動 ROM 訓練の禁止
- 広範囲断裂(＞ 5 cm)：12 週まで自動 ROM 訓練の禁止
- 遅れて行う自動介助 ROM 訓練も断裂の大きさに基づいて行う
- 他動 ROM 訓練のみ
  - 140°の前方屈曲
  - 40°の外旋
  - 回旋させずに 60～80°の外転
- 手術後 12 週までは,肩関節の筋力強化と抵抗運動は禁止

- 高い治癒能力のある肩腱板断裂の場合（小断裂，急性断裂，50歳未満の患者，禁煙者ら）は，等尺性筋力トレーニングからセラバンドを用いたトレーニングへの進行は，8週目からでよい．12週までの筋力強化は，肩関節外転45°以下で行うこと

固定法
- 固定方法は，修復肩腱板にわずかに緊張がかかるか，まったくないような外転角度による
- スリング（吊り包帯）固定：腕を下げても修復部の緊張が小さいか，あるいはない場合
  - 小断裂：1〜3週間
  - 中断裂：3〜6週間
  - 大および広範囲断裂：6〜8週間
- 外転装具：肩関節20〜40°外転位で，修復部の緊張が小さいか，あるいはない場合
  - 小断裂：6週間
  - 中断裂：6週間
  - 大および広範囲断裂：8週間

疼痛のコントロール
- 関節鏡視下に肩腱板修復術を受けた患者は，ミニオープンまたは直視下手術による修復術を受けた患者よりも術後の疼痛が小さい（しかし，縫合がより脆弱である）
- 薬物療法
  - 麻酔薬：術後7〜10日間
  - 非ステロイド性抗炎症薬（NSAIDs）：術後に持続する不快感をもつ患者に投与する．COX-2抑制薬を考慮する
- 物理療法
  - アイシング，超音波，HVGS
  - 治療前に湿性温熱を行う．最終段階ではアイシングを行う

肩関節運動
- 他動運動のみ
  - 140°前方屈曲
  - 40°外旋
  - 60〜80°外転
- 外転枕で固定している患者には，内転の禁止（すなわち，腕が正中線を越える運動）
- 訓練は外転枕上の外転角度から開始すべきである
  - Codmanの振り子運動を，初期の可動域獲得のために始める
  - 他動ROM訓練のみ（**図3-43**参照）

□→ 肩腱板断裂手術後

肘関節運動
- 他動 — 自動運動へと進める
  - 0〜130°
  - 耐えられる範囲での回内と回外

筋力強化
- この第 1 期では握力強化のみ行う

第 2 期：6〜12 週

第 2 期に進むための基準
- 少なくとも回復期間が 6 週間経過していること
- 痛みのない他動 ROM（下記の角度まで）
  - 140° 前方屈曲
  - 40° 外旋
  - 60〜80° 外転

制限事項
- 術後 12 週までは，肩関節の筋力強化と抵抗運動は禁止
- 第 2 期では，広範囲断裂患者には自動 ROM 訓練は行わない

固定法
- スリングや外転装具の使用中止
- 快適性のためだけに使用する

疼痛のコントロール
- NSAIDs：術後，持続する不快感のある患者に投与する
- 物理療法
  - アイシング，超音波，HVGS
  - 治療前に湿性温熱を行う．最終段階ではアイシングを行う

肩関節運動
■ ゴール
- 140° 前方屈曲：160° まで進める
- 40° 外旋：60° まで進める
- 60〜80° 外転：90° まで進める

■ 訓練
- 上記のゴールに到達するように他動 ROM 訓練を続ける（**図 3-43** 参照）
- 上記のゴールまで，自動介助 ROM 訓練を開始する（**図 3-42** 参照）
- 自動介助 ROM 訓練で正常な可動域に到達したら，耐えられる範囲の自動 ROM 訓練へと進める
- ROM 訓練の最後に，軽い他動ストレッチを行う

筋力強化
- 優れた治癒能力を備えた小断裂では，肩腱板と肩甲骨安定化機構の強化訓練を開

□→

始する．次の第3期に概説する
- 握力強化を続ける

第3期：4〜6週

第3期に進むための基準
- 痛みのない自動関節可動域
- 肩に疼痛や圧痛がないこと
- 身体診察の結果が申し分のないものであること

ゴール
- 肩関節の筋力，パワー，持久性の改善
- 神経筋制御系および肩関節の固有感覚の改善
- 機能的活動への段階的復帰の準備
- 少なくとも1週間に3回の筋力強化を行う．維持療法としてのホームプログラムの作成
- ストレッチは毎日行うべきである

運動
- 健側と同等の運動ができるようになること
- 訓練は，他動 ROM，自動介助 ROM，そして自動 ROM 訓練を行う
- ROM 訓練の終わりに他動関節包のストレッチ，特に後方関節包をストレッチするための体を横切る(水平)内転と内旋を行う

筋力強化
- 肩腱板強化
  - 閉鎖的運動連鎖（CKC）による等尺性筋力強化から開始する（**図 3-44** 参照）
    - 内旋
    - 外旋
    - 外転
    - 前方屈曲
    - 伸展
  - セラバンドを用いた開放的運動連鎖（OKC）による筋力強化へと進む（**図 3-47** 参照）
    - 訓練は肘関節屈曲 90° で行う
    - 訓練開始の姿勢は肩関節が屈曲・外転・外旋 0° の中間位から開始する．腕は自然下垂位とする
    - 訓練は運動の5つの可動面において 45° の角度で行う
    - 6種類の色分けされたセラバンドを用いることができる．それぞれ1〜6ポンド（約 450〜2,700 g）の負荷がかけられる
    - 通常，次の強さのセラバンドには2〜3週ごとに進めていく．その段階で，少しでも患者に不快感があった場合は，次の強さのセラバンドに進まないように指導する

□→ 肩腱板断裂手術後

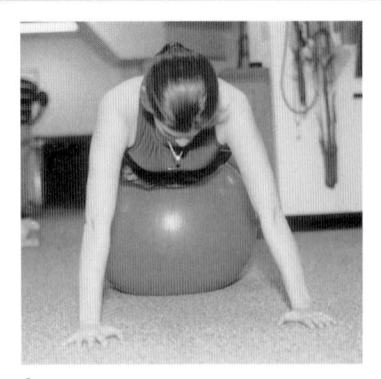

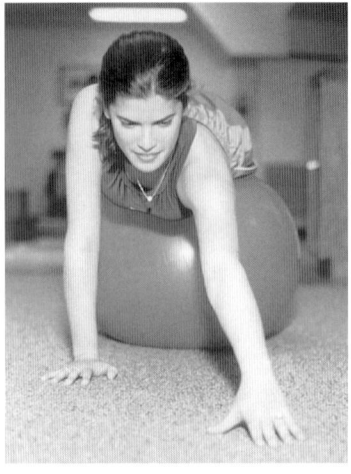

図 3-62 付加的な閉鎖的運動連鎖（CKC）による肩甲骨安定化機構の強化．**A**：開始時，**B**：終了（右手がこのリハビリテーションの焦点である）．

- ○ セラバンドによる訓練は，求心性と遠心性の肩筋力強化ができ，等張性訓練の一形態である（さまざまなスピードと一定の抵抗による）
  - ・内旋
  - ・外旋
  - ・外転
  - ・前方屈曲
  - ・伸展
- 軽いダンベルを用いた等張性訓練へと進める（**図 3-47B** 参照）
  - ○ 内旋
  - ○ 外旋
  - ○ 外転
  - ○ 前方屈曲
  - ○ 伸展
- 三角筋の筋力強化：特に前方部（**図 3-61** 参照）
- 肩甲骨安定化機構の強化
  - CKC による筋力強化（**図 3-62**，**図 3-45** 参照）
    - ○ 肩甲骨を後退させる運動（菱形筋，僧帽筋中部）
    - ○ 肩甲骨を突出させる運動（前鋸筋）
    - ○ 肩甲骨を引き下げる運動（広背筋，僧帽筋，前鋸筋）
    - ○ 肩すくめ（僧帽筋，肩甲挙筋）
  - OKC による肩甲骨安定化機構の強化へと進む（**図 3-46** 参照）

■ ゴール
- 週3回
- はじめは1セットを10回繰り返し，やがては8〜12回を3セット繰り返すように進めていく
- 機能的強化（筋力が70%回復した後に開始する）
  - プライオメトリクス（**図3-48**参照）
- スポーツ復帰のための進歩的系統的インターバルプログラム
  - 投球競技者：p.308とp.312参照
  - テニスプレーヤー：p.314参照
  - ゴルファー：p.320参照

■ 最大の改善
- 小断裂：4〜6か月
- 中断裂：6〜8か月
- 大および広範囲断裂：8〜12か月

少なくとも12か月は筋力と機能の改善がみられる

■ 危惧すべき徴候
- 可動域の減少：特に内旋
- 筋力強化不足：特に外転筋力
- 疼痛の持続：特に夜間痛

■ 治療
- このような患者は早期のルーチン（訓練）に戻る必要がある
- 前述したような疼痛コントロール処置を増やすことが必要になる場合がある
- 手術的治療が必要な場合がある
- 再手術介入のための適応
  - 3か月までに前方挙上が90°よりも上がらないとき
  - 外傷事故によって順調なリハビリテーション進行が中止になったとき，あるいはそれまでに獲得した自動運動の恒久的な損失を伴う治癒過程における有痛性の断裂感の発生
  - 手術後のリハビリテーション期間中に起こった外傷で，関節内のアンカー（例：コルクスクリュー）のゆるんだX線写真上の証拠があるとき，患者は自動運動ができなくなり，あるいは関節内の捻髪音を感じる

オーバーヘッドアスリートの肩腱板断裂

上肢を頭上に挙げる動作を行うスポーツ選手（オーバーヘッドアスリート）は，反復性で高速度（7,000°/秒）の機械的ストレスが彼らの肩にかかるため，肩腱板損傷のリスクが高い．潜在的に不安定性をもっているアスリートは，後方の上1/3の関節窩についている後上方関節唇同様に，腱板の圧迫を経験する．肩関節のインターナルインピンジメントとして知られているこの状態は，オーバーヘッドアスリートにおける

腱板関節面側の部分断裂と完全断裂が発展する要因であると信じられている．
　この患者の治療の成功は，潜在する不安定性の認識にかかっている．

　Burkhart ら（2003）は，後下方の関節包拘縮によって引き起こされた肩甲上腕関節内旋制限（GIRD）が，投球競技者の肩障害にかかわる最も多くの原因であると考えている．

　この理論の支持者は，本章の最初の項で説明したように病態の進展を止めるために，健側肩との左右対称性を得るために関節拘縮を伸ばすことに精力を注いでいる．

　Burkhart は SLAP 損傷の投手の 31％ に肩腱板断裂があることを関節鏡を用いて確認した．後方のタイプ 2 の SLAP 損傷では，上腕骨は関節唇の輪の破断のために後上方へ亜脱臼すると考えられており，このことは後上方の腱板に高い緊張を繰り返し発生させることになる．この力が結局，腱板断裂を発生させている．

　さらに，肩関節過外旋によって引き起こされた過大なねじれ現象が，後上方の腱板線維に捻転と剪断の過負荷を与えて，この部位の疲労性破断を引き起こしている．

　診断には，痛みの発症タイミングと質に焦点を絞った包括的な病歴聴取と，不安定性がないかどうかをみる誘発試験を含めた身体診察を必要とする．

- 関節腔造影 MRI（ガドリニウム）による画像診断では，腱板部分断裂を特定できる．
- 腱板部分断裂の患者では，適切な肩のリハビリテーション，あるいは安定化手技を行うことで症状が回復するので，**外科的修復術を必要とすることはほとんどない**．
- **全層性の腱板断裂と診断され，前方不安定性の症状を有するオーバーヘッドアスリートは，腱板修復術と関節安定化手技を積極的に行うべきである**．このことは，高齢患者では，まず肩腱板断裂を治療し，それから不安定症の追加治療の必要性を評価すべきである，という今までの指導と矛盾している．
- アスリートの最高のパフォーマンスには，正常な腱板と安定した肩が必要である．
- **部分断裂に対する積極的なデブリドマン手術は，腱板を薄くしてしまったり，全層断裂に進行させてしまうリスクがあるために，勧められない**．

　保存的に治療された腱板部分断裂の患者のためのリハビリテーションは p.279 に示すプログラムと同様である．安定化手術を施行した患者には，p.338 で示す手術後のルーチンを行い，さらに腱板修復術を受けた場合には p.295 に示すリハビリテーションを行う．オーバーヘッドアスリートにおいて，いったん修復が完全に治癒し，正常可動域が回復して，筋力が戻ったら，アスリートはそのスポーツ特有のリハビリテーションプログラムに移ることができる（p.308〜321 の「インターバルプログラム」の項を参照）．

関節鏡視下ミニオープン腱板修復術後のリハビリテーション

筆者らは断裂のサイズと修復された組織の状態に基づいて3つの異なったリハビリテーションプログラムを使用している(**表3-3**).3つのプログラムはおもにリハビリテーション進行の速さが異なっている.

- **タイプ1プログラム**は若年患者で,小さい断裂で,良～優の組織状態の場合に使用される.このプログラムはタイプ2や3よりもはるかに速く進められる.
- **タイプ2プログラム**は活動的な患者で,中～大断裂で,良の組織状態の場合に使用される.
- **タイプ3プログラム**は,大～広範囲断裂の患者で,可及的修復によって可～不可の組織状態の場合に使用される.

表3-3 関節鏡視下ミニオープン腱板修復術後のリハビリテーションの適応

断裂サイズ	ガイドライン	リハビリテーションプログラム
小(1 cm 以下)	スリング固定7～10日間 正常可動域へ4～6週間で復帰	タイプ1
中～大断裂(2～4 cm)	スリング固定2～3週間 正常可動域へ8～10週間で復帰	タイプ2
大～広範囲断裂(5 cm 以上)	外転枕固定1～2週間 スリング固定2～3週間 正常可動域へ10～14週間で復帰	タイプ3

肩腱板断裂修復術後のリハビリテーションの重要な一般的ポイント[1]

- 早期の他動ROMを回復することを第一に考慮しなければならない.
- 手術後1日目に,患者の腕を**他動的**に可動域のなかで動かす(屈曲は肩甲骨面で,内旋と外旋は肩甲骨面で45°外転位で行う).
- L-バー(Breg Corp., Vista, CA)を用いて肩甲骨面での自動介助運動で外旋と内旋を許可する(**図3-63**).患者は,腕を耐えられる範囲まで動かすが,その後の数日間で,少しずつROMを進行する.
- L-バーを用いて肩甲骨面での自動介助腕挙上を7～10日目に許可する.患者が腕を下ろしている間に制御できなくなり,痛みを感じないように,挙上80°から30°に腕を下ろすときは,療法士は,介助やサポートをしなければならない.

---

[1] Wilk KE, Meister K, Andrews JR : Current concepts in the rehabilitation of the overhead throwing athlete. Am J Sports Med 30:136, 2002 より引用

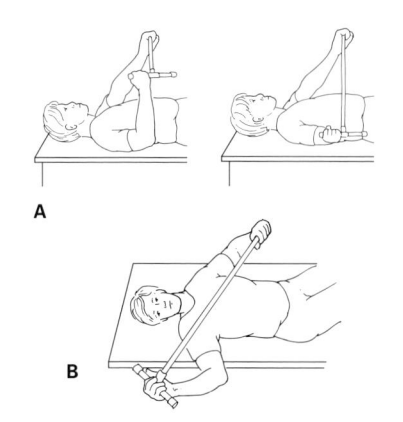

図 3-63 自動介助運動での外旋と内旋の ROM 訓練 (**A**, **B**：Andrews JR, Wilk KE: The Athlete's Shoulder. New York, Churchill Livingstone, 1994 より引用)

A：背臥位に横たわり受傷側の腕を体に付けて肘を 90°にする．受傷側の手で T-バーハンドルをつかみ，健側の腕で T-バーを押して受傷側の肩関節を外旋させる．5 秒間，維持する．開始位置に戻し，これを繰り返す．

B：背臥位に横たわり受傷側の腕を外転 45°，肘を 90°にする．受傷側の手で T-バーハンドルをつかみ，屈曲位に肘を保つ．反対側の腕を使用して T-バーを押し，受傷側の肩関節を外旋させる．5 秒間，維持する．開始位置に戻し，これを繰り返す．

- 動きが改善してきたら，肩関節 75°外転位で外旋と内旋の自動介助 ROM 訓練（ストレッチ）を行う．
- これらの ROM 訓練は，外転 90°で行うことができるまで進展させる．
- 最終的に，上腕を下垂位（外転 0°）で外旋・内旋を行う．

腱板修復術後の肩関節の完全な他動運動達成の目標期間
　タイプ 1：3～4 週間
　タイプ 2：4～6 週間
　タイプ 3：6～8 週間

- 自動運動の回復は，治癒の制限，痛みの抑制，腱板の脆弱性のために，はるかに遅い．
- 過度の肩関節伸展や，背側への内転，水平内転といった動きは，少なくとも 6～8 週間は**禁止**である．
- 寒冷療法は炎症を抑制し，筋肉の痙攣を減らして無痛性を押し進めるために，最初の 7～10 日間は 1 日に 4～8 回行う．
- 「八分」の力での，疼痛のない範囲での多方向にわたる等尺性自動運動を肩関節内旋・外旋筋，外転筋，屈曲筋，肘屈曲筋群に行う．
- 周囲の筋組織の共同収縮で肩甲上腕関節の動的な安定性を回復するための，**律動性安定化訓練（rhythmic stabilization）**（背臥位で）を手術後 10～14 日間で始める（タイプ 2 のプロトコール）．これらの運動は，「肩すくめ」徴候（shrug sign，**図 3-64**）を防止し，これを治療するためにデザインされている．
- これらの運動は肩関節 100～110°挙上位，10°水平外転位で定義される「バランスのとれた位置（balanced position）」で行う（**図 3-65**）．
- この位置で，療法士は，肩関節の屈曲，伸展，水平外転，水平内転に抵抗する非常に小さい力〔3～4 ポンド（約 1.4～1.8 kg）の力〕で等尺性の運動を付加する．
- 三角筋がより多くの水平分力（その結果，圧着力を生じる）を発生できるように

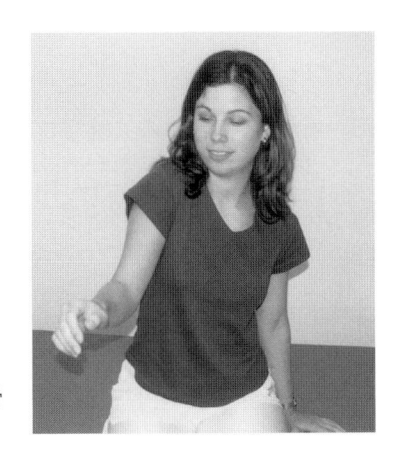

図 3-64 「肩すくめ」徴候("shrug" sign). 上腕骨の上方変位と代償性の肩甲骨周囲筋の動きに注意.

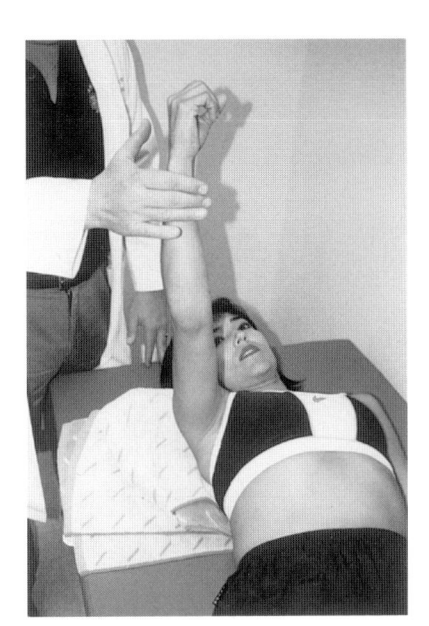

図 3-65 律動性安定化訓練. 患者の腕をバランスのとれた位置に置き, 肩関節の屈曲, 水平外転, 水平内転に抵抗するように往復的で静的な等尺性収縮を行わせる.

「バランスのとれた位置」(100〜110°挙上位)で行う(**図 3-66**). 100〜125°でのこの運動は, 上腕骨頭の**上方移動を避ける**ために, 三角筋の支えをもって腱板を活性化する.

- 強い三角筋が弱い腱板に勝り, 上腕骨頭が上方移動してしまうと,「肩すくめ徴候(shrug sign)」が起こる(**図 3-64**). これは上腕骨頭の制御不足と関係している. 肩挙上 25〜30°の開始時に, 肩全体が挙上してしまうか, 肩が"すくんだ"状態になる. 動的安定化訓練で, この問題を軽減すべきである.
- 肩甲上腕関節の制御を取り戻し, 回復したときは, 低位の屈曲角(30°, 60°, 90°)

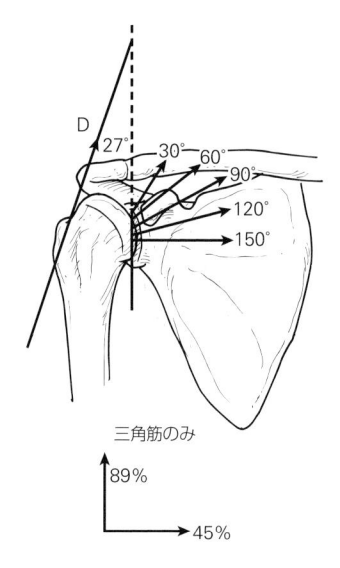

図 3-66 三角筋の合成ベクトル．腕を脇に付けた状態では，上腕骨軸に対する三角筋停止の角度は 27°である．したがって，合成ベクトルは上腕骨頭の上方変位を起こす．90〜100°の挙上位では，三角筋は関節窩に圧着する力を発生する．
（Andrews JR, Zarins B, Wilk KE: Injuries in Baseball. Philadelphia, Lippincott-Raven, 1997 より引用）

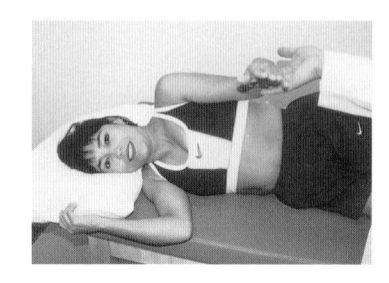

図 3-67 動的な肩甲上腕関節の安定性を回復するための律動性安定化訓練．

で訓練ができる．その過程は，(1)背臥位（肩甲骨補助）から，(2)側臥位になり（**図 3-67**），そして(3)座位となる．

- 内旋筋と外旋筋のために，肩甲骨面で律動性安定化訓練〔3〜4 ポンド（約 1.3〜1.8 kg）の小さな力で〕を行う（術後 7〜10 日に開始する）（**図 3-68**）．
- 術後 3 週で，外旋筋と内旋筋のために，上腕を体幹に付けた状態で等張性のゴムチューブを使用した訓練を行う（**図 3-47** 参照）．筋力が増強してきたら，側臥位で外旋筋の強化を開始する．外旋筋訓練を強調する．
- **外旋筋訓練を強調する**理由は，この筋力が上腕の機能を回復するために重要であるからである．
- 患者が肩すくめ徴候（修復に有害）を呈する間は，次の訓練に進まないこと．動的安定化を回復することに重点をおく．
- **外旋筋力の回復がいったん達成されたら，自動外転と屈曲を許可する．**
- 8 週で，軽い等張性の筋力強化と柔軟体操を開始する．筋持久性と筋力回復のた

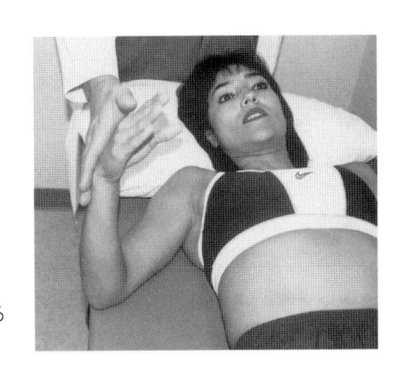

図 3-68 肩甲上腕関節の外旋・内旋運動に抵抗する律動性安定化訓練

めに軽いウエートを用いた多数の反復運動を行う.
- 3か月で,患者は,基本的な肩の運動プログラムに進める.
● テニスプレーヤー
- グラウンドストロークは5～6か月で許可する.
- サーブは痛みがなくなったら許可する(10～12か月).
- インターバル訓練表がp.314～p.320にある.
● ゴルファー
- ゴルフのスイングは16週に始める.
- 6～7か月で徐々にプレーを許可する.
● 長引いていた安静期間の後,または手術による修復術を受けたアスリートが回復し,プレーができるようになるために,オーバーヘッドアスリートのためのインターバル訓練プログラムを使用すべきである.これらのプログラムは,急いで全力投球するよりも,むしろゆるやかな活動の再開を奨励している(p.308～321の「インターバルプログラム」の項を参照).無理な一投は故障を発生させる可能性がある.
- 一般に,**関節鏡視下修復術**後患者は,固定力がそれほど強くないので,関節鏡補助によるミニオープン手術を行った例よりも**2～3週間遅く**回復する.

リハビリテーションプロトコール

タイプIの腱板断裂術後プログラム〔関節鏡使用による小〜中断裂(＜1cm)に対するミニオープン修復術〕

Wilk, Crockett, and Andrews

▶タイプ1プロトコールに適応する者
● 若い患者
● 優良な組織状態
● 小断裂(＜1cm)

□→ タイプ I の腱板断裂術後プログラム〔関節鏡使用による小〜中断裂（＜1cm）に対するミニオープン修復術〕

第1期：手術直後（術後1〜10日）

ゴール
- 修復の完成状態の維持
- 他動可動域（ROM）の段階的獲得
- 疼痛と炎症の消失
- 筋肉抑制の防止

術後1〜6日
- スリング固定
- 振り子運動
- 自動介助による ROM 訓練（L-バーを用いて）
  - 肩甲骨面での外旋・内旋
- 他動 ROM 訓練
  - 許容範囲まで屈曲
  - 肩甲骨面での外旋・内旋
- 肘と手の握る訓練（gripping exercise）と ROM 訓練
- 八分の力での無痛性の等尺性運動
  - 屈曲
  - 外転
  - 外旋
  - 内旋
  - 肘の屈筋群
- 疼痛と炎症に対しての寒冷療法（1時間ごとに15〜20分間冷やす）
- 睡眠（スリング固定で）

術後7〜10日
- 術後7〜10日でスリング固定を外す
- 振り子運動（例：屈曲や回転）
- 許容範囲までの他動 ROM への進展
  - 少なくとも115°の屈曲
  - 肩甲骨面での外旋45〜55°
  - 肩甲骨面での内旋45〜55°
- 自動介助による ROM 訓練（L-バーを用いて）
  - 肩甲骨面での外旋・内旋
  - 耐えられる範囲での屈曲（療法士が腕を支えて補助）
- 肘と手の ROM 訓練と握る訓練の継続
- 等尺性運動の継続
  - 肘を曲げての肩屈曲
  - 肘を曲げての肩伸展
  - 肘を曲げての肩外転
  - 肩甲骨面での外旋・内旋

- 肘の屈曲
- 患者が必要な自動 ROM を示した場合は，外転 0°で初期に，チューブを用いた外旋・内旋訓練を許可する
● アイシングによる疼痛のコントロールを続ける（少なくとも 1 日 6～7 回は冷やす）
● 睡眠（医師が指示するまで，通常は 7 日間ずっと睡眠中もスリング固定する）

事前に注意すべき事柄
● 物を持ち上げてはいけない
● 背面での過度の肩関節運動の禁止
● 過度のストレッチや急激な動きの禁止
● 手による体重保持の禁止
● 手術創を清潔にし，乾燥させておく

第 2 期：保護期（術後 11 日～5 週）

ゴール
● 軟部組織の治癒を促進する
● 治癒組織に対して緊張をかけすぎない
● 他動 ROM を徐々に回復させる（2～3 週）
● 動的肩関節安定性の回復をはかる
● 疼痛と炎症を減少させる

術後 11～14 日
● 耐えられる範囲での他動 ROM 訓練
  - 屈曲：0～145°/160°
  - 肩外転 90°での外旋：少なくても 75～80°
  - 肩外転 90°での内旋：少なくても 55～60°
● 耐えられる範囲での自動介助 ROM 訓練
  - 屈曲
  - 肩甲骨面での外旋・内旋
  - 肩関節外転 90°での外旋・内旋
● 動的安定化訓練〔すなわち，律動性安定化訓練（rhythmic stabilization）（図 3-68 参照）〕
  - 肩甲骨面での外旋・内旋
  - 肩関節 100°屈曲位での屈曲・伸展訓練
● チューブを用いた等張性の外旋・内旋訓練の継続
● 腹臥位での舟漕ぎ運動，肘屈曲運動の開始
● 自動訓練の開始（屈曲-外転）
● 寒冷療法の継続

術後 3～4 週
● 患者は完全な他動 ROM とほぼ完全な自動 ROM を示しているべきである
● 第 2 期のここまでのすべての訓練の継続

□→ タイプⅠの腱板断裂術後プログラム〔関節鏡使用による小～中断裂（＜1cm）に対するミニオープン修復術〕

- 肩甲帯筋力強化プログラムの開始
- 側臥位での外旋筋力強化の開始（軽いダンベルを使用）
- 等張性の肘屈曲訓練の開始
- 必要であればアイシングの継続
- 軽いROM訓練のためのプール使用の許可

術後5週
- 患者は完全な自動ROMを示しているべきである
- 自動介助ROM訓練（ストレッチ）の継続
- 等張性筋力強化プログラムへ進む
  - チューブを用いての外旋
    - 側臥位での内旋
    - 腹臥位での舟漕ぎ運動
    - 腹臥位での水平外転
    - 肩関節屈曲（肩甲骨面で）
    - 肩関節外転
    - 上腕二頭筋カール（屈曲する）

事前に注意すべき事柄
- 重い物を持ち上げてはいけない
- 手や腕による体重保持の禁止
- 突然の早い動きの禁止

第3期：中間期（6～11週）

ゴール
- 肩関節の筋力とパワーの段階的な回復
- 機能的活動への段階的回復
- ストレッチと他動ROM訓練の継続（完全なROMを維持するために必要であれば）
- 動的安定化訓練を継続
- 等張性筋力強化プログラムの進展
  - チューブを用いた外旋・内旋
  - 側臥位での外旋
  - 側方挙上運動
  - 肩甲骨面におけるすべてのプログラムを行うことが可能になること
  - 腹臥位での舟漕ぎ運動
  - 腹臥位での水平外転
  - 腹臥位での肩伸展
  - 肘屈曲
  - 肘伸展
- 医師が許可すれば，患者は軽い機能的活動を開始できる

術後 8〜10 週
- 第 3 期のここまでのすべての訓練の継続
- 基本的な肩関節訓練に進める
- インターバルゴルフプログラムを開始する(進行はゆっくりと)

第 4 期:高度筋力強化期(12〜19 週)

ゴール
- 無痛性の完全な自動 ROM を維持する
- 上肢の機能的使用の増強
- 筋力とパワーの増強
- 機能的活動への段階的回復

術後 12 週
- 正常可動域を維持するために ROM 訓練とストレッチを継続する
- 自己介助による関節包のストレッチ
- 基本的肩関節訓練に向けた肩関節筋力の増強訓練に進める
- スイミングあるいはテニスプログラムを開始する(適当であれば)

術後 15 週
- 第 4 期のここまでのすべての訓練の継続
- ゴルフプレーに向けたゴルフプログラムの進行(適当であれば)

第 5 期:活動期への復帰(20〜26 週)

ゴール
- 激しい労働活動への段階的復帰
- レクリエーション的なスポーツ活動への段階的復帰

術後 20 週
- 基本的な肩関節訓練プログラムの継続(少なくとも週 4 回)
- 動きが硬ければストレッチの継続
- スポーツ参加に向けた訓練の進行を継続する

リハビリテーションプロトコール

タイプ 2 の腱板断裂術後プログラム〔関節鏡使用による中〜大断裂に対するミニオープン修復術(>1 cm,<5 cm)〕

Wilk, Crockett, and Andrews

▶タイプ 2 プロトコールに適応する者
- 中〜大断裂
- 活動的な患者
- 良好な組織の状態

□→ タイプ2の腱板断裂術後プログラム〔関節鏡使用による中～大断裂に対するミニオープン修復術（＞1cm，＜5cm）〕

| 第1期：術後早期（術後1～10日） |

ゴール
- 修復の完成状態の維持
- 他動ROMの段階的獲得
- 疼痛と炎症の消失
- 筋肉抑制の防止

術後1～6日
- スリング固定または外転装具固定（医師の判断）
- 振り子運動ストレッチ（pendulum stretch）
- 自動介助によるROM訓練（L-バーを用いて）
  - 肩甲骨面での外旋・内旋
- 他動ROM訓練
  - 耐えられる範囲での屈曲
  - 肩甲骨面での外旋・内旋
- 肘と手の握る訓練（gripping exercise）とROM訓練
- 八分の力での無痛性の等尺性運動
  - 屈曲
  - 外転
  - 外旋
  - 内旋
  - 肘の屈筋群
- 疼痛と炎症に対する寒冷療法（1時間ごとに15～20分冷やす）
- スリング固定または装具固定を用いて睡眠

術後7～10日
- 術後10～14日で装具固定を除去
- 振り子運動（例：屈曲や回転）
- 耐えられる範囲での他動ROM訓練
  - 少なくとも105°の屈曲
  - 肩甲骨面での外旋35～45°
  - 肩甲骨面での内旋35～45°
- 自動介助によるROM訓練（L-バーを用いて）
  - 肩甲骨面での外旋・内旋
  - 耐えられる範囲での屈曲（療法士が腕を支えて介助）
- 肘と手のROM訓練と握る訓練の継続
- 等尺性運動の継続
  - 肘を曲げての肩屈曲
  - 肘を曲げての肩伸展
  - 肘を曲げての肩外転
  - 肩甲骨面での外旋・内旋

□→

- 肘の屈曲
- アイシングでの疼痛のコントロールを続ける（少なくとも1日6〜7回は冷やす）
- 睡眠（医師の指示があるまで，睡眠中も装具固定する）

事前に注意すべき事柄
- 物を持ち上げてはいけない
- 過度の肩関節伸展運動の禁止
- 過度のストレッチや急激な動きの禁止
- 手による体重保持の禁止
- 手術創を清潔にし，乾燥させておく

第2期：保護期（術後11日〜6週）

ゴール
- 軟部組織の治癒を促す
- 治癒組織に対して過緊張をかけない．
- 正常な他動ROMを徐々に回復させる（4〜5週）
- 動的な肩関節安定性の回復
- 疼痛と炎症の減少

術後11〜14日
- スリングまたは装具を除去
- 耐えられる範囲での他動ROM訓練
  - 屈曲 0〜125°/145°
  - 肩外転90°での外旋：少なくても45°
  - 肩外転90°での内旋：少なくても45°
- 耐えられる範囲での自動介助ROM訓練
  - 屈曲
  - 肩甲骨面での外旋・内旋
  - 肩関節外転90°での外旋・内旋
- 動的安定化訓練〔すなわち，律動性安定化訓練（rhythmic stabilization）（**図3-68** 参照）〕
  - 肩甲骨面での外旋・内旋
  - 肩関節100°屈曲位での屈曲・伸展
- すべての等尺性収縮運動の継続
- 必要であれば寒冷療法の継続
- すべての事前に注意すべき事柄の継続

術後3〜4週
- 患者は完全な他動ROMを示す
- 第2期のここまでのすべての訓練の継続
- 肩関節0°外転位におけるチューブを使用した軽い外旋・内旋筋力強化の開始
- 背臥位で肩甲骨面での徒手的な抵抗下での外旋の開始
- 上腕中間位，腹臥位での舟漕ぎ運動の開始

□→ タイプ2の腱板断裂術後プログラム〔関節鏡使用による中〜大断裂に対するミニオープン修復術(＞1cm，＜5cm)〕

- 肘関節等張性屈曲運動の開始
- 必要であればアイシングの継続
- ROM訓練前に温熱利用の許可
- 軽いROM訓練のためのプール使用許可

術後5〜6週
- 訓練前に温熱利用の許可
- 自動介助ROM訓練（ストレッチ）の継続
- 自動ROM訓練の開始
  - 肩甲骨面での肩関節屈曲
  - 肩関節外転
- 等張性筋力強化プログラムの進行
  - チューブを用いた外旋
  - 側臥位での内旋
  - 腹臥位での舟漕ぎ運動
  - 腹臥位での水平外転
  - 上腕二頭筋カール

事前に注意すべき事柄
- 重量物を持ち上げてはいけない
- 背中側での過度の運動の禁止
- 手や腕による体重保持の禁止
- 突然の早い動きの禁止

第3期：中間期(7〜14週)

ゴール
- 正常な自動可動域(8〜10週)
- 正常な他動可動域
- 動的な肩関節安定性
- 肩関節の筋力とパワーの段階的回復
- 機能的活動への段階的回復

術後7週
- ストレッチと他動ROM訓練の継続（完全なROMを維持するために必要であれば）
- 動的安定化訓練の継続
- 筋力強化プログラムの進行
  - チューブを用いた外旋・内旋
  - 側臥位での外旋
  - 側方挙上運動❶
  - 肩甲骨面で，全プログラムが可能になること❶
  - 腹臥位での舟漕ぎ運動

□→

- 腹臥位での水平外転
- 腹臥位での肩伸展
- 肘屈曲
- 肘伸展

術後 8 週
- 第 3 期のここまでのすべての訓練の継続
- 医師が許可すれば，患者は**軽い**機能的活動を開始する

術後 14 週
- 第 3 期のここまでのすべての訓練の継続
- 基本的な肩関節訓練を進める

第 4 期：高度筋力強化期（15～22 週）

ゴール
- 正常な痛みのない可動域の維持
- 上肢の機能的使用の増強
- 筋力とパワーの向上
- 機能的活動の段階的回復

術後 15 週
- 正常な可動域を維持するために ROM 訓練とストレッチを継続する
- 自己介助による関節包のストレッチ
- 基本的肩関節訓練に向けて肩関節筋力増強訓練を進める
- インターバルゴルフプログラムの開始（適当であれば）

術後 20 週
- 第 4 期のここまでのすべての訓練の継続
- ゴルフプレーに向けてゴルフプログラムの進行（適当であれば）
- インターバルテニスプログラムの開始（適当であれば）
- スイミング開始の許可

第 5 期：活動への復帰期（23～30 週）

ゴール
- 激しい労働活動への段階的復帰
- レクリエーション的スポーツ活動への段階的復帰

術後 23 週
- 基本的な肩関節訓練プログラムの継続（少なくとも週 4 回）
- 動きが硬ければストレッチの継続
- スポーツ参加に向けて訓練の進行を継続する

---

❶ 等張性訓練を開始する前に，患者は，肩関節や肩甲骨を引き上げることなしに，上腕を挙上することができなければならない．これができなければ，肩甲上腕関節の訓練を継続する．

リハビリテーションプロトコール

タイプ3の腱板修復術後〔大〜広範囲断裂（＞5 cm）に対する関節鏡視下ミニオープン修復術〕
Wilk, Crockett, and Andrews

▶**タイプ3プロトコールに適応する者**
- 肩腱板の大〜広範囲断裂
- 脆弱な組織
- 弱い修復術後

第1期：手術直後運動期（術後1〜10日）

ゴール
- 修復の完成状態の維持
- 他動ROMの段階的獲得
- 疼痛と炎症の消失
- 筋肉抑制の防止

術後1〜6日
- スリング固定または軽度の外転装具固定（医師の判断）
- 振り子運動
- 自動介助によるROM訓練（L-バーを用いて）
  - 肩甲骨面での外旋・内旋
- 他動ROM
  - 耐えられる範囲での屈曲
  - 肩甲骨面での外旋・内旋（愛護的なROM訓練）
- 肘と手の握る訓練（gripping exercise）とROM訓練
- 八分の力での軽い等尺性運動
  - 屈曲
  - 外転
  - 外旋
  - 内旋
  - 肘の屈筋群
- 疼痛の炎症に対する寒冷療法（1時間ごとに15〜20分間冷やす）
- 睡眠（スリング固定または装具固定をして）

術後7〜10日
- 装具固定やスリング固定を継続する
- 振り子運動（例：屈曲や回転）
- 他動ROM訓練と握る訓練の進行
  - 少なくとも90°の屈曲
  - 肩甲骨面での外旋35°
  - 肩甲骨面での内旋35°

- 肘と手の ROM 訓練と握る訓練の継続
- 八分の力での等尺性運動の継続
  - 肘を曲げての肩屈曲
  - 肘を曲げての肩伸展
  - 肘を曲げての肩外転
  - 肩甲骨面での外旋・内旋
  - 肘の屈曲
- アイシングによる疼痛のコントロールを続ける(少なくとも 1 日 6〜7 回は冷やす)
- 睡眠(医師が指示するまで,睡眠中も装具固定する)

事前に注意すべき事柄
- 上腕の装具は装着しておく,訓練のときにのみ除去可
- 物を持ち上げてはいけない
- 過度の肩関節伸展運動の禁止
- 過度のまたは積極的なストレッチや急激な動きの禁止
- 手による体重保持の禁止
- 手術創を清潔にし,乾燥させておく

第 2 期:保護期(術後 11 日〜6 週)

ゴール
- 軟部組織の治癒を促す
- 治癒組織に対して過緊張をかけない
- 正常な他動 ROM を徐々に回復させる(4〜5 週)
- 動的な肩関節安定性の回復
- 疼痛と炎症の減少

術後 11〜14 日
- 装具の継続使用
- 許容範囲での他動 ROM 訓練
  - 0〜約 125° までの肩関節屈曲
  - 肩外転 90° での外旋:少なくても 45°
  - 肩外転 90° での内旋:少なくても 45°
- 許容範囲での自動介助 ROM 訓練
  - 肩甲骨面での外旋・内旋
  - 肩関節 100° 屈曲位での屈曲・伸展
  - すべての等尺性収縮運動の継続
  - 必要であれば寒冷療法の継続
  - すべての事前に注意すべき事柄の継続

術後 3〜4 週
- 背臥位での自動介助 ROM 屈曲訓練(療法士は運動中に上腕を介助する)
- 第 2 期のここまでの訓練の継続

□→ タイプ3の腱板修復術後〔大〜広範囲断裂（> 5cm）に対する関節鏡視下ミニオープン修復術〕

- 肩関節0°外転位で，チューブを使用した外旋・内旋筋力強化の開始
- 術後4〜5週でほとんど完全な他動ROM訓練の進行
- 上腕中間位，腹臥位での舟漕ぎ運動の開始
- 肘関節等張性屈曲運動の開始
- 必要であればアイシングの継続
- ROM訓練前に温熱利用の許可
- 軽いROM訓練のためのプール使用許可
- 術後4週の終わりまで睡眠中の装具固定を継続する
- 術後4週の終わりに装具を除去する

術後5〜6週
- 訓練前に温熱利用の許可
- 自動介助ROM訓練（ストレッチ）の継続
- 自動ROM訓練の継続
  - 肩甲骨面での肩関節屈曲
  - 肩関節外転
- 等張性筋力強化プログラムの進行
  - チューブを用いた外旋
  - 側臥位での内旋
  - 腹臥位での舟漕ぎ運動
  - 腹臥位での水平外転
  - 上腕二頭筋カール

事前に注意すべき事柄
- 物を持ち上げてはいけない
- 背中側での過度の運動の禁止
- 手や腕による体重保持の禁止
- 突然の早い動きの禁止

第3期：中間期(7〜14週)

ゴール
- 正常な自動ROM(10〜12週)
- 正常な他動ROMの維持
- 動的な肩関節安定性
- 肩関節の筋力とパワーの段階的な回復
- 機能的活動への段階的回復

術後7週
- ストレッチと他動ROM訓練の継続（正常な可動域を維持するために必要であれば）
- 動的安定化訓練の継続
- 筋力強化プログラムを進める

- チューブを用いた外旋・内旋
- 側臥位での外旋
- 側方挙上運動❶(自動 ROM 訓練のみ)
- 肩甲骨面における全プログラムが可能になること❶(自動 ROM 訓練のみ)
- 腹臥位での舟漕ぎ運動
- 腹臥位での水平外転
- 肘屈曲
- 肘伸展

術後 10 週
- 第 3 期のここまでのすべての訓練の継続
- 医師が許可すれば,患者は軽い機能的活動を開始できる

術後 14 週
- 第 3 期のここまでのすべての訓練の継続
- 基本的な肩関節訓練を進展させる

第 4 期:高度筋力強化期(15~22 週)

ゴール
- 痛みのない正常な可動域を維持する
- 上肢の機能的使用の増強
- 筋力とパワーの改善
- 機能的活動への段階的回復

術後 15 週
- 正常な可動域を維持するために ROM 訓練とストレッチを継続する
- 自己介助による関節包のストレッチ
- 基本的肩関節訓練に向けた肩関節筋力増強訓練

術後 20 週
- 第 4 期のここまでのすべての訓練の継続
- 動きが不完全であれば ROM ストレッチを継続する

第 5 期:活動への復帰期(23~30 週)

ゴール
- 激しい労働活動への段階的復帰
- レクリエーション的スポーツ活動への段階的復帰

術後 23 週
- 基本的な肩関節訓練プログラムの継続(少なくとも週 4 回)
- 動きが硬ければストレッチの継続

---

❶等張性訓練を開始する前に,患者は,肩関節や肩甲骨を引き上げることなしに上腕を挙上することができなければならない.できなければ,肩甲上腕関節の訓練を継続する.

□→ タイプ3の腱板修復術後〔大〜広範囲断裂（＞5cm）に対する関節鏡視下ミニオープン修復術〕

術後 26 週
- インターバルスポーツプログラム開始の許可（例：ゴルフ）

リハビリテーションプロトコール

投手のためのインターバル投球プログラム　　　　　Wilk

ステップ1

隔日でノーワインドアップで壁にボールをトスする．25〜30投で開始し，70投まで増やしていき，段階的に投球距離を伸ばしていく．

投球回数	距離（ft〈m〉）
20	20〈6〉（ウォームアップ期）………①
25〜40	30〜40〈9〜12〉………………②
10	20〈6〉（クールダウン期）…………③

> 訳注：表の見方．投球回数と距離（ft〈m〉）についての説明
> （以下ステップ7まで同じ．1 ft ≒ 0.3 m）
> ① ウォームアップ期，20 ft〈6 m〉で 20 回投球
> ② 30〜40 ft〈9〜12 m〉で 25〜40 回投球
> ③ クールダウン期，20 ft〈6 m〉で 10 回投球

ステップ2

隔日でボールをトスする（軽いワインドアップでのキャッチボール）．

投球回数	距離（ft〈m〉）
10	20〈6〉（ウォームアップ期）
10	30〜40〈9〜12〉
30〜40	50〈15〉
10	20〜30〈6〜9〉（クールダウン期）

ステップ3

軽いワインドアップでボールをトスする投球距離を伸ばしていく．

投球回数	距離（ft〈m〉）
10	20〈6〉（ウォームアップ期）
10	30〜40〈9〜12〉
30〜40	50〜60〈15〜18〉
10	30〈9〉（クールダウン期）

ステップ4

最大 60 ft〈18 m〉まで投球距離を伸ばす．ハーフスピード未満での速さの投球をときどき取り交ぜながら，ボールトスを続ける．

投球回数	距離(ft〈m〉)
10	30〈9〉(ウォームアップ期)
10	40〜45〈12〜13.5〉
30〜40	60〜70〈18〜21〉
10	30〈9〉(クールダウン期)

ステップ5

このステップでは，投球距離を最大 150 ft〈45 m〉まで徐々に伸ばす．

5-1期

投球回数	距離(ft〈m〉)
10	40〈12〉(ウォームアップ期)
10	50〜60〈15〜18〉
15〜20	70〜80〈21〜24〉
10	50〜60〈15〜18〉
10	40〈12〉(クールダウン期)

5-2期

投球回数	距離(ft〈m〉)
10	40〈12〉(ウォームアップ期)
10	50〜60〈15〜18〉
20〜30	80〜90〈24〜27〉
20	50〜60〈15〜18〉
10	40〈12〉(クールダウン期)

5-3期

投球回数	距離(ft〈m〉)
10	40〈12〉(ウォームアップ期)
10	60〈18〉
15〜20	100〜110〈30〜33〉
20	60〈18〉
10	40〈12〉(クールダウン期)

5-4期

投球回数	距離(ft〈m〉)
10	40〈12〉(ウォームアップ期)
10	60〈18〉
15〜20	120〜150〈36〜45〉
20	60〈18〉

□→ 投手のためのインターバル投球プログラム

| 10 | 40〈12〉(クールダウン期) |

ステップ6

マウンドにのらずに，1/2〜3/4のスピードでの投球に向けて訓練を進める．特にマウンドにのらずに投げるときには，適切な身体力学を使用するように心がける．
- ボールの上部を意識する
- 肘を上げた状態にする
- 頂点から投げる
- 腕と体幹を用いてフォロースルーをする
- 足を用いて体を押し出す

6-1期

投球回数	距離(ft〈m〉)
10	60〈18〉(ウォームアップ期)
10	120〜150〈36〜45〉(山なりのボール)
30	45〈13.5〉(マウンドにのらず)
10	60〈18〉(マウンドにのらず)
10	40〈12〉(クールダウン期)

6-2期

投球回数	距離(ft〈m〉)
10	50〈15〉(ウォームアップ期)
10	120〜150〈36〜45〉(山なりのボール)
20	45〈13.5〉(マウンドにのらず)
20	60〈18〉(マウンドにのらず)
10	40〈12〉(クールダウン期)

6-3期

投球回数	距離(ft〈m〉)
10	50〈15〉(ウォームアップ期)
10	60〈18〉
10	120〜150〈36〜45〉(山なりのボール)
10	45〈13.5〉(マウンドにのらず)
30	60〈18〉(マウンドにのらず)
10	40〈12〉(クールダウン期)

6-4期

投球回数	距離(ft〈m〉)
10	50〈15〉(ウォームアップ期)
10	120〜150〈36〜45〉(山なりのボール)
10	45〈13.5〉(マウンドにのらず)
40〜50	60〈18〉(マウンドにのらず)
10	40〈12〉(クールダウン期)

このとき，投手が痛みも不快もなく 6-4 期を首尾よく完遂し，およそ最大の 3/4 の速度で投げているならば，投手コーチとトレーナーは投手をブルペンに上げたり，ステップ 7 に進ませてよいかもしれない．ブルペンに上がったり上がらなかったりするのは，ゲームのシミュレートに慣れるためである．投手は，ゲームのイニング間の休息時間を再現する意味で，一連の投球訓練の間でも休息をとる．

ステップ 7

- ブルペンに上がったり上がらなかったりしての，1/2〜3/4 のスピードに向けた投球訓練

1 日目

投球回数 / 距離(ft〈m〉)
10（ウォームアップ投球） 120〜150〈36〜45〉（山なりのボール）
10（ウォームアップ投球） 60〈18〉（マウンドにのらず）
40（ピッチング投球） 60〈18〉（マウンドにのらず）
　10 分間休息
20（ピッチング投球） 60〈18〉（マウンドにのらず）

2 日目

- 休息

3 日目

投球回数 / 距離(ft〈m〉)
10（ウォームアップ投球） 120〜150〈36〜45〉（山なりのボール）
10（ウォームアップ投球） 60〈18〉（マウンドにのらず）
30（ピッチング投球） 60〈18〉（マウンドにのらず）
　10 分間休息
20（ピッチング投球） 60〈18〉（マウンドにのらず）
　10 分間休息
10（ウォームアップ投球） 60〈18〉（マウンドにのらず）
20（ピッチング投球） 60〈18〉（マウンドにのらず）

4 日目

- 休息

5 日目

投球回数 / 距離(ft〈m〉)
10（ウォームアップ投球） 120〜150〈36〜45〉（山なりのボール）
10（ウォームアップ投球） 60〈18〉（マウンドにのらず）
30（ピッチング投球） 60〈18〉（マウンドにのらず）
　8 分間休息
20（ピッチング投球） 60〈18〉（マウンドにのらず）
　8 分間休息

→ 投手のためのインターバル投球プログラム

20(ウォームアップ投球)	60⟨18⟩(マウンドにのらず)
8分間休息	
20(ピッチング投球)	60⟨18⟩(マウンドにのらず)

　この時点で，投手は通常のルチーン練習を始める準備，つまりバッティング練習で投げることからブルペンで投げることまでの準備ができている．このプログラムは，必要に応じてトレーナーか理学療法士が調整できるし，すべきである．各ステップは記載されているよりも多少時間が伸び縮みするかもしれない．また，プログラムはトレーナー，理学療法士，医師が監視すべきである．投手は一生懸命に訓練する必要はあるが，しすぎないようにすることを覚えておくべきである．

リハビリテーションプロトコール

捕手(キャッチャー)，内野手，外野手のためのインターバル投球プログラム　　Wilk

注意：各ステップを3回実行する．すべての投球が，円弧状か「山なり」であるべきである．キャッチャーと内野手の投球最大距離は，120 ft⟨36 m⟩である．外野手の投球最大距離は，200 ft⟨60 m⟩である．

ステップ1

ワインドアップなしでボールをトスする．足を肩幅に開いて立ち，捕球相手に向かう．ボールの回転とボールの上部を意識することに集中する．

投球回数	距離(ft⟨m⟩)	
5	20⟨6⟩(ウォームアップ期)	①
10	30⟨9⟩	②
5	20⟨6⟩(クールダウン期)	③

▲訳注：表の見方．投球回数と距離(ft⟨m⟩)についての説明▲
(以下ステップ8まで同じ．1 ft ≒ 0.3 m)
① ウォームアップ期，20 ft⟨6 m⟩で5回投球
② 30 ft⟨9 m⟩で10回投球
③ クールダウン期，20 ft⟨6 m⟩で5回投球

ステップ2

捕球相手に向かって横向きに立ち，足は肩幅に開く．投球時には，開いていた足を閉じて後方の足を回転軸にする．

投球回数	距離(ft〈m〉)
5	30〈9〉(ウォームアップ期)
5	40〈12〉
10	50〈15〉
5	30〈9〉(クールダウン期)

ステップ3

繰り返しステップ2の体勢をとる(1投ごとに繰り返す). 前足は目標方向に踏み出し, フォロースルーで後足がそれに続く.

投球回数	距離(ft〈m〉)
5	50〈15〉(ウォームアップ期)
5	60〈18〉
10	70〈21〉
5	50〈15〉(クールダウン期)

ステップ4

投手の姿勢を想定する. 先導する足を持ち上げて, そしてその足を大きく前へ踏み込む. フォロースルーで後足がそれに続く.

投球回数	距離(ft〈m〉)
5	60〈18〉(ウォームアップ期)
5	70〈21〉
10	80〈24〉
5	60〈18〉(クールダウン期)

ステップ5

外野手:グラブを持っている側の足を先に前方へ出す. 1歩踏み出して, ぴょんとステップをとり(crow-hop), ボールを投げる.

内野手:グラブを持っている側の足を先に前方へ出す. すり足で1歩前に出て, ボールを投げる. 最後の5球は直線的なボールを投げること.

投球回数	距離(ft〈m〉)
5	70〈21〉(ウォームアップ期)
5	90〈27〉
10	100〈30〉
5	80〈24〉(クールダウン期)

ステップ6

ステップ5で示した投球方法を行う. 各自のプレーするポジションを想定する. **内野手とキャッチャーは120 ft〈36 m〉以上を投げないこと. 外野手は150 ft〈45 m〉以上投げないこと**(中間〜深い守備).

→ 捕手（キャッチャー），内野手，外野手のためのインターバル投球プログラム

投球回数	内野手とキャッチャー 距離(ft⟨m⟩)	外野手 距離(ft⟨m⟩)
5	80⟨24⟩（ウォームアップ期）	80⟨24⟩（ウォームアップ期）
5	80～90⟨24～27⟩	90～100⟨27～30⟩
5	90～100⟨27～30⟩	110～125⟨33～37.5⟩
5	110～120⟨33～36⟩	130～150⟨39～45⟩
5	80⟨24⟩（クールダウン期）	80⟨24⟩（クールダウン期）

ステップ7

内野手，キャッチャー，外野手は各自のプレーするポジションを想定して投げる．

投球回数	内野手とキャッチャー 距離(ft⟨m⟩)	外野手 距離(ft⟨m⟩)
5	80⟨24⟩（ウォームアップ期）	80～90⟨24～27⟩（ウォームアップ期）
5	80～90⟨24～27⟩	110～130⟨33～39⟩
5	90～100⟨27～30⟩	150～175⟨45～52.5⟩
5	110～120⟨33～36⟩	180～200⟨54～60⟩
5	80⟨24⟩（クールダウン期）	90⟨27⟩（クールダウン期）

ステップ8

ステップ7の訓練を繰り返す．内野手，外野手の通常の守備位置でノックを受ける（ノック用バットを用いる）

リハビリテーションプロトコル

テニスプレーヤーのためのインターバルプログラム　Wilk

このテニスプロトコルは，1日おきに実行するようにデザインされている．各セッションは，以下に概説するように，ウォームアップから始める．このテニスプロトコルを行わない日は，筋力増強訓練，柔軟体操，およびコンディショニング運動を続行すること．

ウォームアップ

下肢
- テニスコートを4周ジョギング
- ストレッチ
  - 腓腹筋
  - アキレス腱
  - ハムストリング筋

- 大腿四頭筋

上肢
- 肩のストレッチ
  - 後方の肩腱板
  - 下方関節包
  - 菱形筋
    - 前腕/手関節のストレッチ
    - 手関節屈曲筋
    - 手関節伸展筋

体幹
- 側方屈曲
- 伸展
- 回転

フォアハンド・グラウンドストローク
コートの反対側のフェンスに向かって打たせる．コートの中にボールを入れようとしなくてよい．

すべてのフォアハンド・グラウンドストロークを行うときには以下のことに気をつけること．
- 膝を曲げる
- 体を回転させる
- ボールに向かって足を踏み出す
- 体の正面位にボールが来たときに打つ

肩に過度の負担がかかるので，オープンスタンスで打たないこと．前方不安定性またはインピンジメント症候群の問題があれば，フォアハンドストロークの間に特に多くの負担がかかる．後方不安定性の問題があれば，バックハンドの間も同様である．

こういったスポーツ特有のドリルの開始初日は，ボールを弾ませて，それを打つことから始める．ボールを自分で弾ませて，ウエスト（腰）の高さで打つようにする．これは以下において一貫して考慮に入れる．
- ボールがどのように飛んでくるか
- ボールのヒットとヒットの間に，自分のタイミングに近づける
- フォロースルーと完全伸展を確実にするために目標に向かってボールを打つ
- 適切な打法を用いると，その結果，肩の前面にかかる負荷はより少なくなる

第1週

第1日
- フォアハンドストローク　25回
- バックハンドストローク　25回

□→ テニスプレーヤーのためのインターバルプログラム

第2日
初日の練習の後にまったく問題がなければ，フォアハンドとバックハンドの回数を増やす．
- フォアハンドストローク　50回
- バックハンドストローク　50回

第3日
- フォアハンドストローク　50回（ウエストの高さで）
- バックハンドストローク　50回（ウエストの高さで）
- 高い位置でのフォアハンドストローク　25回
- 高い位置でのバックハンドストローク　25回

第2週

トスされたボールをタイミングを合わせて打てるようにする．そうすれば，ゆっくりとしたフォロースルーから体勢を立て直す時間が十分にある（すなわち，次のボールをトスされる前に，ボールがコートの反対側にバウンドするまで待てる）．常にコート上の目標物や定位置に向けて打つこと．

　基本的なグラウンドストロークに取り組んでいるならば，だれかにウエストの高さに一貫して球出しをしてもらうこと．

　高い位置でのフォアハンドストロークに取り組んでいるならば，肩の高さかそれ以上の高さに球出しをしてもらうこと．

第1日
- 高い位置でのフォアハンドストローク　25回
- ウエストよりやや高めの位置でのフォアハンドストローク　50回
- ウエストよりやや高めの位置でのバックハンドストローク　50回
- 高い位置でのバックハンドストローク　25回

第2日
- 高い位置でのフォアハンドストローク　25回
- ウエストよりやや高めの位置でのフォアハンドストローク　50回
- ウエストよりやや高めの位置でのバックハンドストローク　50回
- 高い位置でのバックハンドストローク　25回

第3日
ボールをクロスコートとダウンザラインに交互に打つが，打点はウエストよりやや高めとさらに高めの位置とし，フォアハンドとバックハンドで打つ．
- 高い位置でのフォアハンドストローク　25回
- ウエストよりやや高めの位置でのフォアハンドストローク　50回
- ウエストよりやや高めの位置でのバックハンドストローク　50回
- 高い位置でのバックハンドストローク　25回

第3週

1週間あたり3回のスケジュールを継続する．通常のものと高い位置でのフォアハンドとバックハンドのボレーを加える．この時点でだれかパートナーに，ボール入れのかごから出したボールを打ち込んでもらう球出しを始めてもよい．この球出しでは，ボールが相手のラケットを離れるタイミングを感じることができる．パートナーは，戻ってきたボールがワンバウンドしてから次のボールを出す．これで，テニスプレーヤーはフォロースルーを意識することができ，次のショットのために慌てる必要がない．常に，適切な身体のメカニクスを強く意識する．

第1日
- 高い位置でのフォアハンドストローク　25回
- ウエストからやや高めの位置でのフォアハンドストローク　50回
- ウエストからやや高めの位置でのバックハンドストローク　50回
- 高い位置でのバックハンドストローク　25回
- 低い位置でのフォアハンドボレーとバックハンドボレー　25回
- 高い位置でのフォアハンドボレーとバックハンドボレー　25回

第2日
上記第3週の1日目と同じ

第3日
第3週の2日目と同じ．打つ方向に気をつける（例：ダウンザラインか，あるいはクロスコートか）．
良好な身体のメカニクスを忘れないようにする．
- 膝を常に曲げておく
- ボールはライジングで打つ
- ボールは体の正面で打つ
- 体を回転させる
- オープンスタンスでボールを打ってはいけない
- 母指球部に重心をおく

第4週

第1日
パートナーにかごからの球出しを続けてもらう．ベースラインに沿って横方向に移動し，フォアハンドストロークとバックハンドストロークを交互に打つ．これまでに説明したように，良好な身体のメカニクスを強く意識する．

　ダウンザラインとクロスコートを交互に打つ．このドリルは，かご1杯分のテニスボール（100〜250球）を打つ．

　次のドリルはかご半分のテニスボール（50〜75球）をハイボレーとローボレーで打つ．このドリルはまた，横方向の移動を行い，ボールを打った後はコートのセンターに戻る．

　パートナーは，テニスプレーヤーが慌てて不完全な体勢でストロークをしないよ

うに，次のボールを打つ前にテニスプレーヤーがセンターに戻ることができるくらいの時間を与えるべきである．

第2日
上記第4週の1日目と同じ

第3日
上記第4週の2日目と同じ

第5週

第1日
一貫したグラウンドストロークを打てるパートナーを見つける（例：一貫して，同じエリアにボールが打てるか．特に，プレーヤーのフォアハンドにウエストの高さのバウンドに打てるか）．

　パートナーが選手のバックハンドとフォアハンドに対してボールを交互に打つ，グラウンドストロークを打ち始める．約15分間，ラリーを続ける．そして，次にベースラインからのボレーの球出しをしてもらう．このとき，プレーヤーのバックとフォアのボレー，ハイボレー，ローボレーに対して交互に打ってもらう．このボレーを15分間続ける．合計30〜40分間，ラリーを続けることになる．

　セッションの終わりに，ベースラインに沿って立ち，サーブを練習すること．まず最初に，1〜3分間のシャドーイングでウォームアップをする．ゆるくテニスラケットを持って，8の字を書くように体の周りでラケットを振る．あまり激しくラケットを振らないようにする．実際にボールを打つサーブ練習の準備ができたら，体の正面でトスを上げ，ラケットを起こして後ろに回し，膝を曲げて，ボールを打ちあげる．どのくらいのパワーを発生させているかは忘れること．そして，サービスラインの間にボールを打とうとすることも忘れること．まるでバックフェンスに向けて打つかのように，ボールを打ってみる．

　テニスコートの両サイドから約10回，サーブを打つ．サーブを打つのは，このプロトコールでは初めてのことである．したがって，100%の力で打たないようにする．

第2日
上記第5週の1日目と同じ．ただし，サーブ練習の回数を増やすこと．グラウンドストロークとボレーに取り組んだ後に，ベースラインに戻って，セカンドサービスの練習をすること．ボールを打ち，膝を曲げて，フォロースルーを，そして，体の正面でのトスを保つ．2日目はテニスコートの両サイドから各20球打つ（すなわち，デュースコートへ20球，アドバンテージコートへ20球）．

第3日
上記第5週の2日目と同じで，グラウンドストローク，ボレー，サーブを行う．サーブの追加はしない．以下のことに集中する．
- 膝を曲げる

- ラケットを構える
- フットワークを生かす
- ボールを体の正面で打つ
- ボールから目を離さない
- フォロースルーをとる
- 次のショットのために体勢を整える
- サーブのときは体の前でトスする

　練習は第5週の2日目と同じにすべきであるが，以前に記載した適切な身体のメカニクスを強く意識すれば，2日目よりも難しい練習であったと感じるはずである．

第6週

第1日
通常行うウォームアッププログラムの後に，特定のグラウンドストロークドリルを開始する．すなわち，ボールをダウンザラインに打って，パートナーがクロスコートに打ち返すストロークである．これによって，テニスプレーヤーはコートをすばやく動かねばならない．既述のとおりよい身体のメカニズムを強く意識すること．

　ストロークを逆にする前に，10～15分間このドリルを実行する．今度は，パートナーがダウンザラインに打って，プレーヤーがクロスコートに打ち返す．

　パートナーがボールを打つ間に，次に示すドリルに移る．フォアハンド，次に，バックハンド，そして押し出しのボレーでボールを打ち返す．10～15分間この順序を繰り返す．このセッションは，サーブをアドバンテージコートへ50球，デュースコートへ50球打って終わりとする．

第2日
上記第6週の1日目と同じであるが，加えて，サーブのリターンをデュースサイドとアドバンテージサイドで行う．このセッションは両サイドに50球ずつサーブを打って終わる．

第3日
以下の順序を実行すること．ウォームアップ．クロスコートとダウンザラインのドリル．バックハンド，フォアハンド，ボレーの各ドリル．サーブのリターン，そしてサーブを打つ練習である．

第7週

第1日
ウォームアップを実行する．これまでと同様のドリルを実行し，サーブのリターンの反復訓練をする．サーブを打つ練習をする前に，10～15球のオーバーヘッドショットの練習を行う．よいメカニクスを維持しつづける．ドリルにアプローチショットを加える．

第2日
上記第7週の1日目と同じ．ただし，オーバーヘッドショットは2倍練習する（25～

▫→ テニスプレーヤーのためのインターバルプログラム

30球のオーバーヘッドショットの練習）．

第3日
ウォームアップとクロスコートドリルを実行する．オーバーヘッドショットを加えて，バックハンド，フォアハンド，ボレー，およびオーバーヘッドのドリルにする．

　熱心なテニスプレーヤーであれば，ほかのストロークやゲームのほかのパート練習をしたくなるものである．遠慮なく徐々に訓練と練習セッションにそれらを加えていってよい．

　他のストローク同様，適切なメカニクスを，攻撃的に，また防衛的になったりしながらドロップボレー，スライス，重いトップスピン，ドロップショット，およびロブに適用する．

第8週

第1日
ウォームアップと1セットの模擬試合を行う．3ゲームごとに必ず一休みすること．よいメカニクスを意識して用いることにより集中する．

第2日
2セットマッチの試合を行う．

第3日
3セットマッチの試合を行う．

　すべてがうまくいったら，定期的な練習とゲームスケジュールに戻る計画を作ることができる．状態が許すなら，連日で練習するか，またはプレーすることができる．

リハビリテーションプロトコール

ゴルファーのためのインターバルプログラム　　　　Wilk

　ゴルフ特有のプロトコールは，1日おきに実行するように設計されている．各セッション（つまり各ステージ）はここに概説されたウォームアップで始める．ゴルフのプレーや練習をしない日は，筋力増強訓練，柔軟体操，およびコンディショニング運動を継続する．各ステージを行っている間，実行中に痛みがないように，肩の問題の重症度によって2～4週間ごとに次の訓練（ステージ）に移行する．

ウォームアップ

下肢：練習用グリーンの周りを3，4周ジョギングするか，元気よく歩く．また，ハムストリング，大腿四頭筋，およびアキレス腱をストレッチする．
上肢：肩関節のストレッチ（後方の腱板，前方の腱板，菱形筋），手関節屈筋群およ

び伸筋をストレッチする.
体幹：側方曲げ，伸展，回転の訓練をする.

ステージ1
パット練習　　　50回　週3回
中間のクラブ　　 0回
ロングクラブ　　 0回

ステージ2
パット練習　　　50回　週3回
中間のクラブ　　20回　週2回
ロングクラブ　　 0回

ステージ3
パット練習　　　50回　週3回
中間のクラブ　　40回　週3回
ロングクラブ　　 0回
各自のベストの距離の1/3を超えないように行う.

ステージ4
パット練習　　　50回　週3回
中間のクラブ　　50回　週3回
ロングクラブ　　10回　週2回
各自のベストの距離の1/2までとする.

ステージ5
パット練習　　　50回　週3回
中間のクラブ　　50回　週3回
ロングクラブ　　10回　週3回

ステージ6
パット練習　　　50回　週3回
中間のクラブ　　50回　週3回
ロングクラブ　　20回　週3回
週に1回の練習の代わりにゴルフのラウンドプレーを1回行う.

修復不可能な腱板断裂や広範囲腱板断裂のデブリドマン後のリハビリテーション

　関節鏡視下肩峰下減圧術を受けた後の，広範囲で「**修復できない**」肩腱板断裂と腱板デブリドマン後のリハビリテーションは，**4つの重要な治療範囲**に重点を置く．

- 他動および自動介助ストレッチテクニックによる**動きの段階的達成**．正常な可動域を手術の3〜4週間後で得るべきである．

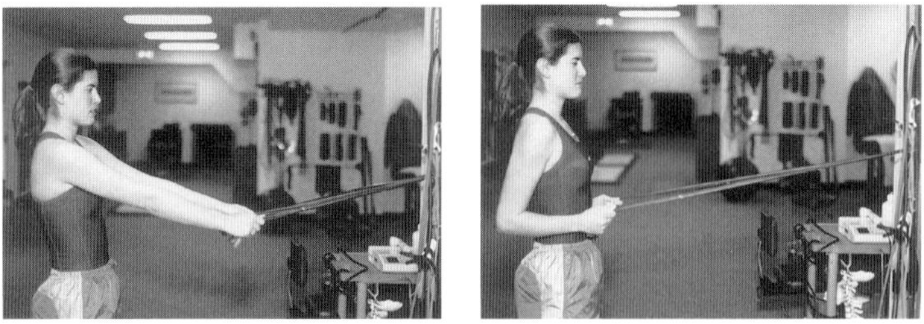

図3-69 セラバンドチューブを用いた開放的運動連鎖の肩甲骨筋力強化.
A：開始，**B**：終了.

- 肩の強さの段階的回復．肩腱板と肩甲帯胸郭間の筋肉（図3-69）から始め，三角筋へと進めていく．
- 上腕の挙上を許容する肩甲上腕関節の「筋力のバランス」の再建．
- これらの患者で自動肩関節挙上を回復するキーポイントは，後部の腱板筋の筋力強化を行うことである．
- Burkhart（2001）の報告によると，後部の腱板の弱化，さもなければ筋力連結の「分離」が，上腕の自動挙上で上腕骨頭の前上方への転位を引き起こしている．
- 固有感覚や神経筋の訓練ドリルによる，肩甲上腕関節の動的な安定性の回復．
- 痛みのない腕のさまざまな角度での挙上で，内旋・外旋の律動性安定化ドリルを行う（図3-68参照）．
  - 軽い等張性・等尺性運動によって，外旋が強化される．
  - 患者は，週3回かそれ以上，受傷前の運動プログラムを続けている．基本的な肩関節の運動プログラムを続ける．

肩関節不安定性

　肩甲上腕関節は，骨の配置のために本質的にゆるい．肩甲上腕関節は，身体中の関節のなかで最も大きな量の運動を示す．肩関節は可動性のために安定性を犠牲にし，その結果，最も脱臼しやすい関節であり，そのうち90％以上が前方に脱臼する．「肩関節不安定性」は，脱臼，亜脱臼および「病的な」関節弛緩のような広範囲の疾患を含んでいる総括的な用語である．肩不安定性と関係する用語を理解するために，よくみられる関連したさまざまな用語を定義しなければならない．**移動**（translation）は肩甲骨関節面に関しての上腕骨の動きである．**弛緩**（laxity）は生じた転位の量である．ある程度の弛緩は正常な肩において望ましいことである．実際，1 cmを超える

肩関節不安定性の分類

頻度
急性
反復性
固定性（慢性）

原因
外傷性事項（微小外傷）
非外傷性事項（随意性，非随意性）
微小外傷
先天性
神経筋状態（Erb 麻痺，脳性麻痺，てんかん）

方向
前方
後方
下方
多方向性

程度
脱臼
亜脱臼
微小外傷（一時的）

(Warren RF, Craig EV, Altcheck DW : The Unstable Shoulder. Philadelphia, Lippincott-Raven, 1999 より引用)

後方弛緩は，特にアスリートでは一般的である．したがって，**肩関節不安定性は，患者が経験した肩甲上腕関節の不必要な移動として定義される**．上腕骨を 1 cm 以上転位させたり，関節窩の縁にのせたりしても不安定性を再現できない．しかし，その操作が患者の「**スリップする**」，「**崩れる**」，「**痛い**」と述べるような症状を再現する場合，これは肩甲上腕関節不安定性を支持する証拠となる．結局，**肩関節脱臼は，上腕頭と肩甲骨関節窩の間の完全な関節適合性の損失と定義される**．一方，**亜脱臼**は，症候が生じる程度まで肩甲上腕関節の部分的な関節適合性の損失が生じたときということができる．

方向別分類

肩関節前方不安定性
外傷性，急性脱臼(烏口突起下，関節窩下，鎖骨下，胸郭内)
外傷性，急性亜脱臼
反復性前方脱臼
- 慢性反復性前方脱臼
- 慢性反復性前方亜脱臼

固定された(ロックされた)前方脱臼

肩関節後方不安定性
外傷性，急性脱臼(肩峰下，関節窩下，肩甲棘下)
外傷性，急性亜脱臼
反復性後方脱臼
- 慢性反復性後方脱臼
- 慢性反復性後方亜脱臼

随意性(非外傷性)亜脱臼-脱臼
- 位置性タイプ
- 筋性タイプ

慢性(ロックされた)脱臼(逆 Hill-Sachs 損傷の大きさによる分類)
- 関節面の 25% 未満
- 関節面の 25〜40%
- 関節面の 40% を越える

多方向性肩関節不安定性
タイプ 1	全般的な不安定性：非外傷性多方向性不安定性	
タイプ 2	前下方不安定性：潜在的な過弛緩家系における急性の微小外傷歴	
タイプ 3	後下方不安定性：潜在的な過弛緩家系における繰り返される微小外傷歴	
タイプ 4	前後方向不安定性	

(Warren RF, Craig EV, Altcheck DW: The Unstable Shoulder. Philadelphia, Lippincott-Raven, 1999 より引用)

　肩甲上腕関節の安定性は，その静的・動的な安定機構に依存する．肩関節唇および関節面同士の適合性のような**静的安定化機構**は，リハビリテーションではなく外科的手段によってのみ影響を受ける．しかし，**動的安定化機構**(肩腱板や肩甲骨運動と上腕骨運動の組み合わせ方で構成される)は，適切なリハビリテーションプログラムに

よって劇的に影響を受ける．肩関節周囲の筋力増強訓練は肩関節不安定性のためのすべてのリハビリテーションプログラムの基礎である．

　筆者らは，オーバーヘッドアスリートの診断および治療にすでに注目している．彼らは，潜在的な微小不安定性をもち，それは，二次的なインピンジメント，インターナルインピンジメント，肩腱板炎，腱板断裂，それらの混合型を発生させる．本項では，症候性の前方・後方・多方向の不安定性をもつ患者の診断および治療に注目する．

肩関節前方不安定性

　肩関節前方不安定性は肩甲上腕関節不安定性のなかで最多のタイプで，外傷性脱臼か，亜脱臼の症候性のエピソードとなる反復性の微小外傷によって引き起こされる．肩関節脱臼の90%以上が前方脱臼であり，**通常は上腕が外転・外旋位で生じる**．これは「生体力学的に肩甲上腕関節の最も弱い肢位」を表し，**前方不安定性の「古典的肢位」**である．

　外傷性前方脱臼の診断は，受傷時の上肢の肢位と損傷機序を含む詳細な現病歴をとり，詳細な身体診察を行えば，通常は容易である．損傷機序は通常，肩関節の位置は外転と外旋の組み合わせで，上腕骨頭が間接的な「てこ」の作用で前方に移動することである．よくみられることではないが，脱臼が，肩関節後方からの前方方向への直達外力によって引き起こされる場合がある．

身体診察

- 受傷側の肩は通常，非受傷側の腕によって大事にかかえられた前腕とともに，わずかに外転・外旋位で保持されている．
- 肩の前部の様相に触診可能なほどの緊満がある．
- 内旋・内転は制限されている．
- どのような整復術であれ，それを行う前に神経損傷のための評価が重要である．**腋窩神経は，肩関節前方脱臼時に最も損傷されやすい神経である**．このリスクは，患者の年齢，脱臼持続時間，および脱臼を引き起こした外傷の激しさとともに増加する．
- 診断で重要なことは，合併骨折を除外するために，完全な「トラウマ肩シリーズ」X線撮影を行うことである．
- 初期治療は，整復術と鎮痛コントロール方法とともに，整復が成功したかどうかを確認するX線検査や整復中に神経損傷や神経絞扼が発生しなかったかどうかを確認するため，神経学的検査を繰り返す．

　反復性の肩関節前方不安定性は，初回前方脱臼後の最も一般的な問題である．反復性脱臼に最も一貫している最重要要因は，**初回脱臼年齢**である．しかし，実際にはそ

れは，高齢者よりも若年者のほうがより活動性が高いためであるかもしれない．**手術以外のリハビリテーションプログラムによって治療された場合，30 歳以下の若年者は，平均約 70% の脱臼再発のリスクがある**．全体的にみて，脱臼再発率は手術をしない場合，およそ 50% である．反復性の肩関節前方不安定性は，患者の病歴と身体診察で確認できる．それは，**脱臼不安感（apprehension）テスト陽性**（**図 3-32** 参照）と**リロケーション（relocation）テスト陽性**（**図 3-34** 参照）の所見である．反復性の肩関節前方不安定性の自然経過は，手術的に安定化処置が行われると変わってくる．Kirkley ら（1999）の，前向き無作為化研究では，平均年齢 22 歳の 2 グループの患者のなかで，前方脱臼再発率の統計学的な差があることを示した．1 つのグループは，リハビリテーションプログラムで治療を行い，47% の脱臼再発率であったが，もう一方のグループは関節鏡視下で安定化手術を行い，平均 2 年のフォローアップで 15% の脱臼再発率であった．

非手術的治療

肩関節前方不安定性の保存的療法は，30 歳以上の患者で，より成功している．若年者の保存的療法では通常，治療を成功させるには，より長い期間の固定が必要である．しかし，固定期間の長さは再脱臼のリスクの減少とは弱い関係しかないことを認識すべきであり，さらなる科学的研究が必要である．**再脱臼が最も一般的な合併症であるので，リハビリテーションプログラムのゴールは肩関節安定性を最適化することである**．次のプロトコールのなかで概説するように，危険な手技の回避と，注意深い筋力強化が，リハビリテーションプログラムの重要な要素である．

リハビリテーションプロトコール

肩関節前方不安定性の非手術的治療　　　　　　　　Bach, Cohen, and Romeo

第 1 期：0〜2 週

制限事項
- 再脱臼のリスクのある肩関節肢位を回避する
    - 外旋
    - 外転
    - 牽引

固定法
- スリング固定：訓練時は外す
- 固定期間は年齢に応じて変える

- 20 歳以下：3～4 週間
- 20～30 歳：2～3 週間
- 30 歳以上：10 日～2 週間
- 40 歳以上：3～5 日間

疼痛のコントロール
- 回復には痛みの軽減と快適性が重要である
  - 薬物療法
    - 麻薬性鎮痛薬：外傷性脱臼後 5～7 日間使用する
    - 非ステロイド性抗炎症薬（NSAIDs）：炎症を軽減させるために〔例：セレコキシブ（セレコックス®）など〕
  - 物理療法
    - アイシング，超音波，高電圧電流刺激（HVGS）
    - 治療前に湿性温熱を行い，最終段階ではアイシングを行う

運動：肩関節
- 第 1 期の運動は，30 歳以上の患者に対して行う
- それ以外の患者は第 2 期から開始する

運動：肘関節
- 他動運動から自動運動へ進める
  - 屈曲 0～130°
  - 耐えられる範囲での回内・回外

筋力強化
- 肩甲骨安定化機構の強化は，第 1 期の運動を 30 歳以上の患者に対して行う
  - それ以外の患者は第 2 期から開始する
- 握力強化

第 2 期：3～4 週

第 2 期に進むための基準
- 疼痛と圧痛の軽減
- 適切な固定方法

制限事項
- 再脱臼のリスクのある肩関節肢位を回避する
- 肩関節運動
  - 前方屈曲 140°
  - 40° 外旋（上肢は下垂位で）
- 伸展運動の禁止：**伸展運動は肩関節前方の構造に過緊張を与えるので**

固定法
- スリング固定：第 1 期の基準と同様

□→ 肩関節前方不安定性の非手術的治療

運動：肩関節
■ ゴール
- 前方屈曲 140°
- 外旋 40°（上肢は下垂位で）

■ 訓練
- 初期運動を促進するために Codman の振り子運動訓練を開始する
- 他動可動域（ROM）訓練（図 3-43 参照）
- 自動介助による ROM 訓練（図 3-42 参照）
- 自動 ROM 訓練

筋力強化
- 肩腱板強化
  - 閉鎖的運動連鎖（CKC）による等尺性筋力強化を，肘関節 90° 屈曲位，上腕を楽な下垂位で開始する（図 3-44 参照）
    - 内旋
    - 外旋
    - 前方屈曲
- 肩甲骨安定化機構の強化
  - CKC による筋力強化（図 3-45，図 3-62 参照）
    - 肩甲骨を後退させる運動（菱形筋，僧帽筋中部）
    - 肩甲骨を突出させる運動（前鋸筋）
    - 肩甲骨を引き下げる運動（広背筋，僧帽筋，前鋸筋）
    - 肩すくめ運動（僧帽筋，肩甲挙筋）

第 3 期：4〜8 週

第 3 期に進むための基準
- 疼痛のない肩関節運動（140° 前方屈曲，40° 下垂位外旋）
- 筋力強化中に最小の疼痛と圧痛であること
- 肩腱板筋力と肩甲骨安定化機構の改善

制限事項
- 不安定性を増悪させる肢位を避ける
  - 外転-外旋
- 肩関節運動
  - 前方屈曲 160°
  - 肩関節 30〜45° 外転位での 40° 外旋

運動：肩関節
■ ゴール
- 160° 前方屈曲
- 肩関節 30〜45° 外転位での 40° 外旋

■ 訓練
- 他動 ROM 訓練（**図 3-43** 参照）
- 自動介助による ROM 訓練（**図 3-42** 参照）
- 自動 ROM 訓練

筋力強化
- 肩腱板強化
  - CKC による等尺性筋力強化（肩関節 35～45° 外転位）
  - セラバンドを用いた開放的運動連鎖（OKC）による筋力強化へと進む（**図 3-47A** 参照）
    - 訓練は肘関節屈曲 90° で行う
    - 訓練開始の姿勢は肩関節が前方屈曲 0°，外転 0°，外旋 0° の中間位から開始する．腕は楽な下垂位
    - 訓練は 5 つの可動面において 45° の角度で行う
    - 6 種類の色分けされたセラバンドを用いることができる．それぞれ 1～6 ポンド（約 450～2,700 g）の負荷がかけられる
    - 通常，次の強さのセラバンドには 2～3 週ごとに進めていく．その段階で，少しでも患者に不快感があった場合は，次の強さのバンドに進まないように指導する
    - セラバンドによる訓練は，求心性と遠心性の肩筋力強化ができ，等張性訓練の一形態である（さまざまな速度で，決まった抵抗で訓練ができる）
      - ・内旋
      - ・外旋
      - ・外転
      - ・前方屈曲
  - 軽い等張性ダンベルを用いた訓練へと進めていく
    - 内旋
    - 外旋
    - 外転
    - 前方屈曲
  - 肩甲骨安定化機構の強化
    - CKC による筋力強化を継続する（**図 3-45**，**図 3-62** 参照）
    - OKC による等張性筋力強化へと進める（**図 3-46** 参照）
  - 肩甲骨平面での三角筋の筋力強化を開始し，90° 挙上まで行う

第 4 期：8～12 週

第 4 期に進むための基準
- 疼痛のない肩関節運動（160° 前方屈曲，30～45° 外転位での 40° 外旋で）
- 筋力強化中に最小の疼痛と圧痛であること
- 肩腱板筋力と肩甲骨安定化機構の改善が続いていること
- 身体診察の結果が申し分のないものであること

□→ 肩関節前方不安定性の非手術的治療

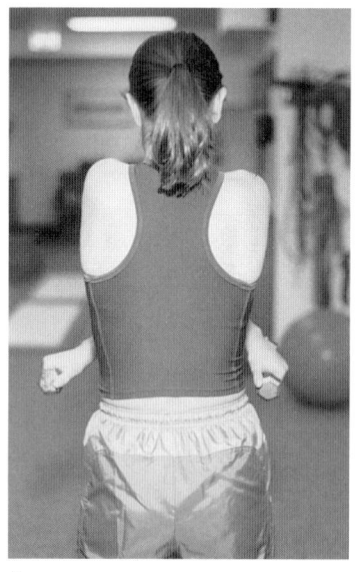

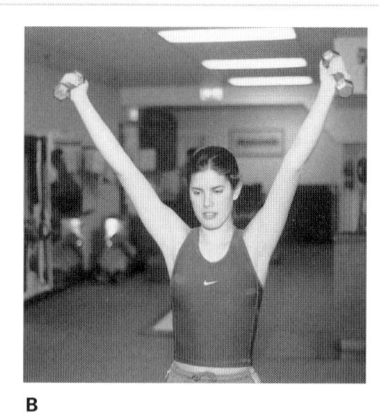

図 3-70 固有受容性神経筋促通法（PNF）の 1 例．**A**：開始，**B**：終了．

ゴール
- 肩関節の筋力，パワー，持久力の改善
- 神経筋制御および肩関節の固有感覚の改善
- 全肩関節運動の回復

制限事項
- 不安定性を増悪させる肢位の禁止

疼痛のコントロール
- 第 3 期と同様

運動：肩関節
■ ゴール
- 少なくとも反対側と同等の運動の獲得
■ 訓練
- ゴールの運動機能を獲得するために，他動，自動介助，自動による各 ROM 訓練を行う
■ 関節包のストレッチ
- 特に後方の関節包のストレッチを行う（**図 3-56** 参照）

筋力強化
- 肩腱板，肩甲骨安定化機構，三角筋の各筋力強化を継続する
  - これを 8～12 回の繰り返しを 1 セットとして，3 セット行う

上肢の持久性訓練
- 上肢の持久性訓練を組み込む
  - 上肢エルゴメーターを用いた訓練を行う

固有感覚訓練
- 固有受容性神経筋促通法（proprioceptive neuromuscular facilitation：PNF）パターン（**図3-70**）

第5期：12～16週

第5期に進むための基準
- 痛みのないROM
- 不安定性再発の証拠のないこと
- 肩関節筋力の70～80％の回復
- 身体診察の結果が申し分のないものであること

ゴール
- 機能的活動とスポーツ活動への段階的復帰の準備
- 肩機能維持のホームプログラムの確立．少なくとも週3回，ストレッチと筋力強化を行う

機能的強化
- プライオメトリクス（**図3-48**参照）

スポーツ復帰のための発展的で，系統的なインターバルプログラム
- ゴルファー向け：p.320参照
- 受傷後6か月未満ではないオーバーヘッドアスリート向け
  - 投球競技者：p.308～314参照
  - テニスプレーヤー：p.314参照

最大の改善は6か月以内に期待できる．

危惧すべき徴候
- 持続する不安定性
- 可動域の減少
- 筋力不足の持続：特に外転
- 疼痛の持続

合併症の治療
- このような患者は早期のルーチン（訓練）に戻る必要がある
- 前述したような疼痛コントロール処置を増やすことが必要になる場合がある
- 手術的処置が必要になることがある
  - 反復性肩関節不安定性は，1年間に3回以上の不安定性の発生や，安静時，睡眠時の不安定性の発生と定義できる．このような所見は，手術的治療の適応を強く考える

リハビリテーションプロトコール

肩関節前方不安定性の非手術例　　　　　　　　　Wilk

いくつかの要素により，プログラムは各個人で異なる長さになる
- 外傷の重症度
- 急性期か慢性期か
- 関節可動域（ROM）と筋力
- 要求される能力と活動性

第1期：急性期運動期

ゴール
- 痛みのない可動域の再確立
- 筋萎縮の防止
- 痛みと炎症の軽減

注意：初期のリハビリテーションプログラムの間，動的な関節安定性が回復するまで，ストレスが前方関節包にかかることに注意する必要がある（すなわち，外転や外旋の禁止）

疼痛と炎症の軽減
- 物理療法（例：アイシング，電気療法）
- 非ステロイド性抗炎症薬（NSAIDs）
- **穏やかな**関節モビライゼーション

ROM訓練
- 振り子運動
- 分回し運動
- ロープとプーリーを用いた訓練
  - 屈曲
  - 外転90°から正常可動域に進める
- L-バーを用いた訓練
  - 屈曲
  - 外転
  - 内旋（肩甲骨面で）
  - 外旋（**肩甲骨面で，次いで可能であれば90°外転位まで進める**）
- 後方関節包のストレッチ
- エルゴメーターを用いた上肢の訓練

肩関節の過伸展は禁忌

筋力強化
- 等尺性運動

- 屈曲
- 外転
- 伸展
- 内旋(多可動域角度で)
- 外旋(肩甲骨面で)
- 体重移動(閉鎖的運動連鎖訓練)

第2期：中間期

第2期に進むための基準
- 正常可動域
- 最小の疼痛と圧痛の状態
- 徒手筋力テスト(manual muscle test：MMT)で"good"の筋力．内旋，外旋，屈曲，外転で

ゴール
- 筋力の再獲得と改善
- 関節運動機能の正常化
- 肩関節複合体の神経筋制御機能の改善

等張性筋力強化の開始
- 屈曲
- 外転90°まで
- 内旋
- 側臥位での外旋45°まで
- 肩すくめ運動
- 伸展
- 水平内転
- 棘上筋訓練
- 上腕二頭筋訓練
- 腕立て伏せ

外転0°での(外科用ゴムチューブを用いた)遠心性訓練の開始
- 内旋
- 外旋

肩関節複合体の関節運動機能の正常化
- 関節モビライゼーションの継続
- 患者教育(活動性やスポーツ活動のメカニクスや変更点について)

肩関節複合体の神経筋制御機能の改善
- 固有受容性神経筋促通法(PNF)の開始(**図 3-70** 参照)
- 律動性安定化訓練(rhythmic stabilization)(**図 3-67**，**図 3-68** 参照)

□→ 肩関節前方不安定性の非手術例

物理療法の継続（必要であれば）
- アイシング，電気療法など

第3期：高度筋力強化期

第3期に進むための基準
- 正常な痛みのない可動域
- 触診での圧痛のないこと
- 抵抗運動の進行が続けられること

ゴール
- 筋力，パワー，持久性の改善
- 神経筋制御機能の改善
- 患者/アスリート，それぞれの活動復帰への準備

物理療法の継続（必要であれば）

後方関節包ストレッチの継続

等張性筋力強化の継続（抵抗運動へ進める）

遠心性筋力強化の開始

固有受容性神経筋促通法（PNF）の強調

等運動性訓練の開始
- 屈曲-伸展
- 外転-内転
- 内旋-外旋
- 水平外転-内転

プライオメトリクスの開始
- 外科用ゴムチューブを用いた訓練
- 壁を利用した腕立て伏せ訓練
- 医療用ボール（メディシンボール）を用いた訓練
- ボクシング運動訓練

ミリタリープレス*の開始
警告：前方関節包に過度の負荷をかけないようにすること

第4期：活動への復帰期

第4期に進むための基準
- 正常可動域
- 疼痛あるいは触診での圧痛のないこと
- 等運動性テストが十分に良好であること

---

*訳注：バーベルを持ち上げる訓練．

□→

- 身体診察の結果が申し分のないものであること

ゴール
- 筋力，パワー，持久性の最適なレベル維持
- 患者が完全な活動/スポーツへの機能的復帰の準備のための段階的活動性の増加

第3期のすべての訓練の継続

後方関節包ストレッチの継続

インターバルプログラムの開始

物理療法の継続（必要であれば）

経過観察
- 等運動性テスト
- インターバルプログラムを進める
- 訓練プログラムの維持

手術的治療

　手術による関節安定化は，脱臼を繰り返す患者，転位のある上腕骨結節骨折の患者，前下方肩関節窩縁の25%以上を含む肩関節縁骨折*の患者に，適応がある．1年間に3回以上の不安定性を経験する患者（反復性脱臼）や，休息または睡眠中の不安定性を経験する患者は，手術治療のさらなる候補である．手術的治療が比較的適応になるのは，若年者の患者で，特にスポーツあるいは労働活動への継続的な復帰を望むアスリートである．特にこの世代では，早期の手術的治療は，統計学的に有意に高い反復性不安定症のリスクを減らして，スポーツへ復帰させることができる．この患者グループ中の保存的療法に関する問題は，それが肩不安定性の自然経過を変更しそうにないということである．アスリートは，「シーズンオフ」中に保存的療法プログラムを実施して，不安定性のエピソードをより少なくしなければならない．しかし，次のシーズンに復帰するというとき，不安定性が有症状になった場合，アスリートは2シーズンを失うリスクを冒すことになる．このことは本質的に，特にハイレベルのアスリートにとって競技参加への本質的な終わりを意味する．

　従来のオープンBankart修復術は5%未満の再発率で，オープンの安定化手術方法による治療の標準である．関節鏡視下手術後の再発率はさまざまで，初期の報告では再発率は0～45%であった．高い再発率は，拙劣な手術手技，あるいはおそらく生物学的に正常な組織修復を無視した早すぎたリハビリテーションプログラムの結果

---

*訳注：骨性Bankart損傷．

であり，それはどちらの手術方法でも同じである．**最近の文献は，関節鏡視下 Bankart 修復手術後の再発率を 8〜17％ としている**．それはよりよい外科的手術手技や，従来の手術後のリハビリテーションと深い関係がある．関節鏡視下安定化手術の利点には，皮切の美観，より少ない術後疼痛，および外転の早期回復がある．

手術方法の選択は，執刀医がどちらの技術に習熟しているかによる．関節鏡視下腱板修復のように，関節鏡視下安定化手術は，技術的にはより挑戦的であり，病態解剖についての明瞭な理解が要求される．安定化手術後のリハビリテーションについては p.338 で詳述する．生物学的に組織修復過程は同じであるので，リハビリテーションプログラムはオープンも鏡視下も本質的に同じである．また，肩甲下筋腱治癒について考慮すると，肩甲上腕関節の関節包関節唇複合体の治癒時間のなかに含まれる．

肩関節安定化手術後の合併症

以下のような多数の合併症が，不安定性のための肩安定化手術後に発生する可能性がある．

- 関節可動域制限
- 反復性肩関節不安定性
- スポーツにおいて受傷前の競技レベルに復帰できなくなる．
- 変形性関節症の進行

肩安定化手術後の最も一般的な合併症は，関節可動域（特に外旋）の損失である．

したがって，肩安定化手術の後のリハビリテーションのゴールは，以下のとおりである．

1. 手術的に是正された関節安定性の確立の維持
2. 正常な機能的 ROM の段階的回復
3. （肩甲帯を覆っている筋群の）動的安定性の強調
4. 活動性とスポーツへの，完全に無制限の復帰

肩関節安定化手術後のリハビリテーションに関与する因子

手術方法
侵入方法
　オープン
　関節鏡視下
手術方法のタイプ
　Bankart 法
　関節包縫縮術など

→

固定方法
　縫合糸アンカー(suture anchor)
　生体吸収性の縫合糸

不安定性のタイプ
前方
後方
多方向性

患者の組織状態
正常
高弾性
低弾性

手術に対する患者側の反応

動的安定化機構の状態
筋の発達状態
筋力
動的安定性
固有感覚

受傷前の患者の活動性の状態
競技レベルかそうでないか
オーバーヘッドで投球するかそうでないか
術後のゴール設定

医師のアプローチ哲学

リハビリテーションプロトコール

肩関節前方安定化手術後
Bach, Cohen, and Romeo

第1期：0〜4週

制限事項
- 肩関節運動
  - 前方屈曲 140°
  - 外旋 40°
    - はじめは上肢は下垂位
    - 10日後より，外旋角度を40°まで進めていく．そのとき，肩外転角度は45°まで増やしていく
- 自動関節可動域（ROM）訓練のみを行う．他動ROM訓練の禁止，療法士による用手整復も禁止
  - 肩甲下筋付着部剝離を行う直視下関節安定化手術を受けた患者では，4週間，自動運動による内旋運動は行わない．
- 不安定性を再発させるような肢位（例：外転-外旋位）をとらせるなど問題のある手技の禁止

固定法
- スリング固定
  - 4週間固定する：日中と**特に夜間装着する**

疼痛のコントロール
- 回復のためには痛みの除去と不快感の除去が重要である
  - 薬物療法
    - 麻薬性鎮痛薬：術後7〜10日間使用する
    - 非ステロイド性抗炎症薬（NSAIDs）：術後も不快感が持続する患者に使用する
  - 物理療法
    - アイシング，超音波，高電圧電流刺激（HVGS）
    - 治療前に湿性温熱を行い，最終段階ではアイシングを行う

運動：肩関節
- ゴール：自動ROM訓練のみ
- 前方屈曲 140°
- 外旋 40°（上肢は下垂位）
- 10日後より，外旋角度を40°まで進めていく．そのとき，肩外転角度は45°まで増やしていく
- 自動内旋運動の禁止（肩甲下筋付着部剝離を行って修復する直視下関節安定化手術を受けた患者で）

- 訓練
  - Codman の振り子運動を開始し，早期運動を推進させる
  - 自動 ROM 訓練
    - 腹部までの他動内旋運動（自動内旋運動を禁止されている患者では）

運動：肘関節
- 他動運動から自動運動へ進める
  - 屈曲 0〜130°
  - 耐えられる範囲までの回内・回外

筋力強化
- 肩腱板強化：自動 ROM の範囲内で
  - 閉鎖的運動連鎖（CKC）による等尺性筋力強化（上肢は下垂位，肘 90°屈曲位）（**図3-44B** 参照）
    - 内旋
      - 6週間までは内旋筋力強化の禁止（肩甲下筋付着部剥離を行って修復する直視下関節安定化手術を受けた患者で）
    - 外旋
    - 外転
    - 前方屈曲
  - 握力強化

第2期：4〜8週

第2期に進むための基準
- 最小の疼痛と不快感（自動 ROM 訓練と CKC による筋力増強訓練時）
- 上記の訓練において，不安定性の感覚や所見のないこと

制限事項
- 肩関節運動：自動 ROM のみを行う
  - 前方屈曲 160°
  - 外旋 60°
  - 外転 70°
- **不安定性を再発させるような肢位をとらせるような問題のある手技の禁止**
  - 外転・外旋位
- 注意：オーバーヘッドアスリートに対しては，制限事項を少なくする．しかし，そうすると不安定性の再発のリスクはより高くなるが，オーバーヘッドスポーツをこなすには正常な運動回復が必要で，ほとんどの競技者は，希望する肩機能として術後6〜8週で，可動域制限が正常肩の10°以内までの回復を希望する．

固定法
- スリング固定：中止する

□→ 肩関節前方安定化手術後

疼痛のコントロール
- 薬物療法
  - NSAIDs：不快感がある患者に使用する
- 物理療法
  - アイシング，超音波，HVGS
  - 治療前に湿性温熱を行い，最終段階ではアイシングを行う

運動：肩関節
- ゴール
  - 160° 前方屈曲
  - 50° 外旋
  - 70° 外転
- 訓練
  - 自動 ROM 訓練
- 注意：オーバーヘッドアスリートに対する運動機能のゴールは，可動域制限が正常肩の 10° 以内までとすべきである

筋力強化
- 肩腱板強化：自動 ROM の範囲内で
  - CKC による等尺性筋力強化（上肢は下垂位，肘 90° 屈曲位）（**図 3-44B** 参照）
    - 内旋
      - ・6 週間までは内旋筋力強化の禁止（肩甲下筋付着部剝離を行って修復する直視下関節安定化手術を受けた患者で）
    - 外旋
    - 外転
    - 前方屈曲
  - セラバンドを用いた軽い開放的運動連鎖（OKC）による等張性筋力強化へと進む（**図 3-47A** 参照）
    - 肘 90° 屈曲位で訓練を行う
    - 訓練開始の姿勢は肩関節が前方屈曲 0°，外転 0°，外旋 0° の中間位から開始する
    - 訓練は 5 つの可動面において少なくとも 45° の角度で行う（ただし，許可された運動ガイドラインに則って）
    - 6 種類の色分けされたセラバンドを用いることができる．それぞれ 1〜6 ポンド（約 450〜2,700 g）の負荷をかけられる
    - 通常は次の強さのセラバンドには 2〜3 週ごとに進んでいく．この段階で，少しでも患者に不快感があった場合は次の強さのバンドに進まないように指導する
    - セラバンドによる訓練は，求心性と遠心性の肩筋力強化ができ，等張性訓練の一形態である（さまざまな速度で，決まった抵抗で訓練ができる）
    - 内旋

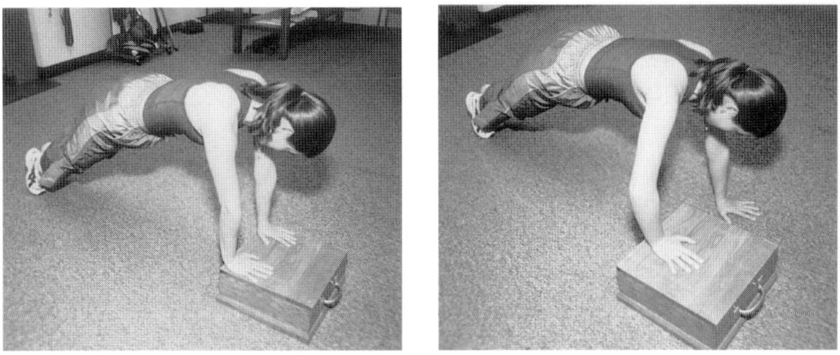

図 3-71 肩甲骨安定化機構の CKC による筋力強化．**A**：開始，**B**：終了．

- 肩甲下筋を修復した手技を受けたグループでは，6 週目まで内旋訓練を保留する
  - 外旋
  - 外転
  - 前方屈曲
- 肩甲骨安定化機構の強化
  - CKC による筋力強化（**図 3-71**，**図 3-45** および **図 3-62** も参照）
    - 肩甲骨を後退させる運動（菱形筋，僧帽筋中部）
    - 肩甲骨を突出させる運動（前鋸筋）
    - 肩甲骨を引き下げる運動（広背筋，僧帽筋，前鋸筋）
    - 肩すくめ運動（僧帽筋，肩甲挙筋）

第 3 期：8〜12 週

第 3 期に進むための基準
- 最小の疼痛と不快感（自動 ROM 訓練と筋力増強訓練時）
- 肩腱板と肩甲骨安定化機構の強化において改善があること
- 身体診察の結果が申し分のないものであること

ゴール
- 肩関節の筋力，パワー，持久性の改善
- 神経筋制御および肩関節の固有感覚の改善
- 肩関節運動機能の完全な回復
- 自己肩機能維持訓練のホームプログラムの確立．少なくとも週 3 回，ストレッチと筋力強化の両方を行う

疼痛のコントロール
- 薬物療法
  - NSAIDs：持続する不快感がある患者に使用する
  - 肩峰下滑液包内注射：コルチコステロイドと局所麻酔薬の混合注射

□→ 肩関節前方安定化手術後

- ○ 二次性インピンジメントの一貫した所見のある患者に対して行う
- 肩甲上腕関節内注射：コルチコステロイドと局所麻酔薬の混合注射
  - ○ 臨床症状が肩甲上腕関節内の病態が持続する患者に対して行う
- 物理療法
  - アイシング，超音波，HVGS
  - 治療前に湿性温熱を行い，最終段階ではアイシングを行う

運動：肩関節
ゴール
- 反対側と同等の運動機能の獲得
- 自動 ROM 訓練
- 自動介助による ROM 訓練（図 3-42 参照）
- 他動 ROM 訓練（図 3-43 参照）
- 関節包のストレッチ（特に後方関節包）（図 3-56 参照）

筋力強化
- 肩腱板強化：週 3 回，8～12 回の繰り返しを 1 セットとして，これを 3 セット行う
  - セラバンドを用いた筋力強化の継続
  - 軽い等張性のダンベルを用いた訓練へ進める（図 3-47B 参照）
- 肩甲骨安定化機構の強化
  - CKC による筋力強化の継続
  - OKC による筋力強化へ進める（図 3-46，図 3-47 参照）

上肢の持久性訓練
- 上肢の持久性訓練を組み込む
  - 上肢エルゴメーターを用いた訓練

固有感覚訓練
- 固有受容性神経筋促通法（PNF）パターン（図 3-70 参照）

機能的強化
- プライオメトリクス（図 3-48 参照）

スポーツ復帰のための発展的で，系統的なインターバルプログラム
- ゴルファー向け：p.320 参照
- オーバーヘッドアスリート向け（術後 6 か月は行わない）
- 投球競技者：p.308～314 参照
- テニスプレーヤー：p.314 参照

　最大の改善は 12 か月以内に期待できる．ほとんどの患者は，スポーツや完全な就業に 6 か月で復帰することができる．

危惧すべき徴候
- 持続する不安定性

- 可動域の減少
- 筋力不足の持続：特に外転
- 疼痛の持続

合併症の治療
- このような患者は早期のルーチン(訓練)に戻る必要がある
- 前述したような疼痛コントロール処置を増やすことが必要になる場合がある
- 画像検査による精査や再手術による治療が必要になる場合がある

リハビリテーションプロトコール

前方関節包関節唇再建術(Bankart 修復法)後　　Wilk

第1期：手術直後期

ゴール
- 手術部位の保護
- モビライゼーションの効果を最小化する
- 疼痛と炎症の軽減

術後 0～2 週
- 快適性のためのスリング固定(1 週間)
- 睡眠時の固定具の装着(2 週間)：医師の判断
- 肘/手関節の ROM 訓練
- 握る訓練(gripping exercise)
- 他動 ROM 訓練と自動介助 ROM 訓練(L-バー使用)
    - 許容範囲までの屈曲
    - 許容範囲までの外転
    - 外旋・内旋(肩甲骨面で)
- 八分の力での等尺性運動
- 律動性安定化訓練(rhythmic stabilization)
- 寒冷療法，物理療法(必要であれば)

術後 3～4 週
- 段階的な ROM の進展
    - 屈曲 120～140°
    - 肩甲骨面での外旋 35～45°
    - 肩甲骨面での内旋 45～60°
    - 肩関節伸展
- 肩関節筋のための軽い等張性運動

□→ 前方関節包関節唇再建術（Bankart 修復法）後

- 外旋・内旋運動のためのゴムチューブを用いた訓練
- 三角筋，棘上筋，上腕二頭筋，肩甲骨に付着する筋肉に対するダンベルを用いた訓練
- 動的安定化機構の訓練の継続，固有受容性神経筋促通法（PNF）
- 自己介助による関節包ストレッチの開始

術後 5〜6 週
- 可能な範囲で ROM 訓練を進める
  - 屈曲 160°（最大値）
  - 90°外転位での外旋・内旋訓練
    - 内旋 75°まで
    - 外旋 70〜75°まで
  - 肩関節伸展，30〜35°まで
- 関節モビライゼーション，ストレッチほか
- 自己介助による関節包ストレッチの継続
- 上肢のエルゴメーター訓練（腕は 90°外転位）
- すべての筋力増強訓練を進めていく
  - PNF の診断パターンの継続（律動性安定化技法）
  - 等張性筋力強化の継続
  - 動的安定化訓練

術後 6〜7 週
- ROM 訓練を進める
  - 90°外転位で外旋 80〜85°
  - 90°外転位で外旋 70〜75°
  - 屈曲運動 165〜175°

第 2 期：中間期

ゴール
- 正常可動域の再確立
- 関節運動学的機能の正常化
- 筋力の改善
- 神経筋制御の強化

術後 8〜10 週
- 正常可動域に進める（7〜8 週）
- すべてのストレッチ運動の継続
  - 関節モビライゼーション，関節包ストレッチ，他動と自動ストレッチ
- オーバヘッドアスリートでは，外旋 90°以上まで進める
- オーバヘッドアスリート以外では，外旋 90°で維持する
- 筋力増強訓練の継続
  - 「投球者の 10（Thrower's Ten）」プログラム（オーバーヘッドアスリート）

- 全肩関節複合体に対する等張性筋力強化
- 徒手によるPNF
- 神経筋制御訓練
- 等運動性筋力強化

術後10〜14週
- すべての柔軟性訓練の継続
- すべての筋力増強訓練の継続
- 軽いプライオメトリクスの開始を許可
- 制御されたスイミングやゴルフスイングなどの開始を許可
- マシンによる軽い等張性ウエートトレーニングの開始を許可（12〜14週）

第3期：高度筋力強化期

第3期に進むための基準
- 正常可動域
- 疼痛，圧痛のないこと
- 良好な関節安定性
- 反対側の70〜80％の筋力

ゴール
- 筋力，パワー，持久性の向上
- 筋持久性の改善
- 関節可動性の維持

術後14〜20週
- すべての柔軟性訓練の継続
  - 自己介助による関節包ストレッチ（前方，後方，下方）
  - 外旋可動域の維持
- 等張性筋力強化プログラムの継続
- 筋力のバランスを重視する（外旋と内旋）
- 徒手抵抗下でのPNFの継続
- プライオメトリクスの開始と継続の許可
- インターバル投球プログラムの開始（医師の同意が必要）（p.308〜314参照）

術後20〜24週
- 上述の第3期すべての訓練の継続
- インターバルスポーツプログラムのすべての要素の継続と進展（投球ほか）

第4期：活動への復帰期（6〜9か月）

第4期に進むための基準
- 正常な痛みのない可動域
- 良好な関節安定性
- 良好な筋力（等運動性）

□→ 前方関節包関節唇再建術（Bankart 修復法）後

- 疼痛，圧痛のないこと

ゴール
- スポーツ活動への段階的復帰
- 肩関節の筋力と可動性の維持

訓練
- 関節可動性維持のための関節包ストレッチの継続
- 筋力強化プログラムの継続
- 「投球競技者の 10」プログラムか，あるいは基本的な肩関節訓練プログラムのどちらか
- スポーツ参加への復帰（制限なし）

リハビリテーションプロトコール

関節鏡視下肩関節安定化手術後　　　Wilk

第 1 期：手術直後期 ―「運動制限」

ゴール
- 解剖学的修復の保護
- 固定による合併症の防止
- 動的安定性の促進
- 疼痛と炎症の軽減

術後 0～2 週
- 自動外旋・内旋・外転の禁止
- スリング固定 2 週間
- 睡眠時の固定（2～4 週間）
- 肘/手の関節可動域（ROM）訓練
- 手を握る訓練（gripping exercise）
- 他動 ROM 訓練と愛護的な自動介助 ROM 訓練
  - 屈曲は 60° まで
  - 肩甲骨面での挙上 60° まで
  - 肩 20° 外転位で外旋・内旋
  - 外旋 5～10° まで
  - 内旋 45° まで
  - 八分の力による等尺性運動
  - 寒冷療法，適応となる物理療法

術後 3〜4 週
- スリング固定の除去
- 睡眠時の固定具の使用許可（医師の判断）
- 愛護的な ROM 訓練の継続（他動 ROM 訓練，自動介助 ROM 訓練）
  - 屈曲 90° まで
  - 外転 75〜85° まで
  - 肩甲骨面での外旋 15〜20° まで
  - 肩甲骨面での内旋 55〜60° まで

注意：リハビリテーションの進行速度は患者の評価に基づいて行う．
- 自動外旋・伸展・挙上運動の禁止
- 等尺性運動と律動性安定化訓練（rhythmic stabilization）（八分の力で）の継続
- 寒冷療法の継続使用

術後 5〜6 週
- ROM の段階的改善
  - 屈曲 135〜140° まで
  - 45° 外転位で外旋 25〜30°
  - 45° 外転位で外旋 55〜60°
- ストレッチ運動の開始許可
- 訓練用ゴムチューブを使用した外旋・内旋の開始（上肢は下垂位）
- 徒手抵抗下での固有受容性神経筋促通法（PNF）

第 2 期：中間期 — 中程度の保護期

ゴール
- 正常可動域の段階的回復（10 週目）
- 手術的修復部位の整合の維持
- 筋力と筋力バランスの回復

術後 7〜9 週
- ROM の段階的改善
  - 屈曲 160° まで
  - 90° 外転位で外旋 70〜75°
  - 90° 外転位で内旋 70〜75°
- 等張性筋力強化プログラムの継続
- PNF による筋力強化の継続

術後 10〜14 週
- 少し積極的な筋力増強訓練の開始を許可
- 等張性筋力強化の進展
- すべてのストレッチ運動の継続
- （オーバヘッドアスリートの）機能的要望まで ROM 訓練を進める

→ 関節鏡視下肩関節安定化手術後

| 第3期：最小保護期 |

第3期に進むための基準
- 正常な痛みのない可動域
- 良好な関節安定性
- 筋力（"good"かそれ以上）
- 疼痛，圧痛のないこと

ゴール
- 正常可動域の確立と維持
- 筋力，パワー，持久性の改善
- 機能的活動の段階的開始

術後15～18週
- すべてのストレッチ運動の継続（関節包ストレッチ）
- 筋力増強訓練の継続
  - 「投球者の10（Thrower's Ten）」プログラム，あるいは基本的な肩関節訓練
  - 徒手抵抗下でのPNF
  - 持久性訓練
  - 軽いプライオメトリクスの開始
  - 制限下でのスポーツ活動（軽いスイミングやゴルフのハーフスイング）

術後18～21週
- 第1期～今までのすべての訓練の継続
- インターバルスポーツプログラムの開始（投球動作ほか）

| 第4期：高度筋力強化期 |

第4期に進むための基準
- 正常な痛みのない可動域
- 良好な静的関節安定性
- 反対側の75～80％の筋力
- 疼痛，圧痛のないこと

ゴール
- 筋力，パワー，持久性の向上
- 機能的活動性の進展
- 肩関節可動性の維持

術後22～24週
- 関節柔軟性訓練の継続
- 等張性筋強化プログラムの継続
- 徒手抵抗下でのPNF
- プライオメトリクスによる筋力強化
- インターバルスポーツプログラムへと進める

> **第5期：活動への復帰期（6〜9か月）**
>
> **第5期に進むための基準**
> - 正常な痛みのない可動域
> - すべての基準を満たす良好な等運動性検査結果
> - 良好な肩関節安定性
> - 疼痛，圧痛のないこと
>
> **ゴール**
> - スポーツ活動への段階的復帰
> - 筋力，可動性，安定性の維持
>
> **訓練**
> - 段階的に制限することなしにスポーツ参加
> - ストレッチおよび筋力強化プログラムの継続

肩関節後方不安定性

　後方不安定性は前方不安定性ほど一般的ではない．後方脱臼は，**痙攣発作**後に一般に起こる筋収縮によって引き起こされる．痙攣発作はてんかん，アルコール症，激しい感電と関係がある．肩関節後方脱臼の患者は，腕を内転・内旋位にしている．肩の後部に骨頭による緊張（充満）を触診でき，また，**外転・外旋が制限されている**．肩の完全なX線写真による評価が必要である（**特に腋窩側方撮影**）．腋窩側方撮影を撮ることができない場合，肩甲上腕関節のコンピュータ断層撮影（computed tomography：CT）検査を行うべきである．肩関節後方脱臼患者のおよそ80％で，X線写真による評価が不完全なために，初診医では診断がつかない．そのため肩の外傷ではすべて，X線検査の一部として腋窩側方撮影を行う必要がある．

　スポーツ選手の**後方不安定性**は一般に，反復する微小外傷に続く亜脱臼の結果である．例えば，後方不安定性は，アメリカンフットボールでオフェンスのラインマンで発症する．なぜならば，ブロック時には，肩関節の位置が前方屈曲と内旋を必要とするからである．身体診察において，後方不安定性患者の後方引き出しテストでは，後方移動量の増加を示す．患者の上肢が内転前方屈曲位で後方に直達外力をかけた場合に症状は再現される．

肩関節外傷性後方脱臼の治療

　肩関節外傷性後方脱臼の治療では，整復が成功したら，次に装具で固定を開始する．装具は，肩関節を，外旋位，中間位から少し伸展位で固定する．肩関節固定は6週間継続し，次に，p.350に概説したものに似ている組織的リハビリテーションプロ

グラムを行う．固定肢位，反復性不安定性を生じる肢位，十分な外旋の自由，および内旋の制限といったことに対して，患者ごとに小さな変更が必要となることもある．理学療法で不安定な肩を治療する際の基礎的な前提は，静的肩安定化機構（肩関節窩唇を含む）が正常化しているとともに，動的肩安定化機構（筋と腱）を強化することである．

肩関節後方脱臼の手術による安定化治療の適応は以下のとおりである．
- 転位のある小結節骨折
- 25%以上の肩甲骨関節窩後方の骨折
- 40%以上の前上方の上腕骨頭関節面の陥没骨折（逆 Hill-Sachs 損傷）
- 整復できない（後方）脱臼
- 反復性後方脱臼
- 整復が不安定な例（通常，20～40%の逆 Hill-Sachs 損傷が関与している）

整復が不安定な肩関節後方脱臼患者は，前方脱臼後と似たような病態である可能性がある．すなわち，後方関節窩からの関節包と関節唇の剥離である．この病態は，直視下か関節鏡視下の術式で修復することができる．肩関節後方脱臼に対する関節包関節唇複合体の修復手術後のリハビリテーションプロトコールは，p.353 に概説する．

外傷性脱臼の病歴のない症候的な後方不安定性患者は，通常，動的肩安定化機構の強化に重点をおくリハビリテーションプログラムがよい適応となる．3～6 か月の組織的なリハビリテーションプログラムの後に改善しない患者は，手術的治療が必要になる可能性がある．これらの患者は，典型的には後方の関節包が弛緩している．関節包は，下記で概説しているリハビリテーションに続く関節鏡視下手術で治療するが（関節包の折り畳み縫合，電熱による関節包縫合「シュリンケージ」），または，p.353 に概説したリハビリテーションに続く直視下での肩関節後方安定化手術によって治療できる．

リハビリテーションプロトコール

肩関節後方不安定性に対する非手術的治療　　Wilk

　このプログラムは，できるだけ短時間かつ安全に，患者/アスリートを活動/スポーツに復帰するように設計されている．プログラムは個人における損傷の程度，ROM/筋力の状態，パフォーマンス/活動性の要求度によって期間が異なる．

第 1 期：急性期

ゴール
- 疼痛と炎症の軽減

- 疼痛のない関節可動域(ROM)の再確立
- 筋肉萎縮の予防

疼痛と炎症の減少
- 物理療法(例：アイシング，温熱，電気療法)
- 非ステロイド性抗炎症薬(NSAIDs)
- 穏やかな関節モビライゼーション

ROM 訓練
- 振り子運動
- ロープとプーリーを用いた訓練
- L-バーを用いた訓練
  - 屈曲
  - 外転
  - 水平外転
  - 外旋

筋力強化
- 等尺性運動
  - 屈曲
  - 外転
  - 伸展
  - 外旋
- 体重移動(閉鎖的運動連鎖訓練)

注意：すべての後方関節包にストレスがかかるような運動は禁止する．例えば，過度の内旋，外転，水平内転である．

第2期：術直後期

第2期に進むための基準
- 正常可動域
- 最小の疼痛と圧痛
- 徒手筋力テスト(MMT)結果："good"

ゴール
- 筋力の回復と改善
- 正常な関節運動学的機能
- 肩関節複合体の神経筋制御の改善

等張性筋力強化の開始
- 屈曲
- 外転 90°まで
- 外旋
- 内旋(最大外旋位から 0°まで)

□→ 肩関節後方不安定性に対する非手術的治療

- 棘上筋
- 伸展
- 水平外転（腹臥位）
- 腕立て伏せ

遠心性筋力強化の開始（外科用ゴムチューブを使用）
- 外旋（0°から最大外旋まで）
- 内旋（最大外旋から0°まで）

肩関節複合体の関節運動学的機能の正常化
- 関節モビライゼーションの継続
- 患者教育（活動性/スポーツのメカニクスについて）

肩関節複合体の神経筋制御の改善
- 固有受容性神経筋促通法（PNF）の開始
- 律動性安定化訓練（rhythmic stabilization）

物理療法の継続（必要であれば）
- アイシング，電気療法

第3期：高度筋力強化期

第3期に進むための基準
- 正常な痛みのない可動域
- 圧痛のないこと
- 抵抗下での訓練の継続的な進行

ゴール
- 筋力，パワー，持久性の改善
- 神経筋制御の改善
- 活動のためにアスリートを準備させる

物理療法の継続（必要であれば）

前方関節包のストレッチの継続

等張性筋力強化の継続

遠心性筋力強化の継続

PNFの強調（D2伸展パターンで）

等運動性訓練の開始
- 屈曲‒伸展
- 外転‒内転
- 内旋・外旋
- 水平外転‒水平内転

□→

プライオメトリクスの開始
- 外科用ゴムチューブを使用
- 医療用ボール（メディシンボール）を使用
- 壁を利用した腕立て伏せ

ミリタリープレスの開始

第4期：活動への復帰期

第4期に進むための基準
- 正常可動域
- 疼痛，圧痛のないこと
- 身体診察の結果が申し分のないものであること
- 良好な等運動性検査結果

ゴール
- 筋力，パワー，持久性の最適なレベルの維持
- 活動性/スポーツに完全な機能的復帰をするために，患者/アスリートが準備すべき活動レベルを段階的に高める

第3期のすべての訓練の継続

インターバルプログラムを開始し，進める

リハビリテーションプロトコール

後方関節包縫縮術後　　　　　　　　　　　　　　Wilk

このリハビリテーションプログラムのゴールは，できるだけ短時間にかつ安全に安定した肩を維持し，患者/アスリートを活動/スポーツに復帰させることである．このプログラムは，肩の解剖学，生体力学，および手術手技の制動効果に基づいている．後方関節包縫縮術は，整形外科医が肩の後面に皮切を施して関節包靱帯を切開し，次により強く関節包を引っぱり，それを重ねて縫合する手技である．

第1期：保護期（0～6週）

事前に注意すべき事柄
- 術後の装具は，30～45°外転，15°外旋位で4～6週間装着する
- 装具は，訓練と入浴以外は常時装着する
- 上肢のオーバーヘッド動作の禁止
- 睡眠中も装具を装着すること

□→ 後方関節包縫縮術後

ゴール
- 縫合した関節包の治癒を促す
- 早期の保護された関節可動域（ROM）訓練を開始する
- 筋萎縮の抑制
- 疼痛と炎症の軽減

術後 0〜4 週
■ 訓練
- パテを使った握る訓練（gripping exercise）
- 自動肘関節運動（屈曲伸展，回内・回外）
- 頸椎の自動 ROM 訓練
- 他動 ROM 訓練から自動介助 ROM 訓練に進める
- 自動介助 ROM 訓練
  - 30〜45° 外転位で外旋 25〜30°
  - 耐えられる範囲で屈曲 90° まで
  - 30〜45° 外転位で内旋 15〜25°（術後 3 週で）
- 八分の力による肩関節等尺性運動
  - 屈曲
  - 外転
  - 伸展
  - 外旋

注意：一般に，すべての訓練は 10 回の繰り返しを 1 セットとして開始し，耐えられる限り毎日 1 セット 10 回の繰り返しを増やしていき，10 回の繰り返しを 5 セットまで行う

寒冷療法：訓練前後に 20 分ずつ行う．アイシングは 1 時間に 20 分まで，痛みや腫脹がコントロールできるまで行う

■ 退院の基準
- 他動肩関節 ROM，屈曲 90°，外旋 25°
- 最小の疼痛と腫脹
- "good" な近位と遠位の筋力

術後 4〜6 週
■ ゴール
- ROM の段階的増加
- 関節運動機能の正常化
- 筋力の改善
- 疼痛と炎症の減少

■ ROM 訓練
- T-バーを用いての自動介助訓練
- 肩外転 45〜90° で外旋
- 肩関節を許容範囲まで屈曲

- 肩関節 90°まで外転
- 肩外転 45°で内旋 35°
- ロープとプーリーを利用した訓練
  - 許容範囲まで肩外転
  - 肩屈曲 90°まで
- すべての訓練は許容範囲まで行う
- 痛みが出るか我慢ができなくなる点で保持する(5秒間)
- **穏やかな**自己介助による関節包ストレッチ
- ■ **穏やかな関節モビライゼーションを，以下の項目の正常化を再確立するために行う**
- 関節運動機能
- 肩甲胸郭関節機能
- 肩甲上腕関節機能：後方でのすべりの抑制
- 胸鎖関節

■ **筋力強化**
- 自動外転 90°まで
- 自動外旋，中間位から 90°まで
- 肘/手関節の抵抗下での訓練プログラムを進める

■ **コンディショニングプログラム**
- 体幹
- 下肢
- 循環器の耐久性

■ **疼痛と炎症の軽減**
- アイシング，非ステロイド性抗炎症薬(NSAIDs)，物理療法

■ **装具**
- 医師の指示で術後 4〜6 週で装具は除去する

第 2 期：中間期(6〜12 週)

ゴール
- 術後 8 週で正常な痛みのない可動域(内旋を除く)
- 関節運動機能の正常化
- 筋力の増加
- 神経筋制御の改善

術後 6〜9 週

■ **ROM 訓練**
- T-バーを用いた自動介助訓練
  - 耐えられる範囲まで肩外旋
  - 耐えられる範囲まで肩外転
  - 耐えられる範囲まで肩屈曲
  - ロープとプーリーを用いた訓練：屈曲・外転

□→ 後方関節包縫縮術後

■ 関節モビライゼーション
- 前述(第1期)のように継続する

■ 筋力強化
- 外転 0°でゴムチューブを用いた内旋・外旋
- 等張性のダンベルを用いた訓練の開始
  - 肩外転
  - 肩屈曲
  - 広背筋
  - 菱形筋
  - 上腕二頭筋カール
  - 上腕三頭筋(テーブル上でのキックアウト)
  - 肩すくめ運動
  - 壁を利用した腕立て伏せ(前鋸筋)

胸鎖関節に対する神経筋制御訓練の開始

術後 10～12 週
- 上記のすべての訓練を継続する

■ 以下の項目の開始
- 自動介助による内旋(90°/90°の肢位)
- 棘上筋訓練(ダンベル使用)
- 菱形筋,広背筋,上腕二頭筋,上腕三頭筋に対するゴムチューブを用いた訓練
- 壁を利用した腕立て伏せを進める

第 3 期：動的筋力強化期(12～20 週)

第 3 期に進むための基準
- 正常な痛みのない可動域
- 疼痛,圧痛のないこと
- 反対側の 70% の筋力

術後 13～15 週
■ ゴール
- 筋力,パワー,持久性の改善
- 神経筋制御の改善

第 3 期に重点をおく項目
- 高速度/高エネルギー筋力増強訓練
- 遠心性訓練
- 対角線上の訓練

■ 訓練
- 外転位 0°でのゴムチューブによる内旋・外旋訓練の継続(上肢は下垂位)
- 菱形筋のゴムチューブによる訓練
- 広背筋のゴムチューブによる訓練

□→

- 上腕二頭筋，上腕三頭筋のゴムチューブによる訓練
- 棘上筋と三角筋のダンベルを用いた訓練を継続
- 前鋸筋訓練の進行（腕立て伏せ）：前方屈曲訓練
- 体幹と下肢の筋力増強訓練とコンディショニングの訓練の継続
- 自己介助による関節包ストレッチの継続

術後 16〜20 週
- 上記すべての訓練の継続
- レクリエーション活動への段階的復帰に重点をおく

第 4 期：活動への復帰期（21〜28 週）

第 4 期に進むための基準
- 正常可動域
- 疼痛，圧痛のないこと
- 身体診察の結果が申し分のないものであること
- 良好な等運動性検査結果

ゴール
- 患者が制限のない機能的復帰を準備できるよう，段階的に活動を増やしていく

訓練
- 第 3 期に概説したようにゴムチューブ訓練とダンベルを用いた訓練を継続する
- ROM 訓練の継続
- 28〜32 週でインターバルプログラムの開始（患者がレクリエーションレベルの運動選手の場合）

リハビリテーションプロトコール

肩関節後方安定化手術後
Bach, Cohen, and Romeo

第 1 期：0〜4 週

制限事項
- 肩関節運動の禁止

固定法
- 4 週間の肩関節装具「ガンスリンガーオルソシス」固定

疼痛のコントロール
- 回復には痛みの除去と不快感の除去が重要である
- 術後の疼痛は，関節鏡視下関節安定化術を施行した患者のほうが，直視下で行った患者よりも痛みの感じ方が少ない

□→ 肩関節後方安定化手術後

- 薬物療法
  - 麻薬性鎮痛薬：術後7〜10日間使用する
  - 非ステロイド性抗炎症薬（NSAIDs）：術後も不快感が持続する患者に使用する
- 物理療法
  - アイシング，超音波，高電圧電流刺激（HVGS）
  - 治療前に湿性温熱を行い，最終段階ではアイシングを行う

運動：肩関節
- 禁止

運動：肘関節
- 他動運動から自動運動へ進める
  - 屈曲0〜130°
  - 可能であれば回内・回外

筋力強化
- 握力強化のみを行う

第2期：4〜8週

第2期に進むための基準
- 適切な固定

制限事項
- 肩関節運動：自動運動のみを行う
  - 前方屈曲120°まで
  - 外転45°まで
  - 耐えられる範囲までの外旋
  - 内旋と内転は手が腹部につくまで
- 不安定性を再発させるような肢位にするなど問題のある手技の禁止
  - 過度の内旋の禁止

固定法
- 肩関節装具「ガンスリンガーオルソシス」固定は除去する

疼痛のコントロール
- 薬物療法
  - NSAIDs：不快感のある患者に使用する
- 物理療法
  - アイシング，超音波，HVGS
  - 治療前に湿性温熱を行い，最終段階ではアイシングを行う

肩関節運動：自動 ROM 訓練のみ

■ ゴール
- 前方屈曲 120° まで
- 外旋は 45° まで
- 耐えられる範囲での外旋
- 内旋と内転は手が腹部につくまで

■ 訓練
- 自動 ROM 訓練のみ

筋力強化
- 肩腱板強化
- 閉鎖的運動連鎖（CKC）による等尺性筋力強化（上肢は下垂位，肘 90° 屈曲位）（**図 3-44** 参照）
  - 前方屈曲
  - 外旋
  - 内旋
  - 外転
  - 内転
- 肩甲骨安定化機構の強化
  - CKC による筋力強化（**図 3-45**，**図 3-62**，**図 3-71** 参照）
  - 肩甲骨を後退させる運動（菱形筋，僧帽筋中部）
  - 肩甲骨を突出させる運動（前鋸筋）
  - 肩甲骨を引き下げる運動（広背筋，僧帽筋，前鋸筋）
  - 肩すくめ運動（僧帽筋，肩甲挙筋）

第 3 期：8〜12 週

第 3 期に進むための基準
- 最小の疼痛と不快感（自動 ROM 訓練と CKC による筋力増強訓練時）
- 上記の訓練において不安定性の感覚や所見がないこと

制限事項
- 肩関節運動：自動運動と自動介助運動訓練
  - 前方屈曲 160°
  - 最大外旋
  - 外転 70°
  - 内旋と内転は手が腹部につくまで

疼痛のコントロール
- 薬物療法
  - NSAIDs：不快感がある患者に使用する
- 物理療法
  - アイシング，超音波，HVGS

□→ 肩関節後方安定化手術後

- 治療前に湿性温熱を行い，最終段階ではアイシングを行う

運動：肩関節
■ ゴール
- 160°前方屈曲
- 最大外旋
- 70°外転
- 内旋と内転は手が腹部につくまで

■ 訓練
- 自動 ROM 訓練
- 自動介助 ROM 訓練（**図 3-42** 参照）

筋力強化
- 肩腱板強化：週 3 回，8〜12 回の繰り返しを 1 セットとし，これを 3 セット行う
  - CKC による等尺性筋力強化の継続
  - セラバンドを用いた開放的運動連鎖（OKC）による筋力強化へと進む（**図 3-47A** 参照）
    - 訓練は，肘関節屈曲 90°まで行う
    - 訓練開始の姿勢は肩関節が前方屈曲 0°，外転 0°，外旋 0°の中間位から開始する
    - 訓練は 5 つの可動面において少なくとも 45°の角度で行う
    - 6 種類の色分けされたセラバンドを用いることができる．それぞれ 1〜6 ポンド（約 450〜2,700 g）の負荷がかけられる
    - 通常，次の強さのセラバンドには 2〜3 週ごとに進んでいく．その段階で，少しでも患者に不快感があった場合は次の強さのバンドに進まないように指導する
    - セラバンドによる訓練は，求心性と遠心性の肩関節筋力強化ができ，等張性訓練の一形態である（さまざまな速度で，決まった抵抗で訓練できる）
      - ・内旋
      - ・外旋
      - ・外転
      - ・前方屈曲
  - 軽い等張性のダンベルを用いた訓練へと進める
    - 内旋（**図 3-47B** 参照）
    - 外旋（**図 3-47C** 参照）
    - 外転
    - 前方屈曲
- 肩甲骨安定化機構の強化
  - CKC による筋力強化の継続
  - OKC による等張性筋力強化へと進める（**図 3-46** および**図 3-69** 参照）

第 4 期：3〜6 か月

第 4 期に進むための基準
- 最小の疼痛と不快感（自動 ROM 訓練，筋力増強訓練時）
- 肩腱板と肩甲骨安定化機構の強化において改善があること
- 身体診察の結果が申し分のないものであること

ゴール
- 肩関節の筋力，パワー，持久性の改善
- 神経筋制御および肩関節の固有感覚の改善
- 肩関節運動機能の完全な回復
- 肩機能維持訓練のホームプログラムの確立．少なくとも週 3 回，ストレッチと筋力強化の両方を行う

疼痛のコントロール
- 薬物療法
  - NSAIDs：持続する不快感のある患者に使用する
  - 肩峰下滑液包内注射：コルチコステロイドと局所麻酔薬の混合注射を二次性インピンジメントのある患者に行う
  - 肩甲上腕関節内注射：コルチコステロイドと局所麻酔薬の混合注射を，臨床症状が持続する肩甲上腕関節内の病態である患者に行う
- 物理療法
  - アイシング，超音波，HVGS
  - 治療前に湿性温熱を行い，最終段階ではアイシングを行う

運動：肩関節
■ ゴール
- 反対側と同等の運動機能の獲得
- 自動 ROM 訓練
- 自動介助による ROM 訓練（**図 3-42** 参照）
- 他動 ROM 訓練（**図 3-43** 参照）
- 関節包のストレッチ（特に後方関節包）（**図 3-56** 参照）

■ 筋力強化
- 第 3 期で述べたように肩腱板強化と肩甲骨安定化機構の強化を行う
  - 週 3 回，8〜12 回の繰り返しを 1 セットとし，これを 3 セット行う

上肢の持久性訓練
- 上肢の持久性訓練を組み入れる
  - 上肢のエルゴメーター訓練

固有感覚訓練
- 固有受容性神経筋促通法（PNF）パターン（**図 3-70** 参照）

□→ 肩関節後方安定化手術後

機能的強化
- プライオメトリクス（図3-48参照）

スポーツ復帰のための発展的で，系統的なインターバルプログラム
- ゴルファー向け：p.321参照
- オーバーヘッドアスリート向け（術後6か月は行わない）
  - 投球競技者向け：p.308～314参照
  - テニスプレーヤー向け：p.314参照

最大の改善は，12か月以内に期待できる．

危惧すべき徴候
- 持続する不安定性
- 可動域の減少
- 筋力不足の持続：特に外転
- 疼痛の持続

合併症の治療
- このような患者は早期のルーチン（訓練）に戻る必要がある
- 前述したような疼痛コントロール処置を増やすことが必要になる場合がある
- 画像検査による精査や再手術による治療が必要になる場合がある

多方向不安定性

　肩関節多方向不安定性は外傷性損傷の結果ではなく，肩腱板の脆弱性と関連する肩甲上腕関節関節包の過度の弛緩状態に関係している．肩関節多方向不安定性は，**2方向以上の症候性不安定性**，と単純に定義することができる．頻繁な足関節捻挫あるいは反復性膝蓋骨脱臼によって実証されているように，患者は他の関節にも弛緩の既往をもっていることがある．身体診察でしばしば全身関節弛緩がみられる．**しかし診断の鍵は，好ましくない肩甲上腕関節の転位を伴う症状の再現である**．患者は，多方向に関節弛緩を実証し，サルカス徴候（sulcus sign）陽性で，さまざまな程度の肩甲上腕関節の下方変位を示す．

治療

　多方向不安定性は，肩腱板，肩甲骨安定化機構，三角筋の強化に焦点をあてたリハビリテーションプログラムで保存的に治療される．少なくとも6か月間のリハビリテーションの広範囲にわたる試みによっても症状が緩和しない場合は，手術的安定化処置を考慮する．保存的療法が失敗した場合，前方アプローチによる直視下の下部カプスラーシフト法（関節包縫縮術）が推奨される．この手術法の目標は，肩甲上腕関節全方向の緊張のバランスを保ち，手術的に関節の容量を縮小することである．現在，

肩関節多方向不安定性の関節鏡視下手術治療は発展している．関節容量を縮小する2つの手術方法があり，よい結果が得られている．関節包の折り畳み縫合術と電熱による関節包縫合の「シュリンケージ（shrinkage）」である．手術後のリハビリテーションプロトコールは以下に解説する．

リハビリテーションプロトコール

直視下による多方向不安定性に対する関節包縫縮術（カプスラーシフト）後
Bach, Cohen, and Romeo

第1期：0〜6週

制限事項
- 肩関節運動：6週間は運動禁止

固定方法
- スリング固定または「ガンスリンガーオルソシス」による固定
  - 6週：日中夜間を通して固定する

疼痛のコントロール
- 回復のためには，痛みの除去と不快感の除去が重要である
  - 薬物療法
    - 麻薬性鎮痛薬：術後7〜10日間使用する
    - 非ステロイド性抗炎症薬（NSAIDs）：術後も持続する不快感がある患者に使用する
  - 物理療法
    - アイシング，超音波，高電圧電流刺激（HVGS）
    - 治療前に湿性温熱を行い，最終段階ではアイシングを行う

運動：肩関節
- なし

運動：肘関節
- 他動運動から自動運動へ進める
  - 屈曲0〜130°
  - 耐えられる範囲までの回内・回外

筋力強化
- 肩腱板強化
  - 上肢は装具装着で下垂位，肘90°屈曲位で閉鎖的運動連鎖（CKC）による等尺性筋力強化（**図3-44**参照）
    - 外旋
    - 外転

□→ 直視下による多方向不安定性に対する関節包縫縮術（カプスラーシフト）後

- ○ 前方屈曲
- ● 握力強化

第2期：7〜12週

第2期に進むための基準
- 最小の疼痛と不快感（自動ROM訓練とCKCによる筋力増強訓練時）
- これらの手技訓練において，不安定性の感覚や所見のないこと
- 身体診察の結果が申し分のないものであること

制限事項
- 肩関節運動：自動ROMのみを行う
  - 前方屈曲140°
  - 外旋40°
  - 外転70°
  - 内旋は手が腹部につくまで
- 不安定性を再発させるような肢位の禁止

疼痛のコントロール
- 薬物療法
  - NSAIDs：不快感のある患者に使用する
- 物理療法
  - アイシング，超音波，HVGS
  - 治療前に湿性温熱を行い，最終段階ではアイシングを行う

運動：肩関節
- ゴール
  - 前方屈曲140°
  - 外旋40°
  - 外転は70°
  - 内旋は手が腹部につくまで
- 訓練
  - 自動ROM訓練

筋力強化
- 肩腱板強化：週3回，8〜12回の繰り返しを1セットとし，3セット行う
  - CKCによる等尺性筋力強化の継続
  - セラバンドを用いた開放的運動連鎖（OKC）による筋力強化へと進む（**図3-47A**参照）
    - ○ 訓練は，肘関節屈曲90°で行う
    - ○ 訓練開始の姿勢は肩関節が前方屈曲0°，外転0°，外旋0°の中間位から開始する
    - ○ 訓練は5つの可動面において，少なくとも45°の角度で行う

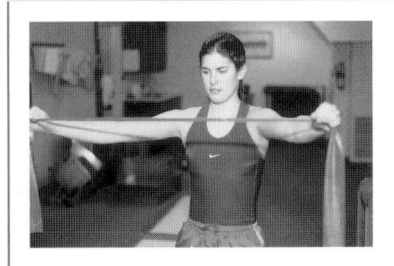

図 3-72 セラバンドを用いた肩甲骨安定化機構の OKC による筋力強化

- ○ 6 種類の色分けされたセラバンドを用いることができる．それぞれ 1〜6 ポンド(約 450〜2,700 g)の負荷がかけられる
- ○ 通常，次の強さのセラバンドには 2〜3 週ごとに進んでいく．その段階で，少しでも患者に不快感があった場合は次の強さのバンドに進まないように指導する
- ○ セラバンドによる訓練は，求心性と遠心性の肩筋力強化ができ，等張性訓練の一形態である(さまざまな速度で，決まった抵抗で訓練ができる)
  - ・内旋
  - ・外旋
  - ・外転
  - ・前方屈曲
- 軽い等張性のダンベルを用いた訓練へと進める(**図 3-47B**，**C** 参照)
  - ○ 内旋
  - ○ 外旋
  - ○ 外転
  - ○ 前方屈曲
- 肩甲骨安定化機構の強化
  - CKC による筋力強化(**図 3-45**，**図 3-62**，**図 3-71** 参照)
    - ○ 肩甲骨を後退させる運動(菱形筋，中部僧帽筋)
    - ○ 肩甲骨を突出させる運動(前鋸筋)
    - ○ 肩甲骨を引き下げる運動(広背筋，僧帽筋，前鋸筋)
    - ○ 肩すくめ運動(僧帽筋，肩甲挙筋)
  - OKC による筋力強化へと進める(**図 3-72**，**図 3-46**，**図 3-47** 参照)

第 3 期：3〜6 か月

第 3 期に進むための基準
- 最小の疼痛と不快感(自動 ROM 訓練と筋力増強訓練時)
- 肩腱板と肩甲骨安定化機構の強化において改善があること
- 身体診察の結果が申し分のないものであること

ゴール
- 肩関節複合体の筋力，パワー，持久性の改善
- 神経筋制御および肩関節の固有感覚の改善

□→ 直視下による多方向不安定性に対する関節包縫縮術（カプスラーシフト）後

- 肩関節運動機能の完全な回復
- 自己肩機能維持訓練のホームプログラムの確立．ストレッチと筋力強化の両方を，少なくとも週3回行う

疼痛のコントロール
- 薬物療法
  - NSAIDs：持続する不快感のある患者に使用する
  - 肩峰下滑液包内注射：コルチコステロイドと局所麻酔薬の混合注射
    - 二次性のインピンジメントのある患者に行う
  - 肩甲上腕関節内注射：コルチコステロイドと局所麻酔薬の混合注射
    - 臨床症状が，持続する肩甲上腕関節内の病態を示す患者に行う
- 物理療法
  - アイシング，超音波，HVGS
  - 治療前に湿性温熱を行い，最終段階ではアイシングを行う

運動：肩関節
- ゴール
  - 反対側と同等の運動機能の獲得
  - 自動 ROM 訓練
  - 自動介助による ROM 訓練（図 3-42 参照）
  - 他動 ROM 訓練（図 3-43 参照）
  - 肩関節の選択的部位の関節包ストレッチ．弛緩の「バランス」をとるためで，正常可動域のためではない

筋力強化
- 第2期で述べた肩腱板強化と肩甲骨安定化機構の強化を行う
  - 週3回，8〜12回の繰り返しを1セットとし，3セット行う
- 三角筋の筋力強化（図 3-73，図 3-61 参照）

上肢の持久性訓練
- 上肢の持久性訓練を組み入れる
  - 上肢のエルゴメーター訓練

固有感覚訓練
- 固有受容性神経筋促通法（PNF）パターン（図 3-70 参照）

機能的強化
- プライオメトリクス（図 3-48 参照）

スポーツ復帰のための発展的で，系統的なインターバルプログラム
- ゴルファー向け：p.320 参照
- オーバーヘッドアスリート向け（術後6か月間は行わない）
  - 投球競技者向け：p.308〜314 参照
  - テニスプレーヤー向け：p.314 参照

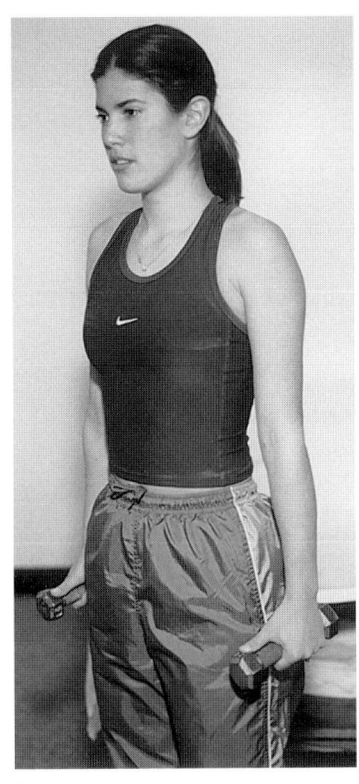

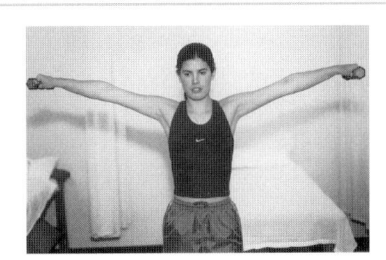

図 3-73 軽いダンベルを用いた三角筋の等張性筋力強化．**A**：開始時，**B**：終了時．

最大の改善は 12 か月以内に期待できる．

危惧すべき徴候
- 術後持続する不安定性
- 6〜12 か月経過後の不安定性の進行する症状は，肩甲上腕関節の安定性再建の失敗を示唆
- 可動域の減少
- 筋力不足の持続：特に外転
- 疼痛の持続

合併症の治療
- このような患者は早期のルーチン（訓練）に戻る必要がある
- 前述したような疼痛コントロール処置を増やすことが必要になる場合がある
- 画像検査による精査や再手術による治療が必要な場合がある

リハビリテーションプロトコール

肩関節多方向不安定性に対する熱による関節包縫合術後

Bach, Cohen, and Romeo

第1期：0～6週

制限事項
- 厳格な肩関節固定6週間
  - スリング固定または「ガンスリンガーオルソシス」固定（不安定性の程度によって選択する）

疼痛のコントロール
- 回復のためには痛みの除去と，不快感の除去が重要である
  - 薬物療法
    - 麻薬性鎮痛薬：術後7～10日間使用する
    - 非ステロイド性抗炎症薬（NSAIDs）：術後も持続する不快感のある患者に使用する
  - 物理療法
    - アイシング，超音波，高電圧電流刺激（HVGS）
    - 治療前に湿性温熱を行い，最終段階ではアイシングを行う

運動：肩関節
- なし

運動：肘関節
- 他動運動：自動運動へ進める
- 屈曲 0～130°
- 耐えられる範囲までの回内・回外

筋力強化
- 握力強化

第2期：6～12週

第2期に進むための基準
- 適切な固定

制限事項
- 肩関節運動：自動関節可動域（ROM）のみを行う
  - 前方屈曲 140°
  - 外旋 40°（上肢は下垂位）
  - 外転 60°

固定方法
- 夜間のスリング固定または「ガンスリンガーオルソシス」固定

疼痛のコントロール
- 薬物療法
  - NSAIDs：持続する不快感のある患者に使用する
- 物理療法
  - アイシング，超音波，HVGS
  - 治療前に湿性温熱を行い，最終段階ではアイシングを行う

運動：肩関節
■ ゴール
- 前方屈曲 140°
- 外旋 40°（上肢は下垂位）
- 外転 60°

■ 訓練
- 自動 ROM 訓練

筋力強化
- 肩腱板強化
  - 閉鎖的運動連鎖（CKC）による等尺性筋力強化（上肢は下垂位，肘 90° 屈曲位）
  （図 3-44 参照）
    - 内旋
    - 外旋
    - 外転
    - 前方屈曲

第 3 期：3～6 か月

第 3 期に進むための基準
- 最小の疼痛と不快感（自動 ROM 訓練と CKC による筋力増強訓練時）
- これらの手技訓練において，不安定性の感覚や所見のないこと
- 身体診察の結果が申し分のないものであること

制限事項
- 肩関節の運動
  - 前方屈曲 160°
  - 耐えられる範囲までの外旋（上肢は下垂位）
  - 外転 90°
- 不安定性を生じるような過度な肢位は避ける

疼痛のコントロール
- 薬物療法
  - NSAIDs：持続する不快感のある患者に使用する
  - 肩峰下滑液包内注射：コルチコステロイドと局所麻酔薬の混合注射
    - 二次性インピンジメントのある患者に行う
  - 肩甲上腕関節内注射：コルチコステロイドと局所麻酔薬の混合注射

□→ 肩関節多方向不安定性に対する熱による関節包縫合術後

- ○ 臨床症状が，持続する肩甲上腕関節内の病態を示す患者に行う
- 物理療法
  - アイシング，超音波，HVGS
  - 治療前に湿性温熱を行い，最終段階ではアイシングを行う

運動：肩関節

■ ゴール
- 160°の前方屈曲
- 耐えられる範囲までの外旋（上肢は下垂位）
- 外転 90°
- **注意**：ゴールは不安定性の症状のない機能的 ROM の獲得であり，正常可動域の獲得ではない

■ 訓練
- 自動 ROM 訓練
- 自動介助による ROM 訓練（**図 3-42** 参照）
- 他動 ROM 訓練（**図 3-43** 参照）

筋力強化
- 肩腱板強化：週 3 回，8〜12 回の繰り返しを 1 セットとし，3 セット行う
  - CKC による等尺性筋力強化の継続
  - セラバンドを用いた開放的運動連鎖（OKC）による筋力強化へと進む（**図 3-47A** 参照）
    - ○ 訓練は，肘関節屈曲 90°で行う
    - ○ 訓練開始の姿勢は肩関節が前方屈曲 0°，外転 0°，外旋 0°の中間位から開始する
    - ○ 訓練は 5 つの可動面において少なくとも 45°の角度で行う
    - ○ 6 種類の色分けされたセラバンドを用いることができる．それぞれ 1〜6 ポンド（約 450〜2,700 g）の負荷がかけられる
    - ○ 通常，次の強さのセラバンドには 2〜3 週ごとに進んでいく．その段階で，少しでも患者に不快感があった場合は次の強さのバンドに進まないように指導する
    - ○ セラバンドによる訓練は，求心性と遠心性の肩筋力強化ができ，等張性訓練の一形態である（さまざまな速度で，決まった抵抗で訓練ができる）
      - ・内旋
      - ・外旋
      - ・外転
      - ・前方屈曲
  - 軽い等張性のダンベルを用いた訓練へと進める（**図 3-47B** 参照）
    - ○ 内旋
    - ○ 外旋
    - ○ 外転

- ○ 前方屈曲
- 肩甲骨安定化機構の強化
  - CKCによる筋力強化（**図3-45**，**図3-62**，**図3-71** 参照）
    - ○ 肩甲骨を後退させる運動（菱形筋，中部僧帽筋）
    - ○ 肩甲骨を突出させる運動（前鋸筋）
    - ○ 肩甲骨を引き下げる運動（広背筋，僧帽筋，前鋸筋）
    - ○ 肩すくめ運動（僧帽筋，肩甲挙筋）
  - OKCによる筋力強化へと進める（**図3-46**，**図3-72** 参照）
- 三角筋の筋力強化（**図3-61**，**図3-73** 参照）

第4期：6～12週

第4期に進むための基準
- 最小の疼痛と不快感（自動ROM訓練と筋力増強訓練時）
- 肩腱板と肩甲骨安定化機構の強化において改善があること
- 身体診察の結果が申し分のないものであること

ゴール
- 肩関節の筋力，パワー，持久性の改善
- 神経筋制御および肩関節の固有感覚の改善
- 機能的肩関節可動域の回復
- 肩機能維持訓練のホームプログラムの確立．ストレッチと筋力強化の両方を，少なくとも週3回行う

疼痛のコントロール
- 薬物療法
  - NSAIDs：持続する不快感のある患者に使用する
  - 肩峰下滑液包内注射：コルチコステロイドと局所麻酔薬の混合注射
    - ○ 二次性インピンジメントのある患者に行う
  - 肩甲上腕関節内注射：コルチコステロイドと局所麻酔薬の混合注射
    - ○ 臨床症状が，持続する肩甲上腕関節内の病態を示す患者に行う
- 物理療法
  - アイシング，超音波，HVGS
  - 治療前に湿性温熱を行い，最終段階ではアイシングを行う

運動：肩関節
■ ゴール
- 不安定性の症状がない機能的ROMの獲得．通常は反対側よりも10～20°制限されている

■ 訓練
- 自動ROM訓練
- 自動介助によるROM訓練（**図3-42** 参照）
- 他動ROM訓練（**図3-43** 参照）

□→ 肩関節多方向不安定性に対する熱による関節包縫合術後

- 関節包ストレッチ
  - 特に後方関節包を行う（**図3-56** 参照）

筋力強化
- 第3期に述べた肩腱板，三角筋，肩甲骨安定化機構の強化を行う
  - 週3回，8～12回の繰り返しを1セットとし，3セット行う

上肢の持久性訓練
- 上肢の持久性訓練を組み入れる
  - 上肢のエルゴメーター訓練

固有感覚訓練
- 固有受容性神経筋促通法（PNF）パターン（**図3-70** 参照）

機能的強化
- プライオメトリクス（**図3-48** 参照）

スポーツ復帰のための発展的で，系統的なインターバルプログラム
- 投球競技者向け：p.308～314 参照
- テニスプレーヤー向け：p.314 参照
- ゴルファー向け：p.320 参照

最大の改善は12か月以内に期待できる．

危惧すべき徴候
- 術後に持続する不安定性
- 6～12か月経過後に不安定性が進行する症状は，肩甲上腕関節の安定性再建の失敗を示唆する
- 可動域の減少
- 筋力不足の持続：特に外転
- 疼痛の持続

合併症の治療
- このような患者は早期のルーチン（訓練）に戻る必要がある
- 前述したような疼痛コントロール処置を増やすことが必要になる場合がある
- 画像検査による精査や再手術による治療が必要な場合がある

リハビリテーションプロトコール

前方関節包縫縮術(カプスラーシフト)後の促進的リハビリテーション
── オーバーヘッドアスリートにおける後天的な不安定性に対して   Wilk

このリハビリテーションプログラムの目標は，安定した肩を維持しながら，できるだけ短時間かつ安全に患者/アスリートを活動/スポーツに復帰させることである．プログラムは，筋生理学，生体力学，解剖学，および関節包縫縮術後の治癒過程に基づいている．

関節包縫縮術は，整形外科医が関節包靱帯を切開し，次に関節包を引っぱり，それを重ね合わせて縫合する手技である．

究極の目標は，機能的な肩と手術前の機能的なレベルへの復帰である．

第1期：保護期(0〜6週)

ゴール
- 縫合した関節包の治癒を促す
- 早期の保護関節可動域(ROM)訓練の開始
- 筋萎縮の抑制
- 疼痛と炎症の減少

術後0〜2週

■ 事前に注意すべき事柄
- 固定装具を装着したままの睡眠：2週間
- オーバーヘッドの活動禁止：4〜6週
- 装具を外したら可能な限り早期にスリングで固定する(時期は，整形外科医あるいは理学療法士の指示による)

■ 訓練
- 握る訓練(gripping exercise)
- 肘屈曲・伸展，回内・回外
- 振り子運動訓練(重り負荷なし)
- ロープとプーリーを用いた自動介助訓練
  - 肩屈曲90°まで
  - 肩外転60°まで
- L-バーを用いた訓練
  - 肩甲骨面での外旋15〜20°まで
  - 許容範囲まで肩関節屈曲・伸展
- 頸椎の自動ROM訓練
- 等尺性運動
  - 屈曲，伸展，外旋，内旋，外転

→ 前方関節包縫縮術(カプスラーシフト)後の促進的リハビリテーション

■ 退院の基準
- 自動介助で肩関節 ROM，屈曲 90°，外転 45°，外旋 40° までできること
- 最小の疼痛と腫脹
- "good" な近位と遠位の筋力（パワー）

術後 2〜4 週
■ ゴール
- ROM の段階的増加
- 関節運動機能の正常化
- 筋力の改善
- 疼痛と炎症の軽減

■ ROM 訓練
- L-バーを用いた自動介助訓練
- 肩外転 45° で外旋 45° まで
- 肩外転 45° で内旋 45° まで
- 許容範囲まで肩屈曲・伸展
- 許容範囲まで肩外転
- 肩水平外転・内転
- ロープとプーリーを用いた伸展・屈曲
  - すべての訓練は許容範囲まで行う
  - 疼痛や抵抗感またはその両方がでる点で保持する
  - 穏やかな自己介助による関節包ストレッチ

■ 穏やかな関節モビライゼーションを，次に示す部位の関節運動機能の正常化を再確立するために行う
- 肩甲胸郭関節
- 肩甲上腕関節
- 胸鎖関節

■ 筋力強化
- 等尺性運動
- 肩外転 0° でゴムチューブを用いた外旋・内旋開始を許可する

■ コンディショニングプログラム
- 体幹
- 下肢
- 循環器

■ 疼痛と炎症の減少
- アイシング，非ステロイド性抗炎症薬（NSAIDs），物理療法

術後 4〜5 週
- 自動介助 ROM 訓練，許容範囲までの屈曲運動（おおよそ 145° まで）
- 肩 90° 外転位で，許容範囲までの内旋・外旋
- 等張性筋力強化の開始（軽いウエート負荷で）

- 穏やかな関節モビライゼーション（グレードⅢ）

術後 6 週
- 自動介助 ROM 訓練：すべてのストレッチ運動の継続
- 肩外転 90°で外旋・内旋へと進む
- 肩外転 90°で外旋・内旋 75°
- 肩外転 90°で内旋・外旋 75°
- 肩屈曲 165〜170°まで
- 肩伸展 30°まで

第 2 期：中間期（7〜12 週）

ゴール
- 術後 8 週で正常な痛みのない可動域
- 関節運動機能の正常化
- 筋力の増加
- 神経筋制御の改善

術後 7〜9 週
■ **ROM 訓練**
- L-バーを用いた自動介助訓練
- 第 1 期からここまですべての訓練の継続
- 8 週間で正常可動域獲得まで，段階的に ROM 訓練を増加する
    - 肩外転 90°で外旋 85〜90°
    - 肩外転 90°で内旋 70〜75°
- 自動介助による関節包ストレッチの継続
- 関節モビライゼーションの継続

■ **筋力強化**
- 等張性のダンベルを用いた訓練の開始
    - 側臥位外旋
    - 側臥位内旋
    - 肩外転
    - 棘上筋
    - 広背筋
    - 菱形筋
    - 上腕二頭筋カール
    - 上腕三頭筋カール
    - 肩すくめ運動
    - いすを用いた腕立て伏せ（前鋸筋）
- 肩外転 0°と 90°で，ゴムチューブを用いた外旋・内旋

■ **肩甲胸郭関節に対する神経筋制御訓練の開始**

→ 前方関節包縫縮術(カプスラーシフト)後の促進的リハビリテーション

術後10〜12週
- 第2期までのすべての訓練を継続する
- ゴムチューブを用いた菱形筋，広背筋，上腕二頭筋，上腕三頭筋の強化の開始
- 積極的なストレッチと，必要であれば関節モビライゼーションの開始
- オーバーヘッドアスリート(投球競技者)のための機能的ROM獲得まで，ROM訓練を進める

第3期：動的筋力強化期(12〜20週)

高度筋力強化期(13〜16週)
■ 第3期に進むための基準
- 正常な痛みのない可動域
- 疼痛，圧痛のないこと
- 反対側の筋力の70%かそれ以上
- 良好な肩関節安定性が獲得されていること

■ ゴール
- 筋力，パワー，持久性の改善
- 神経筋制御の改善
- 肩関節可動域の維持
- アスリートに投球開始の準備をさせる

■ 重点をおくこと
- 高速度/高エネルギー筋力増強訓練
- 遠心性運動訓練
- 対角線上の運動訓練
- ストレッチや筋強化に適した機能的肢位

■ 訓練
- 自己介助関節包ストレッチの継続(非常に重要)
- 「投球者の10(Thrower's Ten)」プログラム(p.272)
  - ゴムチューブを用いた内旋・外旋運動(90°/90°の肢位で．スピードの早いセットと遅いセットで行う)
  - 等張性運動(次の筋に対して行う)
    - 菱形筋
    - 広背筋
    - 上腕二頭筋
    - 対角線上D2伸展パターンの訓練
    - 対角線上D2屈曲パターンの訓練
  - 棘上筋と三角筋のダンベルを用いた訓練の継続
  - 前鋸筋の筋力強化の継続，床での腕立て伏せ
  - すべての等張性筋力強化の継続
- 体幹から下肢の筋力強化の継続
- 神経筋制御の訓練

- プライオメトリクスプログラムの開始

術後 17〜20 週
- インターバルスポーツプログラムの開始
- 第 3 期までの訓練の継続
- 肩のプライオメトリクスを進める
  - 肩外転 90°で外旋
  - 肩外転 90°で内旋
  - D2 伸展のプライオメトリクス
  - 上腕二頭筋のプライオメトリクス
  - 前鋸筋のプライオメトリクス

第 4 期：投球期(20〜26 週)

第 4 期に進むための基準
- 正常可動域
- 疼痛，圧痛のないこと
- 投球のための基準を満たす等運動性テストの結果
- 身体診察の結果が申し分のないものであること

ゴール
- 患者が完全な機能的復帰のために段階的に活動性を増やしていく

訓練
- インターバル投球プログラムへと進む
- 「投球者の10」プログラムの継続
- 5つのプライオメトリクスを継続する
- すべての柔軟性訓練の継続

インターバル投球プログラム
- インターバル投球プログラム第2期を22週目に行う

スポーツ復帰(術後 26〜30 週)

リハビリテーションプロトコール

一般の整形外科患者向け前方関節包縫縮術(カプスラーシフト)後の通常のリハビリテーション　Wilk

　このリハビリテーションプログラムの目標は，安定した肩を維持しながら，できるだけ短時間かつ安全に患者/アスリートを活動/スポーツに復帰させることである．プログラムは，筋生理学，生体力学，解剖学，および関節包縫縮術後の治癒過程に基づいている．

一般の整形外科患者向け前方関節包縫縮術（カプスラーシフト）後の通常のリハビリテーション

関節包縫縮術は，整形外科医が関節包靱帯を切開し，次に関節包を引っぱり，それを重ね合わせて縫合する手技である．

究極の目標は，機能的な肩と，手術前の機能的なレベルへの痛みのない復帰である．リハビリテーションプログラムを遵守することは，患者の究極の結果にとって重要なことである．

注意：このプロトコールは，オーバーヘッドアスリート向けのものよりも，進行が遅い．それは，アスリートに比べて不十分な関節包構造が想定され，また比較的脆弱な動的安定化機構のためである．

第1期：保護期（0〜6週）

ゴール
- 縫合した関節包の治癒を促す
- 早期の保護と制限つき関節可動域（ROM）訓練の開始
- 筋萎縮の抑制と動的安定性の強化
- 疼痛と炎症の軽減
  - 装具：両方向への不安定性がある患者はスリング固定を4〜6週間行う
  - 多方面にわたる不安定性のある患者は外転装具による固定を4〜6週間行う．医師が決定する

術後0〜2週

■ 事前に注意すべき事柄
- 睡眠中に固定装具装着を4週間
- オーバーヘッド運動の禁止を6〜8週間
- リハビリテーションプログラムの遵守は重要である

■ 訓練
- パテを使った握る訓練（gripping exercise）
- 肘関節屈曲・伸展，回内・回外
- 振り子運動訓練（ウエート使用しない）
- ロープとプーリーを用いた自動介助訓練
  - 肩関節屈曲90°まで
  - 肩甲骨面での肩挙上60°まで
- L-バーを用いた訓練
  - 肩外転30°で外旋15°まで
  - 肩の外転や伸展禁止
- 頸椎の自動ROM訓練
- 等尺性運動
  - 屈曲，伸展，外旋・内旋，外転

■ 退院の基準
- 肩ROM（自動介助での肩関節可動域：屈曲90°，外転45°，外旋20°までできること）
- 最小の疼痛と腫脹

- "good" な近位と遠位の筋力（パワー）

術後 2～4 週

■ ゴール
- ROM の段階的な増加
- 関節運動機能の正常化
- 筋力の改善
- 疼痛と炎症の軽減

■ ROM 訓練
- L-バーを用いての自動介助訓練，愛護的な他動 ROM 訓練
  - 肩甲骨面での外旋 25～30° まで
  - 肩甲骨面での内旋 30～35° まで
  - 肩関節屈曲 105～115° まで
  - 肩甲骨面での挙上 115° まで
  - ロープとプーリーを用いた屈曲訓練
- すべての訓練は許容範囲まで行う．そして，療法士/医師の運動のガイドラインに従う
- 疼痛や抵抗感が出る，またはその両方が出る点で保持する
- 穏やかな自己介助による関節包ストレッチ

■ 穏やかな関節モビライゼーション．次に示す部位の関節運動機能の正常化を再確立するために行う
- 肩甲胸郭関節
- 肩甲上腕関節
- 胸鎖関節

■ 筋力強化
- 等尺性運動
- 律動性安定化訓練（rhythmic stabilization）
- 肩外転 0° で，ゴムチューブを用いた外旋・内旋開始を許可する

■ コンディショニングプログラム
- 体幹
- 下肢
- 循環器

■ 疼痛と炎症の減少
- アイシング，非ステロイド性抗炎症薬（NSAIDs），物理療法

術後 4～6 週
- 第 1 期に述べたすべての訓練の継続
- ROM 訓練
  - L-バーを用いた訓練
    - 外旋 25～35°（肩外転 45°）
    - ほかの訓練は，許容範囲まで継続する（最後に感じる点を基準にする）

□→ 一般の整形外科患者向け前方関節包縫縮術（カプスラーシフト）後の通常のリハビリテーション

- 関節安定化訓練の継続
  - 律動性安定化訓練を取り入れた固有受容性神経筋促通法（PNF），神経筋訓練

第2期：中間期（6〜12週）

ゴール
- 術後10〜12週で正常な痛みのない可動域
- 関節運動機能の正常化
- 筋力の増加
- 神経筋制御の改善

術後6〜8週
■ **ROM訓練**
- 肩外転90°で，L-バーを用いた自動介助訓練
- 第1期に述べたすべての訓練の継続
- 12週間で，正常可動域を獲得するまで段階的にROMを増加する
- 関節モビライゼーションの継続
- 肩外転90°で，内旋・外旋によるROM訓練の開始を許可する

■ **筋力強化**
- 等張性のダンベルを用いた訓練の開始
  - 側臥位外旋
  - 側臥位内旋
  - 肩外転
  - 棘上筋
  - 広背筋
  - 菱形筋
  - 上腕二頭筋カール
  - 上腕三頭筋カール
  - 肩すくめ運動
  - いすを用いた腕立て伏せ（前鋸筋）
- 肩外転0°で，ゴムチューブを用いた外旋・内旋
- 肩甲上腕関節の関節安定化訓練の継続

■ **胸鎖関節に対する神経筋制御訓練の開始**

術後8〜10週
- 第2期までのすべての訓練を継続する．神経筋制御訓練，PNFによる関節安定化訓練，肩甲骨の筋力強化
- ゴムチューブを用いた菱形筋，広背筋，上腕二頭筋，上腕三頭筋の強化の開始
- ROM訓練を正常可動域まで進める
  - 肩外転90°で外旋：80〜85°
  - 肩外転90°で内旋：70〜75°
  - 肩屈曲165〜170°まで

第3期：動的筋力強化期（12〜20週）— 高度筋力強化期

注意：積極的な筋力増強訓練やストレッチプログラムは患者のタイプに基づくが，療法士や医師が決定する．

術後12〜17週
■ 第3期に進むための基準
- 正常な痛みのない可動域．患者はこの段階に進む前に，この基準を満たしている必要がある
- 疼痛，圧痛のないこと
- 反対側の筋力の70％かそれ以上

■ ゴール
- 筋力，パワー，持久性の改善
- 神経筋制御の改善
- 運動を行っている患者に対し，スポーツへの段階的復帰を準備する

■ 重点をおくこと
- 動的安定化訓練
- 遠心性運動訓練
- 対角線上の運動訓練，機能的な運動訓練

■ 訓練
- 基礎的な肩関節訓練
  - 強化点：神経筋制御訓練，PNFによる律動性安定化訓練，肩腱板強化，肩甲骨筋力強化
- 内旋・外旋にゴムチューブを用いた訓練の継続（上肢は下垂位）
- 等張性運動
  - 菱形筋
  - 広背筋
  - 上腕二頭筋
  - 対角線上D2伸展パターン
  - 対角線上D2屈曲パターン
- 棘上筋と三角筋のダンベルを用いた訓練の継続
- 前鋸筋の筋力強化の継続，床での腕立て伏せ
- 体幹から下肢の筋力強化の継続
- 神経筋制御の訓練
- 自己介助による関節包訓練の継続

術後17〜20週
- 第3期までの訓練の継続
- レクリエーション活動への段階的復帰を強調する

□→ 一般の整形外科患者向け前方関節包縫縮術（カプスラーシフト）後の通常のリハビリテーション

活動への復帰期（20～28週）

第4期に進むための基準
- 正常可動域
- 疼痛，圧痛のないこと
- 基準を満たす等運動性テストの結果
- 身体診察の結果が申し分のないものであること

ゴール
- 患者が完全な機能的復帰をするために，段階的に活動性を増やしていく

訓練
- インターバルスポーツプログラムの開始（患者がレクリエーションレベルのアスリートの場合）
- 第3期に示したことと同様のゴムチューブを用いた訓練の継続
- すべての筋力強化の継続
- ROM訓練の継続

凍結肩（癒着性関節包炎）

　Codmanは1934年に，X線検査が正常で，疼痛性の肩関節可動域障害患者について説明するために「凍結肩（五十肩）」という用語を紹介した．1946年にNeviaserは，関節造影所見に基づいて，総合的な関節腔ボリュームを制限する肩甲上腕関節関節包の「癒着」を示唆するこの状態を「癒着性関節包炎」と命名した．**癒着性関節包炎患者には，すべての可動面において，自動および他動の両方の疼痛性肩甲上腕関節運動制限，あるいは肩甲上腕関節全体の運動障害がある．**

　この状態は40～60歳の患者に最も一般的に現れ，女性により多く発生する．「特発性の」凍結肩（五十肩）の発症は，固定の延長，比較的軽い外傷（捻挫や打撲），乳腺や胸壁の手術の手術的侵襲の結果と考えられた．癒着性関節包炎は糖尿病，甲状腺機能亢進症，虚血性心疾患，炎症性関節炎あるいは頸部脊椎症などの疾患と関連している．**最も重要な関連疾患はインスリン依存性糖尿病である．**両側性疾患は患者の約10％に起こるが，インスリン依存性糖尿病の既往がある患者では最大40％である．

　癒着性関節包炎は，古典的に3つの段階に分類されている．それぞれの段階の期間はさまざまであるが，通常，第1段階は3～6か月，第2段階は3～18か月，および第3段階は3～6か月持続する．

　第1段階は，肩の疼痛で発症する「凍りつく」段階である．痛みは通常，夜間により激しく，活動性に関連したり，腕の下側まで放散する違和感を感じる．患者が，

関連する特定の外傷を思い出すのはしばしば難しい．症状が進行すると，快適な腕の位置はほとんどなくなる．ほとんどの患者が内転・内旋位にしている．この位置は「炎症を起こしている肩甲上腕関節関節包，二頭筋，および腱板のための弛緩した等尺性中間位」を現す．残念なことに，これらの患者の多くが，初めは固定法で治療されており，「凍りつく」過程を悪化させている．

第2段階は，進行性の拘縮か「凍っている」時期である．通常，安静時痛はこの段階のあいだ減少するが，すべての関節可動面で運動制限を起こしている．日常生活動作は厳しく制限されることとなる．患者は，後ポケットに手が届かないとか，ブラジャーを固定できないとか，髪に櫛を入れることができないとか，反対の肩を洗うことができないなどと訴える．これらの動作をするとき，きつい関節包の抑制に引っかかるとともに，鋭くて，急激な不快感が生じる．夜間痛は一般的な訴えであり，薬物療法や理学療法で容易には治療できない．このステージは3〜18か月続く．

最終段階は，治癒あるいは「解ける」時期である．この段階は運動がゆっくりと回復していくことによって特徴づけられる．ROM訓練が毎日実行されていれば，理学療法による積極的治療，非手術的徒手授動術，または手術的解離術が，「凍っている」段階から「解ける」段階までの回復を加速する．

癒着性関節包炎の診断は，注意深い現病歴と身体診察でくだすことができる．現病歴は症状の発生開始と持続時間，より以前に受けた外傷の記述，および既往歴にも焦点を絞るべきである．身体診察の所見は，その患者の初診時の段階によってさまざまである．一般に，全般的な自動および他動運動障害がみられる．上肢下垂位での外旋障害がこの状態の顕著な特徴である．他動外旋障害が，単独で最も重要な身体診察所見であり，肩腱板損傷との鑑別診断に役立つ．なぜならば，肩腱板損傷では一般に他動外旋障害をもたらさないからである．X線検査が正常であるときに，凍結肩（五十肩）の診断は確定する．また，肩関節後方脱臼もまた外転・外旋制限をきたすが，X線写真による腋窩側面像は脱臼した上腕骨頭を明らかにする．肩関節拘縮の鑑別診断は，**表3-4**に記載する．また，医師も癒着性関節包炎を引き起こした基本的な病態を知っておくべきである（例：痛みで腕を使用しなくなった肩腱板断裂例など）．

治療

癒着性関節包炎は「自然治癒が可能な」過程であると信じられているが，何か月も何年も日常生活動作が制限されてきたため，結果として，診断を受けた後に積極的な治療を必要とする．初期治療では，肩の動きを取り戻すのを助けるために積極的な理学療法プログラムを含むべきである．初期の疼痛があり，「凍りついて」いく段階の患者は，慎重な肩甲上腕関節内へのコルチコステロイド注射や理学療法など，一連の抗炎症薬療法で鎮痛を得ることができる．関節内へのコルチコステロイド注射は，し

表3-4　肩関節硬直の鑑別診断

外因性

神経原性
Parkinson病
自律神経異常（RSD）
硬膜内病変
神経圧迫
　頸椎椎間板障害
　神経線維腫
　椎間孔狭窄症
神経原性筋萎縮症
片麻痺
頭部外傷
筋原性
多発筋炎
心血管系
心筋梗塞
胸郭出口症候群
脳出血
感染性
慢性気管支炎
肺結核
代謝性
糖尿病
甲状腺疾患
全身性進行性硬化症（強皮症）
Paget病
炎症性
リウマチ性疾患

リウマチ性多発筋痛
外傷
手術
　腋窩リンパ節切除，胸骨切開，開胸術
骨折
　頸椎，肋骨，肘，手，など
薬物
イソニアジド，フェノバルビタール
先天性
Klippel-Feil症候群
Sprengel変形
肩関節窩形成不全
閉鎖症
拘縮
　大胸筋拘縮
　腋窩ひだの拘縮
行動性
うつ病
ヒステリー性麻痺
放散痛
横隔膜過敏
腫瘍性
Pancoast腫瘍
肺上皮腫
転移性疾患

内因性

滑膜炎
肩峰下
石灰性腱炎
弾発肩甲骨
二頭筋腱
腱滑膜炎
二頭筋腱不全/完全断裂
SLAP損傷
肩腱板
インピンジメント症候群
腱板部分断裂
腱板完全断裂

外傷
骨折
　肩関節窩
　上腕骨近位
手術
　術後（肩，乳腺，頭部，頸部，胸部）
胃腸疾患
　食道炎
　潰瘍
　胆嚢炎
不安定性→肩甲上腕関節
反復性脱臼，前方と後方
慢性脱臼

内因性(つづき)

関節炎
肩甲上腕関節と肩鎖関節
　変形性関節症
　リウマチ性
　乾癬性
　感染性

神経障害性
混合型
　阻血性壊死
　関節血症
　骨軟骨腫症
　肩甲上神経麻痺

RSD：reflex sympathetic dystrophy；反射性交感神経性ジストロフィー
SLAP：superior labrum from anterior to posterior；肩関節上方関節唇損傷
(Rockwood CA, Matsen FA: The Shoulder. Philadelphia, WB Saunders, 1990 より引用)

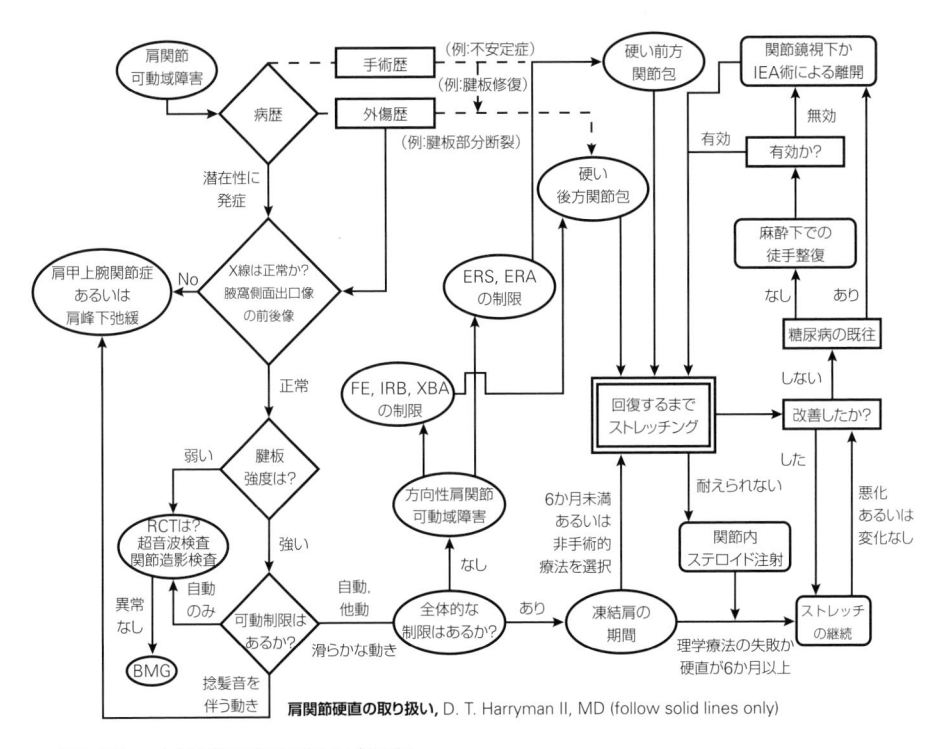

図 3-74　肩関節硬直治療のアルゴリズム.
BMG：below medium grade；中程度以下, ERA：external rotation abduction；外旋外転, ERS：external rotation supine；背臥位外旋運動, FE：forward elevation；前方挙上, IRB：internal rotation back；背面への内旋, RCT：rotator cuff tissue；肩腱板組織, XBA：external rotation line on back；外旋(背部の線までの). (Rockwood CA Jr, Matsen FA III：The Shoulder, 2nd ed. Philadelphia, WB Saunders, 1988 より引用)

ばしばこの状態に関連している異常な炎症過程を止めることができる．癒着性関節包炎のためのリハビリテーションプログラムは下記に概説されている．肩の硬直の治療のためのアルゴリズムは図3-74に示す．

手術的介入は，薬物療法，コルチコステロイド注射，および理学療法を含む積極的な3か月間の一連の保存的治療が無効であった患者に適応される．糖尿病の既往のない患者の場合，筆者らの初期介入は，通院による理学療法に続く麻酔下での徒手整復である．糖尿病の既往歴があり，保存的治療が不成功の患者と，モビライゼーションでも肩関節可動域が回復しなかった患者では，理学療法の後に関節鏡を用いた手術的関節解離術を行う．

リハビリテーションプロトコール

凍結肩（五十肩，癒着性関節包炎） Bach, Cohen, and Romeo

第1期：0～8週

ゴール
- 痛みの軽減
- 運動機能の回復

制限事項
- なし

固定法
- なし

疼痛のコントロール
- 疼痛と不快感の除去が回復への基本要素
  - 薬物療法
    - 非ステロイド性抗炎症薬（NSAIDs）：第一選択薬は鎮痛薬
    - 肩甲上腕関節内注射：コルチコステロイド注射と局所麻酔薬の混合
    - 経口ステロイド薬の漸減療法：難治性で有症状性の凍結肩（五十肩）患者に（Pearsall and Speer, 1998）
    - 経口ステロイド薬には副作用の可能性があるので，患者に過去の薬物履歴を質問しなければならない
  - 物理療法
    - アイシング，超音波，高電圧電流刺激（HVGS）
    - 治療前に湿性温熱を行い，最終段階ではアイシングを行う

運動:肩関節
■ ゴール
- コントロールされた積極的な ROM 訓練
- ROM 制限角度でのストレッチに重点的に取り組む.
- ROM 訓練に制限はないが,療法士と患者は二次的損傷を防ぐためにコミュニケーションをとらなければならない

■ 訓練
- 初めは,肘関節 90°で前方屈曲と外旋・内旋に注意する(上肢は下垂位)
- 自動 ROM 訓練
- 自動介助 ROM 訓練(図 3-42 参照)
- 他動 ROM 訓練(図 3-43 参照)
- ホームプログラムは開始時から作っておくこと
  - ROM 訓練は,1 日に 3〜5 回行う
  - すべての ROM 訓練の後に,整理運動として 15〜30 秒のストレッチを行う

第 2 期:8〜16 週

第 2 期に進むための基準
- 肩関節の不快感の改善
- 肩関節運動機能の改善
- 身体診察の結果が申し分のないものであること

ゴール
- すべての運動面での肩関節運動機能の改善
- 肩腱板と肩甲骨安定化機構の筋力と持久性の改善

疼痛のコントロール
- 疼痛と不快感の除去が回復への基本要素
  - 薬物療法
    - NSAIDs:第一選択薬は鎮痛薬
    - 肩甲上腕関節内注射:コルチコステロイド注射/局所麻酔薬の混合
    - 経口ステロイド薬の漸減療法:難治性で有症状性の凍結肩(五十肩)患者に行う(Pearsall and Speer, 1998)
    - 経口ステロイド薬には副作用の可能性があるので,患者に過去の薬物履歴を質問しなければならない
  - 物理療法
    - アイシング,超音波,HVGS
    - 治療前に湿性温熱を行い,最終段階ではアイシングを行う

運動:肩関節
■ ゴール
- 前方屈曲 140°
- 外旋 45°

□→ 凍結肩（五十肩，癒着性関節包炎）

- 第 12 胸椎棘突起までの内旋
■ 訓練
- 自動 ROM 訓練
- 自動介助 ROM 訓練（**図 3-42** 参照）
- 他動 ROM 訓練（**図 3-43** 参照）

筋力強化
- 肩腱板強化：週に 3 日，8〜12 回の繰り返しを 1 セットとし，1 日に 3 セット行う
  - 閉鎖的運動連鎖（CKC）による等尺性筋力強化．肘関節屈曲 90°，上肢は下垂位（**図 3-44** 参照）
    ○ 内旋
    ○ 外旋
    ○ 外転
    ○ 前方屈曲
  - セラバンドを用いた開放的運動連鎖（OKC）による筋力強化へと進む（**図 3-47A** 参照）
    ○ 訓練は肘関節屈曲 90°で行う
    ○ 訓練開始の姿勢は，肩関節が前方屈曲 0°，外転 0°，外旋 0°の中間位から開始する
    ○ 訓練は 5 つの可動面において 45°の角度で行う
    ○ 6 種類の色分けされたセラバンドを用いることができる．それぞれ 1〜6 ポンド（約 450〜2,700 g）の負荷がかけられる
    ○ 通常，次の強さのセラバンドには 2〜3 週ごとに進めていく．その段階で，少しでも患者に不快感があった場合は次の強さのバンドに進まないように指導する
    ○ セラバンドによる訓練では求心性と遠心性の肩の筋力強化ができ，等張性訓練の一形態である（さまざまな速度で，決まった抵抗で訓練ができる）
      ・内旋
      ・外旋
      ・外転
      ・前方屈曲
  - 軽い等張性のダンベルを用いた訓練へと進めていく
    ○ 内旋（**図 3-47B** 参照）
    ○ 外旋（**図 3-47C** 参照）
    ○ 外転
    ○ 前方屈曲
- 肩甲骨安定化機構の強化
  - CKC による筋力強化（**図 3-45**，**図 3-62**，**図 3-71** 参照）
    ○ 肩甲骨を後退させる運動（菱形筋，中部僧帽筋）
    ○ 肩甲骨を突出させる運動（前鋸筋）

- ○ 肩甲骨を引き下げる運動(広背筋，僧帽筋，前鋸筋)
- ○ 肩すくめ運動(僧帽筋，肩甲挙筋)
- OKCによる肩甲骨安定化機構の強化へと進む(**図3-46**，**図3-72** 参照)
- 三角筋の筋力強化(**図3-61**，**図3-73** 参照)

第3期：4か月とそれ以降

第3期に進むための基準
- 肩の動きの顕著な機能回復
  - 日常の生活活動への復帰の成功
- 肩の疼痛解消
- 身体診察の結果が申し分のないものであること

ゴール
- 肩機能維持のためのホームプログラム
  - ROM訓練を1日2回
  - 肩腱板強化を週3回
  - 肩甲骨安定化機構の強化を週3回

最大の改善は治療プログラムを導入してから6〜9か月に期待できる．

危惧すべき徴候
- 可動域の減少
- 疼痛の持続

合併症の治療
- このような患者は早期のルーチン(訓練)に戻る必要がある
- 前述したような疼痛コントロール処置を増やすことが必要になる場合がある
- 可動域の減少が持続しており，疼痛が続くようであれば，手術的治療が必要
- 麻酔下での関節徒手整復
- 関節鏡視下関節解離術

肩関節形成術(人工肩関節置換術)後のリハビリテーション

肩関節形成術(人工肩関節置換)は，肩に関して，術後の入院を要する数少ない手術のうちの1つである．その結果，置換された肩関節の関節可動域(ROM)訓練を開始しうるリハビリテーションプログラムは，入院した術後1日目から始めることになる．肩関節形成術後リハビリテーションでは，組織回復，関節モビライゼーション，そして最後に筋力強化，機能回復のための正常な順序をたどる．

　手術直後にリハビリテーションプロセスを始める能力は，肩甲上腕への外科的アプローチとしての改良による直接の効果である．初期の術式では，人工関節置換で肩関

節を露出するために三角筋の起始部の解離術が必要であった．これは，三角筋修復の術後の離開損傷を回避するために，より保存的な，遅めのリハビリテーションプログラムを必要とした．現在では，手術侵入で切開する筋肉は唯一，肩甲下筋であり，また，リハビリテーションプロトコールは肩甲下筋腱の治癒期間に注意する．**患者が最初の4〜6週間に行うことができる外旋および自動内旋の量は，手術時に達成することができる運動パラメーターによって決まる**．リハビリテーションのゴールは機能的回復を達成できるROMを確立することである．

長期的な機能およびリハビリテーションの進行は，よい機能的な肩腱板組織（rotator cuff tissue：RCT）があるかないかに左右される．手術後のリハビリテーションプロトコールはしばしば，肩腱板組織の不十分なグループ，肩腱板組織の正常なグループに分けられる．

リハビリテーションプロトコール

肩関節形成術後   Bach, Cohen, and Romeo

第1期：0〜6週

制限事項
- 肩関節運動
  - 第1週
    - 前方屈曲 120°
    - 外旋 20°（上肢は下垂位）
    - 外転 75°（回旋 0°）
  - 第2週
    - 前方屈曲 140°
    - 外旋 40°（上肢は下垂位）
    - 外転 75°（回旋 0°）
- 自動内旋禁止
- 後方への伸展禁止

固定法
- スリング固定
  - 術後7〜10日，スリング（吊り包帯）による固定は，快適性のために行う

疼痛のコントロール
- 回復のためには痛みの除去と不快感の除去が重要である
  - 薬物療法
    - 麻薬性鎮痛薬：術後7〜10日間使用する

- 非ステロイド性抗炎症薬（NSAIDs）：術後も持続する不快感がある患者に使用する
- 物理療法
  - アイシング，超音波，高電圧電流刺激（HVGS）
  - 治療前に湿性温熱を行い，最終段階ではアイシングを行う

運動：肩関節
- ゴール
  - 前方屈曲 140°
  - 外旋 40°
  - 外転 75°
- 訓練
  - Codman の振り子運動を早期に推進させるために行う
  - 他動 ROM 訓練（**図 3-43** 参照）
  - 反対側の腕で補助し，前方・後方・下方の関節包をストレッチする（**図 3-56** 参照）
  - 自動介助 ROM 訓練（**図 3-42** 参照）
    - 肩関節屈曲
    - 肩関節伸展
    - 肩関節内・外旋
  - 自動 ROM 訓練に進む

運動：肘関節
- 他動運動から自動運動へ進める
  - 可動域 0～130°
  - 耐えられる範囲で回内・回外

筋力強化
- 握力強化のみ行う

第 2 期：6～12 週

第 2 期に進むための基準
- 最小の疼痛と圧痛
- ほぼ完全な動き
- 抵抗下での内旋で，腱の痛みのエビデンスがない状態の正常な肩甲下筋

制限事項
- 関節可動域の増加
  - 前方屈曲 160° まで到達しないこと
  - 外旋 60°（上肢は下垂位）まで到達しないこと
  - 外転 90° で，内旋・外旋 40° に到達しないこと

□→ 肩関節形成術後

固定法
- なし

疼痛のコントロール
- NSAIDs：術後も持続する不快感がある患者に使用する
- 物理療法
  - アイシング，超音波，HVGS
  - 治療前に湿性温熱を行い，最終段階ではアイシングを行う

運動：肩関節
- ゴール
  - 前方屈曲 160°
  - 外旋 60°（上肢は下垂位）
  - 外転 90°で，内旋・外旋 40°
- 訓練
  - 全方向において自動 ROM の増加
  - 肩の柔軟性を維持するために，可動域いっぱいで他動ストレッチを行う（**図3-43** 参照）
  - 関節包拘縮，特に後方の関節包に対して関節モビライゼーションを行う（**図3-56** 参照）

筋力強化
- 肩腱板強化：過剰訓練によって起こる腱板炎を起こさないように週 3 回までとする
  - 閉鎖的運動連鎖（CKC）による等尺性筋力強化を開始する（**図3-44** 参照）
    - 内旋
    - 外旋
  - セラバンドを用いた開放的運動連鎖（OKC）による筋力強化へと進む（**図3-47A** 参照）
    - 訓練は肘関節屈曲 90°で行う
    - 訓練開始の姿勢は，肩関節が前方屈曲 0°，外転 0°，外旋 0°の中間位から開始する
    - 訓練は 5 つの可動面において 45°の角度で行う
    - 6 種類の色分けされたセラバンドが用いることができる．それぞれ 1～6 ポンド（約 450～2,700 g）の負荷がかけられる
    - 通常，次の強さのセラバンドには 2～3 週ごとに進めていく．その段階で，少しでも患者に不快感があった場合は次の強さのバンドに進まないよう指導する
    - セラバンドによる訓練では，求心性と遠心性の肩筋力強化ができ，等張性訓練の一形態である（さまざまな速度，決まった抵抗で訓練ができる）
      - ・内旋
      - ・外転

□→

    ・前方屈曲
  - 軽い等張性のダンベルを用いた訓練へと進めていく
    ○ 内旋（**図 3-47C** 参照）
    ○ 外転
    ○ 前方屈曲
- 肩甲骨安定化機構の強化
  - CKC による筋力強化（**図 3-45**，**図 3-62**，**図 3-71** 参照）
    ○ 肩甲骨を後退させる運動（菱形筋，中部僧帽筋）
    ○ 肩甲骨を突出させる運動（前鋸筋）
    ○ 肩甲骨を引き下げる運動（広背筋，僧帽筋，前鋸筋）
    ○ 肩すくめ運動（僧帽筋，肩甲挙筋）

第 3 期：3〜12 か月

第 3 期に進むための基準
- 正常な痛みのない可動域
- 身体診察の結果が申し分のないものであること

ゴール
- 肩関節の筋力，パワー，持久性の改善
- 神経筋制御および肩関節の固有感覚の改善
- 機能的活動への段階的復帰の準備
- 肩機能維持のためのホームプログラム
  - ROM 訓練を 1 日 2 回
  - 肩腱板強化を週 3 回
  - 肩甲骨安定化機構の強化を週 3 回

運動
- 反対側と同等の運動能力へ到達する
- 運動機能の維持のために自動，他動両方の ROM 訓練を行う

筋力強化
- 肩関節
  - 内旋・外旋の筋力強化を開始する
    ○ 最初は CKC による等尺性筋力強化を，そしてセラバンドや軽い負荷（ウエート）による等張性筋力強化へと進む
- 肩甲骨安定化機構
  - OKC および CKC による筋力強化に進む（**図 3-46**，**図 3-62**，**図 3-72** 参照）
- 三角筋の筋力強化（**図 3-61**，**図 3-73** 参照）
- 各訓練は 8〜12 回の繰り返しを 1 セットとし，それを 3 セット行う
- 強化訓練は腱板炎を起こさないように週 3 回までとする

機能的強化
- プライオメトリクス（**図 3-48** 参照）

□→ 肩関節形成術後

最大の改善は 12〜18 か月に期待できる．

危惧すべき徴候
- 可動域の減少
- 疼痛の持続

合併症の対策
- このような患者は早期のルーチン（訓練）に戻る必要がある
- 前述したような疼痛コントロール処置を増やすことが必要になる場合がある

リハビリテーションプロトコール

肩関節全置換術後（肩腱板組織が不十分なグループに対して） Wilk

このリハビリテーション過程のゴールは，疼痛を解消し，機能を改善している間，より強固な関節安定性を患者に提供することである．肩腱板組織が不十分なグループ（骨損失，筋肉の損失）の目標は，関節安定性と関節の動揺性をより少なくすることである．人工肩関節置換術後のリハビリテーションが成功する鍵は，運動プログラムの遵守である．

第1期：早期運動期（0〜4 週）

ゴール
- 他動 ROM の増加
- 肩関節痛の軽減
- 筋萎縮の防止

訓練
- 持続他動運動（continuous passive motion：CPM）
- 他動 ROM 訓練
  - 肩関節屈曲 0〜90°
  - 30° 外転で外旋 0〜20°
  - 30° 外転で内旋 0〜30°
- 振り子運動訓練
- 肘関節と手関節の ROM 訓練
- 握る訓練（gripping exercise）
- 等尺性運動
  - 外転筋群
  - 外旋・内旋
- ロープとプーリーを用いた訓練（第 2 週）
- 自動介助運動訓練（できるようになったら）

第2期：活動期(5～8週)

ゴール
- 肩関節筋力の回復
- ROM の改善
- 疼痛と炎症の軽減
- 機能的活動の増加

訓練
- L-バーを用いた自動介助 ROM 訓練（2～3 週，あるいはできるようならば開始する）
  - 屈曲
  - 外旋
  - 内旋
- ロープとプーリーを用いた訓練
  - 屈曲
- 振り子運動訓練
- 自動 ROM 訓練
  - 座位での屈曲（45～90°の小さな円弧で）
  - 背臥位での屈曲（可能なかぎりの範囲で）
  - 座位での外転 0～90°
  - ゴムチューブを用いた内旋・外旋（4～6 週）
  - ダンベルを用いた上腕二頭筋・三頭筋の筋力強化
- 穏やかな関節モビライゼーション（6～8 週）

第3期：強化運動期(8～12週)

第3期に進むための基準
- 他動 ROM：屈曲 0～120°
  - 90°外転で外旋 30～40°
  - 90°外転で内旋 45～55°
- 外旋，内旋，外転筋力回復が徒手筋テスト（MMT）4/5
- 注意：何人かの患者はこの訓練ができないことがある

ゴール
- 肩関節筋力の改善
- 機能的活動の改善と段階的増加

訓練
- ゴムチューブを用いた訓練
  - 外旋
  - 内旋
- ダンベルを用いた筋力強化
  - 外転

□→ 肩関節全置換術後（肩腱板組織が不十分なグループに対して）
- 棘上筋訓練
- 屈曲
- ストレッチ運動
- L-バーを用いた訓練
  - 屈曲
  - 外旋
  - 内旋

上腕二頭筋障害

リハビリテーションの重要なポイント

- 上腕二頭筋の長頭腱は第二の上腕骨頭引き下げ機構，安定化機構として作用する．
- オーバーヘッドスポーツの多くで，上腕二頭筋は，腕の加速や減速を支援する．
- アスリートにおける上腕二頭筋の問題は通常，他の肩障害（肩腱板障害，肩甲上腕関節不安定）とともに生じる．
- このことから，二頭筋障害が見つかった場合（例：二頭筋腱炎）には，残りの肩の完全な診察を行うべきである．
- 上腕二頭筋長頭腱は，肩甲骨上方の関節唇の付着部から起こり，肩甲上腕関節内を通過し，烏口上腕靱帯の下の肩腱板間隔を通って進む．その後，横上腕靱帯によって押さえられ，結節間溝に入る（図3-75）．
- Synderら（1990）は，上腕二頭筋起始部で上方関節唇の損傷を特徴づけるための用

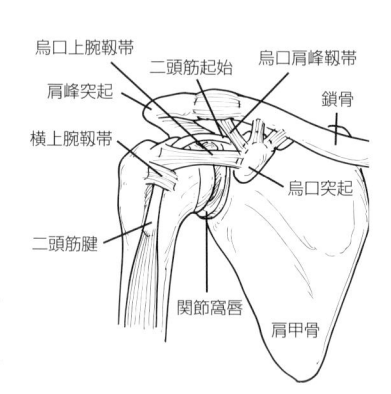

図 3-75　右肩を前方から見た図．上腕二頭筋長頭腱と筋の関係を示す．
（Andrews JR, Zarins B, Wilk KE : Injuries in Baseball. Philadelphia, Lippincott-Raven, 1997, p 112 より引用）

表3-5　SLAP(肩関節上方関節唇)損傷の分類

タイプ	特徴
タイプ1	上方関節唇の変性と毛羽立ち，ただし二頭筋の関節唇への付着は正常．二頭筋の停止部は正常(**図3-76A**参照)
タイプ2	二頭筋の停止部が肩甲骨関節窩から引き抜けている(**図3-76B**参照)
タイプ3	二頭筋の停止部は正常であるが，上方関節唇のバケツ柄状断裂を生じている(**図3-76C**参照)
タイプ4	タイプ3と似ているが，断裂が二頭筋の腱部分に及んでいる(**図3-76D**参照)．断裂した腱実質と関節唇が関節面にかかっている
複合型	2つ以上のSLAPのタイプが合併している．通常タイプ2と3，あるいはタイプ2と4

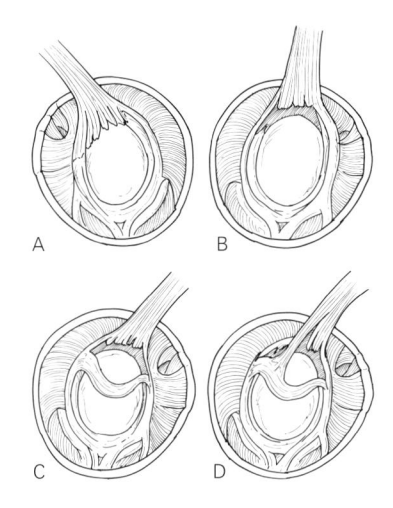

図3-76　SLAP損傷．**A**：タイプ1．**B**：タイプ2．**C**：タイプ3．**D**：タイプ4．

(**A〜D**：Warren RR, Craig EV, Altchek DW：The Unstable Shoulder. Philadelphia, Lippincott-Raven, 1999 より引用)

語「SLAP損傷」を導入し，4つのタイプに分類した(**表3-5**)．SLAPの語源は，損傷部位が上腕二頭筋の起始部後方より始まり，前方に進んでいくことに由来している(前方から後方にかけての上方関節唇損傷，SLAP損傷)．

- SLAP障害の関節鏡所見については，**図3-76**を参照．
- SLAP障害の一般的な主訴は，引っかかる，肩がはねる(popping)，ロックする，回旋する，である．これが典型的にはオーバーヘッドの運動で生じる．
- 牽引と圧縮はSLAP損傷に結びつく最も一般的な外傷である．落下を回避しようとして，何かをつかもうとするような急激な牽引が，多くの実例で生じている．
- SLAP損傷の診断と検査は，p.229を参照のこと(例：Speedテスト，Yergasonテスト)．

- Burkhart らは，"peel-back" 現象について記述している（『投手における peel-back 機構』p. 209 の "peel-back" 参照）．

手術的治療 —— SLAP 損傷

- 付随する肩甲上腕関節の病態も治療しなければならない．
- **タイプ1損傷**：上方関節唇は機械的に引っかかることを防ぐために，関節鏡シェーバーで安定した縁の部分までデブリドマンする．
- **タイプ2損傷**：縫合糸アンカーを用いて修復される．
- **タイプ3損傷**：タイプ3損傷は，バケツ柄状断裂で，安定した上腕二頭筋腱起始部と残存する関節唇を注意深く探る．その後，滑らかな移行帯を残すように，損傷した破片は切除する．
- **タイプ4損傷**：治療は，二頭筋腱が裂ける範囲に基づいている．裂かれたセグメントが腱で30％未満の場合，離れている関節唇と二頭筋組織は切除できる．30％以上が含まれている場合，以下のように対応する．
    - 二頭筋痛のある**年配の患者**では，関節唇をデブリドマンする．また，上腕二頭筋の腱固定術を行う．
    - **より若い患者**では，腱は保存される（関節鏡検査法の縫合修復）．

リハビリテーションの注意点
- タイプ2と4の修復は，より保守的なリハビリテーション訓練法を行う．肘，手首，手の訓練をしながら，スリング固定を3週間行う．
- 振り子運動訓練は1週後に始める．
- 中間位を越えた外旋，および肘伸展位での身体の後ろへの肩の伸展は，少なくとも4週間**禁止**．
- 保護された二頭筋強化訓練を始められる．しかし，負荷のかかる二頭筋の運動は，3か月間は許可しない．

上腕二頭筋断裂（長頭腱近位部完全断裂）

- 上腕二頭筋長頭腱完全断裂の治療は個別的なものである．
- 外観上の変形（「ポパイ」の腕）や最小の機能損失をほとんどの患者が受け入れてしまい，手術しないことを選択する．
- 重量挙げなど，肘の回外筋力を必要とする若い競技者には，上腕二頭筋の腱固定術や関節鏡視下肩峰下減圧術が必要となる場合がある．

リハビリテーションプロトコール

タイプ 2 SLAP 損傷関節鏡手術後　　　　　　　Wilk

第 1 期：術直後期 ―「運動制限」（1 日目～6 週目）

ゴール
- 解剖学的修復の保護
- 固定方法の負の効果を防止する
- 動的安定性を推進する
- 疼痛と炎症の軽減

術後 0～2 週目
- スリング固定を 4 週間
- 睡眠時の固定を 4 週間
- 肘と手関節の関節可動域（ROM）訓練
- 握る訓練（gripping exercise）
- 他動および愛護的な自動介助 ROM 訓練
  - 屈曲 60°まで（2 週間で 75°まで）
  - 肩甲骨関節面での挙上 60°
  - 上腕が肩甲骨関節面で外旋・内旋
  - 外旋 10～15°
  - 内旋 45°
  - **注意：自動での外旋，伸展，外転は禁止**
- 肩甲帯筋のための八分の力での等尺性運動
- **上腕二頭筋単独の収縮は禁止**
- 寒冷療法（適当であれば）

術後 3～4 週
- スリング固定を 4 週間で除去
- 睡眠時の固定を 4 週目まで
- 愛護的な ROM 訓練の継続（他動 ROM 訓練と自動介助 ROM 訓練）
  - 屈曲 90°まで
  - 外転 75～85°まで
  - 肩甲骨関節面での外旋 25～30°
  - 肩甲骨関節面での内旋 55～60°
  - **注意：進行速度は患者の評価に基づくこと**
- 外旋，伸展，挙上の自動運動禁止
- 律動性安定化訓練（rhythmic stabilization）の開始
- 固有感覚訓練の開始
- ゴムチューブを使用した 0°外転位での外旋・内旋

□→ タイプ2 SLAP損傷関節鏡手術後
- 等尺性運動の継続
- 寒冷療法の継続使用

術後5〜6週
- ROMの段階的獲得
  - 屈曲145°まで
  - 45°外転位での外旋：45〜50°
  - 45°外転位での内旋：55〜60°
- ストレッチ運動の開始を許可する
- 90°外転位での軽い（簡単な）ROM訓練
- ゴムチューブを使用した0°外転位での外旋・内旋訓練（上肢は下垂位）
- 固有受容性神経筋促通法（PNF）を徒手抵抗で行う
- 自動肩関節外転（抵抗なしで）
- （上肢の重さで）できるすべての訓練開始
- 腹臥位での舟漕ぎ運動，腹臥位での水平外転
- 二頭筋の筋力強化の禁止

第2期：中間期 ― 中程度保護期(7〜14週)

ゴール
- 正常可動域の段階的回復（10週）
- 手術的修復の適合性の維持
- 筋力とそのバランスの回復

術後7〜9週
- ROMの段階的進展
  - 屈曲180°まで
  - 90°外転位での外旋：90〜95°
  - 90°外転位での内旋：70〜75°
- 等張性筋力強化プログラムの進展の継続
- 固有受容性神経筋促通法（PNF）による筋力強化の継続
- 「投球者の10（Thrower's Ten）」プログラムの開始

術後10〜12週
- より積極的な筋力強化を開始してもよい
- 投球動作のための外旋運動を進める
  - 90°外転位での外旋：投球者は110〜115°（10〜12週）
  - 等張性筋力強化を進める
  - すべてのストレッチ運動の継続．機能的必要性に応じたROM訓練を進める（すなわち，オーバーヘッドアスリートなどに適したROM訓練）
- すべての筋力強化の継続

□→

第3期：最小限の保護期（14〜20週）

第3期に進むための基準
- 正常な痛みのない可動域
- 十分に良好な安定性
- 十分な筋力（評価が"good"かそれ以上）
- 疼痛，圧痛のないこと

ゴール
- 正常可動域の確立と維持
- 筋力，パワー，持久性の改善
- 段階的に機能的活動を開始する

術後 14〜16 週
- すべてのストレッチ運動の継続（関節包のストレッチ）
- 投球運動の維持（特に外旋運動機能）
- 筋力増強訓練の継続
  - 「投球者の10」プログラムかまたは基礎的訓練
  - 徒手抵抗下での固有受容性神経筋促通法（PNF）
  - 持久性訓練
  - 軽いプライオメトリクスプログラムの開始
  - 制限下でのスポーツ活動（軽いスイミング，ゴルフのハーフスイング）

術後 16〜20 週
- 第3期のすべての訓練の継続
- すべてのストレッチ運動の継続
- 「投球者の10」プログラムの継続
- プライオメトリクスプログラムの継続
- インターバルスポーツプログラムの開始（例：投球動作），**インターバル投球プログラムの項(p.308)**参照

第4期：高度筋力強化期（20〜25週）

第4期に進むための基準
- 正常な痛みのない可動域
- 十分に良好な静的安定性
- 反対側の筋力の 75〜80％
- 疼痛，圧痛のないこと

ゴール
- 筋力，パワー，持久性の向上
- 機能的活動の進歩
- 肩関節可動性の維持

□→ タイプ2 SLAP損傷関節鏡手術後

術後 20〜26 週
- 柔軟性訓練の継続
- 等張性筋力強化プログラムの継続
- 徒手抵抗下での固有受容性神経筋促通法（PNF）
- プライオメトリクスによる筋力強化
- インターバルスポーツプログラムの進行

第5期：活動への復帰期（6〜9か月）

第5期に進むための基準
- 機能的な正常可動域
- 筋肉の運動性が等運動性であること（基準を満たす）
- 十分に良好な肩関節安定性
- 疼痛，圧痛のないこと

ゴール
- スポーツ活動への段階的復帰
- 筋力，可動性，そして安定性の維持

訓練
- スポーツ活動へ制限なしに参加しながら，段階的に復帰する
- ストレッチおよび筋力強化プログラムの継続

リハビリテーションプロトコール

タイプ1あるいはタイプ3 SLAP損傷に対するデブリドマンや部分的腱板デブリドマン（腱板修復ではない）後　Wilk

　このリハビリテーションプログラムの目標は，できるだけ短時間でかつ安全に患者/アスリートを活動/スポーツに復帰させることである．
　このプログラムは筋肉生理学，生体力学，解剖学，および治癒反応に基づいている．

第1期：運動期（1〜10日）

ゴール
- 正常な痛みのない可動域の再確立
- 筋萎縮の防止
- 痛みと炎症の軽減

ROM 訓練
- 振り子運動訓練

□→

- ロープとプーリーを用いた訓練
- L-バーを用いた訓練
  - 屈曲・伸展
  - 外転・内転
  - 外旋・内旋（外転 0°の位置から開始し，45°外転位の訓練に進み，そして 90°外転位で行う）
- 自己ストレッチ（関節包のストレッチ）

訓練
- 等尺性運動．注意：術後 5〜7 日間は，**上腕二頭筋の等尺性運動は行わない**
- この第 1 期の後期では，0°外転位でゴムチューブを使った外旋・内旋訓練の開始を許可する（通常，術後 7〜10 日間）

痛みと炎症の軽減
- アイシング，非ステロイド性抗炎症薬（NSAIDs），物理療法

第 2 期：中間期（2〜4 週）

第 2 期に進むための基準
- 正常可動域
- 最小限の疼痛，圧痛
- 徒手筋力テスト（MMT）："good"（内旋・外旋，屈曲）

ゴール
- 筋力の回復と改善
- 関節の運動学的正常化
- 肩関節複合体の神経筋制御の改善

2 週目
■ 訓練
- ダンベルを用いた等張性運動
  - 肩関節筋
  - 肩甲胸郭関節
  - ゴムチューブを用いた 0°外転位での内旋・外旋
  - 側臥位での外旋
  - 腹臥位での舟漕ぎ外旋
  - 動的安定性を維持し，徒手抵抗下での固有受容性神経筋促通法（PNF）
- 肩関節複合体の運動学的正常化
  - 関節モビライゼーション
  - 肩関節のストレッチの継続（90°外転位での内旋・外旋）
- 神経筋制御訓練の開始
- 固有感覚訓練の開始
- 体幹の訓練の開始
- 上肢の持久性訓練の開始

□→ タイプ1あるいはタイプ3 SLAP損傷に対するデブリドマンや部分的腱板デブリドマン（腱板修復ではない）後

■ 疼痛と炎症の軽減
- 物理療法，アイシングの使用開始（必要であれば）

3週目
■ 訓練
- 「投球者の10（Thrower's Ten）」プログラム
- 肩腱板と肩甲骨筋の筋力強化に重点をおく
- 動的安定性訓練

第3期：動的筋力強化期 ― 高度筋力強化期（5～6週）

第3期に進むための基準
- 正常な痛みのない可動域
- 疼痛，圧痛のないこと
- 反対側と比較して70％の筋力

ゴール
- 筋力，パワー，持久性の改善
- 神経筋制御の改善
- 投球などの運動を開始する準備

訓練
- 「投球者の10」プログラムの継続
- ダンベルを用いた筋力強化の継続（棘上筋，三角筋）
- ゴムチューブを用いた90°/90°の外旋・内旋訓練の開始（ゆっくりしたセットと早いセット）
- 肩甲胸郭関節の筋力訓練
- ゴムチューブを用いた上腕二頭筋訓練
- プライオメトリクスの開始（両手での訓練から片手での訓練に進む）
- 対角線パターン訓練〔固有受容性神経筋促通法（PNF）〕
- 等運動性筋力強化の開始
- 持久性訓練の継続：神経筋制御訓練
- 固有感覚訓練の継続

第4期：活動期への復帰期（7週目とそれ以降）

第4期に進むための基準
- 正常可動域
- 疼痛，圧痛のないこと
- 投球運動の基準を満たした等運動性検査
- 身体診察の結果が申し分のないものであること

ゴール
- 患者が完全な機能的復帰を準備するための，段階的な活動性の増加

□→

訓練
- インターバルスポーツプログラムの開始（例：投球，テニス）
- 第3期のすべての訓練を継続する（投球運動と練習は同日に行う．下肢の訓練とROM訓練は別の日に行う）
- インターバルプログラムを進める

外来経過観察項目
- 等運動性テスト
- 身体診察

リハビリテーションプロトコール

上腕二頭筋腱近位部修復術後（上腕二頭筋長頭腱完全断裂） Wilk

- 肩関節装具/固定を4週間
- 振り子運動訓練
- 肘関節自動介助ROM訓練を愛護的なROM訓練で0〜145°まで伸ばしていく
- 肩関節等尺性運動を10〜14日間
- 肩関節自動介助ROM訓練，L-バーを用いた肩甲骨関節面での外旋・内旋訓練
- 肩関節他動ROM訓練：屈曲，外旋，内旋の各訓練

術後4週
- 軽い肩関節抵抗下訓練

術後8週
- 等張性訓練プログラムを進める
  - ベンチプレス
  - ショルダープレス

リハビリテーションプロトコール

（肘部での）上腕二頭筋腱修復術後 Wilk

固定法
- 背側の90°屈曲位スプリントで5〜7日間固定する

□→(肘部での)上腕二頭筋腱修復術後

装具
- 術後 5～7 日間継手付き装具をつける．ROM 角度設定は 45°から最大屈曲角度まで
- 装具の中で肘関節可動域を徐々に増加させていく

ROM 訓練の進行
第 2 週	45°から最大肘屈曲
第 3 週	45°から最大肘屈曲
第 4 週	30°から最大肘屈曲
第 5 週	20°から最大肘屈曲
第 6 週	10°から最大肘屈曲；最大回外・回内
第 8 週	完全な可動域，最大回外・回内

ROM 訓練
第 2～3 週	他動肘屈曲・回外 ROM 訓練；自動介助肘伸展・回内 ROM 訓練
第 3～4 週	自動介助肘屈曲 ROM 訓練の開始
第 4 週	自動肘屈曲 ROM 訓練

筋力強化
第 1 週	等尺性上腕三頭筋と肩関節筋の訓練
第 2 週	等尺性運動（八分の力での上腕二頭筋カール）
第 3～4 週	自動 ROM 訓練，抵抗負荷はなし
第 8 週	肘屈曲・回外・回内のために抵抗負荷を段階的に増やす訓練プログラム

- 1 ポンド（約 450 g）の負荷から徐々に増やす
- 肩関節の筋力強化プログラムから開始する
  - 第 12～14 週：ベンチプレスやショルダープレスなどの軽いウエートトレーニングの開始を許可する

肩損傷後の投球，テニス，ゴルフへ復帰するためのインターバルプログラム：インターバルプログラムの項(p.308～321)を参照．

肩鎖関節損傷

リハビリテーションの原理

解剖

　肩鎖関節は，線維軟骨性の関節円板を備えた可動関節である．2 つの重要な靱帯構造がこの関節に関与している．肩鎖靱帯は水平方向の安定性に関与しており（図

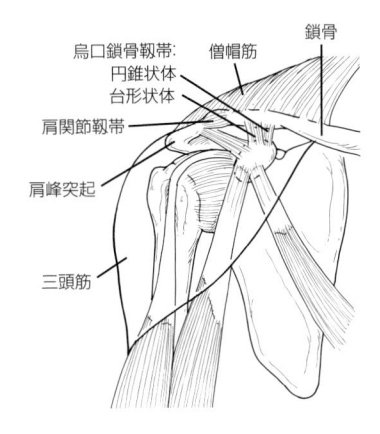

図 3-77 正常肩鎖関節の解剖．アスリートが肩鎖関節を損傷すると同時に烏口鎖骨靱帯をよく損傷する．
(Bach BR, Van Fleet TA, Novak PJ : Acromioclavicular injuries : Controversies in treatment. Physician Sports Med 20[12]: 87-95, 1992 より引用)

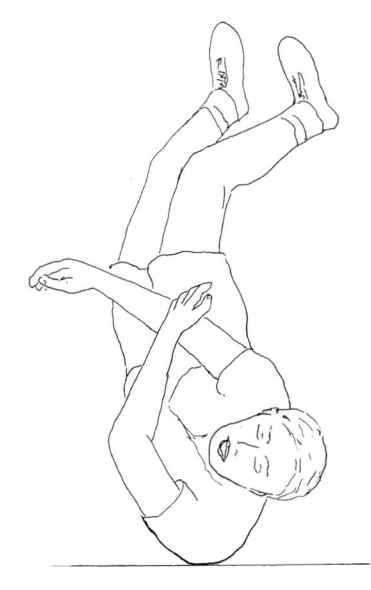

図 3-78 肩鎖関節の最も一般的な損傷メカニズムは，肩の一点で落下した際の直達外力である．

3-77)，烏口鎖骨靱帯は上肢のおもな吊り上げ靱帯で，関節の垂直方向の安定性に関与している．

最近の研究によると肩鎖関節は，任意の可動面において5〜8°だけの動きであることが示されている．

肩鎖関節の最も一般的な損傷メカニズムは，落下の際に肩の一点にかかる直接の力である(図3-78)．

Rockwood(1990)は肩鎖関節損傷を6つのタイプに分類している(図3-79)．

- タイプⅠ
  - 軽い肩鎖関節の捻挫
  - 肩鎖靱帯や烏口鎖骨靱帯の断裂がない．

タイプⅠ　　　　　　タイプⅡ　　　　　　タイプⅢ

タイプⅣ　　　　　　タイプⅤ　　　　　　タイプⅥ

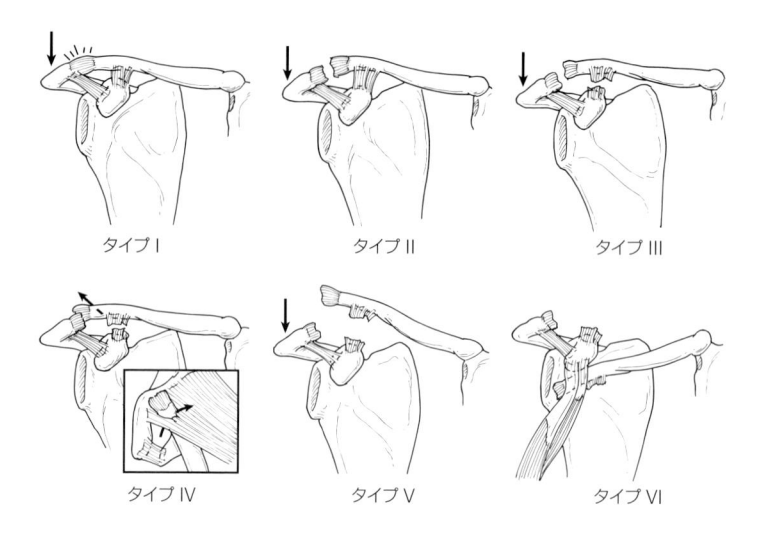

図 3-79　　肩鎖関節損傷の診断は，靱帯損傷の程度に従って分類する．タイプⅠ：肩鎖靱帯と関節包の部分断裂による捻挫．タイプⅡ：肩鎖靱帯と関節包の断裂があり，烏口鎖骨靱帯の不全断裂を伴う．タイプⅢ：肩鎖靱帯と烏口鎖骨靱帯の完全断裂で関節の分断となる．タイプⅣ：鎖骨が僧帽筋線維の中または突き抜けて後方に転位している．タイプⅤ：タイプⅢの重症なタイプで烏口鎖骨間が大きく開大している．タイプⅥ：鎖骨が烏口突起の下に転位している．

(Bach BR, Van Fleet TA, Novak PJ : Acromioclavicular injuries : Controversies in treatment. Physician Sports Med 20[12]: 87-95, 1992 より引用)

- タイプⅡ
  - 肩鎖関節の断裂
  - 断裂による肩鎖関節間隙の拡大（ずれが 4 mm 未満，または 40％のずれ）
  - 捻挫しているが**正常な**烏口鎖骨靱帯で，烏口鎖骨間距離は本質的にX線写真上の正常な肩と同じである．
  - 下方への力（重量）は，烏口肩峰靱帯では**なく**，肩鎖靱帯を断裂させる．
- タイプⅢ
  - 烏口鎖骨靱帯と肩鎖靱帯の断裂
  - 肩関節複合体は下方に変位している．
  - 烏口鎖骨間距離は正常な肩に比較して，25〜100％，あるいは 4 mm 以上拡大している（特に重量負荷時）．
- タイプⅣ
  - 鎖骨が僧帽筋線維を突き抜けて後方に転位している．
  - 肩鎖靱帯と烏口鎖骨靱帯の断裂
  - 三角筋と僧帽筋線維は鎖骨遠位端から離開している．
- タイプⅤ
  - タイプⅢ損傷に比べて，鎖骨が肩甲骨から垂直方向に大きく離れている（正常肩

に比べて 100〜300％の拡大）．
- タイプⅥ
  - 鎖骨が烏口突起の下に転位している．

非活動的で重労働をしない患者のタイプⅢ損傷，およびタイプⅠ，Ⅱ損傷は保存的治療を行う．ほとんどのタイプⅣ，Ⅴ，Ⅵ損傷は，観血的整復および内固定術を必要とする．タイプⅢであっても，より活動性の高い患者の場合は同様に観血的整復および内固定術を必要とする．

リハビリテーションプロトコール

肩鎖関節損傷　　　　　　　　　　　　　　　　　　　　Rockwood and Matsen

タイプⅠ損傷

1日目
- 肩関節のアイシングを 24〜48 時間行う
- 快適性のために 7 日間スリングで固定する
- 3〜4 時間ごとに手指，手関節，肘の自動 ROM 訓練を行う
- 必要であればスリングを用いて休息を入れながら，愛護的な正常可動域維持訓練をする
- 第 2〜3 日目に振り子運動訓練を開始する

7〜10 日目
- 通常，症状は沈静化する
- スリング固定を外す
- 正常な痛みのない可動域が得られ，肩鎖関節に圧痛点がなくなるまで，すべての重量物の持ち上げ，ストレス，コンタクトスポーツを禁止する（通常は 2 週目）

タイプⅡ損傷

1日目
- アイシングを 24〜48 時間行う
- 快適性のために 1〜2 週間スリングで固定する

7日目
- 愛護的な肩関節 ROM 訓練を開始する．そして更衣，食事といった日常生活動作のための腕の使用を許可する
- スリング固定を 7〜14 日で外す
- すべての重量物の持ち上げ，押し動作，引き動作，コンタクトスポーツを少なくとも 6 週間は禁止する

□→ 肩鎖関節損傷

> **タイプⅢ損傷**

非活動的で重労働をしない患者は保存的療法が適応である．

1日目
- 肩に残る「突出」について議論する：自然経過，手術のリスク，再発について
- アイシングを24時間行う
- 数日間，鎮痛薬を処方する
- スリング固定する
- 日常生活動作は，3～4日で開始する
- およそ7日で，愛護的な他動ROM訓練を行い，ゆっくりと機能的ROM訓練へと進める
- 通常，愛護的な他動ROM訓練を行い，2～3週で正常可動域を獲得する

リハビリテーションプロトコール

生体吸収性材による肩鎖関節安定化手術後　　　Wilk

> **第1期：運動期（0～2週）**

ゴール
- 正常な痛みのない可動域の回復
- 筋萎縮の防止
- 疼痛と炎症の軽減

ROM訓練
- T-バーを用いた自動介助ROM訓練
  - 許容範囲までの屈曲
  - 外旋・内旋（肩関節0°外転位で開始し，45°外転位にし，さらに90°外転位で行う）
- ロープとプーリーを用いた運動訓練
- 振り子運動訓練
- 自己介助による関節包ストレッチ

注意：水平外転と内転の禁止

筋力強化
- 等尺性運動
- 上腕二頭筋と三頭筋のための外旋・内旋，外転，伸展運動

注意：抵抗下での肩関節屈曲運動の禁止
- 疼痛が消失したら，肩関節0°外転位で訓練用ゴムチューブを用いた外旋・内旋運

□→

動の開始
疼痛と炎症の軽減
- アイシング，非ステロイド性抗炎症薬（NSAIDs），物理療法

> 第2期：中間期（2～8週）

第2期に進むための基準
- 正常な痛みのない可動域
- 最小限の疼痛，圧痛
- 身体診察で安定した肩鎖関節
- "good"な徒手筋力テスト（MMT）結果（グレード4/5）（内旋・外旋と屈曲）

ゴール
- 筋力の再獲得と改善
- 肩関節複合体の運動学的正常化
- 肩関節複合体の神経筋制御の改善

第3週
■ ROM訓練
- T-バーを用いた自動介助ROM訓練の継続
- 自己介助による関節包ストレッチ

■ 筋力強化
- 等張性筋力強化の開始（軽い抵抗をかける）
  - 肩関節外転
  - 肩関節伸展
  - 肩関節外旋・内旋
  - 上腕二頭筋，三頭筋
  - 肩甲骨筋

注意：限局的な抵抗下での肩関節屈曲訓練の禁止
- 神経筋制御訓練の開始〔固有受容性神経筋促通法（PNF）〕
- 徒手による抵抗運動の開始

■ 疼痛のコントロール
- 物理療法，アイシングの使用継続

第6週
■ ROM訓練
- ストレッチプログラムの継続

■ 筋力強化
- これまでのすべての筋力増強訓練の継続
- 軽い抵抗下での肩関節屈曲訓練の開始
- 上肢の持久性訓練の開始
- 軽い等張性抵抗下での訓練の開始

禁止：ショルダープレス，ベンチプレス，胸筋デッキ，プルオーバーは許可しない．

→ 生体吸収性材による肩鎖関節安定化手術後

- 肩関節屈曲・伸展運動の律動性安定化訓練（rhythmic stabilization）

第3期：動的筋力強化期（8～16週）

第3期に進むための基準
- 正常な痛みのない可動域
- 疼痛，圧痛がないこと
- 反対側の筋力の70％

ゴール
- 筋力，パワー，持久性の改善
- 肩鎖関節の神経筋制御と動的安定性の改善
- オーバーヘッド運動への準備

筋力強化
- 等張性筋力強化の継続
  - 軽いベンチプレス，ショルダープレス訓練（ウエートの増加はゆっくりと進める）
  - 以下の抵抗下での訓練の継続
    - 肩関節外転
    - 肩関節外旋・内旋
    - 肩関節屈曲
    - 広背筋（舟漕ぎ運動，引き下げ運動）
    - 上腕二頭筋，三頭筋
  - ゴムチューブを用いたPNFパターンの開始
  - 肩90°外転位での外旋・内旋
  - 肩甲骨筋の強化訓練（4方向で）
    - 肩甲骨を引き込む筋，挙上する筋を強化する
  - 肩甲上腕関節と肩甲胸郭関節の神経筋制御訓練
    - 律動性安定化訓練
      - 肩関節屈曲・伸展
      - 肩関節外旋・内旋（90°/ 90°）
      - 肩関節外転・内転
      - PNFのD2パターン
      - 肩甲骨の引き込み，突き出し運動
      - 肩甲骨挙上引き下げ運動
  - 上肢のプライオメトリクスを進める
- 可動性維持のためにストレッチを継続する

第4期：活動への復帰期（16週とそれ以降）

第4期に進むための基準
- 正常な痛みのない可動域
- 疼痛，圧痛がないこと

- 等運動性の検査が基準を満たしていること(肩屈曲・伸展,外転・内転)
- 身体診察の結果が申し分のないものであること

ゴール
- 患者/アスリートが完全な機能的復帰を準備するための,段階的な活動性の増加

訓練
- インターバルスポーツプログラムの開始
- 第3期に述べたすべての訓練法を継続する
- 抵抗運動のレベルを上げていき,ストレッチをさらに進める

肩甲骨の運動異常
Scapular Dyskinesis
W. Ben Kibler, MD • John McMullen, MS, ATC

背景

　肩甲骨は正常な肩機能において多くの役割を果たしている.それは運動学でいう正常な球(ボールとソケット型)関節における安定したソケットである.肩甲骨は投球のコッキング期とフォロースルー期で持ち上がり,突き出る.肩甲骨は肩甲関節筋起始部の安定した基部となり,また,オーバーヘッドでの運動においては体幹から末梢に移っていく一連の運動連鎖の重要な連結部でもある.これらの役割は適切な肩甲骨の運動および位置に依存している.

　肩甲骨の運動および位置の変位は「肩甲骨の運動異常」と名づけられ,肩の障害の67～100%に存在する.

　肩甲骨のリハビリテーションは肩リハビリテーションの重要な要素で,肩リハビリテーションの初期段階,つまり肩の外傷の治癒過程において頻繁に検討すべきである.

　筆者らが使用する肩甲骨の運動異常に対するリハビリテーションプロトコールは,体幹から末梢に移っていく一連の運動の観点から行う.この目的を達成するために補足的な体幹および股関節の運動を円滑化することによって,筋活性化パターンを使用する.下肢と体幹の活性化は,好ましい肩の運動を生み出す正常な連鎖を確立する.いったん,肩の運動が正常化すれば,これらの一連の運動連鎖パターンは,訓練が肩甲骨付着筋を強化する枠組みとなる.閉鎖的運動連鎖(closed-kinetic chain:CKC)訓練は,初期あるいは急性期から始める.肩腱板筋と肩甲骨付着筋の協調性収縮を刺激し,かつ肩甲骨上腕骨間の制御と肩甲上腕関節の安定性を促進するためである.

末梢の部位は，肘関節の屈曲・伸展および上肢の位置に依存する大きな負荷を伴った，肩甲骨への内因性の負荷である．時間というよりは，機能がプロトコールの段階を通して患者のリハビリテーションの進行を決定する．この体幹から末梢に移っていく一連の運動の観点では，上肢の運動および活動性の強化は，肩甲骨の制御に依存する．肩甲骨リハビリテーションプログラムにおける上肢運動追加の前提条件は，適切に制御された肩甲骨の動きである．したがって，肩甲骨の運動パターンが，訓練において上腕の挙上・回旋の運動面と角度を決定する．もし肩甲骨の代償運動が，新しい上肢の位置，新しい上肢運動あるいは肩甲骨への新しい負荷の導入時に生じる場合は，上肢の位置あるいは上肢運動は，肩甲骨運動が適切に生じていることを保証するために変更すべきである．股関節および体幹の運動は適切な肩甲骨運動を促進するために重要なものであり，活用すべきである．肩甲骨のコントロールが増加するにつれて，これらの運動を容易に行うことは難しくなってくる．

リハビリテーションプロトコール

肩甲骨の運動異常　　　　　　　　　　　　　　　Kibler and McMullen

急性期（通常は0〜3週）

- 最初は，痛みのある腕の運動を避ける．そのうえで，肩甲骨の動きを確立する
- 筋肉の柔軟性に制限があれば，軟部組織のモビライゼーション，電気治療，超音波，介助運動によるストレッチを開始する．小胸筋，肩甲挙筋，上部僧帽筋，広背筋，棘下筋，小円筋は，損傷過程の結果，しばしば柔軟性がない
- これらの柔軟性のない部分に物理療法と，自動，自動介助，他動ストレッチ，そして固有受容性神経筋促通法（PNF）によるストレッチ技法を用いる
- 上肢への荷重移動，傾斜板訓練（wobble board exercise），肩甲骨-時計訓練（scapular clock exercise）（図3-80），ボールを用いた律動性安定化訓練（rhythmic stabilization），体重負荷による等尺性訓練（図3-81）などを，安全な協調性収縮を促進するために開始する
- さまざまな可動面，挙上レベルで，これらの閉鎖的運動連鎖（CKC）訓練を用いる．ただし，適切な肩甲骨の位置決めをし，それらを調整することが必要である．
- 上肢を挙上しないで肩甲骨の運動を開始する
- 肩甲骨の突き出しと自動体幹伸展を補助するために，体幹の屈曲と前方回旋を行う

　また，肩甲骨の引っ込めを補助するために，体幹の後方回旋と股関節伸展を行う．これらの体位変換で必要なことは，対側の下肢を前に出した姿勢をとり，突き出しにおける前進，引き込みにおける後退の自動的体重移動をすることである（図3-82）．この姿勢から股関節とともに体幹を押し出せない患者は，各往復運動とと

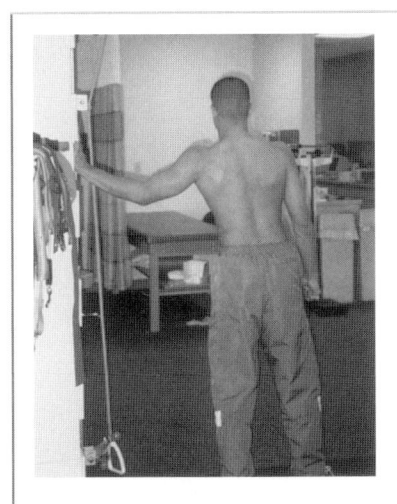

図 3-80 肩甲骨-時計訓練（scapular clock exercise）．患者が閉鎖的運動連鎖のポジションで肩甲骨を往復運動させる．

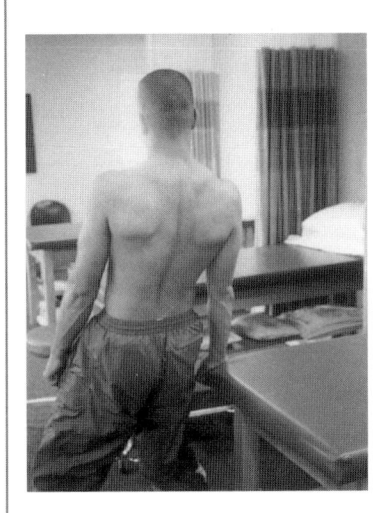

図 3-81 体重負荷による等尺性肩関節伸展訓練．伸展筋の活性化に伴う軸方向への負荷は，胸郭の拡大と下方の僧帽筋の活性を刺激する．

もに自動で前進・後退するとよい．
- 肩甲骨運動が肩甲骨と上腕骨のカップリングパターンを回復するので，肩甲骨運動訓練に腕の運動を含める．内因性負荷を最小にするため最初は，体幹の近くに腕を保って訓練をする
- 立位で下方の腹筋と股関節伸展運動を強調する．これらの一連の筋は，軸（体の芯）を安定させるのを助け，胸部の姿勢を確立する手助けとなる

全肩甲骨自動運動は，筋の柔軟性がないことと筋膜性運動制限のために限界がある．このような軟部組織の制限は良好な肩甲骨リハビリテーションのために軽減されなければならない．これらの状態に関連する運動における痛みと制限は，リハビリテーションの進行を妨げ，筋代償性パターン，インピンジメント，肩甲上腕関節

□→ **肩甲骨の運動異常**

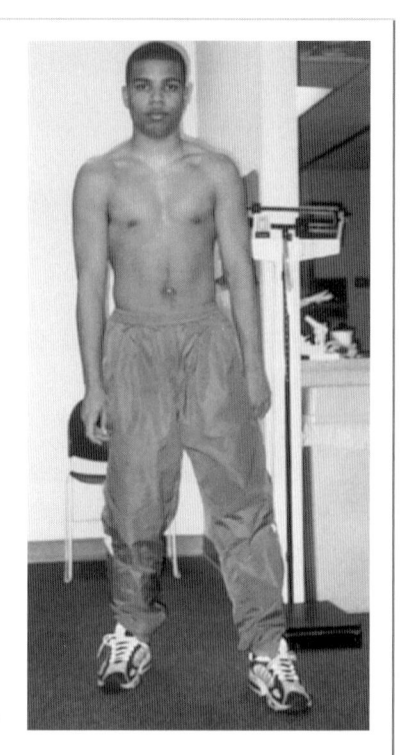

図 3-82　肩甲骨運動訓練時の姿勢

損傷のリスクにつながる.

> **回復期(3～8週)**

　体幹部の安定化と筋力強化は適切な肩甲骨運動と強化に必須である．筋力強化は運動に依存し，運動は体勢に依存する．
- 肩甲骨安定化機構のための柔軟性訓練とともに下方の腹筋と股関節伸展訓練の強調を継続する
- 壁を利用した腕立て伏せ，テーブルを使った腕立て伏せ，改変した腕立て伏せなどCKC訓練時の負荷を増加させる
- また，肩甲骨制御が向上するに伴い，CKC訓練における上腕挙上レベルも増加させる

　患者の手をテーブル，壁，または他の物に置いてCKC訓練のポジションをとらせ，次に，固定した手に対して身体を動かして運動面と挙上角度を決める．この方法は，上腕に対する肩甲骨の至適な相対的位置を決めることができる．もしこの方法で正常な肩甲骨の位置決めができなければ，上腕の位置を変更しなければならない．
- 可能であれば，肩甲骨運動訓練に，上腕の挙上と回旋のパターンを加える(**図3-83**)．対角線パターン，肩甲骨関節面を使い，屈曲を行う．自動外転へと進む．

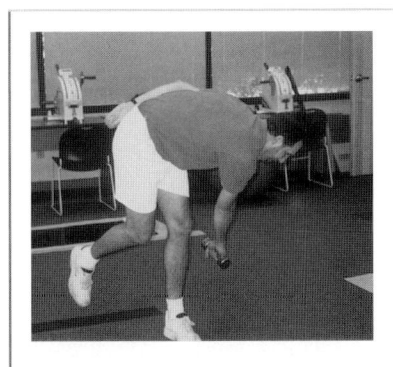

図 3-83 肩甲骨運動訓練パターンとともに上腕運動を進める．

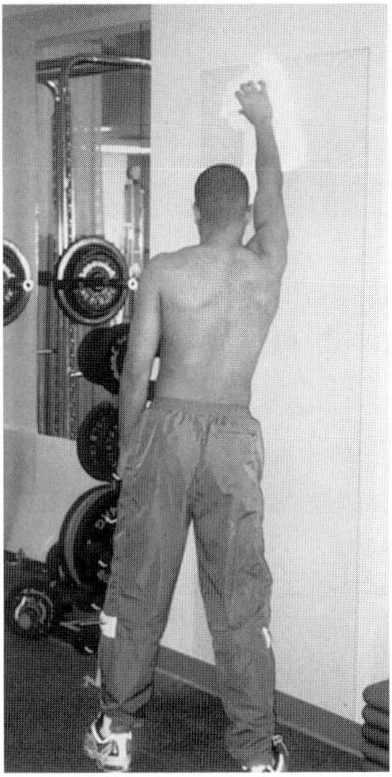

図 3-84 ウォールスライド訓練．軸方向への負荷を維持しながら，患者は説明されたパターンで手をスライドする（滑らせる）．

内因的負荷が自動挙上運動の導入には大きすぎるときは，開放的運動連鎖（OKC）訓練へ移行することで軸方向への負荷運動を行う．これらの運動では，患者はCKC訓練のように上肢を介して中程度の荷重をかけることができるが，また同時に上肢を挙上の位置にもっていく．ウォールスライド訓練（**図3-84**）とテーブルスライド訓練はその例である．これらの運動に体幹と股関節運動を組み込む

- 収縮とともに股関節と体幹を伸展させ，引き伸ばしとともに股関節と体幹を屈曲させるゴムチューブ運動を開始する（**図3-85**）．さまざまな角度による牽引と運動面を使用する．上部僧帽筋の優位がなくなるまでは，上向きの牽引力をあまり強

□→ 肩甲骨の運動異常

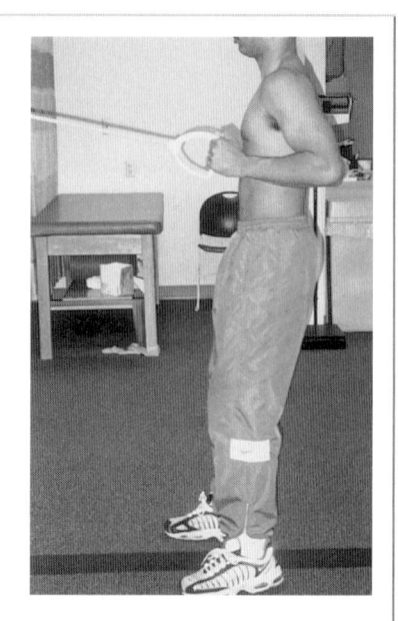

図 3-85 体幹と股関節の伸展を組み入れたゴムチューブの牽引訓練.

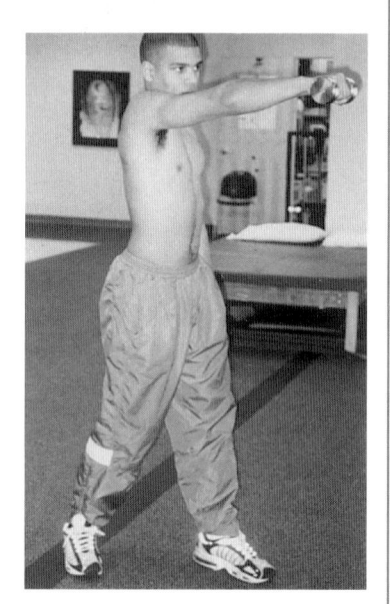

図 3-86 足を踏み出してのダンベルパンチ訓練

調しないようにする
- 肩甲上腕部のカップリングと制御が達成されれば，ダンベルパンチ訓練を始めることができる．運動連鎖と往復運動を取り入れるために，短めに足を踏み出して（ストライドで）行う（**図 3-86**）．肩甲骨制御を維持しつつ，パンチの高さをさまざ

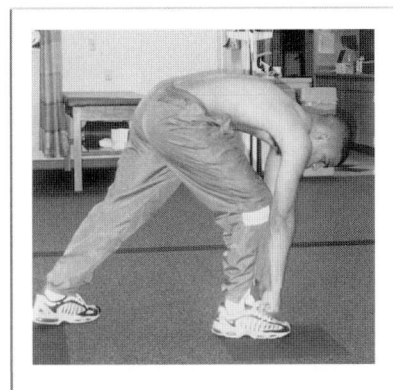

図 3-87 突きとリーチ訓練．戻り位置あるいは立位の姿勢で手を肩にあてて肘は下方を向かせるか，あるいは上肢を挙上させるかは回復の段階による．

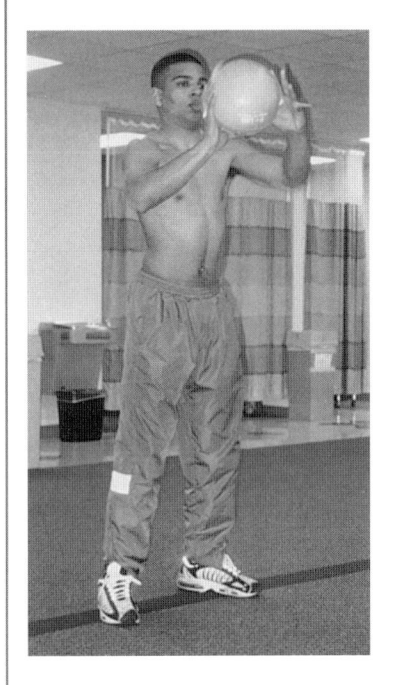

図 3-88 メディシンボールを用いたプライオメトリクス．

まに変えていく
- 運動連鎖のタイミングと協調を得るために，ダンベルを用いた突き動作とリーチ動作を行う（**図 3-87**）．肩甲骨周囲筋の機能を増加させるために，立位あるいは戻り位置での上肢挙上の程度や，外旋の量，肘の屈曲角度などを変える．肩甲骨運動の強調すべき運動面を変えるために，突き動作の方向を変える．肩甲骨を「翼状に」動かしたり，または「肩すくめ」動作などといった肩甲骨での代償運動を避ける．もし代償運動が起こるならば，適切な肩甲骨運動ができて肩甲胸郭の協調運動ができるまで，負荷を減らすこと

□→ 肩甲骨の運動異常

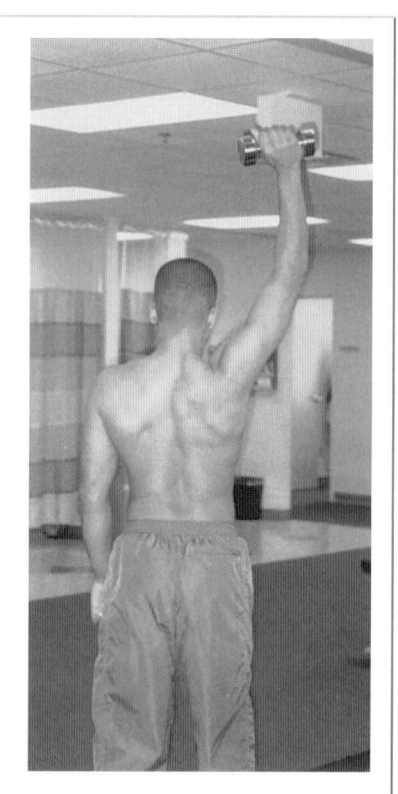

図 3-89 オーバーヘッドでのダンベルプレス訓練

> **機能的訓練期(6〜10週)**
>
> - 良好な肩甲骨制御と運動が，肩関節挙上範囲を通して達成されたときには，メディシンボールのトスと捕球やゴムチューブによるプライオメトリクスなどの訓練を開始する(**図 3-88**)
> - 運動連鎖の活性化を継続させる．肩甲骨制御が改善したら，さまざまな運動面で行う
> - 投球動作などのゆっくりとした抵抗のあるスポーツ技能運動は，肩甲骨周囲筋に動的な負荷をかけ，運動訓練の安定化を促進する優れた訓練である
> - さまざまな運動面でのダンベルプレスとダンベルパンチは，正常可動域で，かつ負荷をかけた肩甲上腕関節の ROM 訓練を通して良好な肩甲骨制御を必要とする高度な運動である(**図 3-89**)
> - 突きとリーチ訓練では，戻し位置でのオーバーヘッドのリーチ動作に進めていく
> - 次第に，前段階のプログラムで導入してきた訓練に，外力の抵抗を加えていく．訓練の難しさと抵抗負荷の量を勘案しながら，運動量を徐々に増やしていく
> - 傾斜板訓練，トランポリン，スライド板を使って下肢の安定化訓練を行うとともに，機能的動作を妨げることなく，肩甲骨周囲筋にかかる負荷を増加させるような運動を行う

参考文献

Bach BR Jr: Personal communication, November 1999.

Bahr R, Craig EV, Engbresten L: The clinical presentation of shoulder instability including on-the-field management. Clin Sports Med 14:761-776, 1995.

Blom S, Dhalback LO: Nerve injuries in dislocations of the shoulder joint and fractures of the neck of the humerus. Acta Chir Scand 136:461-466, 1970.

Burkhart SS: Arthroscopic treatment of massive rotator cuff tears. Clin Orthop 390:107-118, 2001.

Burkhart SS, Morgan CD: Technical note: The peel-back mechanism. Its role in producing and extending posterior type II SLAP lesions and its effect on SLAP repair rehabilitation. Arthroscopy 14:637-640, 1998.

Burkhart SS, Morgan CD: SLAP lesions in the overhead athlete. Orthop Clin North Am 32:431-441, 2001.

Burkhart SS, Morgan CD, Kibler WB: The disabled throwing shoulder: Spectrum of pathology. Part 1: Pathoanatomy and biomechanics. Arthroscopy 19:404-420, 2003.

Burkhart SS, Morgan CD, Kibler WB: The disabled throwing shoulder: Spectrum of pathology. Part II: Evaluation and treatment of SLAP lesions in throwers. Arthroscopy 19:531-559, 2003.

Burkhart SS, Morgan CD, Kibler WB: The disabled throwing shoulder: Spectrum of pathology. Part III: The SICK scapula, scapular dyskinesis. Arthroscopy 19:641-661, 2003.

Codman EA: The Shoulder: Rupture of the Supraspinatus Tendon and Other Lesions in or about the Subacromial Bursa. Boston, Thomas Todd, 1934.

Cofield RH, Boardman ND, Bengtson KA, et al: Rehabilitation after total shoulder arthroplasty. J Arthroplasty 16:483-486, 2001.

Dines DM, Levinson M: The conservative management of the unstable shoulder including rehabilitation. Clin Sports Med 14:797-816, 1995.

Frieman BG, Albert TJ, Fenlin JM Jr: Rotator cuff disease: A review of diagnosis, pathophysiology, and current trends in treatment. Arch Phys Med Rehabil 75:604-609, 1994.

Gross ML, Distefano MC: Anterior release test: A new test for shoulder instability. Clin Orthop 339:105-108, 1997.

Gusmer PB, Potter HG: Imaging of shoulder instability. Clin Sports Med 14:777-795, 1995.

Halbrecht JL, Tirman P, Atkin D: Internal impingement of the shoulder: Comparison of findings between the throwing and nonthrowing shoulders of college baseball players. Arthroscopy 15:253-258, 1999.

Harryman DT II, Lazarus MD, Rozencwaig R: The stiff shoulder. In Rockwood CA Jr, Matsen FA III (eds): The Shoulder, 2nd ed. Philadelphia, WB Saunders, 1998, pp 1064-1112.

Hawkins RJ, Montadi NG: Clinical evaluation of shoulder instability. Clin J Sports Med 1:59-64, 1991.

Hill AV: The mechanics of voluntary muscle. Lancet 2:947-951, 1951.

Host HH: Scapular taping in the treatment of anterior shoulder impingement. Phys Ther 75:803-811, 1995.

Jobe CM: Posterior superior glenoid impingement: Expanded spectrum. Arthroscopy 11:530-537, 1995.

Kibler WB: Normal shoulder mechanics and function. Instruct Course Lect 46:39-42, 1997.

Kibler WB: Shoulder rehabilitation: Principles and practice. Med Sci Sports Exerc 30: S40-S50, 1998.

Kibler WB: The role of the scapula in athletic shoulder function. Am J Sports Med 2:325-337, 1998.

Kibler WB, Garrett WE Jr: Pathophysiologic alterations in shoulder injury. Instruct Course Lect 46:3-6, 1997.

Kibler WB, Livingston B, Chandler TJ: Current concepts in shoulder rehabilitation. Adv Oper Orthop 3:249-301, 1996.

Kibler WB, Livingston B, Chandler TJ: Shoulder rehabilitation: Clinical application, evaluation, and rehabilitation protocols. Instruct Course Lect 46:43-51, 1997.

Kibler WB, McMullen JB: Accelerated postoperative shoulder rehabilitation. In Norris TR (ed): Orthopaedic Knowledge Update: Shoulder and Elbow 2. Rosemont, IL, American Academy of Orthopaedic Surgeons, 2002, pp 403-409.

Kim SH, Ha KI, Ahn JH, Choi HJ: Biceps local test II: A clinical test for SLAP lesions of the shoulder. Arthroplasty 17:160-164, 2001.

Kim SH, Ha KI, Han KY: Biceps load test: A clinical test for superior labrum anterior and posterior lesions in shoulders with recurrent anterior dislocations. Am J Sports Med 27:300-303, 1999.

Kirkley A, Griffin S, Richards C, et al: Prospective randomized clinical trial comparing effectiveness of immediate arthroscopic stabilization versus immobilization and rehabilitation in first traumatic anterior dislocations of the shoulder. Arthroscopy 15:507-514, 1999.

Lehman C, Cuomo F, Kummer FJ, Zuckerman JD: The incidence of full thickness rotator cuff tears in a large cadaveric population. Bull Hosp Joint Dis 54:30-31, 1995.

Liu SH, Henry MH, Nuccion SL: A prospective evaluation of a new physical examination in predicting glenoid labral tears. Am J Sports Med 24:721-725, 1996.

Matsen FA III, Thomas SC, Rockwood CA Jr, Wirth MA: Glenohumeral instability. In Rockwood CA Jr, Matsen FA III (eds): The Shoulder, 2nd ed. Philadelphia, WB Saunders, 1998, pp 611-754.

McMullen J, Uhl TL: A kinetic chain approach for shoulder rehabilitation. J Athlet Train 35:329-337, 2000.

McQuade KJ, Dawson J, Smidt GL: Scapulothoracic muscle fatigue associated with alterations in scapulohumeral rhythm kinematics during maximum resistive shoulder elevation. J Orthop Sports Phys Ther 28:74-80, 1998.

Morgan CD: The thrower's shoulder. Two perspectives. In McGinty JB, et al (eds): Operative Arthroscopy, 3rd ed. Philadelphia, Lippincott, Williams & Wilkins, 2003, pp 570-584.

Morgan CD, Burkhart SS, Palmeri M, et al: Type II SLAP lesions: Three subtypes and their relationship to superior instability and rotator cuff tears. Arthroscopy 14:553-565, 1998.

Morrey BF, Eiji I, Kai-nan A: Biomechanics of the shoulder. In Rockwood CA Jr, Matsen FA III (ed): The Shoulder, 2nd ed. Philadelphia, WB Saunders, 1998, pp 233-276.

Neer CS II: Anterior acromioplasty for the chronic impingement syndrome in the shoulder. J Bone Joint Surg Am 54:41-50, 1972.

Neviaser RJ, Neviaser TJ: Observations on impingement. Clin Orthop 254:60-63, 1990.

Nichols TR: A biomechanical perspective on spinal mechanisms of coordinated muscular action. Acta Anat 15:1-13, 1994.

O' Brien SJ, Neves MC, Arnoczky SP, et al: The anatomy and histology of the inferior glenohumeral ligament complex of the shoulder. Am J Sports Med 18:449-456, 1990.

Pagnani MJ, Speer KP, Altcheck DW, et al: Arthroscopic fixation of superior labral tears using a biodegradable implant: A preliminary report. Arthroscopy 11:194-198, 1995.

Pearsall AW, Speer KP: Frozen shoulder syndrome: Diagnostic and treatment strategies in the primary care setting. Med Sci Sports Exerc 30:S33-S39, 1998.

Poppen NK, Walker PS: Forces at the glenohumeral joint in abduction. Clin Orthop 135:165-170, 1978.

Post M, Silver R, Singh M: Rotator cuff tear. Clin Orthop 173:78-91, 1983.

Rockwood CA, Matsen FA: The Shoulder. Philadelphia, WB Saunders, 1990.

Romeo AA: Personal communication, October 1999.

Romeo AA, Hang DW, Bach BR Jr, Shott S: Repair of full thickness rotator cuff tears. Gender, age, and other factors affecting outcome. Clin Orthop 367:243-255, 1999.

Samani JE, Marston SB, Buss DD: Arthroscopic stabilization of type II SLAP lesions using an absorbable tack. Arthroscopy 17:19-24, 2001.

Schmitt L, Snyder-Mackler L: Role of scapular stabilizers in etiology and treatment of impingement syndrome. J Orthop Sports Phys Ther 29:31-38, 1999.

Segmüller HE, Hayes MG, Saies AD: Arthroscopic repair of glenolabral injuries with an absorbable fixation device. J Shoulder Elbow Surg 6:383-392, 1997.

Shelbourne KD, Nitz P: Accelerated rehabilitation after anterior cruciate ligament reconstruction. Am J Sports Med 18:192-199, 1990.

Snyder SJ, Karzel RP, Del Pizzo W, et al: SLAP lesions of the shoulder. Arthroscopy 6:274-279, 1990.

Speer KP, Cavanaugh JT, Warren RF: A role for hydrotherapy in shoulder rehabilitation. Am J Sports Med 21:850-853, 1993.

Speer KP, Garret WE Jr: Muscular control of motion and stability about the pectoral girdle. In Matsen FA III, Fu FH, Hawkins RJ (eds): The Shoulder: A Balance of Mobility and Stability. Rosemont, IL, American Academy of Orthopaedic Surgeons, 1993, pp 159-172.

Stollsteimer GT, Savoie FH: Arthroscopic rotator cuff repair: Current indications, limitations, techniques, and results. Instruct Course Lect 47:59-65,1998.

Tauro JC: Arthroscopic rotator cuff repair: Analysis of technique and results at 2 and 3 year follow-up. Arthroscopy 14:45-51, 1998.

Tibone JE, Bradely JP: The treatment of posterior subluxation in athletes. Clin Orthop 29:1124-1137, 1993.

Tyler TF, Nicholas SJ, Roy T, et al: Quantification of posterior capsule tightness and motion loss in patients with shoulder impingement. Am J Sports Med 28:668-674, 2000.

Verna C: Shoulder flexibility to reduce impingement. Paper presented at the Third Annual Meeting of the Professional Baseball Athletic Trainer Society, March 1991, Mesa, AZ.

Walch G, Boileau J, Noel E, et al: Impingement of the deep surface of the supraspinatus tendon on the posterior superior glenoid rim: An arthroscopic study. J Shoulder Elbow Surg 1:238-243, 1992.

Warner JJP, Kann S, Marks P: Arthroscopic repair of combined Bankart and superior labral detachment anterior and posterior lesions: Technique and preliminary results. Arthroscopy 10:383-391, 1994.

Warren RF, Craig EV, Altcheck DW: The Unstable Shoulder. Philadelphia, Lippincott-Raven, 1999.

Wilk KE, Andrews JR, Crockett HC: Rehabilitation after rotator cuff surgery: Techniques in shoulder and elbow. Am J Acad Orthop Surg 5:130-140, 1997.

Wilk KE, Arrigo C: Current concepts in the rehabilitation of the athletic shoulder. J Orthop Sports Phys Ther 18:365-378, 1993.

Wilk KE, Crockett HC, Andrews JR: Rehabilitation after rotator cuff surgery. Tech Shoulder Elbow Surg 1:128-144, 2000.

Wilk KE, Meister K, Andrews JR: Current concepts in the rehabilitation of the overhead throwing athlete. Am J Sports Med 30:136-151, 2002.

Wirth MA, Basamania C, Rockwood CA Jr: Nonoperative management of full-thickness tears of the rotator cuff. Orthop Clin North Am 28:59-66, 1997.

Yamaguchi K, Flatow EL: Management of multidirectional instability. Clin Sports Med 14:885-902, 1995.

Yocum LA, Conway JE: Rotator cuff tear: Clinical assessment and treatment. In Jobe FW (ed): Operative Techniques in Upper Extremity Sports Injuries. St Louis, CV Mosby, 1996, pp 223-245.

Zasler ND: American Association of Orthopaedic Surgeons Annual Meeting: Specialty Society Day, Feb. 7, 1999, Anaheim, CA.

4 膝の損傷

Michael D'Amato, MD • Bernard R. Bach, Jr., MD

身体診察
- 下肢全体の診察
- 膝関節靱帯の診察
- 半月板の評価

画像検査

前十字靱帯（ACL）損傷
- 背景
- リハビリテーション原理
- 基礎科学とバイオメカニクス
- 再建靱帯の特性
- 再建靱帯の治癒過程
- 再建靱帯の固定
- 開放的運動連鎖および閉鎖的運動連鎖の訓練
- ACL再建後のリハビリテーションに関する考察
- 高齢者に生じたACL損傷
- 術後リハビリテーションプロトコールに影響を及ぼす再建材料の選択について
- 半月板修復を伴うACL再建
- 機能回復訓練
- ACL再建後の機能テスト
- ACL再建後スポーツ復帰への基準
- ACL再建後の合併症とトラブルシューティング

後十字靱帯（PCL）損傷
- リハビリテーション原理
- 評価
- PCL不全膝のバイオメカニクス
- 訓練のバイオメカニクス
- 自然経過
- リハビリテーションで考慮すべきこと
- 治療

内側側副靱帯（MCL）損傷
- 臨床的背景
- 身体診察
- 画像検査
- 単独および複合のMCL損傷の治療
- MCL損傷後のリハビリテーション

半月板損傷
- 臨床的背景
- リハビリテーションで考慮すべきこと

膝蓋大腿関節障害	**リハビリテーションで考慮すべきこと**
臨床的背景	リハビリテーションプロトコール
膝蓋大腿関節痛の臨床的重要ポイント	関節軟骨治療後のトラブルシューティング
分類	**Baker（膝窩）嚢腫**
膝蓋大腿関節の評価	臨床的背景
膝蓋大腿関節障害のリハビリテーションにおける重要ポイント	臨床所見
膝蓋大腿関節の圧迫症候群	治療
膝の過用（使いすぎ）症候群	術後リハビリテーション
腸脛靱帯炎	**膝蓋骨骨折**
膝関節軟骨の治療	解剖および背景
臨床的背景	評価
動きのタイプ	分類
筋力強化	X線所見
荷重訓練の進め方	治療

膝関節でよくみられる病態の典型的所見

膝関節内側
■内側半月板損傷
- 内側（内側半月板）または外側（外側半月板）の関節裂隙の疼痛および圧痛
- ロッキング（嵌頓症状）は，より大きな断裂に特有の症状である（遊離体がみられることもある）
- 関節レベルでの疼痛，クリックおよび圧痛が，ひねり，ピボット動作，深屈曲，スクワットや，深屈曲からの立ち上がり動作時などで認められる
- McMurrayテストで疼痛またはクリックが陽性
- 大きなバケツ柄断裂が存在する場合には，膝関節はロックされた状態になる

（完全伸展が不能）
- Apley テスト陽性（一定しない）

■内側側副靱帯（MCL）損傷
- 急な外反力による損傷（例：膝関節外側部に鋭い力が加わり，膝が内側に入る）
- 膝関節内側部痛およびMCLの圧痛
- MCL上に限局した腫脹（一定しない）〔強い腫脹を呈する場合には，前十字靱帯（ACL）や後十字靱帯（PCL）などの関節内の損傷も同時に存在する可能性がある〕
- タイプ2または3のMCL損傷では疼痛，または30°屈曲位の外反ストレステストにて内側関節裂隙の開大が認められる

■鵞足滑液包炎（鵞足炎）
- 内側の関節裂隙より下方に存在する炎症性滑膜炎
- 滑液包は，縫工筋，薄筋，半腱様筋の付着部に存在する
- 関節から2〜5 cm下方に位置する疼痛および圧痛
- 最も一般的に起こりやすいのは，肥満女性，アスリート，変形性膝関節症のある高齢者である
- しばしば，腫脹した滑液包が触知可能
- 治療としては，ステロイド局注，アイシング，悪化因子となる活動の制限（例：階段昇降）

■変形性関節症
- 潜行性のあるいは緩徐な症状の開始
- 朝方のこわばりおよび疼痛
- 立位X線正面像で関節裂隙の狭小化
- 内反または外反変形（一定しない）
- 膝関節腫脹（一定しない）
- 罹患した関節の圧痛および疼痛（内側および/または外側）
- 多様な骨棘

膝関節前面
■膝蓋大腿関節障害（膝関節前面痛）
- しばしば両側性である
- 膝蓋大腿関節に負荷がかかるような動作（階段昇降，スクワット，ジャンプ，ランニング）により悪化する
- 生体力学的因子（膝蓋大腿関節の項参照），たとえば扁平足，Qアングルの増加，膝蓋骨の外側への傾き（硬い外側膝蓋支帯），膝蓋骨高位などをしばしば

□→ 膝関節でよくみられる病態の典型的所見

伴っている
- 機械的な症状や所見はない
- 膝蓋骨外側の圧痛．膝蓋骨圧迫テストで轢音を生じることもある

■Osgood-Schlatter病
- 活動的で，骨格が未成熟なアスリートに起こりやすい
- 脛骨結節に圧痛
- 突出した脛骨結節

■ジャンパー膝（膝蓋腱炎）
- 膝蓋腱に疼痛
- 膝蓋腱の触診で圧痛
- 繰り返しのジャンプ，ランニング，過用（使いすぎ）症候群により起こる

■Sinding-Larsen-Johansson病
- 膝蓋骨下端に圧痛
- 膝蓋骨下端でのX線の変化（牽引されて骨端炎が生じる）
- 膝蓋骨下端に隆起を触知することもある
- Osgood-Schlatter病に似た治療を行う

■急性膝蓋骨脱臼
- 患者はしばしば「膝がずれた」と表現する
- （損傷した）内側支帯上に圧痛
- 緊満した腫脹（関節内血腫）が通常みられる
- 膝蓋骨脱臼不安感（apprehension）テスト陽性および外側へのすべりテストにて，外側への可動域の増大がみられる
- 膝蓋骨の骨軟骨骨折あるいは軸写像にて外側へ亜脱臼した膝蓋骨がみられることもある

■膝蓋前滑液包炎（housemaid's knee）
- 膝関節前面の腫脹した大きな滑液包である
- 膝関節前面における剪断力が繰り返された病歴（絨毯に膝立ちするような動作を繰り返したとき）
- 膝関節内穿刺で陰性—膝関節内の水腫はない．腫脹は膝蓋骨前面にのみ存在する

膝関節外側
■腸脛靱帯炎
- 膝外側部痛および腸脛靱帯の圧痛
- 山登り，ステアマスター(StairMaster)，ランニング，深屈曲動作の繰り返しなどにより疼痛が悪化する
- 一般的には，急に速く走ったり，長距離を走ったりといった訓練方法の誤りによって引き起こされる

■外側半月板損傷(内側半月板損傷の項参照)

膝関節後面
■ Baker(膝窩)嚢腫
- 膝関節後方の腫瘤
- 透過性があることもある
- 関節内病変を合併する頻度が高い(例：半月板損傷)

■膝窩筋腱炎
- ランナーにおける膝関節後外側の疼痛
- Garrick テスト陽性(背臥位にて股関節と膝関節を 90° 屈曲し，下腿を内旋させる．検者が外旋する力を加え，その力に抗して患者に内旋位を保たせる．これにより炎症を起こしている膝窩筋腱部に疼痛が生じる)
- 治療は大腿四頭筋の遠心性筋力訓練，安静，アイシング，非ステロイド性抗炎症薬(NSAIDs)〔例：valdecoxib(Bextra)，セレコキシブ(セレコックス®)〕*

さまざまな病態
■前十字靱帯(ACL)損傷(図 4-1)
- 急性の受傷機転(過伸展，外反力など)
- 急性の腫脹(受傷から 2 時間以内)は断裂した靱帯からの出血の結果として関節血症を示す
- プレー続行不能
- 主観的な不安定性が存在する
- Lachman テスト陽性，ピボットシフトテスト陽性
- 前方引き出し徴候陽性(Lachman テストよりも感受性・特異性ともに低い)

■離断性骨軟骨炎
- クリックや，ポップ音，ロッキング，中等度の腫脹といった症状が潜行性に緩

---
*訳注：ロキソニン®，ボルタレン®など．

□→ 膝関節でよくみられる病態の典型的所見

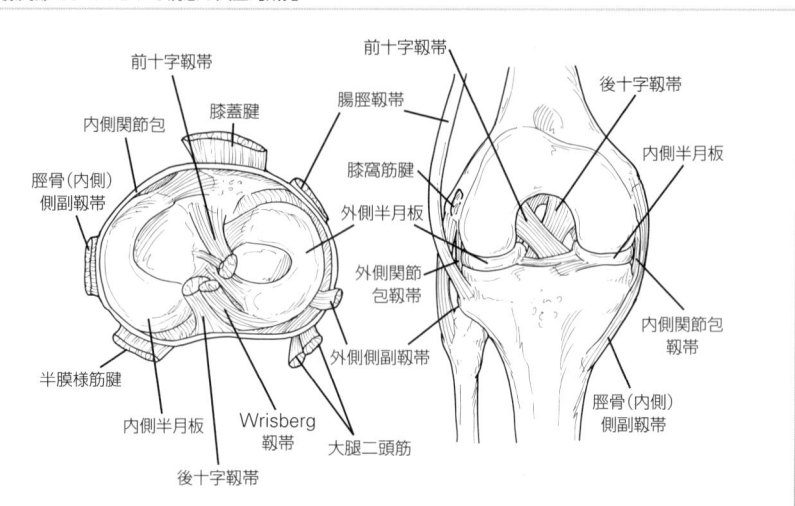

図 4-1 膝の解剖．左：脛骨プラトーを上から見た図．右：前面から見た図（膝蓋骨は削除されている）．

徐に始まる
- X 線（トンネルビュー）にて離断性骨軟骨炎（OCD）がしばしば明らかとなる
- MRI は診断および病期分類にある程度有用

■後十字靱帯（PCL）損傷
- 後方引き出しテスト陽性
- PCL 損傷の受傷機転（PCL 損傷の項参照）
- 腫脹（一定しない）
- 後方落ち込み徴候

■後外側支持機構損傷
- 膝関節外側および後外側に斑状出血や腫脹を認める急性損傷
- 通常，PCL 損傷や ACL 損傷を伴う
- 外側側副靱帯（LCL），膝窩筋，後外側関節包，PCL や ACL の複合損傷の可能性もある
- 歩行時に内反方向への横ぶれ（thrust）がみられる
- ダイヤルテスト陽性
- リバースピボットシフトテスト陽性
- PCL 損傷を伴う際には，後方引き出しテストや後方落ち込み徴候が陽性となる
- （Loomer の）外旋テスト陽性
- しばしば他の靱帯損傷を伴う

外傷でない(慢性的な)膝関節痛の原因

過用(使いすぎ)による障害
- 腱鞘炎
- 滑液包炎
- 疲労骨折

化膿性関節炎(緊急性が高い!)
淋菌性関節炎
関節リウマチ
リウマチ熱
若年性関節リウマチ
リウマチ性多発筋痛症
結晶誘発性関節炎
- 痛風/偽痛風

Charcot 関節
離断性骨軟骨炎(osteochondritis dissecans:OCD)
反射性交感神経性ジストロフィー(reflex sympathetic dystrophy:RSD)
血清陰性脊椎関節症
- 強直性脊椎炎
- Reiter 症候群
- 乾癬性関節炎
- 炎症性腸疾患

膠原病および血管炎
- 強皮症
- 多発筋炎
- 結節性多発動脈炎
- 混合性結合組織病(mixed connective tissue disease:MCTD)

ライム病
結核
ウイルス性滑膜炎
真菌性感染
腫瘍性疾患(良性または悪性)

身体診察

　膝関節の診察を十分に行うには，患者をリラックスさせた状態で始める．左右の非対称をみるために，両膝を同時に診察すべきである．

下肢全体の診察

　実際に膝を診察する前に，検者は患者の靴と靴下を脱がせた状態で膝とともに下肢全体を調べる．患者の歩行状態は診察室に入ってくる間に観察するとよい．患者が見られていることに気づいてないときに観察することが肝要である（大切な情報を得られるかもしれない）．

　患者が立位をとっている際に，内反，外反，または正常などの荷重位の下肢アライメントを評価すべきである．さらに，反張膝や下腿内旋，下腿外旋（脛骨の回旋，大腿骨の前捻），膝蓋大腿関節のQアングル，膝蓋骨高位，低位や膝蓋骨の傾きも併せて評価する必要がある（図4-2）．下肢全体の生体力学的アライメントの評価では，Qアングルを増大させる扁平足の存在にも留意する（図4-3）．皮膚にも何らかの異常所見があるかどうかを評価すべきである．たとえば，視診（照り感があるかどうか），温度（熱い，冷たい），感覚（知覚過敏あるいは知覚低下），反射性交感神経性ジストロフィー（RSD）を思わせるような発汗，について評価する．膝窩動脈，足背動脈，後脛骨動脈を触診し，同時に知覚神経や運動神経（腓骨神経，脛骨神経）も評価すべきで

図4-2　**A**：Qアングルは，上前腸骨棘から膝蓋骨中央に引いた線と膝蓋骨中央から脛骨結節に引いた線のなす角度である．その角度は完全伸展位で測定される．20°以上は異常所見であり，しばしば膝蓋骨のトラッキングや不安定性と関連する．**B**：膝蓋骨高位を計測するInsall法である．膝蓋腱の長さ（LT）を膝蓋骨の長さ（LP）で除する．比が1.2：1であれば正常．比が1.2：1以上のときは膝蓋骨高位（膝蓋腱の延長）を示す．この異常所見はしばしば膝関節前面痛，膝蓋骨のアライメント異常，不安定性と関連している．膝蓋骨高位では，「高い」位置の膝蓋骨となるので大腿骨関節面上での適切な動きが不能になる．

(Sebastianelli WJ: Anterior knee pain: Sorting through a complex differential. J Musculoskel Med 10[7]:55-66, 1993 より転載)

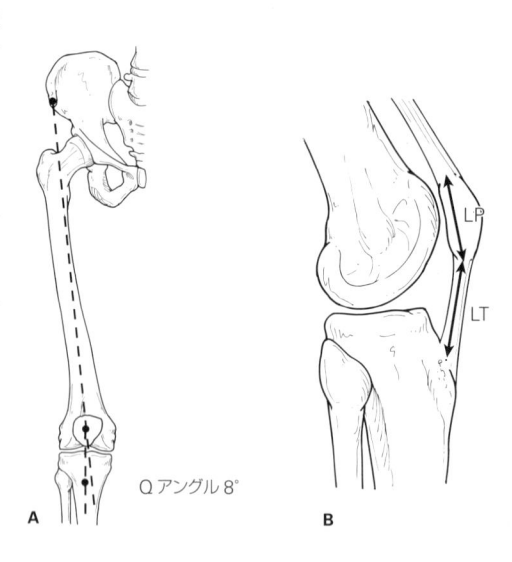

Qアングル8°

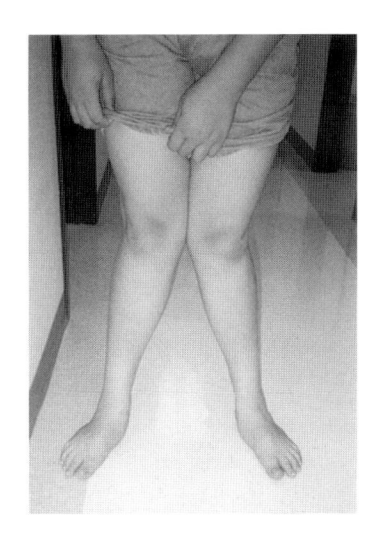

図4-3 （重度）外反膝は扁平足の存在により悪化する．これはQアングルが増大するためである．

ある．健側下肢の診察は患側と比較するのに役に立つ．

ときに，膝関節痛は股関節の関連痛（大腿前面痛）として認められることがあり，これは痛みの原因として除外されるべきである．特に小児においては，膝関節痛への放散痛を除外するための股関節診察を怠ると，Legg-Calvé-Perthes病（ペルテス病）や大腿骨頭すべり症，股関節骨折，感染性股関節炎などを見落とす可能性がある．

膝関節の診察手順

膝関節の評価を行う際には，筆者らは一般的に次のような重要な手順を踏まえる：

1. 視診により
   a. 腫脹
   b. 斑状出血
   c. 安静時の膝の肢位（例：最終伸展位までの数度が不可能な膝）
   d. 立位時の内反，外反，反張膝
   e. 筋萎縮
   f. 皮膚温の変化，色調，外観（照り感），これらは反射性交感神経性ジストロフィー（RSD）を示唆する所見である
2. **伸展機構が正常であるかどうか**を診るために下肢伸展挙上（straight leg raising：SLR）を患者に施行してもらう（例えば，SLRが可能であれば，膝蓋腱や大腿四頭筋は完全断裂ではなく，また転位した膝蓋骨骨折ではない，など）

□→ 膝関節の診察手順

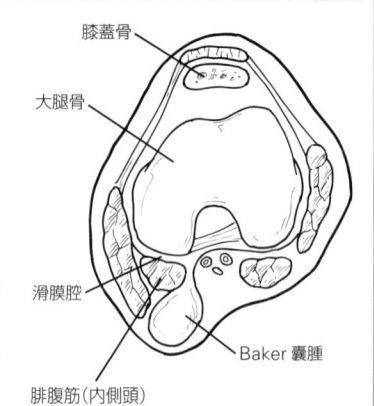

図4-4 後方に位置するBaker嚢腫を示す膝関節の横断面.
(Black KP, Skrzynski MC: Arthroscopy in knee diagnosis and surgery: An update. J Musculoskel Med 10〔2〕79-94, 1993より転載)

3. 自動および他動**関節可動域**(range of motion：ROM)を測定し，記載する
4. 膝の**解剖学的構造**を触診する
   a. 内側側副靱帯(medial collateral ligament：MCL)と外側側副靱帯(lateral collateral ligament：LCL)
   b. 内外側の関節裂隙
   c. 膝蓋骨，大腿四頭筋，膝蓋腱，脛骨結節
   d. 内側膝蓋支帯
   e. 鵞足滑液包(内側関節裂隙よりも1cm遠位で，半腱様筋，薄筋，縫工筋の付着部である)
   f. 腸脛靱帯(外側)およびGerdy結節(腸脛靱帯の付着部)
   g. 後方の構成体〔Baker嚢腫(**図4-4**)，ハムストリング，下腿筋の付着部，膝窩筋，足底筋など〕
5. **靱帯の診察**
   a. MCLとLCL(外反と内反ストレステスト)
   b. 前十字靱帯(anterior cruciate ligament：ACL)と後十字靱帯(posterior cruciate ligament：PCL)(Lachmanテスト，前方引き出しテスト，後方引き出しテストなど)
   c. 臨床的に損傷が疑わしい場合は後外側構造の診察
6. **半月板の診察**
   a. 内側半月板(McMurrayテスト，Apley圧迫テスト)
   b. 外側半月板(McMurrayテスト，Apley圧迫テスト)
7. **膝蓋骨の診察**
   a. 膝蓋骨のトラッキング/トラッキング異常
   b. Qアングル/扁平足の有無
   c. 膝蓋骨の安定性(**図4-5**)

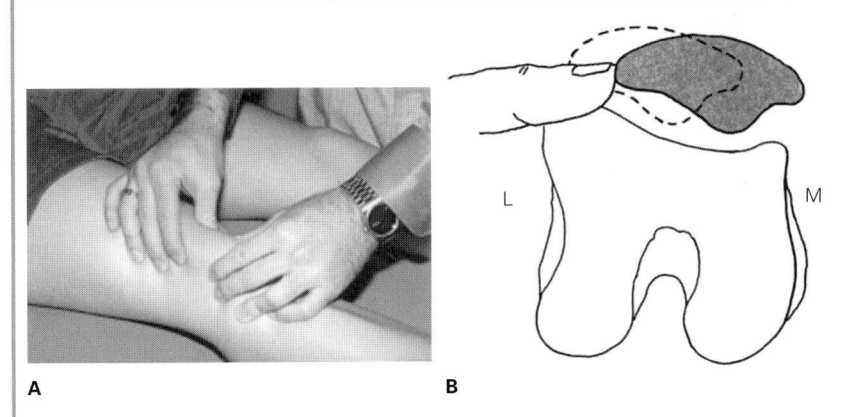

図 4-5 **A**：膝蓋骨の脱臼不安感（apprehension）テストは，検者が母指で膝蓋骨を外側へ押すことで不安感や疼痛が生じるかどうかをみるために行われる．陽性所見は，膝蓋骨の不安定性や亜脱臼を示している．**B**：膝蓋骨の外側偏位は疼痛や不安感を引き起こす．

  d. 外側へ膝蓋骨を圧迫することで生じる不安感
  e. 膝蓋骨傾斜テスト―硬い外側膝蓋支帯により膝蓋骨は滑車外側へ傾き，陽性所見となる
  f. 膝蓋骨のすべり（外側および内側）
  g. 内側広筋斜走線維（vastus medialis obliguus：VMO）の萎縮
  h. 膝蓋骨の軋音
8. 股関節病変からくる膝への関連痛の鑑別のため**股関節の可動域**をみる
9. **歩容**―ウォーキング，ランニング
10. 全身的関節弛緩（thumb-to-wrist テスト*陽性）
11. 下肢の柔軟性（ハムストリング，大腿四頭筋，腸脛靱帯など）

＊訳注：手関節掌屈強制による母指と前腕掌側の接着をみる．

膝関節靱帯の診察

　いくつかの**ストレステスト**が靱帯や膝蓋骨の検査に用いられる（**表4-1**）．外反ストレステストは 0° および 30° 屈曲位で行われ，**内側側副靱帯**（MCL）や内側関節包を評価するのに用いられる．その不安定性は内側関節裂隙の開大で示される（**図4-6**）．30° 屈曲位での内側関節裂隙の開大は，グレードⅡまたはⅢの MCL 損傷を示唆する（p.438 参照）．屈曲位 0° での開大は，前十字靱帯（ACL）や後十字靱帯（PCL）損傷を伴うようなより重篤な MCL 損傷を示唆する．

　外側側副靱帯（LCL）や外側関節包についても MCL と同様の肢位にて内反ストレス

表4-1　膝関節の靱帯評価テスト

テスト	目的	方法	結果
Lachmanテスト	ACL不全	患者を背臥位，膝20°屈曲位にし，検者は患側に立ち，脛骨を前方に引く	脛骨の前方偏位が大きい，もしくはエンドポイントが軟らかい場合は，ACL不全である．最も感受性のよいACL評価法である
前方引き出しテスト	ACL不全	患者を背臥位，膝90°屈曲位にする．検者は，患者の脛骨を解剖学的な位置から前方へ引き出す	脛骨が大腿骨に比べ前方に引き出されれば陽性である
後方引き出しテスト	PCL不全	患者を背臥位，膝90°屈曲位にする．検者は，患者の脛骨を後方へ押すことにより，偏位をみる	PCL不全では，脛骨の後方落ち込みが認められる
内反/外反ストレステスト	内側および外側側副靱帯の安定性；骨未成熟の患者の骨端線損傷の評価	患者を背臥位にし，次に30°屈曲位にする．検者は患側に立ち，30°屈曲位で内反・外反ストレスをかける．関節が開大した角度を健側と比較する	まず完全伸展位グレードIは靱帯の捻挫で圧痛はほとんどない．グレードIIIは，15mm以上関節の開大があり靱帯断裂を示唆する．**骨端線損傷のストレスX線は，患側骨端線の開大が認められる**
ピボットシフトテスト	ACL不全（大腿骨外顆に対する脛骨外顆の前方偏位量をみる）	膝を30°屈曲位にする．検者は一方の手を踵の下に，もう一方を脛骨近位外側面に置き外反ストレスをかける．それから膝を伸展していく	ACL不全では，脛骨外顆は屈曲すると解剖学的に整復された位置にあり，伸展すると亜脱臼する
リバースピボットシフトテスト	PCL不全	膝を30°屈曲位にする．テストはピボットシフトテストと同様に行う	PCLおよび後外側不全では，脛骨外顆は伸展位で整復され，屈曲位では後方へ落ち込み，脛骨内顆に比べ回旋する．PCL単独損傷での後方不安定性は，大腿骨に対して脛骨が後方偏位するが，リバースピボットシフトテストは陽性ではない

テスト	目的	方法	結果
大腿四頭筋による自動引き出しテスト	後方不安定性	膝を90°屈曲しておく．検者は脛骨に後方への力を与え，患者に踵を前方に滑らせることにより大腿四頭筋を収縮するよう促す	後方不安定性があれば，大腿四頭筋が脛骨を前方に引き出す

ACL：前十字靱帯，PCL：後十字靱帯
(Meislin RJ: Managing collateral ligament tears of the knee. J Musculoskel Med 24 (3) :90-96, 1996 より引用)

テストが行われ，関節裂隙の開大具合を記録する（図4-7）．

後十字靱帯は90°屈曲位での後方引き出しテスト（図4-8）と後方落ち込み徴候（図4-9）の有無で調べられる．

Lachman テストは30°屈曲位で行われ，ACL損傷の有無を調べるものである（図4-10A）．前方引き出しテストは90°屈曲位で行われ，やはりACL損傷の有無を調べるものである（図4-10B）．

ACL損傷において最も感受性の高いのは患者がリラックスした状態でのLachmanテストである．

きわめて協力的な患者では，ピボットシフトテストを行うことができる（図4-10C参照）が，疼痛をきたすものであり十分な患者の協力が必須である．したがって，たいていの患者は疼痛に耐えがたくなりその後の診察に支障をきたすので，これは最後に行うべき手技である．

半月板の評価

最も一般的な**半月板テスト**はMcMurrayとApleyの手技である．**McMurrayテスト**（図4-11）は，可能な限り膝関節を屈曲して足部および脛骨を外旋（内側半月板の検査）または内旋（外側半月板の検査）して行われる．脛骨を適切な肢位に保持した状態で膝関節を屈曲位から伸展位にする．所見としては，検者は関節面に沿って疼痛を伴うクリックを触知，もしくはポップ音を聞くことができる．クリックがなくても疼痛が罹患側の関節面に生じることもある．

Apley圧迫テスト（図4-12）は患者をうつ伏せにし膝を90°屈曲した状態で行われる．検者は患者の足部を検査台に下向きに押しつけて大腿骨と脛骨の間の半月板を圧迫するようにする．その後，脛骨を外旋（内側半月板の検査）または内旋（外側半月板

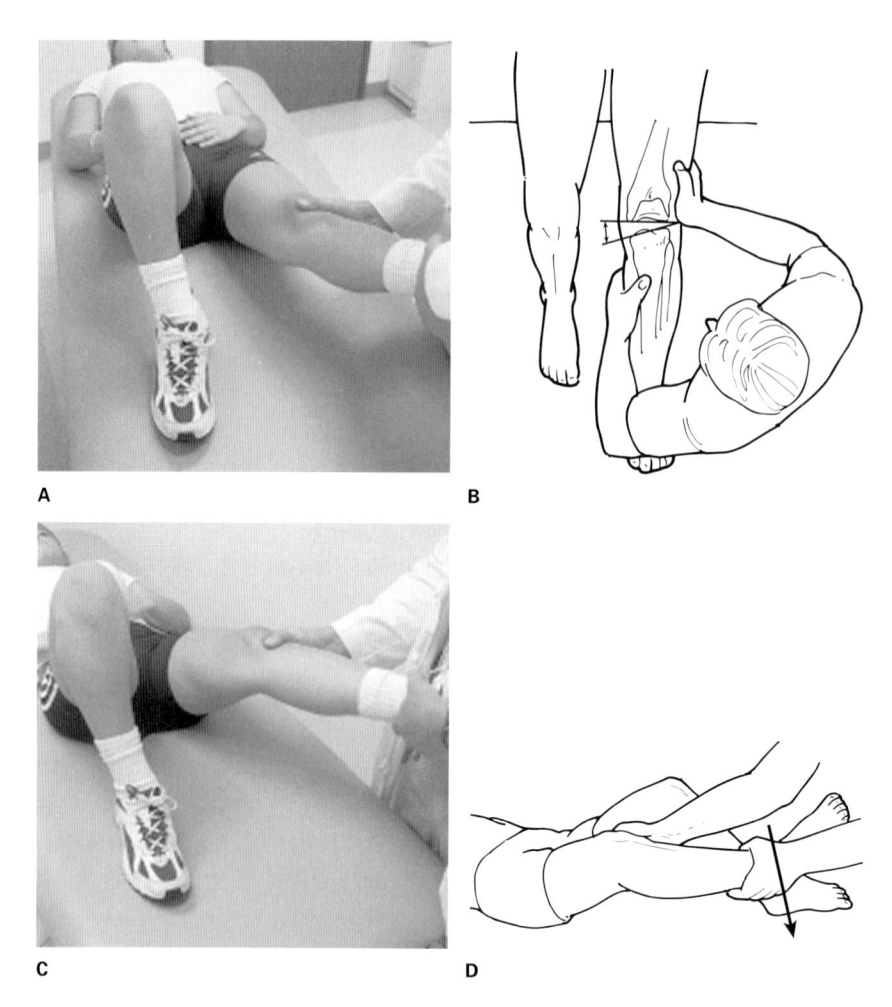

図4-6 膝0°屈曲位（**A**と**B**）と30°屈曲位（**C**と**D**）でのMCLを調べるための外反ストレステスト．0°での内側の開大はMCL単独損傷よりも重篤な損傷（例：ACLや関節包の損傷）を示唆している．
(**B**：Meislin RJ: Managing collateral ligament tears of the knee. Physician Sports Med 24[3]:90-96, 1996より転載)

の検査）し，圧迫したまま膝関節を可動域全域で動かす．陽性所見は関節面における疼痛である．

　ハムストリングや大腿四頭筋の**柔軟性**と，Oberテストも同様に診察所見として記録するべきである（膝蓋大腿関節障害の項，p.546参照）．

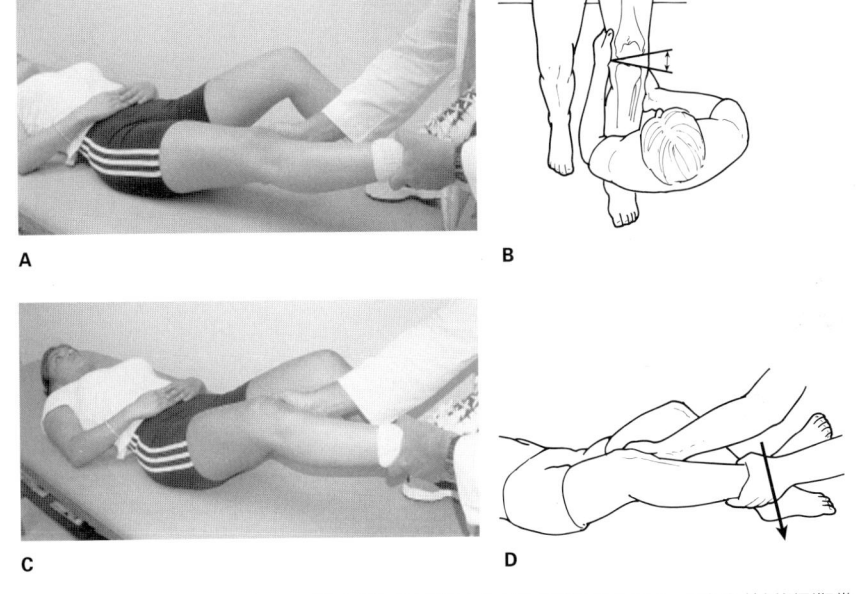

図 4-7 屈曲 0°（**A** と **B**）と 30°（**C** と **D**）で内反ストレスをかけることによって行う外側側副靱帯のテスト．

（**B**：Meislin RJ: Managing collateral ligament tears of the knee. Physician Sports Med 24[3]:90-96, 1996 より転載）

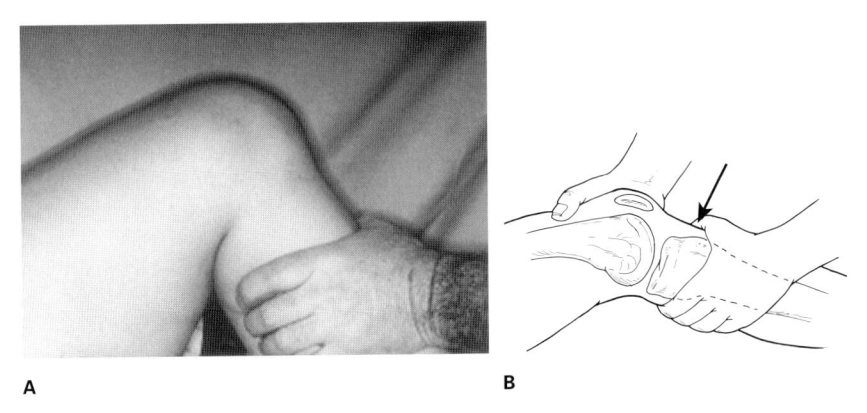

図 4-8 **A**：PCL 損傷をみる後方引き出しテスト．検者は患者をリラックスさせて 90°に膝を曲げた状態で脛骨を後方に押す．健側に比べてゆるみが大きければ，PCL 損傷の可能性がある．健側との比較が重要である．ゆるみは，大腿骨内顆と脛骨内顆の関係により計測する．**B**：後方引き出しテストは，背臥位，膝 90°屈曲位，そして大腿四頭筋とハムストリングを完全にリラックスした状態にして施行する．検者は患者の足部に座り，中間位で脛骨を保持する．PCL の状態をみるために脛骨近位端をゆっくりと後方へ押し込む．健側と比べ偏位が大きいもしくはエンドポイントが軟らかい場合，PCL 損傷が疑われる．

（**B**：Laprade RF, Wentorf F: Acute knee injuries: On-the-field and sideline evaluation. Physician Sports Med 27[10]:107-111, 1999 より転載）

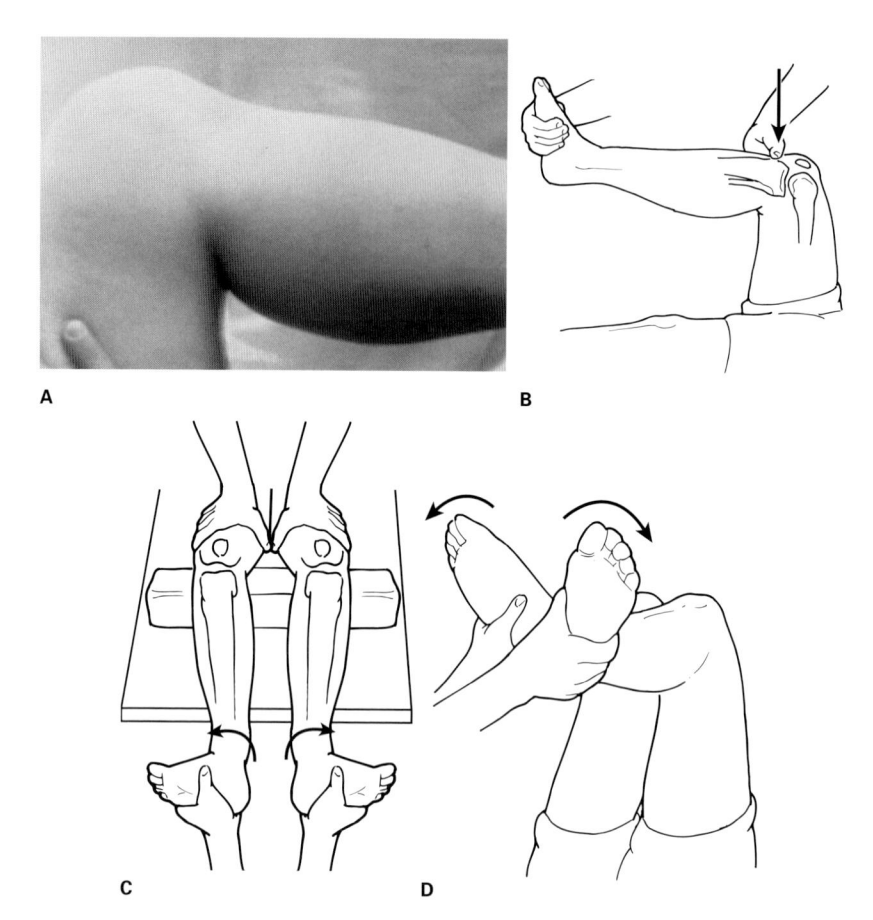

図 4-9　**A**：PCL 損傷をみる後方落ち込みテスト．**B**：Godfrey テストでは，脛骨は股関節と膝関節を 90°屈曲したときに後方へ落ち込み，これは PCL 損傷を示唆する．重力で脛骨近位端が後方へ落ち込み，正常な骨の輪郭が損なわれる．**C**：随伴する後外側支持機構損傷（arcuate complex）や後内側支持機構損傷の鑑別のため，検者は回旋を評価する必要がある．助手が患者の大腿を固定し，検者が脛骨を外旋する．患側で外旋度が大きければ陽性所見である．**D**：Loomer の後外側引き出しテストでは，患者は背臥位で，股関節と膝関節を 90°屈曲し，検者は患者の足部を最大限外旋する．患側で外旋角度が大きければ陽性所見であり，容易に認識できる．検者は後方移動距離もしくは後方落ち込み（sagging）も記載する．

(**B**：Allen AA, Harner CD: When your patient injures the posterior cruciate ligament. J Musculoskel Med 13[2]:44, 1996. Artist: Charles H. Boyter より転載．**C**：Meislin RJ: Managing collateral ligament tears of the knee. Physician Sports Med 24[3]:90-96, 1996 より転載)

膝関節穿刺

　疼痛を伴う緊満した膝関節血症のある患者の場合，関節穿刺により有意な疼痛の改善が得られる．関節にかなりの腫脹（40 mL 以上）がある場合，大腿四頭筋にネガティブフィードバック機構が働いて，その機能は必ず失われる，とこれまでの研究で

完全伸展位

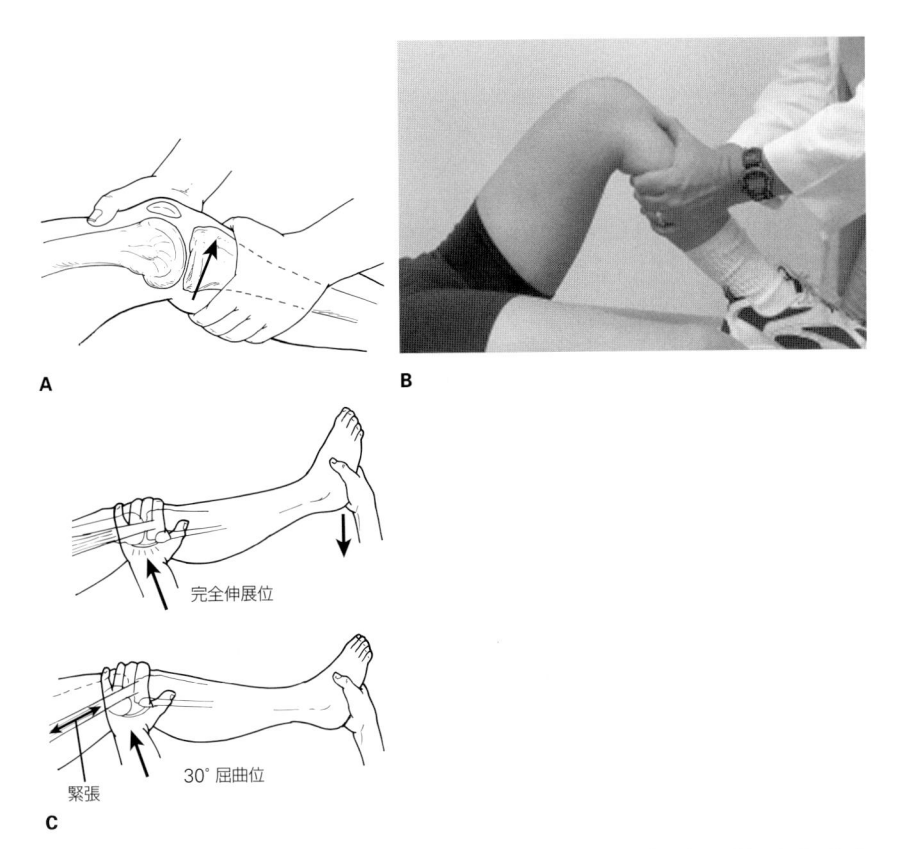

30°屈曲位

緊張

図4-10 **A**：Lachman テストは ACL の不安定性をみるのに最も感受性の高い手技である．患者の膝を 20〜30°に屈曲し，検者は片方の手で大腿を保持し他方の手で脛骨近位に前方へ引き出す力を加える．脛骨の前方偏位量が（健側に比べ）大きいもしくはエンドポイントが軟らかい場合は，ACL 損傷が示唆される．**B**：前方引き出しテスト．患者は背臥位で膝を 90°屈曲する．検者は患者の大腿を保持し足部を固定したまま脛骨を前方に引き出す．前方偏位量とエンドポイントの有無を記載する．**C**：ピボットシフトテストは，ほぼ伸展位の膝に内旋外反トルクをかける．ACL が断裂していれば，脛骨は前外側に亜脱臼する．その後膝を約 30°屈曲する（下図）と，腸脛靱帯は伸展から屈曲へと力の作用する方向を変え，しばしば聞こえるくらいのクランク音を出し脛骨の亜脱臼は整復される．陽性所見であれば半月板損傷のリスクもあるので繰り返されるべきではない．

(**A**：Cameron ML, Mizuno Y, Cosgarea AJ: Diagnosing and managing ACL injuries. J Musculoskel Med 17:47-53, 2000 より転載．**C**：Rey JM: A proposed natural history of symptomatic ACL knee injuries. Clin Sports Med 7:697-709, 1988 より転載)

も示されている．関節穿刺は，滑液を採取して感染性か結晶性かを検査するのに有用である．穿刺液（外傷性関節血症を除く）は次の目的で検査室に送られる．

- 細胞数や分画(purple-top tube)．
- 培養(グラム染色，好気性，嫌気性，好酸性細菌/真菌)．
- 結晶(green-top tube)．痛風は偏光顕微鏡で負の複屈折性を有する針状の結晶を

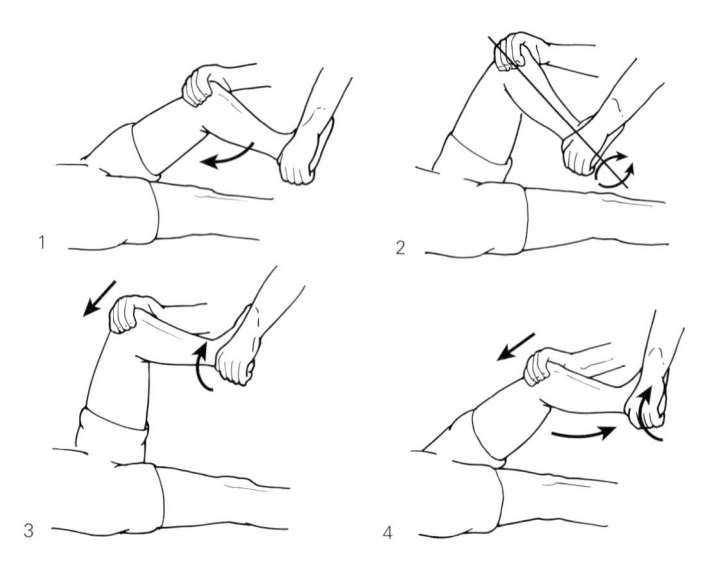

図4-11 McMurrayテスト．膝を最大屈曲位にする．内側半月板を調べる際には，内側のクリックや疼痛に注意しながら足部を外旋し，他動的に膝を伸展する．

(Hunter-Griffin LY[ed]: Athletic Training and Sports Medicine, 2nd ed. Rosemont, IL, American Academy of Orthopaedic Surgeons, 1994 より転載)

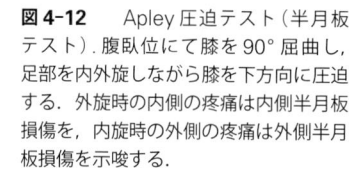

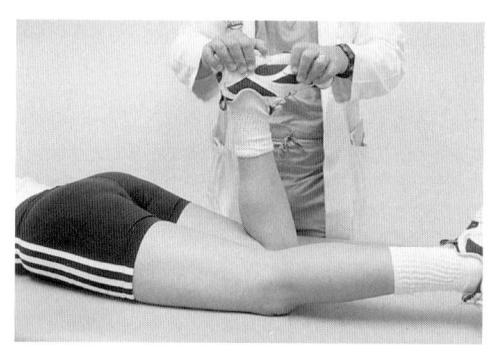

図4-12 Apley圧迫テスト（半月板テスト）．腹臥位にて膝を90°屈曲し，足部を内外旋しながら膝を下方向に圧迫する．外旋時の内側の疼痛は内側半月板損傷を，内旋時の外側の疼痛は外側半月板損傷を示唆する．

認め，偽痛風（軟骨石灰化）は偏光顕微鏡で正の複屈折性を有する多形性の結晶を認める．ブドウ糖や凝塊（clot），粘性も調べるべきであるという文献もある．

急性の外傷後に膝関節穿刺にて**脂肪滴**を認めたときは，髄腔と関節腔との間に交通を伴う骨傷（骨折）が示唆される．脂肪滴は，穿刺液を金属またはプラスチック容器に噴出させた際に通常みられる．

血腫や水腫の穿刺の際に1％リドカインを膝関節内に注入すると，患者の疼痛が改善し靱帯の診察がより行いやすくなる．

膝関節穿刺

所見	正常膝	感染性関節炎	関節リウマチ	変形性関節症
外観	清	混濁(テストチューブを通じて新聞が読めない)	混濁	清
細胞数/mm^3	200	通常＞50,000 [1]	2,000〜50,000	2,000
分画	単球	多核球	50/50	単球
ブドウ糖	60%以内または血清のブドウ糖よりも多い	ごく少量	少量	正常

[1] 白血球が50,000以上の場合は感染を示唆しており，緊急で関節洗浄(デブリドマン)が必要である．

● **膝関節穿刺およびコルチゾン(ステロイド)注入方法(Brotzman)**
- ポビドンヨード(イソジン®)またはアルコール消毒により膝関節を滅菌する(**図4-13**)．
- 患者は膝関節を伸展位にし，平らな台を背にしてリラックスした状態で横たわる．
- 外側膝蓋上アプローチ(lateral suprapatellar approach)がおそらく最も安全で簡易である．
- 母指を膝蓋骨の内側に置き，外側に膝蓋骨をよけ，穿刺する間隙(25 G針やスパイナル針刺入の際の間隙)を確認する．この間隙は膝蓋骨外側縁と大腿骨外側顆の間に位置している．大量な関節液で満たされた膝蓋上嚢は膝蓋骨より近位部に位置しており，これをうまく穿刺するためには膝蓋骨の上縁で水平に穿刺針を刺入するとよい．
- 滅菌手技で1.5インチ(約3.8 cm) 25 G針を用いて，この場所を5〜10 mLの1%リドカインで局所麻酔する(ランドマークは**図4-13**参照)．
- 2分後，局所麻酔による「しびれ」が生じてから，25 G針を刺入した領域を貫通し，18または20 G針(20 mLまたはそれ以上のシリンジを装着)を滅菌手技で挿入する．
- 滅菌を保ちながらできうるかぎり関節液を吸引する．
- 汚染しないようにスパイナル針をそのままにしてシリンジを外しコルチゾン含有の5 mLシリンジにつけかえる．コルチゾンを注入し針を抜去する．
- 針を抜去した後，5分間圧迫する．

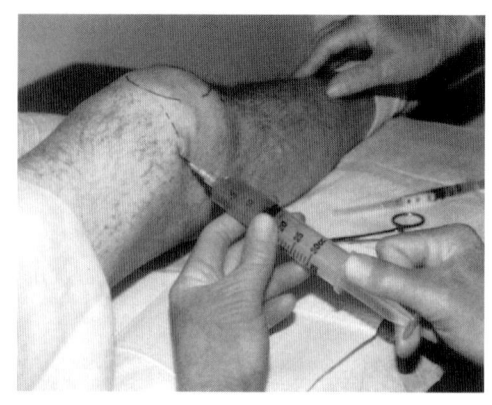

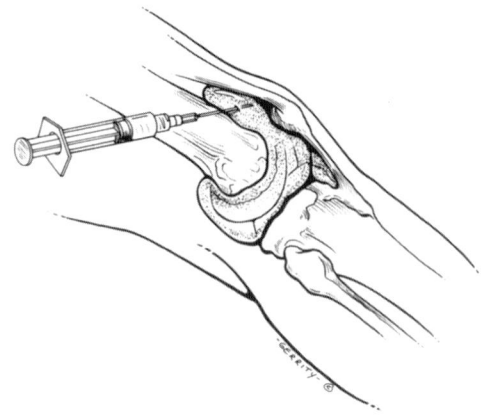

図 4-13 膝関節注射と穿刺．膝関節穿刺には腫脹して広がった膝蓋上嚢に外側から刺入する．

(Goss JA, Adams RF: Local injection of corticosteroids in rheumatic diseases. J Musculoskel Med 10[3]:83-92, 1993. Artist: Peg Gerrity より転載)

- 患者には安静，患肢挙上，患部のアイシングを指示する．鎮痛薬が2，3日必要な場合もある．

画像検査

　X線写真は，病歴聴取や身体診察からすでに得られた診断を確認もしくは覆すために用いるべきである．**急性外傷**の患者の場合，転位した骨折を除外するには**膝関節正面像，側面像，軸射像**でたいてい十分である．膝関節の**慢性疼痛**を有する高齢者の場合は，**荷重位立位正面像，側面像，軸射像**が適切である．顆間窩撮影は離断性骨軟骨炎（OCD）病巣を評価するために行う．反対側の無症状な膝のX線も関節裂隙，骨密度，骨端線離開，軟部組織の腫脹，骨棘形成などについて患側との違いを評価するのに役に立つ場合がある．

　30歳以上のすべての患者においては，関節症変化を示唆する関節裂隙狭小化があ

るかどうか両側の荷重位正面像を撮るべきである．20歳未満の患者では，無症候性のOCDを評価するために顆間窩撮影を行う．

　磁気共鳴画像法（magnetic resonance imaging：MRI）は膝関節の通常の評価では必要にならないが，膝関節周辺の腫瘍の評価には有用である．軟部腫瘍がある場合またはX線上骨病変がある場合に，MRIはその広がり具合をみるのに役に立つ．急性外傷の場合は膝の疼痛または腫脹が著しく，正確な診察と迅速な診断が難しいので，MRIは骨挫傷や関節軟骨損傷，半月板損傷などを診断するのに効果的である．また骨髄炎や無腐性壊死領域の程度をみるのにも適している．

　MRIや関節鏡，またはその両方を行うかどうかは，かかりつけ医よりも整形外科医が決定すべきである．なぜならば関節鏡が行われればMRIは不要となることもあるからである〔例：ロッキング，前十字靱帯（ACL）損傷を伴う関節血症，有症状化した遊離体，化膿性関節炎〕．この決定にはいくつかの要素を加味するべきである．MRIは非侵襲的検査である．関節鏡は侵襲的であるが治療にもなる．膝の関節内病変の治療をしながら同時に診断を確定もしくは修正可能である．MRI検査費用は高額であり，適切に用いなければならない．関節鏡検査の前に必ずMRIの検査が必要なわけではない．一般的には，診断は，関節鏡施行以前に病歴，身体診察，単純X線によってなされるべきであり，関節鏡検査での所見はその診断を確認する場合のみである．

　コンピュータ断層撮影（computed tomography：CT）は，脛骨外顆骨折など複雑な関節内骨折や膝周囲の骨腫瘍の評価に有用である．軟部組織（靱帯，半月板など）に関しては有益な情報は得られない．

　動脈造影は，虚血性疾患や間欠跛行が膝関節近傍の疼痛を引き起こす場合や膝関節脱臼の際の血管損傷の診断に役立つ．

医師にとって重要な病歴聴取と膝関節診察

- 受傷後急性期の関節血症は，関節内靱帯損傷〔前十字靱帯（ACL）や後十字靱帯（PCL）損傷であり，関節外の内側側副靱帯（MCL）や外側側副靱帯（LCL）損傷ではない〕，膝関節内骨折，大腿四頭筋断裂，膝蓋骨脱臼（内側膝蓋支帯損傷を伴う），辺縁での半月板損傷（半月板辺縁の静脈叢からの出血）に伴い生じる
- 完全伸展不可能な軽度屈曲位でのロッキングは，半月板損傷（多いのはバケツ柄断裂）を示唆する．脱臼（もしくは亜脱臼）した膝蓋骨，関節内遊離体，剥離した離断性骨軟骨炎（OCD）は，「ロッキング」をきたす可能性がある．ロッキングはほぼ手術（関節鏡）適応である
- 若年女性アスリートに徐々に生じる膝関節前面痛（膝蓋大腿関節痛）はよくみかける．これは膝を深屈位にするような動作（スクワット，膝立ち位，階段，

→ 医師にとって重要な病歴聴取と膝関節診察

ランニング，いすからの立ち上がり）で悪化する．膝屈曲は膝蓋大腿関節にかかる力（patellofemoral joint reaction force：PFJRF）を増大する（膝蓋大腿関節障害の項，p.546 参照）
- **不安定性**や**膝くずれ**は靱帯損傷（例：ACL）や，大腿四頭筋萎縮（術後や慢性的水腫，大腿四頭筋の筋抑制をフィードバックにより引き起こす膝の怪我）を示唆する
- 鵞足炎，**Voshell 滑液包炎**は**内側**の膝関節痛の原因としては見逃されやすい．圧痛や炎症は典型的には内側であるが，鵞足の付着部は内側関節面よりも 2～3 横指遠位である
- 下肢伸展挙上（SLR）が可能であることは伸展機構が正常であることを示しているが，手術が必要かどうか保存的治療でよいかを決めるのに重要である．SLR が不可能な膝蓋骨骨折患者であれば，転位した骨折を手術で固定する適応となる（膝蓋骨骨折の項参照）
- **軟骨軟化症**は膝の関節軟骨（膝蓋骨や荷重面）における亀裂や変性といった病的な状態である．膝関節前面痛や膝蓋大腿関節痛，亜脱臼は身体診察所見として正しい記述である．「軟骨軟化症」という用語は，医師が関節鏡により関節軟骨の状態を確認したのでなければ不正確である．

前十字靱帯（ACL）損傷
Anterior Cruciate Ligament Injuries

Michael D'Amato, MD • Bernard R. Bach, Jr., MD

背景

膝関節のバイオロジーとバイオメカニクス，靱帯再建手技に対する理解が改良されてきているので，前十字靱帯（ACL）損傷後のリハビリテーションもまた変化してきている．1970 年代には，ACL は大きな関節切開で関節外再建を行っており，術後長期間の固定を必要とした．1980 年代に入って，鏡視下手術により関節内再建が発達し，大きな関節切開再建は衰退した．そしてこのことで，早期可動域訓練を目的とした「促進的（accelerated）」リハビリテーションプロトコールが登場した．1990 年代には，「促進的」リハビリテーションは，アスリートを今までよりもより早期にスポーツ復帰させることを目指して発展した．早期スポーツ復帰に焦点を絞って，術後装具の役割とともに開放的運動連鎖（open kinetic chain：OKC）と閉鎖的運動連鎖（closed kinetic chain：CKC）訓練，移植腱の強度といった問題が最優先された．それに加えて，術後合併症を予防するための術前リハビリテーションの重要性が認識された．

リハビリテーション原理

ACL不全膝に対する保存的加療は，高齢で非活動的な患者に対して適応となるが，若年であろうと高齢であろうと活動的な患者においては，ACL不全膝は，しばしば半月板損傷や，関節内損傷，続発性関節症につながるような不安定性を高率に引き起こす．十分な膝の機能は，特にハムストリング強化訓練の後，短期的には維持されるかもしれないが，予測不能であり，機能自体はたいてい受傷前のレベル以下である．

ACL再建術は膝関節の安定性を予測どおりに保持する可能性を有しており，そのリハビリテーションは，再建靱帯の治癒過程と腱採取部位を保護することで膝関節の安定性を維持しながら，可動域や筋力を獲得することに重点を置いている．意欲的な「促進的」リハビリテーションプログラムは再建材料と再建靱帯の固定方法の進歩，また再建靱帯のバイオメカニクスの理解や靱帯の緊張に関するさまざまな研究の成果を通じて行われてきた．これらのプロトコールは最終的に安全で適切であると証明されるかもしれないが，継続的な移植腱治癒に関する研究がACL再建後のリハビリテーションの「促進的」でありうる限界を明らかにするまで慎重に検討されなければならない．

ACL再建後のリハビリテーションプロトコールは次のような**基本的原則**に従っている：

- 関節線維性癒着を避けるために，術前に正常可動域を獲得し，炎症や腫脹の軽減を図る
- 早期荷重と早期に完全伸展を獲得するための可動域訓練
- 大腿四頭筋とハムストリング訓練の早期開始
- 筋肉の廃用性萎縮を防ぐために腫脹および疼痛を抑える
- 適切なOKCおよびCKC訓練を利用して行う．早期のOKC訓練は弱くて未成熟の再建ACLに過剰なストレスを与えるため避けるべきである〔開放的運動連鎖(OKC)および閉鎖的運動連鎖(CKC)の訓練の項(p.450)参照〕
- 下肢筋ストレッチ，筋力強化，およびコンディショニング
- 神経筋および固有感覚訓練
- 機能的訓練
- 循環機能の訓練
- ゴール達成に基づいた段階的進歩

基礎科学とバイオメカニクス

ACLは脛骨の前方移動を抑制するのに最も重要であり，脛骨の回旋や内外反を抑制する膝靱帯のなかで2番目に重要である．正常ACLは2,500 Nの力まで，また

断裂するまで20％のひずみに耐えられる．高齢者のACLは若年者よりも弱い力で断裂する．正常ACLにかかる力は，他動的伸展で約100 N，歩行で約400 N，カット動作や加速したり減速したりする運動では約1,700 Nである．ACLにかかる負荷は，普通でない各種運動負荷が膝関節に加わる際に破断強度を超える．

再建靱帯の特性

膝蓋腱の中央1/3を用いたBTB (bone-patellar tendon-bone graft) は2,977 Nの強さを有しており，4重折りハムストリング腱は4,000 Nの強度がある．しかし，再建靱帯の強度は手術後著しく弱くなっている．最近の研究によると，再建靱帯の初期強度は十分な強度を維持するために正常ACLの強度を超えなければならないとされている．なぜならば治癒過程において強度は損なわれるからであり，より強い再建靱帯がより安全なリハビリテーションとスポーツ復帰を可能にすると考えられている．

再建靱帯の治癒過程

移植後，再建ACLは阻血性壊死，血流再開，リモデリングという連続した過程を経る．移植材料の特性は**靱帯化**の過程とともに変化する．自家膝蓋腱における破断強度は正常ACLの11％まで低下することがあり，再建靱帯成熟の間にその張力は正常ACLの13％にまでなることがある．**移植材料に関するデータによると，再建靱帯は術後6か月から正常ACLに似た構造になり始めるが，最終的な成熟は術後1年まで起こらない．**

再建靱帯の固定

術後最初の6〜12週のリハビリテーションの間，再建靱帯の固定が靱帯そのものよりも再建靱帯複合体全体の強度面においてリハビリ制限をもたらす原因となる．この間，リハビリテーションにおける訓練や運動は慎重に選択されなければならない．というのは，再建靱帯のゆるみが起こらないように靱帯の固定力を超過しないことが必要だからである．

中央1/3の膝蓋腱では，骨のinterference screw固定が大腿骨・脛骨側において，それが金属であっても吸収性スクリューであっても500 N以上の固定性をもたらしてきた．再建靱帯のゆるみはこの再建法では問題とならなかった．

ハムストリングでは，軟部組織の固定性と再建靱帯のゆるみは固定方法によりさまざまである（**図4-14**）．最も強力な固定は，再建靱帯のゆるみを最小にとどめるが，

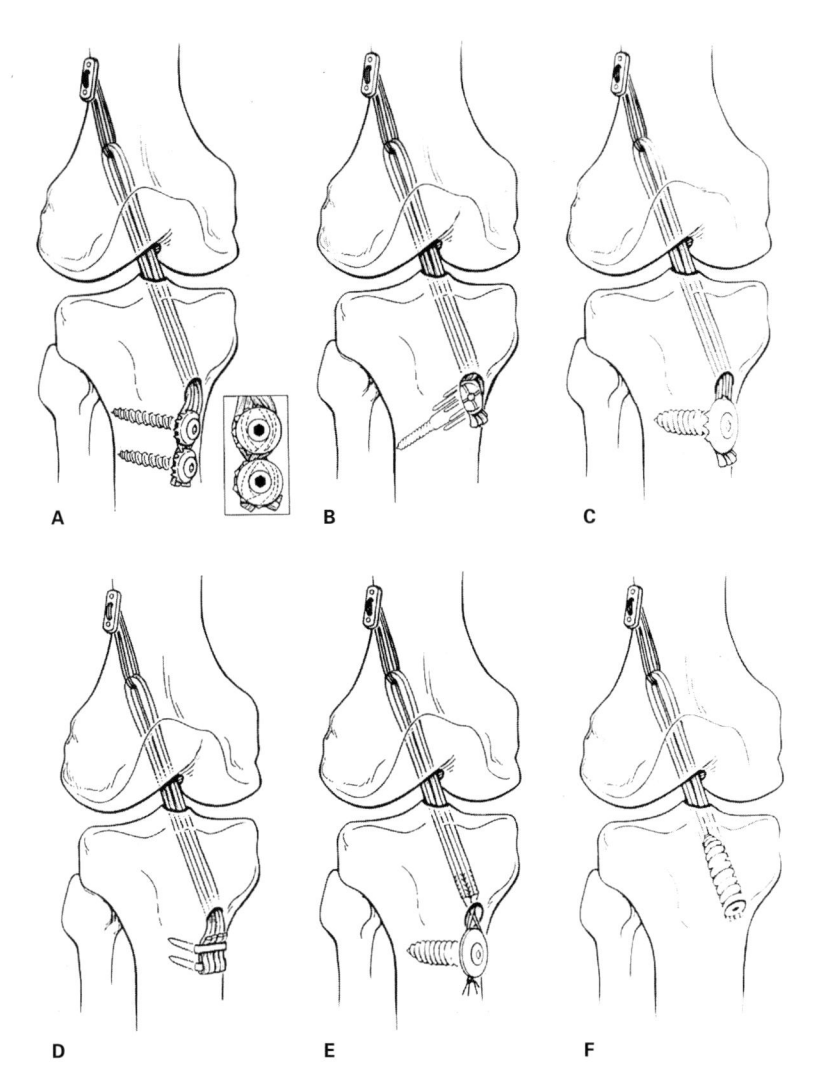

図 4-14 A〜F：ハムストリングを用いた ACL 再建の際のさまざまな固定法．大腿骨固定にはエンドボタンを用いる．

(Steiner ME, Kowalk DL: Anterior cruciate ligament reconstruction using hamstrings for a two-incision technique. Oper Tech Sports Med 7:172-178, 1999 より引用)

軟部組織のワッシャーでもたらされ，768 N 以上の強度を与える．interference screw 固定は成功しないことが多く 350 N 以下の強度しかもたらさず，再建靱帯のゆるみや固定不全が小さな負荷で起こりうる．

開放的運動連鎖(OKC)および閉鎖的運動連鎖(CKC)の訓練

　近年,ACL再建後の開放的運動連鎖(open kinetic chain:OKC)および閉鎖的運動連鎖(closed kinetic chain:CKC)の訓練に関してかなりの数の論議が行われてきた.OKC訓練の代表例はレッグエクステンションである(図4-15).CKC訓練の代表例はレッグプレスである(図4-16).理論的にはCKC訓練は大腿四頭筋とハムストリングの協調性収縮により,膝関節により大きな圧迫力をもたらすはずである.この2つの要因が膝に対する前方への力を減少させることが示唆されてきた.そうでなければACLの再建靱帯の成熟はできないであろう.結果的に,ACL再建後のリハビリテーションにおいてはCKC訓練のほうがOKC訓練よりも好まれる.しかしながら,文献的にはこの理論は最終的な結論ではない.多くの日常生活動作はOKCかCKCかに明確に分けられるものではなく,混乱を招いている.ウォーキングやランニング,階段昇降やジャンプといったすべてのものがOKCとCKCの混合である.

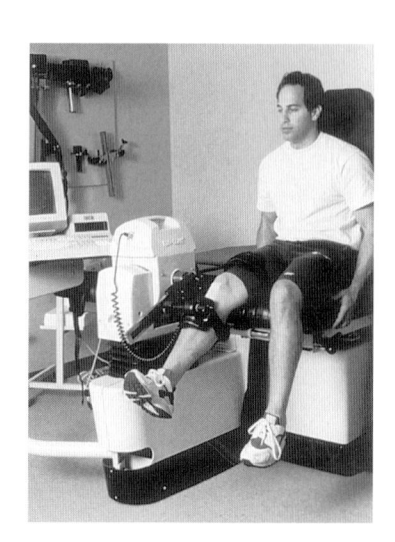

図4-15　開放的運動連鎖(OKC)訓練の例(レッグエクステンション).

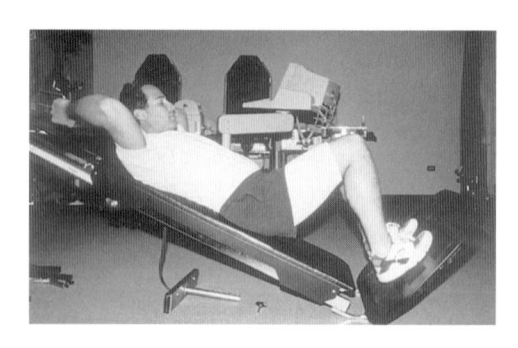

図4-16　閉鎖的運動連鎖(CKC)訓練の例(レッグプレス).

前方移動距離の左右差		
	30°膝屈曲位(mm)	60°膝屈曲位(mm)
開放的運動連鎖(膝伸展)	4.7	1.2
閉鎖的運動連鎖(レッグプレス)	1.3	2.1

3～5 mm の差は異常所見, 5 mm 以上は関節内損傷を示唆する.

Jenkins ら(1997)は, ACL 不全膝の患者において 30°および 60°膝屈曲位での OKC(レッグエクステンション)と CKC(レッグプレス)中の脛骨の前方移動距離の患健側差を測定し, OKC 訓練のほうが浅い屈曲角度で前方への力を増大し ACL の弛緩が生じると結論づけた.

また Yack ら(1993)は, 屈曲角度 0～64°の範囲において CKC(スクワット)と比べ, OKC(レッグエクステンション)のほうが脛骨の前方移動距離が増大することを指摘した. Kvist と Gillquist(1999)は, 脛骨の前方移動は筋の活動レベルが小さくても生じることをみつけた. つまり大腿四頭筋のピークトルクの最初の 10% で, 最大トルクで生じる脛骨全移動距離の 80% が生じるのである. また数学的なモデルにおいても, ACL における前方への力は OKC のほうがより大きいことが予測されてきた. Jurist と Otis(1985), Zavetsky ら(1994), そして Wilk と Andrews(1993)は, 等運動性の OKC デバイスにおけるレジスタンスパッドの位置を変えることにより, 前方への力と脛骨の前方偏位を減少させることができることを示した. Wilk と Andrews はまた, 等運動性の速度を遅くしても脛骨の前方移動は大きくなることも示した.

Beynnon ら(1997)は, 埋め込み式のトランスデューサーを用いてさまざまな動作中の正常 ACL の緊張を評価し, その結果, OKC と CKC の間には明確な違いはなかったことを報告した.

この報告は過去の研究と相反するものであり, スクワットのような CKC であっても, 特に浅い屈曲角度では, 数式モデルで予測されるほど安全ではないことを示唆している.

ハムストリングの防御効果は, ハムストリング単独での収縮またはハムストリングが大腿四頭筋と同時に収縮する際に ACL の緊張が最小もしくは消失することに基づいて説明される. 大腿四頭筋とハムストリングの協調性収縮は, CKC 訓練において起こり, 膝関節の屈曲角度が増すにつれてハムストリング活動度は徐々に低下する. OKC 訓練では協調性収縮は起こりえない.

OKC および CKC 訓練のその他の違いも示されている. CKC 訓練は広筋組織の活

処方されたリハビリテーションでの ACL 緊張量の比較

リハビリテーション	緊張量(%)	症例数
15°での等尺性大腿四頭筋収縮(伸展トルク 30 Nm)	4.4	8
スポーツでのスクワット	4.0	8
自動屈曲伸展運動 (45-N の重さの靴を着用)	3.8	9
Lachman テスト(150 N の前方剪断力)	3.7	10
スクワット	3.6	8
自動屈曲伸展運動(靴なし)	2.8	18
15°での大腿四頭筋・ハムストリングの同時等尺性収縮	2.8	8
30°での等尺性大腿四頭筋収縮(30 Nm の伸展トルク)	2.7	18
前方引き出し(150 N の前方剪断力)	1.8	10
固定自転車(エアロバイク)	1.7	8
15°でのハムストリングの等尺性収縮 15°(−10 Nm 屈曲トルク)	0.6	8
30°での大腿四頭筋・ハムストリングの同時等尺性収縮	0.4	8
他動的屈曲伸展運動	0.1	10
60°での等尺性大腿四頭筋収縮(30 Nm 伸展トルク)	0.0	8
90°での等尺性大腿四頭筋収縮(30 Nm の伸展トルク)	0.0	18
60°での大腿四頭筋・ハムストリングの同時等尺性収縮	0.0	8
90°での大腿四頭筋・ハムストリングの同時等尺性収縮	0.0	8
30°, 60°, 90°でのハムストリングの等尺性収縮 (−10 Nm の屈曲トルク)	0.0	8

(Beynnon BD, Fleming BC：Anterior cruciate ligament strain in-vivo: A review of previous work. J Biomech 31:519-525, 1998 より引用)

動度をより大きくし，OKC 訓練は大腿直筋活動度をより大きく生み出す．OKC 活動は個々の筋活動を生み出し，そのため特定の筋力強化には役に立つ．しかしながら，疲労するとこれらの個々の筋による制動効果が失われ，ACL はより高い危険にさらされる可能性がある．CKC 訓練は拮抗筋の活動を許容するので，特定の筋力強化には役立たないが，疲労しても ACL にとって比較的安全な環境を作る可能性がある．

要約すると，CKC 訓練はほとんどの膝屈曲角度において前方への力を小さくして

脛骨の前方移動を少なくできるので，ACL のリハビリテーションにおいて安全に行うことができる．しかし，いまもなお浅い屈曲角度では CKC 訓練であっても OKC 訓練と同じように再建靱帯に緊張を強いる可能性があるという報告が現在あり，以前考えられていたほど安全ではないという見方もある．再建靱帯の治癒過程において，どの程度の緊張が有害でどの程度の緊張なら有利かいまだにわかっていない．これらの解答が明らかになるまでは，弛緩しないように ACL にかかる緊張を最小にするという現在の主流に従うべきであろう．ハムストリングのみを用いた OKC 屈曲動作は全角度を通じて ACL に緊張を強いるリスクを与えないが，**OKC 伸展動作は有意にACL を緊張させ，また膝蓋大腿関節をも緊張させるので避けるべきである．**

ACL 再建後のリハビリテーションに関する考察

疼痛および腫脹

どのような手術でも術後の疼痛および腫脹は一般的である．疼痛や腫脹により筋活動が抑制されると術後の筋萎縮が生じるので，早期に可動域を獲得し筋力を回復させるためにはこれらの問題をいち早く解決するのが重要である．疼痛や腫脹を軽減する標準的手法は寒冷療法や圧迫，挙上である．

寒冷療法は ACL 再建後の疼痛や炎症，腫脹を軽減するのによく使用されている．寒冷療法は局所的に効果を発揮し，血管収縮を促し腫脹を軽減する．さらに求心性神経伝導を遮断し疼痛と筋痙攣を減じ，そして細胞の死を妨げることにより疼痛や炎症，浮腫を引き起こす化学物質を制限する．凍傷や神経損傷といった合併症は冷たいパックを直接皮膚の上に長い間置かないようにすれば防げる．寒冷療法の**禁忌**は冷たさに対して過敏な状態，たとえば Raynaud 現象や全身性エリテマトーデス，結節性動脈周囲炎，関節リウマチといった疾患を有する患者である．

可動域減少

ACL 再建後の最も多い合併症は可動域減少である．伸展制限は屈曲制限よりも頻繁で見逃せない合併症である．可動域減少は膝関節前面痛や大腿四頭筋萎縮，歩行異常，早期の関節症変化を引き起こす可能性がある．

ACL 再建後の可動域減少には多くの要因が存在する（Shelbourne ら，1996a）：
- 関節線維性癒着，膝蓋下拘縮症，膝蓋骨低位
- 再建靱帯の不適切な設置位置（例：脛骨骨孔の前方設置）または ACL の不適切な緊張度
- 「サイクロップス症候群（cyclops syndrome）」
- 腫脹や炎症の治まっていない急性期での手術
- 同時に施行された MCL 修復

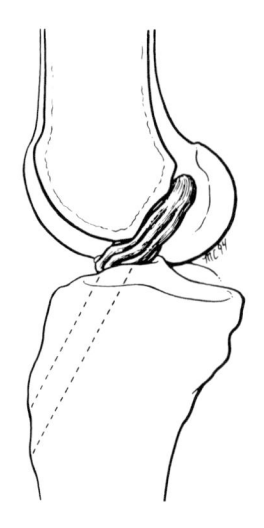

図4-17　脛骨の骨孔を前方に作成してしまうことにより生じるACL再建靱帯のインピンジメント．

- よく計画されていないリハビリテーション
- 固定期間の長期化
- 反射性交感神経性ジストロフィー(RSD)

術後の可動域減少を治療するには予防が最も効果的である．可動域減少をもたらす要因の多くは，適切な手術のタイミングと手術手技で回避することができる．

　脛骨骨孔の前方設置および不十分な顆間窩形成(notchplasty)により，顆間部でのインピンジメントを生じ，術後伸展制限をきたすことがある(図4-17)．大腿骨骨孔が前方設置となると，屈曲位での再建靱帯の緊張が増大し屈曲制限が生じる．不適切な再建靱帯の緊張もまた，膝関節を動きにくくするため可動域減少を招いてしまう．顆間窩形成やACLの脛骨側開口部周辺のデブリドマンが不十分だと，"cyclops lesion"とよばれる増殖性の線維化した瘢痕組織が形成される．これは前方インピンジメントの原因となり，疼痛や伸展制限を引き起こす(図4-18)．cyclops lesionの症状としては，伸展制限や完全伸展時における疼痛を伴うクランク(clunk)である．

　受傷早期の炎症や腫脹が消失し，可動域が戻り，大腿四頭筋活動度が回復するまで，ACL再建術は遅らせるべきである．

　これらのゴールを満たすために術前リハビリテーションを受傷後速やかに行うべきである．寒冷療法や挙上，圧迫，抗炎症薬により疼痛や腫脹を抑制することは，筋活動の抑制を防ぐのに役立つ．大腿四頭筋のセッティング，下肢伸展挙上(SLR)，CKC訓練は，電気的筋刺激(EMS)やバイオフィードバックとともに下肢筋肉の再活性化や萎縮の予防，筋力の回復に役に立つ．固有感覚訓練もまた神経筋活動を再活性化するために始めるべきである．術前における可動域改善のために，腹臥位での下腿

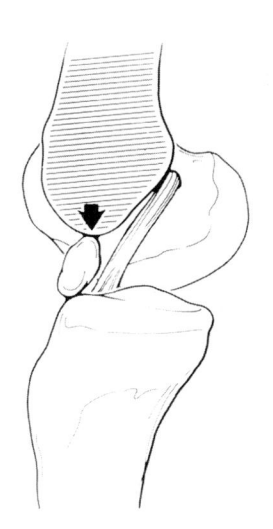

図 4-18 "cyclops lesion". 線維性の瘢痕組織が膝伸展に伴い礫音を引き起こす. cyclops lesions は不十分な軟部組織郭清（デブリドマン）により，脛骨プラトーと脛骨骨孔の干渉により生じることが多い.

の下垂（prone leg hang）やウォールスライド（wall slide），エクステンションボード（extension board）もまた使用されている.

　術後の関節線維性癒着を防ぐために，手術を例えば 3 週間延期するとよいというような定められた期間はない．あらかじめ定められた待機期間よりも患者の膝の状態のほうが手術のタイミングを決定するうえで重要である．関節可動域が改善するまで手術を遅らせたほうが可動域低下が少なく大腿四頭筋の回復がより早いと報告されている．**可動域回復を待たず膝関節の炎症が「治まらない」うちに，ACL 再建術を行うと術後に関節線維性癒着が生じる危険性が増す．**

　術後，速やかに受動的および能動的可動域訓練を開始する必要があり，持続的他動運動が使用される．術後に固定を行うと可動域の再獲得のためのちに授動術が必要になることがある．疼痛や腫脹の抑制，早期の大腿四頭筋活動回復や荷重訓練はすべて可動域改善に働く．可動域低下を招く要因となる膝蓋腱の短縮や支帯の拘縮を防ぐために膝蓋骨を動かす訓練を開始すべきである．

　最も重要なゴールは，術後できるだけ早期に完全伸展を獲得しそれを維持することである．

　術後 7～10 日程度で屈曲 90°を獲得する．そうできなければ，可動域低下を生じないために対策を急いで打ち立てるべきである．これらの問題は合併症/トラブルシューティングの項で詳細に述べることとする．

持続的他動運動（CPM）

　ACL 再建後の持続的他動運動（continuous passive motion：CPM）の効果についてはさまざまな議論がなされている（**図 4-19**）．歴史的には，軟骨の栄養状態を改善し，

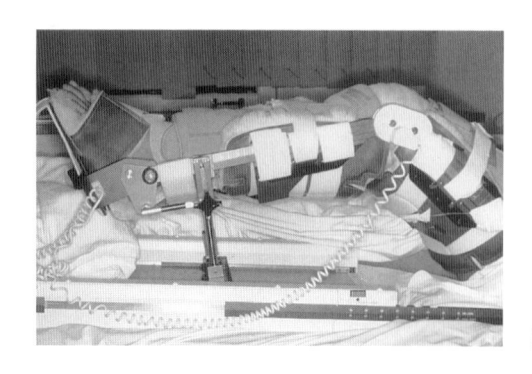

図 4-19 持続的他動運動（CPM）.

術後に固定を必要とした場合の可動域減少を防ぐために使用されていた．促進的リハビリテーションや早期可動域訓練，早期荷重が重要視されるにつれて，CPM の効果は弱まってきた．CPM の長期的な効果を示した最近の報告はほとんどない．筆者らは，現在では短期的な効果のために余計なコストを費やさないようにしており，1993 年以来 CPM をルーチンには使用していない．しかし，関節線維性癒着を生じた患者において授動術を行った場合には CPM の役割があると考えられる．

荷重訓練

理論的には，荷重により軟骨栄養状態が改善され，廃用性骨萎縮が起こらず，膝蓋骨周囲の線維化を予防でき，大腿四頭筋がより早く回復する．Tyler ら（1998）は，術後 2 週以内に内側広筋斜走線維（VMO）の筋電図（electromyographic：EMG）活性が増加することを示し，早期荷重は膝における術後早期の筋抑制を軽減することを指摘した．彼らはまた，早期荷重を行うことで膝関節前面痛が生じにくいことも示した．再建靱帯のゆるみや ROM，臨床上の機能スコアにおいて早期荷重と非早期荷重の違いは見出せなかった．

術後 4～6 週以内の（早期）荷重に関して筆者らが心配するのは，理論上，BTB を用いて再建された患者では，採取部位が脆弱になっていることである．この時期における早期荷重に関連した脛骨近位骨折や膝蓋骨骨折，膝蓋腱断裂などの頻度は明らかではないが，1% 以下であろうと推測される．まれではあるが，これらの合併症は治療に難渋することがあり，そのため悪い結果をもたらすことがある．

筆者らは現在，術後最初の 4～6 週間，膝装具により歩行中は伸展位で保持することを勧めている．そうすることで伸展機構を通じて伝達される力を抑制し，患者が転倒したり滑ったりした際に伸展機構を保護できるからである．

注意：編者らは術後 2～3 週間のみ，膝を伸展位に固定して歩行させている．

筋トレーニング

筋トレーニングを早期に開始することは，筋萎縮や筋力低下を防ぐのに有用である．**電気的筋刺激**は，筋抑制を自分で克服することができない患者において筋活動を活性化するのに役立つ．（VMO バイオフィードバックのような）**バイオフィードバック**は筋収縮力を増加させるために用いられる．荷重もまた筋の再活性化にとって有益であるとされてきた．**筋肉をバランスよくすること**，もしくはハムストリング/大腿四頭筋の筋力比が適切であると，ACL は動的安定性を得る．Barratta ら（1988）は，ハムストリング活性が減少すると受傷のリスクが増し，訓練に反応してハムストリング/大腿四頭筋の筋力比が改善することを報告した．疲労は筋収縮力だけでなく電気的に筋肉が反応する時間や筋力を生み出す比率にも影響する．膝関節の動的安定性にかかわるこれらの要素が欠如すると活動中に膝を保護する能力が損なわれるため，リハビリテーションプログラムに持久性訓練を含めるべきである．

電気的筋刺激とバイオフィードバック

電気的筋刺激（electrical muscle stimulation：EMS）（**図 4-20**）とバイオフィードバック（biofeedback）（**図 4-21**）は従来の筋トレーニングの補助的なものとして有用である．術後の筋力強化を促進するのに，自動運動単独で筋肉を収縮するよりも**電気的筋刺激**単独のほうが優れているという説得力のあるエビデンスはないが，疼痛や腫脹のため大腿四頭筋の筋抑制が生じ自動運動による筋収縮が始まらない術後早期には利点がある．Anderson と Lipscomb（1989）は ACL 再建後の大腿四頭筋筋力低下や膝蓋大腿関節痛においては電気的筋刺激の効果があると述べている．**最も適切な電気的筋刺激の使用は，術後早期の自発的筋収縮と関係しているようである．**

バイオフィードバックは筋の再教育に有用である．筋電図モニターを使用して，あらかじめ設定された筋活動の閾値を達成する際に視覚的聴覚的な信号を患者にもたらす．閾値の制限は患者のリハビリ段階に応じて修正される．肯定的な「利益」を通じて，バイオフィードバックは筋力強化訓練中に有用である筋収縮を促す．また，筋活

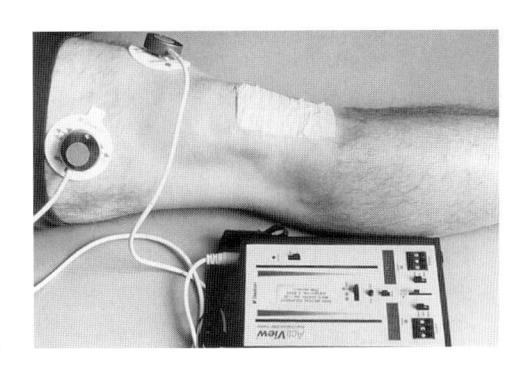

図 4-20 大腿四頭筋の電気的筋刺激．

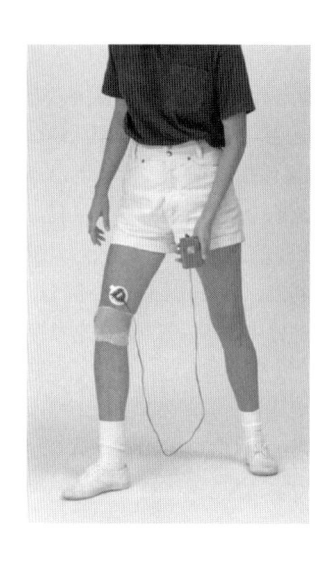

図 4-21 内側広筋斜走線維（VMO）の筋電図（EMG）バイオフィードバック．

性化のタイミングの改善を促進し，膝関節の動的安定性に貢献している．

固有感覚

　膝関節の固有感覚にACLがどれくらいの役割を担っているかは，現在もなお研究途上である．固有感覚が変わってしまうと，膝を保護することが効果的に行えなくなり，おそらくACLは小さな外傷を繰り返し最終的には損傷しやすくなる．ACL不全膝を有する患者では固有感覚が悪くなっていることが報告されており，ハムストリングの動的安定性に有害である．ACL損傷後に無症状の患者と有症状の患者との間には固有感覚に違いがあることが判明しており，ACL再建後の固有感覚と臨床結果の関係が述べられている．ACL再建後のリハビリテーションが固有感覚を改善するのに有益な効果があるかどうかは定かではない．しかし，固有感覚訓練を行うとACL再建後およびACL不全の患者両者において改善がみられることが報告されている．

　Lephartら（1992，1998）は神経筋コントロールの3段階すべてに影響するようなプログラムを推奨している．**より高等な大脳中枢コントロール**は意識的に反復される位置覚トレーニングを通じて発達する．このトレーニングは適切に関節を安定化させる．**無意識でのコントロール**として，たとえば必要な訓練の間にキャッチボールを加えるなどの**気を紛らす方法**（distraction technique）を訓練に取り入れる（**図4-22**）．

　脳幹を改善するためには，バランス訓練や姿勢保持訓練を実施する．目を開けたまま視覚的な活動で開始し，視覚情報を遮断するために目を閉じた訓練へと進める．また，リハビリテーションプログラムも安定した訓練から不安定な訓練へ，両脚起立から片脚起立へと進める．

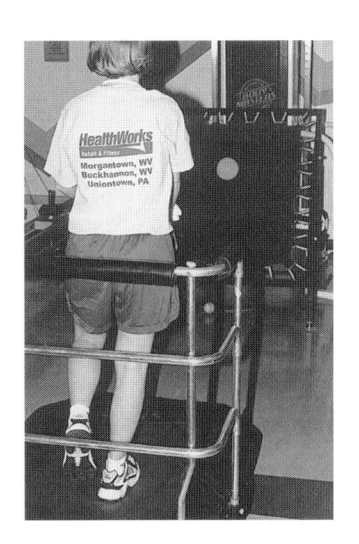

図4-22 無意識下でのコントロールを発達させるための気を紛らす方法．ボールをトスしながら歩行や片足でバランス訓練を行っている．

脊髄レベルで固有感覚を高めるためには，関節位置を突然変化させるような活動が用いられる．プライオメトリクス(plyometrics)*や変化のついた地面で速く動く訓練をすると，動的安定性が改善する．

前十字靱帯装具

ACL再建後の装具の効果および必要性は議論のあるところである．2つのタイプの装具，すなわち**リハビリテーション装具**（**図4-23A**）と**ACL機能的装具**（**図4-23B**）が現在使用されている．リハビリテーション装具は，ROMや荷重，筋活動が開始されるときに，腱採取部位を保護するために術後早期に用いられる．ACL機能的装具は，再建靱帯が成熟する間，患者が活発な活動に戻ったり，アスリートが膝を安定させ再建靱帯を保護するために用いられる．**再建靱帯成熟後の再受傷を予防するためのACL機能的装具の効果は文献では示されておらず，そのような装具は勧められない．**Beynnonら(1997)は，負荷の小さな運動では装具は有効であるが，負荷が増大するとその効果は減弱すると指摘している．装具は大腿四頭筋の筋萎縮を増大させ，手術後の回復を遅らせる要因になる．これらの影響が，装具使用が継続されない原因となっているようである．

膝のゆるみや可動域，機能に関しての装具療法の長期的な利益は不明である．

筆者らは，現在では手術後最初の4～5週の間に固定可能なリハビリテーション装具を用いることを勧めている．装具は伸展制限を予防するために就寝中伸展位に固定

＊訳注：プライオメトリクスとは，ウエートトレーニングなどで培われた筋力をパワー，瞬発力に変換するためのトレーニング．遠心性収縮から求心性収縮への素早い切り替え動作を伴ったダイナミックな動きが特徴である．

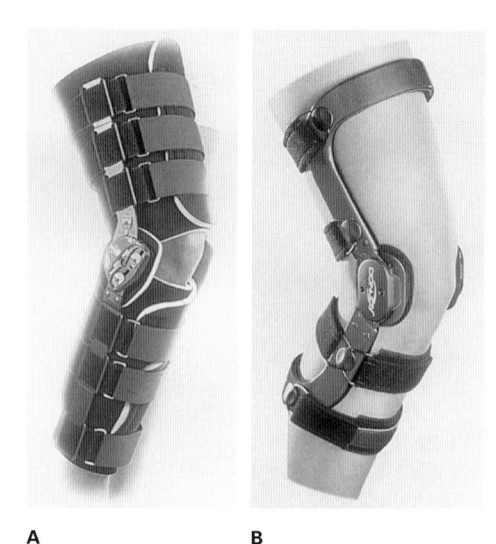

図4-23 **A**：ACLリハビリテーション装具．**B**：ACL機能的装具．

され，さらに，BTBを用いて再建された患者では伸展機構を保護する目的で荷重時に伸展位で固定される．可動域訓練や非荷重の訓練中に1日に数回装具を外すか固定を解除される．術後の膝蓋骨骨折や膝蓋腱断裂などが起こる危険性はまれではあるが，装具使用の効果や必要性は費用の問題やリハビリテーション装具の不便さよりも重要であると筆者らは考えている．

性差における問題

最近，女性の競技スポーツへの参加が非常に多くなっており，**女性のACL損傷の危険性が増している**ようである．女性と男性の間の数多くの違いが女性の受傷しやすさの原因となっている可能性が考えられる．

リハビリテーションを女性用に修正することは，これらの解剖学的な，神経筋の，そして柔軟性の違いを代償するのに役立つものであり，一般的なリハビリテーションプロトコルに取り入れられるべきである．

解剖学的な違い（広い骨盤，強い外反膝，強い脛骨外旋，そして未発達の筋肉）が，女性に固有の不利な条件となり，特にジャンプ動作の着地の際には回旋力が増してACLに過負荷が生じている可能性がある．

男性と女性の**神経筋特性**の違いとしては，体の大きさの違いを修正しても，女性は筋力を生み出す能力が低いことがあげられる．これは，膝の動的安定性を通じて負荷に耐えうる能力を制限する．女性のACL損傷の危険性を増加させている膝の動的安定性における他の違いとしては，筋活動や筋力産出がゆっくり行われることもあげられる．これはハムストリングや腓腹筋よりもむしろ大腿四頭筋においてよくみられ

る．本質的にハムストリング/大腿四頭筋比が低いことは，ACL をより緊張させる．

女性は男性よりも柔軟である．この違いはホルモンによるものである．なぜならば柔軟性は月経周期により変化するからである．結果として，女性では膝が過伸展することが多く，この肢位ではハムストリングが ACL を保護する力を生み出しにくい．女性の場合は男性よりも筋肉の収縮による膝の動的安定性を生みにくい．これらの要因により，女性では脛骨の前方移動が生じやすく，ACL 損傷を起こしやすくなる．

Hewett ら (1996) は，膝関節の外傷を受ける危険性を減じるために，女性のためにデザインされた**予防訓練プログラム**を発展させた．彼らは 6 週間のトレーニングプログラムで着地の力を減じ，筋力を増大させ，ハムストリング/大腿四頭筋比を改善することを明らかにした．また，スポーツシーズン前にこのプログラムを行えば，女性アスリートの膝関節外傷を減らせることを示した．

Wilk ら (1999) は，**女性における ACL 再建後のリハビリテーション中に考慮すべき 8 つの鍵となる要因**を提案し，問題を解決するための訓練をデザインした (p.465 参照)．女性アスリートが ACL 損傷を避けるために大切なもう一つの鍵は，着地の際に膝を軽度屈曲することである．これにより過伸展を予防でき ACL 損傷のリスクを減じることが可能となる．

女性における ACL 損傷のリスクを増大させている性差の問題

解剖学的な相違	筋肉および神経における相違	弛緩性と可動域
大きな骨盤	筋力が弱い	より大きな可動域
より柔軟であること	安定化のために大腿四頭筋に依存する	反張膝
大腿の筋が発達していない		膝がより軟らかい
顆間部が狭い	筋力の獲得に長時間を要する	大きな股関節回旋
ACL が細い	電気的な反応時間がより長くなる	
外反膝の増大		
脛骨外旋の増大		

(Wilk KE, Arrigo C, Andrews JR, Clancy WG: Rehabilitation after anterior cruciate ligament reconstruction in the female athlete. J Athletic Train 34:177-193, 1999 より引用)

リハビリテーションプロトコール

女性アスリートにおける ACL 損傷の予防のためのジャンプ訓練プログラム

Hewett

訓練	週ごとの持続時間または反復回数	
第1期：テクニック	**1週目**	**2週目**
1. ウォールジャンプ	20秒	25秒
2. タックジャンプ❶	20秒	25秒
3. ブロードジャンプと着地	5回	10回
4. スクワットジャンプ❶	10秒	15秒
5. 両足コーンジャンプ❶	30秒/30秒	30秒/30秒（右から左，後ろから前）
6. 180°ジャンプ	20秒	25秒
7. その場で跳躍	20秒	25秒
第2期：基礎	**3週目**	**4週目**
1. ウォールジャンプ	30秒	30秒
2. タックジャンプ❶	30秒	30秒
3. ジャンプ3回＋垂直跳び	5回	8回
4. スクワットジャンプ❶	20秒	20秒
5. 距離を変えて跳躍	1回	2回
6. 両足コーンジャンプ❶	30秒/30秒	30秒/30秒（右から左，後ろから前）
7. はさみジャンプ	30秒	30秒
8. ホップして直立して着地❶	5回ずつ/片足	5回ずつ/片足
第3期：パフォーマンス（応用）	**5週目**	**6週目**
1. ウォールジャンプ	30秒	30秒
2. ステップ，ジャンプして垂直跳び	5回	20回
3. マットレスジャンプ	30秒/30秒	30秒/30秒（右から左，後ろから前）
4. 距離を変えて片足跳び❶	5回ずつ/片足	5回ずつ/片足
5. スクワットジャンプ❶	25秒	25秒

訓練	週ごとの持続時間または反復回数	
第3期:パフォーマンス（応用）	5週目	6週目
6. ジャンプから跳躍へ❶	3回	4回
7. ホップ，ホップして直立して着地	5回ずつ/片足	5回ずつ/片足

ジャンプ訓練の用語解説

- 180°ジャンプ：両足でジャンプ．空中で180°回転し，着地を2秒間行った後，反対方向に回転し繰り返す
- 距離を変えて跳躍：その場で跳躍し始める；膝を高い位置で保持しながら各ジャンプごとにゆっくりと距離を増やす
- その場で跳躍：リズムと高さを上げながら，片足からもう一方の足へと真っ直ぐジャンプする
- ブロードジャンプと着地：両足でできるだけ遠くに跳ぶ；5秒間着地したままとする
- コーンジャンプ：両足をそろえてジャンプする；コーンをまたいで横にすばやく跳ぶ，前後方向にも繰り返す
- ホップ，ホップして直立して着地：片足でのホップ；2回目の着地を5秒間行う，うまくなるにつれてホップの距離を増やす
- ジャンプから跳躍へ：両足でジャンプ；片足で着地，高さを変える跳躍へと進める
- ジャンプ3回＋垂直跳び：3回ジャンプした後，3回目の着地後垂直跳びを行う．
- マットレスジャンプ：マットレス，トランポリンや他の簡単に圧迫される道具の上で両足ジャンプを行う；右から左，後ろから前
- はさみジャンプ：一方の足を他方よりも前に出し，ストライドの位置で始める
- 距離を変えて片足跳び：片足跳躍を距離を長くして行う；膝を屈曲し着地保持を5秒間行う
- スクワットジャンプ：両手を頭上に上げたままジャンプ；着地時にスクワットし両手を床に着く
- ステップ，ジャンプして垂直跳び：6〜8インチ（約15〜20 cm）の幅で両足ステップを行う；両足でジャンプし，垂直跳びを行う
- タックジャンプ：立位の状態からジャンプし，膝を胸につくくらいまでできるだけ高く持ち上げる；これをすばやく繰り返す
- ウォールジャンプ（足関節での跳躍）：膝を軽度屈曲し，両手を頭上に上げ，つま先から上下に跳ねる

□→ 女性アスリートにおける ACL 損傷の予防のためのジャンプ訓練プログラム

ストレッチおよびウエートトレーニングプログラム

ストレッチ❷	ウエートトレーニング❸	ストレッチ❷	ウエートトレーニング❸
1. 膝を曲げて下腿後面のストレッチ	1. 腹筋	6. 腸脛靭帯/腰部	6. ベンチプレス
2. 膝を伸ばして下腿後面のストレッチ	2. 背部過伸展	7. 三角筋後面	7. 広背筋プルダウン
3. 大腿四頭筋	3. レッグプレス	8. 広背筋	8. 上腕二頭筋訓練
4. ハムストリング	4. 下腿上げ	9. 胸筋/上腕二頭筋	9. ウォームダウンのストレッチ
5. 股関節屈筋	5. プルオーバー		

注意：ジャンプを行う前に：ストレッチ(15〜20分)，スキップ(2回)，サイドシャッフル(2回)．
　　　訓練中：それぞれのジャンプに30秒の休みを入れる．
　　　訓練の後：クールダウン歩行(2分)，ストレッチ(5分)，ウエートトレーニング(15分休んだ後)．
❶これらのジャンプはマットの上で行う．
❷ストレッチはそれぞれ30秒かけて3セット行う．
❸ウエートトレーニングは1セットである．それぞれ上肢は12回繰り返し，体幹と下肢は15回繰り返す．
(Hewett TE, Lindenfeld TN, Riccobene JV, Noyes FR: The effect of neuromuscular training on the incidence of knee injury in female athletes. Am J Sports Med 27:699-706, 1999 より引用)

女性アスリートのACL損傷を増加させる因子と予防法

因子	予防法
女性は骨盤が大きく外反膝が多い	膝における外反モーメントを動的に抑制する方法を確立する
膝を安定するのに大腿四頭筋を使用する	ハムストリングを使用するように神経筋活動を保持する
男性よりもゆっくりと筋力を生み出す	速く反応する訓練をする
ジャンプ競技では着地時に股関節の制御が不能	股関節と体幹の制御の訓練
大腿の筋が男性よりも未発達	安定化のため股関節の筋の強化
反張膝と関節弛緩傾向	アスリートでは膝過伸展の抑制の強化（安定した姿勢で）

□→

因子	予防法
動的な安定化が効果的でない	神経筋による制御と予防的なパターン反射を強化する
筋持久力が弱い	女性アスリートでは筋の持久性の訓練

(Wilk KE, Arrigo C, Andrews JR, Clancy WG: Rehabilitation after anterior cruciate ligament reconstruction in the female athlete. J Athletic Train 34:177-193, 1999 より引用)

リハビリテーションプロトコール

女性のACL再建後に必要な8つの訓練

Wilk, Arrigo, Andrews, and Clancy

膝を安定させるために股関節周囲筋を強化する

- 側方へのステップオーバー(標準,速め,非常に遅め)
- ボールをキャッチしながらのステップオーバー
- 回旋しながらのステップオーバー
- 側方のロールへのステップアップ
- 中腰での歩行(dip walk)
- スクワット(バランスマスター)
- 前方斜めのロールへのランジ*

ハムストリングによる制御のための神経筋パターンの保持

- 側方への直線ランジ
- 側方ランジ
- 回旋しながらの側方ランジ
- ロールへの側方ランジ
- ボールをキャッチしながらの側方ランジ
- 不安定なパターンでのスクワット
- ジャンプしながらの側方ランジ
- 不安定なパターンでの側方ランジ
- バイオフィードバックによる協調性収縮
- スライドボード
- Fitter(Fitter International, Calgary, Alberta, Canada)

*訳注:筋力強化を目的としたエクササイズの一種.足や手を突き出すような動きを特徴とする.

□→ 女性の ACL 再建後に必要な 8 つの訓練

> 外反モーメントの制御

- 前方へのステップダウン
- セラバンド（Thera-Band；Hygienic Corporation, Akron, OH）を用いた側方ステップアップ
- 傾斜ボードでのバランススロー

> 過伸展の制御

- プライオメトリックレッグプレス
- 全領域でのプライオメトリックレッグプレス
- プライオメトリックジャンプ
  - 箱 1 つからのボックスジャンプ
  - 箱 2 つからのボックスジャンプ
  - 箱 4 つからのボックスジャンプ
  - 回旋しながら箱 2 つからのボックスジャンプ
  - キャッチしながら箱 2 つからのボックスジャンプ
- 跳ねる訓練
- 前後方向へのステップオーバー訓練

> ハイスピードトレーニング，特にハムストリング

- 等運動性トレーニング
- 後方ランジ
- ダッシュ
- 側方ランジ（速いジャンプ）
- ハムストリングの抵抗運動
- 後方へのランニング

> 神経筋反応

- 傾斜ボードでのスクワット
- 綱を用いた平均台
- 綱を用いた中腰歩行
- バランススロー
- 不安定板を用いたバランススロー
- 傾斜ボードでの側方ランジ

> 大腿部の筋の強化

- 膝伸筋と屈筋の強化訓練
- スクワット
- レッグプレス
- ウォールスクワット
- 自転車訓練

□→

筋持久力の獲得
● 階段昇降
● 自転車訓練
● ウエートトレーニング（軽いもので何度も繰り返す）
● 心血管系トレーニング
● 長時間のバランス訓練

(Wilk KE, Arrigo C, Andrews JR, Clancy WG: Rehabilitation after anterior cruciate ligament reconstruction in the female athlete. J Athletic Train 34:177-193, 1999 より引用)

高齢者に生じた ACL 損傷

　体力を改善し健康を維持することによる効果が認識されてきていることに伴い，高齢者の活動度が上がり，ACL を損傷する機会が増加している．従来，高齢者の ACL 損傷は保存的に治療されたが，手術により，よりよい結果がもたらされるようになった．

　35 歳以上の患者でも ACL 再建の利益は大きく，より若い患者と同じような結果が期待できる．しかし，ACL 損傷は，二次的な変性が起こる前に受傷後早期に治療を開始しなければならない．

　長期にわたる慢性の ACL 不全を患う高齢者における ACL 再建の臨床成績は予測不能である．高齢者に特有のリハビリテーションプロトコールは研究されておらず，標準的なプログラムに修正を加える必要があるかどうか明らかではない．**26 歳以上の患者をより若い患者と比べると，再建術後の筋力低下が大きい．**この事実を認識し，ハムストリングと大腿四頭筋の筋力強化を行えば，高齢者の手術成績を改善することに役立つ可能性がある．筆者らは，40 歳以上の患者に起こりうる伸展機構の合併症をさらに減らすため，ACL の同種移植を勧めている．

術後リハビリテーションプロトコールに影響を及ぼす再建材料の選択について

　筆者らは，現在では再建材料にかかわらずすべての ACL 再建術後に単一のリハビリテーションプロトコールを用いている．装具を使用しながら少ない荷重を行うというものである（p.482 参照）．ACL 再建術後のリハビリテーションの現在の傾向としては，可動域訓練と筋力強化を早めに行い，術後 4 か月でスポーツ復帰を目指すという積極的なものである＊．数多くの前向き研究により，**自家膝蓋腱で再建を行った**

＊訳注：訳者は術後 6 か月以後にスポーツ復帰と考えている．

患者においても積極的リハビリテーションの有効性と安全性が示されている．

自家ハムストリング腱を用いた再建術の利点としては，採取部位の脆弱性が少ない，創部が綺麗である，そして膝関節前面痛が少ないことなどがあげられる．しかし，固定力や再建靱帯のゆるみ，積極的リハビリテーションプロトコールの安全性などに関して疑問がある．軟部組織再建材料の固定方法が改良され，現在では膝蓋腱の固定力に近づいている．自家膝蓋腱と自家ハムストリング腱を用いた比較研究では，ハムストリングのほうがゆるみが生じやすいが，臨床成績とは相関しないことが判明している．HowellとTaylor(1996)は，自家ハムストリング腱を用いた積極的リハビリテーションプロトコールの安全性を提唱している．彼らは，装具を使用しないリハビリテーションの後4か月でスポーツ復帰を許可し，臨床成績は自家膝蓋腱と同等であったとしている．この結果は術後4か月と2年の間で悪化していなかった．

同種移植は，典型的には複合靱帯損傷や再々建術の際に使用されてきた．はじめのうちは，感染や構造特性の脆弱化，治癒遷延などのため，初期の再建術では使用を控えられてきた．スクリーニング技術が発達したことにより事実上感染の危険性は減少し，エチレンオキサイドではなく滅菌にガンマ照射を用いることで再建靱帯の特性はより強度なものとなった．同種移植の利点は，自家腱を犠牲にすることなく，より太い再建靱帯を使用でき，さらに手術時間の短縮も可能である点にある．患者の中で再建靱帯が生着するのに時間がかかるという疑問もあるが，新鮮凍結の同種膝蓋腱と自家膝蓋腱の間では，同様の積極的リハビリテーションプロトコール後の臨床成績にはほとんど差がないことが指摘されている．

半月板修復を伴うACL再建

ACL再建術に随伴して半月板修復術を行った際に，固定が必要か，可動域訓練に制限を設けるか，また，荷重をどうするかといったことに関しては一定の見解がなく，基礎研究も前向き臨床研究もあまりなされていない．術後早期に荷重を行いROMに制限なくスポーツ活動に復帰しても，より保護的にリハビリテーションを行った場合とあまり差がないといわれている．筆者らは，ACL再建と同時に半月板修復を行った際にも標準的なリハビリテーションプロトコールを変える必要がないと考えている．半月板修復術単独のリハビリテーションに関しては後に述べることとする(p.543〜546参照)．

機能回復訓練

ACL再建後のリハビリテーションでは，すべてのアスリートが，一般的なリハビリテーションプログラムに取り入れられるような適切な訓練と活動で心血管系の状態

や固有感覚，筋肉の協調性を維持できるかが焦点となる．機能回復訓練もまた，治療の期間中に患者の興味を維持するのに有用な方法である．なぜならしばしば訓練は膝に集中せず，通常のリハビリテーションプログラムよりも楽しいものとなるからである．バランスボードやミニトランポリン，段差，ボールやプールなどの補助的なものを利用すると，多種多様となり「日常の」治療目的ではないリハビリテーションを楽しめるので，モチベーションの維持につながる．スポーツ内容を取り入れた訓練もまた，実際に患者がリハビリテーション後にスポーツ復帰をするために再び学習しなければならない技能の回復を早める働きがある．機能回復のための訓練は回復過程のどの時期においても適切かつ安全でなくてはならない．

　回復過程の早期において，治癒途中の再建靱帯の保護のため下肢の運動には制限がかかるが，上肢のエルゴメーターや健側での自転車訓練などは心肺機能の回復を促進し，早期の固有感覚回復訓練となる．制限のない歩行開始へと進むにつれて，固有感覚訓練が加わり，筋肉の遠心性収縮を再訓練するために役立つ階段昇降を開始できる．ランニングが安全に許可されれば，より進んだ固有感覚訓練やプライオメトリクスを加えることができる．この時期においては8の字を描くようなランニングを開始できるが，ゆっくりと進めるべきである．まず歩行やジョギングのペースで大きな弧を描くように始め，次に少し速いペースでより小さな弧を描くように進め，筋力の回復や再建靱帯の治癒を促すようにする．カット動作や機敏な動きは，回復過程の最後に行われる．スポーツの基本練習，たとえばバスケットボールならばドリブルやシュート練習，野球ならば投球や守備は，安全性が確認されリハビリテーションの最終段階になったときにゆっくりと始める．

リハビリテーションプロトコール

ACL再建後の一般的な機能訓練

第1期

有酸素運動
- 上肢のエルゴメーター
- 健側での自転車訓練

固有感覚
- 自動/他動での関節位置感覚
- バランス運動
- 開眼バランス訓練
- 閉眼バランス訓練

□→ ACL 再建後の一般的な機能訓練

- 座位でのキャッチボール

第 2 期

有酸素運動
- 両下肢での自転車訓練
- 上肢のエルゴメーターの継続

プライオメトリクス/遠心性訓練

筋トレーニング
- 階段歩行
  - 上り/下り，前/後

水治療
- 水中ウォーキング
- プールジョギング〔深水中ランニング（deep-water running）〕

固有感覚
- バランス運動
- 不安定なボードで開眼/閉眼したまま訓練〔KAT（Kinesthetic Ability Trainer）あるいは BAPS ボード（Biomechanical Ankle Platform System board）*
- ミニトランポリンでの立位
- 立位でのキャッチボール

第 3 期

有酸素運動
- 自転車訓練/上肢のエルゴメーター継続
- プール内ランニング/スイミング
- 階段歩行/楕円トレーナー
- クロスカントリースキーマシン

プライオメトリクス
- 階段でジョギング
- ボックスジャンプ
  - 6～12 インチ（約 15～30 cm）の高さ

ランニング
- 直線状のジョギング，ランニングへと進める
- 8 の字ランニング
- 大きな弧を描いて，歩行もしくはゆっくりとしたジョギング

---

*訳注：バランスボードなどの不安定板．「5. 足と足関節の損傷」図 5-74（p.706）参照．

固有感覚
- ミニトランポリンで跳ねる
- ポゴボール*を使用したバランス訓練
- 側方スライドボード
- 不安定な場所でのキャッチボール

第4期

有酸素運動
- 上記の継続

敏捷性
- ゆっくりとしたスピードで始め，徐々に進める
- シャトルラン
- 側方スライド
- クロスオーバー訓練

固有感覚
- 上記の継続
- スポーツ運動を加える（1/4〜1/2のスピードで）

ランニング
- 8の字ランニング
- 小さな弧を描いてランニング

プライオメトリクス
- 階段ランニング
- ボックスジャンプ
  - 1〜2フィート（約0.3〜0.6 m）の高さ

第5期

有酸素運動
- 上記の継続

敏捷性
- 上記の継続
- カット動作

固有感覚
- 反応訓練
- スポーツに特異的な訓練へと進める（全速）

---

*訳注：大きめのゴムボールの周りに円盤がついた道具で，その円盤に両足で乗ってバランスをとりながら，ボールの弾力を利用して跳ねる．

□→ ACL 再建後の一般的な機能訓練

ランニング
● 上記の継続

プライオメトリクス
● 高さを上げる

ACL 再建後の機能テスト

　ACL 再建およびリハビリテーション後は，筋力測定やゆるみ測定のような臨床評価がすべての患者において常に機能的な能力と一致しているとは限らない．機能テストは手術や治療の結果，また患者が制限なく迅速に運動復帰できたかを評価するために発達してきた．最も一般的なテストは片足1回跳び（one-legged single hop for distance）や片足3回跳びの距離（one-legged triple hop for distance），6 m の跳躍にかかる時間（one-legged timed hop）といったものである．他の機能テストとしては垂直跳びやクロスオーバーでの跳躍距離（one-legged cross-over hop for distance），8 の字跳躍などである．機能テストの信頼性や再現性を支持する文献は限られている．1つだけで膝の動的機能を評価するに足る機能テストは存在しないので，動的機能を評価する際には一連の機能テストを行うことを多くの外科医は推奨している．

　Noyes ら（1991a）は，1回跳びや3回跳びの距離，クロスオーバーでの跳躍距離，6 m の跳躍にかかる時間といった一連の機能テストを発展させた（**表 4-2**）．テストの組み合わせにより信頼性や再現性が高まる．**比較的最近では，力の吸収は産出よりも膝の機能においてより重要な要素であることが示唆された．**他の機能テストも発展し試されてきたが，現時点ではこれらのテストを支持する報告は限られている．筆者らは現在，1回跳びの距離や 20 フィート（約 6 m）を跳躍する時間，そして垂直跳びの組み合わせで機能テストを行っている（p.473 参照）．

ACL 再建後スポーツ復帰への基準

　ACL 再建後に患者の評価を行う際には，機能テストや臨床評価，主観的評価法の間の相互関係は乏しい．なぜならば，おそらくそれぞれが回復過程の異なる段階を評価しているからである．この理由により，筆者らは，患者のスポーツ復帰時期の決定に際し，それぞれの分野の評価を取り入れ多くの基準を設けている．

表 4-2　ACL 損傷後に行う機能テスト

理論的根拠：ACL 損傷は，下肢に多様な機能制限を引き起こす．これらを量的に評価するために，運動をシミュレーションした状態での客観的なテストが必要とされる．4 つの片足跳びテストが考案された．これらは，制限を見つけ出すうえでの，これらの効果や感受性は 2 つの研究により評価された．これらのテストは，機能制限を確かめるために，他の臨床評価方法（等運動性テスト，質問票）と併用すべきである

片足 1 回跳びの距離	6 m の跳躍にかかる時間	片足 3 回跳びの距離	クロスオーバーでの跳躍距離
方法			
患者は片足立ちして，できる限り遠くに跳ぶ．同じ足で着地する．距離を計測する．それぞれ 2 回ずつ計測する．それぞれの平均値を計算し，下肢の対称性をみる	患者は片片足で 6 m をできるだけはやく跳ぶ．経過時間を記録する．それぞれ 2 回ずつ計測する．ストップウォッチで 0.01 秒までを計測する．それぞれの平均値を計算し，下肢の対称性をみる	患者は片足立ちして，できるだけ遠くに，3 回連続跳びを行い，同じ足で着地する．距離を計測する．それぞれ 2 回ずつ計測する．それぞれの平均値を計測し，下肢の対称性をみる	距離 6 m，幅 15 cm の道を床の中央にデザインする．患者は，片足で 3 回連続で跳び，それぞれの跳躍で中央の道を跳び越える．合計距離を計測する．それぞれ 2 回ずつ計測する．それぞれの平均値を計算し，下肢の対称性をみる
計算			
下肢の対称性＝患側の平均値を健側の平均値で割る．結果を 100 倍する．すなわち患側／健側×100	下肢の対称性＝患側の平均値を健側の平均値で割る．結果を 100 倍する．すなわち患側／健側×100	下肢の対称性＝患側／健側×100	下肢の対称性＝患側／健側×100

表 4-2 ACL 損傷後に行う機能テスト

片足 1 回跳びの距離	6 m の跳躍にかかる時間	片足 3 回跳びの距離	クロスオーバーでの跳躍距離
研究結果			
正常な下肢対称性は 85％ 以上である。ACL 不全膝の約半数が異常値を示す．疑陽性率は低く，特異性が高い．下肢機能制限を確認するのに，有用である．感受性が低いので，スクリーニングテストとしてはこのテストは除外する	正常な下肢対称性は 85％ 以上である．ACL 不全膝の約 42～49％ が異常値を示す．疑陽性率は低く，特異性が高いので，下肢機能制限を確認するのに，有用である．感受性が低いので，制限のスクリーニング手段としては効果的でない	データは ACL 不全 26 膝のみである．患者の半数が異常値を示した．スクリーニング手段としてこのテストは除外する	データは ACL 不全 26 膝のみである．患者の 58％ が異常値を示した．4 つのテストのうち，このテストが最も高い異常値の検出率を示した．しかし，感受性が低いので，スクリーニングテストとしては使用できない

結論要約：これら 2 つの研究によりテストはデザインされ，統計解析がなされ，また，過去の報告にみられる欠点を修正する試みがなされている．正常 93 膝のデータでは，性別，スポーツレベル，利き足がどうかなどは対称性に影響を及ぼさないことが示されている．これらの結果により，全体として正常と思われる対称性のスコアは約 85％ であるとされ，ACL 不全膝のスコアを解析を容易にした．1 つではなく 2 つのテスト結果を解析することで，異常値を示す ACL 不全膝のパーセンテージが上昇する．どの 2 つのテストも使用可能である．組み合わせは 6 通りあるが，どの 2 つの組み合わせがより高い感受性を示すかは不明である．これらのテストは，下肢の非対称性を確かめるために他の臨床評価方法（等運動性テスト，質問票）と併用すべきである．「正常な対称性を示す患者でも，スポーツ活動中は膝くずれを起こすリスクがある」

(Andrews JR, Zarin B, Wilk KE: Injuries in Baseball. Philadelphia, Lippincott-Raven, 1997, p 44 より引用)

ACL 再建後にスポーツ復帰をするための基準

疼痛のない完全な関節可動域を獲得すること
KT1000 患健側差＜3 mm
大腿四頭筋筋力が健側の 85% 以上
ハムストリング筋力が健側の 100%
ハムストリング/大腿四頭筋比が 70% 以上
機能評価で健側の 85% 以上
- 片足跳び
- 20 フィート（約 6 m）の跳躍にかかる時間
- 垂直跳び

腫脹のないこと
疼痛や他の症状のないこと

ACL 再建後の合併症とトラブルシューティング

可動域減少

　可動域減少は ACL 再建後に最も起こりうる合併症であり，多くの原因から生じる．可動域減少の定義は文献により多様である．Harner ら（1992）は，可動域減少を伸展制限 10° 以上，屈曲 125° 以下と定義づけた．Shelbourne ら（1996b）は，対側膝と比較して有症状の伸展あるいは屈曲減少を可動域減少と定義した．「関節線維性癒着」という単語は，可動域制限が有症状でありリハビリテーションに抵抗性を示す場合に用いられる．しばしば，文献的には可動域減少と同義で用いられている．

　Shelbourne らは関節線維性癒着または**可動域減少の分類体系**を以下のように作成した：

タイプ1　10° 以上の弾性のある伸展制限を有するが屈曲は正常．関節包の拘縮はなし．膝関節前面痛を有することが多い

タイプ2　10° 以上の硬い伸展制限を有し屈曲は正常．おそらく可動域の機械的な制限と後方関節包の拘縮がある

タイプ3　10° 以上の伸展制限と 25° 以上の屈曲制限がある．膝蓋骨の内外への動きの制限を有する（膝蓋骨の動きの拘縮）

タイプ4　10° の伸展制限と 30° 以上の屈曲制限，膝蓋骨の動きが著明に制限され膝蓋骨低位である

　膝蓋骨低位または Paulos ら（1987）が最初に名づけた「膝蓋下拘縮症候群」は，膝の前方軟部組織が治癒反応を起こしすぎた結果生じるものである．増殖した線維化および硬化した組織が膝蓋骨に癒着し，制限が生じる．「膝蓋骨低位」という用語は，

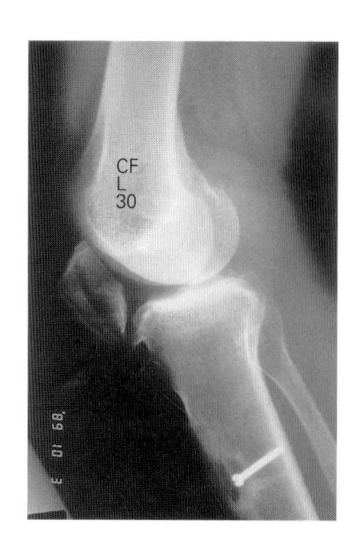

図 4-24 膝蓋骨低位．X線側面像で患側の膝蓋骨の位置が比較的低いことが認められる．

X線側面像で健側と比較し患側の膝蓋骨が低い位置にあることを示すものである（図4-24）．疼痛を伴う可動域制限や炎症，膝蓋骨周囲の軟部組織の硬化，伸展不全，腫脹した膝蓋腱と脛骨結節の「間隙」といったものはすべて膝蓋骨低位が起こりうる可能性を示唆するものである．最も効果的な予防と治療は早期の大腿四頭筋訓練と膝の屈曲訓練である．大腿四頭筋は膝蓋腱の緊張を保ち，短縮や拘縮を予防する．膝関節屈曲訓練もまた腱や周囲の軟部組織を伸張し，短縮や拘縮が進むことを防ぐ働きがある．

関節線維性癒着に対しては，予防が最も効果的な治療である．
- 術後早期に完全伸展を獲得し維持する．
- 腹臥位での踵の高さの患健側差は術後7〜10日までに5 cm以内にする．
- 90°以上の膝関節の屈曲を術後7〜10日までに達成する．
- 膝蓋骨の可動性を術後の適切な処置により着実に改善する．

この基準を満たさないならば，可動域減少を防ぐために積極的な対応策を実行する．伸展を改善するためには腹臥位での下垂や，エクステンションボード，セラバンドに対しての徒手的伸展，後ろ向き歩行などが用いられる（図4-25）．屈曲を改善するためには，ウォールスライドやヒールスライド，背臥位・腹臥位・座位での下腿下垂，徒手的矯正などが用いられる（図4-26）．持続的他動運動（CPM）や伸展装具，疼痛や炎症のコントロール，大腿四頭筋やハムストリング活性の上昇，寒冷療法の使用，非ステロイド性抗炎症薬（NSAIDs），電気刺激などはすべて役に立つ．術後の炎症が遷延したときに筆者らはメチルプレドニゾロンを使用することもある．

可動域減少が固定症状となりリハビリテーションでも改善のない場合は，手術的治療が必要となる．手術を要するときは膝の炎症を抑えるために，可動域獲得のための

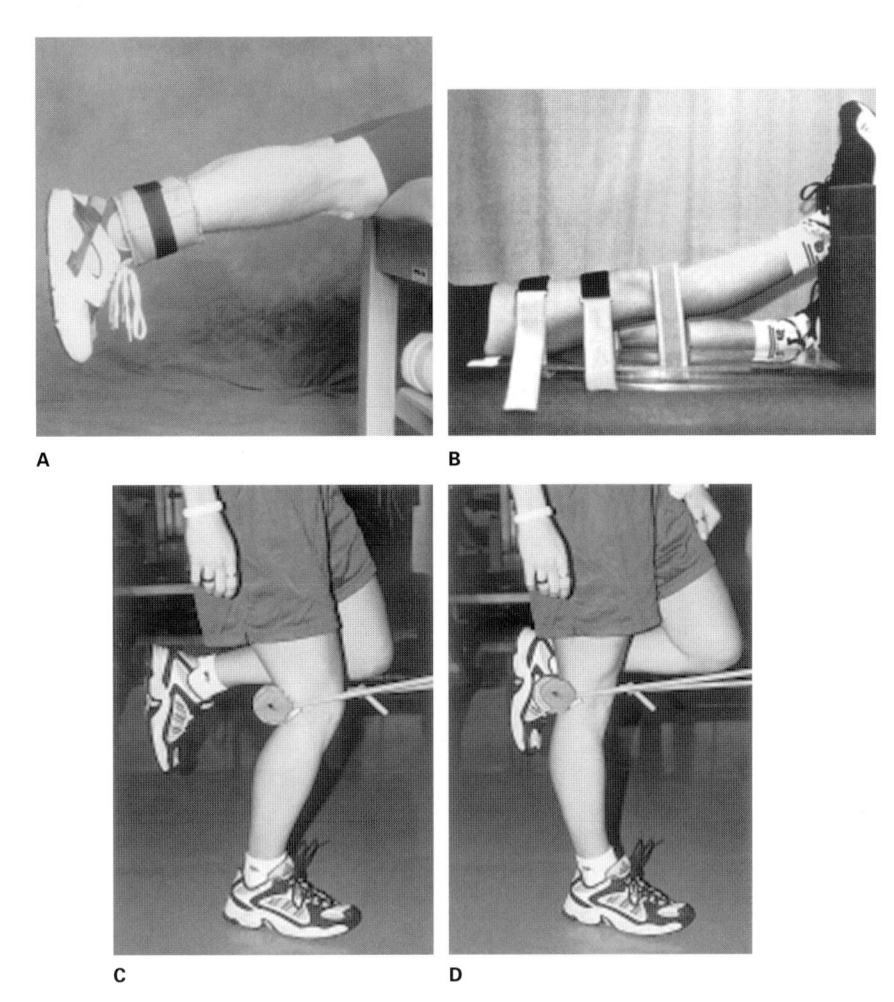

図 4-25　**A**：腹臥位での重力を利用した膝伸展訓練．足関節の重みが伸展角度を大きくする．**B**：患者が完全伸展位を保持できない場合は過伸展用の装置を使用する．患者はハムストリングの緊張を解き，背臥位になる．高いところに置かれたクッションの上に踵をのせ，抵抗を与えるストラップを膝前面にかける．患者の膝がより伸展してくれば，それに合わせてストラップをより強い力がかかるようにしていく．この装置は，リハビリテーションの第1・2・3期で用い，1日に数回，1回5〜10分程度行う．**C**：セラバンドを用いた膝伸展（開始時）．**D**：セラバンドを用いた膝伸展（終了時）．
（**B**：Shelbourne D: ACL rehabilitation. Physician Sports Med 28:[1]:31-44, 2000 より引用）

積極的なリハビリテーションは遅らせるべきであるが，筋力強化は耐えられる範囲で続けるべきである．急性の炎症が膝に生じているときに関節線維性癒着に対する手術を行うことは，炎症が治まるまで待機することによってよりよい結果が得られると考えている外科医にとって禁忌である．

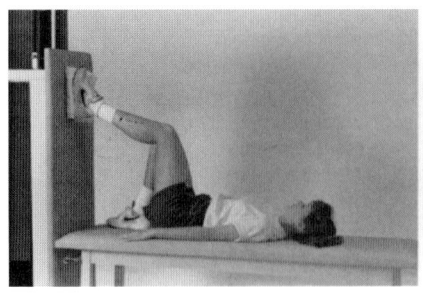

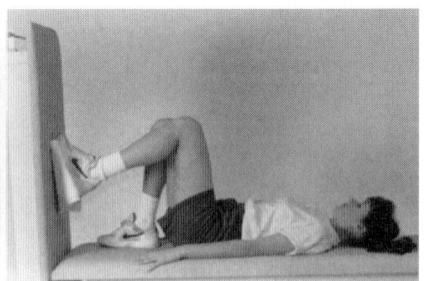

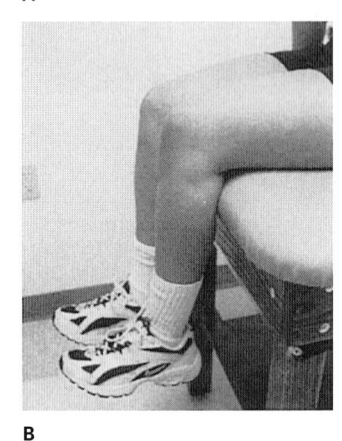

図 4-26 **A**：ウォールスライド．靴下を履いた状態もしくは裸足で，タオルを壁に押し当て，ゆっくりと重力で下へ移動し膝を屈曲する．**B**：下肢を下垂する．

　関節線維性癒着の手術で最初のステップは，麻酔下で完全にリラックスした状態での伸展制限の程度を記載するために患者の膝を診察することである．麻酔下に徒手矯正とともに関節鏡を行うことで，cyclops lesion の存在や硬化した瘢痕形成，また可動域を制限しているほかの要因があるかどうかを確認するために膝を直接観察可能である．異常な瘢痕組織や肥厚した脂肪体などを郭清する．より重篤な可動域制限の場合には，内外側の膝蓋支帯剝離を行い，観血的後方関節包剝離を必要とする．関節線維性癒着の重症度に応じて，デブリドマンの進み具合を評価しながら関節鏡施行中に何度も徒手矯正が必要とされる（Shelbourne ら［1996b］の報告した関節線維性癒着治療の適応と手術法を参照）．

　関節線維性癒着が手術によって取り除かれたら，可動域改善とその維持を目的としてすぐにリハビリテーションを始めるべきである．屈曲に注意を向ける前にまず伸展を維持することを重要視すべきである．重篤な関節線維性癒着を有する患者には，伸展装具が特に効果的である．

膝関節前面痛

膝関節前面痛(anterior knee pain)はACL再建後のもう一つのよく生じる問題である．症状は伸展機構に沿ってどこにでも起こりうる．ACL再建後の膝関節前面痛は再建材料の選択と関係していることが示唆されてきた．この問題に関して文献的に結論が出たわけではないが，多くの報告では，膝蓋腱と比較してハムストリングのほうが膝関節前面痛が少ないことが示されている．興味深いことに，膝蓋腱では自家腱移植と同種腱移植の間には違いが認められないことが報告されてきた．それゆえ，以前考えられていたように採取部位の病的な状態が疼痛にかかわっているかどうかははっきりしない．

膝蓋大腿関節の症状を予防するうえで，ROM獲得と大腿四頭筋筋力を回復するための早期リハビリテーションは重要である．膝蓋骨を動かすリハビリテーションは，膝蓋大腿関節の炎症の原因となる膝蓋支帯の拘縮を予防するために取り入れるべきである．膝関節前面痛の徴候を示す患者では，膝蓋大腿関節に過度なストレスを与えるような訓練は避けるようにリハビリテーションプログラムを修正する．深く曲げるスクワットや，ステアマスター(StairMaster)，ジョギング，またレッグプレス中に過度の荷重を行うことは避けるべきである．完全伸展を獲得する訓練はしばしば膝関節前面痛を引き起こす．

リハビリテーションプロトコール

ACL再建後
D'Amato and Bach

第1期：0〜2週

ゴール
- 再建靱帯固定性の保護
- 動かさないことの影響を最小限にする
- 炎症のコントロール
- 持続的他動運動(CPM)はしない
- 完全伸展位，90°屈曲の獲得
- リハビリテーションの進行についての患者教育

装具
- 歩行時および就寝時は伸展位にロックする(drop-lock brace)

荷重
- 両松葉杖で耐えられる範囲での荷重
- 術後7日以降は松葉杖をやめる(大腿四頭筋のコントロールがよければ)

□→ ACL 再建後

運動療法
- ヒールスライド/ウォールスライド
- 大腿四頭筋・ハムストリングセッティング（必要に応じて電気刺激）
- 膝蓋骨の可動性の維持
- 非荷重で腓腹筋やハムストリングのストレッチ
- 下垂して屈曲しながらの座位
- 腹臥位で下腿を下垂しての伸展訓練（prone leg hang）
- 伸展不全が消失するレベルまで大腿四頭筋筋力が回復するまで完全伸展位で装具装着下に三次元的に下肢伸展挙上（SLR）を行う
- 第1期機能訓練（p.469 参照）

第2期：2～4週

第2期に進むための基準
- 大腿四頭筋セッティングが良好, 伸展不全なく SLR 可能（**図 4-27**）
- 約 90°屈曲可能
- 完全伸展可能
- 炎症所見なし

ゴール
- 正常な歩容の獲得
- 正常可動域の獲得
- 再建靭帯固定の保護
- 機能訓練の準備のための筋力, 持久性, 固有感覚の改善

荷重
- 膝蓋腱を用いた場合は, 伸展位に固定したまま装具装着下に歩行し, 座位時や就寝時に伸展位固定を外し, 可動域（ROM）訓練のときは装具を外す
- ハムストリングや同種移植を用いたときには, 正常な歩容と大腿四頭筋の良好なコントロールが獲得できたならば, 装具は必要ない

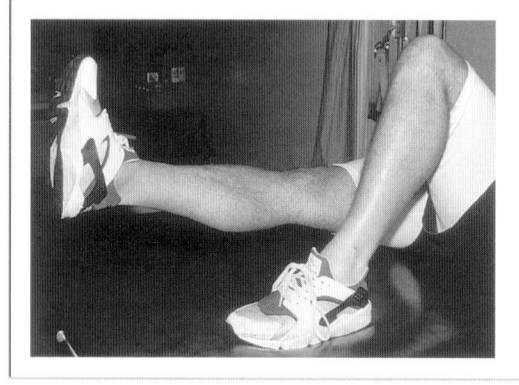

図 4-27 下肢伸展挙上（SLR）訓練. 足関節や大腿の重み〔1～5 ポンド（約 450～2,250 g）〕がかかり, 抵抗運動になる.

運動療法
- 0〜30°での小さなスクワット
- 固定自転車訓練(座面を高くして負荷を低くする)
- 閉鎖的運動連鎖(CKC)による伸展訓練(0〜30°でのレッグプレス)
- 爪先上げ
- ハムストリングのストレッチの継続,荷重しながらの腓腹筋のストレッチへと進む
- 腹臥位で下腿を下垂しての伸展訓練を,完全伸展獲得まで足関節の重みを変えながら継続する
- 第2期の機能訓練(p.470参照)

第3期：6週〜4か月

第3期に進むための基準
- 正常な歩容
- 正常可動域
- 機能訓練を開始するに十分な筋力と固有感覚
- LachmanテストおよびKT1000での安定した再建靱帯

ゴール
- 膝に関する自信を取り戻すこと
- 再建靱帯の固定性に過負荷をかけないこと
- 膝蓋大腿関節を保護すること
- 機能訓練の準備として筋力および固有感覚を回復すること

運動療法
- 患者にとって適切な柔軟運動を継続する
- CKCによる強化を進める(片足スクワット；0〜60°でレッグプレス)
- 楕円トレーナー(elliptical stepper),階段歩行
- クロスカントリースキーマシン
- 第3期の機能訓練(6〜12週)(p.470参照)
- 第4期の機能訓練(12週以上)

第4期：4か月

第4期に進むための基準
- 正常な痛みのない可動域
- 膝蓋大腿関節の刺激症状がないこと
- 機能訓練へと進めるうえで十分な筋力および固有感覚を獲得していること(p.471参照)
- より進んだCKC訓練および機能訓練を開始する許可が医師から下りること
- LachmanテストおよびKT1000での安定した再建靱帯

□→ ACL 再建後

ゴール
- 制限なく運動へ復帰すること

運動療法
- 柔軟および筋力強化プログラムを継続し進めていくプログラム
- 第 5 期の機能訓練(p.471 参照)

第 5 期：スポーツ復帰

第 5 期に進むための基準
- 膝蓋大腿関節や軟部組織の症状がないこと
- スポーツ復帰のすべての基準を満たしていること
- スポーツ復帰の許可が医師から下りること

ゴール
- スポーツへ安全に復帰すること
- 筋力，持久性，固有感覚の維持
- 可能性のある制限事項に関する患者教育

装具
- 精神的に自信を得るため機能装具を術後 1～2 年装着することが医師により推奨される

運動療法
- スポーツ参加を徐々に行う
- 筋力と持久性を維持するためのプログラム
- 敏捷性の獲得およびスポーツ訓練を進めていく

リハビリテーションプロトコール

ACL 再建後　　　　　　　　　　　　　　　Wilk

一般的なリハビリテーションアプローチ

- 術後早期に完全伸展位を獲得する
- すぐに動かす
- 閉鎖的運動連鎖(CKC)訓練
- 固有感覚および神経筋コントロール訓練が重要である
- 歩行時には伸展位に装具を固定する
  - アスリートには 2 週間
  - 一般的な整形外科患者には 3 週間

- 屈曲はよりゆっくりと獲得する
  - 1週 ― 90°
  - 2週 ― 105～115°
  - 3週 ― 115～125°
  - 4週 ― 125°以上

  屈曲を早く獲得しようとしすぎると，しばしば腫脹しプロトコルが遅れることがある
- すべてのCKC訓練が協調性収縮を起こすわけではない．実際に協調性収縮を起こすCKC訓練のみ早期から使用できる
  - 垂直スクワット（0～45°）
  - 側方ランジ
  - バランス訓練
  - スライドボード
  - Fitter
- 神経筋トレーニングおよび固有感覚訓練はリハビリテーションプログラムのすべての段階に取り入れる
- 固有感覚および神経筋訓練を進めていく
  - レベル1の訓練（術直後）
    - 関節の再生，CKC訓練，膝のサポーター，固有感覚訓練，体重移動訓練
  - レベル2の訓練（術後2～5週）
    - 荷重訓練，スクワット，体幹バランス訓練，片足起立，側方ランジ，プール
  - レベル3の訓練（術後5～10週）
    - プライオメトリクス，敏捷性の訓練，神経筋コントロール訓練，バランス台
  - レベル4の訓練（術後10週以上）
    - スポーツに特異的な訓練を行い，徐々に競技復帰する
- 筋持久力の獲得が重要である
  - 疲労した筋肉は関節の偏位を大きくする（再建靱帯の緊張が増す，あるいは断裂する）
  - 疲労した筋肉は固有感覚を悪くする
- リハビリテーションの進行は基準に基づくべきで，時間によるものではない

リハビリテーションプロトコール

膝蓋腱中央 1/3 を用いた ACL 再建後の促進的リハビリテーション

Wilk

術前の段階

ゴール
- 炎症や腫脹，疼痛の軽減
- 正常関節可動域の獲得（特に伸展）
- 自発的な筋活動の再獲得
- 手術へ向けての患者教育

装具
- 腫脹軽減のための弾性包帯またはサポーター

荷重
- 松葉杖を使用しながら（もしくは非使用で）耐えられる範囲で行う

訓練
- 足関節をできる限り動かす
- 他動で伸展 0° を獲得する（**図 4-28**）
- 他動で屈曲を許容範囲で行う
- 下肢伸展挙上（SLR）の 3 通りの方法：股関節屈曲，外転，内転
- 閉鎖的運動連鎖（CKC）訓練：30° ミニスクワット，ランジ，ステップアップ

筋刺激
- 自発的な大腿四頭筋訓練の最中に電気的筋刺激（EMS）を行う（4～6 時間/日）

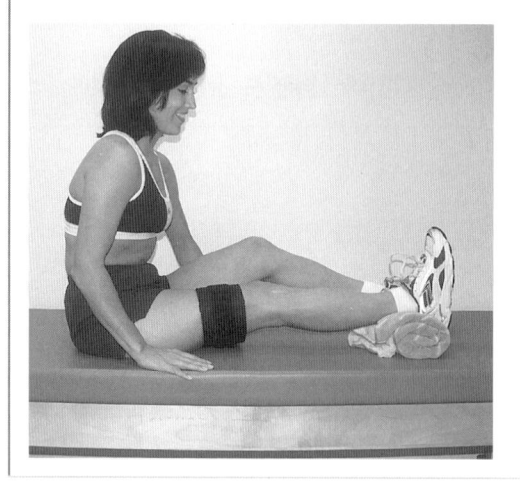

図 4-28 0° まで他動的に伸展する．

寒冷療法/挙上
- 1時間に20分ほど氷をあて，完全伸展位で下肢を挙上する（膝を心臓より高くする）

患者教育
- 術後リハビリテーションプログラムの確認
- 指導ビデオ（オプション）
- 適切な手術日の選択

第1期：術後早期 — 1～7日

ゴール
- 他動的に完全伸展位の獲得
- 関節の腫脹および疼痛の軽減
- 膝蓋骨の可動性の再獲得
- 徐々に膝屈曲を改善する
- 大腿四頭筋コントロールの再構築
- 自立歩行の再獲得

1日目
■ 装具
- 歩行時には継手付き装具を完全伸展位にロックする

■ 荷重
- 両松葉杖で，耐えられる範囲で荷重する

■ 訓練
- 足関節をできる限り動かす
- 膝完全伸展位を獲得できるように圧力をかける
- 自動および他動での膝屈曲（術後5日までに90°）
- SLR（3通りの方法．屈曲，外転，内転）
- 等尺性の大腿四頭筋セッティング
- ハムストリングのストレッチ
- CKC訓練，30°ミニスクワット，体重移動訓練

■ 筋刺激
- 自動筋訓練中に用いられる（4～6時間/日）

■ 持続的他動運動
- 必要であれば，0～45°/50°で行う（患者が耐えられる範囲で，そして医師の指示のもと）

■ アイシングと挙上
- アイシングは1時間ごとに20分行い，膝伸展位で挙上する（膝ではなく足関節の下に枕を置き，心臓より高くする）

□→ 膝蓋腱中央 1/3 を用いた ACL 再建後の促進的リハビリテーション

2～3 日目

■ 装具
- EZ Wrap 装具*/ギプス固定，歩行時には 0°で固定し，座位では装具のロックを外す

■ 荷重
- 両松葉杖で耐えられる範囲で行う

■ ROM 訓練
- 1 日に 4～6 回，ROM 訓練中は装具を外す

■ 訓練
- さまざまな角度での等尺性運動，90°と 60°（伸展位）
- 膝伸展訓練，90～40°
- 伸展方向に負荷をかける
- 足関節をできる限り動かす
- SLR（3 通りの方法．屈曲，外転，内転）
- ミニスクワットと体重移動訓練
- 立位でハムストリングカール
- 等尺性の大腿四頭筋セッティング
- 固有感覚とバランス運動

■ 筋刺激
- 電気的筋刺激を継続，6 時間/日

■ 持続的他動運動
- 必要であれば 0～90°

■ アイシングと挙上
- アイシングは 1 時間ごとに 20 分行い，膝伸展位で挙上する

第 2 期：早期リハビリテーション ― 2～4 週

第 2 期に進むための基準
- 大腿四頭筋コントロールが良好（大腿四頭筋セッティングや SLR が可能）
- 他動的に完全伸展が可能
- 他動可動域，0～90°
- 膝蓋骨の動きが良好
- 関節の腫脹が最小限
- 独立して歩行可能

ゴール
- 他動的に完全伸展位を維持すること

*訳注：膝関節の軟性装具．

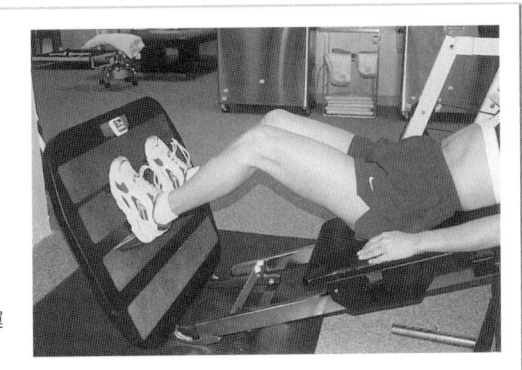

図 4-29 レッグプレス（閉鎖的運動連鎖訓練）．

- 徐々に屈曲角度をあげること
- 腫脹や疼痛を軽減すること
- 筋トレーニングを行うこと
- 固有感覚の獲得
- 膝蓋骨の良好な動きの獲得

2 週目
■装具
- 2～3 週で外す

■荷重
- 耐えられる範囲で荷重する（目標は術後 10 日で松葉杖を外す）

■ROM 訓練
- 1 日に 4～5 回自分でストレッチ運動を行う．他動的に完全な可動域を維持することが重要である

■KT2000 テスト
- 15 ポンド（約 6.7 kg）の負荷を前後方向にかけるだけにする

■訓練
- 大腿四頭筋訓練に筋刺激を行う
- 等尺性の大腿四頭筋セッティング
- SLR（4 通りの方法．屈曲，伸展，外転，内転）
- レッグプレス（**図 4-29**）
- 膝伸展訓練，90～40°
- ハーフスクワット，0～40°
- 体重移動訓練
- 前方および側方ランジ
- ハムストリングカール（**図 4-30**）
- 自転車訓練

□→ 膝蓋腱中央 1/3 を用いた ACL 再建後の促進的リハビリテーション

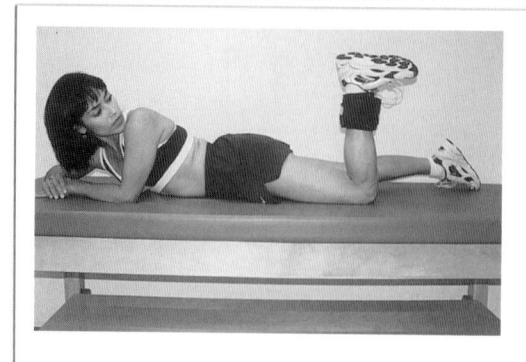

図 4-30 腹臥位で 1〜5 ポンド（約 450〜2,250 g）の重みでハムストリングの運動をする.

- 固有感覚訓練
- 伸展方向に圧をかける
- 他動可動域, 0〜50°
- 膝蓋骨のモビライゼーション
- 健側下肢の訓練
- 抵抗運動プログラムを進めていく. 1 ポンド（約 450 g）で始め, 1 週ごとに 1 ポンドずつ増やす

■ 腫脹のコントロール
- アイシング, 圧迫, 挙上

3 週目
■ 装具
- 継続しない

■ ROM 訓練
- 可動域訓練（ストレッチ）を行い, 伸展するよう負荷をかける

■ 訓練
- 第 2 週の訓練をすべて継続
- 他動可動域, 0〜115°
- 可動域獲得と維持のための自転車訓練
- 水中ウォーキングプログラム（皮切が治癒していれば）
- 大腿四頭筋の遠心性収縮プログラム, 40〜100°（等張性のみ）
- 側方ランジ
- 側方へのステップアップ
- 前方へのステップアップ
- 側方へのステップオーバー（コーンを用いた）
- ステア・ステッパーマシン（stair stepper machine）*または楕円トレーナー（elliptical trainer）
- 固有感覚訓練, 神経筋制御訓練を進める

第3期：歩行の制御 — 4～10週

第3期に進むための基準
- 自動可動域，0～115°
- 大腿四頭筋筋力が健側の60％（膝60°屈曲での等尺性テスト）
- KTテストで変化のないこと（＋1もしくはそれ以下）
- 関節腫脹がない，もしくはほとんどないこと
- 関節面や膝蓋大腿に疼痛のないこと

ゴール
- 完全な膝可動域の獲得（0～125°）
- 下肢筋力の改善
- 固有感覚，バランス，神経筋制御の改善
- 下肢への自信と機能の回復

装具
- ギプスや装具は必要なし，サポーターのみ使用することがある

ROM訓練
- 自己可動域訓練（もう一方の下肢を用いて1日4～5回行う），伸展0°を維持することが重要である

KT2000テスト
- 4週，20ポンド（約9 kg）で前後動揺性をテストする

4週目
■ 訓練
- 等尺性強化プログラムを進める
- レッグプレス
- 膝伸展訓練，90～40°
- ハムストリングカール
- 股関節外転および内転
- 股関節屈曲および伸展
- 側方へのステップオーバー
- 側方へのランジ
- 側方へのステップアップ
- 前方へのステップダウン
- ウォールスクワット（**図4-31**）
- 垂直スクワット
- 爪先‐ふくらはぎ上げ

＊訳注：ステア・ステッパーマシンやステア・クライミングマシンは，階段を上るような感覚で左右交互にステップ運動を行う訓練機器である．ステッパーという名称で家庭にも普及しているタイプや，ステアマスター，ステアクライマーなどが知られている．

□→ **膝蓋腱中央 1/3 を用いた ACL 再建後の促進的リハビリテーション**

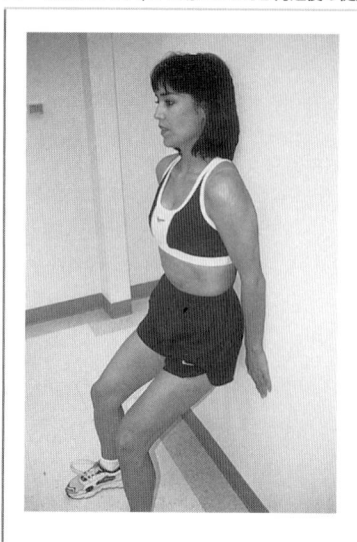

図 4-31 壁に背中をつけて 30°屈曲位でのウォールスクワットを行う．

- Biodex Stability System（例：バランス，スクワット）
- 固有感覚訓練
- 自転車訓練
- ステア・ステッパーマシン
- プールプログラム（後方ランニング，股関節および下肢訓練）

6 週目
■ KT2000 テスト
- 20 ポンド（約 9 kg）および 30 ポンド（約 13.5 kg）で前後動揺性をテストする

■ 訓練
- すべての訓練を継続
- プールでのランニング（前方へ），敏捷性訓練
- 傾斜ボード（tilt board）でのバランス
- バランス訓練とボードスロー（board throws）へと進めていく

8 週目
■ KT2000 テスト
- 20 ポンド（約 9 kg）および 30 ポンド（約 13.5 kg）で前後動揺性をテストする

■ 訓練
- すべての訓練を継続
- プライオメトリックレッグプレス
- 不安定な足場での訓練
- 等運動性訓練（90〜40°，120〜240°/秒）
- ウォーキングプログラム

- 持久性のための自転車訓練
- 持久性のためのステア・ステッパーマシン

10 週目
■ KT2000 テスト
- 20 ポンド（約 9 kg）および 30 ポンド（約 13.5 kg），徒手最大での前後動揺性テスト

■ 等運動性テスト
- 180°および 300°/秒での求心性の膝伸展-屈曲

■ 訓練
- すべての訓練を継続
- プライオメトリクス
- ストレッチ運動の継続

第 4 期：高度な運動へと進めていく ― 10～16 週

第 4 期に進むための基準
- 自動可動域が 0～125°もしくはそれ以上であること
- 大腿四頭筋筋力が健側の 79%
- 膝伸展における屈筋-伸筋比が 70～75%
- KT の値に変化がないこと（健側と比べ 2 mm 以内）
- 疼痛や腫脹がないこと
- 身体診察の結果が申し分のないものであること
- 等運動性テストで満足のいくものであること（180°での値）
    - 大腿四頭筋が健側と比べ 75%
    - ハムストリングは両側同じになること
    - 大腿四頭筋のピークトルク
    - ハムストリング-大腿四頭筋比が 66～75%
- ホップテストが健側の 80%
- 主観的な knee スコアが（Noyes system 改変）80 ポイントかそれ以上

ゴール
- 下肢筋力の正常化
- 筋力と持久力の強化
- 神経筋制御の改善
- スポーツ特有の訓練を選択して実行

訓練
- すべての訓練の継続

□→ 膝蓋腱中央 1/3 を用いた ACL 再建後の促進的リハビリテーション

第 5 期：スポーツ復帰 ─ 16～22 週

第 5 期に進むための基準
- 正常可動域
- KT2000 テストでの値に変化がないこと（健側に比べ 2.5 mm 以内）
- 等運動性テストが基準を満たすこと
- 大腿四頭筋が健側と比べ 80％ 以上
- ハムストリングが健側と比べ 110％ 以上
- 大腿四頭筋のトルク（％ 体重）が 70％ 以上
- 固有感覚テストが健側と比べ 100％ であること
- 機能テストが健側と比べ 85％ 以上
- 身体診察の結果が申し分のないものであること
- 主観的な knee スコアが（Noyes system 改変）90 ポイント以上

ゴール
- 完全に制限のないスポーツに徐々に復帰する
- 最大筋力と持久力の達成
- 神経筋制御の正常化
- スキルアップのための訓練へと進める

テスト
- KT2000 テスト
- 等運動性テスト
- 機能テスト

訓練
- 筋力増強訓練の継続
- 神経筋制御訓練の継続
- プライオメトリクスの継続
- ランニングと敏捷性プログラムへと進める
- スポーツ特有の訓練へ進める

6 か月および 12 か月のフォローアップ
- 等運動性テスト
- KT2000 テスト
- 機能テスト

注意：筆者らは ACL 再建の研修ビデオテープを用いた．このビデオテープは本書の senior author により作製された．

リハビリテーションプロトコール

ACL再建後リハビリテーションのその他のガイドライン

Wilk

半月板修復術を同時に行った再建術後

- 早期可動域訓練
- 早期荷重訓練
- 制限事項
  - ハムストリング単独収縮を術後8～10週は避ける
  - 屈曲60°を超えるスクワットは8週間避ける
  - 回旋やねじりを伴うスクワットは10～12週間避ける
  - 屈曲75°を超えるランジは8週間避ける
- 術後5～7か月でスポーツ復帰する

反対側膝蓋腱での再建術後

採取側の下肢
- 寒冷療法，可動域（ROM）訓練，徐々に筋力強化を行う
- 大腿四頭筋筋力が重要
- 通常は術後3週で正常可動域を獲得する

再建側の膝
- 疼痛が少なければROM訓練を早期に行う
- 反対側の下肢から再建靱帯を採取したにもかかわらず，大腿四頭筋筋力が低下することもある
- 同側の膝蓋腱を使用した場合と同じリハビリテーション
- より早くスポーツ復帰が可能
- 反対側の膝に合併症が起こる可能性あり〔例：反射性交感神経性ジストロフィー（RSD）〕

軟骨損傷を伴った場合の再建術後

- 荷重量の修正
  - microfracture technique —爪先荷重
  - mosaicplasty —非荷重を6～8週間
- 手術創が治癒したならばプールプログラムを行う（7章の『受傷したアスリートに対する水治療』p.833参照）
- 関節軟骨修復のための早期可動域訓練
- 術後3～4か月間は過負荷を避ける
- 6～9か月でスポーツ復帰

リハビリテーションプロトコール

同側の膝蓋腱を用いた ACL 再建術後　　　　　　　　Shelbourne

時間経過	ゴール	訓練	コメント
術前	正常可動域の獲得	腹臥位での下腿下垂 過伸展デバイス（**図 4-25B** 参照） ヒールスライド	この術前リハビリテーションは術後可動域のトラブルを 1% 未満に減らす
	腫脹を減らす	クーリング/圧迫	
	下肢の良好な制御を達成すること	大腿四頭筋セッティング，ステップアップ，自転車訓練	
	良好な精神状態の維持	プログラムの説明	
	術後リハビリテーションプログラムを理解する		
手術	経静脈的疼痛予防プログラム 両膝ともに完全な可動域まで動かす．過伸展から踵が殿部につくまでの屈曲まで		
	軽めの滅菌ドレッシングの上でクーリング/圧迫		
1日目〜1週目	膝を静かな状態にする（炎症の軽減）	入浴以外はベッド上安静	
	関節内血腫を最小限にする	クーリング/圧迫；CPM を行いながら挙上	
	完全伸展位を他動的に獲得	ヒールプロップ*	
	屈曲を 110° まで増やす	計測の棒を用いたヒールスライド．棒の目盛りの 0 の位置が踵にくるように置く．ヒールスライドを行うと踵の場所が何 cm かわかる	この方法は患者にとってどれくらい改善したかの目安になる

＊訳注：足を伸ばして座り，巻いたタオルや枕の上に踵を載せる．踵をつっぱり，膝をできる限り伸展させる訓練．

時間経過	ゴール	訓練	コメント
1〜2週	良好な下肢の制御	大腿四頭筋収縮訓練 下肢伸展挙上（SLR）	
	過伸展位の維持	ヒールプロップ	
		腹臥位での下腿下垂	
		必要であれば過伸展デバイス	
	屈曲を125°まで増やす	ヒールスライド（計測棒を使用）	理学療法士が角度計で計測するが，患者は屈曲の目標を反対の健側膝の数値（cm）を目指して設定する
	正常歩行の達成	鏡の前で歩行練習	
	下肢筋力強化	ステップアップ	
		ステップダウン（低い段差）	
		階段での適切な歩行	
	腫脹を最小限にとどめる	クーリング/圧迫をできる限り継続	
	正常な日常動作の再開（学校，事務仕事）	動作が腫れや痛みを引き起こすならば，活動を減らし，下肢挙上し，クーリング/圧迫カフを用いる	
2〜4週目	過伸展位の維持	ヒールプロップ	
	屈曲を135°まで増やす	必要であれば腹臥位での下腿下垂	
		ヒールスライド	
	下肢筋力強化	ステップダウン（やや高い段差）（図4-32）	プログラムは，患者の利用可能な器具に従い，作られる
		固定自転車訓練	
		ステア・クライミングマシン（stair-climbing machine）*	

＊訳注：ステア・ステッパーマシンの訳注（p.489）参照．

□→ 同側の膝蓋腱を用いた ACL 再建術後

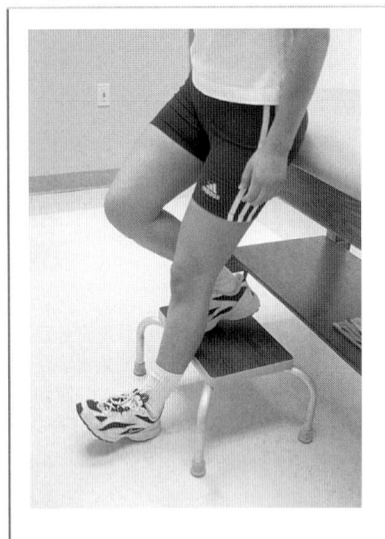

図 4-32 小さな段差での階段を下りる練習.

時間経過	ゴール	訓練	コメント
1～2か月目		下肢伸展訓練	
		片脚レッグプレス	
		スクワット	
	腫脹を最小限にとどめる	必要に応じて活動を選択する	
		1日に数回クーリング/圧迫	
		必要に応じて挙上	
	完全な可動域の維持	毎朝可動域のチェック 必要であれば可動域訓練；踵の上に座れること	この時期，患者が活動を増やし始めるが，屈曲角度が低下することがあることが観察される．患者は毎日これをチェックする
	下肢筋力強化	階段昇降訓練	
		固定自転車訓練	
		必要に応じて片側下肢筋力強化	
		レッグプレス	
		スクワット	

□→

時間経過	ゴール	訓練	コメント
	固有感覚強化	以下を進める ・機能的敏捷性プログラム ・スポーツに特化した訓練(単独) ・スポーツに特化した訓練(管理下) ・部分的に競技要素をいれる	これらの運動の進み具合は患者個々の目標やスポーツに従いさまざまである 腫脹や可動域低下に注意
2か月およびそれ以後	正常可動域の維持	毎日チェックし,必要であれば訓練を行う	
	下肢筋力の増強	筋力増強訓練を継続	筋力強化を継続し,スポーツ復帰への意欲がわくよう患者を励ます必要がある
			片側下肢に時間をかける
			スポーツにおいて患者が患側をかばうようにならないよう,下肢の強化を行う
	固有感覚の改善	スポーツ特有の訓練や練習を必要に応じて行う.徐々にフルに参加し,接触プレーを行う	腫脹や可動域低下を監視する

後十字靱帯(PCL)損傷
Posterior Cruciate Ligament Injuries

Michael D'Amato, MD • Bernard R. Bach, Jr., MD

　後十字靱帯(PCL)損傷に関する情報は,ここ数年でかなり拡大した.このような進歩にもかかわらず,特にPCL損傷の自然経過に関する評価や治療にはいまだ議論の余地が多く存在する.PCLの解剖とバイオメカニクスに関する新しい知見は,保存療法と手術療法双方の合理的で有効なリハビリテーションプログラム作成に寄与した.

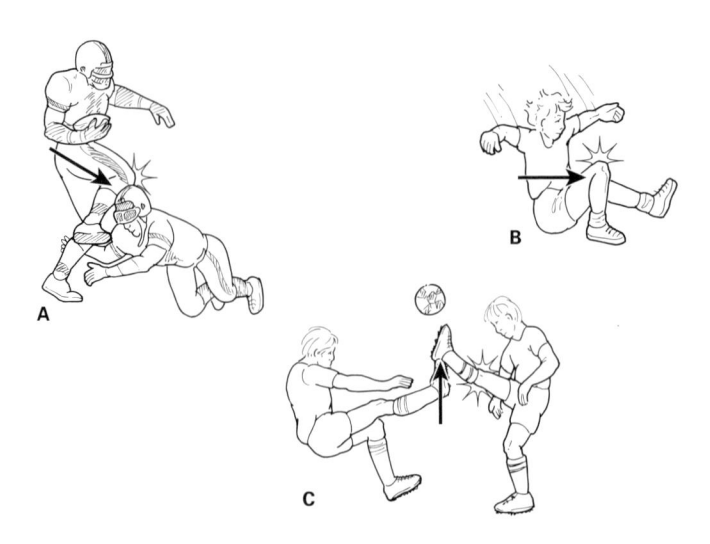

図 4-33 PCL 損傷の受傷機転．**A**：脛骨近位への直達外力．**B**：大腿骨に前方への力が直接かかり，膝が過屈曲する．**C**：過伸展．

(Miller MD, Harner CD, Koshiwaguchi S: Acute posterior cruciate ligament injuries. In Fu FH, Harner CD, Vince KG [eds]: Knee Surgery. Baltimore, Williams & Wilkins, 1994, pp 749–767 より引用)

リハビリテーション原理

正常な後十字靱帯

　正常な PCL は，脛骨近位端後面と大腿骨内顆外側面に付着部をもつ複雑な構造をした靱帯である．PCL は，屈曲で緊張が増す大きめの前外側線維と，伸展で緊張が増す小さめの後内側線維の 2 つの線維束で構成されている．**PCL の機能は，脛骨の後方動揺性を最も強く抑制し，脛骨の外旋を 2 番目に強く抑制することである．**

受傷機転

　PCL 断裂は，通常，足部が底屈した状態や膝が過屈曲した状態のまま生じる脛骨近位端の直達外力により引き起こされる（**図 4-33**）．過伸展損傷や回旋力によって生じることは少ない．典型的には，PCL は靱帯中央で断裂するが，脛骨や大腿骨の付着部で剥離することもある．損傷は PCL 単独のこともあれば，複合靱帯損傷や膝関節脱臼に伴うこともある．単独損傷はアスリートに起こることが多く，複合靱帯損傷は高エネルギー外傷により生じることが多い．

評価

　PCL の状態を臨床的に評価するにはいくつかの方法がある．**後方引き出しテスト**

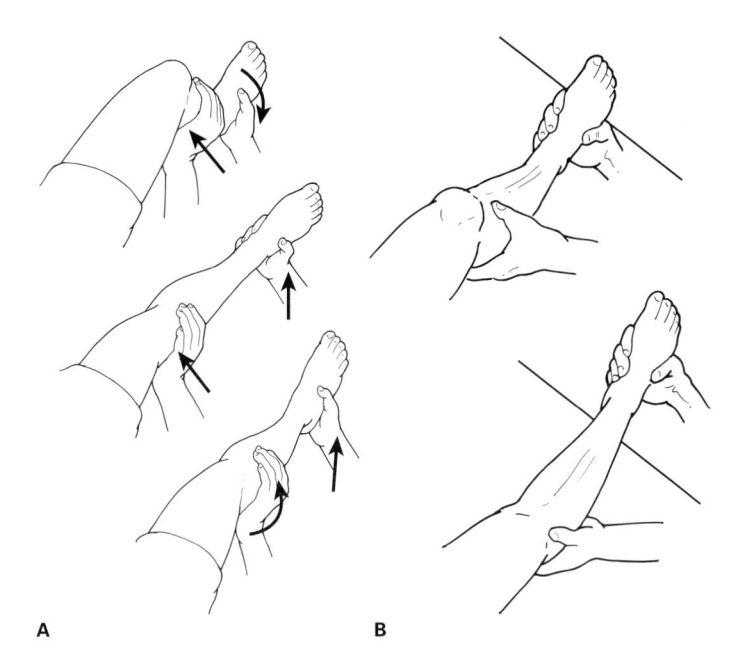

図 4-34 リバースピボットシフトテスト. **A**：患者を背臥位にし，膝を 90°に屈曲する．下肢を伸展しながら外旋，内反，軸圧をかける．PCL 損傷では，下肢が伸展するに従い，脛骨外側外顆が後方へ亜脱臼した位置から整復される．**B**：リバースピボットシフトテストは，後外側支持機構損傷でも用いられる．検者は患者の下肢を持ち上げ，一方の手で踵を持つことで骨盤に対して下肢を固定する．他方の手は腓骨近位外側面を持つ．**上図**：このテストの第 1 段階として，患者の膝を 70～80°に屈曲し，足部を外旋する．これにより損傷側の脛骨は後方へ亜脱臼する．**下図**：次の段階では，検者は膝に外反トルクを加えながら患者の下肢を伸展する．亜脱臼が整復されればテストは陽性所見である．陽性所見では PCL，弓状靱帯複合体 (arcuate complex)，外側側副靱帯 (fibular collateral ligament) の損傷が示唆される．

(**A**：Miller MD, Harner CD, Koshiwaguchi S: Acute posterior cruciate ligament injuries. In Fu FH, Harner CD, Vince KG[eds]: Knee Surgery. Baltimore, Williams & Wilkins, 1994, pp 749-767 より転載)

は膝屈曲 90°で行い，最も感受性が高い (**図 4-8** 参照)．他には，**後方落ち込み徴候** (posterior sagging, **図 4-9** 参照)，**大腿四頭筋アクティブテスト，リバースピボットシフトテスト**(**図 4-34**) がある．さらに，随伴する後側方靱帯複合体 (posterior ligament complex：PLC) 損傷の有無を見極めるために，回旋安定性を評価しなければならない．PCL 損傷のテストとして Lachman テストを施行する際にも，慎重でなければならない．脛骨の前方移動が ACL 損傷のようであるが，実際は後方に亜脱臼していた脛骨が正常な位置に戻っているだけの可能性がある．側副靱帯や半月板の損傷も正しく評価すべきである．

　バイオメカニクスの研究により PCL 損傷の評価において考慮すべきいくつかのキーポイントが示された：

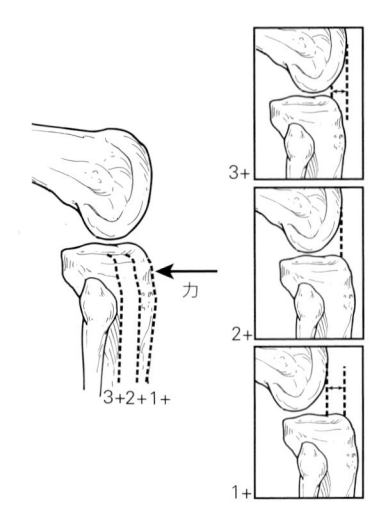

図 4-35 PCL 損傷のグレード．グレードは，大腿骨内顆前面と脛骨内側プラトー前面の関係で示される．グレード 1 では，脛骨は大腿骨の前方にとどまっている．グレード 2 では，脛骨は大腿骨とほぼ同じ位置である．グレード 3 では，脛骨は大腿骨の後方へ落ち込んでいる．

- PCL はすべての膝屈曲角度において，脛骨後方移動を抑制する最も大切な靱帯である．
- PCL 断裂は，膝 70～90°屈曲位の後方引き出しテストで最も確実に診断できる．
- PCL **単独**損傷では内外反や回旋の不安定性は示さない．
- PCL **単独**損傷と後側方靱帯複合体（PLC）単独損傷は，膝 30°屈曲位にて同程度の脛骨後方移動を引き起こす．
- 完全伸展位にて内外反の不安定性がある場合は，PCL に加えて側副靱帯損傷が疑われる．
- 膝関節が，非対称的に過伸展する場合は，PCL 損傷のほかに後側方靱帯複合体（PLC）損傷の合併が示唆される．
- 後側方靱帯複合体単独損傷は軽度内反不安定性を示すが，より重篤な不安定性がある場合は PCL 損傷を合併している．
- PCL と後側方靱帯複合体損傷の合併では，それぞれの単独損傷よりも後方移動が大きく，さらに外旋も大きくなる．
- PCL 損傷や外側側副靱帯損傷，膝窩筋腱損傷なしには，**重篤**な後側方不安定性は起こし難い．

分類

　PCL 損傷の分類は，後方引き出しテストでの脛骨内側プラトーと大腿骨内顆の関係で示される（**図 4-35**）．**グレード 1** 損傷は，後方移動が 5 mm 以内で，大腿骨内顆前面よりも脛骨内側プラトーが前方に位置しているものである．**グレード 2** 損傷は，後方移動が 5～10 mm で，脛骨内側プラトーが大腿骨内顆と同レベルに保たれてい

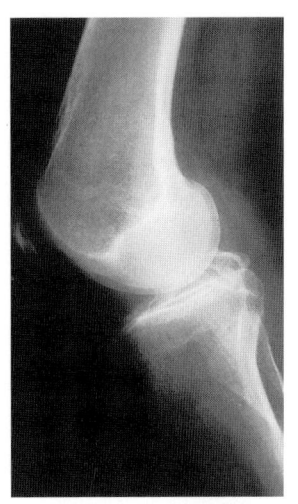

図 4-36 PCL 裂離骨折は X 線写真で判明する．小さな骨片を伴い PCL の脛骨付着部が脛骨後面から剥離している．

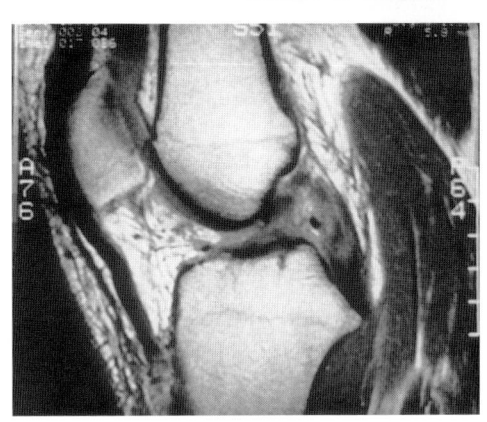

図 4-37 PCL 損傷の MRI 所見．PCL の損傷靱帯は黒く低信号で示されている．

るものである．グレード3損傷は，後方移動が 10 mm 以上で，脛骨内側プラトーが大腿骨内顆よりも後方に位置するものである．

画像評価

　単純 X 線所見はたいてい正常である．しかし裂離骨折を生じている場合もあり，これは再接合しうる（**図 4-36**）．ストレス画像は，PCL 損傷の診断において臨床的理学所見と比較して用いられてきた．MRI は，膝の他の組織の損傷を評価するのと同じように，PCL 損傷の確定診断に有用である（**図 4-37**）．骨シンチグラフィーは，PCL 損傷後の膝関節動態の変化により増大した軟骨下骨のストレスを評価するのに用いられる．増大したストレスにより，膝関節は早期に関節症性変化を生じる可能性があり，PCL 再建手術の必要性を骨シンチグラフィーの異常所見により決定する整

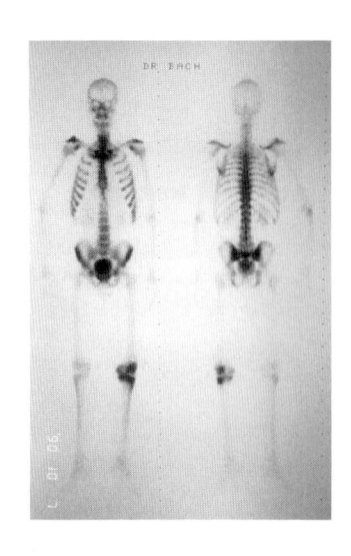

図 4-38 骨シンチグラフィーは関節症性変化を表す．PCL 損傷の陳旧例では，二次的な関節症性変化が内側および膝蓋大腿関節に生じる．

形外科医もいる（**図 4-38**）．

PCL 不全膝のバイオメカニクス

PCL 損傷は結果として膝関節動態を変化させる．**膝蓋大腿関節と内側大腿脛骨関節の両方において PCL 切除後の接触圧の変化，つまり関節にかかる力の上昇，が報告されている**．この変化は，PCL 損傷後にこれら 2 つのコンパートメントにおいて関節症性変化が進行する可能性を示唆している．

訓練のバイオメカニクス

Markolf ら（1997）は，膝の他動可動域訓練は，全可動域において正常 PCL には小さな力しか生じないことを示した．再建後は，60°以上の屈曲位でわずかな上昇を認めた以外には，特に大きな変化は認めなかった．

開放的運動連鎖（OCK）訓練や閉鎖的運動連鎖（CKC）訓練中に膝に生じる**剪断力**は，詳細に調べられてきた．全可動域を通じての CKC 訓練中に生じる後方への剪断力は，膝の屈曲が大きくなるにつれて，より大きくなる．OKC 訓練では，膝を屈曲する間に PCL に巨大な力が生じるようである．しかし 0〜60°の範囲での伸展運動は，OKC 訓練でもほとんど力を生じない．それに対して，60〜90°では，PCL におけるストレスは増大する．レジスタンスパッドの位置を変えることで，OKC 訓練の際に生み出される力を修正できることが示されている．

運動中に PCL にかかる力は，ACL にかかる力よりもずっと大きなものとなる．そ

のことがPCL再建術後経過中に再建靱帯のゆるみが生じやすい要因となっている．可能であればPCL再建術は避けるような傾向にあるが，適切なリハビリテーションを行えば，進行するゆるみを防ぐことができ，再建術の結果を改善することが可能である．

　O'Connor（1993）は，大腿四頭筋，ハムストリング，腓腹筋の同時収縮により動的にPCL・ACL靱帯には負荷が生じないことを示した．PCLの動的安定性における腓腹筋の役割は，Inoueら（1998）の知見によって間接的に支持されている．彼らは，PCL非損傷膝と比べPCL不全膝では屈曲トルクが生じる前に腓腹筋のほうがより早く収縮を開始することを見出した．

　最終的な目標は，リハビリテーション中に有害となるような力を最小にとどめることである．他動運動は屈曲伸展の全可動域を通じて安全にできるようである．**可動域訓練も含めて，あらゆる自動CKC訓練は，保存療法であろうと再建術後であろうとPCL損傷のリハビリテーションの際には慎重に行われるべきである．**これらの訓練では，PCLに大きな負荷がかからないように可動域訓練は屈曲45°以下に制限して行うべきである．OKCの屈曲訓練はPCLに巨大な負荷をかけるので避けるべきであるが，浅い屈曲角度（60〜0°）で行われればOKC訓練も安全なようである．しかし，この範囲で，膝蓋大腿関節にかかるストレスは最大となり，膝蓋大腿関節障害の進行するリスクが高くなる．したがって，筆者らは通常，**PCL損傷後または再建後のリハビリテーション中にOKC訓練を行うことを推奨しない．**

自然経過

　PCL単独損傷の自然経過については，議論の余地があり結論は出ていない．これまでの数多くの研究ではPCL単独損傷は保存的治療でよい結果が得られたことが示されているが，他方では保存的治療では結果が悪いという報告もある．

　どのような要素によりPCL損傷の保存的治療の結果を予測可能かを調べるため，さまざまな試みがなされてきた．ある研究では大腿四頭筋筋力が増強すればよい結果が得られると報告されているが，他方では関連性は認めないという報告もある．Shelbourne, Davis, Patel（1999）は，機能に関する主観的および客観的な結果は，膝の不安定性とは無関係であることを示した．しかし，彼らの評価した患者はすべてグレード2以下の損傷であった．より重症なPCL損傷の保存的治療の結果に何が影響するかはいまだに明らかでない．

　特に内側大腿脛骨関節と膝蓋大腿関節において，関節症性変化の進行もまた結論をみない事柄である．PCL損傷後の保存的治療を行えば経過とともに関節症性変化が進行するという報告もあれば，そうではないとする報告もある．

　断裂ACLと違い，むしろ断裂MCLのように，PCLは経過とともに連続性を回復

する．Shelbourne ら（1999）は，PCL 損傷患者 68 人中 63 人において初診時よりも最終調査時のほうが臨床的な弛緩症が同様もしくは低下したことを示した．PCL を単独に損傷したアスリートには，後方不安定性は経過とともに改善しやすいが，それが主観的によりよい膝になることを意味するわけではないことを説明する．

明らかに PCL 単独損傷の治療はかつて思われていたほど簡単なものではない．**問題は不安定性ではなく，むしろ進行する障害である**．たいていの研究では，PCL 単独損傷は保存的治療でかなり良い機能回復が見込めるといわれているが，機能回復が良いにもかかわらず膝の疼痛や関節症性変化は進行する．残念なことに，**手術治療がこのような PCL 損傷の自然経過を変えることができるかどうかは不明である**．

リハビリテーションで考慮すべきこと

一般的に，PCL 損傷のリハビリテーションは ACL 損傷と異なり，より保存的に行われる傾向にある．PCL 損傷の重症度により，保存的治療の積極性を変える必要がある．グレード 1 または 2 の損傷では，より早期にリハビリテーションを行うべきであるし，グレード 3 では比較的遅めにリハビリテーションを行うべきである．再建術後は異なったリハビリテーションプロトコールが用いられ，繰り返し述べるが，ACL 再建後よりもより保存的なリハビリテーションを行う．

可動域

他動可動域訓練が正常 PCL に及ぼすストレスは，無視できる程度であり，屈曲 60° まではかなり小さなものであるので，持続的他動運動（CPM）の使用はグレード 3 の PCL 損傷の保存的治療や再建術後に有用である．早期自動運動は，靱帯に多大な力を与え，靱帯の伸張やゆるみにつながってしまう．グレード 1 や 2 の PCL 損傷であれば，保存的治療の際に抵抗を加えず自動運動を行ってもおそらくは安全であるが，荷重のような抵抗運動の際には早期治療において屈曲を 0〜60° に制限すべきである．

荷重

荷重は積極的に行う．不安定性の少ない PCL 損傷の保存的治療では，荷重の際には装具で 0〜60° に制限する．より重症な損傷を保存的に治療する場合や再建術の後などでは，早期の段階では，荷重の際に伸展位に膝を装具で固定しておき，その後徐々に段階を踏むべきである．

外からの支持（External Support）

再建術後またはグレード 3 損傷の保存的治療中には，ハムストリングの牽引力と

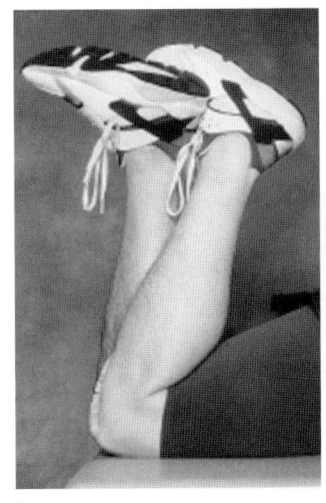

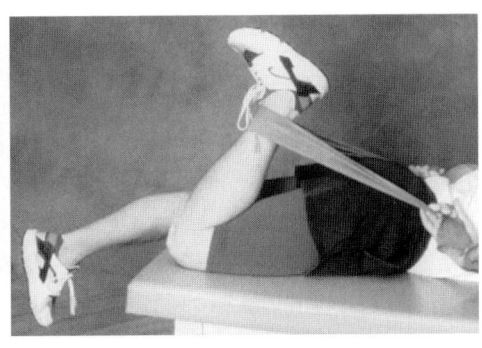

図 4-39 **A**：腹臥位での膝屈曲訓練．**B**：ゴムバンドやタオルを用いた腹臥位での膝屈曲訓練．

同様に，重力の影響や下肢の重みで脛骨が後方落ち込みしないようにすることが極めて重要である．適切な装具がこれらの力に抗するのに有用であるが，理学療法士は後方落ち込みが生じる可能性があることに間違いなく気づくであろう．CPMを使用すると，ストラップにより脛骨近位端が圧迫され後方に落ち込む力が増大する．訓練は，脛骨を徒手的に支持しながら行わなければならない．あるいは，重力による脛骨の後方剪断力を減らすために，屈曲訓練を腹臥位で行ってもよい（図4-39）．

PCL損傷後の機能的装具に関しては情報があまりない．現在では，たとえブレースの有用性を支持する科学的根拠がなくても，機能的装具は一般的に推奨される．

筋トレーニング

大腿四頭筋の筋力強化は，PCL損傷後リハビリテーションの基礎となるものである．以前いわれていたように，大腿四頭筋の機能は，脛骨を動的に安定させハムストリングの後方牽引力に反作用することである．開放的運動連鎖（OKC）での伸展訓練はPCLに小さなひずみのみをもたらすが，膝蓋大腿関節の圧を増大させる．筆者らは，PCLと膝蓋大腿関節の両方を保護するための妥協案として0～45°では閉鎖的運動連鎖（CKC）訓練を推奨している．OKCでの屈曲訓練は，大きな後方剪断力を生み出すため，避けるべきである．

膝蓋大腿関節

膝蓋大腿関節は，PCL損傷後リハビリテーションの過程において症状の進行する

リスクが特に高い．膝関節動態の変化により関節負荷が増大し，関節面の早期変性が生じる．しかも，浅い屈曲角度(0〜60°)でのOKCの伸展訓練は膝蓋大腿関節に極度に高い負荷を生じる．

治療

　PCL損傷の治療に関してはいまだにたくさんの議論の余地がある．現在では，膝の複合靱帯損傷では外科的修復もしくは再建術が必要であるとされている．しかし，PCL単独損傷に対していつ再建術を施すかといった事柄に関しては明確なコンセンサスは得られていない．グレード1または2の急性PCL単独損傷では，一般的に保存的治療が推奨される．グレード3の急性PCL単独損傷では，靱帯の剝離や付着部での「引き抜き」損傷の場合に手術適応とされる．靱帯中央部での断裂に対する外科的治療に関しては，適応がはっきりしない．グレード3のPCL単独損傷でもすべて保存的治療でよいとする医師もいれば，一方ではより若く活動性の高い患者に対しては，手術治療を推奨する医師もいる．陳旧性損傷では，グレード1とほとんどのグレード2，3はリハビリテーションと生活指導で対処される．手術は有症状の陳旧性グレード2および3損傷に対して適応がある．症状というのは典型的には疼痛や不安定性である．骨シンチグラフィーの陽性所見は，早期の関節変性につながる動態変化を示し，関節症性変化を未然に防ぐために手術治療を考慮したほうがよい．

保存的治療

　グレード1と2の損傷でも，固定期間を短くし早期に筋力強化を行い，さらに受傷後3〜4週間でスポーツ復帰をした場合には，急速に関節症性変化が進む患者もいる．グレード3損傷後の成績はほぼ予測不能であり，後側方損傷を見落としがちである．したがって，グレード3損傷ではより保存的治療が推奨される．これらの損傷では，一般的に短い固定期間を設け，早期の治癒段階では自動よりも他動運動を行い，どちらかというと消極的な筋力強化をしていく傾向にある．

リハビリテーションプロトコール

PCL損傷の保存的治療
D'Amato and Bach

第1期

1〜7日目
- 可動域（ROM）訓練（0〜60°）
- 両松葉杖で荷重
- 大腿四頭筋の電気的筋刺激

■訓練
- 大腿四頭筋セッティング
- 下肢伸展挙上
- 股関節の内転および外転
- ミニスクワット/レッグプレス（0〜45°）

2〜3週目
- ROM訓練（0〜60°）
- 松葉杖なしで荷重
- 荷重を用いて訓練を進める
- 可動域回復のための週3回の自転車訓練
- プールプログラム（7章の『受傷したアスリートに対する水治療』p.833 参照）
- レッグプレス（0〜60°）

第2期

3週目
- 許容範囲でのROM訓練
- 装具を外す
- 自転車，ステアマスター，ボート漕ぎ
- 荷重を用いて訓練を進める
- ミニスクワット（0〜60°）
- レッグプレス（0〜60°）
- ステップアップ
- 股関節の外転および内転
- 爪先-ふくらはぎ上げ（toe-calf raise）

5〜6週目
- すべての訓練の継続
- 機能的装具の調整
- プールでのランニング

□→ PCL 損傷の保存的治療

第 3 期

8〜12 週目
- ランニングプログラムの開始
- すべての筋力増強訓練の継続
- 徐々にスポーツ復帰
- スポーツ復帰する基準を満たす
  - ゆるみに変化のないこと
  - 疼痛，圧痛，腫脹のないこと
  - 身体診察の結果が申し分のないものであること
  - 機能テストで健側の 85％
  - 大腿四頭筋筋力が健側の 85％

手術治療

　PCL 再建後のリハビリテーションプロトコールは，ACL 再建後と比較して，かなり緩やかである．その理由は，運動や膝の動きに伴い，より大きい後方剪断力が加わるからである．**後方落ち込みやハムストリングの活動を予防することは，ゆるみを進行させないために大変重要である．**このような緩やかなリハビリテーションにもかかわらず，PCL 再建後の可動域のトラブルはまれである．再建靱帯の治癒に関するバイオロジーはよく理解されており手術手技も向上しているので，積極的リハビリテーションプロトコールは安全であるかもしれないが，現時点では積極的リハビリテーションに関する情報は限られており，基本的に PCL にとって有害となる可能性のある力は避けなくてならない．

リハビリテーションプロトコール

PCL 再建術後　　　　　　　　　　　　　　　　　　D'Amato and Bach

一般的なガイドライン

- 開放的運動連鎖（OKC）訓練は行わない
- 脛骨後方移動に注意すること（重力，筋収縮）
- 持続的他動運動（CPM）は行わない
- 股関節漸増抵抗運動（progressive resistive exercise：PRE）を行うときの抵抗は，股関節内転および外転では，膝関節よりも近位に位置すべきである．股関節屈曲では，膝関節より遠位であるほうがよい

□→

第1期：0〜4週目

ゴール
- 骨および軟部組織構造の治癒を保護する
- 不動化による影響を最小限にする
  - 保護しながら早期ROM訓練（脛骨の後方落ち込みを保護）
  - 膝蓋大腿関節にかかる圧力と脛骨後方移動を制限することに重きをおきながら，大腿四頭筋，股関節，下腿の漸増抵抗運動（PRE）を行う
- 患者教育は，リハビリテーション過程における制限事項と例外について，また脛骨近位を支持し，後方落ち込みを避けるために必要なことについて情報を与えることである

装具
- 装具は1週間0°にロックする
- 術後1週間で装具のロックを外し，他動ROM訓練を理学療法士または運動トレーナーの手を借りて開始する
- 装具を装着して脛骨近位を支えながら，患者が自分で他動ROM訓練を行うよう指導する

荷重
- 装具を伸展位に固定し，松葉杖で耐えられる範囲で行う

特別な考慮
- 後方落ち込みを防ぐため，安静時には脛骨後面の下に枕を入れる

運動療法
- 膝蓋骨のモビライゼーション
- 腹臥位で他動的に屈曲伸展を行う
- 大腿四頭筋セッティング
- 下肢伸展挙上（SLR）
- 股関節の外転および内転
- 足関節のポンプ運動（ankle pump）*
- ハムストリングとふくらはぎのストレッチ
- セラバンド（Thera-Band）を用いた下腿後面の訓練，立位膝完全伸展位で下腿を持ち上げる訓練へと進める
- 立位で股関節を中間位から伸展する
- 機能的電気刺激（大腿四頭筋収縮が弱いときに使用する）

第2期：4〜12週

第2期に進むための基準
- 大腿四頭筋の良好なコントロール（大腿四頭筋セッティングが良好，SLRで後方

---

*訳注：血流を促すために，足関節を背屈，底屈方向に繰り返し動かす運動．

□→ PCL 再建術後

　落ち込みしない）
- 膝屈曲が約 60°
- 膝の完全伸展の獲得
- 活動的な炎症所見のないこと

ゴール
- 関節可動域の増加（屈曲）
- 正常歩行の獲得
- 大腿四頭筋筋力強化とハムストリング柔軟性訓練の継続

装具
- 4〜6 週：制御された歩行練習のみ装具のロックを外す（患者は，注意深い理学療法の間，もしくは家で装具のロックを外して歩行する）
- 6〜8 週：装具のロックはすべての運動で外す
- 8 週：装具は継続しない（医師により認められれば）

荷重
- 4〜8 週：荷重は松葉杖を使用して耐えられる範囲で行う
- 8 週：患者が必要でなければ松葉杖は継続しない
  - SLR で大腿四頭筋の伸展性がないこと
  - 完全伸展可能
  - 膝屈曲が 90〜10°
  - 正常歩行パターン（正常歩行可能となるまで片松葉杖か杖を用いる）

運動療法
■ 4〜8 週
- ウォールスライド（0〜45°）
- ミニスクワット（0〜45°）
- レッグプレス（0〜60°）
- 膝を完全伸展して 4 通りの股関節訓練（屈曲，外転，内転，伸展）を行う
- プール歩行（胸までつかる深いプールで正常な踵-爪先歩行の再獲得を図る）

■ 8〜12 週
- 固定自転車訓練（トークリップを使用せず足部はペダルの前方に置き，ハムストリングの活動を最小限にし，正常よりもシートを高くしておく）
- ステアマスター，楕円トレーナー，Nordic-Trac
- バランスと固有感覚訓練
- 座ったまま下腿上げ〔カーフレイズ（calf raise）*〕
- レッグプレス（0〜90°）

---

*訳注：足関節を屈曲・伸展して爪先立ちを繰り返すこと．

□→

第3期：3〜6か月

第3期に進むための基準
- 正常な痛みのない可動域（注意：屈曲が術後5か月で10〜15°）
- 正常歩行
- 正常大腿四頭筋筋力
- 膝蓋大腿関節の症状がない
- より集中的に閉鎖的運動連鎖（CKC）訓練を進めてよいと医師の許可が下りること

ゴール
- 機能を悪化させるような残存する可動域制限を改善すること
- 機能的に進め，膝蓋大腿の痛みを予防する
- CKC訓練で機能的強化や，固有感覚を改善すること
- 大腿四頭筋筋力強化とハムストリング柔軟性訓練の継続

運動療法
- CKC訓練の継続
- トレッドミルウォーキング
- ウェットベストやベルトを着用した状態でプールジョギング
- スイミング（平泳ぎはしないこと）

第4期：6か月〜フル活動

第4期に進むための基準
- 膝蓋大腿関節もしくは軟部組織に疼痛のないこと
- 安全なスポーツ参加に必要な可動域，筋力，持久性，固有感覚が得られていること

ゴール
- 徐々にかつ安全にスポーツ参加に復帰すること
- 筋力，持久性，機能を維持すること

運動療法
- CKC訓練を継続すること
- スポーツ特有の機能訓練として次のものをあげる（必ずしもこれらに限定されない）
  - スライドボード
  - ジョギング/ランニングに進む
  - 8の字，カリオカ*，後方へのランニング，カット動作
  - ジャンプ（プライオメトリクス）

*訳注：サンバに似たクロスステップを踏むブラジルの踊り．

□→ PCL 再建術後

スポーツ復帰への基準
- 正常な痛みのない可動域
- 身体診察が満足のいくものであること
- 大腿四頭筋筋力が健側の 85％
- 機能テストが健側の 85％
- 不安定テストで変化のないこと

リハビリテーションプロトコール

2 トンネルテクニックを用いた PCL 再建術後　　Wilk

リハビリテーションの重要事項
- 大腿四頭筋筋力が重要
- 膝蓋大腿関節と内側関節面の変性をよく観察すること
- 関節包のゆるみ，特に後側方のゆるみを観察すること
- 徐々にスポーツに復帰する

第 1 期：術後早期 — 1〜2 週

ゴール
- 腫脹と炎症の制御
- 他動的に完全伸展位を獲得すること
- 徐々に屈曲を 90° に増やしていく
- 自発的な大腿四頭筋コントロール
- 膝蓋骨をよく動かすこと

1〜3 日目

■ 装具
- EZ Wrap 装具を 0° 伸展位でロックする．就寝時も装具を装着する

■ 荷重
- 両松葉杖を用いて耐えられる範囲で行う（50％）

■ 可動域
- 装具を外して自己可動域訓練（0〜90°），1 日 4〜5 回

■ 訓練
- 膝蓋骨のモビライゼーション
- ハムストリングとふくらはぎのストレッチ
- 足関節のポンプ運動（ankle pump）

- 大腿四頭筋セッティング
- 下肢伸展挙上(SLR)(3通りの方法．股関節屈曲，外転，内転)
- 膝自動伸展(0～60°)

■ 筋刺激
- 大腿四頭筋セッティングの間に大腿四頭筋の電気刺激(4時間/日)

■ 持続的他動運動
- 可能ならば 0～60°

■ アイシングと挙上
- 1時間ごとに20分間アイシングして，膝を伸展位で挙上する．脛骨近位を後方落ち込みさせないこと

4～7日目
■ 装具
- 歩行時と睡眠時のみ EZ Wrap 装具を 0°伸展位にロックする

■ 荷重
- 両松葉杖(50%)

■ 可動域
- 装具を外して自己可動域訓練(0～90°)，1日に4～5回，10分間行う
- 膝蓋骨のモビライゼーション
- ハムストリングとふくらはぎのストレッチ

■ 訓練
- 足関節のポンプ運動(ankle pump)
- 大腿四頭筋セッティング
- SLR(3通りの方法．股関節屈曲，外転，内転)
- 膝自動伸展(0～60°)

■ 筋刺激
- 大腿四頭筋セッティングの間に大腿四頭筋の電気刺激(4時間/日)

■ 持続的他動運動
- 耐えられる範囲で 0～60°

■ アイシングと挙上
- 1時間ごとに20分間アイシングして，膝を伸展位で挙上する．脛骨近位を後方落ち込みさせないこと

第2期：最大保護 — 2～6週

ゴール
- 再建靱帯を保護するために外力を抑制する
- 可動域を獲得する

□→ 2 トンネルテクニックを用いた PCL 再建術後

- 関節軟骨を保護する
- 腫脹の軽減
- 線維化の軽減
- 大腿四頭筋萎縮の抑制

2 週目
■ 装具
- EZ Wrap 装具を 0° 伸展位にロックする

■ 荷重
- 片松葉杖で耐えられる範囲で（50% 以上，体重の約 75% まで）

■ 可動域
- 装具を外して自己 ROM 訓練（0～90°），1 日に 4～5 回
- 膝蓋骨のモビライゼーション
- ハムストリングとふくらはぎのストレッチ

■ 訓練
- 多くの角度での等尺性運動：60°，40°，20°
- 大腿四頭筋セッティング
- 膝の自動伸展（0～60°）
- 間欠的 ROM 訓練（0～60°），1 に日 4～5 回
- 健側下肢で自転車訓練
- 固有感覚トレーニングとしてのスクワット（0～45°）（Biodex Stability System）
- レッグプレス（0～60°）
- 大腿四頭筋電気刺激の継続
- アイシングと挙上の継続

3～4 週
■ 装具
- EZ Wrap 装具を 0° 伸展位にロックする

■ 荷重
- 松葉杖なしで全荷重する

■ 可動域
- 術後 3 週までに 0～100°，術後 4 週までに 0～110°
- 膝蓋骨のモビライゼーション
- ハムストリングとふくらはぎのストレッチング

■ 訓練
- 体重移動訓練
- ミニスクワット（0～45°）
- ウォールスクワット（0～50°）
- 間欠的 ROM 訓練（0～100/110°）

- 膝自動伸展（60〜0°）
- 固有感覚訓練（カップウォーキング*1）
- Biodex Stability System
- 水中ウォーキング
- 可動域と持久力のための自転車訓練

第3期：コントロールされた歩行 ― 5〜10週

ゴール
- 完全な可動域の再獲得
- 大腿四頭筋筋力の改善
- 固有感覚と動的安定性の獲得
- 膝固定装具（knee immobilizer）を使わないこと

動かしながら全荷重する基準
- 他動 ROM 訓練（0〜120°）
- 大腿四頭筋筋力が健側の70％（等尺性テスト）
- 腫脹の軽減

5週

■ 可動域
- 他動 ROM 訓練（0〜120°）

■ 訓練
- 膝自動伸展（0〜60°）
- Multihip machine*2
- レッグプレス（0〜60°/75°）
- 垂直にスクワット（0〜45°）
- ウォールスクワット（0〜60°）
- 側方ステップアップ
- 前方へのランジ
- 側方へのランジ
- 固有感覚訓練
- 片脚バランス
- カップウォーキング
- 踵-爪先上げ
- ハムストリングとふくらはぎのストレッチの継続
- プール訓練を進めること

---

*1 訳注：5〜10個のプラスチックカップ，あるいは紙コップを約30 cmごとに一列に並べる．カップの端に立ち，膝がウエストの高さまで，または股関節と90°をなすようにゆっくりと足を上げ，カップをまたいでゆっくりと下ろす．反対の足も同様にしてカップのラインを進んでいく．

*2 訳注：股関節周囲筋を訓練するマシン．

□→ 2 トンネルテクニックを用いた PCL 再建術後

6 週
■ 可動域
● 他動 ROM 訓練（0〜125/130°）

■ KT2000 テスト
● 20〜35° の屈曲角度で 15〜20 ポンド（約 6.7〜9 kg）の前後方向の力を与える．可能ならば大腿四頭筋が中間位の角度で，約 70° の屈曲角度まで 15〜20 ポンドの前後方向の力を与える

■ 訓練
● すべての訓練の継続
● スイミングの開始
● 閉鎖的運動連鎖（CKC）によるリハビリテーションを増やす
● 機能訓練プログラム

8〜10 週
■ 訓練
● 等運動性 ROM 訓練の開始（60〜0°）
● すべての訓練の継続
● プールでのランニングの開始（前方のみ）
● ハムストリングカールの開始（0〜60°），軽めに
● 持久性のための自転車訓練（30 分）
● ウォーキングプログラムの開始
● ステア・クライミングマシン，スキーマシン

第 4 期：軽い運動 ― 3〜4 か月

ゴール
● 筋力，持久性の改善
● 機能運動に復帰する準備の開始

3 か月
■ 訓練
● 軽いランニングプログラムの開始
● 等運動性訓練の継続（軽めのスピード，完全な可動域）
● 遠心性訓練の継続
● ミニスクワット，側方ステップアップ，ウォールスクワット，前方へのステップダウン，膝自動伸展の継続
● CKC リハビリテーションの継続
● 持久性訓練の継続
● 軽めの敏捷性訓練の開始（サイドシャッフル，カリオカ）

4か月

■ テスト
- 等運動性テスト（15週）
- KT2000テスト（16週）
- 機能テスト（ランニングプログラムの前）

■ ランニングプログラムを開始する基準
- KT2000テストで変化のないこと
- 機能テストが健側の70％
- 等運動性テストの結果が満足のいくものであること

■ 訓練
- すべての筋力強化を進めること，特に大腿四頭筋筋力
- プライオメトリクスの開始〔ボックスジャンプ（**図4-40**），両足ジャンプ〕

第5期：スポーツ復帰 — 5〜6か月

ゴール
- リハビリテーションを競技レベルまで進める．通常は6〜7か月
- 最大筋力，神経筋の協調運動，持久性の獲得

訓練
- CKCリハビリテーション

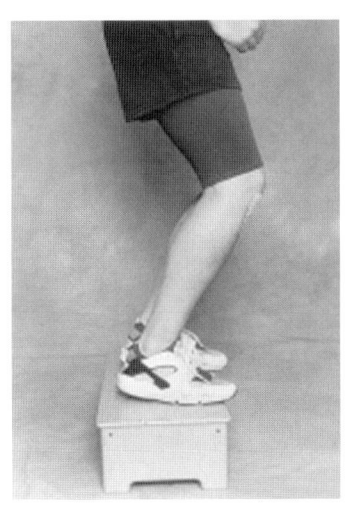

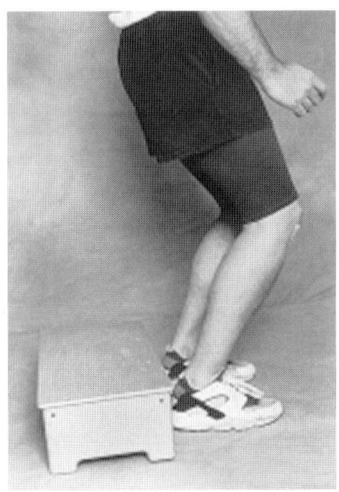

図4-40 プライオメトリクスのボックスジャンプ．**A**：患者は箱の上から始める．**B**：箱から跳んで体をコントロールしながら着地する．筋力が強くなってきたら箱の高さを徐々に高くする．この訓練を片脚でも行う．

□→ 2トンネルテクニックを用いたPCL再建術後
- 速度の速い等運動性訓練
- ランニングプログラム
- 敏捷性の訓練
- バランスと固有感覚訓練
- プライオメトリクス

スポーツ復帰の基準
- 正常な痛みのない可動域
- 等運動性テストで満足のいく結果であること(85%もしくはそれ以上)
- KT2000テストで満足のいく結果であること
- 機能的ホップテストが健側の85%
- 医師による身体診察が満足のいくものであること

■6か月と12か月のフォローアップ
- KT2000テスト
- 等運動性テスト
- 機能テスト

リハビリテーションプロトコール

PCLと後外側支持機構の再建術後（二頭筋の腱固定） Wilk

| 術前の指導 |

- 歩行訓練，松葉杖を用いた荷重練習
- 術後早期の訓練と入院中のプログラムについての指導
- すべての訓練で装具を装着する．筋刺激装置を用いて膝蓋骨をよく動かすために装具は開閉するものがよい

| 術前の指導第1期：術後早期 ― 1～4日 |

装具
- EZ Wrap装具を伸展0°(完全伸展位)でロックする

荷重
- 両松葉杖で耐えられる範囲で全荷重へと進める

アイシングと挙上
- 1時間ごとに20分間アイシングして，膝を伸展位で挙上する

訓練
- 足関節をできる限り動かす

□→

- 膝蓋骨を動かし，他動的に伸展 0° を獲得する
- 大腿四頭筋セッティング，大腿四頭筋セッティングと同時に内転筋セッティング，殿筋セッティング

第 2 期：最大保護期間 ― 5 日～8 週

5 日目～2 週目
■装具
- 伸展位に固定

■荷重
- 松葉杖なしに全荷重へ進める

■訓練
- すべての訓練の継続
- 下肢を挙上して漸増抵抗運動（PRE）を始める

6 週目
■装具
- 装具は継続しない

■訓練
- 座位で自動完全屈曲を獲得する．重力に抗してではない
- 可動域に重点をおいて，自転車やスイミングを開始する
- 大腿四頭筋だけに PRE を開始する

10 週目
■訓練
- 重力に抗してハムストリング訓練を開始し，次に PRE を開始する
- すべての筋力強化訓練を継続する

12 週目
- KT2000 テスト

■訓練
- ミニスクワットの継続
- 側方ステップアップの開始
- プールでのランニングの開始（前方のみ）
- ハムストリングカール（0～60°），軽めに
- 持久性のための自転車訓練（30 分）
- ウォーキングプログラムの開始

第 3 期：軽めの運動 ― 3～4 か月

ゴール
- 筋力，持久性を改善すること

□→ PCL と後外側支持機構の再建術後（二頭筋の腱固定）

- 機能的活動に復帰するための準備を開始する

訓練
- 軽めのランニングプログラムを開始する
- 等運動性訓練を開始する（緩徐に，正常可動域）
- 遠心性訓練を開始する
- ミニスクワットと側方ステップアップを継続する
- 閉鎖的運動連鎖（CKC）によるリハビリテーションを継続する
- 持久性訓練を継続する

テスト
- 等運動性テスト（15週）
- KT2000 テスト（ランニングプログラム前）
- 機能テスト（ランニングプログラム前）

ランニングの基準
- 等運動性テストが満足のいく結果である
- KT2000 テストが変化のないこと
- 機能テストが健側の 70％

第4期：運動への復帰 ─ 5～6か月

ゴール
- リハビリテーションを競技スポーツへと進める
- 最大筋力，神経筋の協調運動，持久力の獲得

訓練
- CKC リハビリテーション
- 速度の速い等運動性訓練
- ランニングプログラム
- 敏捷性の訓練
- バランス訓練
- プライオメトリクスの開始
- 徐々にスポーツに復帰する

スポーツ活動に復帰する基準
- 等運動性大腿四頭筋トルクの体重比を測定
- 等運動性テストが健側の 85％
- ゆるみに変化のないこと
- 疼痛，圧痛，腫脹のないこと
- 身体診察の結果が申し分のないものであること

6か月と12か月のフォローアップ
- KT2000 テスト

- 等運動性テスト
- 機能テスト

リハビリテーションプロトコール
ACL および PCL の同時再建術後　　　　　　Wilk

第 1 期：術後早期 ― 1～14 日

装具
- EZ Wrap 装具を伸展 0°にロックする

荷重
- 両松葉杖で耐えられる範囲で（50％）

筋刺激
- 大腿四頭筋セッティングの間に大腿四頭筋の電気刺激（4 時間/日）

アイシングと挙上
- 1 時間ごとに 20 分間アイシングして，膝を伸展位で挙上する

持続的他動運動
- 耐えられる範囲で 0～60°

訓練
- 足関節のポンプ運動（ankle pump）
- 大腿四頭筋セッティング
- 下肢伸展挙上（SLR）（3 通りの方法．股関節の屈曲，外転，内転）
- 膝自動伸展（0～60°）

第 2 期：最大保護期間 ― 2～6 週

ゴール
- 再建靱帯の保護のために外力を抑制する
- 関節軟骨を保護する
- 腫脹の軽減
- 線維化の軽減
- 大腿四頭筋萎縮の抑制

2 週目
■ **装具**
- 0°に装具をロックする，間欠的 ROM 訓練の継続

→ ACL および PCL の同時再建術後

■ 荷重
- 耐えられる範囲で 50% かそれ以上

■ KT テスト
- 屈曲 70°にて 15 ポンド（約 6.7 kg）の力でテストする

■ 訓練
- 多くの角度で等尺性訓練，60°，40°，20°
- 大腿四頭筋セッティング
- 膝自動伸展（60〜0°）
- 間欠的 ROM 訓練（0〜60°），1 日に 4〜5 回
- 膝蓋骨を動かす
- 健側下肢で自転車訓練
- 固有感覚トレーニングとしてのスクワット（0〜45°）
- 大腿四頭筋電気刺激の継続
- レッグプレス（0〜60°）
- アイシングと挙上の継続

4 週目
■ 装具
- 0°に装具をロックする，間欠的 ROM 訓練の継続

■ 荷重
- 松葉杖なしで全荷重．必要ならば片松葉杖

■ KT テスト
- 屈曲 70°にて 15 ポンド（約 6.7 kg）の力でテストする

■ 訓練
- 体重移動訓練
- ミニスクワット（0〜45°）
- 間欠的 ROM 訓練（0〜90°）
- 膝自動伸展（80〜40°）（理学療法士のさじ加減で）
- 水中ウォーキング
- ROM と持久力のための自転車訓練

5 週目
■ 装具
- PCL 機能的装具の装着

■ 訓練
- プール訓練の開始

第3期：コントロールされた歩行 — 6～9週

第3期に進むための基準
- 自動可動域（0～115°）
- 大腿四頭筋筋力が健側の60%（等尺性テスト，60°膝屈曲位で）
- KTテストで変化のないこと（+1もしくはそれ以下）

ゴール
- 歩行中の外力をコントロールすること

■ 装具
- 装具のロックを解除し，0～125°動くようにする

KTテスト
- 6週および8週で，20ポンド（約9 kg）と30ポンド（約13.5 kg）でテストする

■ 訓練
- すべての訓練の継続
- 他動ROM訓練（0～130°）
- スイミングの開始
- ステップアップの開始〔2フィート（約60 cm）から始め，徐々に増やす〕
- 閉鎖的運動連鎖（CKC）によるリハビリテーションを増やす
- 固有感覚訓練を増やす

第4期：中等度保護期間 — 9～14週

第4期に進むための基準
- 自動可動域（0～125°）
- 大腿四頭筋筋力が健側の60%（等運動性テスト）
- KTテストに変化のないこと（+2もしくはそれ以下）
- 腫脹がほとんどないこと
- 膝蓋大腿関節の症状がないこと
- 身体診察の結果が申し分のないものであること

ゴール
- 膝蓋大腿関節の軟骨を保護すること
- 大腿四頭筋，下肢を最大限筋力強化すること

テスト
- KT2000テスト，12週
- 等運動性テスト，10～12週

訓練
- 遠心性大腿四頭筋収縮を重点的に行う
- CKC，ステップアップ，ミニスクワット，レッグプレスの継続

□→ ACL および PCL の同時再建術後

- 膝自動伸展訓練の継続（90〜40°）
- 股関節の外転および内転
- ハムストリングカールおよびストレッチ
- カーフレイズ
- 持久性のための自転車訓練
- プールでのランニング（前後）
- ウォーキングプログラム
- ステアマスター
- 等運動性訓練の開始（100〜40°）

第5期：軽い運動 — 3〜4か月

第5期に進むための基準
- 自動可動域（0〜125°かそれ以上）
- 大腿四頭筋筋力が健側の70％，膝の屈筋-伸筋比が70〜79％
- KTテストで変化がないこと（＋2もしくはそれ以下）
- 腫脹がほとんどないこと
- 身体診察が満足のいくものであること

ゴール
- 筋力，持久性を改善すること
- 機能的活動に復帰するための準備を開始する

テスト
- 等運動性テスト，10〜12週と16〜18週

訓練
- 筋力強化の継続
- プライオメトリクスの開始
- ランニングプログラムの開始
- 敏捷性の訓練の開始
- スポーツ特有のトレーニングおよび訓練

ランニングプログラムを開始する基準
- 等運動性テストの結果が満足のいくものであること
- KT2000の結果が変化していないこと
- 機能テストが健側下肢の70％
- 身体診察の結果が申し分のないものであること

第6期：運動へ復帰 — 5〜6か月

運動へ復帰する基準
- 等運動性テストの結果が基準を満たすこと
- KT2000テストで変化がないこと

□→

- 機能テストが健側下肢の80％
- 身体診察の結果が申し分のないものであること

ゴール
- 最大筋力，神経筋の協調性，持久性の獲得

テスト
- 運動復帰の前に等運動性テストを行う
- KT2000テスト
- 機能テスト

訓練
- 筋力強化プログラムを継続する
- CKCプログラムの継続
- プライオメトリクスの継続
- ランニングおよび敏捷性プログラムの継続
- スポーツ特有のトレーニングや訓練を進めていく

6か月と12か月のフォローアップ
- KT2000テスト
- 等運動性テスト
- 機能テスト

内側側副靱帯（MCL）損傷
Medial Collateral Ligament Injuries
Bruce Reider, MD・Kenneth J. Mroczek, MD

臨床的背景

　膝関節内側面の解剖は，3層に分かれているとされてきた．すなわち，大腿の深層筋膜，内側側副靱帯（MCL）浅層，MCL深層または関節包である．MCL浅層は外反力に対する最重要制御機構であり，MCL深層および後内側関節包は完全伸展位での外反に対する2番目に重要な制御機構である．

　多くのMCL単独損傷は，膝関節外側からの直達外力により外反力がかかることにより生じる（図4-41）．間接的もしくは非接触型の受傷は，特に回旋を含む場合が多く，一般的には十字靱帯損傷を伴うことがほとんどである．

　患者が膝関節内側面に弾くような音（ポップ音）を感じたり，断裂した感覚を訴える場合がある．多くのMCL損傷は大腿骨側，もしくは関節レベルの靱帯中央部で生じるが，脛骨側での剥離損傷も起こりうる．MCL損傷は単独で起こりうるが，他の膝

関節内損傷を伴うことも多い．合併損傷は，病歴や身体診察に現れる手がかりをつかみ，患者の症状の進行を観察するような注意深い診察医によって診断されうる．

身体診察

　診察は患者が座った状態から始まる．膝関節の視診によりMCL上に限局した腫脹が明らかとなる．内側上顆の正常突出部が目に見えて腫脹しているときは大腿骨側での損傷を物語っている．膝関節内の腫脹が著しいときは，診察医は関節内損傷の可能性，すなわち骨折や半月板損傷，十字靱帯損傷を疑うべきである．**MCLは関節外に存在するので，MCL単独損傷ではめったに多量の関節内腫脹をきたさない**．大腿骨内側上顆から脛骨の付着部までMCLの走行に沿って注意深く触診すると，最も圧痛のあるところに靱帯の損傷部位があることがわかる．

　外反動揺性の評価は患者を背臥位でリラックスさせた状態で行うべきである（図4-6参照）．検者は，一方の手で踵を持ちながら下肢を保持し，完全伸展位の状態で他方の手で静かに外反ストレスをかける．正常膝では，検者は大腿骨と脛骨がまったく分かれた動きをしないことが見てとれ，強い抵抗力を感じる．MCL損傷膝では，大腿骨と脛骨は外反ストレスにより分離する感じがあり，外反を弱めると元に戻るような「クランク（clunk）音」がする．

　完全伸展（0°）位での外反ストレステストの陽性所見はMCLの重度障害，後内側関節包，そしてたいていは片方あるいは両方の十字靱帯損傷を意味する．

　完全伸展位で外反ストレステストが正常であれば，検者は患者の膝を約30°屈曲させてテストを繰り返す．この屈曲により後方関節包がゆるみ，MCL単独のテストが可能になる．膝を屈曲させたままで，検者は抵抗の硬さ（「エンドポイント」）と関節裂隙開大の具合を再度評価する．対側膝も正常な関節弛緩性をみるために診察すべきである．全身的な関節弛緩があるときには，正常でも外反ストレスにより異常な開大を示していると誤解されることがある．

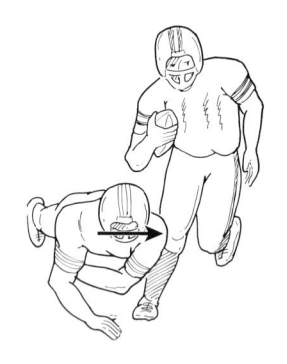

図4-41　内側側副靱帯（MCL）の受傷機転．膝関節外側面に直達外力がかかることで外反ストレスが生じ，MCLが破綻する．

(Baker CL Jr, Liu SH: Collateral ligament injuries of the knee: Operative and nonoperative approaches. In Fu FHJ, Harner CD, Vince KG〔eds〕: Knee Surgery, Baltimore, Williams & Wilkins, 1994, pp 787-808より引用)

内側側副靱帯損傷の分類

グレード	靱帯への損傷度	臨床所見	動揺性(mm)
1	微小外傷，靱帯の伸張なし	靱帯に圧痛あり 外反動揺性は正常	0〜5
2	靱帯は伸張しているが，正常範囲内	外反動揺性が増す 20°でのエンドポイントはしっかり触れる	5〜10
3	完全断裂	外反動揺性が増す 30°でエンドポイントが不明瞭	＞10

身体診察では，損傷のグレードが上がるにつれて所見が現れる．グレード1損傷では，靱帯には圧痛はあるが30°屈曲位での外反ストレステストでも安定している．グレード2損傷では，対側膝に比べ異常な外反動揺性を示すが，しっかりと感じるエンドポイントがある．そのエンドポイントは無意識的に防御した結果としては起こりにくい．グレード3損傷は完全断裂を示し，軟らかいもしくはよくわからないようなエンドポイントを伴う異常な外反動揺性を示す．

鑑別診断

　MCL単独損傷の鑑別診断は，膝関節内側の挫傷や内側半月板損傷，膝蓋骨亜脱臼や脱臼，骨端線損傷(骨性に未成熟な患者)などがあげられる．

　注意深い診察により，他の組織損傷からMCL損傷を鑑別可能である．**骨挫傷**もまた圧痛を認めるが，異常な外反動揺性は認めない．内転筋結節付近や膝蓋骨近傍の内側膝蓋支帯の圧痛は，内側広筋斜走線維(VMO)の剝離損傷や内側膝蓋支帯損傷を伴う**膝蓋骨脱臼**や亜脱臼により引き起こされる．膝蓋骨の脱臼不安感テストが陽性であれば，MCL損傷ではなく膝蓋骨の不安定性に起因するものと診断できる．骨の未成熟な患者における骨端線損傷は，骨端線上に圧痛があり，ストレスX線にて骨端線の離開をみる．

　関節面の圧痛は，**内側半月板損傷**でもMCL損傷でも起こりうる．外反動揺性検査にて関節裂隙の開大があれば，半月板損傷ではなく，グレード2か3のMCL損傷であることがわかる．グレード1のMCL損傷と内側半月板損傷の鑑別はよりむずかしい．MRIを撮影する，もしくは患者を数週間観察することで鑑別する．MCL損傷であれば圧痛はたいてい消退するが，半月板損傷であれば持続している．

X線検査

ルーチンの単純X線（正面，側面，顆間窩撮影）は骨折や骨軟骨損傷の鑑別のために撮影すべきである．

十字靱帯の裂離骨片や外側関節包の脛骨側の剝離（Segond骨折―ACL損傷と関連）は，合併損傷を意味する．

Pellegrini-Stiedaサインは，裂離骨折を示すわけではないが，近位側でのMCL損傷後に異所性石灰化が内側上顆近傍で発達したものである．単純X線上でのその存在は，過去のMCL損傷を意味する．MRIはMCL単独損傷の評価には適さないが，所見があいまいなときには役立つ（**図4-42**）．MCL単独の損傷ではめったに半月板損傷と合併しない．

単独および複合のMCL損傷の治療

MCL損傷単独であればどのグレードでも，治療は積極的な保存的リハビリテーションプログラムが行われる．数多くの研究が，機能的リハビリテーションプログラムは，手術や長めの固定により得られる結果と同様もしくはそれよりも優れた結果をもたらし，より速い回復に役立つことを示してきた．MCLの異常動揺性が存在するときは，リハビリテーション中の可動域回復訓練の間，MCLを支持し保護するために機能的装具が用いられる．

合併した十字靱帯損傷があるときは，十字靱帯の治療が最重要であり，通常は手術が推奨される．ACL損傷と合併したMCL損傷では，MCLは直接縫合術などを**行わずにACLのみ再建術を行う**という方法が多くの医師たちによって推奨されている．ACLとMCLの両方を損傷しているときは，MCLの治癒に悪影響があるとされている．したがって，ACL再建術により，MCLの治癒反応を改善することが可能である．膝伸展位の外反ストレスで大きく開大するような膝に対しては，ACL再建術と同時に一期的にMCLを縫合することを推奨する外科医もいる．このような症例は比較的まれで比較がむずかしいため，この事実を支持する文献はめったにない．

PCLとMCLの**合併損傷**では，通常，MCL修復とPCL再建が推奨される．

MCL単独損傷では，筆者らは後に述べるような機能的リハビリテーション治療を行っている．治癒過程のMCLを軽量のヒンジ付き装具を常時装着しながら保護し，患者は全荷重を許可され，自転車訓練や階段昇降など耐えうる限りの活動をできるだけ早く始める．このことにより，二次的な筋萎縮を予防でき，患者のスポーツ復帰を妨げる要因は，筋抑制の結果としての弱さや硬さではなく，MCLの治癒率のみとなる．このプログラムの重要な特徴は，リハビリテーションの進行とスポーツ復帰が，目標達成の期間ではなく，機能的目標の到達度に基づいて決定されていることであ

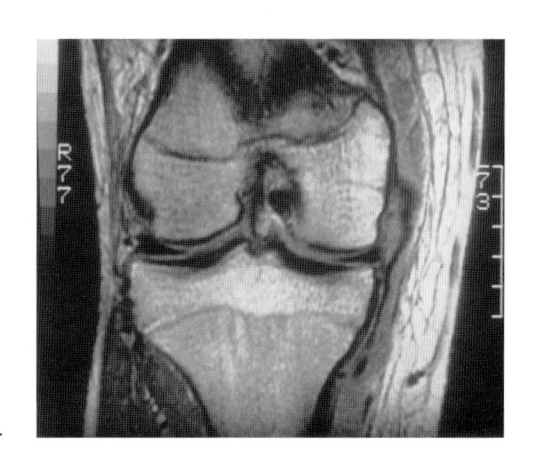

図 4-42 MCL 損傷の MRI 所見.

る.

　MCL 損傷が ACL 損傷と合併して生じた場合，アスリートは，全荷重歩行と正常可動域獲得が達成されて腫脹が減少するまで，同じ装具とリハビリテーションプログラムで治療される．ACL 再建術はたいてい MCL 修復術を**行わず**になされる．まれに，完全伸展位で強い外反動揺性を示す膝では，ACL 再建術と同時に MCL の一次修復を行う場合もある．この場合には，手術は内側構成体の修復を容易にするために，受傷から 7〜10 日以内に行う．MCL 浅層を強力に修復しにくい際には，半腱様筋腱を補強に用いる．半腱様筋腱を，脛骨の付着部を残して内側上顆の最もアイソメトリックなポイントに固定することで補強する．MCL が一次修復しなかったまれな症例において MCL 再建術を行う際には，同様の手技が有効である．最後に，PCL と MCL，もしくは ACL，PCL，MCL の合併損傷では，十字靱帯の手術で多くの場合，内側構成体は一時的に修復される．

MCL 損傷後のリハビリテーション

　リハビリテーションプログラムは，3 つの段階に分かれる．それぞれの段階がうまく完了し，次の段階に進むためには，各段階のゴールをはっきりと達成する必要がある．それぞれの段階にかける時間はさまざまである．スポーツ復帰までの平均期間は MCL 損傷の程度とスポーツの内容によりさまざまである．

　平均して，グレード 1 損傷では 10 日程度要し，グレード 2 や 3 では 3〜6 週間程度要する．

　MCL に比較的ストレスをかけるスポーツ，たとえばサッカーなどはスポーツ復帰までにより長い日数を要する．

リハビリテーションプロトコール

MCL 単独損傷後 — Reider and Mroczek

第1期

ゴール
- 正常歩行
- 腫脹が最小限
- 完全な可動域
- 大腿四頭筋のコントロールが良好なこと

寒冷療法
- 最初の48時間で3〜4時間ごとに20分，膝の内側面にアイスパックもしくは他の方法で寒冷療法を行う
- 術後早期に寒冷療法を行うと，除痛効果や局所的な血管収縮を促し，血腫や二次的な浮腫を軽減するのに役立つ．下肢挙上もまた腫脹の軽減に役立つ

荷重
- 荷重は耐えられる範囲で許可される
- 松葉杖は，患者が跛行なしに歩行できるまで使用される（約1週間）
- グレード2と3の損傷では，軽めの継手付き装具を装着する．装具は，日常生活動作上の外反ストレスに抵抗するためのものであり，動きや筋肉の機能を制限するものではない．最初の3〜4週間は，入浴を除いては終日装着すべきである
- **膝固定装具や下肢全長の装具は，動きを制限し障害の期間を長くしてしまう恐れがあるので推奨されない**

訓練
- ROM訓練はすぐに開始する．冷たい渦流浴は訓練の手助けとなる
- タオルを用いた伸展訓練や腹臥位での下腿下垂のような運動は，反対側と同様の伸展もしくは過伸展を獲得するのに用いられる．伸展の補助に重い靴や軽い足関節の重りが有効なこともある
- 屈曲を促進するためには，患者は診察台の端に座り重力の助けで屈曲するとよい．より屈曲するためには，非損傷側で損傷側を優しく押してあげるとよい
- ウォールスライドでも同様の非損傷側を用いたテクニックで補助的な訓練が可能である
- 90°以上の屈曲を達成するためには，座位で足関節をつかんで膝を曲げるようなヒールスライドがなされる
- 固定自転車訓練もまた可動域の維持のために用いられる．自転車の座席は，最初は高い位置に設定し，徐々に屈曲を増すために低い位置にしていく
- 筋萎縮を最小限にするために等尺性の大腿四頭筋セッティングや下肢伸展挙上（SLR）を早期から始める

- 電気刺激は筋抑制を制限することによって役立つ

第2期

ゴール
- 損傷側下肢の筋力を非損傷側の約80〜90％まで回復させること

装具
- 軽めの継手付き装具を継続する

訓練
- 筋力強化は4インチ（約10 cm）のステップアップや30°スクワットで開始する
- 膝伸展の軽い抵抗運動やレッグプレス，レッグカールを標準的な等張性ウエートベンチや抵抗マシン上で行う．軽めで何回も繰り返すという訓練が一般的には使用される
- 疼痛や腫脹を繰り返すときはリハビリテーションの進行が早すぎる徴候である．それらが生じたときは，強化プログラムを遅らせるべきである
- 上半身の強化や，有酸素運動，下肢のコンディショニングには，スイミングや固定自転車訓練，階段昇降訓練が役に立つ

第3期

ゴール
- ランニングプログラムの完了
- スポーツ特有の運動の完了

装具
- この段階や競技シーズン中の期間では，装具の継続が推奨される．再受傷しないため，もしくは少なくとも精神的なサポートには役に立つ

訓練
- ランニングプログラムは，早歩き，軽いジョギング，直線のランニング，そして全力疾走へと進めていく．次に敏捷性は，8の字訓練やカリオカのようなカット動作やピボット動作で達成される
- 疼痛や腫脹が生じたならば，プログラムを適切に修正する
- トレーナーや理学療法士からのアドバイスを継続することは，適切な運動を行ううえでの情報提供に有用である

スポーツ復帰
- アスリートが，長距離走や全力疾走，カット動作，ピボット動作や適切なスポーツ特有の訓練を含む機能テストプログラムを完了可能となればスポーツ復帰が許可される

リハビリテーションプロトコール

MCL損傷のリハビリテーションの進め方　　Reider and Mroczek

	第1期	第2期	第3期
装具			
● 軽い装具	X	X	X
荷重			
● 全荷重	X	X	X
● 正常歩行まで松葉杖使用	X		
ROM訓練			
● 冷たい渦流浴	X		
● 伸展訓練			
● タオルを用いた伸展訓練	X		
● 腹臥位での下腿下垂	X		
● 屈曲訓練			
● テーブルの端に座っての屈曲訓練	X		
● ウォールスライド	X		
● ヒールスライド	X		
筋力強化			
● 等尺性の大腿四頭筋セッティング	X	X	
● 下肢伸展挙上(SLR)	X	X	
● ステップアップ		X	X
● スクワット		X	X
● 膝伸展		X	X
● レッグプレス		X	X
● レッグカール		X	X
コンディショニング			
● 固定自転車(エアロバイク)	X	X	X
● スイミング		X	X
● 階段昇降		X	X
敏捷性/スポーツ特有の訓練			
● ランニングプログラム			
● 早歩き			X
● 軽めのジョギング			X
● 直線ランニング			X
● 全力疾走			X

	第1期	第2期	第3期
● 8の字走行			X
● カリオカ			X
● スポーツ特有の訓練			X

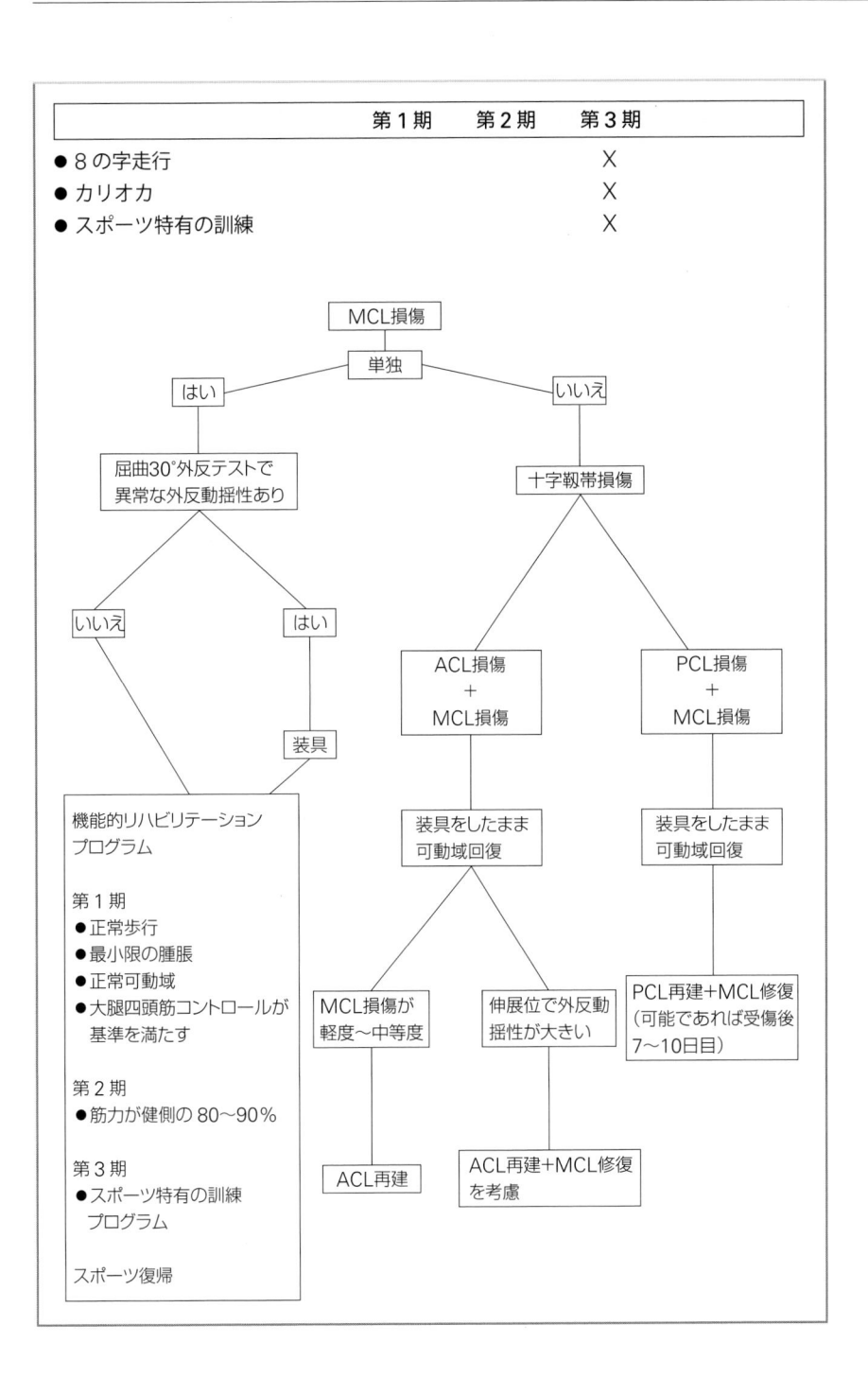

```
                    MCL損傷
                      │
                     単独
          ┌───────────┴───────────┐
         はい                    いいえ
          │                       │
   屈曲30°外反テストで          十字靱帯損傷
   異常な外反動揺性あり              │
     ┌────┴────┐          ┌──────┴──────┐
   いいえ     はい       ACL損傷          PCL損傷
              │           +                +
             装具        MCL損傷          MCL損傷
                           │                │
                      装具をしたまま    装具をしたまま
                      可動域回復        可動域回復
```

機能的リハビリテーション
プログラム

第1期
● 正常歩行
● 最小限の腫脹
● 正常可動域
● 大腿四頭筋コントロールが
　基準を満たす

第2期
● 筋力が健側の80～90%

第3期
● スポーツ特有の訓練
　プログラム

スポーツ復帰

- MCL損傷が軽度～中等度 → ACL再建
- 伸展位で外反動揺性が大きい → ACL再建+MCL修復を考慮
- PCL再建+MCL修復（可能であれば受傷後7～10日目）

リハビリテーションプロトコール

MCL 単独損傷後　　　　　　　　　　　Wilk

第1期：最大保護期間

ゴール
- 保護しながら早期に可動域獲得
- 大腿四頭筋萎縮の抑制
- 腫脹や疼痛の軽減

1日目
- アイシング，圧迫，挙上
- 必要に応じて継手付き装具，疼痛のない ROM 訓練
- 松葉杖で歩行，荷重は耐えられる範囲で
- 他動 ROM 訓練，自動で補助しながら ROM 訓練
- 大腿四頭筋の電気的筋刺激（8時間/日）
- 大腿四頭筋の等尺性訓練：大腿四頭筋セッティング，下肢伸展挙上（SLR）（屈曲）
- ハムストリングストレッチや，自動介助での膝屈曲ストレッチが重要

2日目
- 上記訓練の継続
- 大腿四頭筋セッティング
- SLR（屈曲，外転）
- 等尺性のハムストリングセッティング
- 健側下肢の訓練
- 可動域獲得のための渦流浴（最初の3～4日間は冷たくして，その後は温かく）
- 腫脹を抑制するため高電圧電流刺激（high-voltage galvanic stimulation：HVGS）を行う

3～7日目
- 上記訓練の継続
- 松葉杖使用，荷重は耐えられる範囲で
- 耐えられる範囲での ROM 訓練
- 遠心性大腿四頭筋収縮
- 可動域獲得のための自転車訓練
- 電気的筋刺激で膝伸展の抵抗運動
- 股関節内転と伸展の開始
- ミニスクワットの開始
- 等張性レッグプレスの開始
- 夜間の装具装着，日中は必要に応じて装着
- ROM 訓練とストレッチの継続

第2期：中等度保護期間

第2期に進むための基準
- 不安定性が増強しないこと
- 腫脹が増悪しないこと
- 圧痛が最小限
- 他動可動域（10〜100°）

ゴール
- 正常な痛みのない可動域
- 筋力の維持
- 松葉杖なしでの歩行

2週目
- 漸増抵抗運動（PRE）のような強化プログラムの継続
- 等張性訓練中に大腿四頭筋の電気的筋刺激を行う
- ROM訓練とストレッチの継続
- 閉鎖的運動連鎖（CKC）訓練を重視（ランジ，スクワット，側方ランジ，ウォールスクワット，側方ステップアップ）
- 持久性のための自転車訓練と可動域獲得
- 水中訓練，水中ランニングを前後方向に行う
- 完全なROM訓練
- 柔軟性訓練：ハムストリング，大腿四頭筋，腸脛靱帯，など
- 固有感覚訓練（バランス訓練）
- ステアマスターで持久力訓練

11〜14日目
- 2週目のすべての訓練の継続
- 大腿四頭筋，ハムストリング，股関節外転を重視したPRE
- 等運動性訓練を開始する，最大よりも遅い状態から最大収縮速度へと進める
- 疼痛なく屈曲伸展が可能ならばランニングプログラムの開始

第3期：保護を最小にする

第3期に進むための基準
- 不安定性のないこと
- 腫脹および圧痛のないこと
- 正常な痛みのない可動域

ゴール
- 筋力の増強

□→ MCL 単独損傷後

3 週
- 筋力強化プログラムの継続
  - ウォールスクワット
  - 側方ランジ
  - 膝の自動伸展
  - 垂直にスクワット
  - ステップアップ
  - 股関節：外転–内転
  - ランジ
  - レッグプレス
  - ハムストリングカール
- 重要事項
  - 機能回復訓練
  - 速い速度で等運動性テスト
  - 遠心性大腿四頭筋収縮
  - 等張性での股関節内転，内側ハムストリング訓練
- 等運動性テスト
- 固有感覚テスト
- 持久性訓練
- 固定自転車訓練（30～40 分）
- Nordic-Trac，スイミング，など
- 敏捷性回復プログラム，スポーツ特有の運動の開始

第 4 期：維持期

競技復帰への基準
- 正常可動域
- 不安定性のないこと
- 筋力が健側の 85％
- 固有感覚が満足のいくレベルであること
- MCL 上に圧痛のないこと
- 腫脹のないこと
- 大腿四頭筋筋力，トルクの体重比が基準を満たすこと
- 膝装具（必要であれば）

維持するためのプログラム
- 等運動性筋力増強訓練の継続
- 柔軟性訓練の継続
- 固有感覚訓練の継続

半月板損傷
Meniscal Injuries

Michael D'Amato, MD • Bernard R. Bach, Jr., MD

臨床的背景

膝関節の正常な状態と機能を維持することにおいて，半月板の重要性は十分に認められている．半月板の機能のほとんどは，以下のような関節軟骨の保護と関係している：

- 大腿骨と脛骨の効果的な接触面を増やすことにより，半月板は関節面に生ずる負荷を小さくする．半月板全摘術はその接触面積を 50% 減少させる．
- 半月板は中心にかかる圧迫負荷を辺縁に分散し，関節軟骨にかかる接触圧を減少させる．
- 膝関節完全伸展位では圧迫負荷の半分は半月板を通じて伝わり，90°屈曲位では 85% が半月板を通じて伝わる．

半月板切除は，膝関節の衝撃吸収力を 20% 下げてしまうことが示されている．

半月板動態

外側半月板は内側半月板よりもより動きが大きいといわれてきた．それぞれの半月板において，前節は後節よりも動きが大きい．内側半月板の後節の動きは小さいので，より大きいストレスがかかりやすく，損傷を受けやすい．そのため，内側半月板後節の半月板損傷が高率に生じるのである．

荷重は半月板の動きにほとんど影響を及ぼさないとされる．しかし，半月板への負荷は横断裂になることが示唆されている．膝の動き，特に回旋と 60°以上の屈曲では，半月板は前後方向の位置を有意に変える．**臨床的に，セカンドルックのための鏡視で，内側半月板後節の損傷は伸展位では整復位を保つが，屈曲すると損傷部位が広がることがわかる．**

半月板の治癒

King が 1936 年に，辺縁からの血液供給伝達が半月板の治癒において重要であることを最初に指摘した．Arnoczky と Warren は 1982 年に半月板の微小血管系について報告した．小児では，辺縁からの血液供給が半月板全層に行き渡っている．年齢とともに，血管網は減少してくる．成人では，血液供給は関節辺縁の 6 mm ほど，もしくは辺縁から 1/3 程度に限定されている．半月板の治癒能力が最も大きいのはこのエリアである（**図 4-43**）．断裂が辺縁から遠ざかるにつれてこの能力は著しく低下する．

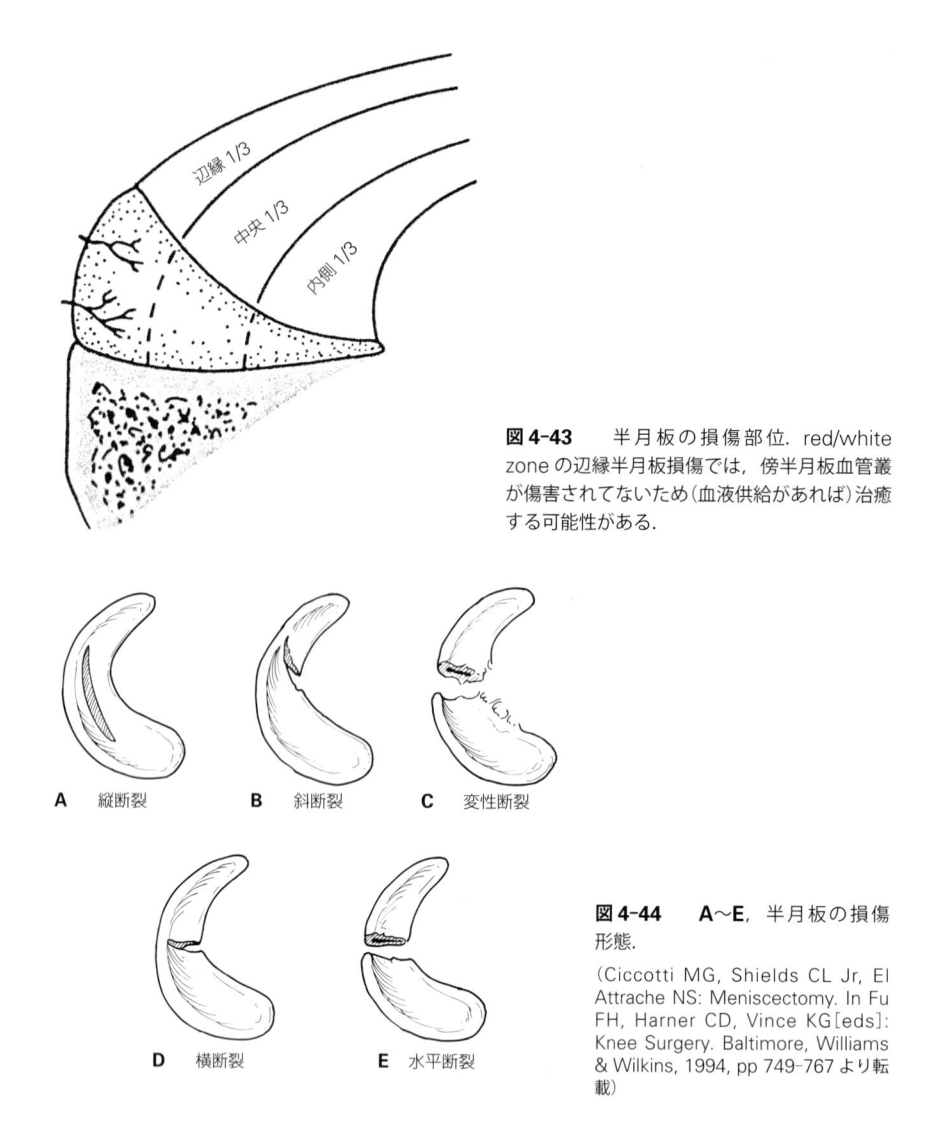

図 4-43 半月板の損傷部位. red/white zone の辺縁半月板損傷では，傍半月板血管叢が傷害されてないため（血液供給があれば）治癒する可能性がある．

図 4-44 A〜E，半月板の損傷形態．
(Ciccotti MG, Shields CL Jr, El Attrache NS: Meniscectomy. In Fu FH, Harner CD, Vince KG [eds]: Knee Surgery. Baltimore, Williams & Wilkins, 1994, pp 749-767 より転載)

A 縦断裂　B 斜断裂　C 変性断裂
D 横断裂　E 水平断裂

　半月板の治癒は断裂形態によっても影響を受ける（**図4-44**）．縦断裂は横断裂よりも治癒しやすい．単純な断裂のほうが複雑な断裂よりも治癒しやすい．外傷性断裂は変性断裂よりも治癒しやすいし，また急性の損傷のほうが慢性的なものよりも治癒しやすい．

リハビリテーションで考慮すべきこと

荷重と動き

　荷重は半月板の動きにあまり影響を与えず，縦断裂には有益であるかもしれないが，横断裂に対してはずれを大きくする力が働く可能性がある．いくつかの研究により，早期可動域訓練が半月板萎縮に対して有用であり，動かさない場合には膠原（コラーゲン）線維の内容が減ってしまうことが確認されている．屈曲60°までのROM訓練は，半月板の移動にはほぼ影響ないが，60°以上の屈曲では半月板は後方へ移動する．この後方移動の増加は半月板の治癒からみると有害なストレスを生じる．膝が屈曲するにつれて，半月板にかかる圧迫負荷もまた増加する．荷重と屈曲の増加を同時に行うことは，リハビリテーションプロトコールの進行において慎重になされるべき事柄である．

下肢アライメント

　内反変形は膝の内側に過負荷を生じ，内側半月板に圧迫力を生じる傾向がある．同様に**外反膝**は膝の外側に過負荷を生じ，外側半月板に圧迫力を生じる．こうした圧迫力の増加により半月板修復の治癒力が傷害されてしまう．下肢アライメント異常がある患者は，より半月板変性断裂をきたしやすく，本質的に治癒力低下を招くことがわかっている．「負荷を減じる」装具の使用により半月板の治癒力を保護することが推奨されるが，この方法を支持する科学的根拠はない．

半月板切除後のリハビリテーション

　治癒過程において保護しなくてはならない組織は存在しないので，リハビリテーションは積極的に進めてよい．そのゴールは，疼痛と腫脹を早めに抑制し，早期荷重を行い，正常可動域を獲得および維持し，大腿四頭筋筋力を回復させることである．

半月板修復後のリハビリテーション

　現在の研究では，ACL再建術および半月板修復術を同時に行った場合には，促進的なACLリハビリテーションプロトコールを修正することなく用いることが支持されている．治癒能力が期待できないような断裂（無血管のwhite-white zoneでの断裂，横断裂，複合断裂など）では，最初の4週間，荷重を制限し屈曲を60°に抑えることで，修復を保護し治癒能力を高められる．しかし，このことを支持する論文は存在しない．

　半月板修復術を単独で行った際の術後リハビリテーションは議論の分かれるところである．治癒を促す環境は，ACL再建術を一緒に行った場合よりも明らかに劣っているが，単独にて半月板を修復した後の積極的リハビリテーションプロトコールでは

よい結果が得られている．

リハビリテーションプロトコール

鏡視下内側もしくは外側半月板部分切除後　　　Wilk

第1期：早期の段階

ゴール
- 炎症と腫脹の軽減
- 可動域の維持
- 大腿四頭筋活動の再構築

1～3日目
- 寒冷療法
- 大腿四頭筋電気刺激
- 大腿四頭筋セッティング
- 下肢伸展挙上（SLR）
- 股関節内転および外転
- 膝自動伸展
- 1/2 スクワット
- 膝完全伸展を重要視した自動介助運動でストレッチを行う（屈曲はできる範囲内）
- 耐えられる範囲での荷重（両松葉杖）
- ラップで軽く圧迫する

4～7日目
- 寒冷療法
- 大腿四頭筋電気刺激
- 大腿四頭筋セッティング
- 膝自動伸展（90～40°）
- SLR
- 股関節内転および外転
- 1/2 スクワット
- バランス/固有感覚訓練
- 補助的に自動および他動 ROM 訓練
- 可動域（0～115°, 最小限）
- ストレッチ（ハムストリング，腓腹筋，大腿四頭筋）
- 耐えられる範囲での荷重（片松葉杖）
- 圧迫ラップや装具使用の継続
- 高圧電気刺激/寒冷療法

7〜10日目
- すべての訓練の継続
- レッグプレス（軽め）
- 爪先上げ
- ハムストリングカール
- 自転車訓練（腫脹なく可動域が 0〜120° 可能であれば）

第2期：中間期の段階

ゴール
- 筋力と持久性の獲得と改善
- 正常な痛みのない可動域の再獲得
- 機能的な活動に徐々に復帰すること

10〜17日目
- 動きと持久力のための自転車訓練
- 側方ランジ
- 前方ランジ
- 1/2 スクワット
- レッグプレス
- 側方ステップアップ
- 膝自動伸展（90〜40°）
- ハムストリングカール
- 股関節の外転および内転
- 股関節の屈曲および伸展
- 爪先上げ
- 固有感覚およびバランストレーニング
- ストレッチ
- 補助的に自動および他動的屈曲訓練（必要があれば）
- ステアマスターもしくは楕円トレーナー

17日目〜4週目
- すべての訓練の継続
- プールプログラム（深い水中でのランニングとレッグエクササイズ）
- 圧迫装具を運動中に使用することもある

第3期：高度な運動へと進めていく段階― 4〜7週❶

第3期に進むための基準
- 正常な痛みのない可動域
- 疼痛および圧痛のないこと
- 等運動性テストで満足のいくレベルであること
- 身体診察の結果が申し分のないものであること（腫脹が最小限）

□→ 鏡視下内側もしくは外側半月板部分切除後

ゴール
- 筋力強化と持久性を重要視
- 正常可動域の維持
- スポーツや機能的活動への復帰

訓練
- 閉鎖的運動連鎖（CKC）訓練の継続
- プライオメトリクスの開始
- ランニングプログラムと敏捷性訓練の開始

注意：筆者らは Orthovid.com meniscectomy instructional videotape を使用した．このビデオテープは本書の senior author により作製されたものである．

❶ 基準を満たしていれば第3期から開始してよく，4週目より早いこともある．

リハビリテーションプロトコール

半月板修復術後の積極的リハビリテーション　　　D'Amato and Bach

第1期：0〜2週

ゴール
- 正常可動域
- 腫脹のないこと
- 全荷重

荷重
- 耐えられる範囲で

治療
- ROM 訓練を耐えられる範囲で行う（0〜90°）
- 寒冷療法
- 必要に応じて電気刺激
- 等尺性大腿四頭筋セッティング
- 下肢伸展挙上（SLR）

第2期：2〜4週

第2期に進むための基準
- 正常可動域
- 腫脹のないこと
- 全荷重

□→

ゴール
- 大腿四頭筋強化
- 正常歩行

運動療法
- 閉鎖的運動連鎖（CKC）による抵抗訓練（0～90°）
- 可能であれば自転車訓練とスイミング
- 機能訓練の早期段階

第3期：4～8週

第3期に進むための基準
- 正常歩行
- 高度な機能訓練を進めるうえで十分な筋力と固有感覚があること

ゴール
- 筋力および機能テストで少なくとも健側の85％
- 理学療法から制限のない運動へ進める

運動療法
- 必要に応じて筋力強化
- スポーツ特有の機能訓練を進める
- 高度な機能訓練

リハビリテーションプロトコール

半月板修復術後　　　　　　　　　　　Wilk

半月板修復後のリハビリテーションを進めるうえでの重要な要素：
- 断裂の解剖学的な位置
- 縫合の固定性（積極的すぎるリハビリテーションは失敗につながる）
- 断裂部位（前方もしくは後方）
- 他の病的状態（PCL，MCL，ACL損傷）

第1期：最大保護期 ― 1～6週

ステージ1：術後早期 ― 1日目～3週目
- アイシング，圧迫，挙上
- 電気筋刺激
- 0°に装具をロックする
- 可動域（0～90°）

→ 半月板修復術後

- 動きは，修復部位の瘢痕組織の発達具合に従って，最初の 7～21 日間制限される．疼痛次第で徐々に屈曲角度を上げていく（0～30°，0～50°，0～70°，0～90°）
- 膝蓋骨のモビライゼーション
- 瘢痕組織のモビライゼーション
- 他動可動域
- 訓練
  - 等尺性大腿四頭筋訓練
  - 等尺性ハムストリング訓練（後節を修復した場合には，6 週間はハムストリングの訓練を行わない）
  - 股関節の外転と内転
- 松葉杖で耐えられる範囲の荷重を行い，荷重の際には 0°に装具をロックする
- 固有感覚訓練

ステージ 2：4～6 週
- 漸増抵抗運動（PRE）— 1～5 ポンド（約 450 g～2,250 g）
- 制限範囲内での膝自動伸展訓練（衝突しそうにない，もしくは修復部位が引っぱられそうにない範囲内）
- 爪先上げ
- ミニスクワット
- サイクリング（抵抗運動なし）
- サージカルチュービングエクササイズ（対角線に）
- 柔軟性訓練

第 2 期：中等度保護期 — 6～10 週

第 2 期に進むための基準
- 可動域（0～90°）
- 疼痛や腫脹に変化のないこと
- 大腿四頭筋のコントロール〔「徒手筋力テスト（MMT）が良好」〕

ゴール
- 筋力強化，持久性強化
- 可動域を正常にすること
- 患者に高度な訓練への準備をしてもらうこと

訓練
- PRE の強化を進める
- 柔軟性訓練
- 側方ステップアップ（30 秒×5 セット；60 秒×5 セット）
- ミニスクワット
- 等運動性訓練

持久力プログラム
- スイミング(平泳ぎは控える)
- サイクリング
- Nordic-Trac
- ステアマスター
- プールでのランニング(7章「受傷したアスリートに対する水治療」p.833 参照)

協調性プログラム
- バランスボード
- ハイスピードバンド
- プールでの短距離走
- 後ろ向きでのウォーキング

プライオメトリクス

第3期：高度な段階 ― 11～15週

第3期に進むための基準
- 正常な痛みのない可動域
- 疼痛および圧痛のないこと
- 等運動性テストが満足のいくものであること
- 身体診察の結果が申し分のないものであること

ゴール
- 筋力と持久力の強化
- 競技へ復帰するための運動を重要視する
- 制限のない運動へ復帰する準備をする

訓練
- すべての訓練の継続
- チューブプログラム，プライオメトリクス，プールプログラムを増やす
- ランニングプログラム開始

運動復帰：基準
- 正常な痛みのない可動域
- 身体診察の結果が申し分のないものであること
- 等運動性テストが満足のいくものであること

膝蓋大腿関節障害
Patellofemoral Disorders

S. Brent Brotzman, MD

臨床的背景

　膝蓋大腿関節障害〔膝関節前面痛（anterior knee pain）〕は整形外科で最もよく取り扱われる病態の1つである．膝蓋大腿関節は動的にも静的にも安定性に寄与する複雑な関節である．膝関節前面痛は，多くの基礎疾患を含んでおり，**単一のアルゴリズムでは治療は不可能**である．

　膝蓋大腿関節痛の治療を成功させる鍵は，詳細な病歴聴取と診察により正確な診断を行うことである．たとえば反射性交感神経性ジストロフィー（RSD）の治療は excessive lateral pressure syndrome（ELPS）とはまったく異なり，適切な治療が行われるためには正しい診断がなされなければならない．

　「軟骨軟化症」という病名はすべての膝関節前面痛を呈する病態の診断として不適切に使用されている．軟骨軟化症は，実際には直接観察することでみられる関節軟骨の変化を示す病理学的診断である．この用語は膝蓋大腿関節痛や膝関節前面痛の同義語として使用されるべきではない．しばしば，膝蓋骨の関節軟骨と大腿骨滑車部は正常であり，その痛みは神経支配の密集した傍膝蓋支帯（peripatellar retinaculum）や滑膜に起因する．すべての傍膝蓋骨構成体を触診し詳しく調べるべきである．他に侵害受容性の疼痛を起こす可能性のあるものは，膝蓋大腿関節における軟骨下骨やパラテノン，腱，皮神経である．

　Dye（1996）は，伸展機構に過負荷が生じた後に，正常な組織の恒常性が失われるという概念を提唱した．過度な生体力学的負荷が存在すると，エネルギーを吸収する個体の能力を超え，微小外傷や組織損傷，疼痛につながる．Dye は膝関節について，負荷を受け入れ，伝達し，分解するために機能する生物学的な伝達システムであると述べた．正常歩行では，膝周囲筋は実際に推進力を生み出すというよりむしろエネルギーを吸収する．

　Dye はまた，膝に生じた負荷とその頻度を考慮して「機能の封筒」であると述べた．このモデルは，膝蓋大腿関節障害の原因として，直達外力と反復外傷の両方を概念化することに有用である．1つの大きな過負荷や長期間の反復負荷はいずれも，生理学的機能の限界を超えて，組織の恒常性を破壊する恐れがある．治癒が進み恒常性を獲得するためには，患者は利用できる機能の範囲内で活動性とリハビリテーションを維持しなくてはならない．それゆえに，**最大に準ずる，疼痛を伴わない訓練**を行い，「過負荷を生じるような」（膝蓋大腿関節の圧を高める）活動を避けることが膝蓋大腿関節障害のリハビリテーションとして重要である．

膝蓋大腿関節痛の考えられる原因

急性膝蓋骨脱臼
膝蓋骨亜脱臼(慢性的)
反復性膝蓋骨脱臼
ジャンパー膝(膝蓋腱炎)
Osgood-Schlatter 病
Sinding-Larsen-Johansson 病(膝蓋骨下端)
excessive lateral pressure syndrome(ELPS)
global patellar pressure syndrome(GPPS)
腸脛靱帯炎(膝関節外側, Gerdy 結節)
Hoffa 病(脂肪体の炎症)
滑液包炎
内側膝蓋大腿靱帯の疼痛もしくは断裂
外傷
膝蓋大腿関節炎
鎌状赤血球症
膝蓋骨への前方からの外力
離断性骨軟骨炎(OCD)
反射性交感神経性ジストロフィー(RSD)
肥厚した滑膜ひだ障害(ランナー)
ターフニー(turf knee), レスラー膝
膝蓋骨骨折
大腿四頭筋断裂
挫傷
脛骨結節骨折
膝蓋前滑液包炎(housemaid's knee)
膝蓋骨低位
膝蓋骨高位
内側膝蓋支帯炎
股関節の関連痛
痛風
偽痛風(軟骨石灰化症)

膝蓋大腿関節痛の臨床的重要ポイント

- 約 70% の膝蓋大腿関節障害は保存的(非手術的)治療と時間経過により改善する.

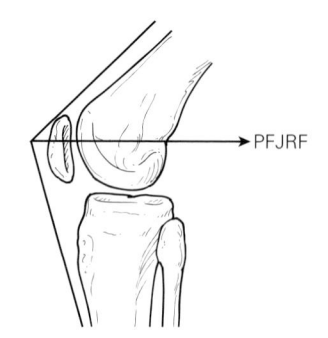

図 4-45 負荷のかかる深屈曲位での膝蓋大腿関節にかかる力（patellofemoral joint reactive force：PFJRF）（例：スクワット，膝立ち位，階段昇降）．

- 膝蓋大腿関節痛について考え，評価する際に，問題は**不安定性なのか疼痛なのか**をまずよく考慮する必要がある．診断が正確にこれら 2 つのカテゴリーの 1 つであるならば，適切な検査と治療決定を行うことができる．
- 関節鏡視下解離術は，保存的治療がうまくいかなかった後に，膝蓋骨が外側に偏位している患者（すなわち外側の組織の緊張が強い）に有効である．しかし，外側解離術は膝蓋骨の不安定性を治療するために用いられるべきではない．外側解離術はまた，hypermobile patella（過度可動性の膝蓋骨）（例：全身的な関節弛緩）の患者にも行ってはいけない．この処置が不安定性のために不適切に使用された場合の一般的な合併症は，医原性に膝蓋骨が内側へ亜脱臼をきたしたり不安定性を過度に生じることである．
- 大腿骨外側顆や膝蓋骨の内側関節面の骨軟骨骨折は，膝蓋骨脱臼のそれぞれ 40％，50％ 程度関節鏡にて発見される．
- 膝蓋骨手術の成功率は，選択された手術手技とこれまでの手術件数に関連する．
- 膝蓋大腿関節にかかる力（patellofemoral joint reactive force：PFJRF）（**図 4-45**）は，屈曲に伴い増大し，平地歩行では体重の 0.5 倍，階段昇降では体重の 3〜4 倍，スクワットでは体重の 7〜8 倍になる．
- 女性は一般的に男性より大きい Q アングル（Q 角）をもっている．しかし，Q アングルが膝関節前面痛の存在や重症度と相関しているといったエビデンスは報告されていない．
- 大腿四頭筋の柔軟性の欠如はこういった患者，特に慢性化した症例によくみられる．大腿四頭筋のストレッチは，患者の症状を劇的に改善する．
- （腸脛靱帯や大腿四頭筋，ハムストリングの）柔軟性の維持は見過ごされやすいが，柔軟性を失った患者には大変役に立つ．外側膝蓋支帯や腸脛靱帯の硬さを伴った ELPS は，腸脛靱帯のストレッチや外側膝蓋支帯の時間をかけて少ない負荷で行うストレッチでしばしば劇的に改善する．

分類

膝蓋大腿関節障害の分類に関しては文献的にも混乱が生じている．Wilk ら（1998）は，包括的な膝蓋大腿関節障害の分類体系は，(1)明確に診断カテゴリーを定義すべきである，(2)適切な治療を選択する際の手助けとなるべきである，(3)特定の診断では治療方法の比較が可能となるべきである，と述べた．

- 膝蓋骨不安定性
    - 急性膝蓋骨脱臼
    - 陳旧性膝蓋骨亜脱臼
    - 反復性膝蓋骨脱臼
- 過用（使いすぎ）症候群
    - 膝蓋腱炎（ジャンパー膝）
    - 大腿四頭筋腱炎
    - Osgood-Schlatter 病（脛骨結節）
    - Sinding-Larsen-Johansson 病（膝蓋骨下端）
- 膝蓋骨圧迫症候群
    - ELPS
    - global patellar pressure syndrome（GPPS）
- 軟部組織病変
    - 腸脛靱帯炎（膝蓋骨外側面）
    - 症候性滑膜ひだ障害
    - 炎症性に肥厚した脂肪体（Hoffa 病）
    - 滑液包炎
    - 内側膝蓋大腿靱帯の疼痛
- 生体力学的な要因での障害
    - 足部の過回内
    - 脚長差
    - 柔軟性の損失
- 直達外傷
    - 関節軟骨損傷（単独）
    - 骨折
    - 脱臼骨折
- 離断性骨軟骨炎（OCD）
- 反射性交感神経性ジストロフィー（RSD）

膝蓋大腿関節の評価

症状と徴候

- **不安定性**．患者はしばしば，「膝くずれ」を直進動作や階段昇降動作などで訴える（それに対して，ACL損傷やPCL損傷の結果として生じる不安定性は，一般的にはピボット動作や動作方向を変えることと関係している）．典型的な膝蓋骨亜脱臼は，ACL損傷患者のような外傷の既往はない．明らかな膝蓋骨脱臼の場合，膝蓋骨は自然に整復される，もしくは膝蓋骨を内側に押したり膝を伸展したりすることにより整復される．典型的な脱臼では，多量の関節内血腫が生じる（反復性の亜脱臼はそうではない）．
- **過用(使いすぎ)またはトレーニングの誤り**．トレーニングの誤りや使いすぎは，アスリート，もしくは階段昇降やスクワットなどを1日中行っている肥満患者にみられる．
- **疼痛の局在**．疼痛はびまん性であったり，膝蓋腱(膝蓋腱炎)や内外側の膝蓋支帯，大腿四頭筋腱，膝蓋骨下端(Sinding-Larsen-Johansson病)に局在していることもある．
- **軋音**．軋音は，しばしば膝蓋大腿関節の軟骨損傷のために起こるが，軟部組織のインピンジメントのために生じることもある．多くの患者は，階段昇降動作にて無症候性の軋音を訴える．
- **症状を悪化させる活動**．丘を走るときなどの疼痛を伴うポップ音は，滑膜ひだ障害や腸脛靱帯炎の可能性がある．階段昇降やスクワット，膝立ち位，いすからの立ち上がり動作(movie theater sign)などでの症状の悪化は，膝蓋大腿関節軟骨や膝蓋支帯に原因がある(しばしばGPPSやELPS)と考えられる．
- **腫脹**．膝蓋大腿関節痛を伴う膝関節の腫脹は，実際に水腫のためであることはまれであり，滑膜炎や脂肪体の炎症であることのほうが一般的である．多量の水腫は膝蓋骨脱臼の後に生じるが，そうでないときは他の関節内病変を示唆する．
- **筋力の脆弱化**．一般的ではないが，筋力の脆弱化は，疼痛の結果生じた大腿四頭筋の筋抑制が代表的なものであり，広範囲の伸展機構損傷(膝蓋腱断裂，膝蓋骨骨折，膝蓋骨脱臼)を示唆する可能性がある．
- **夜間痛**．夜間痛もしくは活動と関係のない疼痛は，腫瘍や進行した変形性関節症，感染やその類似疾患を示唆する．外傷や知覚過敏などでは説明がつかないような間断のない疼痛は，RSDや神経性の疼痛，術後神経腫，症状の誇張などが示唆される．

身体診察

患者の靴を脱がせて，下着のみの状態で両側の下肢を診察すべきである．立位や歩

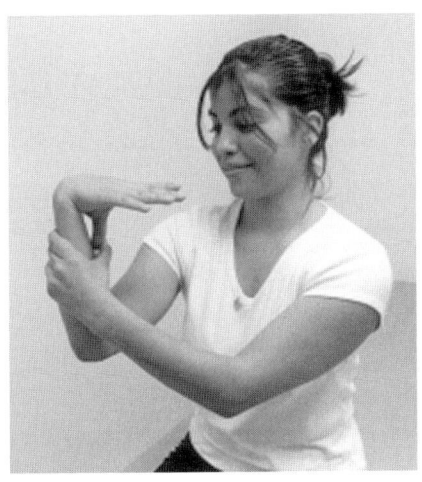

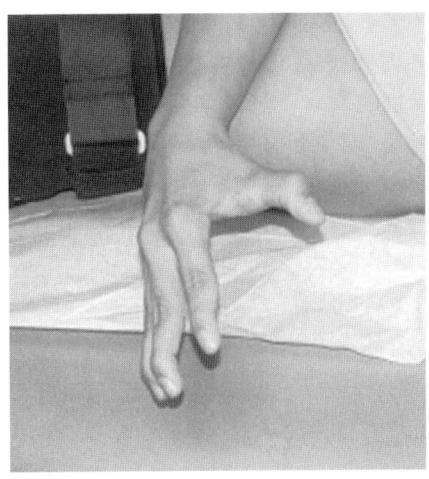

図4-46 全身性関節弛緩．**A**：患者は，母指を手関節につけることができる．**B**：指を過伸展することができる（例：「ダブルジョイント指」）．

行，座り動作や背臥位で横になる動作を診察し観察する．一方の膝関節，股関節，足部，足関節を診察し，対側下肢と対称性，すなわち大腿周囲計，Qアングルや他の要素などを比較すべきである．

身体診察はまた次の評価も含む．
- 全身性関節弛緩〔母指が手関節につくかどうか，肘関節や手指の過伸展，肩関節のサルカス徴候（sulcus sign）〕は，膝蓋骨亜脱臼が存在する可能性を高める（**図4-46**）．
- 歩行パターン
- 伸展機構のアライメント
    - Qアングル（立位および座位）（**図4-2**参照）
    - 外反膝，内反膝，反張膝（**図4-3**参照）
    - 脛骨の回旋
    - 大腿骨の前捻
    - 膝蓋骨の位置異常（低位，高位，傾き異常）
    - 扁平足または足部内反
    - 大腿骨外顆低形成
    - 膝蓋骨のすべりテスト：外側へのすべり，内側へのすべり，不安感（Fairbank徴候）
    - 膝蓋骨のトラッキング
    - Jサイン（存在すれば）

- 膝蓋大腿関節の轢音
- 内側広筋斜走線維(VMO)の萎縮や肥大
- 腫脹(多量，少量，関節内，関節外)
- 膝蓋骨周囲の軟部組織の局在性圧痛
  - 内側膝蓋支帯
  - 外側膝蓋支帯
  - 滑液包(膝蓋前，鵞足部，腸脛靱帯部)
  - 大腿四頭筋腱
  - 膝蓋腱
  - 触知可能な滑膜ひだ
  - 腸脛靱帯および滑液包
  - 肥大した脂肪体
- 大腿や VMO，下腿の萎縮
- 柔軟性
  - ハムストリング
  - 大腿四頭筋
  - 腸脛靱帯(Ober テスト)
- 脚長差
- 外側への牽引テスト
- 関連痛の可能性のある箇所(背部，股関節)
- RSD 症状(皮膚温や色調の変化，知覚過敏)
- 股関節可動域，屈曲拘縮

膝蓋大腿関節障害の臨床テスト

● Q アングル

　Q アングル(Q 角)は，上前腸骨棘から膝蓋骨中心へ引いた直線と膝蓋骨中心から脛骨結節へ引いた直線のなす角である(**図 4-2** 参照)．本質的には，この線はそれぞれ膝蓋骨上で大腿四頭筋と膝蓋腱の活動方向を表している．Q アングルは大腿骨の滑車の中に膝蓋骨の中央がくるように膝を軽度屈曲した状態で計測すべきである．**足部内反(扁平足)と脛骨の内旋は Q アングルを増大させる**．Q アングルの正常範囲は文献によってさまざまであり，解剖学的に大きな女性骨盤が Q アングルをより大きくするかどうかに関しても議論のあるところである．**正常値を引用すると男性では 10°，女性では 15°** とされている．膝蓋骨のアライメントは膝の外反の程度によりいくらか影響を受けることが知られている．しかし，外反の程度は症状の重症度と相関する病的指標(marker)とはなりえない．

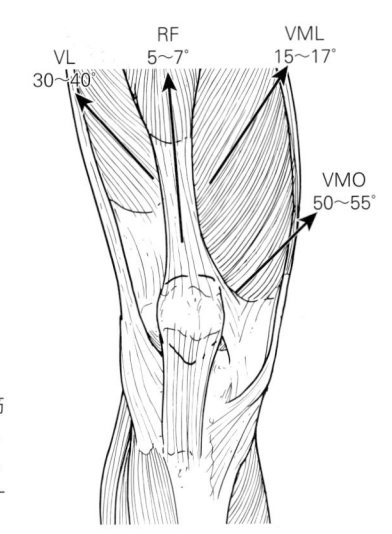

図 4-47　大腿四頭筋の線維方向．RF：大腿直筋（rectus femoris），VL：外側広筋（vastus lateralis），VML：内側広筋外側線維（vastus medialis lateral），VMO：内側広筋斜走線維（vastus medialis obliquuus）．

● **膝蓋骨の軟部支持組織**

　骨性の支持組織に加えて，膝蓋骨は内側および外側の軟部組織により制動される．内側の制動組織には，内側膝蓋支帯，内側膝蓋大腿靱帯，内側広筋斜走線維（VMO）が含まれる．**VMO は，膝蓋骨の外側偏位を抑制する最も重要な動的支持組織である**．その線維は大腿骨長軸に対して 50～55°の角度をなして起始している（**図 4-47**）．正常 VMO は，膝蓋骨の近位内側面に約 1/3 から半分の長さで停止している．しかし，不安定性を呈する症例のなかには，筋肉は欠如しているか，もしくは膝蓋骨の近位に停止しているものもある．

　外側は，外側膝蓋支帯，外側広筋，腸脛靱帯から構成される．これらの構成体が拘縮を起こすと，膝蓋骨上で（たとえば ELPS のような）係留効果（tethering；膝蓋骨の外側傾斜）を引き起こす可能性があり，膝蓋大腿関節病変を評価する際に適切に考慮されなければならない．

● **立位での伸展機構アライメント**

　下肢全体を診察することにより，伸展機構のアライメントをみるだけでなく，扁平足や脛骨の回旋，内反膝や外反膝，反張膝，大腿骨前捻，脚長差があるかどうかをみるべきであり，これらはすべて膝蓋大腿関節障害を引き起こす要因となる．**患者を立位で評価することは重要である**．荷重姿勢を診察することにより，前足部の過回内変形（これは見かけ上，立位の Q アングルを大きくする）や脚長差のような隠された変形をみつけることができる．歩行パターンを観察することにより，足部の過回内や階段の下りに生じる代償動作のような生体力学的な異常を明らかにできる．筋萎縮は巻き尺を使用して（固定された場所の周囲径），視覚化し計測可能となる．特定の場所に

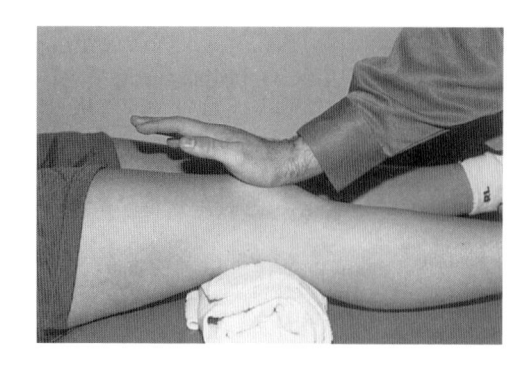

図4-48　膝蓋骨回旋テストまたは圧迫テスト．検者は，さまざまな屈曲角度で膝蓋骨を滑車に圧迫して関節の疼痛と軋音を評価する．母指のふくらみで膝蓋骨のみを圧迫し，膝蓋骨周囲の軟部組織を圧迫しないようにする．圧迫により疼痛を引き起こす角度が，病変の存在部位を示している．

ある紅斑や斑点の存在は，潜在性病変の手掛かりとなることがある．
●触診
　触診により，膝関節周囲の軟部組織に圧痛があるかどうかがわかる．内側膝蓋支帯に沿って圧痛があれば，膝蓋骨脱臼に伴った損傷と思われる．膝蓋骨が外側に脱臼すると，内側膝蓋支帯は断裂し，膝蓋骨が外側に転位しやすくなる．

　外側の疼痛は，腸脛靱帯を含む外側支持機構の炎症により二次的に生じるものである．関節面の圧痛は随伴する半月板損傷を示唆するものである．大腿四頭筋腱や膝蓋腱の腱炎に二次的に生じる圧痛は，通常，病変部位に限定したものとして生じる．滑膜ひだのスナップ音や疼痛は膝蓋骨内側縁に沿って感じられる．

●可動域（股関節，膝関節，足関節）
　可動域の検査は膝関節のみならず，股関節，足関節，距骨下関節についても行うべきである．股関節病変が膝に関連痛を引き起こすこともあるし，足部や足関節の異常な動きが膝の軟部組織にかかるストレスを増大させ膝の疼痛につながることもある．膝を動かすときには，軋音の存在や膝蓋骨のトラッキングを調べる．軋音を触知することは，疼痛を伴うこともあるが伴わないこともあり，また病的状態を意味することもあればしないこともある．しかし，軟骨損傷や軟部組織のインピンジメントの疑いがある．**膝蓋骨の回旋テスト（grind test）や圧迫テスト（図4-48）**は，原因を調べるのに役に立つ．この検査を行うには，検者は全可動域で膝蓋骨に圧迫力を加える．再現痛は，軋音を伴うことも伴わないこともあるが関節軟骨損傷を示唆するものである．経験のある検者は圧迫の箇所を微妙に変えることで，膝蓋骨や滑車の疼痛を生じている箇所を特定することが可能であるかもしれない．

●下肢の柔軟性
　下肢の柔軟性を評価しなければならない．大腿四頭筋，ハムストリング，腸脛靱帯などの硬さ（tightness）がすべて膝蓋大腿関節の症状につながる可能性がある．大腿四頭筋の柔軟性の検査は腹臥位でもよいし側臥位でもよい．股関節伸展位のまま膝を徐々に屈曲していく．膝関節の屈曲制限や代償性の股関節屈曲は大腿四頭筋の硬さを

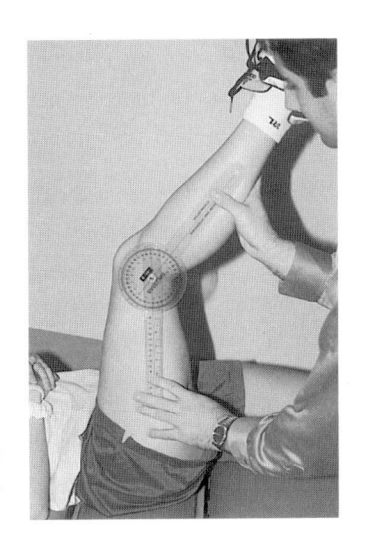

図4-49 ハムストリングの柔軟性のテスト．このテストでは，骨盤が動く，もしくは膝が屈曲し始めるまで下肢を伸展したまま股関節を屈曲していく．下肢と診察台の角度がハムストリングの柔軟性を示している．

示唆する．ハムストリングの柔軟性もテストする（**図4-49**）．

Oberテスト（**図4-50**）は，**腸脛靱帯の柔軟性**を調べるために用いられる．このテストは，患者を側臥位にして患側を健側の上にして行う．腰椎の前弯をなくし，骨盤を安定化するために下側の股関節を屈曲する．検者は，患者の後ろに立ち，膝関節近位をやさしくつかみ，膝を曲げながら大腿四頭筋に軽度のストレッチを行い，腰椎前弯を平らにするために股関節を90°屈曲する．それから股関節を伸展し中間位とし，屈曲拘縮の有無を調べる．骨盤を安定させ患者が後方にローリングしないように反対側の手を腸骨稜に置き，検者は患者の股関節を最大外転伸展位とする．膝屈曲位を保ち，骨盤を安定させ，大腿骨を中間位にしたまま，外転および伸展した股関節を重力で内転する．一般的には，大腿は診察台に少なくとも平行になる程度には内転すべきである．伸張した腸脛靱帯を大腿骨外顆近位にて触診すると，腸脛靱帯や外側膝蓋支帯が硬い患者では疼痛を伴う．このことが認められるとき，腸脛靱帯のストレッチが治療の重要な部分となる．繰り返すが，両側の比較が重要である．Oberテストの肢位は，腸脛靱帯の硬さの診断と同様，治療（ストレッチ）にも役に立つ．

● Jサイン

膝蓋骨のトラッキングの評価は，膝を完全伸展位にしたところから始める．この肢位では，膝蓋骨は一般的に正中の少し外側に位置している．膝が約10～30°屈曲するにつれて，膝蓋骨は滑車の中心におさまり，屈曲に伴い比較的直線上に動く．この正常な動きはスムーズに行われる．大腿骨の滑車溝に膝蓋骨が鋭く陥入することは，Jサインもしくは膝蓋骨の中央化の遅れとしてときどき指摘されていることで，膝蓋骨の不安定性が疑われる．

膝の不安定性の検査は，回旋不安定性をみるための十字靱帯と側副靱帯の完全な評

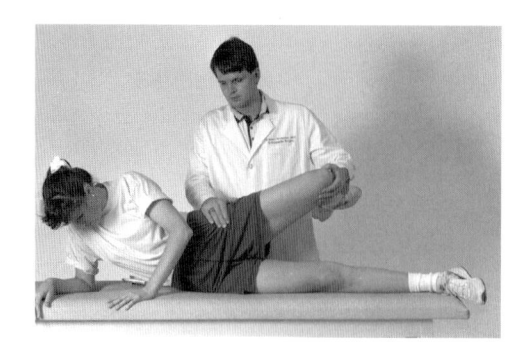

図 4-50 Ober テスト．患者を患側上の側臥位とする．骨盤を安定させ，股関節を外転および伸展する．それから診察台のほうへ下肢を内転する．正常では，上側の膝は診察台につく．異常では，膝は硬い腸脛靱帯に引っぱられ，診察台まで達しない．

価のみならず，膝蓋骨制動体の評価も含めて行うべきである．膝関節後側方不安定性のある患者では，Q アングルの動的な増加の結果として二次的な膝蓋骨不安定性が進行する可能性がある．同様に，慢性的な MCL 不安定性を有する患者においても二次的な膝蓋骨不安定性が進行する恐れがある．膝蓋骨の内外側への不安感があれば，膝蓋骨制動体に**不安定性**が存在する可能性を秘めている．膝蓋骨の上下への動きもみるべきであり，全身的な拘縮があるようなときには動きが低下している．

● 膝蓋骨のすべりテスト

膝蓋骨のすべりテスト（patellar glide test）は，内外側の制動体をみるのに有用である．伸展位では，膝蓋骨は滑車上にあり自由に内外側に動けるはずである．20°屈曲位では，膝蓋骨は骨性および軟部組織による安定性を得て滑車溝の中央にいるはずである．

● 外側へのすべりテスト

外側へのすべりテスト（lateral glide test）は，内側の制動体の状態を評価するものである．外側への偏位は膝蓋骨の横径に対する割合で示す（**図 4-51**）．膝蓋骨横径の 25％ の偏位は正常と考えられる．50％ 以上の偏位は内側制動体のゆるみを示唆する．**内側膝蓋大腿靱帯**は膝蓋骨の外側亜脱臼に抗する力のうち 53％ を担っているとされており，外側へのすべりテストを施行した際にしっかりとしたエンドポイントを有している．内側構成体を牽引し膝蓋骨を外側へ偏位させて，患者の症状が再現されれば，**外側への不安徴候が陽性**である．これは外側不安定性を示唆する．

● 内側へのすべりテスト

内側へのすべりテストは膝関節伸展位で行われる．膝蓋骨は滑車溝の中央に位置し，この「ゼロ」の位置から内側へ何 mm 偏位したかを記録する．10 mm 以上の偏位は異常である．外側膝蓋支帯にゆるみがあるときは，hypermobile patella（過度可動性の膝蓋骨），もしくはあまり一般的ではないが，内側への不安定性に起因している．内側への不安定性はまれであり，通常は膝蓋骨の術後，つまり外側の過剰解離といった医原性の合併症である．6〜10 mm の偏位は正常と考えられる．6 mm 以下し

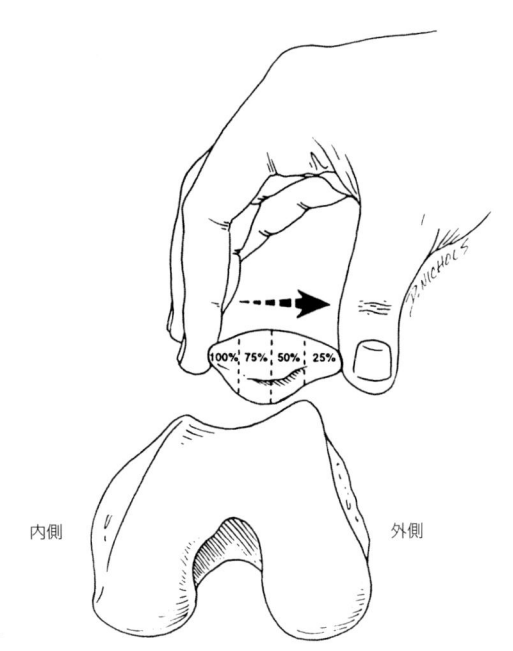

図4-51 外側への膝蓋骨すべりテスト.

か動かないときは，excessive lateral pressure syndrome (ELPS) と関係するような外側制動体の硬さを示唆する.

● **膝蓋骨の傾き**

外側制動体が硬い場合には，膝蓋骨の傾きにも影響がある．膝蓋骨の傾きは完全伸展位にて評価され，膝蓋骨外側縁を持ち上げるようにして行う（**図4-52**）．正常では，外側縁は内側縁に比べて0〜15°くらい持ち上げることができる．0°以下は，外側膝蓋支帯や外側広筋，腸脛靱帯の硬さゆえに引っ張られていると思われる．臨床上およびX線画像上，外側に膝蓋骨が傾いているときには，外側組織の硬さがうかがわれる．これはELPSの原因となる可能性がある．リハビリテーションがうまくいかなかったときには，膝蓋骨の外側への傾きに対して外側解離術を行えばよい結果が得られる．

● **Bassett徴候**

大腿骨内顆の圧痛は，急性または反復性膝蓋骨脱臼の患者の内側膝蓋大腿靱帯損傷を示唆する．

● **外側牽引テスト**

このテストは，膝を伸展したままの大腿四頭筋の収縮によりなされ，膝蓋骨の外側偏位がみられれば陽性（異常）である．外側牽引(pull)テストは外側への過剰な動的力を示している．

A **B**

硬い外側　　　　　　　ゆるい内側

外側傾斜

C

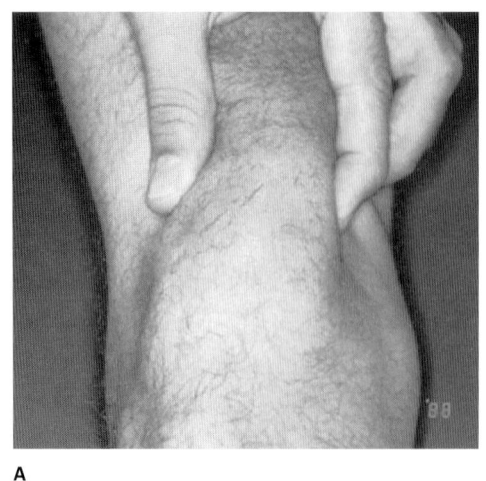

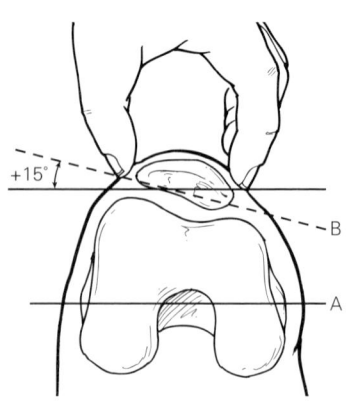

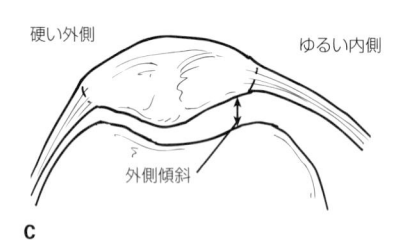

図4-52　**A**：膝蓋骨の傾きテスト（patellar tilt test）．患者を背臥位にし，膝を伸展したまま膝蓋骨を手でつかむ．やさしくつかみ，内側縁を押しつけ，前額面上で膝蓋骨を回旋させて外側へ膝蓋骨が傾くかをみる．その場合，傾きが「正常位置」に戻るかどうかもみる．正常位置は，膝蓋骨の前面が診察台に水平であることと定義される．反対側の膝と比較すること．**B**：他動的な膝蓋骨の傾きテスト．過度に硬い外側制動体（外側支帯）は水平面と平行もしくはマイナス角度を示す．このテストは膝を伸展して行い，大腿四頭筋をリラックスさせて行う．**C**：excessive lateral pressure syndrome（ELPS）では，外側支帯は過度に硬く，膝蓋骨を外側に引っ張る．このことにより外側へ傾斜し，内側支帯が徐々にゆるんでくる．

（**B**：Kolowich P: Lateral release of the patella: Indications and contraindications. Am J Sports Med 14:359-365, 1990 より転載）

X線写真

　膝蓋骨のX線は，正面像，30°屈曲位での側面像，軸位像（軸射）の3種類を撮影する．正面像では骨折の有無をみることができるが，分裂膝蓋骨は正常範囲の変異であるので鑑別する．膝蓋骨の大きさや形，全体のアライメントも確認できる．側面像は，膝蓋大腿関節の広さを評価し膝蓋骨高位や低位の有無を調べるのに用いられる（図4-2参照）．それに加えて，脛骨結節や膝蓋骨下縁の骨片の存在もわかる．正面像および側面像により，遊離体や骨軟骨欠損の存在や場所を確認することが可能である．軸射，典型的にはMerchant撮影（膝を45°屈曲し，X線を大腿骨軸に対して

図 4-53 sulcus angle と congruence angle. sulcus angle は線 BA と線 AC でつくられる. congruence angle は, sulcus angle の二等分線と膝蓋骨の関節面下端(点D)から引いた線とでつくられる. sulcus angle が 150°以上の場合は滑車が浅いことを示し, 膝蓋骨不安定性を呈しやすくなる. 膝蓋大腿関節の亜脱臼は congruence angle で評価される(本文参照).

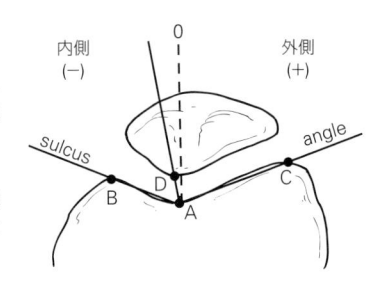

図 4-54 膝蓋骨の傾きは膝蓋大腿関節角(patello-femoral angle)で評価される. 膝蓋骨外側関節面(上の線)と滑車溝外側(下の線)に沿って引いた線は平行である. この 2 つの線が収束するときは, 膝蓋骨が外側へ傾いていることを示している.

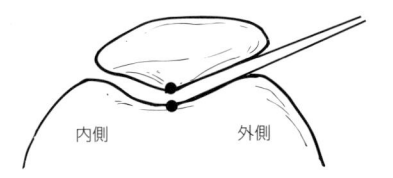

30°の角度で撮影する), または, スカイラインビューは最も有用であろう. 膝蓋骨の傾き(tilt)や亜脱臼の有無をみるために使用される. 滑車溝の解剖もよくみることができ, 大腿骨顆の形態異常の有無も観察可能である. ここで 1 つ重要なことがある. それは, 単純 X 線では膝蓋骨の軟骨下骨が見えるのみであり, 関節軟骨はわからないということである. 関節表面では, 軟骨の厚みが必ずしも一定ではない. それゆえに, 単純 X 線のいかなる計測も実際の解剖学的構造を間接的に示しているのみである.

評価は sulcus angle の計測から始まる(図 4-53). 内外側の滑車の壁に沿って線を引く. それらの線のなす角度が sulcus angle である. 150°以上の場合は異常で, 膝蓋骨不安定症の傾向を示すような, 浅いもしくは形態に異常がある滑車溝である.

膝蓋大腿関節の亜脱臼は, congruence angle の計測により評価される(図 4-53 参照). 滑車溝の頂点から sulcus angle を二等分する線と, 滑車の溝の頂点から膝蓋骨の頂点に引いた線のなす角度で, 滑車の頂点に対して膝蓋骨の頂点のほうが外側に位置するときは陽性所見と思われる. 正常な congruence angle は $-6\pm6°$ とされている.

膝蓋骨の傾きは, 膝蓋大腿関節角で評価される(図 4-54). この角度は, 膝蓋骨外側の関節面と滑車溝の外側壁に沿って引いた線のなす角で表される. この線は, おおよそ平行になるべきである. この線が離れていくのを+で表現し正常範囲としているが, 収束していくのはーで表現し膝蓋骨の傾き異常を示している.

膝蓋大腿関節障害のリハビリテーションにおける重要ポイント

膝蓋骨不安定性
- 膝蓋骨不安定性は，膝蓋骨が外側（まれには内側）へ亜脱臼もしくは脱臼したエピソードに二次的に生じた症状に起因する．外側への膝蓋骨亜脱臼はかなり一般的である．
- 内側への亜脱臼はまれであり，医原性のもの，たとえば外側支帯を分別なく解離しすぎた結果として生じるものである．
- **膝蓋骨不安定性を引き起こすような危険因子**には以下のものがあげられる．
    - 大腿骨の前捻
    - 外反膝
    - 膝蓋骨または大腿骨の形態異常
    - 膝蓋骨高位
    - 大きな Q アングル
    - 扁平足
    - 全身的関節弛緩
    - 外側膝蓋支帯の過剰解離（内側への不安定性）
    - 膝蓋骨脱臼の既往
    - 内側広筋斜走線維（VMO）の萎縮
- 膝蓋骨の亜脱臼は一般的には膝関節の屈曲早期に生じる瞬間的な膝蓋骨の外側への移動と表現される．しばしば，この亜脱臼は，「何かが飛んだ，もしくは変なところから出てくる」と表現される．
- 触診により，しばしば内側膝蓋支帯の圧痛がわかる．
- 患者の不安感は(Fairbank 徴候陽性)，膝蓋骨を外側へ圧迫することでみられる．
- 膝蓋骨の動きは，膝を 20～30°の屈曲位にして膝蓋骨を内側および外側へ動かして評価すべきである．大腿骨外側顆の上で膝蓋骨横径の 50% 以上外側へ動くときは，膝蓋骨不安定性を疑う．
- 膝蓋骨のトラッキングの評価は，膝関節屈曲 10～25°の間で滑車に膝蓋骨が出入りするところで特に注意してなされるべきである．膝伸展位で突然生じる膝蓋骨の外側への動きは膝蓋骨不安定性や亜脱臼を示唆する．
- Conlan ら(1993)は，膝蓋骨の外側亜脱臼を抑制する内側軟部組織の構成体を生体力学的に研究し，内側膝蓋大腿靱帯（medial patellofemoral ligment：MPFL）が全抑制力の 53% をになっていることを報告した（**図 4-55**）．

4 膝の損傷

図 4-55 膝内側面の解剖．内側膝蓋大腿靱帯（MPFL）は膝蓋骨が外側へ偏位しないように 53％ の抑制力を担っている．半月膝蓋靱帯と内側膝蓋支帯は平均 22％ を担っている．

(Boden BP, Pearsall AW, Garrett WE, Feagin JA: Patellofemoral instability: Evaluation and management. J Am Acad Orthop Surg 5:47-57, 1997 より転載)

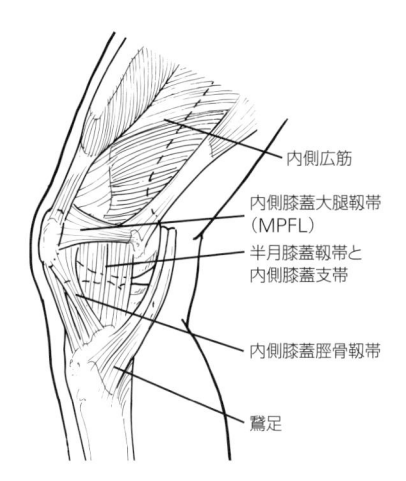

内側広筋
内側膝蓋大腿靱帯（MPFL）
半月膝蓋靱帯と内側膝蓋支帯
内側膝蓋脛骨靱帯
鵞足

リハビリテーションプロトコール

反復性（急性ではない）膝蓋骨不安定性（外側）に対する保存的治療における一般的なガイドライン

ゴール

- 症状および不安定性を軽減すること
- 大腿四頭筋筋力と持久性を強化すること〔内側広筋斜走線維（VMO）＞外側構成体〕
- 移動に際して安定性を得るために受動的に抑制するもの（Palumbo-type 装具，McConnell テーピング）を利用する
- 動的安定性や受動的なメカニズムにより膝蓋骨の安定性を重要視する

訓練/補助

- 症状を悪化させるもしくは引き起こす運動（ランニング，スクワット，階段昇降，ジャンプ，負荷の大きい運動）は避ける
- 安静，アイシング，患肢高挙
- 必要であれば杖や松葉杖を使用する
- 非ステロイド性抗炎症薬（NSAIDs）（禁忌でなければ）を消炎効果として使用する．ステロイド注射は避ける
- 腫脹，浮腫の軽減のための薬物
- 電気刺激
- VMO 強化のための VMO バイオフィードバック
- 患者の好みや，皮膚の状態がテーピングに耐えられるかに応じて外側から

□→ 反復性(急性ではない)膝蓋骨不安定性(外側)に対する保存的治療における一般的なガイドライン

　Palumbo-type の装具を当てる(**図 4-56**),もしくは McConnell テーピング(**図 4-57**)をする
- 足部の回内をコントロールし,Q アングルを減らし,脚長差を矯正するために,距骨下関節中間位に装具を装着する
- 一般的なコンディショニングとクロストレーニング
  - 水中エクササイズ,深いプールでの水中ランニング
  - スイミング
  - 早期段階では自転車訓練は避ける
- VMO を効果的に強化しながら,疼痛のない大腿四頭筋強化訓練をする
- VMO だけに限定する訓練はないが,VMO の筋電図活性を高める訓練はいくつかある
  - レッグプレス
  - 側方ステップアップ
  - 等尺性の大腿四頭筋セッティング
  - 股関節内転訓練
- 少しずつ低下している部分の柔軟性を獲得する(ストレッチ)
  - 腸脛靱帯
  - 大腿四頭筋
  - ハムストリング
  - 腓腹筋-ヒラメ筋
  - 内側膝蓋支帯を動かすことを避ける
- 膝の固有感覚の再構築

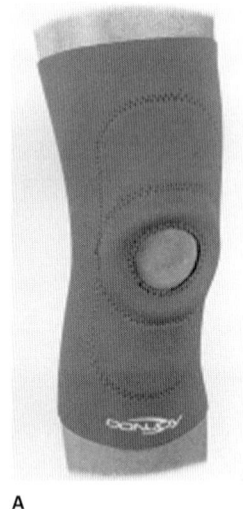

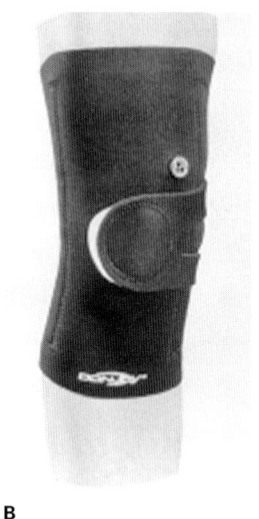

図 4-56　**A** と **B**：膝蓋骨制動装具.

□→

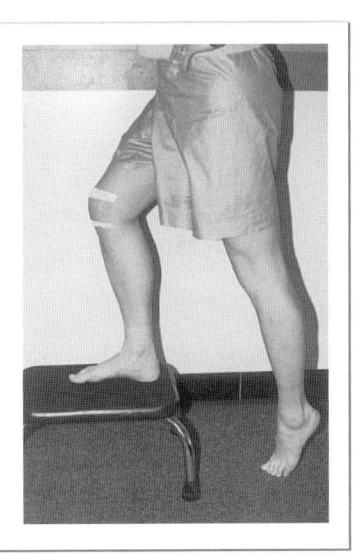

図 4-57 McConnell テーピング（膝蓋大腿関節）．

リハビリテーションプロトコール

McConnell の膝蓋骨テーピングテクニック　　D'Amato and Bach

- 図 4-57 は McConnell テーピングの写真である
- 膝を清潔にして剃毛し，準備として粘着スプレーを使用する．可能ならば，皮膚の刺激症状を軽減するためにテーピングの直前に剃毛するのは避けるべきである．
- 膝蓋骨のテーピングは膝伸展位で行う
- ロイコテープ（Leukotape P）が使用されるテーピング材料である
- 矯正は個々のアライメント異常に基づき，それぞれのコンポーネントを以下の方法で行う（図 4-58）

膝蓋骨の外側へのすべりの矯正

- テープは，外側中央縁から始める
- テープは，膝蓋骨の表面を横切り，膝蓋骨が内側に引っぱられている間に内側のハムストリング腱の内側縁に固定される
- より安定した固定性を得るためには，内側の軟部組織は大腿骨内顆上を横切り膝蓋骨に向かって持っていくとよい

膝蓋骨の外側への傾きの矯正

- テープは，膝蓋骨の中央から始める
- テープは，膝蓋骨の表面を横切り，膝蓋骨の外側縁を持ち上げるために内側のハ

□→ McConnellの膝蓋骨テーピングテクニック

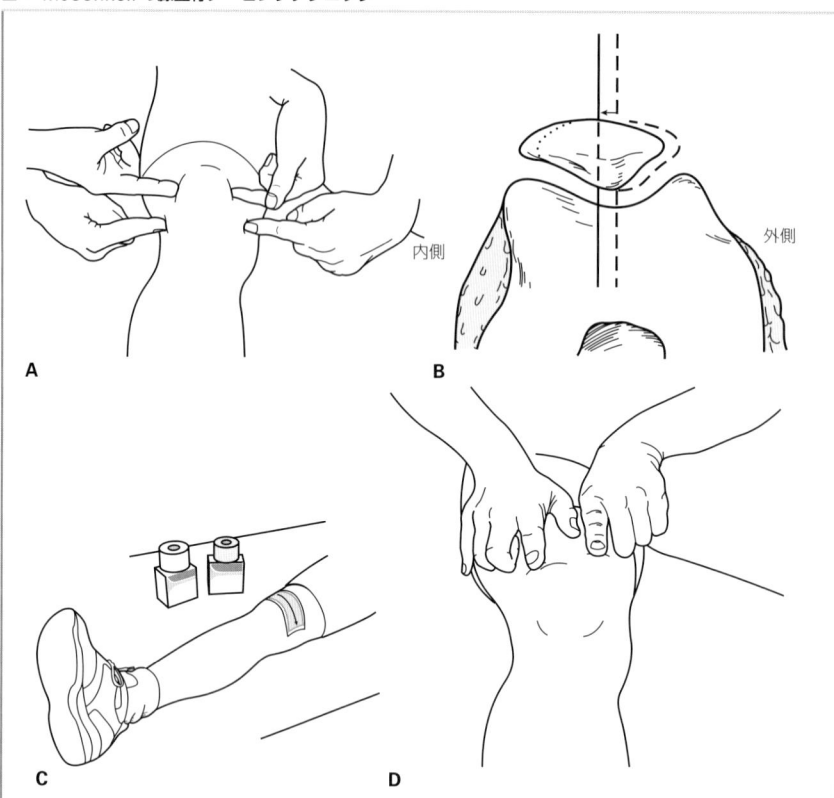

図4-58　すべりと傾きの修正．**A**：膝蓋骨のすべりをきたす原因の検索．**B**：外側へのすべりは膝蓋骨上にテーピングを施し内側へ引っぱることで修正される．**C**：外側へのすべり矯正はロイコスポーツテープ（Leukosport tape）で膝蓋骨を内側へ滑らせることで可能である．**D**：膝蓋骨の傾きをきたす原因の検索．（次頁につづく）

ムストリング腱の内側縁に固定される
- より安定した固定性を得るためには，内側の軟部組織は大腿骨内顆上を横切り膝蓋骨に向かって持っていくとよい

外旋の矯正

- テープは膝蓋骨下縁中央から始める
- 膝蓋骨下端を徒手的に内旋する
- テープは，徒手矯正が維持されている間に上方および内側方向に引っ張りながら内側軟部組織に固定する

　あるいは，**下方への傾き**もあるならば，テープは膝蓋骨上端中央から始める．回旋変形を徒手矯正したのち，テープを上方および外側方向に固定する．これは膝蓋骨の回旋を矯正するだけでなく，脂肪体から膝蓋骨下端を持ち上げもする．

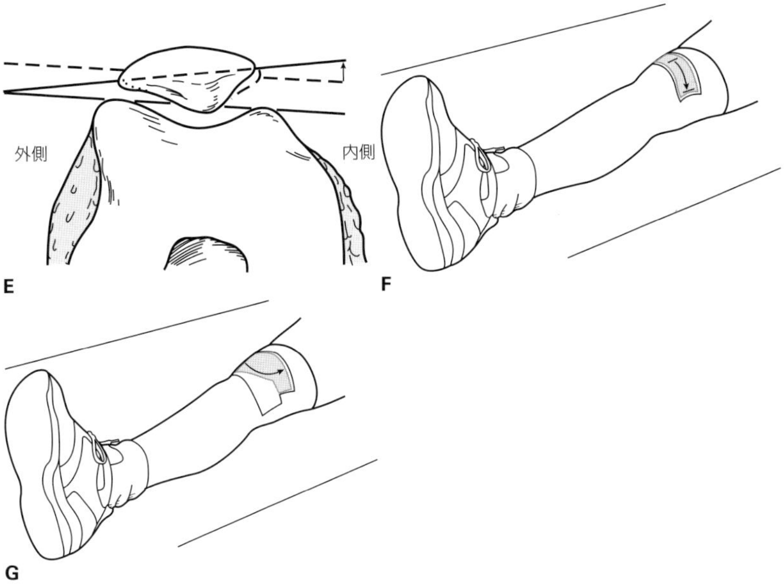

図 4-58（つづき）　　E：多いのは，硬い外側膝蓋支帯により膝蓋骨の外側縁が水平よりも後方へ引っぱられる（傾き陽性）．F：外側への傾きの修正．G：外旋の修正．

この手技を行う際には，外側へのすべりを生じないように注意しなければならない

下方への傾きの矯正

- 下方への傾きの矯正は常に，外側への傾きもしくはすべりの構成要素の矯正を伴うものである
- 下方への傾きを矯正するためには，テープの開始位置は膝蓋骨中央ではなく膝蓋骨の上方である．それからすべりや傾きの矯正を，先に述べたような方法で行う．テープの開始位置を上方にすることで脂肪体から膝蓋骨の下端を持ち上げる

テーピング使用に関する重要事項

- テープは 24 時間以上残さないようにし，夜間就寝時にははがす
- テーピング治療の平均期間は 2 週間であり，次はテープを運動中のみに使用するようにして徐々に離脱の方向とする．可能であれば，6 週間まで継続してもよい
- テープはゆっくりとはがし，次のテーピングの制限となるような皮膚の刺激症状を生じないように注意する．業務用の溶剤がテープ除去の補助として利用可能である
- テープ除去後の皮膚へ消毒用アルコールを使用すると，皮膚を強くし，皮膚の障害を妨ぐことができる

□→ McConnellの膝蓋骨テーピングテクニック

- 皮膚モイスチャークリームを終夜使用すると，皮膚が栄養される．翌日テープを貼る前に，モイスチャークリームは取り除く
- テープへのアレルギー反応が初回患者何例かに起こることがある．搔痒性の発疹が，通常テーピング開始の7～10日後に膝の上に生じる．（局所性の）コルチゾンクリームが発疹を抑える可能性がある．アレルギー反応が生じた患者には，低刺激性テープだけを使用すべきである

リハビリテーションプロトコール

McConnellテーピングの原理
――プロトコール2

- テーピングは，訓練と筋肉のバランスのために補助的なものとして用いる
- 内側広筋斜走線維（VMO）の外側広筋に対する比率は，テーピング治療中，改善を示す
- 本当に膝蓋骨の位置を変えているかどうかは，議論のあるところである
- 正しくテーピングを行うために，膝蓋骨の位置は大腿骨顆部の位置に対して評価されなければならない
- 4つの位置関係は，静的な状態（下肢を伸展し大腿四頭筋をリラックスして座る）で評価され，それから大腿四頭筋のセッティングを行い動的に評価する

　すべりの構成要素（glide component）は，大腿骨顆部に対する膝蓋骨の内外側縁の関係である．静的には，膝蓋骨は，顆部の中央に位置しているはずである．動的にも，この位置関係は維持されるべきである．大腿四頭筋セッティングで，膝蓋骨は目立つような外側への動きなしに上方へ移動するはずである．多くのアスリートは静的もしくは動的なアライメント異常のため，すべりを矯正する必要がある

　傾きの構成要素（tilt component）は，膝蓋骨内外側縁の前後の関係を比較することによって評価される．患者を背臥位，膝伸展位にすると，内外側縁は静的にも動的にも水平になるべきである．しばしば，膝蓋骨外側縁が外側膝蓋支帯によって大腿骨外側顆に向かって後方（下方）へ引っぱられる．これは，テーピングによってすべりが矯正された後でも起こりうる

　回旋の構成要素（rotational component）は，膝蓋骨長軸と大腿骨長軸の関係である．理想的な位置は，軸同士が平行になることである．よくあるのは，膝蓋骨下端が大腿骨の長軸に対して外側に位置することであり，これは外旋といわれている

　前後の傾き（anteroposterior tilt）は，膝蓋骨の上下端の前後の関係である．膝蓋骨下端が後方にあるとき，脂肪体の刺激症状が起こりやすい

　膝蓋骨の位置が評価された後，患者の症状を引き起こす原因となる運動が明らかになる．患者が8インチ（約20 cm）の段差を降りるのを観察すると効果的である．テーピングの後，このテストは，疼痛軽減にテーピングが有効であることを確認するのに繰り返し行われる

> **テーピング手技**
> - 矯正は評価結果に従ってなされるが，最も有意な変化の生じているものを最初に矯正する
> - ロイコスポーツテープ（Leukosport tape）（Beiersdorf, Inc.）が一般的に用いられている
> - 効果的に使用されるのに十分な強度と粘着力のあるテープは，カバーロールストレッチ（Cover Roll Stretch）のような皮膚に接して保護するカバーを必要とする
> - **すべり**を矯正するために，テープは膝蓋骨の外側端から始め，徒手的に内側へすべらせこの位置でテーピングする
> - **傾き**は，膝蓋骨の中央からテープを始め，膝蓋骨の内側端を後方へ引っぱり，すべり矯正に用いたテープの上につなぎ留めて矯正される
> - **回旋変形**は，膝蓋骨下端の外側面から始め，内側関節面に向かって引っぱることで矯正される
> - **前後の傾き**があるときには，脂肪体から膝蓋骨下面を引っぱるために，膝蓋骨上面のすべりや傾斜をテーピングすることで矯正される
> - 1つもしくは2つの矯正で疼痛が消失した場合，すべての要素を矯正する必要はない
> - 効果をチェックするために，テーピングのそれぞれの段階で誘発テストを行う
> - 疼痛を引き起こすような動作中は，テーピングは施行しておく（アスリートの場合もしくはすべての日常生活動作で）
> - 膝蓋骨が筋肉により良好に制御されるようになれば，患者はテーピングから離脱すべきである．長期使用はすべきでない

膝蓋大腿関節の圧迫症候群〔grobal patellar pressure syndrome（GPPS），excessive lateral pressure syndrome（ELPS）〕

　GPPSとELPSを鑑別する最も重要な臨床所見は，膝蓋骨の動きである．GPPSでは，膝蓋骨の動きは内側へも外側へも制限される．しばしば，近位への動きも制限される．一方，ELPSでは，硬さは外側膝蓋支帯**のみ**に認められる．

　ELPSのリハビリテーションは以下のように行う．すなわち，硬い外側膝蓋支帯のストレッチを行い，内側へのすべりや傾きを行って内側への動きを大きくする，膝蓋骨を「内方へ動かす」もしくは正常な位置に戻すようなMcConnellのテーピングをする（傾斜を修正する），硬い外側構成体のストレッチを弱い力で長い時間をかけて行う．筋腱のストレッチでは，ハムストリング，大腿四頭筋，腸脛靱帯を使う．大腿四頭筋，特にVMOの筋力を改善することが重要である．開放的運動連鎖の膝関節伸展と自転車訓練は，リハビリテーション初期には行うべきではない．高電圧電流刺

激(HVGS)や寒冷療法に加えて，滑膜炎や炎症所見のあるときには非ステロイド性抗炎症薬(NSAIDs)を服用する．毎日ホームエクササイズを行い，どんな運動を避けるべきか(たとえば階段昇降，スクワット，膝立ち位，ジャンプ，走るなど)，またスポーツを変更すべきか，患者を教育する．

　GPPS は，いくつかの重要な点が異なるものの，これと似たような方法で治療する．**炎症所見や軟骨変性を減少させるために積極的なリハビリテーションを開始する前に，三次元的に膝蓋骨の動きを再構築し改善しなければならない**．膝蓋骨を動かす前に，温かい渦流浴や超音波などの治療を用いることもある．動かす間は少なくとも1～2分間，できれば10～12分間施行する．大腿四頭筋の停止部の可動性を保つ訓練も行われる．患者は軟部組織の可動性を維持するために，1日に数回，制限なく膝の可動域訓練を行う．他動的に膝完全伸展位を維持することは，膝蓋大腿関節の軟骨を正常の状態に保つのに大切である．まず最初に，膝蓋骨の可動性が改善するまで，多くの角度，すなわち SLR や 40°屈曲までのスクワットなど，で大腿四頭筋の等尺性収縮を行う．レッグプレスやランジ，ウォールスクワットも追加する．自転車訓練や深屈曲，深い屈曲位でのスクワット，抵抗性の膝伸展運動は，膝蓋骨の可動性がよくなるまで**避けるべき**である．GPPS の患者には膝蓋骨を圧迫し動きを制限するため，装具やテーピングは用いない．

リハビリテーションプロトコール

膝蓋大腿関節の圧迫症候群：excessive lateral pressure syndrome(ELPS)と global patellar pressure syndrome(GPPS)

D'Amato and Bach

第 1 期

ゴール
- 疼痛および炎症の軽減
- 膝蓋骨の動きを大きくし，拘縮した膝蓋骨周囲組織を動かすこと
- 大腿四頭筋コントロールの回復
- 膝蓋大腿関節動態の改善

テーピング/装具
- ELPS：傾きを矯正するために McConnell テーピングをする
- GPPS：装具やテーピングは使用しない

運動療法
- 炎症や疼痛の軽減のためにアイシング，電気刺激，非ステロイド性抗炎症薬(NSAIDs)の服用などを行う

- 大腿四頭筋セッティングやSLR，多くの角度で大腿四頭筋の等尺性訓練
- 股関節内転，外転，屈曲および伸展訓練
- 膝蓋骨をよく動かし始める
  - ELPS：固い外側膝蓋支帯にモビライゼーションを行う
  - GPPS：内側，外側，および上方の膝蓋骨周囲組織にモビライゼーションを行う

第2期

第2期に進むための基準
- 疼痛が最小限
- 炎症も最小限

ゴール
- 伸展不全がなく良好な大腿四頭筋セッティングが可能になること
- 可動域改善
- 膝蓋骨の動きの改善（注意：GPPSのときは膝蓋骨の動きが有意に改善するまで，積極的な強化訓練は避けること）

運動療法
- 膝蓋骨のモビライゼーションの継続
- 膝蓋骨の傾斜を矯正するために，膝蓋骨制動装具（patella stabilizaing brace）を装着したり，McConnellテーピング（ELPS）を使用したりする
- アイシングや電気刺激（特に訓練の後），NSAIDs服用の継続
- 下肢伸展挙上（SLR），大腿四頭筋セッティング
- 大腿四頭筋，ハムストリング，腸脛靱帯，腓腹筋，ヒラメ筋の柔軟訓練
- 閉鎖的運動連鎖（CKC）訓練：ミニランジ，ウォールスライド，側方ステップアップ，ミニスクワット
- 自転車訓練や，深屈曲，ディープスクワット，膝の自動抵抗運動は避ける
- プール訓練，スイミング
- 可能な限り負荷を増やすことで，股関節の屈筋，伸筋，内転筋，外転筋，そして下肢や足部の筋肉の訓練を進めていく．3〜10セット行い，2ポンド（約900g）ずつ負荷を増やしていく

第3期

第3期に進むための基準
- 疼痛や炎症所見の増強がないこと
- 良好な大腿四頭筋筋力

ゴール
- 可動域を完全に回復すること
- 筋力や柔軟性の改善

□→ 膝蓋大腿関節の圧迫症候群

装具
- 有効であれば，装具やテーピングの使用を継続する

運動療法
- ハムストリング筋力訓練を進めていく
- 心血管系や筋肉の持久力のために自転車訓練，スイミング，階段昇降や歩行を行う．時間を増やし，それからスピードを上げる
- 柔軟性訓練の継続
- CKC訓練を進めていく

第4期

第4期に進むための基準
- 膝の可動域が完全であること
- 大腿四頭筋筋力が正常の80%あること

ゴール
- 運動への完全復帰

装具
- スポーツ参加の際には必要に応じて装具やテーピングを使用する．テーピングは6週間までとし，それ以後は外す．装具は必要であれば継続する

運動療法
- 希望があればランニングを徐々に加えていく．距離を増やし，それからスピードを上げていく
- 十分にウォーミングアップを行う
- 訓練の後はアイシングを行う
- 有酸素クロストレーニングの継続
- ジャンプやカット動作，スポーツ特有の訓練の開始

運動への完全復帰
- 疼痛のない完全な可動域を有していること
- 筋力や機能テストが正常の85%あること

リハビリテーションプロトコール

初回膝蓋骨脱臼後　　　　　　　　　　　D'Amato and Bach

第1期

ゴール
- 疼痛の軽減および脱臼再発の予防
- 筋肉機能の回復
- 腫脹の軽減
- 治癒しかけている組織の保護のため可動域を制限する
- 治癒しかけている組織の保護のため荷重を制限する
- 積極的に治療を進めすぎて，患者に疼痛による機能障害が生じないようにする

装具
- 最初は，歩行中は角度制限付き装具を0°にセットする．装具には外側にドーナツ型のパッドのついたものを用いる
- 膝蓋骨制動装具またはMcConnellテーピング
- 軽い圧迫包帯を用いる

荷重
- 松葉杖で部分荷重

運動療法
- 寒冷療法
- 大腿四頭筋活性を促進するために電気刺激を行う．内側広筋斜走線維(VMO)を重要視する〔高電圧電流刺激(HVGS)〕
- 疼痛レベルが許すならば，背臥位で下肢伸展挙上(SLR)を行う
- 疼痛のない範囲で他動ROM訓練を行う
- 膝に腫脹があれば足関節をできる限り動かす
- 等尺性ハムストリング訓練
- 腫れが大腿四頭筋を抑制していれば血液を吸引する

第2期

第2期に進むための基準
- 関節腫脹が少ない
- 大腿四頭筋の伸展不全がない
- 膝蓋骨不安定性テストで不安感が生じない
- 日常生活動作では疼痛がほぼ，もしくはまったくない

ゴール
- 大腿四頭筋機能の改善

□→ 初回膝蓋骨脱臼後

- 正常な痛みのない可動域の獲得
- 低いレベルでの機能活動を開始する
- コンディショニングプログラムの開始
- 膝蓋大腿関節症状，もしくは関節の不安定性を予防する

装具
- 膝蓋骨装具やテーピングの継続

荷重
- 可能であれば荷重してよい
- 伸展不全のない大腿四頭筋コントロールが獲得できれば松葉杖は必要ない

運動療法
- 必要であれば電気刺激を継続する
- 背臥位でSLRを継続し，漸増抵抗運動（PRE）や，内転および外転SLRを加える
- 両側に等しく荷重して爪先上げ
- 必要に応じて薬物投与
- 閉鎖的運動連鎖（CKC）訓練〔ウォールシット（wall sitting），爪先上げ〕
- 低いレベルでの持久性訓練（健側での自転車訓練）
- 低いレベルでのプール運動

第3期

第3期に進むための基準
- 自動で正常可動域が獲得されている
- 正常な大腿四頭筋機能を有する
- 歩行時のふらつきがなく全荷重可能

ゴール
- 機能的能力の改善
- スポーツや他の高次の運動へ徐々に復帰すること

装具
- 大腿四頭筋筋力の改善に応じて膝蓋骨制動装具やテーピングから離脱する

運動療法
- 4通りの股関節訓練（内転，外転，屈曲，伸展でのSLR）
- 水治療，水中ウォーキングからランニングへと進める
- スポーツやスキル特有のトレーニング
- 固有感覚訓練
- 患者教育

完全な運動復帰への基準（8〜12週）
- 健側と等しい可動域
- 疼痛や腫脹がない

□→

- 健側下肢筋力の 85% を有していること
- 1 分間の跳躍(hop)テストや両下肢跳躍テストで満足のいく結果が得られていること
- 身体診察上膝蓋骨の安定性が得られていること

リハビリテーションプロトコール

外側膝蓋支帯解離術後 D'Amato and Bach

外側解離術の適応

- 膝蓋骨の外側傾斜を有しており保存療法に抵抗する膝蓋大腿関節の疼痛があること(p.558 参照)
- 外側膝蓋支帯が硬いこと— excessive lateral pressure syndrome(ELPS)
- 膝蓋骨が外側に傾斜しており,外側膝蓋支帯に疼痛があること

第 1 期:術後早期— 2 週

ゴール
- 治癒している軟部組織構造の保護
- 膝屈曲伸展の改善
- 大腿四頭筋の再教育を含めた下肢筋力の増強
- 制限事項やリハビリテーション過程に関する患者教育

荷重
- 両松葉杖で耐えられる範囲内で荷重

運動療法
- 内側広筋斜走線維(VMO)のバイオフィードバックを用いた大腿四頭筋セッティングと等尺性の内転訓練
- ヒールスライド
- 足関節のポンプ運動(ankle pump)
- 負荷をかけない腓腹筋とハムストリング訓練
- 屈曲,内転,伸展で下肢伸展挙上(SLR)訓練.術後約 3 週で股関節外転訓練の開始
- 大腿四頭筋収縮が貧弱なときには機能的な電気刺激を行う
- (創部が治癒していれば)術後 2 週で水治療を始める.歩行の正常化を重視する
- 十分な屈曲が得られていれば,可動域獲得のために固定自転車訓練を行う

□→ 外側膝蓋支帯解離術後

| 第2期：2〜4週 |

第2期に進むための基準
- 良好な大腿四頭筋セッティングが可能
- 自動で屈曲90°可能
- 自動で完全伸展が可能
- 活動的な炎症所見のないこと

ゴール
- 屈曲角度を増やす
- 下肢筋力と柔軟性の向上
- 正常な歩行の獲得
- バランスと固有感覚の改善

荷重
- 次の基準を満たしていれば松葉杖なしで耐えられる範囲での歩行を行う
  - 伸展不全なくSLR可能
  - 自動で完全伸展が可能
  - 膝屈曲が90〜100°可能
  - 疼痛回避性の歩行パターンでない
- 補助道具なしに歩行する前に，片松葉杖もしくは杖で歩行を正常化する

運動療法
- 膝屈曲0〜45°でウォールスライドを行い，ミニスクワットへと進める
- 3通りの股関節訓練を行う（屈曲，伸展および内転）
- カーフレイズ
- バランスと固有感覚訓練（片脚起立，KAT，BAPSボード
- 歩容の正常化を重視したトレッドミル歩行
- 腸脛靱帯と股関節屈筋のストレッチ

| 第3期：4〜8週 |

第3期に進むための基準
- 正常歩行が可能
- 大腿四頭筋筋力が正常
- 膝蓋骨の外側へのトラッキング異常や不安定感なしに動的コントロールが良好であること
- 閉鎖的運動連鎖（CKC）訓練に集中して進めてよいという医師の許可があること

ゴール
- 可動域低下を改善させること
- 大腿四頭筋筋力の回復を継続すること
- 機能と固有感覚の向上

運動療法
- 膝の完全屈曲が達成できれば大腿四頭筋ストレッチを行う
- ハムストリングカール
- 0～45°の屈曲でレッグプレス
- CKC訓練を進める
- 外転を加えて4通りの股関節訓練を行う（内転，外転，屈曲，伸展）
- ステアマスターもしくは楕円トレーナー
- Nordic-Trac
- ウエットベストやベルトをしてプールでの水中ジョギング

第4期：完全な運動への復帰―8週

第4期に進むための基準
- 完全もしくは部分的に運動復帰することを医師により許可されていること
- 膝蓋大腿関節もしくは軟部組織に症状がないこと
- 膝蓋骨不安定性の徴候がないこと
- 安全にスポーツ復帰するために必要な関節可動域，筋力，持久力，固有感覚を有していること

ゴール
- 大腿四頭筋の筋力改善を継続
- 機能的筋力および固有感覚の向上
- 適切な運動レベルへ復帰すること

運動療法
- 機能訓練を進めるうえで，次のものを含めるがこれらだけに限らない
  - スライドボード
  - 歩行訓練/ジョギングへ進める
  - 前方および後方へのランニング，カット動作，8の字走行，カリオカ
  - プライオメトリクス
  - スポーツ特有の訓練

リハビリテーションプロトコール

遠位および/または近位での膝蓋骨リアライメント手術後

D'Amato and Bach

一般的なガイドライン

- 閉鎖的運動連鎖（CKC）訓練は術後6週間禁止
- 近位および遠位リアライメントでは，上記の荷重制限以外は同様のリハビリテー

□→ 遠位および/または近位での膝蓋骨リアライメント手術後

ションプロトコールが用いられる
- 近位・遠位リアライメントを同時に行った際には，遠位リアライメントのプロトコールを用いる

第1期：術後早期 — 1〜6週

ゴール
- 固定および周囲軟部組織の保護
- 炎症の制御
- 自発的な大腿四頭筋と内側広筋斜走線維（VMO）コントロールの回復
- 許容範囲の可動域で，持続的他動運動（CPM）やヒールスライドを通じて動かさないことによる不利益を最小限にする
- 完全伸展の獲得
- リハビリテーション過程に関する患者教育

可動域
- 0〜2週：屈曲 0〜30°
- 2〜4週：屈曲 0〜60°
- 4〜6週：屈曲 0〜90°

装具
- 0〜4週：治療訓練とCPMのとき以外はすべての活動で完全伸展位に固定する．睡眠中も完全伸展位に固定する
- 4〜6週：睡眠中は固定を外す．歩行中には完全伸展位に固定する

荷重
- 近位手術では両松葉杖で耐えられる範囲で行う．遠位手術では両松葉杖で50％の荷重を行う

運動療法
- VMOに対するバイオフィードバックと，電気刺激を用いて大腿四頭筋セッティングおよび等尺性の内転訓練を行う（近位手術では電気刺激は6週間行わない）
- 近位手術ではヒールスライドは屈曲 0〜60°で始める，遠位手術では 0〜90°で始める
- CPMは1日2回，1回2時間，近位手術では屈曲 0〜60°，遠位手術では 0〜90°で始める
- 負荷をかけずに腓腹筋-ヒラメ筋，ハムストリングストレッチを行う
- 装具を完全伸展位に固定し，4通りの方法で下肢伸展挙上（SLR）を行う（内転，外転，屈曲，伸展）（立位で施行可能）
- セラバンドを用いて足関節抵抗ROM訓練
- 膝蓋骨を動かす（可能であれば開始）
- 術後3〜4週で歩行を重視した水治療を行う

第2期：6〜8週

第2期に進むための基準
- 良好な大腿四頭筋セッティングが可能なこと
- 屈曲が約90°可能であること
- 活動的な炎症所見がないこと

ゴール
- 屈曲角度を増やすこと
- 固定部位に過負荷をかけないこと
- 適切な膝蓋骨のトラッキングを獲得するために大腿四頭筋およびVMOのコントロールを改善すること（動態）

装具
- 就寝時は使用しない，医師の許可があれば歩行中に装具の角度制限を外す

荷重
- 両松葉杖で耐えられる範囲内で荷重

運動療法
- 訓練の継続，ヒールスライドで完全屈曲まで進めていく
- 負荷をかけて腓腹筋-ヒラメ筋のストレッチを行う
- 膝の屈曲が少なくとも90°可能であるならば，CPMは継続しない
- 水治療の継続
- バランス訓練（片脚立位，KAT，BAPSボード）
- 固定自転車訓練：抵抗を少なく，座面を高くする
- ウォールスライドからミニスクワットへ徐々に進める，屈曲は0〜45°にする

第3期：8週〜4か月

第3期に進むための基準
- 大腿四頭筋の状態が良好で，SLRで伸展不全のないこと
- 疼痛回避性歩行ではないこと
- 膝蓋骨の外側へのトラッキング異常や不安定感なしに動的コントロールが良好であること

荷重
- 次の基準を満たすとき松葉杖の使用を終了する
  - SLRで伸展不全がない
  - 自動で完全伸展可能
  - 疼痛回避性歩行ではない（歩容が正常になるまで片松葉杖もしくは杖を使用してもよい）

運動療法
- ステップアップ，2インチ（約5cm）で始め8インチ（約20cm）へと進める

□→ 遠位および/または近位での膝蓋骨リアライメント手術後
- 固定自転車訓練，中等度の抵抗を加える
- 4通りの股関節訓練（屈曲，内転，外転，伸展）
- レッグプレス，膝屈曲0〜45°で行う
- 持久力のためのスイミング，ステアマスター
- 爪先上げ
- ハムストリングカール
- 正常歩行の獲得を重視したトレッドミル歩行
- 固有感覚訓練の継続
- 腓腹筋-ヒラメ筋とハムストリングの柔軟性訓練の継続．必要であれば腸脛靱帯と大腿四頭筋も加える

第4期：4〜6か月

第4期に進むための基準
- 大腿四頭筋筋力が正常であること
- 膝蓋骨の不安定性がないこと
- 軟部組織の症状がないこと
- より集中してCKC訓練を始め，完全もしくは部分的に運動復帰することを医師により許可されていること

ゴール
- 大腿四頭筋の筋力改善の継続
- 機能と固有感覚の改善
- 適切な運動レベルへの復帰

運動療法
- CKC訓練を進めていく
- ウエットベストやベルトを着用してプールでの水中ジョギング/ランニング
- 機能訓練を進めていく，スポーツ特有の訓練を行う

膝の過用（使いすぎ）症候群

伸展機構を含む過用（使いすぎ）症候群（overuse syndrome）は，「ジャンパー膝」という用語で一般的に分類されている．**膝蓋腱炎**は最もよく遭遇し，膝蓋骨下端の腱付着部付近の疼痛で生じる（**図4-59**）．頻度は少ないが，症状が腱遠位端である脛骨結節や膝蓋骨上端の大腿四頭筋腱付着部に限局することもある．成長期では，骨端症として発症することが多く，脛骨結節（Osgood-Schlatter病）や膝蓋骨遠位端（Sinding-Larsen-Johansson病）に起こる（**図4-60**）．

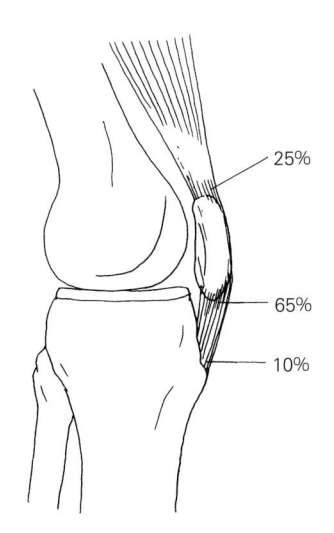

図 4-59　ジャンパー膝における典型的な疼痛部位．

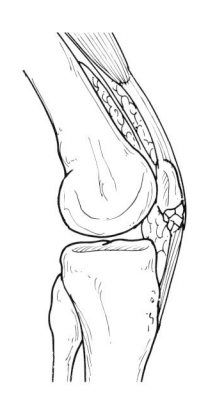

図 4-60　Sinding-Larsen-Johansson 病は骨が未成熟の患者に生じる膝蓋骨下端の骨軟骨炎である．保存的治療により 3～12 か月で治癒する．

(Colosimo A, Bassett FH 3rd: Jumper's Knee: Diagnosis and treatment. Orthop Rev 19:139, 1990 より転載)

膝蓋腱炎（ジャンパー膝）の病歴

　典型的な病歴は，知らぬ間に生じる病変部位に限局した膝関節前面痛で，これはジャンプ動作やランニングの後まもなく増悪する．疼痛は短期間の安静により通常は改善するが，活動を再開すると再発する．バスケットボールやバレーボール，陸上競技選手によくみられる．理論的には，軽微な外傷が腱に繰り返されることで，外傷が蓄積され生じるとされる．症状のないアスリートに比べて，ジャンパー膝のアスリートはジャンプの瞬間により強い力を生じうるといわれており，このことが過負荷となり症状を引き起こす原因の一つと考えられている．競技をどんな場所で行うか，ということもまた重要な原因であり，硬い場所で行うスポーツは腱炎の症状を引き起こす頻度を増加させる．

分類

Blazinaら(1973)による腱炎の分類は，最も頻繁に引用されており，治療計画を立案するのに有用である．

第1期と第2期の患者は，保存的治療により軽快する．第3期の患者は保存的治療にさまざまな反応を示す．手術的治療は第1・2・3期の患者で3～6か月以上の保存的治療に抵抗を示す場合や，第4期のすべての患者に適応される．

膝蓋腱炎(patellar tendinitis)分類

第1期　運動後に疼痛のみ生じる
第2期　疼痛が運動時に生じるが，動作を制限はしない
第3期　疼痛が運動時に生じ，動作を制限する
第4期　腱の完全断裂

リハビリテーションプロトコール

膝蓋腱炎　　　　　　　　　　　　　　　　　　D'Amato and Bach

第1期

ゴール
- 患者教育
- 治癒の促進
- 疼痛の軽減もしくは抑制

治療
- 安静
- 非ステロイド性抗炎症薬(NSAIDs)
- 寒冷療法，電気刺激，イオントフォレーシス，フォノフォレーシス
- ハムストリングに重点をおいた柔軟訓練
- 疼痛のない範囲内で下肢筋力強化〔閉鎖的運動連鎖(CKC)のみ〕
- 全身的なコンディショニング，屈筋，外転筋，内転筋など股関節強化
- 下肢伸展挙上(SLR)を抵抗運動へと進める

第2期

第2期に進むための基準
- 安静時に疼痛がないこと

- 圧痛が軽減していること
- 日常生活で疼痛がないこと
- 腫脹が軽減していること

ゴール
- 筋力増強
- 柔軟性の増大
- 炎症の制御
- 治癒の促進

治療
- Cho-Pat「抵抗力」ストラップの使用
- 柔軟性訓練の継続
- CKC訓練
- 4通りの股関節筋力強化(内転,外転,屈曲,伸展)
- 持久性訓練の開始(プール,自転車,クロスカントリースキーマシン)
- バランス訓練

第3期

第3期に進むための基準
- 日常生活動作で疼痛がないこと
- ランニングで疼痛がないこと
- 大腿四頭筋筋力が健側の70〜80%あること

ゴール
- 疼痛なく運動に復帰すること
- 反復受傷の予防と運動の修正に関しての患者教育
- 筋力と柔軟性の維持

治療
- 柔軟性訓練の継続
- 筋力強化の継続
- ランニングプログラムとスキル向上のための運動
- 有酸素運動
- 患者教育

腸脛靱帯炎

　反復動作は，ランナーによくみられる腸脛靱帯炎のような軟部組織の炎症を引き起こす．腸脛靱帯は大腿の**外側面**に沿って走行する厚い線維組織であり，脛骨近位端の前外側の Gerdy 結節に停止する．外側膝蓋支帯と二頭筋にも小さな停止部をもつ．膝が完全伸展から屈曲していくときに腸脛靱帯は大腿骨外側上顆の前方から後方へと位置を変える（**図4-61**）．この変化は膝関節約 30°屈曲位で生じる．ランニングの際の繰り返される屈曲伸展により，大腿骨外側上顆の上を前後に移動するため腸脛靱帯の炎症が生じる．その後，周囲の軟部組織や滑液包が炎症を起こし疼痛を引き起こす．

病歴と診察

　患者は，ランニングの最中，膝の外側部に疼痛や硬さ，灼けるような感じが徐々に生じるのを訴える．症状は通常，安静により軽快する．診察により，大腿骨外側上顆や Gerdy 結節に圧痛や限局した腫脹を認める．膝を他動的に動かすと，外側上顆の

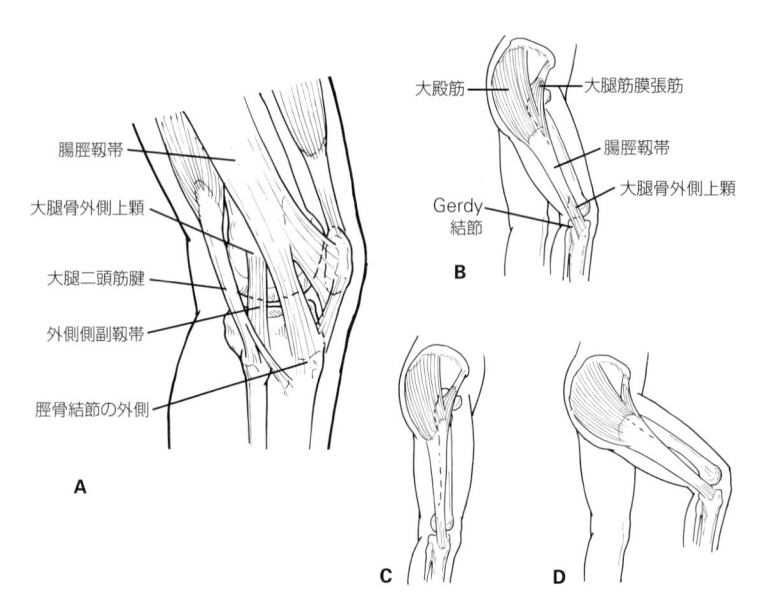

図 4-61　　**A**：膝外側面の解剖．腸脛靱帯の位置を示す．**B**：約 30°の屈曲位で，腸脛靱帯は大腿骨外側上顆上にある．**C**：30°屈曲位から完全伸展の間では，腸脛靱帯は大腿骨外側上顆前方にあり伸展を助けている．**D**：30°以上の屈曲位では，腸脛靱帯は大腿骨外側上顆後方にあり屈曲を助けている．

(Lineger JM, Christensen CP: Is the iliotibial band syndrome often overlooked? Physician Sports Med 20:98-108, 1992; and Aronen JG, Chronister R, Regan K, Hensien MA: Practical conservative management of iliotibial band syndrome. Physician Sports Med 21:[9]:59-69, 1993.)

上を腸脛靱帯が乗り越えるときに，疼痛やスナップ音，轢音が感じられることがある．腸脛靱帯の拘縮は症状と関係があり，Oberテストにより評価されうる．

症状が起こりやすい要因

ランナーが腸脛靱帯炎を起こしやすい要因は，経験不足，走行距離の増加，トラックでのランニングなどである．他の潜在的な原因としては脚長差，足部の過内反，傾斜面(坂)でのランニングの反復である．

腸脛靱帯炎の治療

治療の基本的な進め方としては，まず急性炎症を早期に減退させ，腸脛靱帯のストレッチを行い，軟部組織の拘縮を改善するために股関節の外転筋を強化し，そして最後に再発を防ぐために適切なランニング技術やプログラムを構築する(リハビリテーションプロトコール参照)．

リハビリテーションプロトコール

ランナーにおける腸脛靱帯炎　　　　　　　　　　Brotzman

- 症状が消失するまでランニングを休む
- 運動の前後にアイシングを行う
- 非ステロイド性抗炎症薬(NSAIDs)内服
- ランニングや膝の屈曲-伸展を激しく繰り返す運動を休む(サイクリング，ランニング，階段の下り，スキー)
- 下り坂をランニングしない
- 排水のために急勾配になった坂をランニングしない

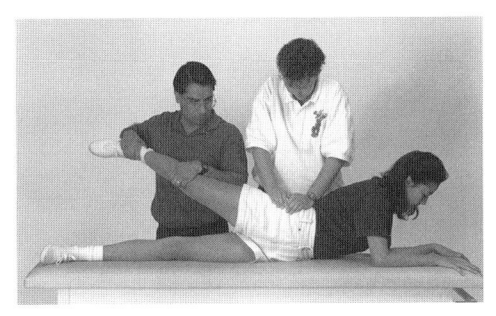

図4-62　　**A**：2人で行うOberストレッチ．(つづく)

→ ランナーにおける腸脛靱帯炎

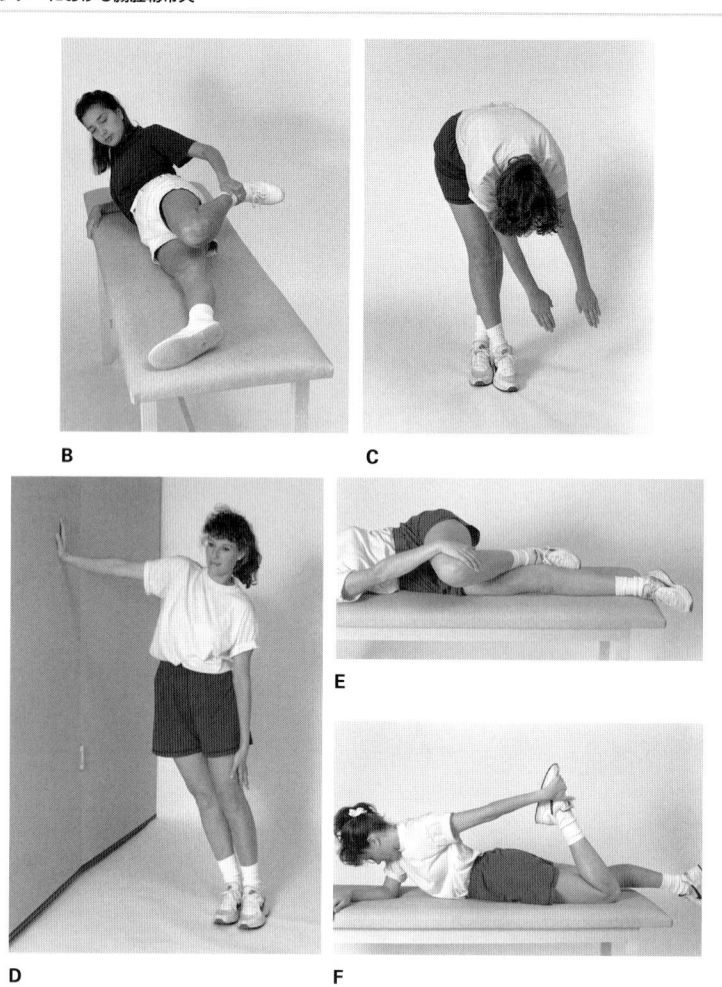

図 4-62（つづき）　　**B**：1人で行う Ober ストレッチ．**C**：クロスオーバーでの外側ストレッチ（患側を健側の後ろにする）．**D**：寄りかかっての外側のストレッチ（患側を壁に近いほうにする）．**E**：大殿筋や梨状筋を含む後面のストレッチ．**F**：大腿四頭筋のセルフストレッチ．

- 硬い靴よりも軟らかく新しいランニングシューズを用いる
- 役立つようであればイオントフォレーシスを行う
- 必要であれば滑液包にステロイド注射を行う
- ストレッチ運動（**図 4-62**）
  - 2人で行う Ober ストレッチ
  - 自己による Ober ストレッチ

- 外側筋膜のストレッチ
- 後方筋膜のストレッチおよび大殿筋と梨状筋の自己ストレッチ
- 壁に寄りかかるように立って行う外側筋膜のストレッチ
- 大腿直筋の自己ストレッチ
- 腸腰筋の自己ストレッチ
● 腸脛靱帯が硬い場合に靴の中には，外側のヒールウェッジを入れて使用する
● 脚長差がある場合には，靴の中にあつらえた補高をして矯正する

膝関節軟骨の治療
Articular Cartilage Procedures of the Knee

G. Kelley Fitzgerald, PhD, PT • James J. Irrgang, PhD, PT, ATC

臨床的背景

　関節軟骨の手術後にリハビリテーションをうまく進めるためには，注意深く治癒過程を考え，治療訓練中に関節表面にかかるストレスをよく理解することである．組織治癒の促進と関節の動き，筋力，機能の維持のために早期リハビリテーションを開始することは重要であるが，関節軟骨の治癒を妨げないようにリハビリテーションを進めなければならない．

動きのタイプ

　動物実験から得られたエビデンスとしては，関節軟骨治療後早期に自動および他動で可動域訓練を行うと，組織治癒が促進され，残存した健常軟骨への傷害（これは関節を動かさないと生じるものであるが）を軽減でき，癒着防止にも役立つ．**関節軟骨に対する手術後に，完全な固定は推奨されない．**
　しかし，治癒しつつある関節軟骨病変部位が圧迫力にさらされている間に剪断力が生じると，治癒過程に不利な効果が生まれるかもしれない．関節が圧迫されている間に過度な剪断力が生じないように，抑制しながら可動域訓練をする．これは，術後早期（0～6週）に他動，あるいは自動運動で補助しながら負荷のかからないような可動域訓練を行うことによって達成可能である．

筋力強化

　筋力強化は関節軟骨手術後リハビリテーションの重要な要素である．筋肉は，衝撃

を吸収し，関節にかかる負荷を減らすために強力である必要がある．抵抗訓練プログラムは，治癒過程の間は軟骨にかかる剪断力を最小にするように組むべきである．一般的には，閉鎖的運動連鎖（CKC）訓練のような圧迫力とともに高い剪断力を生むような訓練は，リハビリテーションの初期段階では避けるべきである．

筆者らは，等尺性訓練は術後早期のリハビリテーション期間に筋力を回復するのに最も安全な訓練だと信じている．

膝完全伸展位での等尺性の大腿四頭筋訓練は伸展不全を防ぎ改善するのに有用であり，ほとんどの関節軟骨病変部位は膝関節伸展位では接触しない．関節面に過度な圧迫や剪断力がかからないので，90°屈曲位での等尺性訓練もまた安全なものである．それに加えて，90°屈曲位での等尺性大腿四頭筋訓練は他の角度に比べて強い筋力を生み出す．関節軟骨病変部位がほとんど接触しているので，屈曲20〜75°の間での等尺性訓練は慎重に行うべきである．開放的運動連鎖（OKC）の伸展訓練が行われるならば，関節面が接触しない程度の範囲に動きを制限すべきである．これは，抵抗訓練の際の可動域制限に関する外科医と理学療法士の間の良好な意思伝達を必要とする．

荷重訓練の進め方

荷重と機能回復訓練は，術後中期の段階において徐々に進める．術後の荷重状態は，手術が行われた箇所，すなわち病変部位の大きさ，性質，位置により異なる．荷重の増加もまた術後早期の関節可動域と筋力回復により異なる．

鏡視下デブリドマンの後，患者は松葉杖で可能な限り荷重を許されることが多い．荷重を増やすことが痛みや腫れの増加につながらなければ，荷重は増やしてよい．患者が他動的に完全伸展位を獲得し，少なくとも100°屈曲が得られ，伸展不全なしに下肢伸展挙上（SLR）が可能で疼痛や跛行なく歩行可能であれば松葉杖を使用する必要はない．

患者が**アブレイジョン関節形成術（abrasion arthroplasty）やmicrofracture手術，関節軟骨欠損に対する軟骨固定，骨軟骨移植**などの手術を受けたときには，十分な初期の治癒反応を起こすために荷重は6週間ほど遅れることが多い．術直後には松葉杖を用いた非荷重もしくは爪先荷重のみが許可される．なかには，病変部位の位置や固定したものの安定性により，完全伸展位に固定されたリハビリテーション装具を用いて部分荷重，もしくは耐えうる限りの全荷重が許可される場合もある．術後6週間で荷重を増やし始めることが多い．この時期に，線維軟骨が軟骨の欠損部位を埋めはじめ，骨軟骨移植片や関節軟骨片が近接した軟骨下骨と癒合してくる．患者が他動的に完全伸展位を獲得し，少なくとも100°屈曲が得られ，伸展不全なしにSLRが可能で疼痛や跛行もなく歩行ができれば松葉杖を使用する必要はない．荷重を増量

している間，理学療法士は疼痛や腫脹が増強していないか患者を観察し，医原性の影響があるときには増量を遅らせるべきである．

制限付きの荷重訓練から全荷重へ進めていくには，徐々に荷重を増やすという技術を用いる．トレッドミル歩行やランニングの際にも荷重を減らす装置（deweighting device）が用いられる．荷重がかからないようにすることで，疼痛や歩行異常のない状態で活動可能となる．それから，患者が疼痛なく全荷重で活動が可能になるまで，徐々に荷重を増やしていく．プールもまたウォーキングやランニングの際に非荷重にするために使用される．これは，肩までつかるくらい深いプールから始め，徐々にプールの深さを浅くすることで荷重を増量する．

患者が疼痛なく全荷重歩行になると，筋持久力や心血管系の持久力増強のために，負荷の小さい各種有酸素運動，たとえばウォーキングやサイクリング，クロスカントリーマシーンなどが施行可能になる．関節障害の重症度によっては，スポーツ復帰が不可能となってしまう患者もいる．このような患者では，適切な競技への転向に関してカウンセリングが必要となる．レクリエーション活動やスポーツ復帰を希望する患者では，敏捷性の訓練やスポーツに特有の訓練など機能回復プログラムを取り入れる．疼痛や腫脹を繰り返すことなく患者が小さな負荷の有酸素運動ができるようになるまで，これらの活動は遅らせるべきである．敏捷性の回復やスポーツ特有の訓練は，50％から全力まで徐々に進める．理学療法士は，これらの訓練が進む間に疼痛や腫脹に変化があるかどうか患者をよく観察し続けるべきである．

リハビリテーションで考慮すべきこと

- 外科医は手術方法や病変部位，訓練中の可動域制限などに関して，理学療法士とよく連携をとるべきである．病変部位を図で示すことも役に立つ．理学療法士は，外科医の設定した可動域制限に従い，訓練中に病変部位に負荷がかからないようにしなければならない．
- 負荷のかからない他動ROM訓練や若干の自動運動は術後できるだけ早期に始めるべきである．CKC訓練は術後最初の6週間では行わない．
- 膝関節完全伸展位や90°屈曲位での等尺性訓練は早期筋力回復にとって有効である．OKC訓練は，病変部位に負荷がかからない可動域では行ってもよい．
- 松葉杖，場合によってはリハビリテーション装具を使用した制限付きの荷重訓練は術後最初の6週間に行う．患者が他動的に完全伸展位を獲得し，少なくとも100°屈曲が得られ，伸展不全なしにSLRが可能で疼痛や跛行なく歩行ができれば補助的な道具は継続する必要はない．
- 荷重の増量は膝関節への負荷を徐々に増やすことでなされる．これは荷重を減らす装置やプールの使用により達成可能である．患者が完全にスポーツ復帰を許さ

れるまで，敏捷性の訓練やスポーツ特有の訓練は徐々に進めるべきである．

リハビリテーションプロトコール

筆者らのリハビリテーションプロトコールは，3つの段階に分けられる．すなわち術後早期の段階（0～6週），中期の段階（6～12週），運動復帰の段階（12週あるいはそれ以上）である．これらの段階にある時期的な枠組みは，単なるガイドラインである．それぞれの段階に進んでいくには，手術方法や治癒までの見込期間，関節の可動性や筋力の回復，繰り返す疼痛や腫脹が存在するかどうかなどによって決まってくる．それぞれの患者は個々のインターバルで進めることができ，外科医と理学療法士は訓練を進めるべきか遅らせるべきかの臨床的な判断を求められる．

リハビリテーションプロトコール

関節軟骨の治療後　　　　　　　　　　　　　　　　　　　Fitzgerald and Irrgang

術後早期段階（0～6週）

	関節可動域	筋力トレーニング	荷重
鏡視下デブリドマン	他動および自動介助ROM訓練を角度制限なく行う．完全伸展は術後1週で，完全な屈曲は術後3週で達成されるべきである	等尺性訓練を開始する．可能ならば開放的運動連鎖（OKC）抵抗訓練❶へと進める．患者が全荷重をする基準を満たしていれば，閉鎖的運動連鎖（CKC）抵抗訓練❷を始める	患者が，完全伸展および屈曲が100°可能で伸展不全がなくなり，歩行時疼痛や腫脹がなくなるまで松葉杖を使用し耐えられる範囲内で荷重する．全荷重可能になれば術後3～6週で低負荷の有酸素運動（歩行プログラム，固定自転車訓練，スイミング）を開始する

	関節可動域	筋力トレーニング	荷重
アブレイジョン関節形成術，軟骨下ドリリング，微小骨折手術	他動および自動介助ROM訓練を疼痛のない範囲で6週間行う．完全伸展は術後1週で，完全な屈曲は術後3週で達成されるべきである	病変部位が接触しない可動範囲内で等尺性訓練を行う．軽い抵抗を加えたOKC訓練は病変部位が接触しない可動範囲内で4～6週で開始する．CKC訓練は避ける	免荷，もしくは松葉杖を用いて爪先接地で荷重
骨軟骨移植	病変部位が接触しない可動範囲内で，他動および自動介助ROM訓練を行う．完全伸展は術後1週で，完全な屈曲は術後6週で達成されるべきである	病変部位が接触しない可動範囲内で等尺性訓練を行う．軽い抵抗を加えたOKC訓練は，病変部位が接触しない可動範囲内で4～6週で開始する．CKC訓練は避ける	免荷，もしくは松葉杖を用いて爪先接地で荷重
骨切り術	他動および自動介助ROM訓練を疼痛のない範囲で行う．完全伸展は，術後1週で，完全な屈曲は術後8週で達成されるべきである	等尺性訓練を4～6週間行う．骨切り部位への負荷を避けるために，4～6週はOKCおよびCKCの抵抗訓練は行わない	接地荷重を最初の2週間行い，部分荷重は2～4週で行う．松葉杖を用いた耐えられる範囲内での荷重は4～8週で行う．リハビリテーション装具は完全伸展位に固定する

中間的な段階（6～12週）

	関節可動域および筋力トレーニング	荷重および機能回復
鏡視下デブリドマン	完全な可動域がこの時期には得られているべきである．自動ROM訓練を維持のために継続する．可能であればOKCおよびCKC抵抗訓練[3][4]へと進めていく	敏捷性訓練[5]やスポーツ特有の訓練を50％の力で開始し，可能であれば100％へと進めていく．これらの運動で疼痛や腫脹を繰り返さないならば，完全な運動復帰をする

□→ 関節軟骨の治療後

	関節可動域および筋力トレーニング	荷重および機能回復
アブレイジョン関節形成術，軟骨下ドリリング，微小骨折手術	完全な範囲での自動ROM訓練へと進める．抵抗訓練へと負荷を増して進める．全荷重が可能であれば，CKC訓練を開始する．病巣部位が接触しないように可動範囲を制限する	患者が完全伸展および屈曲が100°可能で伸展不全がなくなり，歩行時に疼痛や腫脹がなくなる6〜8週で松葉杖は継続しない．全荷重へ移行するために，体重を減じる装置やプール運動を用いてもよい
骨軟骨移植	完全な範囲での自動ROM訓練へと進める．抵抗訓練へと負荷を増して進める．全荷重が可能であればCKC訓練を開始する．病巣部位が接触しないように可動範囲を制限する	患者が完全伸展および屈曲が100°可能で伸展不全がなくなり，歩行時に疼痛や腫脹がなくなる6〜8週で松葉杖は継続しない．全荷重へ移行するために，体重を減じる装置やプール運動を用いてもよい．患者が全荷重可能であれば，低負荷の有酸素運動を始めてもよい
骨切り術	完全な範囲での自動ROM訓練へと進める．抵抗訓練へと負荷を増して進める．全荷重が可能であればCKC訓練を開始する．病巣部位が接触しないように可動範囲を制限する	リハビリテーション装具の使用中止．患者が完全伸展および屈曲が100°可能で伸展不全がなくなり，歩行時に疼痛や腫脹がなくなれば全荷重へと進めていく．体重を減じる装置やプール運動を用いてもよい．患者が全荷重可能ならば低負荷の有酸素運動を始めてもよい

運動復帰段階（12週およびそれ以上）

	関節可動域および筋力トレーニング	荷重および機能回復
鏡視下デブリドマン		患者はこの時期までに完全な運動復帰が可能である

	関節可動域および筋力トレーニング	荷重および機能回復
アブレイジョン関節形成術，軟骨下ドリリング，微小骨折手術	自動 ROM 訓練を角度維持のために継続する．病巣部位が接触しない範囲で可能な限り OKC および CKC 抵抗訓練を行う	低負荷の有酸素運動を疼痛や腫脹を繰り返さず可能であれば，敏捷性訓練やスポーツ特有の訓練を開始する．敏捷性訓練やスポーツ特有の訓練を50％の力で開始し，可能であれば100％へと進めていく．ランニングは術後6か月まで遅らせるべきである．ランニングや敏捷性訓練，スポーツ特有の訓練が疼痛や腫脹がなく可能であれば，運動復帰する
骨軟骨移植	自動 ROM 訓練を角度維持のために継続する．病巣部位が接触しない範囲で可能な限り OKC および CKC 抵抗訓練を行う	低負荷の有酸素運動が疼痛や腫脹を繰り返さずに可能であれば，敏捷性訓練やスポーツ特有の訓練を開始する．敏捷性訓練やスポーツ特有の訓練を50％の力で開始し，可能であれば100％へと進めていく．ランニングは術後6か月まで遅らせるべきである．ランニングや敏捷性訓練，スポーツ特有の訓練が疼痛や腫脹がなく可能であれば，運動復帰する
骨切り術	自動 ROM 訓練を角度維持のために継続する．病巣部位が接触しない範囲で可能な限り OKC および CKC 抵抗訓練を行う	低負荷の有酸素運動が疼痛や腫脹を繰り返さずに可能であれば，敏捷性訓練やスポーツ特有の訓練を開始する．敏捷性訓練やスポーツ特有の訓練を50％の力で開始し，可能であれば100％へと進めていく．ランニングは術後6か月まで遅らせるべきである．ランニングや敏捷性訓練，スポーツ特有の訓練が疼痛や腫脹がなく可能であれば，運動復帰する

❶抵抗性の開放的運動連鎖 (OKC) 訓練とは，非荷重で行い，大腿四頭筋強化には下肢伸展訓練の，ハムストリング強化にはレッグカールのことである．
❷抵抗性の閉鎖的運動連鎖 (CKC) 訓練とは，レッグプレス，部分的可動域でのスクワット，ウォールスライド，ステップアップを含む．
❸抵抗性の開放的運動連鎖 (OKC) 訓練とは，非荷重で行い，大腿四頭筋強化には下肢伸展訓練の，ハムストリング強化にはレッグカールのことである．
❹抵抗性の閉鎖的運動連鎖 (CKC) 訓練とは，レッグプレス，部分的可動域でのスクワット，ウォールスライド，ステップアップを含む．

□→ 関節軟骨の治療後

> ❺敏捷性訓練は，サイドスライド，カリオカ，シャトルラン，カット動作やピボット動作，8の字ランニングなどの動作を含む．
> ❻体重負荷を減らす装置は，フレームからトレッドミル上につられた骨盤の革ひもである．革ひもに取り付けられたケーブルは電気モーターと連結されており，その革ひもを通じて骨盤に上へ持ち上げる力を与える．その代わりにトレッドミルでの歩行練習中に患者の下肢にかかる体重負荷を減じることが可能である．患者が疼痛なくトレッドミル上で歩行練習が可能となるように，上へ向く力は大きく設定される．患者が疼痛なくトレッドミル上で全荷重歩行できるまで，いくつかのセッションを通じて徐々に上へ持ち上げる力を減じる．

関節軟骨治療後のトラブルシューティング

訓練の進行に伴う疼痛や腫脹

　訓練の進行に伴う疼痛や腫脹が生じるかどうかを観察することは，リハビリテーションを安全にかつ有効に進めるために重要である．訓練に伴い疼痛および腫脹が生じたときには，関節軟骨の病変部位に有害な力が働いている，もしくは訓練が厳しすぎることが示唆される．理学療法士は現在用いられている可動域制限をもう一度考え直し，疼痛のない範囲での可動域に修正すべきであろう．関節可動域訓練の頻度と持続時間や負荷の大きさも抵抗運動の際には減らすほうがよい場合もある．

　荷重量の増加や機能回復訓練のときに疼痛や腫脹が繰り返される場合，関節はよりハイレベルな訓練に進める準備ができていないと考えられる．そのような状況下では，訓練段階を進めるのは控える必要がある．

　また，靴や運動する床の状態も考慮すべきである．患者は足の不完全な力学的状態を代償するために，より良いクッション材を使用した靴や生体力学的に適した足装具を使用する必要がある．運動は，活動レベルが上がるときにより大きな床反力に適応するためにより柔らかい床の上で始める必要がある．

　術後早期に腫脹が遷延するときには，大腿四頭筋の筋抑制（自発的に大腿四頭筋が活動できなくなる）が生じることがある．これは有意にリハビリテーションプログラムを遅らせる．クーリングや圧迫包帯，患肢高挙，大腿や下腿の間欠的等尺性運動を行うことで腫脹の問題は解決されうる．術後1〜2週間以上腫脹が長引くときには，理学療法士が外科医に知らせるべきである．

大腿四頭筋の筋抑制または持続する伸展不全

　患者のなかには，術後，大腿四頭筋の自発収縮がむずかしくなる人がいる．この問題は，等尺性の大腿四頭筋収縮が完全にはできない，もしくはSLRの際の伸展不全があることで明らかとなることがある．患者がこの問題に直面した場合，自発的な運動だけではうまく解決できない．それに加えて，膝の完全伸展ができない状態が持続すると屈曲拘縮をきたし，歩容異常や荷重時に大きな負荷がかかることになる．他の

治療オプション，たとえば**神経筋電気刺激**や **EMG バイオフィードバック**などが，大腿四頭筋の筋活動を増強させるためにプログラムに取り入れられる必要がある．これらの治療法が導入された場合，完全な大腿四頭筋収縮を生み出すように刺激強度を大きくすべきである．これは大腿四頭筋収縮中に膝蓋骨が上に滑ることで示される．膝蓋骨が上に滑ることは，滑車溝に膝蓋骨がとらえられることを防ぐために重要である．膝蓋骨がとらえられることは，伸展不全の原因となることがある．

Baker(膝窩)嚢腫
Baker's (Popliteal) Cyst
S. Brent Brotzman, MD

臨床的背景

膝窩嚢腫はしばしば「Baker 嚢腫」という名称でよばれる．1877 年，Baker が半膜様筋腱に近接した滑液包に形成され腫大した膝窩嚢腫を指摘した．彼は，その**嚢腫と関節滑膜の間に交通があり，滑液包へ漏れるが逆流はしない**と述べた（**図 4-4** 参照）．

Wilson は 1938 年に，腓腹筋の内側頭の下にある滑液包と半膜様筋の下にある滑液包はしばしば交通があることを指摘し，膝窩嚢腫は腓腹筋-半膜様筋滑液包の膨張したものであると結論づけた．解剖研究では，Taylor と Rana(1973)は，膝窩嚢腫の多くは腓腹筋内側頭の滑液包と膝関節の間に弁状の交通があることを発見した．Lindgren(1977)は，年齢に伴い，滑液包と関節の間の交通の頻度が上昇し，二次的に後方関節包が薄くなることを示した．

「Baker 嚢腫」という用語は，腓腹筋内側頭と半膜様筋腱の間にある膝関節の後内側面の嚢腫を示している．

膝窩嚢腫は，かなりの頻度で関節内病変と関係している．半月板損傷，関節リウマチ，変形性関節症，滑膜炎，Charcot 関節，関節結核はすべて膝窩嚢腫の形成と関係していると報告されている．Fielding(1991)らは，82% の膝窩嚢腫が半月板損傷，特に内側半月板後節の損傷と関係していたと報告した．また，38% は外側半月板損傷と，13% は前十字靱帯(ACL)損傷と関係していたと報告した．彼らはまた，膝窩嚢腫の頻度について，高齢者の 5% 程度であると報告した．

臨床所見

膝窩嚢腫は，膝関節の後内側面に腫瘤として認められる．小児の膝窩嚢腫はまれであるが，腫瘤は一般的に無症状であり，患児は膝窩部が突出しているように感じる．

成人では，主訴は膝関節後面のうずくような感覚と腫瘤感であり，屈曲伸展を頻回に行うような運動で増強する．こういった症状は，たとえば半月板損傷や ACL 損傷，変形性関節症などの基礎疾患の症状にしばしば付随してみられる．

　膝窩嚢腫の破裂はしばしば突然起こり，下腿に強い痛みと腫脹をきたす．破れた膝窩嚢腫の症状は血栓性静脈炎の症状と同様に，Homan 徴候陽性で下腿後面に圧痛があるので，「**偽性血栓性静脈炎症候群**」とよばれる．

　血栓性静脈炎を鑑別するためには静脈エコーや静脈造影を行う．臨床所見では，血栓のある静脈に起因する硬い索状組織を，血栓性静脈炎の患者では触れることができるが破裂した膝窩嚢腫の患者では触れない．しかしながら，患者によっては索状組織を触れにくいこともある．

　膝窩嚢腫の鑑別疾患として，線維肉腫，滑膜肉腫，悪性線維性組織球腫，半月板嚢腫があげられる．

　Baker 嚢腫には高い確率で関節内病変が存在するので，膝窩嚢腫の診断には MRI が推奨される．

　MRI では，**変性した半月板嚢腫**には一般的に辺縁の断裂と交通があり，真性の膝窩嚢腫よりは内側もしくは外側にみられる．MRI により，膝窩嚢腫と膝窩部にある腫瘤性病変や腫瘍を鑑別可能である．嚢腫は水分を多く含むので，MRI T1 強調像で低信号域，T2 強調像では高信号域になる．出血や，遊離体，壊死組織片と同様に隔壁が膝窩嚢腫の内部にしばしば認められる．

治療

　小児では，膝窩嚢腫は良性で，無症状，自己限定性で，関節内病変とは関係しない．診断を確定し，軟部腫瘍を鑑別するためには MRI が推奨される．小児のほとんどの膝窩嚢腫は自然消退するので，手術は必要ない．

　成人では，嚢腫内にステロイド薬を注入することが勧められてきた．しかし，これは一時的な処置であり，関節内病変が治癒しなければ再発する．

　MRI 上関節内病変が認められないならば，膝窩嚢腫は対症療法的に治療され保存的に経過観察される．保存的治療（抗炎症薬，圧迫包帯，理学療法）に反応しないような機械的症状を引き起こす関節内病変が MRI 上明らかであれば，**関節鏡による評価**が行われる．保存的治療を施行しても疼痛や長く続く腫脹が日常生活の障害となるようであれば，手術が選択される．関節鏡によっても症状が軽快しない場合は，直視下手術での切除が必要となる．関節から嚢腫へ伸びる茎を見つけ，結紮もしくは焼灼する．報告されているオープン直視下手術での膝窩嚢腫切除後の再発率はさまざまであるが，なかには頻回に再発するとの研究もある．

　関節内病変の治療により，しばしば膝窩嚢腫は改善する．Jayson（1972）は，関節

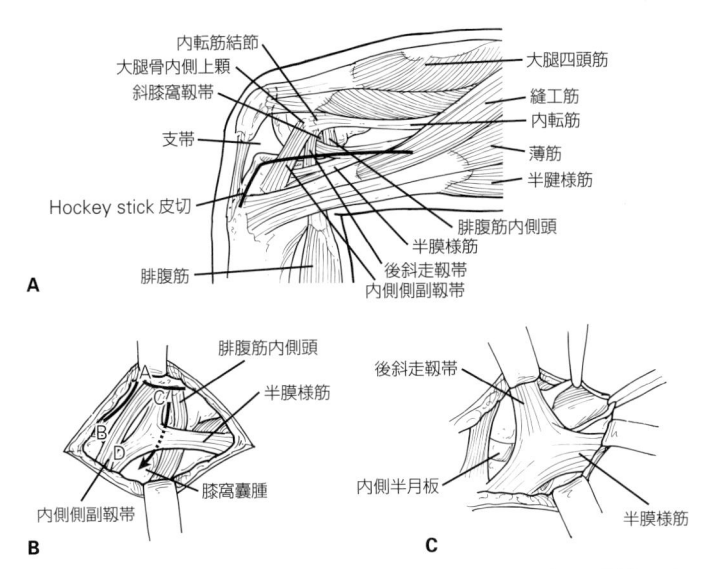

図 4-63 Hughston らの膝窩嚢腫に対する後内側アプローチ．**A**：右膝での内側 hockey-stick 切開を解剖構造．**B**：皮切により展開された部位．膝窩嚢腫に対する前内側支帯切開（A〜B）と後方関節包切開（C〜D）の関係を示すために皮膚と皮下組織は取り除いた．後斜走靱帯は内側半月板と後方関節包の関節面側をみるため後方へよける．**C**：膝窩嚢腫をよけると周囲組織との癒着が判明する．嚢腫を孤立させ切除する．

(Curl WW: Popliteal cysts: historical background and current knowledge. J Am Acad Orthop Surg 4 [3] 129-133, 1996 より転載)

リウマチで膝窩嚢腫のある患者に対して前方の滑膜切除を施行し，良好な成績を得たと報告している．

直視下手術の手技

Hughston ら（1991）は，30 例に手術を施行し 2 例のみ再発したと述べた．手術は膝 90°屈曲位で，後内側進入路から，内側 hockey-stick 切開を行う（**図 4-63**）．関節包切開は内側上顆と内転筋結節の間で行い，内側側副靱帯の後縁〔斜膝窩靱帯（popliteal oblique ligament）の前方〕に沿って遠位へ延長する．斜膝窩靱帯は後方へよける．嚢腫は半膜様筋腱と腓腹筋内側頭の間で見つかる．周囲の癒着から嚢腫をはがし，関節包の嚢腫の起始部分で切除する．関節包の残りを非吸収糸で修復し，Rauschning（1980）が述べたように腓腹筋内側頭から皮弁を起こして補強する．

術後リハビリテーション

手術創を閉じた後，継手付きギプスで膝を固定し，2〜3 日は松葉杖を使用しなが

ら耐えられる範囲の荷重を行う．術後最初の数日間は，下肢伸展挙上（SLR）と軽めの足関節運動を行い，浮腫や疼痛のコントロールのためにアイシングを使用する．膝の自動 ROM 訓練は，内側 hockey-stick 状皮切に**緊張がかかりすぎないよう注意し**ながら術後 3〜7 日で愛護的に始める．

膝蓋骨骨折
Patellar Fractures
S. Brent Brotzman, MD

解剖および背景

- 膝蓋骨は人体で最も大きな種子骨であり，膝伸展機構の非常に重要な**機能**を担っている．
- 膝蓋骨は大腿四頭筋のモーメントアームを大きくするのに役立つ．膝蓋骨によってなされる膝伸展力の増加は，膝を伸展するに伴い大きくなり，完全伸展位では約 30% となる．

この理由により，膝蓋骨骨折の治療において膝蓋骨全切除はできるだけ避けるべきである．

- 膝蓋骨は，複雑な負荷がかかりやすい．膝**伸展位**では，膝蓋骨は主に緊張した状態で負荷がかかっている．しかし，**屈曲位**では，関節面が大腿骨遠位端と接触し，圧迫力がかかりやすい．この力は**膝蓋大腿関節にかかる力**（patellofemoral joint reactive force：PFJRF）とよばれている（**図 4-45** 参照）．

評価

- 直達外力や筋肉の強い収縮，あるいは大腿四頭筋が収縮している間に予測以上に速く膝が屈曲強制された，といった病歴がしばしば聴取される．
- 検者は，触知可能な膝蓋骨の欠損部があるかどうか，膝蓋骨上の挫傷や圧痛がどこにあるか，膝の伸展力が弱くなっているか，自動伸展〔すなわち，下肢伸展挙上（SLR）〕が可能かどうか，を調べる必要がある．

膝の自動伸展が不能で X 線上転位した膝蓋骨骨折があれば，観血的整復固定術もしくは手術的修復の絶対適応である．手術としては観血的整復および内固定術と部分的膝蓋骨切除があげられる．

分裂膝蓋骨

- 膝蓋骨体部と癒合しなかった二次骨化中心は，まれな辺縁の骨折と紛らわしいこ

転位のない横骨折　転位のある横骨折　縦骨折

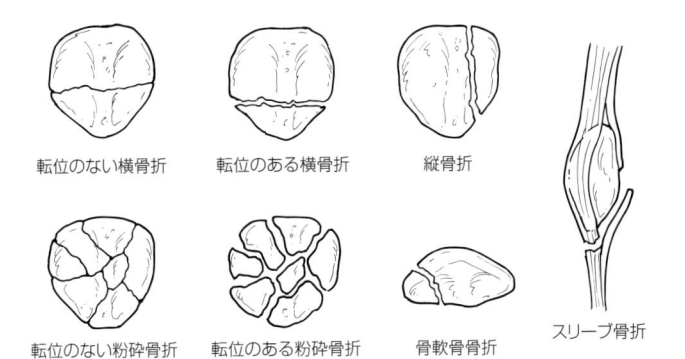

転位のない粉砕骨折　転位のある粉砕骨折　骨軟骨骨折　スリーブ骨折

図4-64　膝蓋骨骨折はX線所見に従って分類される．転位のある骨折は手術で治療する．患者が下肢伸展挙上(SLR)可能で転位のない骨折は，一般的に保存的に治療される．
(Carpenter JE, Matthews LS: When the kneecap and kneecap extensors are injured. J Musculoskel Med 14[2]:83-90, 1997. Artist: Charles H. Boyter より転載)

とがある．**分裂膝蓋骨は片側に起こることはほとんどないので**，この鑑別には**反対側の膝蓋骨のX線が有用である**．辺縁の膝蓋骨骨折とは異なり，分裂膝蓋骨は，疑わしい箇所に基本的には**触診での圧痛はない**ことが多い．

分類

膝蓋骨骨折は**受傷機転**(直達か介達か)と**骨折形態**により分類される．

直達外力(例：ダッシュボード外傷)は，粉砕骨折となりやすいが転位は少ない．接触面の重要な関節軟骨はこの受傷機転では損傷されやすい．

介達外力(例：ジャンプ)は直達外力とは異なり粉砕にはなりにくいが，転位が大きく横骨折になる．関節軟骨は直達よりも損傷されにくい．

膝蓋骨骨折の治療計画を立案するうえで，骨折形態による分類が役に立つ(**図4-64**)．

- **横骨折**は内外側方向に生じる．これは普通は膝蓋骨中央もしくは遠位1/3に起こることが多い．転位した横骨折は観血的整復および内固定術が必要であり，転位のないものは保存的治療が行われる．
- **縦骨折**はまれであり近位遠位方向に生じる．伸展機構はこの場合，普通は正常である(保存的治療が行われる)．
- **辺縁**骨折は膝蓋骨遠位に生じ，伸展機構の機能を損なわない(保存的治療)．
- **スリーブ**骨折(sleeve fracture)は通常，小児に生じる．膝蓋骨下端(時には上端)に牽引力(剥離)が加わり，X線ではとらえにくい重要な軟骨成分を含む大きな骨片が存在する．診断は，局所の疼痛や圧痛，自動伸展不能になるといった臨床

所見と，健側に比べて膝蓋骨が高位であるといったX線所見でなされる．これらの骨折に対して筆者らは，HoughtonとAckroyd(1979)の推奨している手術治療を行っている．
- **骨軟骨骨折**は，膝蓋骨脱臼や直達外力の結果生じるが，スリーブ骨折や骨軟骨片を含んでいる．骨軟骨片は，転位し有症状化した遊離体(手術による切除や大きなものは固定が必要)，もしくは転位しない骨片(保存的治療でよい)となる．

X線所見

膝関節の正面像，側面像，「軸射」を撮影する．側面像では，膝蓋骨の位置をみるのに Insall 法(**図4-2B**参照)を用いて，膝蓋腱断裂—大腿四頭筋の牽引力により「膝蓋骨高位」を引き起こす—を鑑別する．

膝蓋腱の長さ(膝蓋骨下端から脛骨結節)は，膝蓋骨の高さとの比で求められる．膝蓋腱に対して膝蓋骨の高さの比が 0.8 より小さければ膝蓋骨高位であり，膝蓋腱が断裂し近位へ牽引されていることが疑わしい．

軸射は一般的に Merchant 撮影(45°膝屈曲位)が使われる．

治療

関節軟骨部分の適合性を維持することは，術後の関節症性変化を防ぐために非常に重要である．
- 膝蓋骨骨折の治療で最も重要な要素は，関節面の適合性を維持し，膝を自動伸展できるようにすることである．

関節面の転位(step-off)が 2 mm 以上，もしくは 2 つの骨片(遠位と近位)のずれが 3 mm 以上の膝蓋骨骨折は手術を要する．自動伸展不能の膝蓋骨骨折(伸展機構の破綻)もまた手術適応である．

保存的治療

- 縦骨折のほとんど，転位のない骨折，関節面の転位(step-off)が 2 mm 以下の骨折，SLRにて伸展機構の正常が確認された場合，これらは保存的に治療される．たとえば，転位のない横骨折で SLR が可能ならば，保存的に治療される．
- 保存的治療でしばしば屈曲角度が数度悪くなるが，患者の満足度は高い(＞95%)．Bostrom(1972)は，患者の89%は軽度の疼痛もしくはまったく疼痛のない状態で，91%は正常もしくは軽度の機能障害を有していた，と報告した．また，保存的治療を行った患者の90%は 0〜120°の可動域を保っていた．
- 伸展位で 4〜6 週間ギプス包帯もしくは大きな継手付き装具で固定し，その後少

しずつ ROM 訓練を行い，さらにその後，大腿四頭筋訓練を行う．

リハビリテーションプロトコール

膝蓋骨骨折の保存的治療

0〜6週
- 腫脹が消退するまでアイシングを継続する
- 下肢伸展位でシリンダーキャストを2〜3週間装着する，もしくは疼痛の強い患者には0°に角度固定された制御装具を装着する
- 松葉杖で許容範囲内で荷重してよい
- 「伸展したままの」患側下肢で歩行時のクリアランスがよくなるように，1/4インチ（約6mm）の補高（靴の中に入れる）を健側下肢に行う
- 退院前に，大腿四頭筋，殿筋群，ハムストリングのセッティング，（背臥位および立位にて）あらゆる方向への下肢伸展挙上（SLR）訓練を開始する（大腿四頭筋セッティングは治癒過程での癒着防止に役立つ）
- 特に股関節周囲筋の筋力強化のために，ギプス包帯を巻いたままで開放的および閉鎖的運動連鎖（CKC）訓練を開始してよい
- 2〜3週でギプス包帯を外し，可動範囲調整装具に変更する
- 大腿四頭筋の再教育のために電気的筋刺激（electrical muscle stimulation：EMS）を開始する
- 両松葉杖から杖での荷重に進める
- 一般的には，3〜4週で筋力強化とROM訓練を開始する〔開放的運動連鎖（OKC）およびCKC訓練〕
- 膝蓋骨の愛護的なモビライゼーションを開始する．患者はこれを自分で行うこと
- 約6週で，座面を高くして無負荷で固定自転車訓練を開始する．これは可動域改善と筋力強化に役立つ
- 大腿四頭筋の筋力強化のために，60〜120°/秒で等運動性訓練を開始する．遅い速度では膝蓋大腿関節にかかる負荷が大きくなる
- ハムストリング強化のために stool scoots*を使用する

6〜12週
- 40°でのミニスクワットやステップアップのようなCKC訓練を開始し，進めていく
- 股関節訓練やミニスクワットの際，抵抗をかけるためセラバンドを使用してもよい
- BAPSボード訓練を開始する
- ランジの開始（普通は8〜10週）

*訳注：キャスター付きのいすに座り，足で動かすこと．

□→ 膝蓋骨骨折の保存的治療

- 筋力強化のため抵抗を加えながら，固定自転車訓練を用いてもよい
- 膝蓋骨骨折の患者では，多くの場合ある程度の軟骨軟化症が生じているので，運動系に伝えられる体重負荷を吸収するために，大腿四頭筋の筋力の回復が重要である
- 訓練プログラムは下肢の筋力と柔軟性を回復することを重視して実施すべきである．これが達成された後は，CKC訓練を中心とした維持するためのプログラムを行っていく．すべての訓練は疼痛のない可動範囲で行うこと
- 下肢全体の評価，特に足部に過度の回内がないかどうかを評価する．これは膝関節にストレスを与え，さらに膝蓋大腿関節症状を悪化させる要因となるからである．過度の回内が認められた場合は装具を使用する

手術治療

ほとんどの膝蓋骨骨折は手術的に加療される．

治療は，膝蓋骨の機能を保つことを目的として行われ，骨質がよければ観血的整復および内固定術が好まれる．関節の適合性を保つことは，術後関節症性変化を防ぐためのキーポイントである．

- リハビリテーション中に予測される膝の動きのために，しっかりとして安定した固定の獲得が重要である．骨質が不良であれば，関節軟骨を多く含む主骨片（たいていは近位側）を残し，部分的膝蓋骨切除術を施行する（図4-65）．

● 膝蓋骨の手術法（一般原則）

- 膝が過度な屈曲をしたり，氷を直接当てたり，過度な圧迫を施したりすることで生じる余計な軟部組織への侵襲を最小限にする．
- 緊満した血腫が前方の皮膚を引き延ばすならば，血腫の吸引を考慮する．
- 横切開ではなく縦切開を用いる．横切開は美容的観点からはよいが，将来的にはこの切開はあまり使用できない（後に泥沼化する可能性がある）．
- 手術中にレトラクターを強くかけすぎない，もしくは長い間レトラクトしない．
- しばしば粉砕の程度（特に下端）がX線上低く見積もられるので，術中の再考が不可欠である．
- **粉砕骨折に対しては固定性の弱い観血的整復および内固定術よりも，膝蓋腱の修復と部分的膝蓋骨切除が好まれる．**
- 粉砕骨折のなかには，ラグスクリューで粉砕骨片を固定することで単純な横骨折と置き換えられるものがある．

最も重要なゴールは，直視下および触診での関節面の適合性の保持である．

- 小さな内側の傍膝蓋関節包切開を行い，展開を延長して，関節面の適合性を**直視下および触って確認する**ことが推奨される．
- 8の字締結が現在最も頻用されている手術手技である．

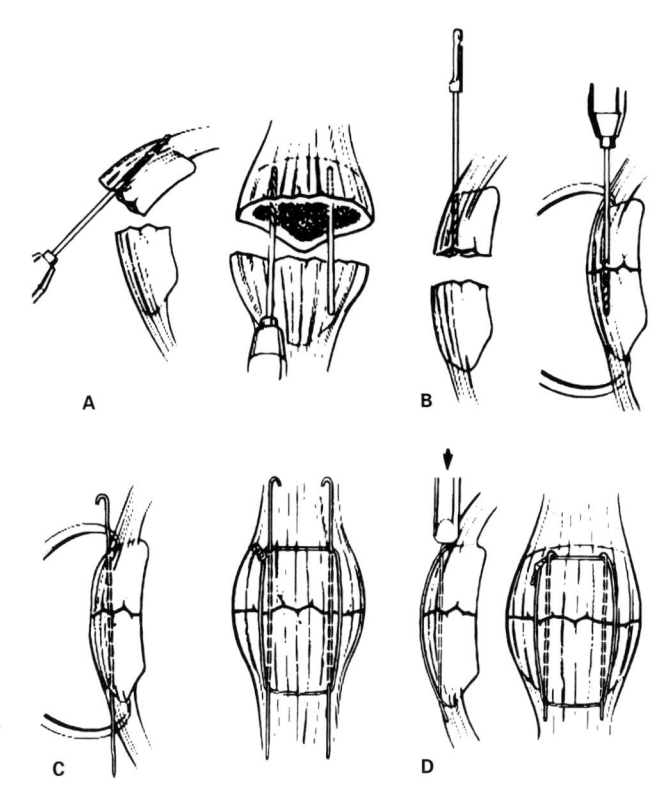

図 4-65 膝蓋骨に対する AO の改善した締結法（文章参照）．**A**：近位骨片に逆行性にドリリングする．整復の最中に Kirschner 鋼線（K ワイヤー）はホールの近位端にぬく．**B**：整復し，保持，そして遠位骨片に部分的に順行性ドリリングを行う．K ワイヤーは，あらかじめ近位端を曲げておき，遠位骨片の残りの部分はハンマーで叩いて刺入する．**C**：1.2 mm の軟鋼線を，しっかりした大腿四頭筋および膝蓋腱の付着部を通して，K ワイヤーの近位端と遠位端に膝蓋骨に接して深くかける．軟鋼線は内側および外側で膝蓋骨の前面で普通は交差させない．しっかりと固くねじって，「豚の尻尾」に似た端を骨表面に曲げる．ねじった四角い結び目がよい．AO のワイヤーをねじるテクニックは最終的な固定には適さない．**D**：あらかじめ曲げておいた K ワイヤーの近位端は近位骨孔に入れ，必要であれば遠位端をトリミングする．

(Sanders R, Gregory PR: Patellar fractures and extensor mechanism injuries. In Browner BD, Jupiter JB, Levine AM, Trafton PG［eds］: Skeletal Trauma, 2nd ed. Philadelphia, WB Saunders, 1998 より引用)

- 前方の締結（K ワイヤーごしに 18G 軟鋼線をループ状にかける）は大腿四頭筋収縮と膝屈曲により膝蓋骨にかかる大きな牽引力を中和するように作用する．
- 8 の字締結に最も多い失敗を避ける．締結を膝蓋骨の遠位と近位に**直接**接触させてかけ損い，そのために軟部組織が邪魔をしてしまうことである．
- 後に関節内遊離体として作用するすべての粉砕骨片や壊死組織片を洗浄して除去する．

- 固定した後，術中に膝を可動させ，固定性を確認する．固定が安定していた角度を記載しておき（たとえば 90°），理学療法士に伝える．

● 部分的膝蓋骨切除
- 膝蓋骨に多数のドリルホールを開けて膝蓋腱を縫着するのに 2 号のポリエステル糸が用いられる．
- 可能な限り膝蓋腱の長さを保つようにする．
- 腱と残った膝蓋骨の関節軟骨面の間の転位（step-off）を最小にするために，膝蓋骨を通したドリルホールはできるだけ関節面に近いところを通すべきである．
- 創部の状態や正確な骨折の整復，安定した固定性，早期可動域訓練に注意を向けることにより，術後合併症を最小限にする．

● 後療法（一般原則）
- 術後慎重に創部の観察をする．
- 術後，膝蓋骨に完全に負荷をかけないようにするのは基本的に不可能である．骨折は大腿四頭筋の収縮で負荷を生じる．
- 荷重自体は，大腿四頭筋の力を増加しない．それゆえ，膝を伸展位で固定した装具を使用して荷重歩行が可能である．

リハビリテーションプロトコール

膝蓋骨の観血的整復および内固定術後　　S. Brent Brotzman, MD

注意：リハビリテーションプロトコールは，骨折形態，手術方法，術者のリハビリテーション哲学により多様である．骨折部位の固定性をみるためにテンションバンド（または部分的膝蓋骨切除術）を行った後，愛護的な可動域チェックを術中に行う．この情報（例：屈曲 90° までは安定している）は，術後 ROM 訓練を進めていく際に役に立つ．術中に良好な固定性が得られていた屈曲角度を書き記し，理学療法士に伝える．

術後 1〜7 日

- 長下肢シリンダーギプスまたは伸展位（0°）固定された長下肢装具を装着した状態で，松葉杖もしくは歩行器で荷重は可能な限りかけてよい．大腿四頭筋筋力が良好であれば術後 3 週で歩行中に角度固定をなくしてよい
- 下肢挙上とアイシングを 3〜5 日行う
- 骨折部位が良好な安定であれば，愛護的な大腿四頭筋セッティング，下肢伸展挙上（SLR）訓練を行う
- 伸展したままの患側下肢で歩行時のクリアランスがよくなるように，補高を健側下肢に行う

2～6 週

- 膝蓋骨の愛護的なモビライゼーションを開始する．患者はこれを自分で行うこと
- 大腿四頭筋の再教育のために電気的筋刺激(EMS)を開始する
- 座面を高くして無負荷で固定自転車訓練を開始する．術後5～6週で開始する

6 週

- リハビリテーションを進める前に，骨折が治癒してきていることをX線で確認する
- SLRの際に大腿に1～2ポンド(約450～900 g)の重りをのせて等尺性訓練を進める
- stool scoots を行う
- 自転車訓練の距離，速度を増やし，持久性訓練を行う
- 愛護的な閉鎖的運動連鎖(CKC)訓練を開始する
  - 30°ミニスクワット
  - ウォールシット
  - stool scoots
  - 側方ステップアップ〔4インチ(約10 cm)のプラットフォーム〕
- 足関節に2～5ポンド(約900～2,250 g)の重りをつけてハムストリングカールを行う
- 90°の屈曲が可能で大腿四頭筋のコントロールが良好な状態になるまで，継手付き装具を用いる

参考文献

膝関節靱帯／半月板／膝関節前面痛

Aglietti P, Insall JN, Cerulli G: Patellar pain and incongruence. I: Measurements of incongruence. Clin Orthop 176:217-224, 1983.

Ahmed AM: The load-bearing role of the knee menisci. In Mow VC, Arnoczky SP, Jackson DW (eds): Knee Meniscus: Basic and Clinical Foundations. New York, Raven Press, 1992, pp 59-73.

Ahmed AM: Burke DL, Hyder A: Force analysis of the patellar mechanism. J Orthop Res 5:69-85, 1987.

Anderson AF, Lipscomb AB: Analysis of rehabilitation techniques after anterior cruciate reconstruction. Am J Sports Med 17:154-160, 1989.

Anderson DR, Weiss JA, Takai S, et al: Healing of the MCL following a triad injury: A biomechanical and histological study of the knee in rabbits. J Orthop Res 10:485-495, 1992.

Arms S, Boyle J, Johnson R, Pope M: Strain measurement in the medial collateral ligament of the human knee: An autopsy study. J Biomech 16:491-496, 1983.

Arnoczky SP: Meniscus. In Fu FH, Harner CD, Vince KG (eds). Knee Surgery. Baltimore,

Williams & Wilkins, 1994, pp 131–140.

Arnoczky SP, Tarvin GB, Marshall JL: Anterior cruciate ligament replacement using patellar tendon: An evaluation of graft revascularization in the dog. J Bone Joint Surg Am 64:217–224, 1982.

Arnoczky SP, Warren RF: Microvasculature of the human meniscus. Am J Sports Med 10:90–95, 1982.

Bach BR Jr, Levy ME, Bojchuk J, et al: Single-incision endoscopic anterior cruciate ligament reconstruction using patellar tendon autograft—minimum two year follow-up evaluation. Am J Sports Med 26:30–40, 1998.

Bach BR Jr, Tradonsky S, Bojchuk J, et al: Arthroscopically assisted anterior cruciate ligament reconstruction using patellar tendon autograft. Am J Sports Med 26:20–29, 1998.

Ballock RT, Woo SL-Y, Lyon RM, et al: Use of patellar tendon autograft for anterior cruciate ligament reconstruction in the rabbit: A long term histological and biomechanical study. J Orthop Res 7:474–485, 1989.

Barber FA: Accelerated rehabilitation for meniscus repairs. Arthroscopy 10:206–210, 1994.

Barber FA, Click SD: Meniscus repair rehabilitation with concurrent anterior cruciate reconstruction. Arthroscopy 13:433–437, 1997.

Barber FA, Elrod BF, McGuire DA, Paulos LE: Is an anterior cruciate ligament reconstruction outcome age dependent? Arthroscopy 12:720–725, 1996.

Barber-Westin SD, Noyes FR, Heckmann TP, Shaffer BL: The effect of exercise and rehabilitation on anterior-posterior knee displacements after anterior cruciate ligament autograft reconstruction. Am J Sports Med 27:84–93, 1999.

Barrack RL, Skinner HB, Buckley SL: Proprioception in the anterior cruciate deficient knee. Am J Sports Med 17:1–6, 1989.

Barratta R, Solomonow M, Zhou BH, et al: Muscular coactivation: The role of the antagonist musculature in maintaining knee stability. Am J Sports Med 16:113–122, 1988.

Barrett DS: Proprioception and function after anterior cruciate ligament reconstruction. J Bone Joint Surg Br 73:833–837, 1991.

Beard DJ, Kyberd PJ, Ferguson CM, Dodd CAF: Proprioception enhancement for ACL deficiency: A prospective randomized trial of two physiotherapy regimens. J Bone Joint Surg Br 76:654–659, 1994.

Bell DG, Jacobs I: Electro-mechanical response times and rate of force development in males and females. Med Sci Sports Exerc 18:31–36, 1986.

Bellemans J, Cauwenberghs F, Brys P, et al: Fracture of the proximal tibia after Fulkerson anteromedial tibial tubercle transfer. Am J Sports Med 26:300–302, 1998.

Beynnon BD, Fleming BC: Anterior cruciate ligament strain in-vivo: A review of previous work. J Biomech 31:519–525, 1998.

Beynnon BD, Johnson RJ: Anterior cruciate ligament injury rehabilitation in athletes: Biomechanical considerations. Sports Med 22:54–64, 1996.

Beynnon BD, Johnson RJ, Fleming BC, et al: The effect of functional knee bracing on the anterior cruciate ligament in the weightbearing and nonweightbearing knee. Am J Sports Med 25:353–359, 1997.

Blazina ME, Kerlan RK, Jobe FW, et al: Jumper's knee. Orthop Clin North Am 4:665–673, 1973.

Bockrath K, Wooden C, Worrell T, et al: Effects of patella taping on patella position and perceived pain. Med Sci Sports Exerc 25:989–992, 1993.

Bolgla LA, Keskula DR: Reliability of lower extremity functional performance tests. J Orthop Sports Phys Ther 26:138-142, 1997.

Bose K, Kanagasuntheram R, Osman MBH: Vastus medialis obliquus: An anatomic and physiologic study. Orthopedics 3:880-883, 1980.

Boynton MD, Tietjens BR: Long-term followup of the untreated isolated posterior cruciate ligament deficient knee. Am J Sports Med 24:306-310, 1996.

Brody LT, Thein JM: Nonoperative treatment for patellofemoral pain. J Orthop Sports Phys Ther 28:336-344, 1998.

Bush-Joseph CA, Bach BR Jr: Arthroscopic assisted posterior cruciate ligament reconstruction using patellar tendon autograft. Sports Med Arthrosc Rev 2:106-119, 1994.

Butler DL, Grood ES, Noyes FR, Sodd AN: On the interpretation of our ACL data. Clin Orthop 196:26-34, 1985.

Butler DL, Guan Y, Kay MD, et al: Location-dependent variations in the material properties of the anterior cruciate ligament. J Biomech 25:511-518, 1992.

Butler DL, Noyes FR, Grood ES: Ligamentous restraints to anterior-posterior drawer in the human knee. J Bone Joint Surg Am 62:259-270, 1980.

Bylski-Austrow DI, Ciarelli MJ, Kayner DC, et al: Displacements of the menisci under joint load: An in vitro study in human knees. J Biomech 27:421-431, 1994.

Caborn DNM, Coen M, Neef R, et al: Quadrupled semitendinosus-gracilis autograft fixation in the femoral tunnel: A comparison between a metal and a bioabsorbable interference screw. Arthroscopy 14:241-245, 1998.

Caborn DNM, Urban WP Jr, Johnson DL, et al: Biomechanical comparison between Bio-Screw and titanium alloy interference screws for bone patellar tendon bone graft fixation in anterior cruciate ligament reconstruction. Athroscopy 13:229-232, 1997.

Caylor D, Fites R, Worrell TW: The relationship between the quadriceps angle and anterior knee pain syndrome. J Orthop Sports Phys Ther 17:11-16, 1993.

Cerny K: Vastus medialis oblique/vastus lateralis muscle activity ratios for selected exercises in persons with and without patellofemoral pain syndrome. Phys Ther 75:672-683, 1995.

Chang PCC, Lee LKH, Tay BK: Anterior knee pain in the military population. Ann Acad Med Singapore 26:60-63, 1997.

Clancy WG Jr, Shelbourne KD, Zoellner GB, et al: Treatment of knee joint instability secondary to rupture of the posterior cruciate ligament: Report of a new procedure. J Bone Joint Surg Am 65:310-322, 1983.

Cohn BT, Draeger RI, Jackson DW: The effects of cold therapy in the postoperative management of pain in patients undergoing anterior cruciate ligament reconstruction. Am J Sports Med 17:344-349, 1989.

Colby SM, Hintermeister RA, Torry MR, Steadman JR: Lower limb stability with ACL impairment. J Orthop Sports Phys Ther 29:444-451, 1999.

Conlan T, Garth WP Jr, Lemons JE: Evaluation of the medial soft-tissue restraints of the extensor mechanism of the knee. J Bone Joint Surg Am 75:682-693, 1993.

Cooper DE, Xianghua HD, Burstein AL, Warren RF: The strength of the central third patellar tendon graft. Am J Sports Med 21:818-824, 1993.

Corry IS, Webb JM, Clingeleffer AJ, Pinczewski LA: Arthroscopic reconstruction of the anterior cruciate ligament: A comparison of patellar tendon autograft and four-strand hamstring tendon autograft. Am J Sports Med 27:444-454, 1999.

Cosgarea AJ, Sebastianelli WJ, DeHaven KE: Prevention of arthrofibrosis after anterior cruciate ligament reconstruction using the central third patellar tendon autograft. Am J

Sports Med 23:87–92, 1995.

Cross MJ, Powell JF: Long-term followup of posterior cruciate ligament rupture. Am J Sports Med 12:292–297, 1984.

Denham RA, Bishop RED: Mechanics of the knee and problems in reconstructive surgery. J Bone Joint Surg Br 60:345–351, 1978.

Doucette SA, Child DP: The effect of open and closed chain exercise and knee joint position on patellar tracking in lateral patellar compression syndrome. J Orthop Sports Phys Ther 23:104–110, 1996.

Doucette SA, Goble EM: The effect of exercise on patellar tracking in lateral patellar compression syndrome. Am J Sports Med 20:434–440, 1992.

Dowdy PA, Miniaci A, Arnoczky SP, et al: The effect of cast immobilization on meniscal healing: An experimental study in the dog. Am J Sports Med 23:721–728, 1995.

Dye SF: The knee as a biologic transmission with an envelope of function: A theory. Clin Orthop 325:10–8, 1996.

Eng JJ, Pierrynowski MR: Evaluation of soft foot orthotics in the treatment of patellofemoral pain syndrome. Phys Ther 73:62–70, 1993.

Engle CP, Noguchi M, Ohland KJ, et al: Healing of the rabbit medial collateral ligament following an O'Donoghue triad injury: The effects of anterior cruciate ligament reconstruction. J Orthop Res 12:357–364, 1994.

Escamilla RF, Fleisig GS, Zheng N, et al: Biomechanics of the knee during closed kinetic chain and open kinetic chain exercises. Med Sci Sports Exerc 30:556–569, 1998.

Falconiero RP, DiStefano VJ, Cook TM: Revascularization and ligamentization of autogenous anterior cruciate ligament grafts in humans. Arthroscopy 14:197–205, 1998.

Feretti A: Epidemiology of jumper's knee. Sports Med 3:289–295, 1986.

Fetto JF, Marshall JL: Medial collateral ligament injuries of the knee: A rationale for treatment. Clin Orthop 132:206–218, 1978.

Frank CB, Jackson DW: The science of reconstruction of the anterior cruciate ligament. J Bone Joint Surg Am 79:1556–1576, 1997.

Fukibayashi T, Torzilli PA, Sherman MF, Warren RF: An in-vitro biomechanical evaluation of anterior-posterior motion of the knee. J Bone Joint Surg Am 64:258–264, 1982.

Fulkerson JP, Kalenak A, Rosenberg TD, Cox JS: Patellofemoral pain. Instr Course Lect 41:57–70, 1992.

Gerrard B: The patellofemoral pain syndrome in young, active patients: A prospective study. Clin Orthop 179:129–133, 1989.

Gilleard W, McConnell J, Parsons D: The effect of patellar taping on the onset of vastus medialis obliquus and vastus lateralis muscle activity in persons with patellofemoral pain. Phys Ther 78:25–31, 1998.

Giove TP, Miller SJ III, Kent BE, et al: Non-operative treatment of the torn anterior cruciate ligament. J Bone Joint Surg Am 65:184–192, 1983.

Giurea M, Zorilla P, Amis AA, Aichroth P: Comparative pull-out and cyclic-loading strength tests of anchorage of hamstring tendon grafts in anterior cruciate ligament reconstruction. Am J Sports Med 27:621–625, 1999.

Goldfuss AJ, Morehouse CA, LeVeau BF: Effect of muscular tension on knee stability. Med Sci Sports Exerc 5:267–271, 1973.

Gollehon DL, Torzilli PA, Warren RF: The role of the posterolateral and cruciate ligaments in the stability of the human knee: A biomechanical study. J Bone Joint Surg Am 69:233–242, 1987.

Gomez MA, Woo SL-Y, Amiel D, et al: The effects of increased tension on healing medial collateral ligaments. Am J Sports Med 19:347-354, 1991.

Goodfellow J, Hungerford DS, Zindel M: Patello-femoral mechanics and pathology. I: Functional anatomy of the patello-femoral joint. J Bone Joint Surg Br 58:287-290, 1976.

Grabiner MD, Koh TJ, Draganich LF: Neuromechanics of the patellofemoral joint. Med Sci Sports Exerc 26:10-21, 1994.

Greenwald AE, Bagley AM, France EP, et al: A biomechanical and clinical evaluation of a patellofemoral knee brace. Clin Orthop 324:187-195, 1996.

Grelsamer RP, Klein JR: The biomechanics of the patellofemoral joint. J Orthop Sports Phys Ther 28:286-298, 1998.

Grood ES, Noyes FR, Butler DL, et al: Ligamentous and capsular restraints preventing straight medial and lateral laxity in intact human cadaver knees. J Bone Joint Surg Am 63:1257-1269, 1981.

Grood ES, Stowers SF, Noyes FR: Limits of movement in the human knee: Effect of sectioning the posterior cruciate ligament and posterolateral structures. J Bone Joint Surg Am 70:88-97, 1988.

Grood ES, Suntay WJ, Noyes FR, Butler DL: Biomechanics of the knee-extension exercise. J Bone Joint Surg Am 66:725-734, 1984.

Habata T, Ishimura M, Ohgushi H, et al: Axial alignment of the lower limb in patients with isolated meniscal tear. J Orthop Sci 3:85-89, 1998.

Hakkinen K: Force production characteristics of leg extensor, trunk flexor, and extensor muscles in male and female basketball players. J Sports Med Phys Fitness 31:325-331, 1991.

Hardin GT, Bach BR Jr: Distal rupture of the infrapatellar tendon after use of its central third for anterior cruciate ligament reconstruction. Am J Knee Surg 5:140-143, 1992.

Hardin GT, Bach BR Jr, Bush-Joseph CA: Extension loss following arthroscopic ACL reconstruction. Orthop Int 1:405-410, 1993.

Harner CD, Hoher J: Evaluation and treatment of posterior cruciate ligament injuries. Am J Sports Med 26:471-482, 1998.

Harner CD, Irrgang JJ, Paul J, et al: Loss of motion after anterior cruciate ligament reconstruction. Am J Sports Med 20:499-506, 1992.

Harner CD, Olson E, Irrgang JJ, et al: Allograft versus autograft anterior cruciate ligament reconstruction. Clin Orthop 325:134-144, 1996.

Hewett TE, Lindenfeld TN, Riccobene JV, Noyes FR: The effect of neuromuscular training on the incidence of knee injury in female athletes. Am J Sports Med 27:699-706, 1999.

Hewett TE, Noyes FR, Lee MD: Diagnosis of complete and partial posterior cruciate ligament ruptures: Stress radiography compared with KT-1000 Arthrometer and posterior drawer testing. Am J Sports Med 5:648-655, 1997.

Hewett TE, Stroupe AL, Nance TA, Noyes FR: Plyometric training in female athletes: Decreased impact forces and increased hamstring torques. Am J Sports Med 24:765-773, 1996.

Holmes SW, Clancy WG: Clinical classification of patellofemoral pain and dysfunction. J Orthop Sports Phys Ther 28:299-306, 1998.

Howell SM, Taylor MA: Brace-free rehabilitation, with early return to activity, for knees reconstructed with a double-looped semitendinosus and gracilis graft. J Bone Joint Surg Am 78:814-825, 1996.

Huberti HH, Hayes WC: Contact pressures in chondromalacia patellae and the effects of capsular reconstructive procedures. J Orthop Res 6:499-508, 1988.

Huberti HH, Hayes WC, Stone JL, Shybut GT: Force ratios in the quadriceps tendon and ligamentum patellae. J Orthop Res 2:49-54, 1984.

Hull ML, Berns GS, Varma H, Patterson HA: Strain in the medial collateral ligament of the human knee under single and combined loads. J Biomech 29:199-206, 1996.

Huston LJ, Wojtys EM: Neuromuscular performance characteristics in elite female athletes. Am J Sports Med 24:427-436, 1996.

Indelicato PA: Non-operative treatment of complete tears of the medial collateral ligament of the knee. J Bone Joint Surg Am 65:323-329, 1983.

Ingersoll C, Knight K: Patellar location changes following EMG biofeedback or progressive resistive exercises. Med Sci Sports Exerc 23:1122-1127, 1991.

Inoue M, Yasuda K, Ohkoshi Y, et al: Factors that affect prognosis of conservatively treated patients with isolated posterior cruciate ligament injury. Paper presented at the 64th Annual Meeting of the American Academy of Orthopaedic Surgeons, 1997, San Francisco, p 78.

Inoue M, Yasuda K, Yamanaka M, et al: Compensatory muscle activity in the posterior cruciate ligament deficient knee during isokinetic knee motion. Am J Sports Med 26:710-714, 1998.

Insall J, Falvo KA, Wise DW: Chondromalacia patellae. A prospective study. J Bone Joint Surg Am 58:1-8, 1976.

Itoh H, Kurosaka M, Yoshiya S, et al: Evaluation of functional deficits determined by four different hop tests in patients with anterior cruciate ligament deficiency. Knee Surg Sports Traumatol Arthrosc 6:241-245, 1998.

Jenkins WL, Munns SW, Jayaraman G, et al: A measurement of anterior tibial displacement in the closed and open kinetic chain. J Orthop Sports Phys Ther 25:49-56, 1997.

Juris PM, Phillips EM, Dalpe C, et al: A dynamic test of lower extremity function following anterior cruciate ligament reconstruction and rehabilitation. J Orthop Sports Phys Ther 26:184-191, 1997.

Jurist KA, Otis JC: Anteroposterior tibiofemoral displacements during isometric extension efforts. Am J Sports Med 13:254-258, 1985.

Karst GM, Willett GM: Onset timing of electromyographic activity in the vastus medialis oblique and vastus lateralis muscles in subjects with and without patellofemoral pain syndrome. Phys Ther 75:813-837, 1995.

Kartus J, Magnusson L, Stener S, et al: Complications following arthroscopic anterior cruciate ligament reconstruction. Knee Surg Sports Traumatol Arthrosc 7:2-8, 1999.

Keller PM, Shelbourne KD, McCarroll JR, Rettig AC: Nonoperatively treated isolated posterior cruciate ligament injuries. Am J Sports Med 21:132-136, 1993.

King D: The healing of semilunar cartilages. J Bone Joint Surg 18:333-342, 1936.

Klein L, Heiple KG, Torzilli PA, et al: Prevention of ligament and meniscus atrophy by active joint motion in a non weight-bearing model. J Orthop Res 7:80-85, 1989.

Kleipool AEB, Zijl JAC, Willems WJ: Arthroscopic anterior cruciate ligament reconstruction with bone patellar tendon bone allograft or autograft. Knee Surg Sports Traumatol Arthrosc 6:224-230, 1998.

Klingman RE, Liaos SM, Hardin KM: The effect of subtalar joint posting on patellar glide position in subjects with excessive rearfoot pronation. J Orthop Sports Phys Ther 25:185-191, 1997.

Kolowich PA, Paulos LE, Rosenberg TD, Farnsworth S: Lateral release of the patella: Indi-

cations and contraindications. Am J Sports Med 18:359-365, 1990.
Komi PV, Karlsson J: Physical performance, skeletal muscle enzyme activities, and fibre types in monozygous and dizygous twins of both sexes. Acta Physiol Scand Suppl 462:1-28, 1979.
Kowall MG, Kolk G, Nuber GW, et al: Patellofemoral taping in the treatment of patellofemoral pain. Am J Sports Med 24:61-66, 1996.
Kvist J, Gillquist J: Anterior tibial translation during eccentric, isokinetic quadriceps work in healthy subjects. Scand J Med Sci Sports 9:189-194, 1999.
Kwak SD, Colman WW, Ateshian GA, et al: Anatomy of the human patellofemoral joint articular cartilage: A surface curvature analysis. J Orthop Res 15:468-472, 1997.
Laprade J, Culham E, Brouwer B: Comparison of five isometric exercises in the recruitment of the vastus medialis oblique in persons with and without patellofemoral pain. J Orthop Sports Phys Ther 27:197-204, 1998.
Larsen B, Andreasen E, Urfer A, et al: Patellar taping: A radiographic examination of the medial glide technique. Am J Sports Med 23:465-471, 1995.
Larsen NP, Forwood MR, Parker AW: Immobilization and re-training of cruciate ligaments in the rat. Acta Orthop Scand 58:260-264, 1987.
Laurin CA, Levesque HP, Dussault R, et al: The abnormal lateral patellofemoral angle. A diagnostic roentgenographic sign of recurrent patellar subluxation. J Bone Joint Surg Am 60:55-60, 1978.
Lephart SM, Kocher MS, Fu FH, et al: Proprioception following anterior cruciate ligament reconstruction. J Sports Rehabil 1:188-196, 1992.
Lephart SM, Pincivero DM, Rozzi SL: Proprioception of the ankle and knee. Sports Med 3:149-155, 1998.
Lian O, Engebretsen L, Ovrebo RV, Bahr R: Characteristics of the leg extensors in male volleyball players with jumper's knee. Am J Sports Med 24:380-385, 1996.
Lieb FJ, Perry J: Quadriceps function: An anatomical and mechanical study using amputated limbs. J Bone Joint Surg Am 53:749-758, 1971.
Lieber RL, Silva PD, Daniel DM: Equal effectiveness of electrical and volitional strength training for quadriceps femoris muscles after anterior cruciate ligament surgery. J Orthop Res 14:131-138, 1996.
Lipscomb AB Jr, Anderson AF, Norwig ED, et al: Isolated posterior cruciate ligament reconstruction: Long-term results. Am J Sports Med 21:490-496, 1993.
Lundberg M, Messner K: Long-term prognosis of isolated partial medial collateral ligament ruptures. Am J Sports Med 24:160-163, 1996.
Lutz GE, Palmitier RA, An KN, Chao EYS: Comparison of tibiofemoral joint forces during open-kinetic-chain and closed-kinetic-chain exercises. J Bone Joint Surg Am 75:732-739, 1993.
MacDonald P, Miniaci A, Fowler P, et al: A biomechanical analysis of joint contact forces in the posterior cruciate deficient knee. Knee Surg Sports Traumatol Arthrosc 3:252-255, 1996.
Magen HE, Howell SM, Hull ML: Structural properties of six tibial fixation methods for anterior cruciate ligament soft tissue grafts. Am J Sports Med 27:35-43, 1999.
Mangine RE, Eifert-Mangine M, Burch D, et al: Postoperative management of the patellofemoral patient. J Orthop Sports Phys Ther 28:323-335, 1998.
Marder RA, Raskind JR, Carroll M: Prospective evaluation of arthroscopically assisted anterior cruciate ligament reconstruction: Patellar tendon versus semitendinosus and gracilis

tendons. Am J Sports Med 19:478-484, 1991.

Mariani PP, Santori N, Adriani E, Mastantuono M: Accelerated rehabilitation after arthroscopic meniscal repair: A clinical and magnetic resonance imaging evaluation. Arthroscopy 12:680-686, 1996.

Markolf KL, Burchfield DM, Shapiro MM, et al. Biomechanical consequences of replacement of the anterior cruciate ligament with a patellar ligament allograft. Part II: Forces in the graft compared with forces in the intact ligament. J Bone Joint Surg Am 78:1728-1734, 1996.

Markolf KL, Mensch JS, Amstutz HC: Stiffness and laxity of the knee: The contributions of the supporting structures. J Bone Joint Surg Am 58:583-593, 1976.

Markolf KL, Slauterbeck JR, Armstrong KL, et al: A biomechanical study of replacement of the posterior cruciate ligament with a graft. Part II: Forces in the graft compared with forces in the intact ligament. J Bone Joint Surg Am 79:381-386, 1997.

McConnell J: The management of chondromalacia patellae: A long term solution. Aust J Physiother 32:215-223, 1986.

McDaniel WJ, Dameron TB: Untreated ruptures of the anterior cruciate ligament. J Bone Joint Surg Am 62:696-705, 1980.

McDaniel WJ, Dameron TB: The untreated anterior cruciate ligament rupture. Clin Orthop 172:158-163, 1983.

McKernan DJ, Paulos LE: Graft selection. In Fu FH, Harner CD, Vince KG (eds): Knee Surgery. Baltimore, Williams & Wilkins, 1994.

McLaughlin J, DeMaio M, Noyes FR, Mangine RE: Rehabilitation after meniscus repair. Orthopedics 17:463-471, 1994.

Merchant AC: Classification of patellofemoral disorders. Arthroscopy 4:235-240, 1988.

Merchant AC, Mercer RL, Jacobsen RH, Cool CR: Roentgenographic analysis of patellofemoral congruence. J Bone Joint Surg Am 56:1391-1396, 1974.

Mirzabeigi E, Jordan C, Gronley JK, et al: Isolation of the vastus medialis oblique muscle during exercise. Am J Sports Med 27:50-53, 1999.

Mok DWH, Good C: Non-operative management of acute grade III medial collateral ligament injury of the knee. Injury 20:277-280, 1989.

Moller BN, Krebs B: Dynamic knee brace in the treatment of patellofemoral disorders. Arch Orthop Trauma Surg 104:377-379, 1986.

Morgan CD, Wojtys EM, Casscells CD, Cassells SW: Arthroscopic meniscal repair evaluated by second-look arthroscopy. Am J Sports Med 19:632-637, 1991.

Muhle C, Brinkmann G, Skaf A, et al: Effect of a patellar realignment brace on patients with patellar subluxation and dislocation. Am J Sports Med 27:350-353, 1999.

Muneta T, Sekiya I, Ogiuchi T, et al: Effects of aggressive early rehabilitation on the outcome of anterior cruciate ligament reconstruction with multi-strand semitendinosus tendon. Int Orthop 22:352-356, 1998.

Neeb TB, Aufdemkampe G, Wagener JH, Mastenbroek L: Assessing anterior cruciate ligament injuries: The association and differential value of questionnaires, clinical tests, and functional tests. J Orthop Sports Phys Ther 26:324-331, 1997.

Nissen CW, Cullen MC, Hewett TE, Noyes FR: Physical and arthroscopic examination techniques of the patellofemoral joint. J Orthop Sports Phys Ther 28:277-285, 1998.

Nogalski MP, Bach BR Jr: Acute anterior cruciate ligament injuries. In Fu FH, Harner CD, Vince KG (eds): Knee Surgery. Baltimore, Williams & Wilkins, 1994.

Novak PJ, Bach BR Jr, Hager CA: Clinical and functional outcome of anterior cruciate ligament reconstruction in the recreational athlete over the age of 35. Am J Knee Surg 9:111-116, 1996.

Noyes FR: Functional properties of knee ligaments and alterations induced by immobilization: A correlative biomechanical and histological study in primates. Clin Orthop 123:210-242, 1977.

Noyes FR, Barber SD, Mangine RE: Abnormal lower limb symmetry determined by function hop tests after anterior cruciate ligament rupture. Am J Sports Med 19:513-518, 1991a.

Noyes FR, Butler DL, Grood ES, et al: Biomechanical analysis of human ligament grafts used in knee-ligament repairs and replacements. J Bone Joint Surg Am 66:344-352, 1984.

Noyes FR, DeMaio M, Mangine RE: Evaluation-based protocol: A new approach to rehabilitation. J Orthop Res 14:1383-1385, 1991b.

Noyes FR, Wojtys EM, Marshall MT: The early diagnosis and treatment of developmental patella infra syndrome. Clin Orthop 265:241-252, 1991c.

Nyland J: Rehabilitation complications following knee surgery. Clin Sports Med 18:905-925, 1999.

O'Connor JJ: Can muscle co-contraction protect knee ligaments after injury or repair. J Bone Joint Surg Br 75:41-48, 1993.

Odensten M, Hamberg P, Nordin M, et al: Surgical or conservative treatment of the acutely torn anterior cruciate ligament. Clin Orthop 198:87-93, 1985.

O'Donoghue DH: Surgical treatment of fresh injuries to the major ligaments of the knee. J Bone Joint Surg Am 32:721-738, 1950.

Ohno K, Pomaybo AS, Schmidt CC, et al: Healing of the MCL after a combined MCL and ACL injury and reconstruction of the ACL: Comparison of repair and nonrepair of MCL tears in rabbits. J Orthop Res 13:442-449, 1995.

Ostenberg A, Roos E, Ekdahl C, Roos H: Isokinetic knee extensor strength and functional performance in healthy female soccer players. Scand J Med Sci Sports 8:257-264, 1998.

Osteras H, Augestad LB, Tondel S: Isokinetic muscle strength after anterior cruciate ligament reconstruction. Scand J Med Sci Sports 8:279-282, 1998.

Otero AL, Hutcheson L: A comparison of the doubled semitendinosus/gracilis and central third of the patellar tendon autografts in arthroscopic anterior cruciate ligament reconstruction. Arthroscopy 9:143-148, 1993.

Palumbo PM: Dynamic patellar brace: A new orthosis in the management of patellofemoral pain. Am J Sports Med 9:45-49, 1981.

Papagelopoulos PJ, Sim FH: Patellofemoral pain syndrome: Diagnosis and management. Orthopedics 20:148-157, 1997.

Parolie JM, Bergfeld JA: Long-term results of nonoperative treatment of isolated posterior cruciate ligament injuries in the athlete. Am J Sports Med 14:35-38, 1986.

Paulos LE, Rosenberg TD, Drawbert J, et al: Infrapatellar contracture syndrome: An unrecognized cause of knee stiffness with patella entrapment and patella infra. Am J Sports Med 15:331-341, 1987.

Pincivero DM, Lephart SM, Henry TJ: The effects of kinesthetic training on balance and proprioception in anterior cruciate ligament injured knee. J Athletic Train 31(Suppl 2):S52, 1996.

Pope MH, Johnson RJ, Brown DW, Tighe C: The role of the musculature in injuries to the medial collateral ligament. J Bone Joint Surg Am 61:398-402, 1979.

Popp JE, Yu JS, Kaeding CC: Recalcitrant patellar tendinitis: Magnetic resonance imaging, histologic evaluation, and surgical treatment. Am J Sports Med 25:218-222, 1997.

Powers CM: Rehabilitation of patellofemoral joint disorders: A critical review. J Orthop Sports Phys Ther 28:345-354, 1998.

Powers CM, Landel R, Perry J: Timing and intensity of vastus muscle activity during functional activities in subjects with and without patellofemoral pain. Phys Ther 76:946-966, 1996.

Race A, Amis AA: The mechanical properties of the two bundles of the human posterior cruciate ligament. J Biomech 27:13-24, 1994.

Radin EL, Rose RM: Role of subchondral bone in the initiation and progression of cartilage damage. Clin Orthop 213:34-40, 1986.

Reider B: Medial collateral ligament injuries in athletes. Sports Med 21:147-156, 1996.

Reider B, Sathy MR, Talkington J, et al: Treatment of isolated medial collateral ligament injuries in athletes with early functional rehabilitation. Am J Sports Med 22:470-477, 1993.

Reinold MM, Fleisig GS, Wilk KE: Research supports both OKC and CKC activities. Biomechanics 2(2 Suppl):27-32, 1999.

Risberg MA, Holm I, Steen H, et al: The effect of knee bracing after anterior cruciate ligament reconstruction. Am J Sports Med 27:76-83, 1999.

Roberts D, Friden T, Zatterstrom R, et al: Proprioception in people with anterior cruciate ligament deficient knees: Comparison of symptomatic and asymptomatic patients. J Orthop Sports Phys Ther 29:587-594, 1999.

Rodeo SA: Arthroscopic meniscal repair with use of the outside-in technique. J Bone Joint Surg Am 82:127-141, 2000.

Sachs RA, Daniel DM, Stone ML, Garfein RF: Patellofemoral problems after anterior cruciate ligament reconstruction. Am J Sports Med 17:760-765, 1989.

Schutzer SF, Ramsby GR, Fulkerson JP: Computed tomographic classification of patellofemoral pain patients. Orthop Clin North Am 144:16-26, 1986.

Schutzer SF, Ramsby GR, Fulkerson JP: The evaluation of patellofemoral pain using computerized tomography: A preliminary study. Clin Orthop 204:286-293, 1986.

Seitz H, Schlenz I, Muller E, Vecsei V: Anterior instability of the knee despite an intensive rehabilitation program. Clin Orthop 328:159-164, 1996.

Sernert N, Kartus J, Kohler K, et al. Analysis of subjective, objective, and functional examination tests after anterior cruciate ligament reconstruction. Knee Surg Sports Traumatol Arthrosc 7:160-165, 1999.

Shelbourne KD, Davis TJ: Evaluation of knee stability before and after participation in a functional sports agility program during rehabilitation after anterior cruciate ligament reconstruction. Am J Sports Med 27:156-161, 1999.

Shelbourne KD, Davis TJ, Patel DV: The natural history of acute, isolated, nonoperatively treated posterior cruciate ligament injuries. Am J Sports Med 27:276-283, 1999.

Shelbourne KD, Foulk AD: Timing of surgery in anterior cruciate ligament tears on the return of quadriceps muscle strength after reconstruction using an autogenous patellar tendon graft. Am J Sports Med 23:686-689, 1995.

Shelbourne KD, Nitz P: Accelerated rehabilitation after anterior cruciate ligament reconstruction. Am J Sports Med 18:292-299, 1990.

Shelbourne KD, Patel DV: Treatment of limited motion after anterior cruciate ligament reconstruction. Knee Surg Sports Traumatol Arthrosc 7:85-92, 1999.

Shelbourne KD, Patel DV, Adsit WS, Porter DA: Rehabilitation after meniscal repair. Clin

Sports Med 15:595-612, 1996a.
Shelbourne KD, Patel DV, Martini DJ: Classification and management of arthrofibrosis of the knee after anterior cruciate ligament reconstruction. Am J Sports Med 24:857-862, 1996b.
Shelbourne KD, Wilckens JH, Mollabaashy A, DeCarlo MS: Arthrofibrosis in acute anterior cruciate ligament reconstruction: The effect of timing of reconstruction and rehabilitation. Am J Sports Med 9:332-336, 1991.
Shellock FG, Mink JH, Deutsch AL, Foo TK: Kinematic MR imaging of the patellofemoral joint: Comparison of passive positioning and active movement techniques. Radiology 184:574-577, 1992.
Shelton WR, Papendick L, Dukes AD: Autograft versus allograft anterior cruciate ligament reconstruction. Arthroscopy 13:446-449, 1997.
Skyhar MJ, Warren RF, Oritz GJ, et al: The effects of sectioning of the posterior cruciate ligament and the posterolateral complex on the articular contact pressures within the knee. J Bone Joint Surg Am 75:694-699, 1993.
Snyder-Mackler L, Ladin Z, Schepsis AA, Young JC: Electrical stimulation of thigh muscles after reconstruction of anterior cruciate ligament. J Bone Joint Surg Am 73:1025-1036, 1991.
Steinkamp LA, Dillingham MF, Markel MD, et al: Biomechanical considerations in patellofemoral joint rehabilitation. Am J Sports Med 21:438-444, 1993.
Stetson WB, Friedman MJ, Fulkerson JP, et al: Fracture of the proximal tibia with immediate weightbearing after a Fulkerson osteotomy. Am J Sports Med 25:570-574, 1997.
Thompson WO, Thaete FL, Fu FH, Dye SF: Tibial meniscal dynamics using three-dimensional reconstruction of magnetic resonance images. Am J Sports Med 19:210-216, 1991.
Torg JS, Barton TM, Pavlov H, Stine R: Natural history of the posterior cruciate ligament deficient knee. Clin Orthop 246:208-216, 1989.
Tyler TF, McHugh MP, Gleim GW, Nicholas SJ: The effect of immediate weightbearing after anterior cruciate ligament reconstruction. Clin Orthop 357:141-148, 1998.
Vedi V, Williams A, Tennant SJ, et al: Meniscal movement: An in-vivo study using dynamic MRI. J Bone Joint Surg Br 81:37-41, 1999.
Voloshin AS, Wosk J: Shock absorption of the meniscectomized and painful knees: A comparative in vivo study. J Biomed Eng 5:157-161, 1983.
Vos EJ, Harlaar J, van Ingen-Schenau GJ: Electromechanical delay during knee extensor contractions.
Med Sci Sports Exerc 23:1187-1193, 1991.
Weiss JA, Woo SL-Y, Ohland KJ, Horibe S: Evaluation of a new injury model to study medial collateral ligament healing: Primary repair versus non-operative treatment. J Orthop Res 9:516-528, 1991.
Wilk KE: Rehabilitation of isolated and combined posterior cruciate ligament injuries. Clin Sports Med 13:649-677, 1994.
Wilk KE, Andrews JR: The effects of pad placement and angular velocity on tibial displacement during isokinetic exercise. J Orthop Sports Phys Ther 17:24-30, 1993.
Wilk KE, Arrigo C, Andrews JR, Clancy WG: Rehabilitation after anterior cruciate ligament reconstruction in the female athlete. J Athletic Train 34:177-193, 1999.
Wilk KE, Davies GJ, Mangine RE, Malone TR: Patellofemoral disorders: A classification system and clinical guideline for nonoperative rehabilitation. J Orthop Sports Phys Ther

28:307-322, 1998.

Williams JS Jr, Bach BR Jr: Rehabilitation of the ACL deficient and reconstructed knee. Sports Med Arthrosc Rev 3:69-82, 1996.

Woo SL-Y, Chan SS, Yamaji T: Biomechanics of knee ligament healing, repair, and reconstruction. J Biomech 30:431-439, 1997.

Woo SL-Y, Gomez MA, Sites TJ, et al: The biomechanical and morphological changes of the MCL following immobilization and remobilization. J Bone Joint Surg Am 69:1200-1211, 1987.

Woo SL-Y, Hollis JM, Adams DJ, et al: Tensile properties of the human femur–anterior cruciate ligament complex. Am J Sports Med 19:217-225, 1991.

Woo SL-Y, Inoue M, McGurck-Burleson E, Gomez M: Treatment of the medial collateral ligament injury II. Structure and function of canine knees in response to differing treatment regimens. Am J Sports Med 15:22-29, 1987.

Woodland LH, Francis RS: Parameters and comparisons of the quadriceps angle of college-aged men and women in the supine and standing positions. Am J Sports Med 20:208-211, 1992.

Yack HJ, Collins CE, Whieldon TJ: Comparison of closed and open kinetic chain exercises in the anterior cruciate ligament–deficient knee. Am J Sports Med 21:49-54, 1993.

Yamaji T, Levine RE, Woo SL-Y, et al: MCL healing one year after a concurrent MCL and ACL injury: An interdisciplinary study in rabbits. J Orthop Res 14:223-227, 1996.

Yasuda K, Erickson AR, Beynnon BD, et al: Dynamic elongation behavior in the medial collateral and anterior cruciate ligaments during lateral impact loading. J Orthop Res 11:190-198, 1993.

Zavetsky AB, Beard DJ, O'Connor JJ: Cruciate ligament loading during isometric muscle contractions. Am J Sports Med 22:418-423, 1994.

Zheng N, Fleisig GS, Escamilla RF, Barrentine SW: An analytical model of the knee for estimation of the internal forces during exercise. J Biomech 31:963-967, 1998.

関節軟骨修復

Bandy WD, Hanten WP: Changes in torque and electromyographic activity of the quadriceps femoris muscles following isometric training. Phys Ther 73:455-465, 1993.

Buckwalter J: Effects of early motion on healing musculoskeletal tissues. Hand Clin 12:13-24, 1996.

Rosenberg TD, Paulos LE, Parker RD, et al: The forty five degree posteroanterior flexion weight bearing radiograph of the knee. J Bone Joint Surg Am 70:1479-1483, 1988.

Salter RB, Minster R, Bell R, et al: Continuous passive motion and the repair of full-thickness articular cartilage defects: A 1-year follow-up [abstract]. Trans Orthop Res Soc 7:167, 1982.

Salter RB, Simmonds DF, Malcolm BW, et al: The biological effect of continuous passive motion on healing of full-thickness defects in articular cartilage: An experimental study in the rabbit. J Bone Joint Surg Am 62:1232-1251, 1980.

Suh J, Aroen A, Muzzonigro T, et al: Injury and repair of articular cartilage: Related scientific issues. Oper Tech Orthop 7:270-278, 1997.

Baker 嚢腫(膝窩嚢腫)

Burleson RJ, Bickel WH, Dahlin DC: Popliteal cyst: A clinicopathological survey. J Bone Joint Surg Am 38:1265-1274, 1956.

Bogumill GP, Bruno PD, Barrick EF: Malignant lesions masquerading as popliteal cysts: A report of three cases. J Bone Joint Surg Am 63:474-477, 1981.
Curl WW: Popliteal cysts: Historical background and current knowledge. J Am Acad Orthop Surg 4:129-133, 1996.
Dinham JM: Popliteal cysts in children: The case against surgery. J Bone Joint Surg Br 57:69-71, 1975.
Fielding JR, Franklin PD, Kustan J: Popliteal cysts: A reassessment using magnetic resonance imaging. Skeletal Radiol 20:433-435, 1991.
Hermann G, Yeh HC, Lehr-Janus C, et al: Diagnosis of popliteal cyst: Double-contrast arthrography and sonography. AJR Am J Roentgenol 137:369-372, 1981.
Hughston JC, Baker CL, Mello W: Popliteal cyst: A surgical approach. Orthopedics 14:147-150, 1991.
Janzen DL, Peterfy CG, Forbes JR, et al: Cystic lesions around the knee joint: MR imaging findings. AJR Am J Roentgenol 163:155-161, 1994.
Jayson MI, Dixon AS, Kates A, et al: Popliteal and calf cysts in rheumatoid arthritis. Treatment by anterior synovectomy. Ann Rheum Dis 31:9-15, 1972.
Katz RS, Zizic TM, Arnold WP, et al: The pseudothrombophlebitis syndrome. Medicine (Baltimore) 56:151-164, 1977.
Lantz B, Singer KM: Meniscal cysts. Clin Sports Med 9:707-725, 1990.
Lindgren PG, Willen R: Gastrocnemius-membranosus bursa and its relation to the knee joint. I. Anatomy and histology. Acta Radiol Diagn (Stockh) 18:497-512, 1977.
Rauschning W: Popliteal cysts (Baker's cysts) in adults II. Acta Orthop Scand 51:547-555, 1980.
Taylor AR, Rana NA: A valve. An explanation of the formation of popliteal cysts. Ann Rheum Dis 32:419-421, 1973.

膝蓋骨骨折

Bostrom A: Fracture of the patella. A study of 422 patella fractures. Acta Orthop Scand Suppl 143:1-80, 1972.
Houghton GR, Ackroyd CE: Sleeve fractures of the patella in children: a report of three cases. J Bone Joint Surg Br 61:165-168, 1979.

5 足と足関節の損傷

Ken Stephenson, MD • Charles L, Salzman, MD • S. Brent Brotzman, MD

- 足関節捻挫
- 関連解剖学
- 外側側副靱帯捻挫の分類
- 診断
- 脛腓骨靱帯結合損傷
- 足関節捻挫の予防
- 陳旧性足関節外側靱帯損傷：足関節外側靱帯再建術後のリハビリテーション
- X線検査
- 足関節外側靱帯再建術
- 足関節外側靱帯再建術後のリハビリテーションの一般的原則
- 足底踵部痛（足底腱膜炎）
- 臨床的背景
- 解剖と病態
- 踵骨棘の神話
- 疫学
- 自然経過
- 両側踵部痛
- 徴候と症状
- 踵部痛患者の評価

- 足底腱膜の断裂
- アキレス腱機能不全
- アキレス腱炎
- アキレス腱周囲炎
- アキレス腱症
- Haglund変形
- アキレス腱断裂
- 後脛骨筋腱機能不全
- 解剖と病態
- 疫学
- 診断
- 後脛骨筋腱機能不全の分類
- 治療
- 中足痛
- 臨床的背景
- 病歴と身体診察
- X線写真評価
- 強剛母趾
- 臨床的背景
- 強剛母趾の分類
- 診断

治療	ターフトーのリハビリテーション
第1中足趾節(MTP)関節捻挫(ターフトー)	Morton 神経腫(足趾間神経腫)
臨床的背景	臨床的背景
分類	解剖と病態
診断	診断
治療	治療

足関節捻挫
Ankle Sprains
Ken Stephenson, MD

　足関節捻挫はすべてのスポーツ損傷のなかで約15%を占めていて，米国内で1日に23,000件起こっていると報告されている．特にバスケットボール，バレーボール，サッカー，モダンダンスやバレエに多くみられる．多くの患者は完全に回復するが，陳旧化すると痛みや不安定性の症状は増大して，約20～40%の患者に残ると概算される．

関連解剖学

　すべての関節の安定性は骨の形状と能動的，受動的な軟部組織の拘束によって決定される固有の仕組みに依存している．足関節は中間位では，距骨前方の幅広い部分が足関節のほぞ穴構造にぴったりとはまり込んでいるため，非常に安定な関節である．底屈位では，距骨後方の幅狭い部分がほぞの中に入り込み，特に内返しになったときに足関節はゆるくなる傾向がある．動的な軟部組織の制約は関節を動かし，支持する筋腱複合体に依存している．しかし，距骨には腱の付着はなく，筋作用と足関節を構成する他の骨に間接的に依存しなければならない．足関節は内側，外側と後方の靱帯と靱帯結合によって受動的に支持される．外側靱帯複合体は足関節捻挫で最も損傷されやすい．

　外側靱帯複合体の3つの主な構造は，前距腓靱帯(anterior talofibular ligament：ATFL)，踵腓靱帯(calcaneofibular ligament：CFL)と後距腓靱帯(posterior talofibular ligament：PTFL)である(図5-1)．ATFLは中間位ではゆるんでいて底屈位で緊張

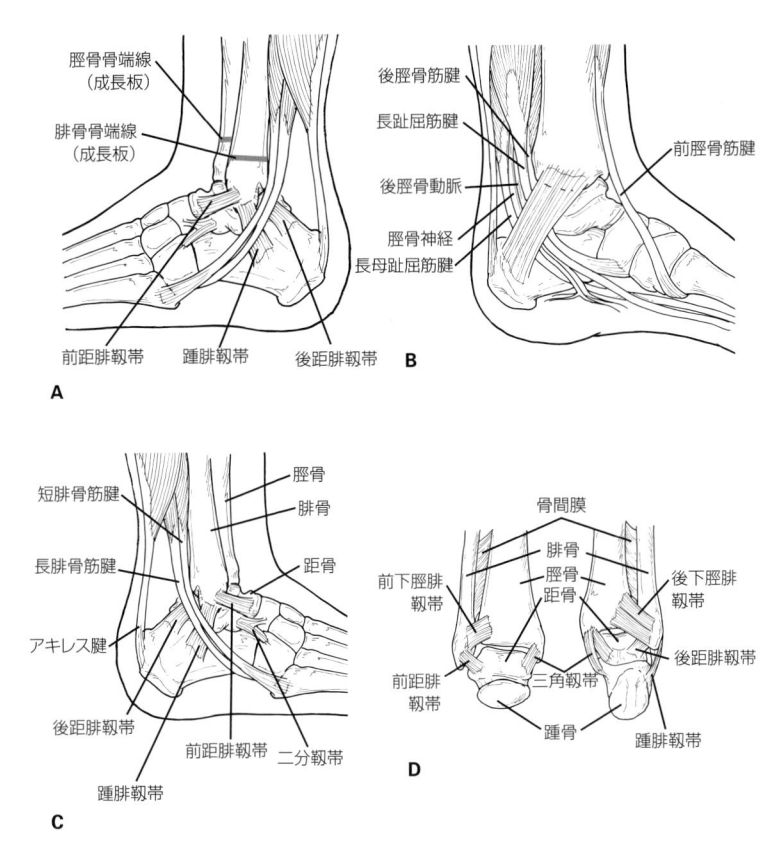

図 5-1 **A**：足関節は後外側の長腓骨筋腱と短腓骨筋腱，内側の後脛骨筋腱，長趾屈筋腱，長母趾屈筋腱によって安定化する．足関節が底屈すると，前距腓靱帯が緊張して，踵腓靱帯や後距腓靱帯よりも受傷しやすくなる．小児では骨端軟骨板は，周囲の靱帯，骨，骨膜より弱いため，特に骨折しやすい．**B**：足関節内側面を横断する構造は，前方に前脛骨筋腱と伏在静脈と伏在神経がある．内果後方には重要な後脛骨筋腱，長趾屈筋腱，後脛骨動静脈，脛骨神経があり，さらに後方に長母趾屈筋腱がある．**C**：足関節の外側像では主な筋腱と靱帯性の支持組織がみられる．**D**：足関節の靱帯の前方（左）と後方（右）像．骨間膜は遠位前脛腓靱帯と後脛腓靱帯の深部にある．足関節の捻挫は通常，強い衝撃の外旋や内旋によって起こる．重症度の低い足関節損傷は単独か，または他の足関節や足の靱帯損傷に伴って起こる．重症の足関節捻挫では足関節のほぞ穴構造の安定性が崩れ，通常，骨折を伴う．

する．ATFLは足部が底屈したとき，内返しに対する最大の抵抗となる．CFLは中間位ではゆるんでいて背屈位で緊張する．

　最も一般的な足関節損傷ではATFLの損傷がみられ，ついでATFLとCFLの複合損傷が起こる．損傷のメカニズムは底屈位での足部内返しが多い（**図5-2**）．

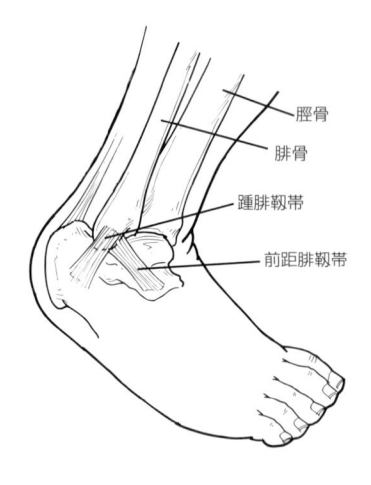

図 5-2 足関節捻挫の最も典型的な受傷機転は，底屈，内返し，内転である．前距腓靱帯は底屈-内返しで最も損傷されやすい．
(Lane SE: Severe ankle sprains. Physician Sports Med 19[11]: 43, 1990 より改変)

外側側副靱帯捻挫の分類

　グレード1または軽い足関節捻挫は靱帯の伸張のみで，肉眼的な損傷を伴わない．腫脹や圧痛はほとんどなく，機能的な損失はないか，あっても少ない．グレード2は中程度の捻挫で靱帯の部分的な損傷を伴い，腫脹や圧痛も軽度認められ，関節機能の低下と軽度の不安定性を認める．グレード3は重症で靱帯は完全に断裂し，重度の腫脹と圧痛を認める．患肢での荷重は不可能であり関節不安定性を伴う(**図 5-3**)．

診断

　内返し損傷では通常，足関節外側に断裂感か轢音が感じられる．グレード2とグレード3の捻挫ではすぐに腫脹が起こり，最初の数時間では疼痛はあまり感じないが，その後6〜12時間続く出血とともに増加する．

身体診察

　身体診察はグレード1の捻挫では軽い腫脹を認め，グレード2と3では全体的に中等度から重度の腫脹を認める．一般に，圧痛はATFL損傷では腓骨前縁にみられ，

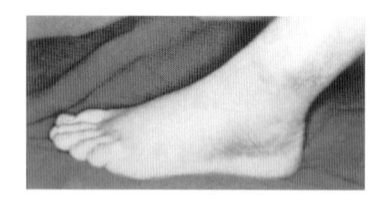

図 5-3 グレード3の足関節捻挫では明らかな皮下出血と腫脹がみられる．
(Lane SE: Severe ankle sprains. Physician Sports Med 18[11]: 43, 1990 より引用)

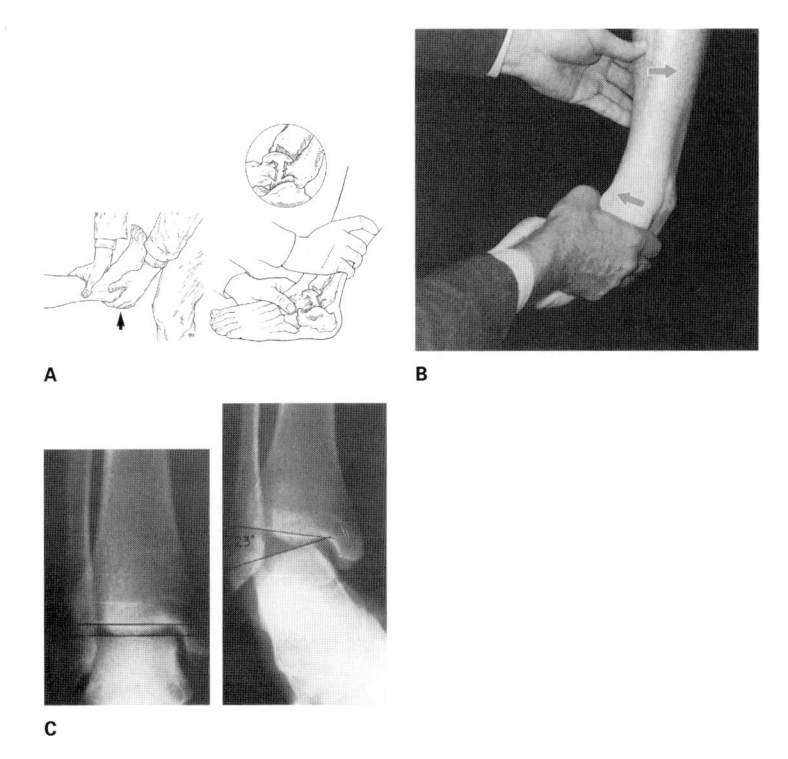

図5-4 **A**：左；**前方引き出しテスト**と靱帯不安定性テスト．患者の足を踵でつかみ，他方の手を脛骨の遠位前面におき，脛骨を固定した位置から前方へ引き出す．前方への変位が3mm以上のとき，または無症状の足関節と比べて前方変位が異なる場合は，前距腓靱帯の断裂を示唆する．右；前方引き出しテストで距骨上の脛骨の前後方向の過度な移動は前距腓靱帯損傷を示唆する．**B：距骨傾斜テスト（内反ストレステスト）**は踵腓靱帯の断裂の有無を評価する．このテストは市販のジグ（jig）を使って，またはX線イメージ下で徒手的に行う．脛骨を一方の手で固定し，他方の手で距骨下関節を固定しておいて足を内返しする．**C**：左；ストレス前の足関節正面像．右；明らかな外側靱帯損傷のみられる内返しストレス時の足関節正面像

（**A**：左，Ganley TJ, Flynn JM, Pill SG, Hanlon PA: Ankle injury in the young athlete: Fracture or sprain? J Musculoskel Med 17:311, 2000. Artist: Teri J. McDermott © Teri J. McDermott 2000 より引用．右，Baker CL, Todd JL: Intervening in acute ankle sprain and chronic instability. J Musculoskel Med 12[7]: 51, 1995 より引用．**B**：Meisterling RC: Recurrent lateral ankle sprains. Physician Sports Med 21[3]: 123, 1993 より引用．**C**：Lassiter TE, Malone TR, Garrett WE: Injuries to the lateral ligaments of the ankle. Orthop Clin North Am 20:632, 1989 より引用）

CFL損傷では腓骨先端にみられる．脛腓骨靱帯結合と第5中足骨基部の部位はこれらの構造の損傷を鑑別するためにどちらも触診すべきである．

前方引き出しテストと距骨傾斜テストは関節の不安定性を評価するのに有用である（**図5-4A, B**）．前方引き出しテストは脛骨の遠位端を前方から片方の手で押さえ，もう一方の手で軽く底屈させた足部を踵部の下から前方へ引き出すように行う．5mm以上前方へ移動する陽性所見は，ATFL損傷が示唆される．距骨傾斜テストは脛骨の

遠位端を片方の手で押さえ，もう一方の手で距骨と踵骨を一体として内返しさせる．軟らかい感触のエンドポイント（endpoint）を伴った5 mm以上の陽性所見は，ATFLとCFLの複合損傷が示唆される（図5-4C）．なかには，生まれつき非常に柔軟な（全身の関節弛緩性を認める）関節をもつ患者がいて，そのような患者は陽性と診断されてしまうため，検査の際には，常に健側と比較することが重要である．

足関節内反損傷後の検査

外側靱帯（前距腓靱帯と踵腓靱帯）の触診
三角靱帯の触診
Maisonneuve骨折（骨間膜を断裂し，近位側への力の伝達により腓骨近位部骨折を起こす）を除外診断するために腓骨近位端部の触診を行う
足関節の不安定性をきたす脛腓骨靱帯結合の断裂を除外診断するためにスクイーズテストを行う（図5-5A）
脛腓骨靱帯結合損傷を調べるために外旋テスト（Cottonテスト）を行う（図5-5Bおよび C）
短腓骨筋腱の牽引による裂離骨折の除外診断のために第5中足骨近位端を触診する
前方引き出しテストと内反ストレス（距骨傾斜）テスト

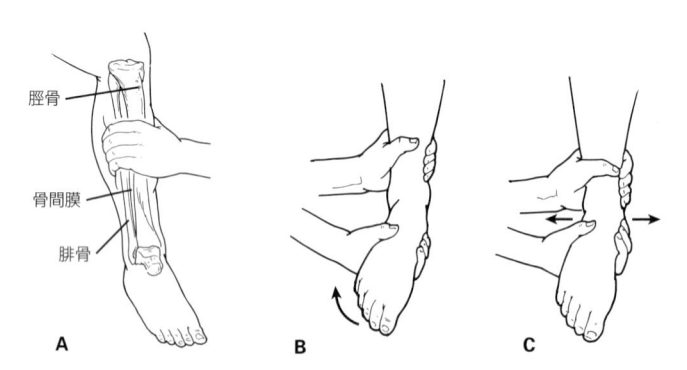

図5-5 **A：スクイーズテスト**は足関節の脛腓靱帯の評価に有用である．脚の前方を近位側でつかみ，脛骨腓骨を搾るようにして骨間靱帯を圧迫する．脛腓間損傷があれば，被検者は遠位での足関節痛を訴える．**B：外旋ストレステスト**は患者の足を中間位にして膝を90°に曲げて行う．一方の手で脛骨と腓骨を固定し，検者は他方の手で足関節を外旋する．疼痛が脛腓間でみられれば，脛腓間損傷を示唆する．**C：脛距間での不安定性テスト（Cottonテスト）**は，一方の手で患者の脚の遠位部分を把持して，他方の手で距骨に内外側への力を加える．脛腓間で疼痛や（健側に比べて）ゆるい感じがあれば，脛腓間靱帯損傷を示唆する．

(Crosby LA, Davick JP: Managing common football injuries on the field. J Musculoskel Med 17:651, 2000; and Bassewitz HL, Shapiro MS: Persistent pain after ankle sprain. Physician Sports Med 25[12]:58, 1997 より改変して引用)

後脛骨筋腱（内返し）と腓骨筋腱（外返し）の筋力テストおよび片脚爪先立ちテスト

脛腓骨靱帯結合損傷（syndesmosis injury）

脛腓骨靱帯結合の靱帯複合体（脛腓靱帯と骨間膜）の断裂は足関節靱帯損傷の約10%に起こるといわれている（**図5-6**）．検者は必ずこの損傷を検査すべきである（スクイーズテストと外旋テスト）．脛腓骨靱帯結合の断裂は三角靱帯損傷と関連づけて考えられ，腓骨骨折を合併することも多い．足部が固定された状態で，脛骨の内旋と足の回内と外返しが受傷機転となる．サッカー選手がフィールドに腹臥位で横たわっているときに（踏みつけられて）足部に外旋力が加わったときも同様である．

圧痛点は第一に脛腓骨靱帯結合の（足関節捻挫のときのように外側の上ではなく）前面に位置し，患者は通常，荷重に耐えられない．これらの損傷は足関節捻挫よりも重症度が高いのが典型的である．痛みや腫脹も強く，荷重も困難な場合が多い．（底屈・背屈位での）内旋位での足関節のストレスＸ線写真によって，脛骨と腓骨の間の乖離を確認できる．診断が疑わしく，確信がもてないときは骨シンチグラフィーが有用である．

脛腓骨靱帯結合の部分断裂では，取り外し可能なギプス包帯で，6〜8週間は松葉杖を使用し，部分荷重として保存的に治療するのが一般的である．完全断裂の場合は腓骨は外旋し，短縮する．完全断裂は靱帯縫合を行い，一時的な脛腓間の固定を脛腓骨靱帯結合螺子（syndesmosis screw）かまたは「タイトロープ（tightrope）」（Arthrex, Naples, FL）を用いて行う．タイトロープは腓骨上での金属のボタン上で強固な縫合

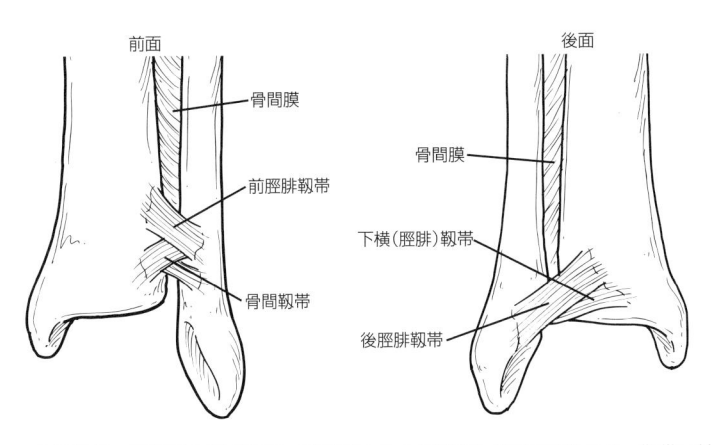

図5-6 下肢遠位の脛腓間の構成要素．脛腓間は4つの靱帯と骨間膜からなる．靱帯は前脛腓靱帯，後脛腓靱帯，横脛腓靱帯，骨間靱帯である．

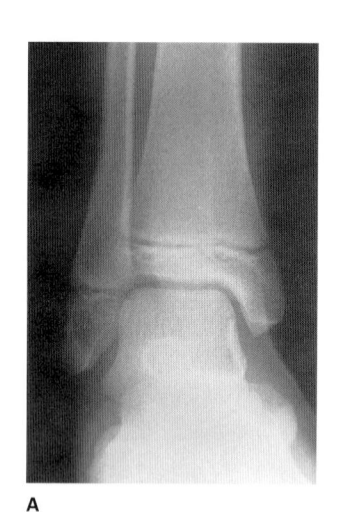

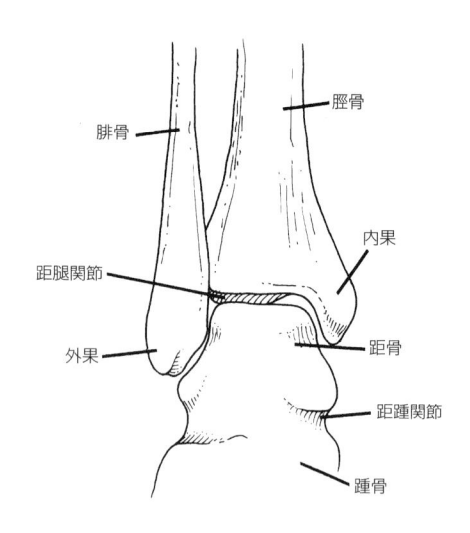

図 5-7 **A**：足関節正面像．左：内側 mortise を含めた足関節の関係の実例を示す X 線写真．右：解剖学的イラスト．一般的に足関節 3 方向を撮影する（正面，側面像，および mortise 像）．（つづく）

を行い，脛骨内側でエンドボタン型の固定を行う．脛腓骨靱帯結合螺子は，術後の背屈制限を防ぐため足関節背屈位から中間位（の距骨が最も広い部位）で固定する．歩行ブーツは爪先接地荷重の際，術後 6～8 週間使用する．早期の自動・他動運動はブーツを外して 7 日目から行い，6 週で全荷重を許可する．さらに，抵抗下の関節可動域（range of motion：ROM）訓練や筋力強化，関節固有感覚訓練など，より積極的なリハビリテーションプログラムを計画する（足関節捻挫後のリハビリテーションプロトコールを参照）．回復には足関節捻挫より長期間必要となり，異所性骨化のような将来的な痛みや遅発性の後遺症が起こることなども患者に伝えておくべきである．

脛腓骨靱帯結合損傷で良好な治療成績を得るためには，損傷の理解と足関節のほぞ穴構造と下肢の脛腓骨靱帯結合の構造を解剖学的に整復し，これを維持することが重要である．脛腓骨靱帯結合の固定は通常，足関節ほぞ穴構造の開大と関節不適合性（例：早期の外傷後関節炎など）という重度の合併症を避けるためである．

X 線写真評価

X 線写真は内果，外果，距骨および第 5 中足骨基部の骨折の鑑別のために撮る．X 線写真は長いカセットを使用し，腓骨の全長を含めて足関節 3 方向〔正面像，側面像および mortise 像（図 5-7A）〕と足部 3 方向〔正面像，側面像および mortise 像（図 5-7B～D）〕を撮影すべきである．ストレス X 線写真は前方引き出しや距骨傾斜テストの不安定性の評価に必要である．前方引き出しテストでは，前方への距骨移動量が 10 mm 以上または健側に比し 5 mm 以上の場合陽性となる．距骨傾斜テストでは，

5 足と足関節の損傷

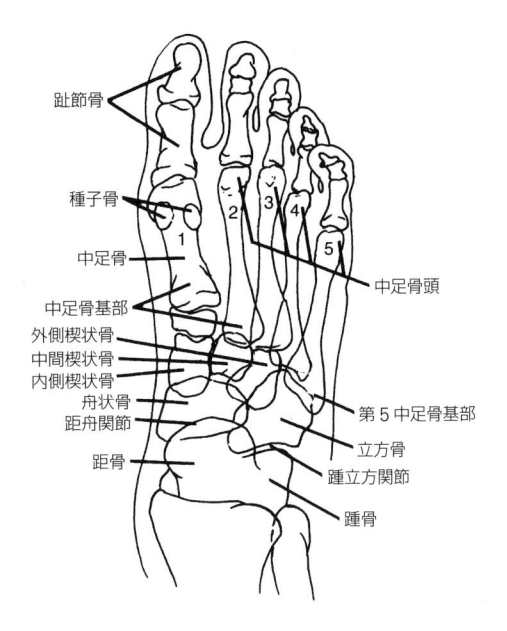

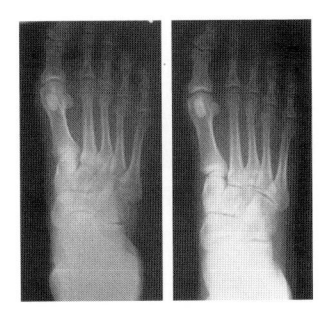

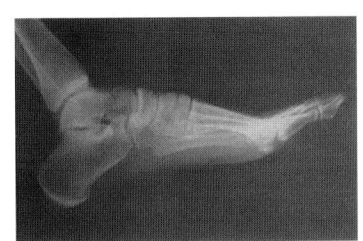

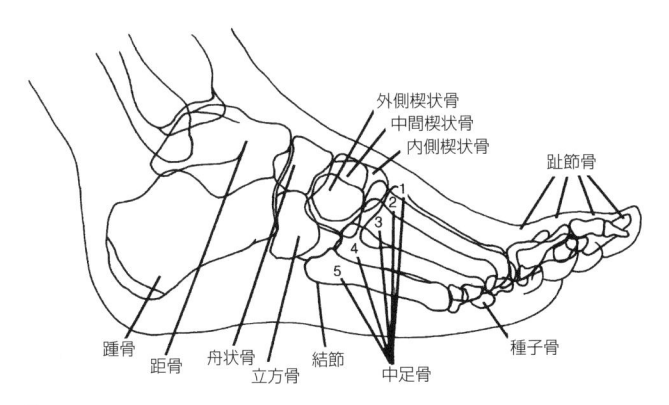

図5-7（つづき）　**B**：足部正面像．左：前足部，特に趾節骨と中足指節（MTP）関節の解剖を示すX線正面像．第3・4中足骨遠位に骨折がある．中央：中足部のより詳細な解剖，特に第1 MTP関節の外側縁と第2 MTP関節の内側縁の正常なアライメントを示す角度のついたX線像．右：解剖学的イラスト．**C**：足部側面像．上：中足部と後足部の解剖学的関係の実例を示すX線像．下：解剖学的イラスト．（つづく）

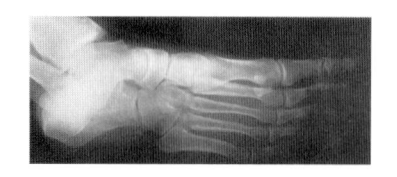

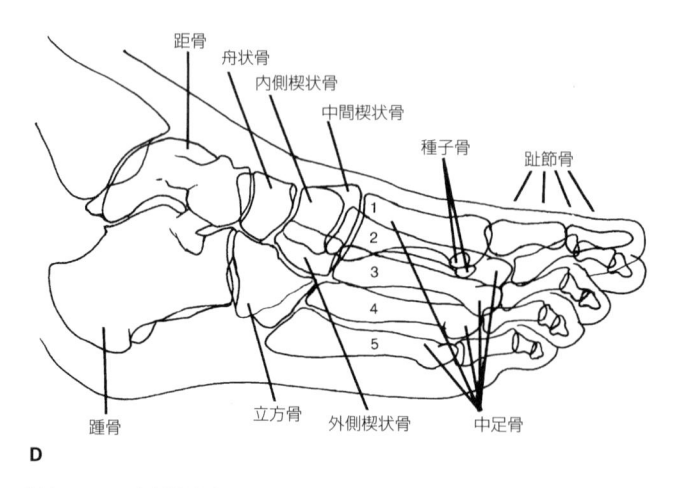

図 5-7(つづき)　　**D**：内側斜位像．上：第 3・4 MTP 関節の正常な内側縁の実例を示す X 線像．距舟関節と踵立方関節の関係の評価に有用である．下：解剖学的イラスト．

(Mann R, Coughlin M: Surgery of the Foot and Ankle. Philadelphia, CV Mosby, 1997 より引用)

15°以上，または健側に比し 10°以上の場合陽性となる．

足関節外側側副捻挫の治療

　最近の文献では，足関節捻挫の治療でより好まれている方法として，ギプス包帯による固定に代わって機能的リハビリテーションが支持されている．遅発性の症状（足関節不安定性，疼痛，拘縮や筋力低下）が高い頻度では起こらずに，職務や身体活動へのより早い復帰が可能となるからである．

　急性期では，損傷後すぐに PRICE〔保護（protection），安静（rest），冷却（ice），圧迫（compression），挙上（elevation）〕の原則に従って治療する（リハビリテーションプロトコール参照）．出血，腫脹，炎症および疼痛を減少させるのが目標である．損傷の重症度によって，固定の期間を決定する．足関節底屈位では ATFL が伸張されるため，底屈位よりも中間位での固定が重要であると主張する向きもある．足関節捻挫グレード 1, 2 では，足関節装具（**図 5-8**）が固定のために使われる．足関節捻挫グレード 3 では，取り外し可能なギプスブーツ（cast boot）が安定性があり，足関節を保護し，痛みを伴わずにより早い荷重が可能となる．軽い捻挫のときは数日間，重症

図 5-8 エアキャスト（Aircast）足関節装具（1-800-526-8785）．

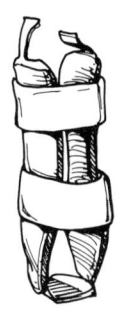

標準的な足関節装具

(DeLee JC, Drez D Jr: Orthopaedic Sports Medicine: Principles and Practice. Philadelphia, WB Saunders, 1994 より引用)

度の高いグレード3のときは3週間固定を続ける．グレード3の捻挫が改善したら，ギプスブーツを足関節装具に換える．

　亜急性期には引き続き腫脹，炎症，疼痛の減少を目標とし，関節運動と筋力強化，指導下に適切な荷重を開始する．この時期は，膠原（コラーゲン）線維の増殖期にあたり，靱帯への過剰なストレスは組織を脆弱化させる危険がある．

　リハビリテーション期は筋力，持久力，バランスおよび荷重時の関節固有感覚の回復に焦点を当てる．受傷後約3週の，靱帯の治癒する成熟期の間には，筋の伸張と関節の運動をコントロールし，ストレスのかかる方向と平行になる正常な方向へと膠原線維の配列を促進する．この時期に訓練を繰り返すことで機能的にも構造的にも靱帯の強度が増す．

リハビリテーションプロトコール

足関節捻挫（外側側副靱帯損傷）後　　　Stephenson

第1期：急性期

タイミング
- グレード1：1〜3日
- グレード2：2〜4日
- グレード3：3〜7日

ゴール
- 腫脹の軽減
- 疼痛の軽減
- 再受傷の予防

□→ 足関節捻挫(外側側副靱帯損傷)後

- 適度な荷重の保持

追加事項
- テーピング
- 機能的装具
- 取り外し可能なギプスブーツ(グレード2かグレード3の捻挫で)
- 安静(松葉杖を用いて安定した歩行を促す)

アイシング
- クライオカフ・アイスマシーン(cryocuff ice machine)
- 氷嚢
- 他の治療法と併用する〔干渉電流刺激(図5-9A), 高電圧電流刺激(high-voltage galvanic stimulation：HVGS), 超音波〕

軽い圧迫
- 弾性包帯
- 血栓症予防のストッキング
- フットポンプ(vasopneumatic pump)

挙上
- 心臓より上に(足関節のポンプ運動と併用)

第2期：亜急性期

タイミング
- グレード1：2〜4日
- グレード2：3〜5日
- グレード3：4〜8日

ゴール
- 腫脹の軽減
- 疼痛の軽減
- 痛みのない可動域の増加
- 筋力強化の開始
- 非荷重での固有感覚のトレーニング
- 必要なら保護的な支持を与える.

疼痛と腫脹の軽減のための治療法
- アイシングまたは温冷浴
- 電気刺激(HVGSか干渉電流刺激)
- 超音波
- クロスフリクション・マッサージ(cross-friction massage)(軽く)
- 必要なら1/8〜3/16インチ(約0.3〜0.5 cm)の外側ウェッジのついた軟らかい装具

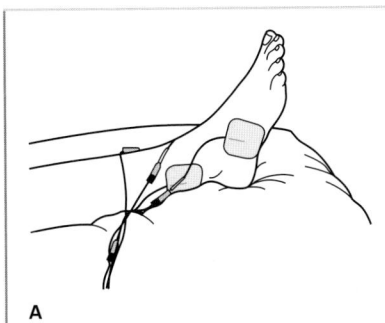

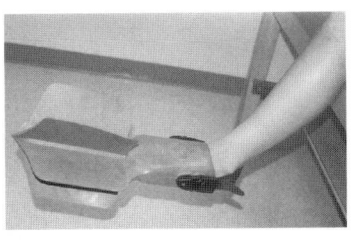

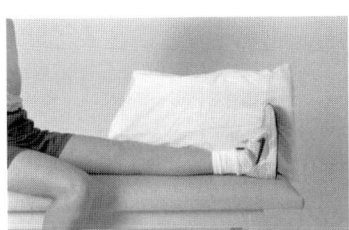

図 5-9　**A**：干渉電流刺激．**B**：アクアアンクル．足関節の抵抗下トレーニングがこの装置を用いると，冷たい渦流から徐々に温水内で行うことができる（1-877-272-2376 or www.kineticinnovations.com）．**C**：等尺性運動．固定された物（壁など）に対して枕やクッションを使っての外返し訓練．

荷重
- 症状が許す範囲で荷重を進める．
- 歩行時の疼痛がなければ部分荷重から全荷重へ

運動療法
- 自動 ROM 訓練
  - 背屈
  - 内返し
  - フットサークル
  - 底屈
  - 外返し
  - アルファベット（alphabet）*
  - アクアアンクルを用いて冷水内で軽い筋力強化と ROM 訓練（**図 5-9B**）
- 筋力強化
  - 痛みのない範囲で等尺性運動（**図 5-9C**）
  - タオルを使った足趾の屈曲訓練（タオルの上に荷重となるものを置き，抵抗を増やしていく）
  - 足趾のつまみ上げ訓練（ティッシュペーパー，ビー玉）
- 固有感覚訓練

＊訳注：座位で膝伸展位として足先でアルファベットの字を空中に描く．

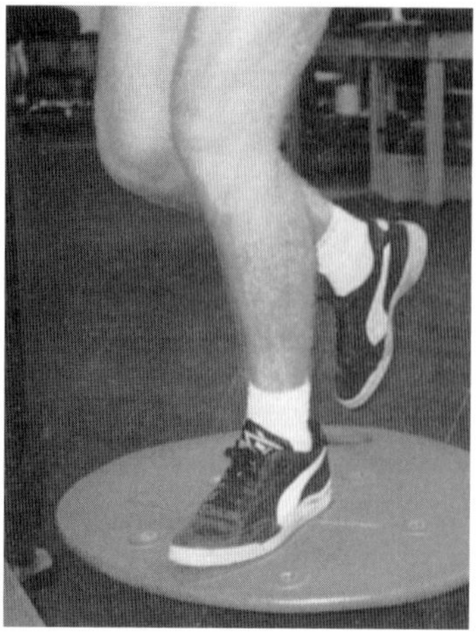

□→ 足関節捻挫(外側側副靱帯損傷)後

図5-10 患者は座位や立位で固有感覚を改善するために，バランス訓練を円形傾斜盤の上で行う．
(Meisterling RC: Recurrent lateral ankle sprains. Physician Sports Med 21〔5〕: 123, 1993 より引用)

- 座位での BAPS ボード(biomechanical ankle platform system board)(図5-10)
- 不安定板
- 足関節円板
● ストレッチ
  - 他動 ROM 訓練：内返し・外返しを**避け**底背屈のみ痛みのない範囲で
  - アキレス腱ストレッチ(軽く)
  - 関節モビライゼーション(グレード1～2に対して底背屈)

第3期：リハビリテーション期

タイミング
- グレード1：1週
- グレード2：2週
- グレード3：3週

ゴール
- 無痛性の可動域の拡大
- 筋力強化
- 固有感覚訓練
- 無痛性の日常生活動作の拡大
- 無痛性で支持なしでの全荷重歩行

運動療法
● ストレッチ
  - 腓腹筋とヒラメ筋のストレッチをより強い強度で
  - 関節モビライゼーション(グレード1，2，3で底背屈および外返し，関節位置

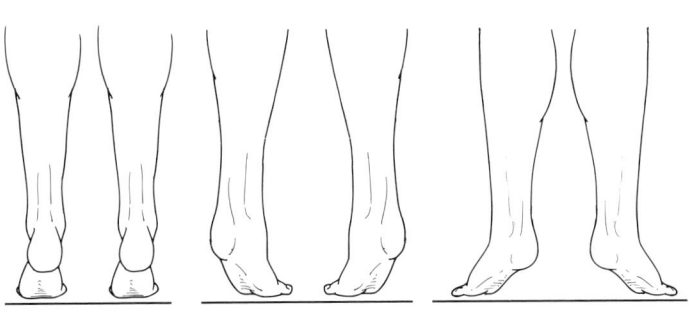

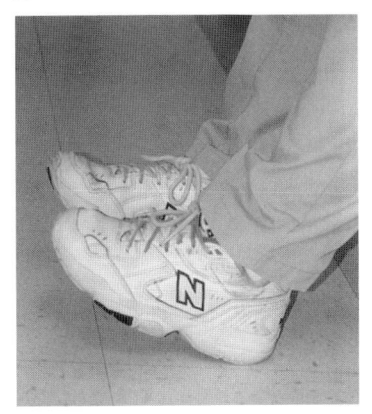

図 5-11 **A**：立位での踵上げ訓練．中間位（左），内返し（中央），外返し（右）で挙上を行う．
B：爪先上げ訓練．
(A, Kovan JR, McKeag DB: Lower extremity overuse injuries in aerobic dancers. J Musculoskel Med 9[4]: 33, 1992 より改変して引用)

を保持したままで内返し）
- 筋力強化
  - 荷重訓練
    - 踵上げ（**図 5-11A**）
    - 爪先上げ（**図 5-11B**）
    - 階段昇降
    - クォータースクワット
  - 遠心性・求心性筋力強化および等張性筋力強化〔セラバント（Thera-Band）とカフ・ウエート*〕
    - 内返し（**図 5-12A**）

＊訳注：手関節や足関節に巻きつけて使用するウエート．

□→ 足関節捻挫（外側側副靱帯損傷）後

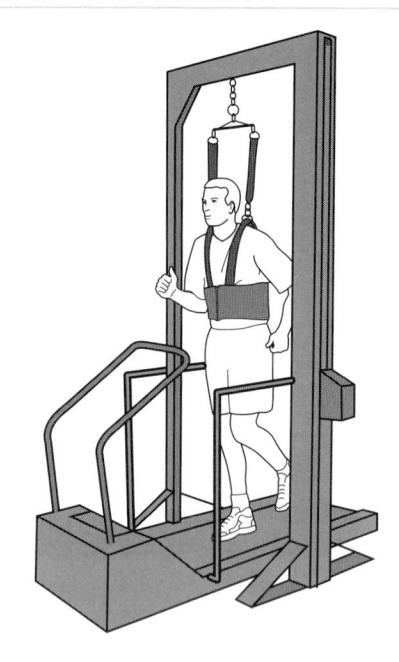

図 5-14　非荷重ジョギング．

- 必要であれば支持的なテーピング，装具を用いる．一般に，筆者らは競技シーズンが終わるまでは支持的な装具を再発予防のために用いている

| 第4期：競技活動への復帰 |

タイミング
- グレード1：1〜2週
- グレード2：2〜3週
- グレード3：3〜6週

ゴール
- 正常な筋力の再獲得
- 正常のバイオメカニクス
- 競技への復帰
- 遺残した軽度の関節不安定性の保護と強化

運動療法
- ROM訓練と筋力強化を続ける
- 競技特性に応じた筋力強化・トレーニングは必須である
- 連続的なランニング
  - ZUNI上での非荷重ジョギング（図 5-14）
  - ZUNI上での非荷重ランニング
  - 滑らかで真っすぐな床面でジョギング–歩行–ジョギング（jog–walk–jog）を交互

□→

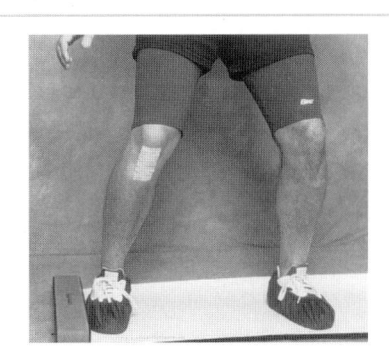

図 5-15 スライドボードを用いた訓練.

に行う
- スプリント-ジョギング-スプリント (sprint-jog-sprint) を真っすぐな床面で交互に行う
- 8の字
- ジグザグカッティング
- 敏捷性ドリル (agility drills)
  - バックペダル
  - サイドステップ
  - カリオカ*
- それぞれの競技特性に合ったプライオメトリクス (plyometrics)
- 多方向の荷重バランス訓練と動作訓練 (**図 5-15**)

競技への復帰
- 上記の技術が完全なスピードで完成されたなら，アスリートは練習へ復帰してもよい
- 練習に完全に耐えられたら競技を再開できる
- 数種類の足関節装具がはじめの数か月は推奨される．筆者らは一般にエアキャスト (Aircast) かブレッドソー・アルティメイト・アンクル・ブレース (Bledsoe Ultimate Ankle Brace) を用いている

第5期：予防期

ゴール
- 損傷の予防

運動療法
- 機能的な反復練習
- 多方向のバランスボード訓練
- 予防的筋力強化 (腓骨筋による外返しを強調)
- 必要であれば予防的な保護的支持

---

*訳注：サンバに似たクロスステップを踏むブラジルの踊り．

足関節捻挫の予防

　適切な強化とリハビリテーションは足関節の内返し損傷を予防するのに重要である．しかし，生体力学的な支持を必要とする患者もいる．足関節損傷のハイリスクとなるスポーツ，たとえばバスケットボールやバレーボールのアスリートには，筆者らはルーチンに足関節装具を使用している．筆者らは8の字の革紐での編み上げ装具か，靴の中敷の下に入れる機能的なアブミ装具をより好んで用いている．"Ultra"足関節装具（Bregg, San Diego, CA）は内返し損傷を効果的に制限するが，それでもなお足関節の底背屈を許容してしまう．しかし，バレエダンサーのようなアスリートでは，装具を付けたままでは演技ができないので，その有用性も限られる．内返し損傷を予防する他の効果的な方法として，テニスシューズの靴底の外側にわずかな張り出しをつけたり，インソールに外側ウェッジをつける方法がある．これはテニスシューズを履くスポーツでは効果的である．

　足関節のテーピングは役立つこともあるが，最初の10分間でテープはゆるみ，その強度はほとんど失われてしまう．筆者らはクローズバスケット編みテクニックを用いている（図5-16）．

陳旧性足関節外側靱帯損傷：足関節外側靱帯再建術後のリハビリテーション
Chronic Lateral Ankle Instability : Rehabilitation after Lateral Ankle Ligament Reconstruction

Mark Colville MD・Ken Stephenson, MD

　足関節捻挫の約20～40%の患者は疼痛や腫脹，不安定性といった症状が長期に遺残すると推測されている．興味深いことに，足関節捻挫の重症度は症状の慢性化と相関しないといわれている．患者が足関節捻挫の適切な治療を受け，リハビリテーションの計画を行っても著しい症状が続くならば，別の病因を考えなければならない．慢性的な足関節痛のある患者では骨折，骨軟骨障害や骨挫傷のような不顕性の骨性要素の損傷，軟骨損傷，靱帯損傷に続発する足関節・距骨下関節や脛腓骨靱帯結合の不安定性，腓骨筋腱や後脛骨筋腱の縦断裂のような腱の病態，浅腓骨神経や腓腹神経の神経障害，足関節前外側の軟部組織のインピンジメントなどが考えられる．

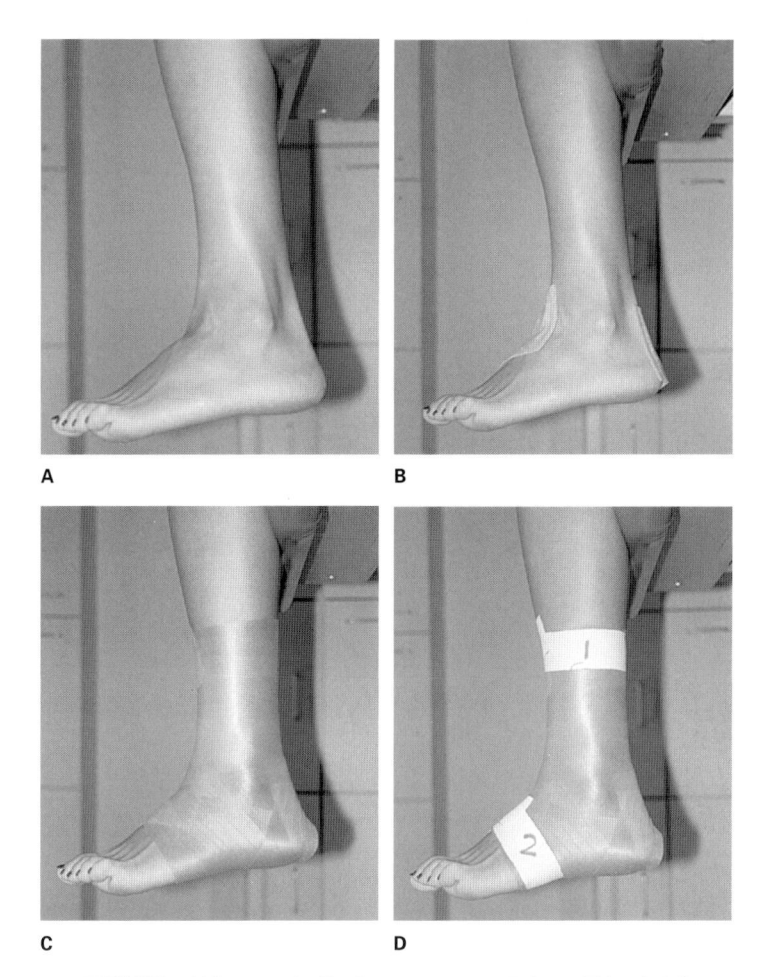

図 5-16 足関節捻挫に対するテーピング．(Mark Bohling, AT-C のご厚意による．)
1. アスリートを座らせ，足関節を 90°にする(**A**)．
2. テーピングをする部分にテープが粘着するようにスプレーをする(例：Tuf-Skin, QDA)．
3. 足関節の前面と後面に皮膚の潤滑剤とパッドをあてがう(**B**)．
4. アンダーラップを行い，中足部から巻き始め，脚へと巻き上げ，テープを半分重ねながら内果上約 5～6 インチ(約 12.5～15 cm)まで巻く(**C**)．
5. アンダーラップの近位(#1)と遠位(#2)にアンカーテープを巻き，テープの半分はアンダーラップを覆い，後の半分は皮膚に粘着させる(**D**)．(つづく)

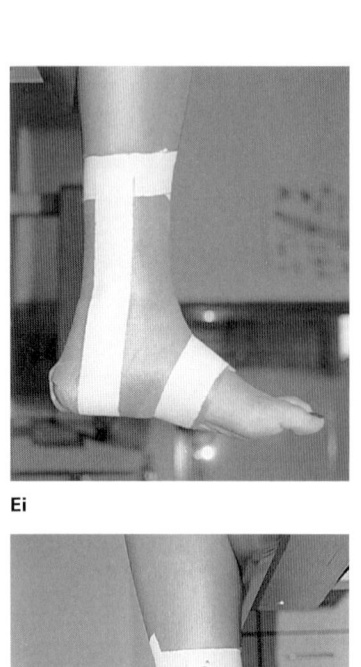

Ei

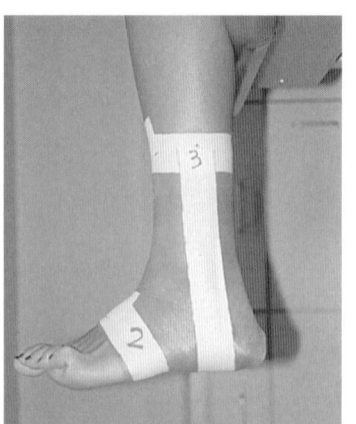

Eii

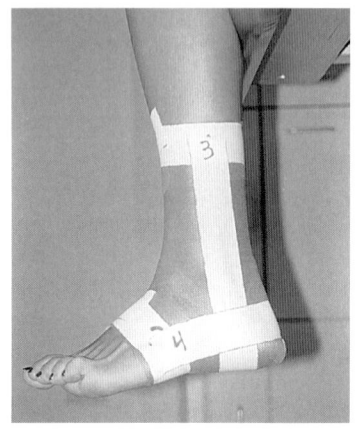

F

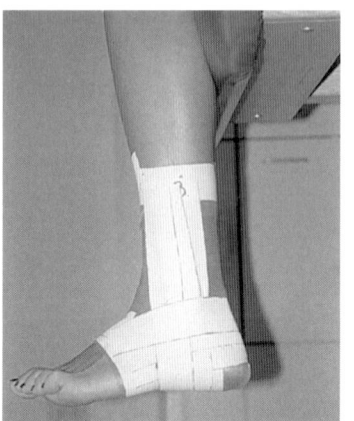

G

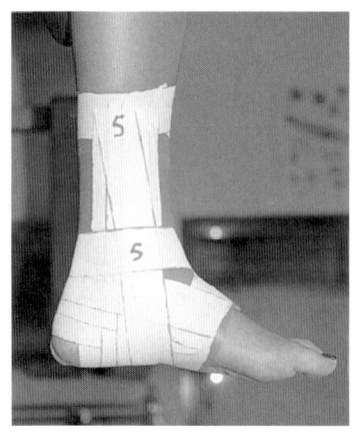

Hi

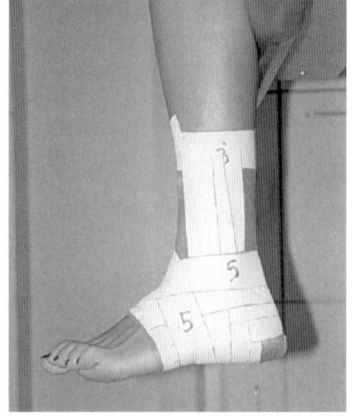

Hii

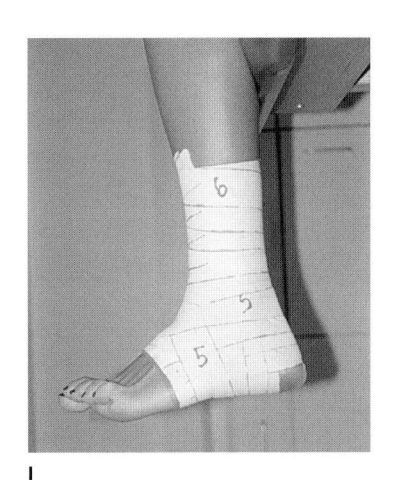

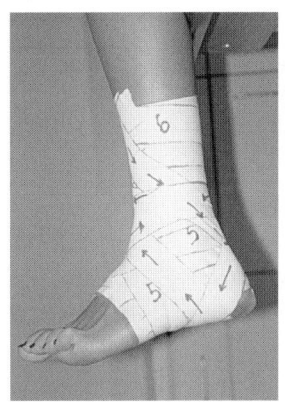

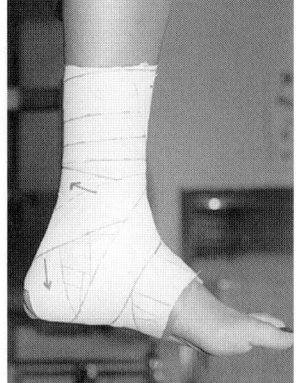

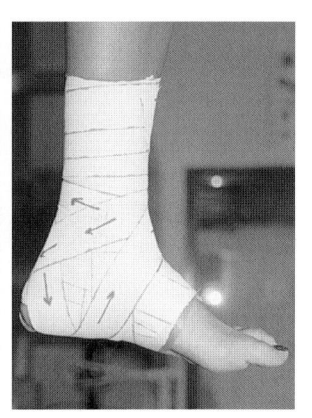

図 5-16 足関節捻挫に対するテーピング（つづき）

6. 近位アンカーテープの後内側から始めて，内果の後方 1/3 をカバーするように，足部の下方を通って近位アンカーテープの外側（#3）までアブミのように巻き上げる（**Ei** と **Eii**）．
7. 遠位アンカーテープから踵〔足底面から約 2 インチ（約 5 cm）〕を回して馬蹄形に他方の遠位アンカーテープまで巻く（**F**）．
8. ステップ 6 と 7 を 2 回ずつ繰り返す．2 回ともテープの半分の幅を重ねるように巻く（**G**）．
9. 8 の字に巻き，内側（**Hi**）から始めて最初のアブミ（#5）の位置まで巻いて，内側縦アーチの方向（足の下で 3 回目のアブミの方向）へ角度をつけて，足の下で足関節の前面を通り，足関節を取り巻く（ちょうど馬蹄形の上になる）ようにする（**Hii**）．
10. 脚の周りで 1 つのテープの端がそのテープで終わるように，足関節から近位のアンカーテープまで覆われるように（#6）半分ずつ重ねながら巻く（**I**）．
11. ヒールロックは近位のアンカーテープの前面で外側から巻き始める．外果の後方へ角度をつけてテープを引っ張り（矢印の方向），足関節の後面を回って，踵の下を通り，足の外側面に巻き上げて，足関節の前面を通るように巻く（**Ji〜Jiii**）．（つづく）

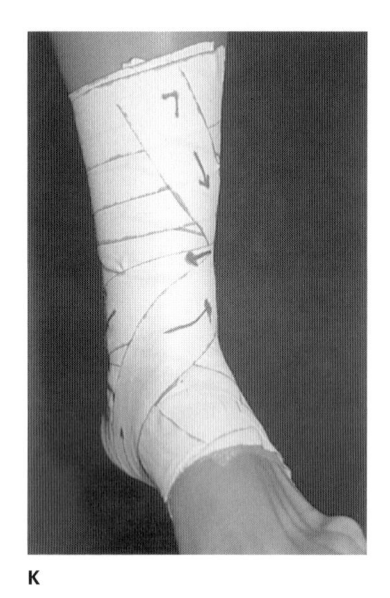

図 5-16 足関節捻挫に対するテーピング（つづき）
続けて 2 つのヒールロックを行うため，足関節周囲に 1 つの完全なループを作る（#7）．足関節周囲に続けて足関節後面を回って踵の下まで下がり，足の内側へ巻き上げる（**K**）．足関節の内側面を通って足関節周囲にもう 1 つの完全なループを作る．（つづき）

慢性足関節痛の考えられうる原因

陳旧性足関節外側靱帯損傷（縁石を踏みはずしたような微小な外傷による不安定性）
反射性交感神経性ジストロフィー
不顕性の脛腓関節捻挫や疾患（p.623 参照）
不顕性の三角靱帯損傷（内側）
疲労骨折
後脛骨筋腱損傷
距骨や脛骨天蓋部の骨軟骨骨折や骨軟骨炎
三角骨骨折（後方部の疼痛，クリック，X 線写真での陽性所見）
距骨下関節捻挫や不安定性
距腿関節の骨性癒合（検査で背屈制限を伴った脛腓間の正常な動きを妨げる脛腓関節の骨化）
横足根関節（中足根関節），足根骨間関節，中足楔状関節の中足部捻挫
脛骨前面の骨棘と距骨との間で背屈時に引っかかる軟部組織の骨性インピンジメント
変形性足関節症
不顕性骨折
- 外果，内果，後果
- 距骨外側突起や後突起

5 足と足関節の損傷

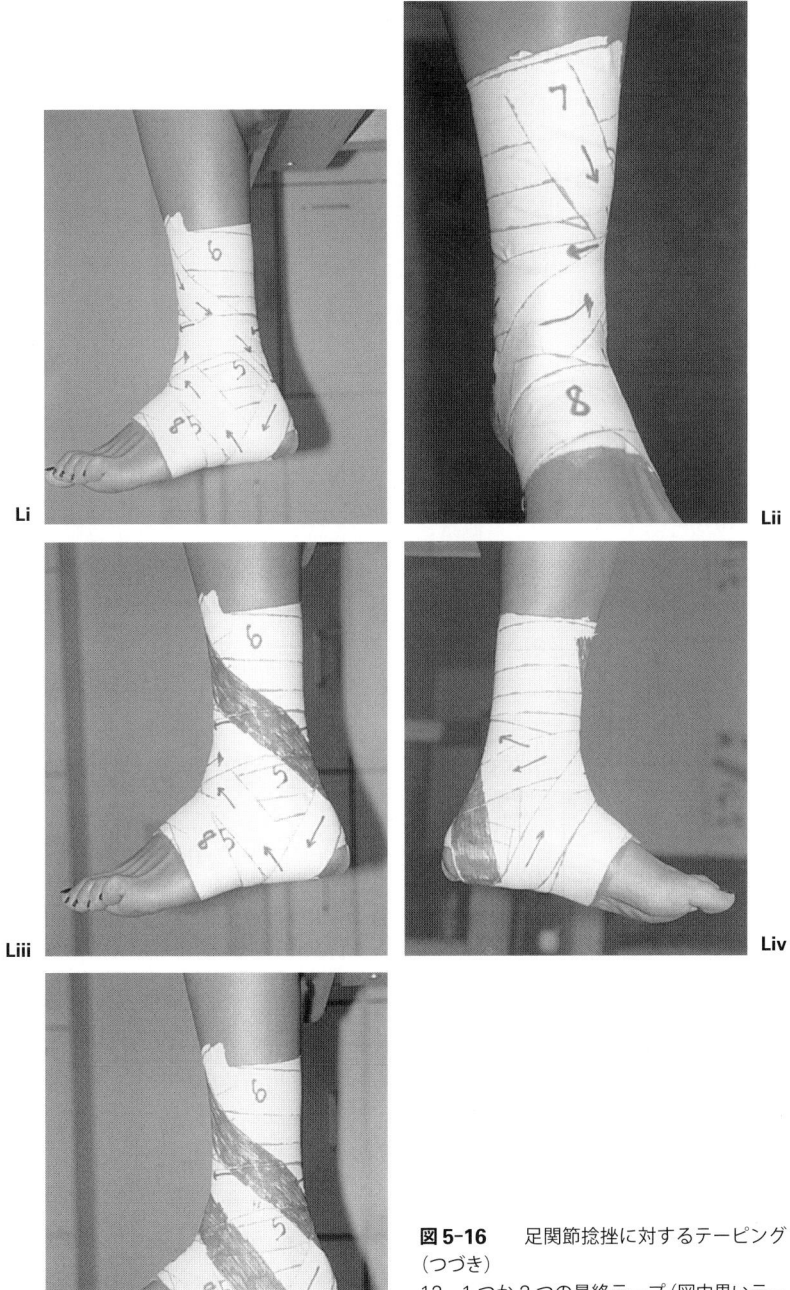

Li

Lii

Liii

Liv

Lv

図5-16 足関節捻挫に対するテーピング（つづき）
12. 1つか2つの最終テープ（図中黒いテープ）を足部の周りに巻いて（#8）足とアンカーテープまで馬蹄形に巻き下げる（**Li**～**Lv**）.

□→ **慢性足関節痛の考えられうる原因**
- 踵骨前方突起
- 第5中足骨骨折
- 舟状骨や他の中足部足根骨

神経損傷
- 浅腓骨神経の捻挫後の伸展
- 総腓骨神経の絞扼
- 足根管症候群（後脛骨神経の絞扼）

腫瘍

X線検査

　外傷歴や不安定性を認めたときには，ストレスX線（距骨傾斜と前方引き出し）写真を撮るのが望ましい．文献上，論議されている点もあるが，一般に正常値に関しては**距骨傾斜**が15°以上かまたは，健側と比べて10°以上の差を認めたら**陽性**である．**前方引き出し**は5～10 mmの前方移動かまたは，健側と比べて5 mm以上の差を認めたら**陽性**である．磁気共鳴画像法（magnetic resonance imaging：MRI）は骨挫傷，骨壊死，骨軟骨障害および腱や靱帯損傷などを描出するのに有用である．陳旧性足関節外側靱帯損傷の診断は，かなり小さな外傷（縁石を踏みはずしたような）も伴った多数回の足関節内返し捻挫の病歴に基づく．疼痛のみでなく，不安定性もある場合は，靱帯再建術の第一の適応になる．

足関節外側靱帯再建術

　足関節外側靱帯再建術は数多くの手術術式が報告されているが，最も一般的なのがBroström変法である．前距腓靱帯（ATFL）と踵腓靱帯（CFL）の解剖学的な再建を行い，下伸筋支帯の上縁を腓骨の前縁に縫着させる．この術式は特にバレエダンサーや正常可動域を必要とする仕事に就く患者，そして一度再建術を受けた多くの患者でも適応となる．

　Broström靱帯再建術のGould変法は，下伸筋支帯を腓骨に縫着することで靱帯修復を追加する．新鮮切断肢による工学的実験では，修復を加えない群に比してGould変法で破断トルクが平均58％増強されることが示された（Aydoganら，2004）．

　最近，Broström法での失敗例の**再手術**で，編者らは薄筋腱の自家腱移植や同種腱移植（前脛骨筋腱）による解剖学的再建術を行っている．編者らは短腓骨筋腱を犠牲にする方法（Chrisman-Snook法，Evans法など）の代わりに，生来の組織を採取する必要のまったくないか，あってもごく少なくて済むこのタイプの解剖学的再建術を好ん

で行っている．これらの非解剖学的再建は良好な成績を収めているが（80％），距骨下関節や足関節の動きを制限し，アスリートにとっては望ましくない結果をきたすことがある．

不安定な足関節の靱帯再建では，まず関節の安定性を回復させ，できる限り正常な足関節と距骨下関節の動きを保つことが目標である．慢性的な不安定性を認める患者の多くは，ATFLとCFLが弛緩しており，距骨下関節の動きも増大している．

足関節外側靱帯再建術後のリハビリテーションの一般的原則

術後は十分パッドを入れた短下肢スプリントを使用し，足関節をやや外返しに固定して免荷とする．術後1〜2週で，取り外しのできるギプスブーツや短下肢歩行ギプス包帯で足部を中間位に保ち，部分荷重を許可して痛みが許容できる範囲で全荷重へと進めていく．術後4週で，機能的装具や取り外しのできるギプスブーツを用い，自動的な愛護的なROM訓練と等尺性筋力訓練を開始する．通常，6週で固有感覚受容器とバランス訓練を始める．アスリートでは術後約8週でそのスポーツ特有の訓練を開始する．スポーツやダンスへの復帰は，腓骨筋腱の筋力が正常に戻り，患側で痛みなく多数回片足ジャンプができるようになったら許可する．少なくとも最初のシーズンでは，編み上げ装具や機能的なアブミ装具をつけるべきである．アスリートの多くはそれぞれのスポーツの性質による装具やテーピングを好む．

リハビリテーションプロトコール

Broström変法による足関節外側靱帯再建術後 Hamilton改変プロトコール

術後0〜4日目
- 足関節を前後のギプス副子で背底屈中間位に固定し，患者には免荷を指示する

術後4〜7日目
- 腫脹がなければ足関節中間位として短下肢歩行ギプス包帯を当てる
- ギプス包帯内で痛みがなければ荷重を許可する

術後4週目
- ギプス包帯を外す
- エアスプリントを保護のために使って術後6〜8週間は装着させる
- 愛護的な足関節ROM訓練を開始する
- 等尺性の腓骨筋強化訓練を開始する

□→ Broström 変法による足関節外側靱帯再建術後

- 術後 6 週までは内返しと内反を避ける
- スイミングを開始する

術後 6 週目

- 固有感覚訓練，バランス訓練を開始する
  - 決められた間隔で片脚バランス訓練
  - 閉眼での片脚バランス訓練
  - 片脚バランス訓練と#2 プライオボール[*1]の捕球
  - スライドボード，距離を増やしていく
  - より適度な運動，ボール捕球
  - 両サイドへの両足ホッピング（徐々に片側で）
  - 前後への両足ホッピング（徐々に片側で）
  - 対角線パターン，ホッピング
- ミニトランポリンでのジョギング
- 両脚と片脚でのシャトル・レッグプレス[*2]とリバウンディング[*3]
  - 積極的な減速運動，足関節外返し訓練
- 腓骨筋の完全なリハビリテーションは重要である
- ダンサーは腓骨筋訓練を完全底屈位で行うべきである．ダンサーは底屈が基本姿勢である（図 5-17A）

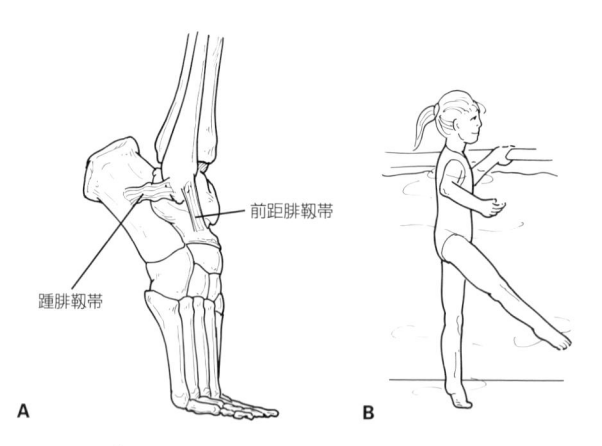

図 5-17　A：底屈位では前距腓靱帯は垂直方向になり，特に内返しの外力によって損傷されやすい．バレエダンサーでは底屈は基本姿勢である．B：リハビリテーションの間は，バレエ練習は水中で浮力の効果を得てプール内で行うとよい．

（Malone T: Rehabilitation of the foot and ankle injuries in ballet dancers. J Orthop Sports Phys Ther 11:8, 1990 より改変して引用）

*1 訳注：訓練用の市販ボール．
*2 訳注：レッグプレス器械の一種．
*3 訳注：小さなトランポリンの一種．

- リハビリテーション初期ではプール訓練が有用である（**図5-17B**）
- ダンサーは底屈・外返し訓練を荷重ベルト〔2〜20ポンド（約0.9〜9 kg）〕を使ってするべきである

術後8〜12週目

- 腓骨筋筋力が正常であれば，患者はダンスや競技に復帰できる

足底踵部痛（足底腱膜炎）
Inferior Heel Pain (Plantar Fasciitis)
S. Brent Brotzman, MD

臨床的背景

踵部痛は解剖学的な局在でよく分類される（鑑別診断のボックス参照）．この節では足底腱膜炎（足底踵部痛）を論じる．後方の踵部痛はアキレス腱炎の項（p.667）で論じる．

足底部痛の鑑別診断

足底部の症候と症状
  足底腱膜炎，足底腱膜断裂，足底腱膜部分断裂
  踵骨棘や踵棘（誤称）
  脂肪体症候群
  踵骨骨膜炎
  小趾外転筋による神経の圧迫（まれ）
  Sever病とよばれる踵骨骨端症（骨の未成熟な患者）

内側
  後脛骨筋腱障害（機能不全，腱鞘炎，断裂）
  足根管症候群
  ジョガーズフット（jogger's foot）（内側足底神経障害）
  内側踵骨神経炎（非常にまれ）

外側
  腓骨筋腱障害（腱炎，断裂）
  外側踵骨神経炎

後方
  後踵骨滑液包炎
  Haglund変形〔パンプバンプ（pump bump）〕

□→ 足底部痛の鑑別診断

踵骨外骨腫
アキレス腱炎，腱症，部分断裂，完全断裂

全体的
踵骨疲労骨折
踵骨骨折

その他
全身性疾患（しばしば両側の踵部痛あり）
Reiter 症候群
強直性脊椎炎
ループス
痛風性関節炎
偽痛風（軟骨石灰化）
関節リウマチ
全身性エリテマトーデス

(Doxey GE: Calcaneal pain: A review of various disorders. J Orthop Sports Phys Ther 9:925, 1987 より改変)

解剖と病態

　足底腱膜は密な線維結合組織構造からなり，踵骨隆起の内側から起始している（**図5-18**）．内側，外側，中央束の3つの部分のなかで中央束が最も大きい．腱膜の中央部は踵骨隆起の内側突起から短趾屈筋，足底方形筋，母趾外転筋の起部の表層へ向けて起始している．腱膜は内側縦アーチを通して個々の腱束へ広がり，それぞれ基節骨基部へ付着している．

　内側踵骨神経は踵の内側面の感覚を支配している．小趾外転筋への神経は足の内在筋によって圧迫されることがまれに起こる．Baxterと Thigpen (1984) の報告に代表されるように，いくつかの報告が，まれに（小趾外転筋の）神経の絞扼が踵部下方の痛みの原因となりうることを示唆している（**図5-19**）．

　足底腱膜は，足の縦アーチの重要な静的支持組織である．縦アーチのひねりが足底腱膜，特に踵骨隆起の内側突起に微小な牽引力を加えている．足底腱膜は衝撃吸収体として荷重が増加すると伸張するが，伸張できる長さは限られている（特に年齢とともに弾性は減少する）．中足趾節 (matatarso phalangeal：MTP) 関節の受動的伸展によって，遠位に足底腱膜は牽引され，足アーチは高くなる（**図5-20**）．

　足底腱膜は足のバイオメカニクスを考えるときに不可欠の要素である．足底腱膜は歩行立脚期に，アキレス腱からの力を後足部から前足部へ伝達する（Erdemirら，

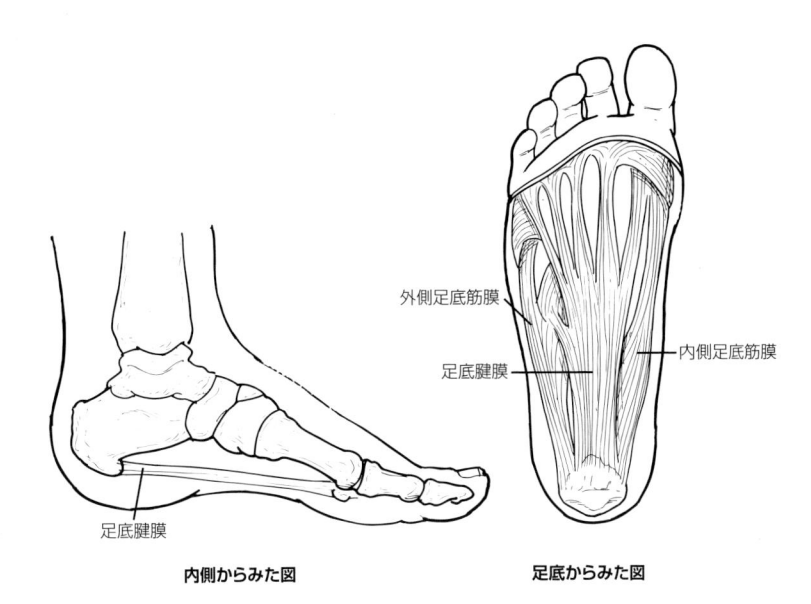

図 5-18 足底腱膜は，踵骨隆起の起始部から遠位に広がっており，MTP 関節と足趾の基部に付着している．連続性はあるが，機能的には内側，中央，外側束に分けられる．腱膜は足底表面側の内在筋と神経血管の解剖を覆っている．

(McGarvey WC: Heel pain: Front line management of a bottom line problem. J Musculoskel Med 15[4]:14, 1998 より改変して引用)

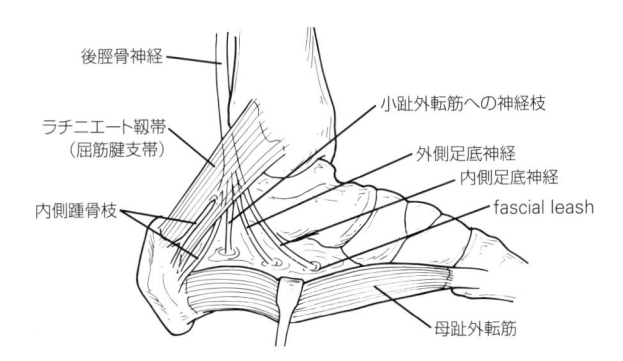

図 5-19 後脛骨神経とその枝の絞扼の位置．非常にまれであるが，小趾外転筋への神経が絞扼されると踵部下方に焼けつくような神経原性の疼痛をきたすことがある．

2004)．

　Riddle と Schappert(2004)によると，年間約 100 万人の患者が足底腱膜炎のため病院に来ると報告している．そのうち 62% はプライマリ・ケア医を訪れ，31% は整形外科医に受診する．足病医(podiatry)はこの推定には含まれていなかった．

　Riddle ら(2004)は，足底腱膜炎に関係のある要素を評価して，body mass index

図5-20 巻き上げ機（windlass）効果．MTP関節の背屈がアーチ高を上昇させる．
(Mann RA, Coughlin MJ: Survey of the Foot and Ankle, 6th ed. St Louis, CV Mosby, 1993 より引用)

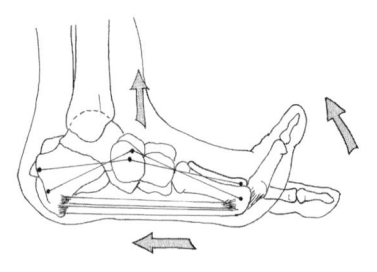

(BMI)のみが，その増加とともに障害も有意に増大するということを見出した．

この研究のなかで最も影響のあった活動性は，ランニングに関係した活動と患者の通常の仕事と趣味であった．非荷重性の活動や家事などはほとんど影響はなかった．

踵骨棘の神話

踵の底部の骨棘は，足底腱膜炎の痛みの原因にはならない．むしろ，この痛みは足底腱膜の微小断裂と炎症によって引き起こされている．実際には，この骨棘は短趾屈筋の起始部である．それでもなお，不適切な名前が一般に広まり，文献でも生き残っている．

踵骨棘は足底腱膜炎患者の約50%にみられる．Tanz(1963)は健常な，症状のない人でも，X線写真では15%以上に骨棘がみられると報告した．しかしながら，骨棘形成は加齢に関係がある．中年において症候性に足底腱膜の弾性が失われることは，この群ではX線写真で骨棘の発生率が増加していると予想できる．

疫学

足底部(踵骨下部)痛は足底腱膜炎，小趾外転筋の神経絞扼，骨膜炎，踵骨下滑液包炎など広範囲な病気を含んでいる．

足底腱膜炎はランナー，長距離歩行のスポーツや，ダンサー，テニス選手，バスケットボール選手などで頻発し，また，アスリートでなくとも長時間荷重を要する仕事をする人にも一般的である．踵接地の際に，直接，靱帯と神経構造へと働く，繰り返す微小外傷が関係し，特に中年，体重増加，運動をしなくても長距離ランナーと同様に硬い床面に長時間立っている人などで多くみられる．

いくつかの解剖学的特徴が足底腱膜炎を起こりやすくしているようである．CampbellとInman(1974)は，**扁平足**患者では**踵の回内**のため足底腱膜が伸張されるので，踵部痛をきたすことがあると述べている．距骨下関節が回内すると，踵骨が外反し，足底腱膜が伸張する．**腓腹筋**が固いと(代償的に回内が増強するため)足底腱膜炎にな

りやすい．相対的に固い凹足では，足底腱膜により多くのストレスがかかるといわれている．いくつかの研究では，足底腱膜炎と肥満との間に関係がみられたが，他の研究では同じような関係はみられなかった．

多くの研究が足底腱膜炎と踵骨棘の間にはっきりとした関連はないと示している．足底腱膜炎患者の研究は10〜70％が同側の踵骨棘を認めると報告している．しかし健側にも無症候性に踵骨棘を認めることもまた多い．解剖学的研究によると，骨棘は足底腱膜の起始部というより，短趾屈筋腱の起始部に位置していることが明らかにされており，踵部痛に対する原因という点で疑問を投げかけている．

自然経過

足底腱膜炎は急性期にはかなり衰弱させられるが，一生の問題となることは少ない．本当に足底腱膜の断裂した患者でも90〜95％は保存的に治療可能である．しかし，回復に6か月〜1年もかかるようなことも多く，患者にストレッチを続けるよう励ましたり，適切な支持性のある靴を履くことや，衝撃の強い活動や固い地面での長時間の立位を避けることを勧める必要がしばしばある．手術的治療は，保存的治療が「失敗した」一部の患者には有効となりうるが，手術の成功率は50〜85％しかない．

体外衝撃波治療であるオルソトリプシーは，足底腱膜切除後で，よりアーチ低下をきたしたものでも有望であるとみられている（p.662 参照）．

両側踵部痛（bilateral heel involvement）

両側の足底腱膜炎の診断は，Reiter症候群，強直性脊椎炎，痛風性関節症（gouty arthropathy），全身性エリテマトーデス（systemic lupus erythematosus：SLE）などの全身性疾患を除外する必要がある．15〜35歳の若い男性で両側の踵部痛を伴う場合は，全身性疾患を疑うよい指標となる．

踵部の炎症の原因

原発性の炎症
医原性
局所要因
　足部の異常アライメント
　凹足〔高足アーチ（high arch）〕
　外反扁平足

□→ 踵部の炎症の原因

> 回内足（扁平足）
> 脚長差
> 下肢の外旋
> 足底腱膜への荷重の増加
> 　硬いアキレス腱
> 　脂肪体の萎縮
> 　踵骨の骨萎縮
> 全身性の要因
> 　体重増加
> 　全身性疾患
> 　炎症性関節炎
> 　痛風
> 　サルコイドーシス
> 高コレステロール血症
> トレーニングの誤り
> 　過用（使いすぎ）
> 　不適切なトレーニング
> 　合わない靴
> 　硬い路面
> 中年
>
> **続発性炎症**
> 局所的な炎症
> 足部の捻挫
> 神経の絞扼
> 　後脛骨神経の内側枝（まれ）
> 　小趾外転筋への神経（まれ）
> 骨の障害
> 　骨癒合症
> 　足根骨癒合症
> 　距骨下関節不安定症
> 　踵骨骨膜炎
> 　骨折
> 　Haglund 変形
> 踵骨下滑液包炎
> 後踵骨滑液包炎
> 全身性の炎症
> 　炎症性関節炎

痛風
感染
淋病
結核

(Noyes FE, Demaio M, Mangine RE: Heel pain. Orthopedics 16:1154, 1993 より改変)

徴候と症状

　足底腱膜炎の古典的な所見は，徐々に進行する足底腱膜付着部での踵部内下方の痛みである(**図5-21**)．痛みとこわばりは朝起きたときや長く歩いた後に増悪し，階段を昇ったり，足趾を背屈したりすると悪化する．足底腱膜炎患者では，朝や長い休憩の後の数歩に痛みやこわばりを伴うことが多い．

踵部痛患者の評価

- 病歴と身体診察
- 足の生体力学的評価
  - 回内した扁平足
  - 凹足〔高足アーチ(high arch)〕
  - 脂肪体の評価(萎縮の徴候)
  - 硬いアキレス腱
- 可能性のある踵骨疲労骨折評価のための踵骨隆起(踵骨内外側)のスクイーズテスト
- ランナーのトレーニング障害の評価(例：走行距離の急激な増加，急峻な坂道でのランニング，劣悪なランニングシューズ，拙い技術)
- X線写真評価：標準的な足3方向と45°斜位像
- 繰り返す痛み(治療開始から6週間)や病歴から疲労骨折が疑われた場合，骨シン

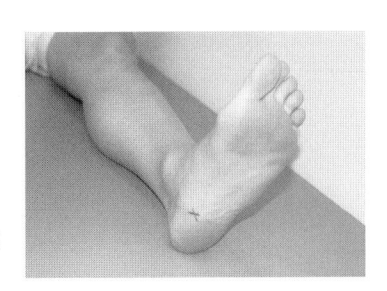

図 5-21　足底腱膜炎の疼痛部位は下方にあり，足底腱膜起始部に局在する．

表 5-1 踵の疼痛に関連した全身性疾患の存在が疑われる患者のリウマチ学的所見

	関節リウマチ	Reiter 症候群	強直性脊椎炎	高コレステロール血症Ⅱ型	痛風
症状	踵骨下包炎 最も一般的 足趾の跳ね上がり 中足骨頭の亜脱臼 第2〜5趾の腓側への偏位 距腿関節の腫脹 距骨下関節の可動域減少	足底腱膜炎 急性でぴまん性の足趾の腫脹 踵骨隆起内側の疼痛またはアキレス腱付着部の腫脹 腰痛	足底腱膜炎 Reiter症候群に続発する 胸郭の拡張制限 腰痛 仙腸関節の痛み	足底腱膜炎と結節性変化 足底腱膜の黄色腫結節 疼痛	足底腱膜炎 痛風結節 足関節の腫脹 中足骨の疼痛と腫脹
X線写真所見	中足趾と母趾の指節間関節での変化	腱付着部症(エンテソパシー) 骨膜炎	腱付着部症(エンテソパシー) 骨膜炎 特徴的な脊椎X線像	小・大関節の非対称的な関節炎 石灰化した痛風結節	骨のびらん

(Noyes FE, DeMaio M, Mangine RE: Heel pain. Orthopedics 16:1154, 1993 より引用)

チグラフィー
- 潜在的な全身性の疾患が疑わしい経過を伴った患者（両側踵部痛，遷延する症状，仙腸関節や多関節に及ぶ痛み）のリウマチ学的精査（**表5-1**）
- 臨床的に神経の絞扼が疑われる場合は筋電図（electromyogram：EMG）を調べる．
- 正しい診断を立証して他に可能性のある原因を除外する（**表5-2** と **5-3**）．

表5-2　踵部痛の疫学評価における有用な所見

疫学	所見
足底腱膜炎	疼痛と圧痛は足底腱膜起始部の**下方**（後方ではなく）に局在する． ほぼすべての患者は朝起きて最初の数歩と，長時間の歩行や立位で踵の下方に痛みを訴える．
足底腱膜断裂	一般的に足底腱膜炎の前駆症状は，蹴りだしや片足での回旋のときに弾けるような，または裂けるような感じがして，徐々に荷重ができない（か，または困難な）ような重度の痛みを伴うようになる．コルチゾン注射後の足底腱膜の医原性脆弱化に続くことが最も多い．
踵骨疲労骨折	過用（使いすぎ）の既往があり，強い衝撃の運動を繰り返すアスリートやランナーで最も一般的である．またウォーキングや練習スケジュール〔例：1日に4マイル（約6.4 km），週7日〕で過用（使いすぎ）を伴う骨粗鬆症の高齢女性にも多い． 疼痛は足底腱膜炎のときより**広範囲**で，はっきりした局在する踵下方の痛みより**スクイーズテストで陽性**となる（**図5-22**）． 骨シンチグラフィーは，足底腱膜炎のように足底腱膜付着部での取り込みが増加するより，線状の骨折で陽性となる． 踵骨疲労骨折が疑われなければ，骨シンチグラフィーは一般的診療では必要ない（**図5-23**）．
Sever病（踵骨骨端炎）	症状は足底腱膜炎の症状と（圧痛が踵骨下方ではなく，骨端にある以外は）まったく同じである．骨端線での炎症や骨端症は，骨の未成熟な患者でのみ起こる． 治療は，UCBL*を用いる以外は足底腱膜炎と同じである．

図5-22　疲労骨折があるときは踵骨のスクイーズテストが陽性となる．スクイーズテストの際には，踵骨隆起の触診で疼痛がある．

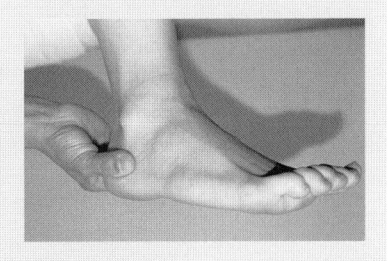

*訳注：UCBL（University of Calfornia Biomechanics Laboratory）で作った装具．

□→ 表 5-2　踵部痛の疫学評価における有用な所見

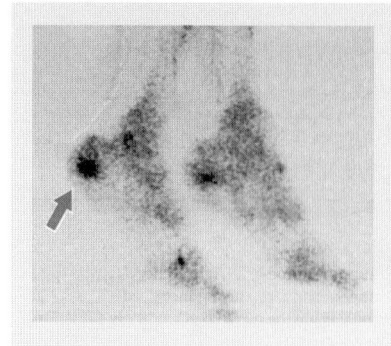

図 5-23　40 歳男性ランナーの骨シンチグラフィーは，右内側の踵骨隆起(矢印)にトレーサーの取り込みが増加していることを示しており，典型的な急性足底腱膜炎の所見である．

(Batt T: Overuse injuries in athletes. Physician Sports Med 23[6]:63, 1995 より引用)

疫学	所見
アキレス腱炎またはアキレス腱断裂，Haglund 変形	疼痛は下方より**後方**にある． Haglund 変形(パンプバンプ)では圧痛は Haglund の骨性変形の頂部上にあり，しばしば靴のヒールカウンターで摩擦を受けたり，炎症を起こしたりする． アキレス腱完全断裂の患者は，蹴るときに腱を打ちぬかれたような感じを訴え，Thompson テスト(p.671，**図 5-39**)で陽性を認める．長趾屈筋で小さく揺り動かすくらいしか自動底屈ができない．
後脛骨筋腱機能不全	痛みは下方よりも**内側**や後脛骨筋腱にあり，しばしば片脚で爪先立ちが困難か，または不能である〔後脛骨筋腱の項(p.682)を参照〕． 内側の後脛骨筋腱の走行に沿って圧痛点があり，腫脹がみられることが多い．
足根管症候群	疼痛としびれや，チクチク感(tingling)が内側面にあり，足部の**足底面**だけに放散する．足背のしびれやチクチク感はない(足背のしびれがある場合は末梢神経障害を考える)． 足根管の内側で Tinel 徴候が陽性である． 足根管症候群の正しい診断を確立するには，筋電図に 90％ の精度がある． 内側足底神経，外側足底神経，またはその両方の(足底のみ)支配領域での感覚低下がある．
Reiter 症候群，リウマチ反応陰性脊椎関節炎	炎症性関節炎の初期症状の 1 つに，若年男性で両側の足底腱膜炎がしばしばみられる． 他の関節の症状もみられれば，ヒト白血球抗原(HLA)-B27 検査とリウマチ検査を検討すべきである．
ジョガーズフット(jogger's foot)	ジョガーズフット(Rask によって記載されたもの)は母趾内転筋と舟状骨結節との境界でつくられる筋線維性のトンネルで，内側足底神経の局所での神経絞扼による． ほとんどが長距離走と後足部の外反変形(回内足)に関連している． ランニングによって誘発され，内側足底神経の支配領域に沿って足趾まで放散する，神経原性の(内側アーチの)疼痛として特徴づけられる．疼痛は足部の内側面と足底面に分布する．

表 5-3　踵部痛症候群の触診上の徴候

診断	痛みの解剖学的な位置
足底腱膜炎	踵骨隆起内側で足底腱膜の起始部
脂肪体症候群	脂肪体（底部と側面）
踵骨骨膜炎	踵骨の足底・内側・外側縁に広がる
後脛骨筋腱障害	内側の中足根骨領域上で舟状骨で，内果後方近位に腱障害部へと放散する
腓骨筋腱障害	踵骨外側の腓骨筋腱隆起部
足根管症候群	足部の足底面全体に痛みがあり，遠位に放散し，チクチク感，灼熱感，しびれが足底部のみに（背側ではなく）みられる
内側踵骨神経炎	内側足底踵部脂肪体の前方半分に局在した神経炎で，踵の内側のみで遠位部へは放散しない
外側踵骨神経炎	踵部痛は外側へ放散し，より局在に乏しい神経炎
踵骨疲労骨折	踵骨上に広がる痛みがあり，踵骨隆起のスクイーズテストで陽性となる．
踵骨骨端炎	踵の後面上で特に骨端炎側．骨の未成熟な患者にみられる
全身性関節炎	局在しないが，一般的に踵骨脂肪体を含む

(Doxey GE: Calcaneal pain: A review of various disorders. J Orthop Sports Phys Ther 9: 925, 1987 より改変)

リハビリテーションプロトコール

足底腱膜炎の治療　　　　　　　　　　　　　　　　Brotzman

一般的な原則

- 起こりうる要因がないか下腿を調べる：凹足（高足アーチ），扁平足（フラットアーチ），脚長差，脂肪体の萎縮，全身性炎症性関節炎の徴候，病的な肥満など
- ランナーとアスリートでは過用（使いすぎ）やトレーニングの誤りがないか質問し，よく調べる（「7 章　スペシャルトピックス」参照）
- 靴が合っているか，歩走路が硬くないか，ランニングシューズが回内や回外に減っていないかを調べる
- 治療期に応じて徐々に，より積極的に行う．第 1 期で症状の寛解が得られなければより侵襲的な方法を行う
- 足底腱膜のストレッチとアキレス腱のストレッチを毎日繰り返すことが，足底腱

□→ 足底腱膜炎の治療

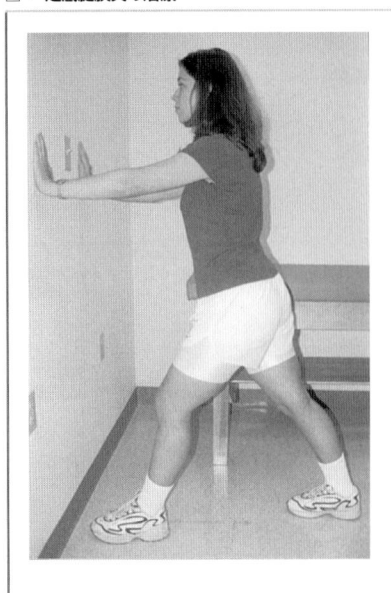

図 5-24 足底腱膜炎患者の教育ビデオシリーズ（25分）は，患者に背景，解剖，リハビリテーション訓練および診察室でカバーするのが難しいその他の情報などをすべて与えてくれるので有用である．これらのビデオは，医師との共同作業で本書から作成されたものである．

膜炎に対して**最も疼痛緩和効果**をもたらす（83％有効）といわれている．ストレッチは毎朝歩行前に，1日のうちで4，5回は行うべきである．毎日のストレッチを1〜2か月行うと有意に疼痛は改善する
- 治療成功の鍵は**患者の教育**である．足底腱膜炎患者の95％は最終的には保存的な治療で，6〜12か月のうちに症状の軽快が得られ，当初の激しい疼痛はなくなる．筆者らは患者に教育的なテープを使っている（**図5-24**）

第1期

足底腱膜のストレッチ
- 5〜10回の繰り返しを1日に4〜5回行う
- 朝，第1歩目の前，長時間の安静の後で立ち上がる前に行う
- 座位での足底腱膜のストレッチ
  - 座っている間，全5趾でつかんだり，足趾を膝の方へ背屈させ，牽引する（**図5-25**）．30秒間保持し，これを5回繰り返す．別の方法は，足趾を曲げて〔中足趾節（MTP）関節を伸展させて〕しゃがみこむ．緊張が足底腱膜の起始部に感じられるまで踵のほうへ重心をかけていく（**図5-26**）．弾まないように30秒間保持する．5回繰り返す
  - 座っている間，足を**図5-27**のように置いて，ふくらはぎに圧迫を加えていく．30秒間保持する．5回繰り返す
- 壁を使っての足底腱膜のストレッチ
  - **図5-28**のように壁に対して足を置いて，ゆっくりと前に軽く寄りかかるようにする．30秒間保持する．3〜5回繰り返す

図 5-25 足底腱膜のストレッチ．患者は膝を曲げて座り，踵は床にフラットにする．足趾の先端を手でやさしく上へ曲げる．足関節を背屈させて足関節の方へ足趾を引っ張る．10 秒間ストレッチを保持したまま持続する．1 日に 10 回繰り返す．足底腱膜が引き伸ばされるのが感じられる．

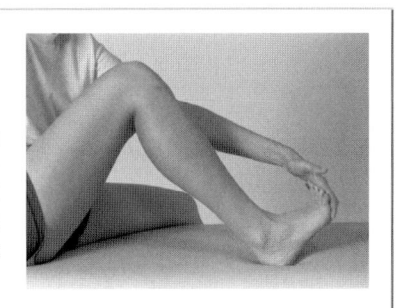

図 5-26 他の足底腱膜ストレッチ．患者は足の下で足趾を巻き上げて MTP 関節を伸展してしゃがむ．臀部を徐々に踵のほうへ足の上に臀部の軽い圧を感じるまで下げていく．30 秒間保持し 1 セットにつき 5 回繰り返す．弾んではいけない．

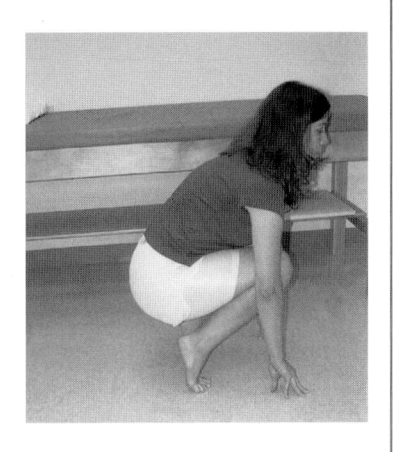

図 5-27 座位での足底腱膜のストレッチ．座位で MTP 関節を過伸展とし，徐々に MTP 関節が伸ばされるのが感じられるまでふくらはぎを圧迫する．30 秒間保持する．5 回繰り返す．

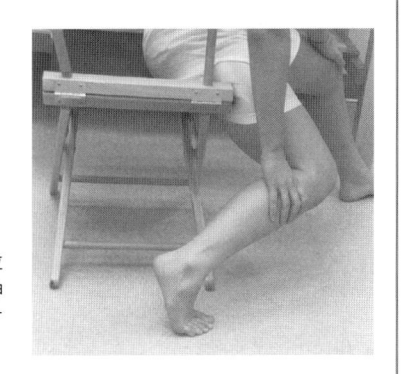

ランナーのアキレス腱のストレッチ
- 硬いアキレス腱は，しばしば足底腱膜炎の悪化や原因としてみなされる．このため，アキレス腱のストレッチには十分な注意を払う必要がある
- ランナーのヒラメ筋のストレッチ
  - 患側の脚を後方にして（**図 5-29**），ゆっくりとアキレス腱をストレッチし，急な動きではなくゆっくり膝を曲げて屈曲位にする．30 秒間保持して 5 回繰り返

□→ 足底腱膜炎の治療

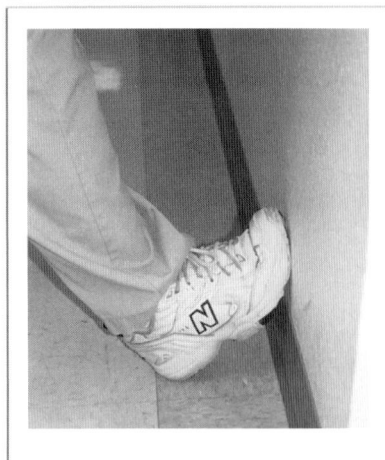

図 5-28 壁を使っての足底腱膜のストレッチ.

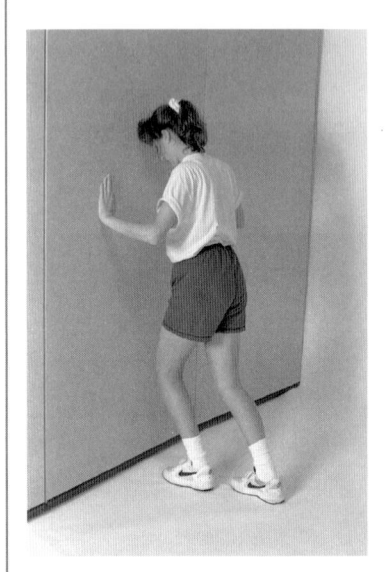

図 5-29 膝を曲げて行うランナーのストレッチ（ヒラメ筋のストレッチ）.

す
- ランナーの腓腹筋のストレッチ
  - 膝を伸展位にしたままゆっくり患側の脚を 30 秒間ストレッチする（**図 5-30**）
- 傾斜板を使ったアキレス腱ストレッチ
  - **図 5-31** のように足を置いて，30 秒間保持し，ゆっくりアキレス腱を伸ばすように前に寄りかかる

適度な安静
- 症状がなくなるまで 6 週間はランニングや運動をやめる
  - 衝撃度の低い運動に切り替える

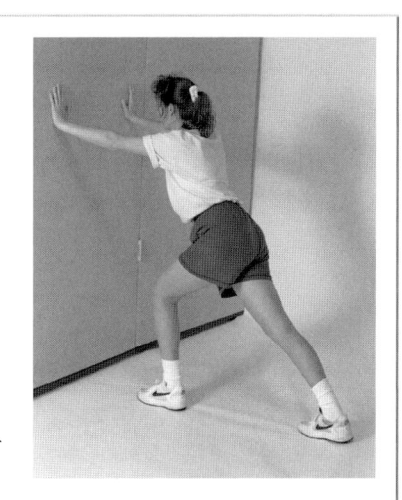

図 5-30 ランナーのストレッチ（腓腹筋のストレッチ）．

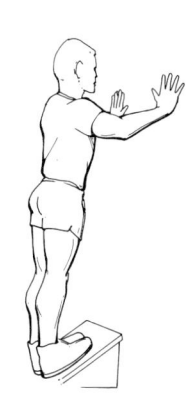

図 5-31 傾斜板を用いたランナーのストレッチ．
(DeLee JC, Drez D Jr: Orthopaedic Sports Medicine: Principles and Practice. Philadelphia, WB Saunders, 1994 より引用)

- 固定自転車訓練
- スイミング
- アクアベルトを使った深い水中ランニング
- 体重の軽減
- 硬い路面（セメント）を軟らかいもの（芝生やシンダー）へ調整する

踵部への衝撃吸収性の足底板
- 米整形外科足の外科学会（The American Orthopaedic Foot and Anckle Society：AOFAS）は多施設研究で，足底腱膜炎では，高価でなくても，市販の衝撃吸収性の踵の足底板が，高価な硬い採型装具よりも**効果的**だったと報告している
- 筆者らは衝撃吸収のよいランニングシューズとビスコヒール（Viscoheel）インサート（**図 5-32**）か，または PPT/プラスタゾート（Plastazote）インサート（Alimed）をまず最初に使っている
- 扁平足や凹足など下肢の異常なバイオメカニクスのある患者では，衝撃吸収性の

□→ 足底腱膜炎の治療

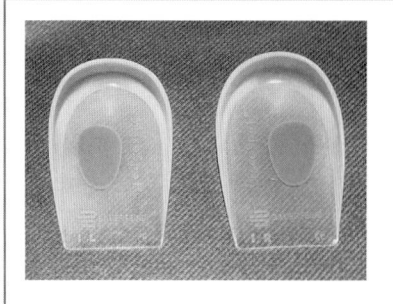

図 5-32 ビスコヒール．軟らかいクッションが患者の履いているどんな靴の中にも入れられる（1-800-423-3405）．

採型装具を限定的に使用するとよい（第 2 期を参照）

靴の調整（ランニングシューズ）
- 踵の安定性を調節するための幅の広い安定したヒール
- 後足部をコントロールするためのしっかりしたヒールカウンター
- 足底から 12～15 mm 高く踵を上げるための軟らかいクッション
- よく採型したアキレス腱部のパッド
- アキレス腱のトルクが上昇するような硬い革のドレスシューズは避ける

low-Dye テーピング*
- テーピングを使うことで症状が緩和される患者もいるが，実用的な見地からみると，毎日テーピングを続けることは困難である
- テーピングの効果は科学的に研究されていない

アイスマッサージ
- 炎症領域に対するアイシングは抗炎症効果がある
- 5～7 分間，紙かスタイロフォームカップに入れた氷を使う；必ず凍傷を避けるようにする

抗炎症薬
- 経口の抗炎症薬の効果はさまざまである．シクロオキシゲナーゼ-2（cyclooxgenage-2）COX-2 阻害薬ははじめに短期間なら試してみてもよい．劇的な効果がない場合，この治療は副作用があるため継続しないほうがよい．

第 2 期
- 第 1 期の方法を数か月続けても症状が緩和しない場合，第 2 期の治療を開始する
- これらの方法を開始する前に，患者が他の原因で踵部痛をきたしていないか再度検査する
  - 踵骨の疲労骨折を疑う場合は骨シンチグラフィーを考慮する
  - 他の全身的な徴候や症状がはっきりみられた場合は，HLA-B27 とリウマチ・リウマチ反応陰性脊椎関節症を検査する

*訳注：Dr. Dye が考案した過回内足を矯正するテーピング法．

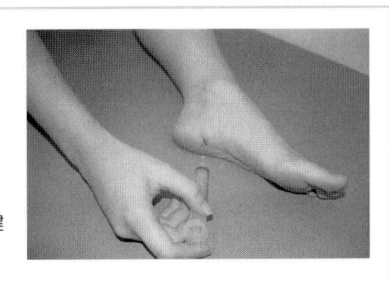

図 5-33 コルチゾン注射のテクニック（足底腱膜）.

ギプス包帯
- 患者の約 50％ にギプス包帯が有効である
- 足を中間位に固定した短下肢歩行ギプス包帯を 1 か月使用する
- 両足の場合は，取り外し可能なギプス包帯を使用する（患者に取り外しを許可する）
- 1 か月間評価し，必要であれば，取り外し可能なギプス包帯を続けるか検討する
- 取り外し可能なギプス包帯をつけて 2 か月以降は，徐々にランニングシューズへ戻していく

装具
- アーチが非常に高いまたは低い患者には，足底板が有効となる
- クッションを必要として後足部のコントロールの必要性が少ない硬い凹足（高足アーチ）型の足には，硬くない適応性のある足底板が合う
- パッドをつけた硬い足底板は，代償的に回内していてコントロールが必要な不安定な足（扁平足，あるいは低足アーチ）に適応となる

コルチゾン注射（図 5-33）
- 足底腱膜に近い領域へのステロイド（コルチゾン）注射はしばしば疼痛を改善するが，**足底腱膜を脆弱化させて断裂やアーチの低下をきたすことがある**
- 注射に関して起こりうるリスク（断裂，脂肪体萎縮，感染）を患者と話し合い，短期間の効果に対して長期間の症状に苦しむ可能性を比較検討すべきである
- 第 1 期の治療法で疼痛がとれないときに限り，3〜6 か月以上の期間で 1 回か 2 回のステロイド注射なら使用してよい

夜間スプリント
- 約 5°背屈した夜間スプリントを夜間着用すると効果的であるとの報告もある．このスプリントは足底腱膜を持続的に緊張状態に保つ．夜間スプリント使用の理論は毎日新たな活動に伴って起こる腱膜の緊張変化を最小限にすることである．他に市販されている夜間スプリントは中間位（0°）で製造されていて，AliMed（1-800-225-2610）を通して手に入れることができる（**図 5-34**）

方法
- 超音波（**図 5-35**）
- 深部摩擦マッサージ（**図 5-36**）

□→ 足底腱膜炎の治療

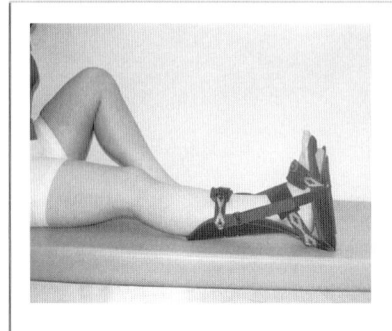

図 5-34　夜間スプリントの肢位.

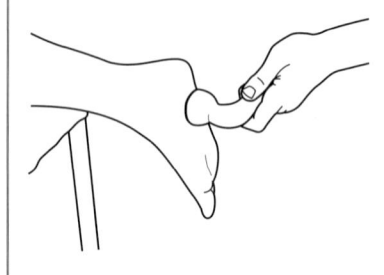

図 5-35　足底腱膜への超音波.

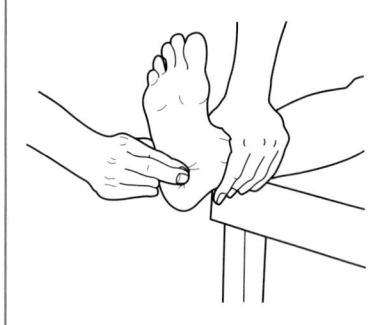

図 5-36　足底腱膜の深部摩擦マッサージ.

- これらは限られた患者で有効であるが，その有効性は文献上，確定的ではない

第 3 期

- 難治性足底腱膜炎の最近の治療形式では，OssaTron device (Healthtronics, Marnetta, GA) を使った高エネルギー体外衝撃波治療を行う．この治療はオルソトリプシーとして知られ，多角的な第 1 期と第 2 期の保存的治療で効果のなかった患者に使用される
- Alvarez ら (2003) はオルソトリプシーを使用した研究で，1，2 回の治療後 1 年の患者の 83％ で満足な結果を得られたと報告している．治療前の症状の持続期間はオルソトリプシーの結果にあまり影響がなかった．この治療以前に 2 年以上症状があった患者でも 76％ の満足度が得られた．プラセボ治療では 55％ の成功率であった．足底腱膜炎と踵骨棘の患者で満足度が 82％ という結果であった．

足底腱膜炎で踵骨棘のない患者では79%であったと報告されている
- 編者らは，この治療形式を外科的な足底腱膜切除の前に試したい．なぜなら，足底腱膜切除術後には，縦アーチの低下と踵立方関節の痛みが有意に起こるからである
- Haakeら（2003）は，体外衝撃波によって治療した137人の慢性足底腱膜炎患者でランダム化した二重盲検試験を行った．12週での成功率は，プラセボ群が30%だったのに対してオルソトリプシーは35%でしかなかった．同様の結果が1年の時点でも両群でみられて，著者は体外衝撃波治療は足底腱膜炎患者の治療としては効果がないと結論している
- このように，文献上も足底腱膜炎の治療としてのオルソトリプシーの効果は明らかに意見が異なったままである
- 第1・2期の方法で効果の得られない患者では，外科的な介入（足底腱膜切除）を考慮する
- この手術は合併症の発生率が高く，足底腱膜炎患者の90〜95%は自然に軽快するため，筆者らは第1・2期の治療すべてを18か月行い，効果がないときに手術適応としている．多くの文献では，保存的治療は12か月を勧めている
- 筆者らは，鏡視下切除は行わないようにしている．鏡視下手術では合併症の発生率が高く，観血的方法に比べて視野が不十分で小趾外転筋への神経が同定しにくいためである

米国整形外科足の外科学会（AOFAS）鏡視下踵部手術と観血的踵部手術の位置づけ

最低6か月間，なるべく12か月間は保存的治療を行うべきである．
患者の90%は6〜10か月の間に保存的治療で軽快する．
手術を期待されたときは，術前に医学的な評価を十分に行う．
鏡視下手術や観血的手術の適応となった場合には，患者には合併症とリスクについて忠告すべきである．
神経の圧迫が筋膜や骨の痛みと共存する場合，鏡視下手術や非観血的方法は計画すべきではない．
AOFASは，保存的治療を行う以前に手術的方法を行うことは推奨しない．
AOFASは，保存的治療が十分に行われたうえで効果がなかったときに，責任をもって注意深く計画された外科的介入を支持する．
AOFASは，治療成果が反対に変わらなかったとき，踵部痛の治療における経費上の制約を支持する．
AOFASは，採型装具や長期の理学療法を処方する前にヒールパッド，投薬，ストレッチを推奨する．
この見解表明は整形外科医の指針としての意味であり，治療計画を規定する意図はない．

足底腱膜の断裂

背景

　文献上はあまり一般的ではないが，足底腱膜の部分的または完全断裂は，ジャンプやランニングスポーツで起こることがある．しばしば見逃されたり，急性増悪した足底腱膜炎として誤診される．完全に足底腱膜が断裂すると通常足の内側縦アーチは永久に消失する．このように足アーチが圧潰してしまうと，アスリートにとっては手足をなくしたも同然である．

検査

　患者は踵の下部に弾けるような，砕けるような音とともに急激な疼痛をきたし，競技を続行できないと訴える．たいていは蹴りだしやジャンプ，短距離走のスタートなどで起こる．先だってコルチゾン注射をすると，外傷は非常に軽いものであることが多い（例：縁石を踏みはずすなど）．

　荷重は困難で，足底部の腫脹，急速な血腫をきたす．足底腱膜に沿って触診すると著明な圧痛点を見つけることができる．爪先，足の背屈位は足底腱膜に痛みを引き起こす．

X線写真評価

　足底腱膜断裂は臨床的に診断される．単純X線写真（足部3方向）は骨折を除外するために撮影する．MRIは診断に有用であるが，必ずしも撮る必要はない（**図5-37**）．MRIでは実際の断裂部は見えないが，断裂周囲の血腫や腫脹を見つけだすことができる．

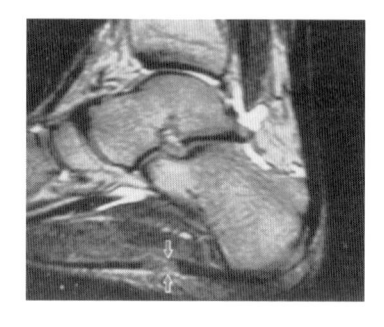

図5-37　この男子大学バスケットボール選手の右足MRI矢状断像では，高信号と足底腱膜（矢印）の不連続性があり，浮腫，出血，足底腱膜の完全断裂の所見である．

(the Radiology Department of the Medical College of Ohio at Toledoのご厚意による．Kruse RJ: Diagnosing plantar fasciitis. Physician Sports Med 23[1]: 117, 1995より引用)

リハビリテーションプロトコール

足底腱膜断裂後　　　　　　　　　　　　　　Brotzman

第1期：0～14日
- 即座に松葉杖免荷歩行とする
- 2～3日の間，1日に数回軽い圧迫包帯を巻き変える
- 腫脹し，皮下出血を起こした部分を，1日に数回アイスマッサージでアイシングを行う
- 4～5個の枕で心臓の高さより上に72時間は最大限挙上し，その後1日に8～12時間は挙上しておく（寝ながら足の下に枕を置いて）
- 非荷重で軽いファイバーグラス製のギプス包帯を3日目につけて1～2週間，疼痛が緩和するまで使用する
- 非ステロイド性抗炎症薬（nonsteroidol anti-inflammatory drugs：NSAIDs）を2～3週間処方する（禁忌でなければ）
- 足趾の軽い自動伸展屈曲運動をギプス包帯内で行わせる

第2期：2～3週
- ファイバーグラス製ギプス包帯を取り外す
- 厚さ1/8インチ（約0.3 cm）のフェルトパッドを使い，踵から中足骨頭まで（**図5-38**）覆って軽く包帯を巻く．筆者らは綿の靴下かコバンラップ（Coban wrap）を使いフェルトを適切な位置に保持する
- 足とフェルト包帯は取り外し可能な歩行ギプス包帯の中に置いて，足が治療やプール内での訓練のために毎日出せるようにしておく
- 松葉杖を使いながら荷重は徐々に痛みのない範囲で進めて，可能なら松葉杖を外していく．荷重の進め方は痛みを指標にする
- 痛みがなければ運動を開始する
  - スイミング
  - 深水中でのaquajogger.comのフローティングベルトを使ったランニング
  - 抵抗をかけない固定自転車訓練
  - 足に回したタオルを使った，軽いアキレス腱のストレッチ

第3期：3～8週
- 痛みがなければBAPSボードを使った自己固有受容感覚の訓練
- 取り外し可能なギプス包帯とフェルトを，一般に4～6週間着用する
- 自動足関節筋力増強訓練を徐々に進める
- 衝撃の強い運動は，患者が完全に症状がなくなって（テニスシューズで歩行できるようになって）2～3週間経過するまでは行わない
- 軟らかい素材を上に敷いた採型装具（プラスタゾート）の使用は，最終的な競技会への復帰にしばしば役立つ

□→ 足底腱膜断裂後

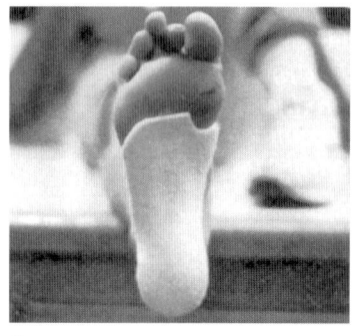

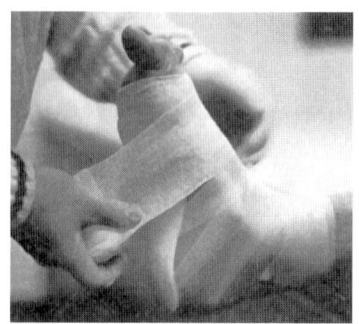

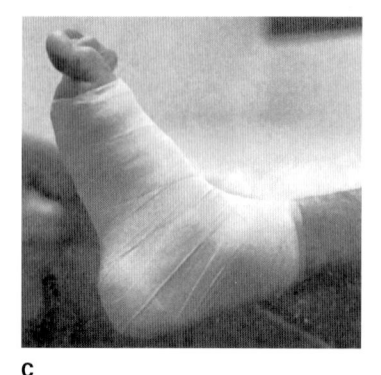

図 5-38 足底腱膜断裂では足底部にフェルトを敷く．**A**：最初のギプス包帯を外した後，断裂した足底腱膜の可動性を許し，0.3 mm のフェルトパッドを踵から中足骨頭部まで当てる．**B**および**C**：パッドはコバンラップかウンナ（Unna）包帯でこの位置に固定される．

(Kruse RJ, McCoy RL, Erickson ATC: Diagnosing plantar fascia rupture. Physician Sports Med 23[1]: 65, 1995 より引用)

● 足底腱膜断裂後で衝撃の強い競技の選手の場合，永続的な障害となることもまれではない．この理由があっても，衝撃の強い競技の選手ではコルチゾン注射を使うことはきわめてまれである

アキレス腱機能不全
Achilles Tendon Dysfunction

Robert C. Greenberg, MD • Charles L. Saltzman, MD

　アキレス腱は人体で最も大きくて強靱な腱である．アキレス腱は本来の滑膜性腱鞘をもたず，厚さ可変のパラテノンに包まれている．遠位は踵骨からの骨間動脈から，近位は筋肉内の血管枝から血液が供給される．踵骨付着部から2〜6 cmは相対的に血管が少なく，変性や損傷を受けやすいより脆弱な領域となる．一般に，アキレス腱損傷はランニングやジャンプなど繰り返す衝撃荷重と関連がある．**アキレス腱への障害をきたす第一の要因は，活動性やトレーニング強度（距離，頻度）の急激な増加，長**

い休止期の後のトレーニングの再開，不整地や不安定な地形でのランニングのなどの，トレーニングの誤りである．アキレス腱機能不全は姿勢的な問題（例：回内足），劣悪な靴（一般に脆弱な踵支持）や硬い下腿三頭筋などとも関連がある．

アキレス腱炎（achilles tendinitis）

アキレス腱炎の重要な初期治療の重要ポイント
1. アキレス腱は体内で最も大きな腱である．1,000ポンド（約450 kg）の張力に耐えられる．にもかかわらず腱断裂が非常に多い．
2. その大きさと解剖学的な特徴のために，アキレス腱は急性でも慢性でも傷害を受けやすい．急性損傷には部分断裂，または完全断裂が含まれる．慢性損傷には通常，アキレス腱炎（腱の炎症）や腱症（腱の変性），腱周囲炎（腱組織周囲の鞘，パラテノンの炎症）などが含まれる．
3. アキレス腱炎は，非常に一般的な過用（使いすぎ）（overuse）障害であり，アキレス腱の疼痛と炎症が特徴である．
4. この大きな腱は下腿の筋を踵骨へ連結するためのものである．より過酷な活動や大きなストレスはアキレス腱に作用する．ランニングの際にはこのストレスは体重の10倍に及び，繰り返し作用する．
5. アキレス腱断裂はふつう踵骨停止部から2～6 cm近位部で生じる．
6. アキレス腱は滑らかな滑走を可能にするための，パラテノンとよばれる鞘構造に囲まれている．パラテノンは腱の動きとともに2～3 cm伸張することが可能である．もしパラテノンが硬いと炎症や疼痛の原因となる．
7. LagergrenとLindholm（1958）は，古典的な血液供給実験でアキレス腱への血流が最も少ない領域を発見した．それは踵骨のアキレス腱付着部から2～6 cm近位部である．急性損傷で最も断裂の多い領域がこの部位なのは，血液供給が少ないためである．
8. アキレス腱炎は中年男性で最も多くみられ，ランニングや強い衝撃に関連した**過用（使いすぎ）障害**である．

アキレス腱炎はどのくらい一般的か？
1. ランナーのアキレス腱炎の発症率は6.5～18%とさまざまな報告がある（ClainとBaxter, 1992）．
2. Clementら（1984）は，男性ランナーでのアキレス腱損傷は女性に比べ高率にみられることを見出した（男性の7.9%，女性の3.2%にみられる）．

アキレス腱炎の一般的な原因

非常によくみられるトレーニングの誤りを次に示す.

1. ランニングやジャンプの繰り返しを含む強い衝撃を伴うスポーツによる過用（使いすぎ）．アキレス腱の過用（使いすぎ）障害は活動性の高い人や，治癒能力を超えた大きな力を繰り返し腱に課す人で最も頻繁に起こる.
2. 走行距離や強度（スピード），ランニングの急激な増加.
3. 衝撃強度の強い運動の前後での不十分なアキレス腱のストレッチ.
4. 休止期間や運動からの一時的な休みの後での，休止前と同じ走行距離の早すぎる再開.
5. ランニングメニューとしての丘陵地でのランニングや階段昇降の追加.
6. 粗末な作りで使い古した固い靴を履くことはアキレス腱に大きな負担をかける.
7. 下腿三頭筋，下肢筋の柔軟性の欠如.

アキレス腱炎の分類

● アキレス腱付着部炎（insertional achilles tendinitis）
- 疼痛は腱の踵骨付着部に限局される.
- 疼痛と圧痛は腱骨結合部（実際の腱の最下端）に限局される.
- 疼痛はしばしば運動後に強くなるが，最終的には常に感じるようになる.
- 坂道でのランニングや硬い路面で行われる活動が，アキレス腱付着部炎を悪化させる.
- 患者の病歴からは，しばしばストレッチを怠ったり，踵でのランニングや極端な走行距離やトレーニング強度（速度，傾斜地，距離など）の急激な増加などがきかれる.

● 付着部以外でのアキレス腱炎
- Pudduら（1976）は付着部以外でのアキレス腱炎を腱周囲炎，腱変性を伴った腱炎と純粋な腱変性の3つに分ける分類を考案した.
- これら3つはすべてアキレス腱付着部から2～6cm近位で起こる.
- 腱周囲炎では，炎症はアキレス腱を包んでいるパラテノンの内側に限局する.
- 腱変性を伴った腱周囲炎では，障害の経過中に腱の一部を巻き込んでいき，アキレス腱周囲の炎症と同じようにアキレス腱の慢性炎症を伴っている.
- 純粋な慢性炎症では腱は踵骨付着部より2～6cm近位の領域で変性をきたしている．これは変性によって触れるとわかるくらいの大きさの結節を伴い，局部の圧痛をきたす．また，時に触ると軋音あるいはきしりが生じ，この領域の腱は肥厚している．この血流の乏しい領域での腱変性は，下肢のすばやい蹴りだし（例：短距離走）などで腱の完全断裂をきたす潜在的な要因になると考えられている.

"血管捻転(vascular wringing)"理論

多くの専門家たち(Clementら，1984；Jamesら，1978)は機能的な「過回内」が付着部以外でのアキレス腱炎の原因として関係があると考えている．この「回内」という言葉を理解するには，扁平足のある人のランニングや，踵が接地(回内)したときさらに足が扁平に潰れることを考えればよい．この異常な回旋によって非常に強い圧が腱にかかり，腱にもたらされるはずの血流が特にしばしば出されてしまう．特に回内はアキレス腱炎(炎症)と腱症(変性)を招く．扁平回内足の患者には，装具や適切なランニングシューズ(靴の中に回内防止部分があるもの)を使用することや，衝撃の少ないクロストレーニング(スイミング，サイクリングなど)を勧める．

アキレス腱炎(付着部および非付着部)に対する一般的な治療戦略

1. 負担が強く激しい活動や練習を避け**安静**にする．熱心なランナーはスイミングやプールの深い端のほうで，底に足がつかないようにフローティングベルト(www.aquajogger.com)で走ることを奨励する．これによって，通常ならば舗装道路に踵が着くときに生じる力をかけないようにする．完全な安静は競技レベルでないランナーにはよい方法である．
2. 1日に数回と運動後に，炎症部へ「湿らせた氷(wet ice)」を用いてアイシングする．氷は炎症細胞を取り込む血管を収縮する消炎効果をもつ．「ぬれた氷」とは，氷嚢やコールドパックをぬれたタオルの上に置いたもので，これによって，皮膚が凍傷にならず氷は患部を速く冷やすことができる．
3. **経口の抗炎症薬**は炎症を減らす効果がある．筆者はCelebrex 200 mg/日を用いているが，非ステロイド性抗炎症薬(NSAIDs)は多数あるので臨床家は好きなものを勧めればよい．
4. **特注の靴内装具(挿入型)**もしばしば有効である．ランニングシューズ内で踵を挙上することでアキレス腱への圧をいくらか取り除くことができる．市販の装具は患者が「異常な」足のバイオメカニクス(高足アーチ，扁平足など)を潜在的にもっていてアキレス腱へのストレスを加えている場合に有効である．
5. アキレス腱と下腿の**ストレッチ**(1回につき30秒間)は1日に数回，運動の前後に行う．他の固い下肢構造(例：大腿四頭筋，股関節伸筋群，ハムストリング)のすべてをストレッチする．
6. スピードや距離，丘陵地でのランニングを減らすように**運動の修正**を行う．インターバルトレーニングや短距離走は中止する．隔日(月・水・金)で休養と運動を行う．アキレス腱へのストレスを軽減する衝撃の少ないクロストレーニング(スイミング，サイクリング，ウォーキングなどを含む)を行う．運動を修正してもよい反応が得られないときは，衝撃の強い運動から休止し，ランニングを完全に中止する必要がある．

7. アキレス腱内やその周囲にコルチゾンを注射してはいけない．コルチゾンは一時的に腱を脆弱化させるため，腱**断裂**をきたす危険性がある．
8. アキレス腱をこすったり刺激するようなよりストレスのかかる硬い（革の）ドレスシューズや硬いカウンター（靴裏）の靴は避けるべきである．
9. ランナー，足のタイプ，回内外などについて知識のある者が，**新しい衝撃吸収性のよいランニングシューズ**を患者に合わせる．
10. このような保存的治療に最終的に抵抗する場合，完全な安静を指示し，歩行の際には取り外しのできるウォーキングブーツ（ロッカーボトム*のついたもの）を，腱炎が「鎮静化」する6週間使用する．

手術的治療を考慮する前にどのくらい保存的治療に行うべきか？

6週間（Marcusら，1989）から12週間（Scioli，1994）というものから，保存的治療で改善があるなら6か月から1年（Leachら，1992；Schepsisら，1994）というものまで幅広くさまざまである．

筆者らは，35歳以下の患者で，著しく悪化しない限りは4〜6か月の保存的治療を勧めている．

アキレス腱炎の鑑別疾患

アキレス腱の部分断裂
後踵骨滑液包炎（後踵骨滑液包の）
Haglund変形（パンプバンプ）
踵骨骨端症（骨格的に未成熟，Sever病）
踵骨外骨腫
踵骨疲労骨折（スクイーズテスト陽性）
踵骨骨折（転落や交通事故による急性外傷）
後脛骨筋腱腱鞘炎（内側部痛）
足底腱膜炎（足底部痛）

検査

検査は，患者を腹臥位として診察台の端から足部をぶら下げて行う．足関節の自・他動的に可能な可動域の範囲で腓腹筋-ヒラメ筋複合体の全体を触診する．圧痛点，熱感，腫脹や緊満感，結節性病変，腱実質の欠損などを調べる．Thompsonテス

＊訳注：船底型の反り返った靴底．

図 5-39 Thompson スクイーズテスト．このテストはアキレス腱の完全断裂の評価を行う．正常例では膝を 90° 屈曲位，腹臥位として，下腿三頭筋を把持すると足部は底屈する(矢印)．これは腱が正常だからである．アキレス腱の完全断裂があると，下腿を把持しても足部の底屈は起こらない．（すなわち Thompson テスト陽性は完全断裂を示唆する）多くのアキレス腱完全断裂患者が，求められれば長趾屈筋によって弱い足部の底屈がまだ可能であるため，このテストは重要である．

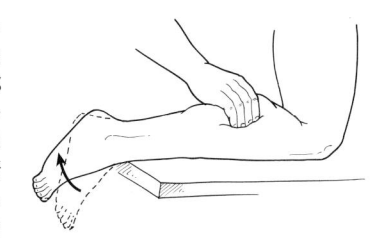

(Kovan JR, McKeag DB: Lower extremity overuse injuries in aerobic dancers. J Musculoskel Med 9[4]: 43, 1992 より改変して引用)

トはアキレス腱の連続性を評価するために行う（図5-39）．Thompson テスト陽性（下腿を握っても足部が底屈しない）のときはアキレス腱の完全断裂を示唆する．足関節と距舟関節を中間位に保持して，安静時の前足部の位置に注意する．足関節と距骨下関節の可動性はしばしば減じていることがある．下腿三頭筋の萎縮はアキレス腱機能不全では一般的にみられる．

　診察台に座らせて，患者の足を，まず膝を屈曲させた状態で，次に完全伸展した状態で他動的に背屈させる．これはアキレス腱がどのくらい硬いかをみる検査である．長年ハイヒールを履いている多くの女性は，膝を完全伸展した状態では中間位から足を背屈できない．

　アキレス腱の完全断裂かどうかを調べるとき，患者が足部を弱く底屈できる場合があるので，誤診しないように気をつける．アキレス腱が完全断裂していても，長趾屈筋によって足部を弱く底屈できる．

画像検査

　アキレス腱の障害のほとんどは病歴と身体診察を通して診断できる．画像検査は診断を確かなものにし，手術計画を補助して他の診断を鑑別するのに役立つ．

- ルーチンに X 線写真を撮るのは通常行われる．ときどき腱内やその付着部の石灰化がみられることがある．炎症性の関節障害（びらん）や Haglund 変形（パンプバンプ）が X 線写真上で鑑別できる．
- 超音波検査は低コストで速く，動的な検査ができるが，確実な診断をするためには経験を要する．アキレス腱の厚さと完全断裂後の間隙の大きさを測定するのに最も信頼性のある方法である．
- MRI は動的な評価には適してはいないが，部分断裂の検出や，腱周囲炎の病態と炎症のように慢性的な退行性変化のさまざまな段階を評価するのに優れている．MRI は繰り返す部分断裂が疑われるとき，腱が治癒するのをモニターする場合や，手術計画（部位，大きさ）の際に最も有用である．

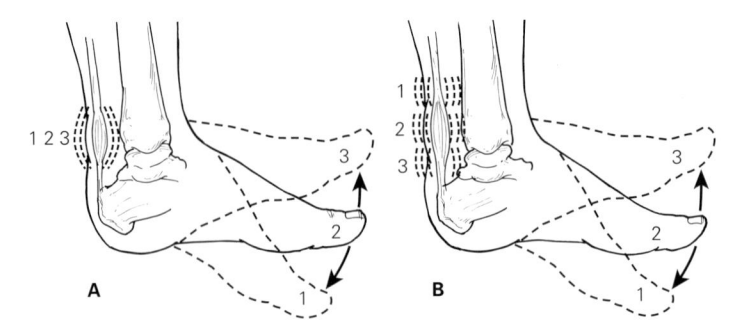

図5-40 有痛弧徴候．**A**：周囲炎では，足部を底背屈させて動かしても圧痛は1か所にとどまったままである．**B**：部分断裂や腱炎では圧痛点が足部を底背屈させて動かすとともに移動する．
(Williams JG: Achilles tendon lesions in sport. Sports Med 3:114, 1986 より改変して引用)

アキレス腱周囲炎（achilles paratenonitis）

背景

　アキレス腱炎を合併しているとき以外は，炎症はパラテノンに限局している．滲出液が腱の近くにたまっていて，パラテノンは厚く，通常の腱組織と癒着している．アキレス腱周囲炎は，ランニングやジャンプ動作を行う成人のアスリートに最もよく起こる．アキレス腱周囲炎は，一般に変性までは進行しない．パラテノンの炎症の組織学的評価では，パラテノンや腱周囲の小胞組織で炎症細胞と血管と線維芽細胞の増殖がみられる．

臨床的徴候と症状

　朝，最初の活動で疼痛が始まる．圧痛は限局して鋭く灼熱感を伴った疼痛があり，活動とともに痛みが増強する．踵骨のアキレス腱付着部から2～6 cm近位部に痛みがある．疼痛は活動によって悪化し，安静によって軽快する．疼痛は片足爪先立ちで誘発され，Thompsonテストでは誘発されない．著明なアキレス腱の拘縮は症状を悪化させる．
　腫脹，局所の圧痛，熱感，腱の肥厚はよくみられる症状である．慢性の症例では，下腿三頭筋の萎縮と脆弱化および腱の結節を認める．軋音はまれである．
　周囲炎では有痛弧徴候（painful arc sign）（図5-40）が陰性である．圧痛と肥厚の明確な領域は限局していることが重要である．周囲炎では，圧痛と肥厚の領域は足関節の自動ROMを行っても固定されたままである．足関節のROMに伴って上下に移動するアキレス腱そのものの病態と違って，パラテノンは固定された構造であり，炎症はここだけにとどまる．
　急性発症では，症状は一時的で運動に伴って起こり，2週間以内におさまるのが通

常である．やがて，症状は運動開始時や安静時に始まり，圧痛は増強する．圧痛の領域は限局して，その範囲を両側から絞るように押さえると疼痛が再現される．

部分断裂は慢性周囲炎の場所に重なり，急激な疼痛と腫脹をきたしうる．

リハビリテーションプロトコール

アキレス腱周囲炎の治療

第1期：0〜6週

- 痛みのない活動レベルまで症状を緩和するためには，安静と活動の調整が必要である
- 痛みが強ければ，歩行ブーツやギプス包帯を3〜8週間装着し，痛みがなく日常生活活動ができるようにする
- ブーツやギプス包帯で痛みが残れば，松葉杖歩行を追加する
- 多くの患者は慢性疼痛があり，初期には，症状が緩和するまで完全な休養の期間が必要で，続いてリハビリテーションをしながら徐々に活動に復帰する
- NSAIDsとアイスマッサージは，特に急性期には疼痛と炎症を減らす
- ストレッチプログラムが重要である．下腿，アキレス腱，ハムストリングなどの軽いストレッチを1日に3〜4回行う
- 急性疼痛は通常，はじめの2週間で軽快する
- もし，過回内や後足部の支持が十分でなければ，靴は変更するか調整する
- 競技活動
  - 徐々に活動に復帰
  - 十分なウォーミングアップとクールダウン
  - 運動前後の下腿三頭筋群のストレッチ
  - 期間と強度を減らす
  - 硬い地面でのトレーニングを減らす
  - 丘陵地や坂道でのトレーニングを避ける
  - 不適切で古い靴を換える
- 衝撃の弱い運動で少しずつ強度をあげる

第2期：6〜12週

- 第1期で効果がなく，疼痛緩和後も症状が繰り返す場合に適応となる
- 第1期に続き，固定とストレッチプログラムを繰り返す
- 追加項目
  - 温冷浴
  - 超音波
- 靴
  - 強い痛みのとき小さなヒールリフト

□→ アキレス腱周囲炎の治療
- 過回内があるときはアーチサポート
- 持続的なアキレス腱の硬さはストレッチと，就寝中の5°の夜間足関節背屈装具を3か月間用いて治療する
- アスリート，特にランナーにとって段階的なクロストレーニング計画
- 水中ジョギングとスイミング，固定自転車訓練，ステア・クライミングマシンとクロスカントリースキーマシーン．繰り返しの衝撃（例：ランニング）を避ける

第3期：3か月以降

- 徒手矯正（周囲炎に対してのみ）
  - 希釈した局所麻酔薬と滅菌の生理食塩水をパラテノン鞘に注射して，炎症を起こしたパラテノンとアキレス腱の間の癒着を剥がす（ステロイド注射より望ましい）．超音波検査で正しい位置にあるか確認できる
- コルチゾン注射
  - 一般的には避けるべきである
  - まれな適応として，炎症を抑制し，瘢痕形成を避ける目的で治療困難な症例に行う
  - 一般に，腱への注射や過用（使いすぎ）のときは，利益よりも副作用のリスクのほうが大きい

周囲炎の手術的治療

手術的治療は，通常，4～6か月間の保存的治療で症状が改善されない場合に適応となる．術前 MRI は主として関連する腱症を評価し，診断を確定するために行われる．

● 手技

患者は腹臥位とし，大腿部に駆血帯を巻く．アキレス腱に沿って後内側から縦皮切を行う．愛護的に軟部組織を扱いながら，全層の厚みの皮弁を持ち上げる．厚くなったパラテノンは，癒着とともに必要に応じて後方，内側，外側で剝離する．**腱の血液供給は主に前方のメゾテノンと脂肪体にあるので，前方の切離は避ける．**術中所見やMRI で異常があれば，手術的治療は腱症とみなされ，腱の肥厚と腱症について精査する．

● 術後プロトコール

- パッド付きスプリントを中間位で使用する．
- 非荷重動作はすぐに開始して，自動 ROM 訓練とゴムチューブを用いた軽い他動背屈も開始する．
- 疼痛が許容範囲で腫脹が減っていれば，7～10日後から荷重を許可して松葉杖歩行を開始する．2～3週で問題なく創部が治癒したら，できる範囲で歩行を許可する．
- 痛みなく歩行可能なら，運動は固定自転車訓練やステアクライマーから開始す

る．創部が治癒して，患者の痛みが許せば，スイミングや水中ジョギングを許可する．
- ランニングは術後6～10日で再開する．
- 競技への復帰は3～6か月で許可する．下腿の筋の強さが健側の少なくとも80%以上でなければならない．

アキレス腱症（achilles tendinosis）

背景
　アキレス腱症はパラテノンの炎症ではなくて，アキレス腱の腱内部やムコイドの変性が特徴である．経過は，まず付着部での微小な断裂が起こり，中心組織の壊死と続発するムコイド変性に至る．アキレス腱症は，主に熟練アスリートで誤ったトレーニングが原因となって，繰り返す微小外傷が蓄積された結果として起こるのが一般的である．アキレス腱断裂のリスクを増加させると考えられている．
　アキレス腱症は付着部（一般に単純X線写真上，骨化に関連する）や阻血領域（付着部より2～6 cm近位）で起こるといわれている．
　組織学的には非炎症性で，腱内の細胞密度の減少と膠原線維の線維化を伴う．膠原線維の組織破壊に加えて散発的な血管の内径拡張と，時に壊死領域がみられるが，石灰化はまれである．
　過用（使いすぎ）によって，はじめにパラテノン鞘が炎症を起こして腱自身が炎症を起こし，パラテノンが瘢痕化して血流が制限されるため，阻血に陥る．

臨床徴候と症状
　アキレス腱症はしばしば腱が断裂するまで無症状で，臨床上わからないままのことがある．アキレス腱症では，活動に関連した軽い疼痛を引き起こし，無痛性の腫瘤や結節が腱の付着部から2～6 cm近位部（阻血領域）に触れることがある．これが進行すると腱実質全体がゆるやかに厚くなってくる．
　有痛弧徴候はアキレス腱症の患者では陽性となる．腱の肥厚した部分は足関節の自動底背屈で移動する．（対照的に周囲炎では足部の底背屈でも圧痛の領域は一定の位置のままで動かない．）
　パラテノンに炎症が存在し，腱実質内に局所的変性があるとき**周囲炎と腱症は同時に起こりうる**．腱症に関連した症状はないかあっても少ないため，周囲炎の症状が臨床的に現れる．多くの患者は周囲炎に関連した症状の治療を求めており，通常，腱症はMRIや術中所見（ほとんどは断裂後）で気づかなければ認識されない．保存的治療は周囲炎と同様である．MRIは，どちらの病態も考えなければならない術前の計画で非常に有用である．

治療

アキレス腱症の治療の第一選択は常に保存的治療であり，進行した場合は周囲炎とみなす．症状が重症である場合，初期治療は 1～2 週間の固定と松葉杖歩行とし，加えて NSAIDs，アイシング，アキレス腱のストレッチなどを行う．足と下肢のアライメントは注意深く評価して，必要があれば装具による矯正を行うべきである．

オーストラリアでの二重盲検試験では，6 か月間適用された局所へのニトログリセリンの軟膏塗布は，非付着部アキレス腱障害の治療においてプラセボよりも効果的であることが証明された（Paoloni ら，2004）．軟膏の塗布を受けた患者は有意に 6 か月で活動に伴う疼痛が軽快した．対照群 41 腱の 49％ に対し，投薬を受けたグループの 36 腱のうち 78％ は日常生活動作で症状がなくなった．保存的治療は 4～6 か月間続けて，症状が緩和しなかった場合に手術適応となる．

● **手術的治療**

MRI は診断を確定し，手術法を計画するうえで有用である．

■ 手技

患者を腹臥位とし，大腿部で駆血帯を巻いて，手術台の端から足部をぶら下げる．アキレス腱よりやや後内側に皮切をおく（腓腹神経を避ける）．愛護的に軟部組織を扱いながら，全層の厚みの皮弁をつくる．パラテノンを精査し，腱と癒着して増殖したパラテノンは切除する．厚くなった結節状の部分で，腱の中心の壊死部を露出するために腱の本体の縦皮切を行う．（MRI と一致した）変性部分を切除する．デブリドマ

リハビリテーションプロトコール

アキレス腱症デブリドマン術後プロトコール

- 中間位でのパッド付きスプリント
- 第 1 週で軽い非荷重での可動域訓練を始める．自動 ROM 訓練とゴムチューブを使っての他動背屈訓練を 1 日に数回行う
- 2～4 週でヒールつきの取り外し可能な歩行ブーツを用いる．最初の 10～14 日で松葉杖歩行，2 週で松葉杖なしのブーツ歩行で痛みが許す範囲で荷重を許可する
- 患者が不自由なく歩行できるようになったら固定自転車訓練を開始する
- 創部が完全に治癒したらスイミングと水中ジョギングを開始する
- ランニングは一般に術後 8～10 週で許可する
- 競技への復帰は 4～6 か月で許可する
- デブリドマンと同時に再建を要した場合は，リハビリは断裂時に腱縫合したときと同じようによりゆっくり進める

ンを行った後，欠損部を修復するために左右で縫合する．もしデブリドマン後に欠損部が大きすぎて一時的に閉じられない，または十分な実質が欠けている場合は，足底筋腱，長趾屈筋腱，または反転した筋膜弁でアキレス腱を再建する．

リハビリテーションプロトコール

衝撃の高度なアスリートにおけるアキレス腱炎，周囲炎，腱症の一般的ガイドライン　　Brotzman

- 正しい診断を確立する
- 潜在的なトレーニングと生体力学的問題を正す
    - 走行距離を急激に増やさない
    - 丘陵地でのランニングをしない
    - トレーニングの強度，期間，計画，硬い路面，合わない靴などの不適合を見直す
    - 初期評価で症状の重症度によって走行距離を減らしつつ，またはやめてクロストレーニング（プール，サイクリング）を始める
    - 機能的な過回内と結果として生じる腱の血管の捻転（図5-41）を，後足部内側にポストをつけた装具で矯正する
    - インターバルトレーニングを中止する
- 後方の摩擦による症状を軽減するために，硬いヒールカウンターを軟らかくするか，ヒールクッション（図5-42）を使用する
- 練習前後にランナーのストレッチプログラムを始める
- 経口の抗炎症薬（市販薬やCOX-2阻害薬．例：Celebrex）

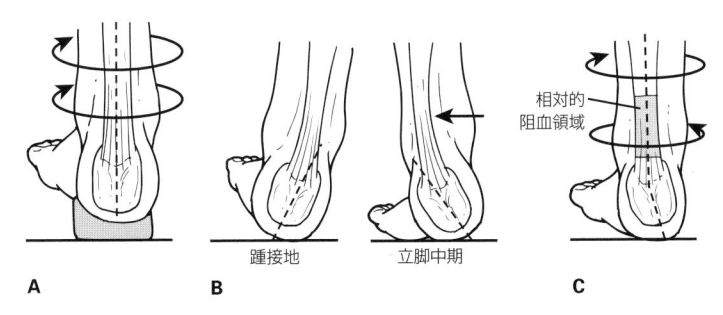

図5-41　A：内側の後側ポストによる機能的な過回内の矯正は，過回内によって起こりうる血管のねじれなどを最小限にする．B：過回内によってアキレス腱のむち打ち動作が起こる．C：膝が伸展すると脛骨の外旋が起こり，過剰な回内が原因で起こる脛骨の内旋と相反する．この結果，相対的に血流が疎な領域で血管がねじられる．

(Clement DB, Taunton JF, Smart GW: Achilles tendinitis and peritendinitis: Etiology and treatment. Am J Sports Med 12[3]: 181, 1984 より改変して引用)

□→ 衝撃の高度なアスリートにおけるアキレス腱炎，周囲炎，腱症の一般的ガイドライン

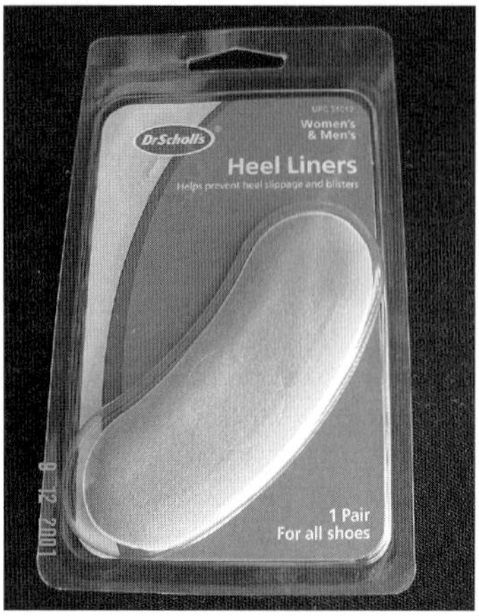

図 5-42　アキレス腱と後方のヒールカウンターとの摩擦を減らす軟らかいヒールカウンター（Dr. Scholl's: www.DrScholls.com）．

- 腱断裂や腱の脆弱化をきたすためコルチゾン注射は避ける．Hugate ら（2004）はウサギを用いた研究で，腱内へのコルチゾン注射は有意にアキレス腱を脆弱化させ，後踵骨滑液包内への注射も同様であると報告した
- 抗炎症効果のため練習後の寒冷療法（アイスマッサージ）を行う
- 脚長差があれば矯正する．1/2 インチ（約 1.3 cm）の脚長差があれば，はじめに 1/4 インチ（約 0.6 cm）の踵の中敷きを試してみる．改善しなければ，1/2 インチの中敷きを用いる．過矯正（装具による長時間立位での脚長差の矯正は急すぎる）は症状を悪化させる
- 症状が，保存的治療を行って 4〜6 週後まで持続する場合，取り外し可能な靴やギプス包帯を用いて 3〜6 週間固定する
- ゆっくりと痛みなく受傷前の活動へ
  - スイミング
  - アクアジョガー社（aquajogger.com）のフローテーションベルトを用いた深水中でのランニング
  - サイクリング
  - ウォーキング
  - アキレス腱強化のための遠心性収縮訓練
  - 軽いジョギング
- アキレス腱の遠心性強化は腱の調子を整え，過用（使いすぎ）障害に陥りにくくする．しかしそのような練習は，患者が 2〜3 週間，無症状で痛みがない状態になるまではしないほうがよい
  - プールでの足趾挙上
  - 徐々に硬いセラバンド抵抗下での底屈
  - 非常に軽い〔20 ポンド（約 9 kg）〕総合ジムの多数のセットやスライダーボード訓練（**図 5-43**）

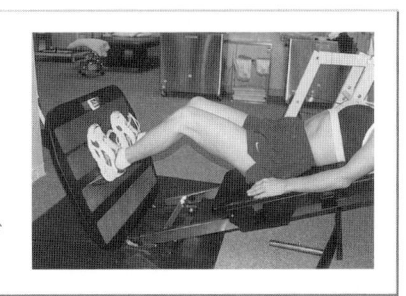

図 5-43 アキレス腱を強化するためのスライドボードや全身体操訓練.

Haglund 変形

- Haglund 変形は後方の踵骨隆起の上側部分から突き出した骨隆起であり，アキレス腱症と鑑別すべき疾患である．
- Haglund 変形は靴や活動に関連して増強する踵骨後方滑液包の疼痛の原因となる．
- Lietze ら (2003) は，Haglund 変形と踵骨後方滑液包炎の治療として，観血的除圧法に代わる，鏡視下での除圧による良好な成績を報告した．
- 内側ポータルからフードをかぶせたバーを使用する．米国整形外科足の外科学会 (AOFAS) 足関節-後足部スコアの平均は，術前の 61.8 点から術後は 87.5 点まで改善した．鏡視下法は観血法よりも合併症が少なかった．

アキレス腱断裂 (achilles tendon rupture)

背景

完全断裂は中年の患者で，受傷前に症状もなく起こる傾向がある．部分断裂は，よくトレーニングしているアスリートで起こり，腱の外側部分が断裂する．急性損傷は一般に，慢性腱炎を伴う足関節の背屈時に，急激な遠心性の過剰負荷により起こる．患者には以前にステロイド注射やフルオロキノロンの内服（腱の脆弱化と断裂に関係している可能性がある）をしていないか質問しておくべきである．

臨床的徴候と症状

完全断裂のときに鋭い疼痛と弾けるような音が聞こえたと訴えることが多い．患者はしばしばアキレス腱を蹴られたような感覚を訴えることがある．多くは体重支持が急に不安定になり，活動へ復帰できない．はじめのうちは腱の欠損を触知できる．

部分断裂は，突然の疼痛と，時に結節部に生じる限局した腫脹と関係づけられる．

Thompson テスト (p.671，**図 5-39**) は完全断裂のときに陽性となる．腱の連続性がなくなる（断裂）ので，下腿をつかんで足部が底屈しないときにテストは陽性である．

● Thompson テスト

患者を腹臥位とし，診察台の端から両足部をぶら下げる．検者は両足の下腿筋群を絞るようにつかむ．腱が損傷していなければ，下腿が強く握られると足部は底屈する．腱が断裂していると，通常みられる底屈は起こらない（Thompson テスト陽性）．

一部の患者では，身体診察だけでは完全断裂の正しい診断が困難な場合がある．腱の欠損部が大きな血腫で隠されてしまうこともある．浅層の後方コンパートメントのなかで，その他の足関節底屈筋群が一緒に握られると，外在筋の足屈筋によって足関節の足底屈が起こり Thompson テスト偽陽性が起こる．健側でのテストの結果との比較が，臨床的には重要である．

アキレス腱完全断裂時の検査時に，長趾屈筋も筋力は弱いが足部を底屈できる．検者は自動 ROM のテストの際に弱い底屈ができるからといって，腱断裂を否定すべきではない．アキレス腱完全断裂の患者は，長趾屈筋によって自動底屈がまだ可能である．

部分断裂も正確な診断はむずかしい．MRI は診断の確定に有用である．

急性アキレス腱断裂の治療

保存的治療も手術療法も強度と機能を最適化する目的で，長さと腱への緊張を再建するのが一般的である．どちらも妥当な方法であり，治療は手術的治療も考慮して，個々の事情に合わせて選択すべきである．競技レベルの高いアスリートは通常，初期に修復を行う．手術による修復は再断裂の危険を減らし，受傷前の活動性へより早く復帰でき，理論上はより高いレベルの機能を獲得できると考えられる．しかし手術療法と保存療法の成績の違いはさまざまである．手術の主なリスクは創部の離開である．創部の問題は喫煙，ステロイド使用，女性ではリスクが増加する．糖尿病患者ではリスクが増加する傾向にある（Bruggeman と Turner, 2004）．創部の合併症は，前述の危険因子のない 146 人の患者の 6.2% に対し，2 つかそれ以上の危険因子をもつ 19 人中 8 人（42%）で起こっていた．

最終的な治療法にかかわらず，初期治療は楽な底屈位での短下肢スプリント固定とアイシング，挙上，松葉杖歩行である．

20°底屈位でギプス包帯固定するアキレス腱完全断裂の保存的治療は通常，慢性疾患患者，手術に消極的な患者，高齢者，要求の低い患者で行われる．非手術療法（8 週間のギプス包帯固定と免荷）の患者のほうが手術をした患者よりも再断裂率は高くなる．複数の研究のレビューは，非手術療法の患者で再断裂率は 17.5% だったのに対し，手術例では 1.2% だったと述べている．しかし大小の合併症は，手術的治療のほうがより頻度は高かった．

Josey ら（2003）は，アキレス腱断裂の保存的治療の研究で 95% は満足していると報告している．患者は尖足位で踵を高くしたギプス包帯で固定され，すぐに痛みがな

ければ荷重も許可されていた．

2か月後には患者は踵をあげた靴をはいた．最終診察時に患側と健側で底屈の強さに差はなかった．再断裂は8.3%（48例中4例）であった．

Gorschewskyら（2004）は経皮的縫合を行った新鮮アキレス腱断裂患者66例について調査し，創部の合併症はなく，術後3週での再断裂（外傷による）1例を認めたのみであったと報告した．

● 急性アキレス腱断裂の保存的治療

手術を望まない人で行う保存的治療では，血腫を固めるために固定が必要である．超音波検査は腱の断端の連続性が20°底屈で得られるかどうかを確かめるのに用いられる．保存的治療は小さな部分断裂が最もよい適応である．手術による修復は，20°底屈位でも断端同士が離解してギャップが残っている場合適応となる．

20°で免荷とし，底屈位の短下肢ギプス包帯（第一選択）か，取り外し可能な（ただし患者による取り外しは禁止）ブーツで8週間踵を挙上させる．患者は8週間ギプス包帯をつけて免荷のまま過ごす．

6～8週でギプス包帯の底屈度をゆっくりと減らしていく（足関節の設定角度を調整できる市販のカムブーツを用いると最も簡単である）．最初は2～2.5 cmの踵挙上を行い，荷重を徐々に増やすはじめの1か月間，使うべきである．非荷重で愛護的な自動ROM訓練とゴムチューブを用いての他動ストレッチを開始する．10～12週で踵挙上を1 cmに減らし，3か月までに患者が踵挙上をしなくても歩けるようにするために，次の1か月の間にさらに減らしていく．

8～10週の間に，徐々に抵抗下での下腿筋群の訓練を開始すべきである．4～6か月後に健側の70%の強度であれば，ランニングを再開してもよい．最大底屈力は12か月かそれ以上でも戻らないかもしれない．

● 完全アキレス腱断裂の手術的治療

手術は通常，若年者，アスリート，活動性の高い患者で選択される．皮切とアプローチは周囲炎と腱症の場合とほとんど同じである．内側アプローチを用いて腱断端を露出させ，Bunnell変法で断裂を修復する．

リハビリテーションプロトコール

アスリートのアキレス腱断裂手術後　　　　　　　　Brotzman

- 手術直後は20°尖足位で後方に十分パッドを当て，**アブミ**付きスプリントで固定する
- 4週間は非荷重で松葉杖を用いる
- ファイバーグラスの短下肢ギプス包帯で，松葉杖を用いて部分荷重を徐々に行う

ハイレベルなコンプライアンスのよいアスリートのために

- 関節角度調節可能な装具やヒールリフトを使い，はじめは15〜20°尖足位（底屈位）とする．足関節角度は底屈20°にセットする
- 術後7日目から自動ROM訓練を非荷重で開始する．皮切は訓練開始の前に十分治癒していなければならない
- はじめの訓練は非常にやさしく他動的な底屈と20°までの自動背屈で，5回2セットを1日に3回行う
- 1cmずつ装具内でヒールリフトを減らし，1か月でゆっくり足関節を中間位までにする．6〜8週までにヒールリフトは外す
- 歩行装具を6〜8週間用いたら，小さなヒールリフトを使った通常の靴へ変えていく
- 固定自転車訓練（非抵抗下），スイミングは6週で開始する
- 保存的治療時と同様に徐々に競技へ復帰する．健側に対してほぼ同等の筋力と持久力が回復していなければいけない．またランニング練習は完璧にできなければいけない

要求度の低いアスリートのために

- 重力位での尖足位で6〜8週間は免荷とし，短下肢装具を用いて1か月間1cm以上のヒールリフトをつけておく
- 8〜10週で非荷重下に抵抗運動を徐々に開始する
- 固定自転車訓練とスイミングは約8週で開始する
- 健側の70％まで筋力が回復したら，競技活動（軽いランニングなど）へ復帰する
- 一般的に活動への完全な復帰は1年から1年半を要する

後脛骨筋腱機能不全
Posterior Tibial Tendon Insufficiency
S. Brent Brotzman, MD

　後脛骨筋腱（posterior tibial tendon）機能不全は，成人の後天性扁平足変形の原因で最も一般的である．

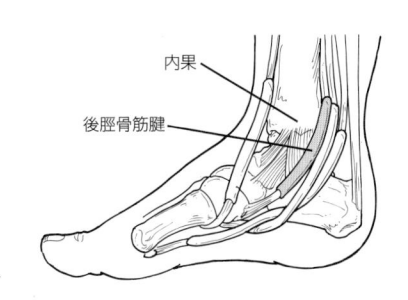

図 5-44　後脛骨筋腱．

　後脛骨筋腱損傷と機能不全は，初期治療と整形外科のなかで最も見逃されてきた疾患といえる．患者を立たせた検査を行わないときは，それらが後脛骨筋腱損傷の特徴的な所見であるのに，内側縦アーチがつぶれ，踵骨が外反し，片脚で爪先立ちができずにいることに検者はしばしば気づかない．扁平足変形を伴い，内側の足関節と足部の痛みがあって片側だけつぶれたアーチを評価するときに，この診断を思い出さなければならない．

解剖と病態

　後脛骨筋腱の機能は足部の底屈と距骨下関節の内反である．後脛骨筋は脛骨，骨間膜および腓骨の後面に起始する．足関節の内側面に沿って内果の後方を通っている．後脛骨筋腱は中足部で舟状骨結節に付着し，楔状骨，第 2, 3, 4 中足骨と載距突起に枝を送っている（図 5-44）．
　後脛骨筋腱とその拮抗筋である短腓骨筋腱は歩行中期に機能している．後脛骨筋腱は，腱移行で用いられる採取可能な他の腱に比べても非常に大きい（後脛骨筋腱の断面積は 16.9 mm^2 である．たとえば長趾屈筋の断面積は 5.5 mm^2 しかない）．
　後脛骨筋腱機能不全患者が能力が制限されたり，片脚爪先立ちが完全にできないのは，後脛骨筋腱の内反力が失われた証拠である．
　後脛骨筋腱機能不全が進行すると，足の内側縦アーチがつぶれて距骨下関節が外返しになり，踵部は外反位となり，最終的に足部は距舟関節で外転する（図 5-45）．

疫学

　後脛骨筋腱機能不全の病因は，炎症性滑膜炎（変性，延長，断裂にいたる）から新鮮外傷までと幅広い．Holmes と Mann（1992）らは，後脛骨筋腱断裂をきたした患者の 60％ は肥満，高血圧，足部内側の手術や外傷，先行するステロイド治療などの既往があると報告した．新鮮外傷による後脛骨筋腱断裂は非常にまれである．後脛骨筋腱の断裂や機能不全の多くは，外傷よりも徐々に機能不全になるか，潜在する異常によ

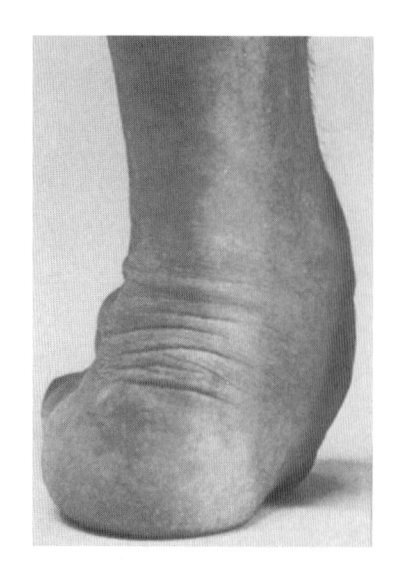

図 5-45 踵部外反と足アーチの低下は,後脛骨筋腱の機能不全の結果として起こる.前足部も距舟関節で外転する(中心線から遠ざかる).
(Mann RA, Coughlin MJ: Surgery of the Foot and Ankle. St Louis, CV Mosby, 1993 より引用)

る.

　Frey ら(1990)は内果から 1～1.5 cm 遠位に始まり,さらに 1 cm 遠位までの部分が,腱の血流が疎になる部分であること示した.この部分は最も断裂しやすく,退行性変化も術中にみられやすい部分と一致する.

　後脛骨筋腱機能不全は,強直性脊椎炎,乾癬および Reiter 症候群などを含む血清学的陰性の炎症性障害と関連している.後脛骨筋腱機能不全が合併することのある他の状態は,関節リウマチと扁平足である.後脛骨筋腱周囲へのステロイド(コルチゾン)注射は,有意に断裂の可能性を高めることが明らかになっている.

　後脛骨筋腱へコルチゾンを注射することは,腱の脆弱化と断裂の危険があるため,禁忌とされている.

診断

　後脛骨筋腱機能不全の診断は主に臨床的に行われる.診断が確定できないときは足と足関節部の腱の走行部位での MRI はいくらかは有用である.MRI は常に勧められるわけではなく,その臨床的有用性は疑わしい.

徴候と症状

　後脛骨筋腱機能不全の早期では,多くの患者が,舟状骨結節に付着する腱のやや近位で足と足関節の足底内側面の疲労,うずき,痛みを訴える(**図 5-46**).疼痛は腱の走行に沿って内側に限局する.腱鞘滑膜炎に関連した機能不全であるなら,腱に沿っ

図 5-46 後脛骨筋腱の舟状骨付着部のやや近位に圧痛を認める．FDL：flexor digitorum longus；長趾屈筋，FHL：flexor hallucis longus；長母趾屈筋），PTT：posterior tibial tendon；後脛骨筋腱．

(Hunter-Griffin LY (ed)：Athletic Training and Sports Medicine. Park Ridge, IL, American Academy of Orthopaedic Surgeons, 1991 より改変して引用)

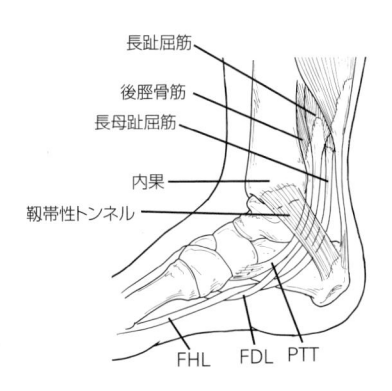

図 5-47 too-many-toes サイン．患者の右脚の踵より外側により多くの足趾が見える．このサインは後脛骨筋腱機能不全とその結果起こるアーチ低下，前足部外転と踵部外反でみられる．

(DeLee JC, Drez D Jr：Orthopaedic Sports Medicine：Principles and Practice. Philadelphia, WB Saunders, 1994 より引用)

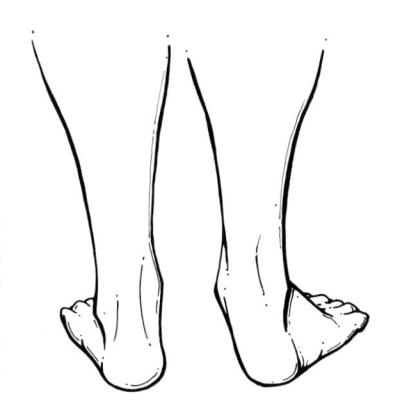

て腫脹や浮腫がみられる．疼痛は活動や荷重および踵上げによって悪化する．患者の歩行可能距離は短縮する．

検査

　患者を立たせて両下肢が完全に見えるようにして両足を調べる．足は後ろから見て立位で踵が外反しているのがわかる．Johnson(1983)が記載した too-many-toes サインが，患者の後方からみられる．これは後足部に対して前足部が外転し，健常な足に比べて症状のある足では外側の足趾が多く見えることをいう(**図5-47**)．

　後脛骨筋腱機能不全の初期(ステージ1)では，内側に腫脹と圧痛のみを認める．機能不全が進行すると，縦アーチが圧潰してくる．後足部の外反ははじめ可撓性がある(後足部は距骨下関節の中間位に矯正できる)が，最終的には固定されるようになる．

　患者が立っている間に片脚での踵挙上を試みてもらう(図5-48)．このテストは後脛骨筋腱の機能の優れた回答となる．検者は患者のバランスを支えつつ，患者にまず健側を空中に持ち上げるように頼み，患側の足で踵上げを行わせる．後脛骨筋腱機能不全では踵の内反が弱く，患者は爪先立ちができないか，踵を上げるときに踵は内反

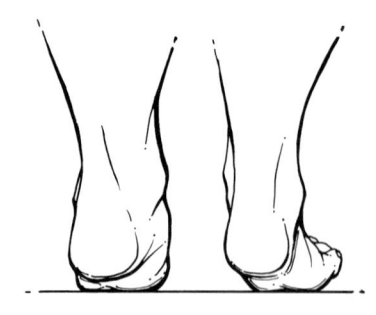

図 5-48 片脚踵上げテスト．患者が爪先で立とうとしたとき，患（後脛骨筋腱機能不全）側の右踵部は（左でみられるように）安定した肢位（内反位）をとらない（テストの詳細は本文参照）．
(DeLee JC, Drez D Jr: Orthopaedic Sports Medicine: Principles and Practice. Philadelphia, WB Saunders, 1994 より引用)

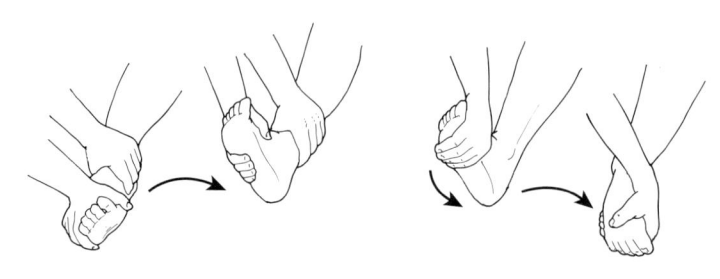

図 5-49 後脛骨筋腱のテスト．後脛骨筋腱は内返し筋である．後脛骨筋腱が弱いと，テストの間，前脛骨筋腱が緊張する．後脛骨筋腱のみをテストするためには，はじめに足を底背屈させる（前脛骨筋腱を除外するために）．そして検者の手に対しての内返しの強さを測る．
(McKeag DB, Dolan C: Overuse syndromes of the lower extremity. Physician Sports Med 17 [2] : 108, 1989 より改変して引用)

図 5-50 足根洞インピンジメント（矢印）．
(DeLee JC, Drez D Jr: Orthopaedic Sports Medicine: Principles and Practice. Philadelphia, WB Saunders, 1994 より引用)

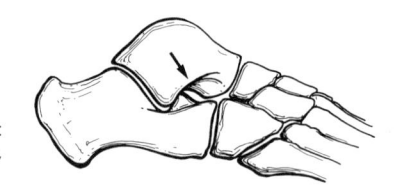

に振れず，外反位のままとなる．

　患者を座位として，検者は後脛骨筋腱の強さ（内反）を抵抗下にテストする．テストのときは，後足部を底屈・外返しし，前足部を外転にして，前脛骨筋腱の共同作用によって後脛骨筋腱の強さが弱くなっているのを隠さないように行う（**図5-49**）．患者に，足を検者の手に対して内反するように指示して，その強さを評価する．テストは片脚爪先立ちよりも鋭敏でない．

　圧痛，腫脹と浮腫の領域を触知する．アーチの圧潰が進むと，腓骨の下で距骨との衝突によって，患者は外側の疼痛と足根洞の圧痛を訴える（**図5-50**）．これは"足根洞のインピンジメント"とよばれている．

　距骨下関節が中間位に矯正できるのか（後足部が軟らかい），できないのか（後足部

の変形が固定されている)をみるために後足部(踵)をテストする．アキレス腱は進行するとしばしば拘縮が起こり，短縮するので，他動による足関節の背屈 ROM を健側と比べる．

X 線写真評価

X 線写真評価は，荷重位で 4 方向(両足関節の正面像と側面像，両足の正面像と側面像)を撮影すべきである．荷重位で足部側面像は，正常足に比べ縦アーチが低下して，距骨の傾きが足底を向いている．足の正面像は，距舟関節で距骨頭がカバーできずに，中足部での外転を示す．

後脛骨筋腱機能不全の分類

Johnson と Strom(1989)が後脛骨筋腱機能不全の分類を記載した．段階的な治療方式で有用だが，(アキレス腱の短縮した)何人かの患者で明らかである下腿三頭筋の拘縮については考慮されていない(**表 5-4**)．

表 5-4　後脛骨筋腱機能不全の分類

ステージ 1	足部・足関節の固定された変形はない(アキレス腱拘縮は除く) 立位で正常の足部アライメント 後脛骨筋腱の走行に沿った内側の疼痛，圧痛，腫脹
ステージ 2	動的な(矯正可能な)後足部外反変形 抵抗下筋力テストで後脛骨筋腱の脆弱化 too-many-toes サイン 片脚の爪先立ち不能 距骨下関節の比較的正常な動き
ステージ 3	固定された後足部外反変形 距舟関節は外反のまま固定され整復されない 通常，前足部回外変形が，足底接地するために後足部外反を代償する 足関節のはっきりした変形はない
ステージ 4	ステージ 3 に足関節変形が加わる

(Myerson MS: Adult acquired flat foot deformity: Treatment of dysfunction of the posterior tibial tendon. Instr Course Lect 46: 393, 1997 より引用)

治療

　後脛骨筋腱機能不全のどんなステージでも，最初の治療は保存的治療である．6～8週間可及的安静(ギプス包帯，スプリント，装具)，非ステロイド性抗炎症薬(NSAIDs)の内服を行い，改善の程度を評価する(表5-5)．

　急性の腱鞘滑膜炎には，取り外し可能な歩行ギプス包帯を6～8週間装着し，T字杖か松葉杖で痛みの許す範囲の荷重は許可する．1～2週間 NSAIDs を投与し，腱にアイスマッサージを行う．症状と検査で改善がみられたらギプス包帯を外し，内側縦アーチを支える装具と硬い底の靴に変える．踵と足底に内側ウェッジをつけた硬い底の靴を勧める者もいる．衝撃の低い活動(スイミング，サイクリング)を衝撃の強い活動(ジョギング，長距離歩行)の代わりに用いる．保存的治療による改善がみられない場合，腱鞘滑膜切除が適応となる(後述)．

　後脛骨筋腱機能不全(ステージ1～4)では，採型した足関節装具，内側にTストラップと2本の直立材のついた装具(図5-51)，足関節装具(図5-52)は変形を矯正し，症状を緩和するのに有用である．高齢者や座ることの多い患者では，装具で症状が軽快するなら，装具で治療可能である．装具は変形を矯正できないが，安定化させるよ

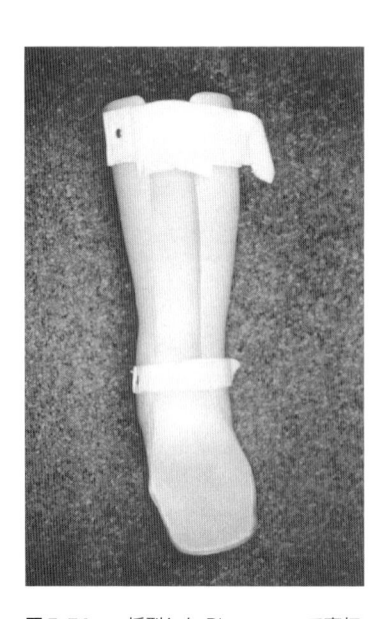

図5-51　採型した Plastazote で裏打ちされたポリプロピレン製足関節装具．
(Mann RA, Coughlin MJ: Surgery of the Foot and Ankle. St Louis, CV Mosby, 1993 より引用)

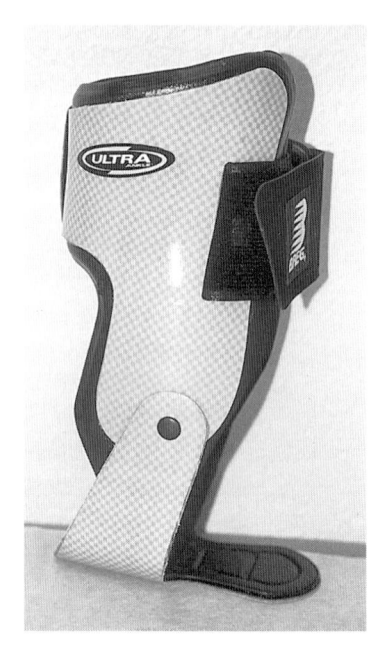

図5-52　足関節装具．

表 5-5　後脛骨筋腱機能不全の治療

ステージ	特徴	保存的治療	手術的治療
腱鞘炎	急性の内側部痛と腫脹 片脚爪先立ち可能 血清学的陰性炎症 広範囲の断裂	NSAIDs 6～8 週間固定 症状が改善すればアフター装具 症状が改善しなければ手術	腱鞘滑膜切除 腱鞘滑膜切除＋踵骨骨切術 FDL → PTT 腱固定
ステージ I 断裂	内側の疼痛と腫脹 後足部は矯正可能 片脚爪先立ち可能	内側ウェッジ 継手付き AFO アーチサポート装具	PTT のデブリドマン FDL 腱移行 FDL 腱移行＋踵骨骨切術
ステージ II 断裂	踵部の外反変形 外側部痛 後足部は矯正可能 片脚爪先立ち不能	内側ウェッジ しっかりしたサポート装具 継手付き AFO 足根洞へのステロイド注射	FDL 腱移行＋踵骨内方移動 踵骨骨切術 FDL 腱移行＋踵立方関節固定 （外側支柱延長術）
ステージ III 断裂	踵部の外反変形 外側部痛 後足部は矯正不能 片脚爪先立ち不能	固定型 AFO	3 関節固定
ステージ IV 断裂	後足部は矯正不能 足関節までを含む距骨の外反変形	固定型 AFO	脛距踵関節固定

AFO：ankle-foot orthosis；足関節装具，FDL：flexor digitorum longus；長趾屈筋，NSAIDs：nonsteroidal anti-inflammatory drugs；非ステロイド性抗炎症薬．PTT：posterior tibial tendon；後脛骨筋腱．

(Myerson MS: Adult acquired flat foot deformity: Treatment of dysfunction of the posterior tibial tendon. Instr Course Lect 46:393, 1997 より引用)

うに働く．保存的方法が有効でなかったり，患者が大きな装具を着けるのに同意しない場合，手術的治療が適応となる．後脛骨筋腱機能不全患者ではアキレス腱が拘縮して短縮しているため，手術的治療ではアキレス腱延長を行うこともある．

中足痛
Metatarsalgia

Brett R. Fink, MD・Mark S. Mizel, MD

臨床的背景

中足痛は，中足趾節（metatarso phalangeal：MTP）関節周囲で前足部の足底部痛をきたす病態をまとめていう．

中足痛はそれ自身が診断ではなく，どちらかといえば，患者が痛みを感じる部分の解剖学的な記述にすぎない．**この病態の治療がうまくいくかどうかは，原因を同定することが重要となる．**その原因の明解な理解と体系的な検査へのアプローチが，治療の成果を上げるためには必要となる．**中足痛は荷重によって中足骨頭下の疼痛が増悪するのが最大の特徴である．**

前足部の脂肪体は高度に特化した組織である．真皮の下にある線維性の隔壁が，皮下脂肪を区画化する．荷重時にはこの区画内で静水圧が発生し，足底皮膚にかかる力を低下させ，分散する．このメカニズムがクッションとして働き，圧が局所に集中して受けるダメージから保護する．

炎症性関節炎，外傷，神経筋障害は，足趾の小さな関節周囲の屈曲と伸展の力の不均衡をきたす．足趾変形はこの不均衡の結果である．MTP関節での過伸展はこれらの変形の共通の構成要素であり，前足部の脂肪体は基節骨とともに背側遠位側に引き出される（**図5-53**）．この変形が起こると，中足骨頭を通って移動した体重が脂肪体が介在することなく近位側の薄くなった皮膚へかかる．局所の圧が上昇し，足底の皮膚の過剰な角質化が起こり，圧がさらに増加して，最終的に有痛性の**難治性足底角化症**（intractable plantar keratosis：IPK）となる（**図5-54**）．

IPKはしばしば足底疣贅とまぎらわしい．どちらも足底表面の過剰な角質化領域があり，痛みを伴う．しかし足底疣贅は表皮パピローマウイルスの感染の結果として

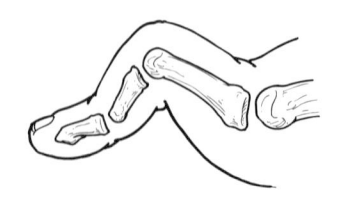

図5-53 鉤爪趾があると，主に中足骨頭が地面に押し付けられ，中足趾節（MTP）関節が過伸展される．

(Coady CM, Gow MD, Stanish W: Foot problems in middle-aged patients: Keeping active people up to speed. Physician Sports Med 26〔5〕: 107, 1998より改変して引用)

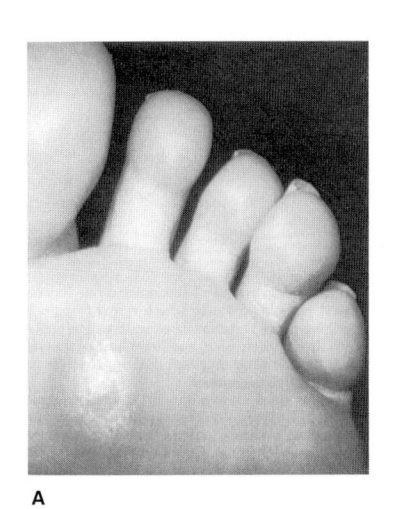

図 5-54 **A**：第 2 中足骨頭下の難治性足底角化症（IPK）．**B**：中足骨頭の腓側顆の下にみられた独立した足底角化症の足の切断面．
(A：Gould JS: Painful feet. In McCarthy DJ [ed]：Arthritis and Allied Conditions: A Textbook of Rheumatology, 11th ed. Philadelphia, Lea & Febiger, 1989, p 1406 より引用)

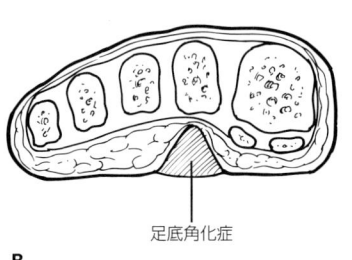

図 5-55 中足趾節（MTP）関節の不安定性により起こった滑膜炎．MTP 関節の不安定性に伴い脂肪体が背側へ移動する．疼痛は中足骨の足底面で起こる．
(Mann RA, Coughlin MJ: Surgery of the Foot and Ankle, 6th ed. St Louis, CV Mosby, 1993 より引用)

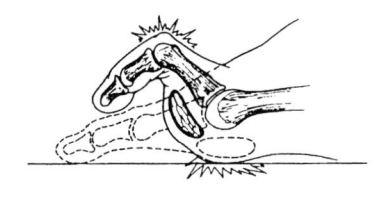

起こる．IPK の治療は機械的（シェービング，クッション，除圧パッド）に行うのであるが，有痛性足底疣贅の治療は感染した組織を根絶する方向に向けられる．しばしば頑固な足底疣贅は調剤薬では足底皮膚の瘢痕化が起こらず，最初の疣贅よりもさらに痛みが強くなるので注意が必要である．IPK は足底疣贅と違って，常に足底の荷重部（例：中足骨頭部）にみられる．足底疣贅はシェービングによって特徴的な小さい斑点のように多数の出血斑を伴って出血する．

MTP 関節の**滑膜炎**と**不安定性**（**図 5-55**）は，中足骨頭部に沿って痛みを起こす原因となる．**炎症性関節炎**は中足骨頭部痛を起こすが，不安定性の病因は一般に機械的な要因である．MTP 関節の慢性的な過伸展（鉤爪趾）と指節間（interphalangeal：IP）関節での屈曲は，**小さすぎるトーボックスの靴**に適応するために起こりうる（**図 5-56**）．

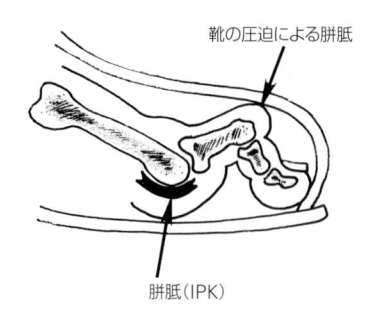

図5-56 中足骨頭下の難治性足底角化症（IPK）と近位指節間（PIP）関節（背側）のトーボックス内での摩擦による胼胝．バックリング効果＊で付随してPIP関節のハンマー趾変形が起こり，第2中足骨頭下の難治性足底角化症が助長される（靴の断面図）．同様の圧が中足骨頭下でこの胼胝の痛みを増し，中足骨頭部痛を増悪させる．

(DeLee JC, Drez D Jr: Orthopaedic Sports Medicine: Principles and Practice. Philadelphia, WB Saunders, 1994より引用)

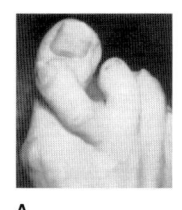

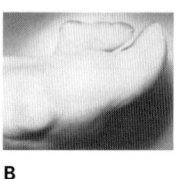

図5-57 **A**：第2趾の内側偏位（滑膜炎と連続的な側副靱帯と蹠側板の変性の結果として）が第2趾間で急性疼痛を増強させる．**B**：第2 MTP関節の過伸展は足底の関節包痛を伴うことが多い．

(Coughlin MJ: The crossover second toe deformity. Foot Ankle 8[1]: 29, 1987より引用)

特に蹠側板（plantar plate）と側副靱帯は菲薄化し，不安定性とゆるみが起こる（図5-57）．結果として足趾の内反や外反アライメントが進行する．重度の症例では，MTP関節の背側脱臼がしばしばみられる．

中足骨領域の痛みの関節外の原因も考えられる．**Morton神経腫**は中足骨頭間を通る共通趾間神経の腫大に引き続き起こされる炎症である．中足骨間滑液包炎と中足骨間靱帯によるインピンジメントがこの病態の進展に影響すると考えられる．第3趾間の神経が一般的に最も侵されやすい．しばしば滑膜炎（Morton神経腫の項を参照）と誤診され，同時にみられることもある．Morton神経腫はまれに1つ以上の共通趾間神経を巻き込むことがある．**中足骨の疲労骨折**の圧痛は通常，中足骨頸部か骨幹部にみられる．疲労骨折は発症から数週間経過するとX線写真で確認できるようになる．最後に**腰椎椎間板ヘルニア**，**足根管症候群**，または他の神経学的問題が前足部に影響することがあり，しばしば**足原発**の障害が原因となる疼痛と間違えられる．

病歴と身体診察

注意深い病歴聴取と身体診察は中足痛の原因検索には最も重要な手段である．**検査は足の大きさに対する履物の適合性の評価から始める**．患者の本来の靴の大きさと幅

＊訳注：引っ張って留める留め金の効果．

を計測し，患者が仕事で履くにはどんなサイズがよいかをみる．足と足関節の完璧な評価は，前足部に痛みをもたらしている足の他の部分の問題を明確にする．たとえば，内側部の障害が，外側への荷重移動のために外側の前足部痛を起こすことがある．前脛骨筋の筋力低下によって，これに適応する形で外在筋の足趾伸筋群が使いすぎとなって足趾の変形を起こし，前足部痛をきたすこともある．

足底皮膚について足底角化症を詳しく調べなければならない．これらの領域の皮膚を削ることは圧を減らすだけでなく，足底疣贅との鑑別のために重要である．足底疣贅は足底角化症と違って角化した組織内に血管を含んでおり，皮膚を削ると簡単に血管が開き，出血がみられる．足趾間では軟らかい魚の目もまた詳しく調べるべきである．**感覚**をテストし，**脈**を触診する．中足骨頭部と中足骨間の注意深い触診で圧痛の正確な領域を局所化し，鑑別診断を絞ることができる．

足趾間の徒手的な圧迫（**Mulder クリック**）で，Morton 神経腫の捻髪音と圧痛および放散痛を誘発することができる（Morton 神経腫の項を参照）．MTP 関節の**引き出し操作**（**図 5-58**）は関節の安定性を調べることができる．この操作は，一方の手で中足骨を押さえて，もう一方の手で基節骨の足底基部を直接背側方向に圧迫する．

反対側の足趾も同側他趾と同様に，それぞれの患者で MTP 関節の引き出しテストを行い，基本となる正常の転位量を調べるため評価すべきである．MTP 関節の圧痛，腫脹，浮腫は通常 MTP 関節の滑膜炎を示唆するが，MTP 関節の引き出しテストでの転位によって相対的に増加する疼痛は関節不安定性を意味する．

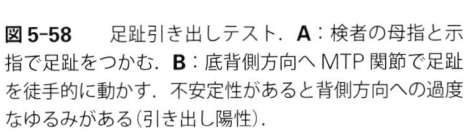

図 5-58 足趾引き出しテスト．**A**：検者の母指と示指で足趾をつかむ．**B**：底背側方向へ MTP 関節で足趾を徒手的に動かす．不安定性があると背側方向への過度なゆるみがある（引き出し陽性）．

(DeLee JC, Drez D Jr: Orthopaedic Sports Medicine: Principles and Practice. Philadelphia, WB Saunders, 1994 より引用)

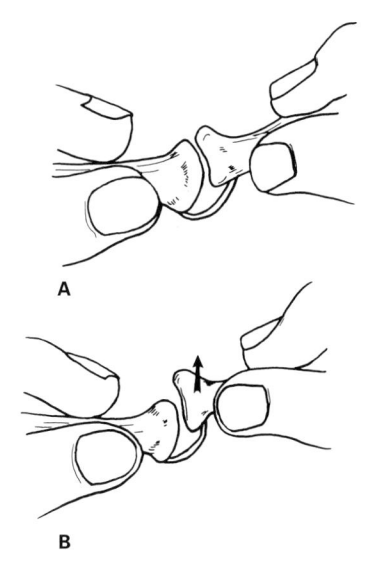

X線写真評価

　X線写真検査は前足部の変形を明らかにし，中足骨領域の疼痛に関与する腫瘍や骨折，脱臼，関節炎などを同定するために重要である．**中足骨長差が負荷の集中の原因となりうるので，隣接した中足骨の相対的な長さを比較すべきである．**外反母趾手術後の第1中足骨の有意な短縮がみられる患者では，しばしば第2中足骨頭下の疼痛をきたす（移動性中足骨痛）．足底角化症の皮膚の上に置いたマーカーと合わせてX線写真を撮ると，足底角化症の原因となる中足骨頭下の隆起した顆部や種子骨を同定する一助となる．単独の第2中足骨の疼痛はFreiberg病によって起こることもある（図5-59）．

　MRIやコンピュータ断層撮影（computed tomography：CT）といった他の画像技術は，特別な意味のあるときにのみ有用であるが，通常の中足痛の評価におけるルーチン検査ではない．

　筋力訓練とストレッチは中足痛の多くの患者ではあまり効果的ではないが，**初期治療において履物の配慮と工夫は顕著な効果がみられる．**多くの患者はハイヒールなどが不適合だったり，きつい靴を履いており，靴の適合性について，足趾に対するトーボックスの形と大きさに焦点を当てて考えるべきである．さらに紐で縛る靴，硬い足底の靴，ローヒールは前足部への圧を分散し減らすのに有用である．しばしば重度の固い前足部変形を有する患者では，処方された特別な深さの履物が必要になる．

　全長のPPT*とプラスタゾート（Plastazote）*やシリコンの足底板は前足部の圧痛領域での圧を分散するのに非常に有用である．これが効果がないときは，さらに精巧

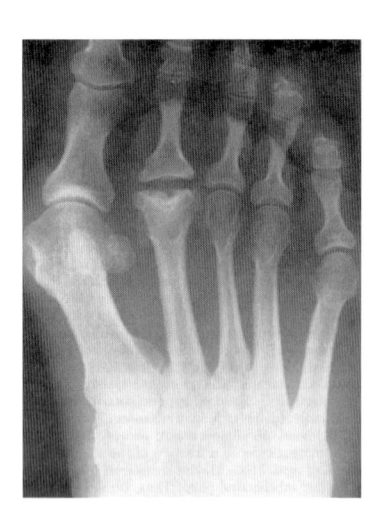

図5-59　Freiberg病．この患者は第2中足骨頭の変形がある．第2中足骨頭は広がり，平坦化して，骨棘を伴い，いくぶん骨硬化がみられる．第2基節骨の基部（Freiberg病に合併するように変性変化をきたす）まで骨棘変形がみられる．第2中足骨骨幹の皮質骨が厚くなっており，外反母趾変形がみられる．
（Brower A: Orthopaedic radiology. Orthop Clin North Am 14: 112, 1983 より引用）

＊訳注：中敷．米国で認可された衝撃吸収性素材．

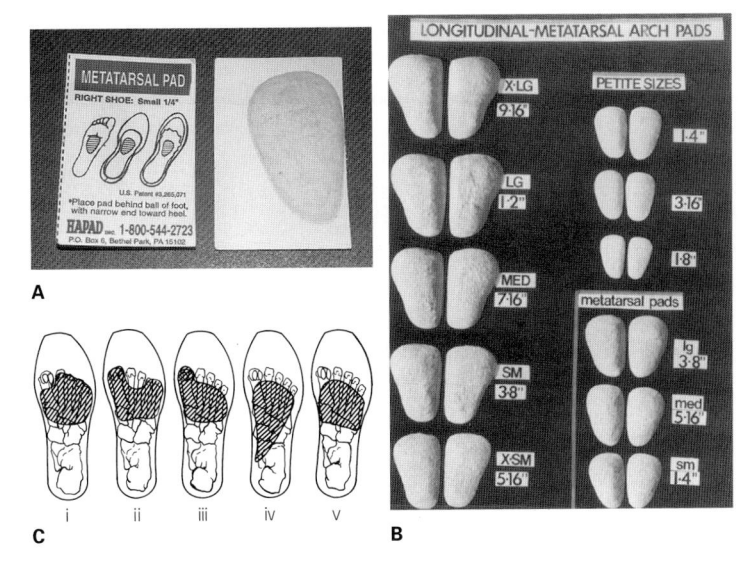

図 5-60　**A**：フェルトの Hapad（1-800-544-2723）は中足骨頭や骨頭部を背側へ「押し」てそれらへの圧を減らすために中足骨頭や骨頭部の 1 cm 近位に置くべきである．筆者らは全長のこのパッドか 1/8 インチの PPT，プラスタゾートかまたはスペンコ足底板を使っている．**B**：中足骨頭下の圧を緩和するうえで特に有用であるフェルトの支えの例．**C**：足部の有痛性病変の緩和に一般的に用いられる靴のパッド．**i**：種子骨の圧を緩和するようにデザインされたパッド．**ii**：さまざまな中足骨頭部を支えるためのパッド（この例は Morton 神経腫の治療用）．**iii**：第 1 中足骨短縮症を支え，第 2～5 中足骨頭の圧を緩和するためのパッド．**iv**：中足骨頭部の圧を緩和し，縦アーチを支えるためのパッド．**v**：中足骨頭の圧を緩和するためのパッド．
（**B** および **C**：Mann RA, Coughlin MJ: Surgery of the Foot and Ankle. St Louis, CV Mosby, 1993 より引用）

な装具が必要となる．フェルトやシリコンでできた軟らかい中足骨パッド（**図 5-60A**）は，それらにスペンコ（Spenco）足底板を加えて圧を軽減するのに使われる．正確な位置にパッドを置くことが重要である．パッドの稜の部分が**圧痛領域の約 1 cm 近位**になるようにすべきである（**図 5-60B**）．足底板を正しく置くために，口紅やマーカーを使って足の圧痛領域に印をつけ，パッドの位置（1 cm 近位）を認識するために，患者に足底板を踏んでもらう．調整された採型した足底板は中足痛の下の部分が，荷重を避ける（痛みが軽減する）ように十分に掘り抜かれてつくられている．

中足バーは，靴の中に前足部に荷重を避けるために設置するが，バーはすぐにすり減ってしまうことが多く，美容的な理由で患者から抵抗されることもある．足底に芯を入れたロッカーボトムの足底は足趾の動きを減らし，中足骨頭から圧を軽減する．

1％ リドカイン入りステロイド注射は，滑膜炎が原因の疼痛や中足骨間の滑液包炎からくる Morton 神経腫の疼痛の診断と治療において限定的だが，一定の役割をもっている．

手術は保存的治療で痛みが軽快しない患者で検討される．

中足痛の鑑別診断　　　　　　　　　　　　　　　　　　　　　Brotzman

中足痛．荷重によって増強する第2～5中足骨頭下の足底部痛．中足趾節（MTP）関節の過伸展（鉤爪趾）によって，中足骨頭が足底を向き，脂肪が萎縮するため増強する．中足骨の短縮（例：医原性や生まれつき短いか，または外反母趾で第1中足骨に力が入らないバニオンなど）が十分な荷重分布をせず，第2，3趾やときには第4，5趾まで外側に過剰な圧が移動したときに，移動性中足骨痛が起こる．

MTP関節の拘縮．リウマチ，交差趾変形（図5-57）などでMTP関節の炎症（滑膜炎）が起こる．この滑膜炎は腫脹してMTP関節の触診で底側と背側両方に圧痛がみられる．

MTP関節の関節炎．足部X線写真で確かめる．

Morton神経腫．MTP関節ではなく，個別的に第3か第2の足趾間に疼痛，しびれ，灼熱感，チクチク感（tingling）などが局在する．足趾間のMulderクリックと圧痛は明らかで，MTP関節の触診で圧痛はない（Morton神経腫の項p.716参照）．

軟部腫瘍．ガングリオン，滑膜性嚢胞，脂肪腫，悪性新生物，リウマチ結節など

難治性足底角化症（IPK）．皮膚の角化は足の直接荷重のかかる部分にできる（例：中足骨頭）．通常，脂肪体萎縮，鉤爪趾など過剰な圧が原因となる．繰り返す過剰な圧への反応で角化が形成される（図5-54）．

膿瘍．通常，熱感，発赤，腫脹と波動を認める．

中足骨疲労骨折．骨シンチグラフィーで陽性となるか，通常のX線写真で仮骨形成が明らかとなり（骨折後約2週以上）確定診断される．

炎症性関節炎．多関節で起こり，マーカー（HLA-B27）陽性，全身性の症状などで鑑別される．

神経原性疼痛：
　Morton神経腫
　足根管症候群—足関節内側面での脛骨神経のTinel徴候陽性と内側と外側足底神経領域の痛み
　腰椎椎間板疾患
　末梢神経障害
　反射性交感神経性ジストロフィー

第2中足骨のFreiberg病．疼痛は第2中足骨の下で起こり，X線写真上Freiberg病でみられる所見を伴う（図5-59）．

強剛母趾
Hallux Rigidus

Mark M. Casillas, MD • Margaret Jacobs, PT

臨床的背景

強剛母趾は第1中足趾節（MTP）関節の背側面に限局した関節症である．第1 MTP 関節と母趾は，足から地面へ重要な体重移動を，動的な蹴り出しとして行う．正常な第1 MTP 関節は，十分な内在筋と外在筋の強さに加えて，完全で痛みのない可動域を伴う．

第1 MTP 関節の可動域は可変的である．第1中足骨を通る線と母趾を通る線の間の角度が 0°（または 180°）のときを中間位とする（**図 5-61**）．背屈，または中間位の上の可動域は 60〜100°の間である（**図 5-62A**）．底屈，または中間位の下の可動域は 10〜40°の間である（**図 5-62B**）．健側では可動域は音はせず，痛みもない．

2つの種子骨（内側または脛骨側と，外側または腓骨側）は，関節の回転中心とそれ

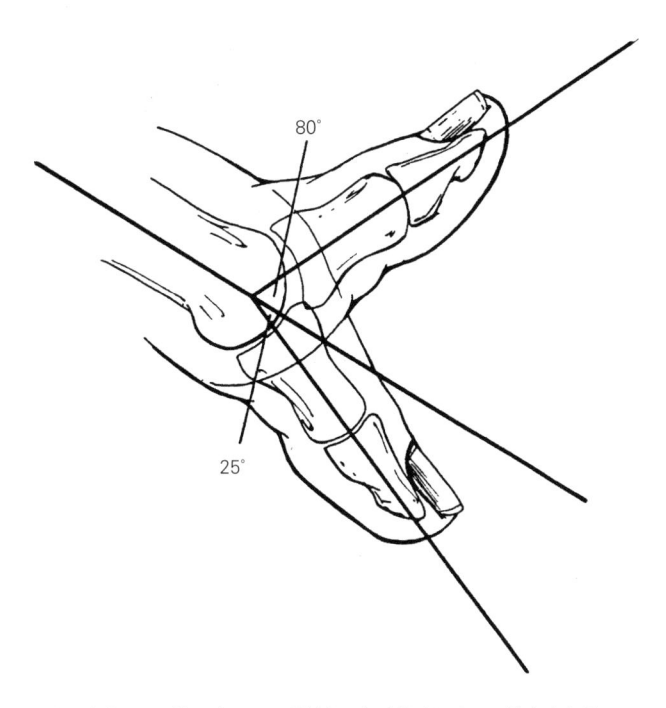

図 5-61 母趾の底背屈は，第1中足骨の長軸とのなす角度によって決定される．

(Coughlin MJ: Conditions of the forefoot. In DeLee JC, Drez D Jr: Orthopaedic Sports Medicine: Principles and Practice. Philadelphia, WB Saunders, 1994, p 1861 より引用)

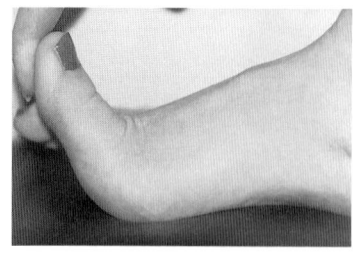

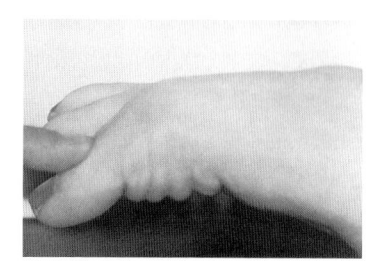

図 5-62　他動的な母趾の背屈（**A**）と底屈（**B**）．

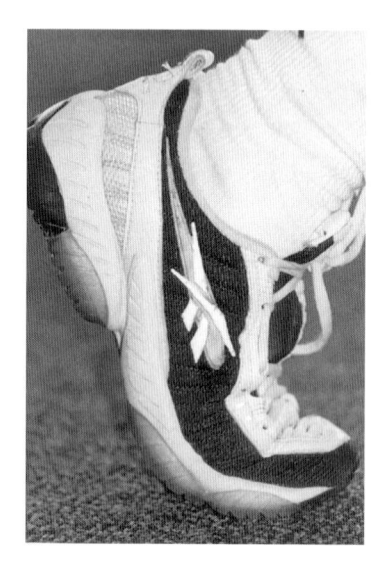

図 5-63　前足部の過度に柔軟な靴は，母趾の MTP 関節での過背屈をきたす．

ぞれの腱の間隔を増やすことで，機械的に内在筋の屈筋腱が有利になる．

　強剛母趾は第 1 MTP 関節の背側面に限局した関節症の状態である．背側のバニオンや強直母趾として知られる状態は特発性（しかし外傷後の中足骨頭の離断性骨軟骨炎に関連することもある）で，広範な背側の骨棘と背側 1/3 の関節軟骨の損傷と欠損によって特徴づけられる．関連する滑膜炎はさらに可動域を制限し，疼痛を悪化させ

る．

第1趾列の可動域が大きく回内の大きい足は強剛母趾になりやすい．靴の前足部の過剰な柔軟性はMTP関節での過背屈をきたす可能性が増す（図5-63）．このため，このタイプの靴は避けるべきである．

強剛母趾の分類

臨床的評価とX線写真所見によって軽度から重症まで段階づけした有用な分類システムがある（表5-6）．

表5-6　強剛母趾の分類

重症度	所見	治療
軽度	正常に近い可動域，抵抗下で疼痛，過背屈，関節背側の圧痛，小さな背側の骨棘	症状による
中等度	痛みによる背屈制限，関節背側の圧痛，X線写真側面像での骨棘	症状による；早期外科的修復を考慮する
重度	痛みによる強い背屈制限，関節背側の圧痛，X線写真側面像での大きな骨棘，正面像で関節裂隙の狭小化	症状による；早期外科的修復，背屈骨切を考慮する
最終期	重度の痛みと運動制限，広範囲の関節症性変化と骨棘形成，X線写真上（正面・側面像とも）関節裂隙の狭小化	症状による；関節固定を考慮する

診断

診察

強剛母趾の患者は母趾MTP関節の背側に限局した疼痛，腫脹とこわばりを訴える．座位で，背屈の可動域の低下と，底屈でもわずかしか曲がらないことが明らかになる．可動域は病態が進むと痛みもどんどん強度を増すようになる．**背屈方向に力が加わると急峻な背側の骨性ブロックに当たり，痛みをきたす**．さらに底屈方向に力が加わると，背側関節包と長母趾伸筋腱が背側骨棘に沿って伸展され，痛みが生じる．背側骨棘が簡単に触知でき，たいがい鋭い圧痛を伴う．

X線写真評価

標準的なX線写真評価は荷重位足部正面像と側面像で行う（図5-64）．骨シンチグ

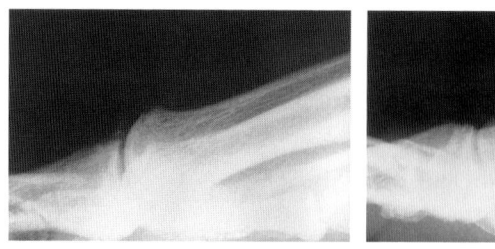

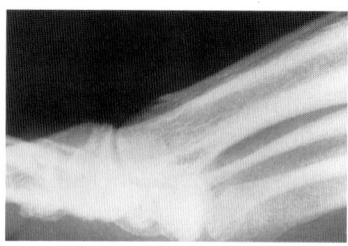

図 5-64 第 1 中足骨の背側骨棘の切除前（**A**）と切除後（**B**）の足の側面像．

ラフィー，CT，MRI は病態を明らかにするが，常に必要とされる検査ではない．
強剛母趾の鑑別診断は**表 5-7** を参照すること．

	表 5-7　第 1 趾列痛の鑑別診断
鑑別診断	著明な所見
強剛母趾	慢性的病態
	背屈制限
	側面像での背側骨棘
外反母趾（バニオン）	慢性的病態
	母趾の外側偏位
	内側骨隆起（背側骨棘ではない）の圧痛
	X 線写真上の外反母趾角の増加
母趾関節症	慢性的病態
（第 1 MTP 関節症）	痛みと可動域制限
	X 線写真上の全体的な関節裂隙の狭小化
痛風	急性疼痛
	圧痛，発赤，第 1 MTP 関節に局在する感受性の増加
	尿酸値評価
	尿酸ナトリウム結晶

治療

　強剛母趾の治療は症状を基本に考える．**急性増悪**は RICE〔安静（rest），冷却（ice），圧迫（compression），挙上（elevation）〕療法で治療し，愛護的な ROM 訓練を続け，荷重を避ける．**慢性化**した病態では ROM 訓練を行い，荷重を避ける．整形靴（たとえば，ロッカーボトムソール），硬い足底挿板（**図 5-65**），硬いソールの靴，種々のテーピングなどで母趾の MTP 関節を支持して，背屈する力に抵抗するようにする（**図 5-66**）．軟らかいアッパーと深いトーボックスは，背側の骨棘の上にかかる圧を減らす．活動レベルを下げ，安静の間隔と期間を増やし，過度に硬い地面でプレーしないようにすることで，関節は保護される．ときおり，過回内の患者は回内予防の装具でよくなることもある．非ステロイド性抗炎症薬（NSAIDs）とアイシングは腫脹と

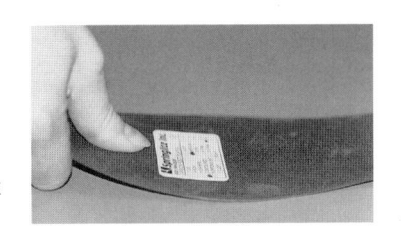

図 5-65　扁平なカーボンプレートの中敷は靴の剛性を増加させ，第 1 MTP 関節の背屈を減らす．

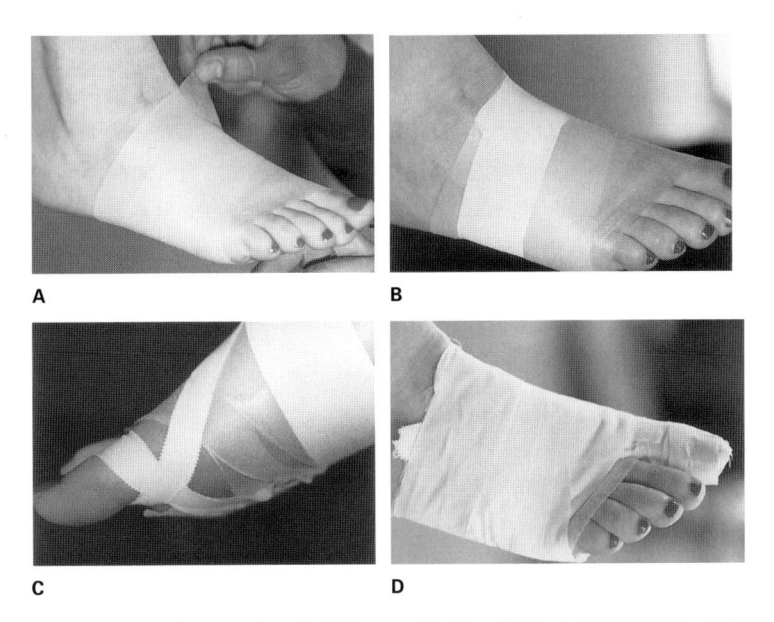

図 5-66　背屈を制限するテーピングの方法：アンダーラップ（**A**），下巻の基本（**B**），関節の足底側で 1 インチ（約 2.5 cm）のテーピングを交差させる（**C**），そして周囲を巻いて，完全にしっかりとテーピングをする（**D**）．

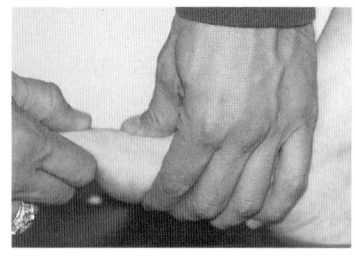

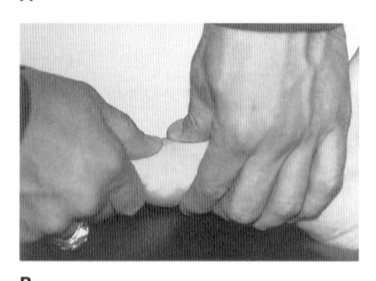

図 5-67 母趾の MTP 関節の授動術．基節骨を中足骨頭に対して愛護的に底側（**A**）と背側（**B**）へ動かす．

炎症を減らすのに用いられる．ときおり，MTP 関節へのステロイド注射も補助療法として行われる．

　手術的治療は，十分管理した保存的治療をある程度の期間行ったうえで症状の軽快が得られないものが適応となる（**図5-67**）．母趾の MTP 関節のデブリドマンと骨棘切除術は強剛母趾の標準的な治療である．**理想的には術中と術後に他動 ROM が背屈で 90°近くまでになっているべきである．**もし関節症が広範囲でそのような可動域が得られなかったなら，**背屈のための骨切除を手術的修復に追加する**．骨切除術は，痛みのない母趾の円弧状の動きを新たに設定して，機能的 ROM を考えてデザインする．重度な所見のある患者は，ステージが進行していると成績が悪くなると予想されるので注意しなければならない．CT は重度の強剛母趾と明らかな関節変性疾患との識別が可能である．母趾の関節固定術は，強剛母趾で最も進行した症例では行われるべき再建術である．疼痛は緩和するが，代わりに永久に関節の動きは失われる．

筆者の勧める治療

　急に腫れて痛みのある強剛母趾は，数日間は RICE 療法で治療する（**図5-68**）．慢性化した病態では，軟らかいアッパーと硬いソールの靴に目立たない硬いカーボンの足底挿板を加えて処方する．筆者らはしばしばロッカーボトムを用いる．NSAIDs とアイシングは炎症を減らすのに追加して用いる．十分な休養と回復を，回数と持続時間を増やすように予定に組み込む．症状が持続したり，中等度から重度の所見を認める患者であれば，強剛母趾の修復を検討する．術中に背屈が 90°に達するように，

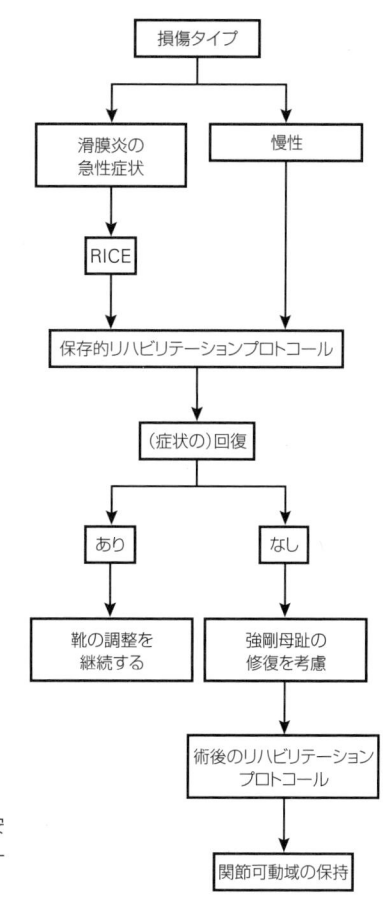

図 5-68　強剛母趾の治療アルゴリズム．RICE：安静 (rest)，冷却 (ice)，圧迫 (compression)，挙上 (elevation)．

十分なデブリドマンと軟部組織の剝離を行う．もし関節が広範に傷んでいれば（母趾関節症）母趾の関節固定を行う．

強剛母趾の保存的治療

　ときおり，強剛母趾は保存的治療で改善しうる滑膜炎をきたすことがある．基本的なプロトコールは，母趾 MTP 関節の背屈制限により繰り返す外傷を，適切な靴や硬い足底板，またはテーピングなどを用いて予防することである．（トレーナーによる）テーピングは競技会では有用であるが，時間とともに効果が減弱し，自分で行うとよい結果が得られない．既製の装具は容易に入手可能であり，採型したものなら手に入りにくいサイズや特殊な靴でも使える．リハビリテーションの時期は，期間においてはさまざまであり，ROM の再確立と痛みの解消に完全に依存する．プロトコールを通して柔軟性が強調される．

リハビリテーションプロトコール

強剛母趾の保存的治療　　　　　　　　　　　　　　　　　Casillas and Jacobs

第1期：急性期—0〜6日

- 痛み，炎症，関節硬直に対して安静，アイスバス，温冷浴，渦流浴，超音波など
- 関節固定（**図5-67**参照）の後続けて愛護的な他動・自動ROM訓練
- 痛みが許容範囲内であればMTP関節周囲の等尺性運動

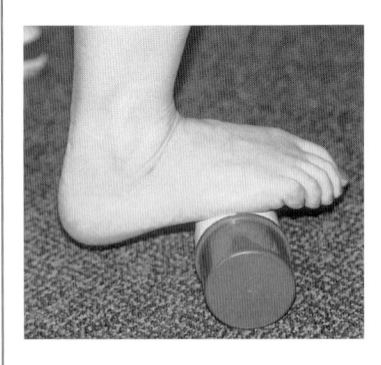

図5-69　足底腱膜のストレッチを足の下でかかる力を変えながら缶を転がして行う．

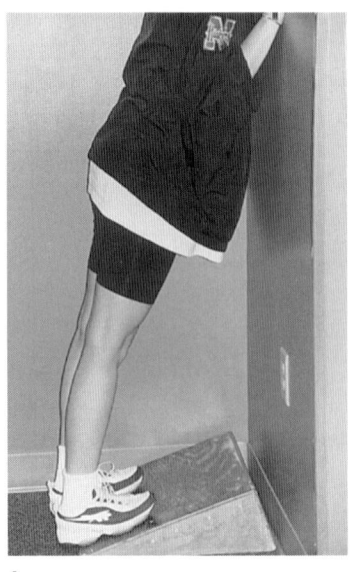

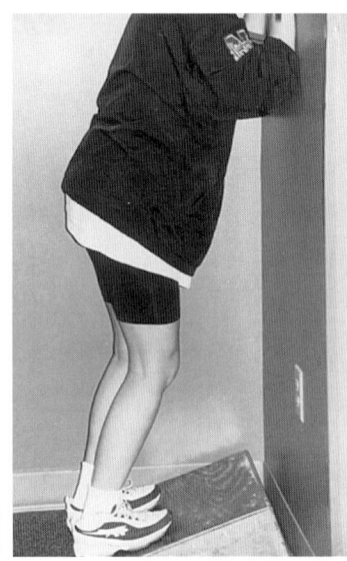

図5-70　**A**：膝を伸展して傾斜箱の上で行う腓腹筋のストレッチ．**B**：ヒラメ筋は膝を曲げ腓腹筋をリラックスさせるとより効果的に伸展できる．

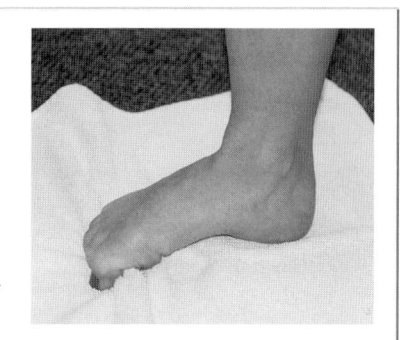

図 5-71 タオルギャザー．足趾によってタオルを寄せ集める．

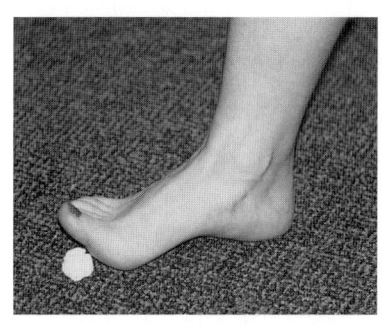

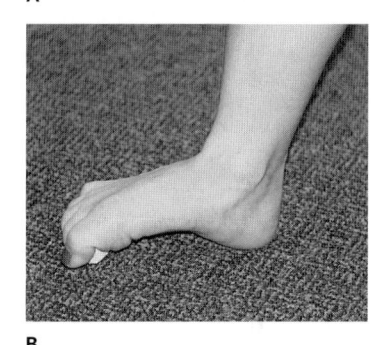

図 5-72 足趾つまみ上げ運動．小さな物，この例では粘着テープのボール（**A**）を足趾でつまむ（**B**）．

- 缶（**図 5-69**）やゴルフボールを用いた足底腱膜単独のストレッチ
- 有酸素運動としてのクロストレーニング，水中運動，サイクリング
- 連続する荷重運動を保護するテーピングと靴の調整

第2期：亜急性期 ─ 1〜6週

- 炎症と関節硬直を減らす方法
- 柔軟性と ROM を増加させることに重点を置く，他動・自動による方法と関節モビライゼーション
- 足底腱膜のストレッチ

□→ 強剛母趾の保存的治療

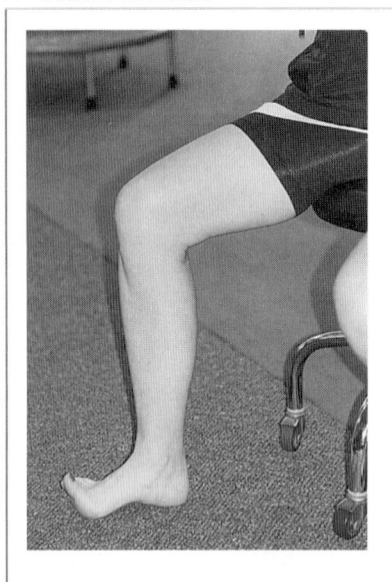

図 5-73 座位で足趾と足関節を背屈する.

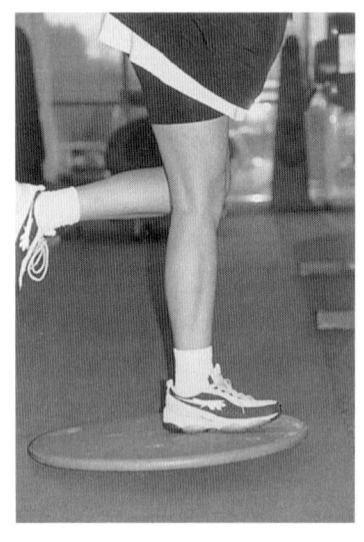

図 5-74 BAPS ボード.

- 腓腹筋のストレッチ(**図 5-70**)
- 漸進的な筋力強化
  - タオルギャザー(**図 5-71**)
  - 足趾つまみ上げ運動(**図 5-72**)
  - 座位から始めて漸進的に立位での足趾と足関節の背屈(**図 5-73**)
  - 座位から始めて漸進的に立位での足趾だけの背屈
  - 座位から始めて漸進的に立位での回内外

- 漸進的に難易度の高い BAPS ボードを使ったバランス訓練（**図 5-74**）
- 有酸素運動を維持するためのクロストレーニング（スライドボード，水中ランニング，サイクリング）

第 3 期：スポーツ復帰 — 7 週
- 保護的な中敷やテーピングの継続使用
- 関節可動域と筋力訓練の継続
- 痛みのない範囲で徐々にランニング
- プライオメトリクスとカット動作を，観察しながら徐々に難易度を上げて行う

これらの活動の間，再受傷を避けるために，十分注意しなければならない

リハビリテーションプロトコル

強剛母趾 cheilectomy（背側骨棘切除）術後プロトコール

Casillas and Jacobs

一般原則
- 術後療法での基本は母趾 MTP 関節の**背屈**可動域を再確立することである
- 術後包帯固定は 7〜14 日間行う
- 全荷重は術後の硬い靴で術翌日に許可する
- リハビリテーションは創部が治癒したらできるだけ早く始める．抜糸の前は必要ない
- リハビリテーションの期間は，可動域の再獲得と痛みの緩和の程度によって任意に設定する
- プロトコールを通して柔軟性が強調される

第 1 期：急性期 — 第 6〜13 日
- 痛みと炎症，関節硬直に対して安静とアイシング
- 愛護的な自動・他動 ROM 訓練による関節の可動域獲得
- 痛みが許す範囲での MTP 関節周囲の等尺性運動
- 缶やゴルフボールを転がして足底腱膜のストレッチ
- 有酸素能力を維持するためのクロストレーニング（サイクリングのような）
- 術後は，約 3 週間は固い靴で荷重を行う

第 2 期：亜急性期 — 第 2〜6 週
- 炎症と関節硬直を減らすためにアイシング，温冷浴，渦流浴，超音波などを行う
- 自動的・他動的方法で関節と瘢痕の柔軟性と可動域を増やすことに重点を置く
- 足底腱膜のストレッチを継続する
- 下腿三頭筋のストレッチ

□→ **強剛母趾 cheilectomy（背側骨棘切除）術後プロトコール**

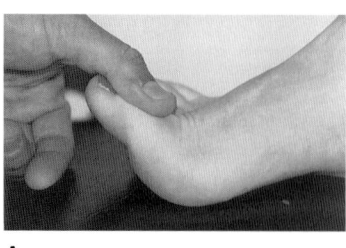

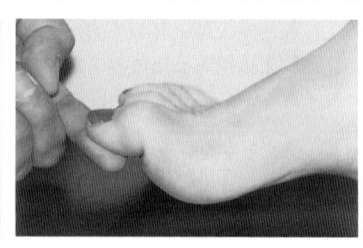

図5-75 徒手的な抵抗をかけて母趾のMTP関節を背屈（**A**）そして底屈する（**B**）．

- 漸増的な筋力強化
  - タオルギャザー
  - 足趾つまみ上げ運動
  - 徒手による抵抗下の母趾 MTP 関節の底背屈（**図5-75**）
  - 座位のままでの足趾・足関節の背屈から立位へ徐々に変更する
  - 座位のままでの足趾単独の背屈から立位へ徐々に変更する
  - 座位のままでの回内外から立位へ徐々に変更する
- バランス訓練：BAPS ボードを使ったより難しい訓練へ徐々に進める
- 有酸素能力を維持するためのクロストレーニング（スライドボード，水中ランニング，サイクリング）

第3期：競技復帰 ─ 第7週

- 可動域と筋力訓練を継続
- 痛みのない範囲で徐々に進めるランニング
- プライオメトリクスとカット動作を，観察しながら徐々に難易度を上げて行う
  術後の疼痛と腫脹の増強を予防するために十分注意すること

第1中足趾節（MTP）関節捻挫（ターフトー）
First Metatarsophalangeal Joint Sprain（Turf Toe）

Mark M. Casillas, MD・Margaret Jacobs, PT

臨床的背景

　第1中足趾節（MTP）関節の捻挫（ターフトー）はランニングのとき著しい損傷と障害を引き起こしてしまう．ターフトーは第1 MTP 関節の関節包靱帯複合体の損傷の範囲とみなされる．

　第1 MTP 関節の ROM はさまざまである．第1中足骨を通る線と母趾を通る線の間の角度が 0°（または 180°）のときを中間位とする（p.697，**図5-61**）．背屈，または中

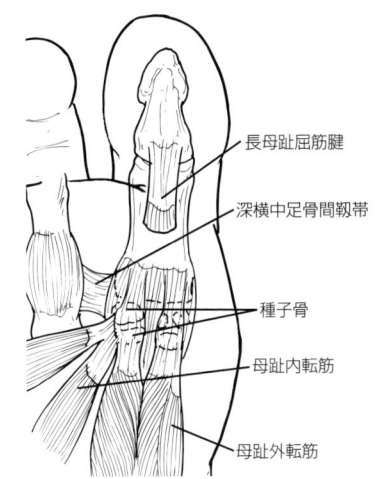

図 5-76 ターフトー損傷には MTP 関節の解剖が影響する．短母趾屈筋腱，母趾外転筋腱と母趾内転筋腱が，MTP 関節の底側面の線維軟骨板から深部の横足根靱帯と結合している．2 つの種子骨がこの線維軟骨板には取り囲まれている．

(Rodeo SA, O'Brien SJ, Warren RF, et al: Turf toe: Diagnosis and treatment. Physician Sports Med 17 [4]: 132, 1989 より改変して引用)

間位より上の可動域は 60〜100°の間である．底屈，または中間位より下の可動域は10〜40°の間である．健側では可動域は軋音はせず，痛みもない．

MTP 関節の動きに関与する力は内在筋群（短母趾屈筋腱，短母趾伸筋腱，母趾外転筋，母趾内転筋）と外在筋群（長母趾屈筋腱，長母趾伸筋腱）によって与えられる．2 つの種子骨（内側または脛骨側種子骨と，外側または腓骨側種子骨）は，関節の回転中心とそれぞれの腱の間の距離を増やすことで，機械的に内在筋の屈筋腱が有利になる（図 5-76）．種子骨複合体は第 1 中足骨頭の足底面の関節面と関節でつながり，足底の関節包（蹠側板）によって支持されている．この関節面は中足骨頭の隆起によって 2 つの種子骨にうまく隔てられている．

第 1 MTP 関節捻挫のメカニズムは MTP 関節の背屈を強制されることである（図 5-77）．フットボール選手が前足部に重心を置いているときに背後から衝突されると，典型的なフットボール損傷が起こる．脚が固定された前足部の上で前方へ動き続けると，第 1 MTP 関節の過伸展が起こり，蹠側板と関節包の緊張が増強する．極度に続くと力は背側で中足骨頭の骨と軟骨の衝突による損傷を引き起こす．

急性損傷には過度な動きが必要となるので，硬いソールの靴と対照的に**軟らかい靴**で起こりやすい (p.698，図 5-63)．プレーするフィールドにも関係がある．人工芝の硬いフィールドでは第 1 MTP 関節捻挫を受傷しやすい．このことゆえにターフトーという．慢性の繰り返す損傷のメカニズムは同じような危険因子と関連する．

第 1 MTP 関節捻挫の損傷メカニズムは決して特別なものではない．第 1 MTP 関節とそれに連続する構造の疼痛の大部分は，除外しなければならない（表 5-8）．

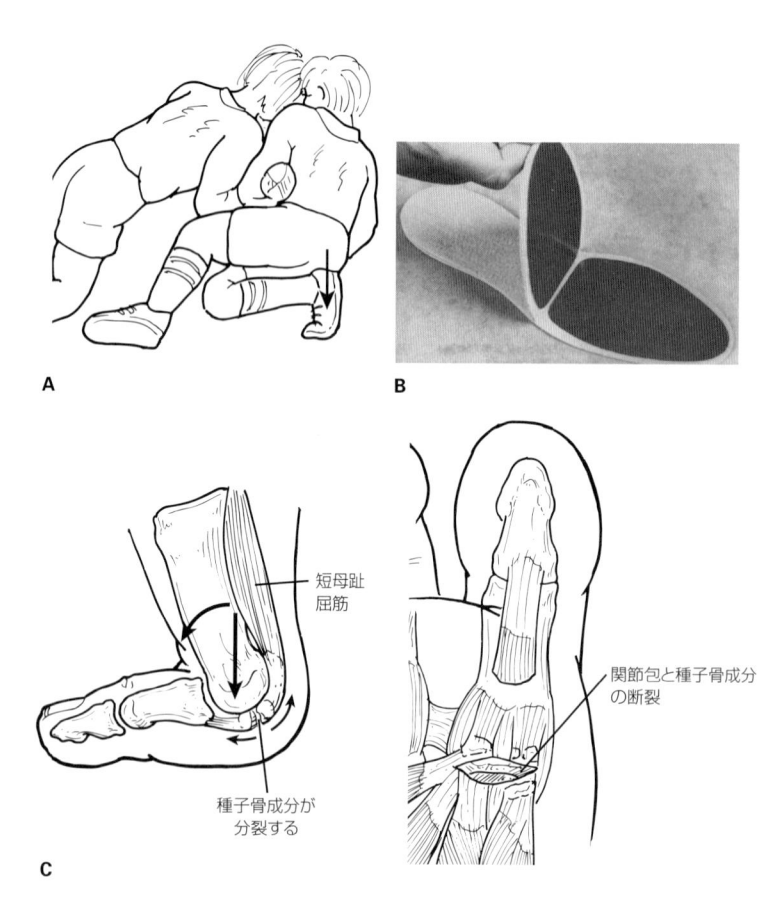

図 5-77　**A**：ターフトーの根本的な機序は，選手の前足部が地面に固定されて，最初の選手の脚の背側から他の選手が転倒して，中足趾節（MTP）関節に過伸展の力が加わったときに起こる．**B**：0.51 mm の弾性のある鋼製の中敷を靴に入れると，靴の遠位部に剛性を与え，MTP 関節の過伸展を防ぐ．中敷は二重の薄い板状構造をもつ．**C**：ターフトーにおいて，関節包の断裂が起こると，分裂種子骨の構成要素の分離を引き起こすことがある．

（Rodeo SA, O'Brien SJ, Warren RF, et al: Turf toe: Diagnosis and treatment. Physician Sports Med 17[4]:132, 1989 より改変して引用）

分類

　急性の第 1 MTP 関節捻挫は関節包損傷の程度によって分類される（Clanton 分類）（表 5-9）．

表 5-8　第 1 MTP 関節の病態

鑑別診断	著明な所見
第 1 MTP 関節捻挫（ターフトー）	急性または慢性損傷 MTP 関節の圧痛 可動域制限
母趾の骨折	急性損傷 MTP 関節や基節骨に一致した圧痛 X 線写真，骨シンチグラフィー，CT，MRI で骨折あり
母趾の脱臼	急性損傷 重度の変形，X 線写真にて確定
強剛母趾	慢性病態 背屈制限，痛みを伴った可動域 X 線写真側面像で背側骨棘
母趾関節症（第 1 MTP 関節症）	慢性病態 痛みを伴った可動域制限 X 線写真上の関節裂隙の消失
種子骨骨折	急性損傷 種子骨に一致した圧痛 X 線写真，骨シンチグラフィー，CT，MRI で骨折あり
種子骨疲労骨折	慢性損傷 種子骨に一致した圧痛 X 線写真，骨シンチグラフィー，CT，MRI で疲労骨折あり
種子骨偽関節	急性または慢性損傷 種子骨に一致した圧痛 X 線写真，骨シンチグラフィー，CT，MRI で偽関節あり
二分種子骨	先天的な種子骨骨化中心の癒合不全〔X 線写真上透過領域（軟骨）あり〕．骨折と間違われることが多い 触診で圧痛なし，非症候性 反対側の足の X 線写真と比較して同様の二分種子骨がみられることがある 両側発生頻度は高いので種子骨骨折と鑑別するには両側の X 線写真を比較する

□→ 表 5-8　第 1 MTP 関節の病態

鑑別診断	著明な所見
種子骨関節症	急性または慢性損傷
	痛みを伴った可動域
	種子骨に一致した圧痛
	X線写真，骨シンチグラフィー，CT，MRIで関節症あり
種子骨阻血性壊死	急性または慢性損傷
	種子骨に一致した圧痛
	X線写真，CT，MRIで断片化あり
屈筋腱狭窄性腱鞘炎	過用（使いすぎ）による腱鞘滑膜炎
	トリガー現象
	長母趾屈筋の滑走時の痛み
	MRI上腱鞘滑膜炎がみられる
痛風	急性疼痛
	圧痛，発赤，第1MTP関節に局在する過敏性の増加
	関節液の吸引で尿酸，尿酸ナトリウム結晶を評価する

診断

徴候と症状

　第1MTP関節捻挫は急性の限局する圧痛，腫脹，皮下出血，ガードに関連している．腫脹と疼痛が増強し，損傷の重症度が増すと，関節の動きは著明に失われる．第1足趾列に荷重をかけるのを避けるようになり，回外位で跛行がみられる．

X線写真評価

　標準的なX線写真評価は荷重位足部正面像と側面像とで種子骨撮影を行う（図5-78）．MRIで関節包の断裂とそれに関連した浮腫がみられたとき，診断を確定する．骨シンチグラフィー，CT，MRIは種子骨の阻血性壊死，種子骨骨折，種子骨疲労性障害，母趾のMTP関節症，中足骨種子骨関節症，狭窄性屈筋腱腱鞘炎を除外するために用いる．

治療

　第1MTP関節捻挫の治療は症状を基本に考える．**急性損傷**ではRICE療法で治療

表5-9 第1 MTP関節捻挫（ターフトー）の分類 — Clanton

タイプ	客観的所見	病態	治療	スポーツ復帰
I	皮下出血なし 腫脹なし，またはわずかな腫脹 足底または内側に局在する圧痛	関節包靱帯複合体の伸張	アイシング・挙上 NSAIDs 硬いインソール 競技への参加を継続	早期可能
II	全体的な圧痛 皮下出血 疼痛，可動域制限	関節包靱帯複合体の部分断裂	タイプIと同様 臨床経過にしたがって7〜14日間競技活動を制限する	1〜14日
III	触診で重度の圧痛 かなりの皮下出血，腫脹 著明な可動域制限	関節包靱帯複合体の断裂 関節面の圧迫損傷	タイプIIと同様 松葉杖免荷歩行 MTP関節が脱臼していたら整復し，症例に応じて初期固定する 競技活動を制限	3〜6週

(Brotzman SB, Graves SG: In Griffin LY (ed): Orthopaedic Knowledge Update: Sports Medicine. Rosemont, IL, American Academy of Orthopaedic Surgeons, 1993 より引用)

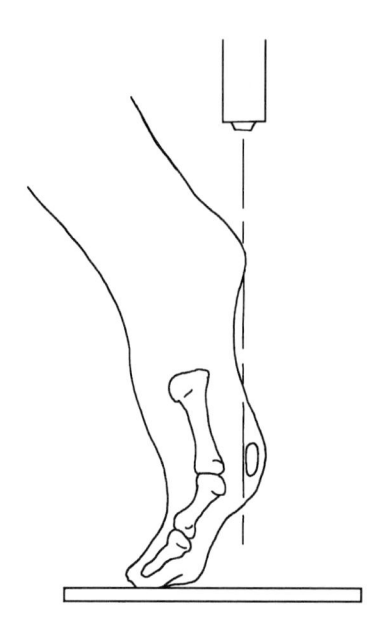

図 5-78　種子骨 X 線撮影.

し，続いて愛護的な ROM 訓練を行い，荷重を避ける．**慢性損傷**の治療では ROM 訓練を行い，荷重から保護する．母趾の MTP 関節は，歩行ギプス包帯，取り外し可能な歩行ギプス包帯，硬い整形靴，硬い足底板，硬いソールの靴，種々のテーピングなど，さまざまな方法で支持される (p.701，**図 5-66** 参照)．関節は活動レベルを下げ，安静の間隔と期間を増やし，フィールドの硬い競技場を避けることで保護される．関節内ステロイド注射は関節にとっては有害で，しないほうがよい．

1 回の第 1 MTP 関節捻挫で手術的治療を行うことはまれである．ときおり，関連する病態が認められ，手術は治療の選択肢の一つとなる (**表 5-10**).

ターフトーの予防は支持性のある靴（靴の前足部が過度に屈曲しない）としっかりした足底板を用い，できるだけ硬いフィールド（人工芝）を避けることである．

筆者の勧める治療

急性のターフトー損傷のときは，数日間 RICE 療法を行い，続いて損傷の部位と程度を調べて，亜急性の重症度を決定する．関節包の明らかな断裂を含まない**重症度の低い損傷**は，患者に愛護的な ROM 訓練をするよう指導する．テーピングや整形靴によって競技活動の間は動きが制限される．重度の関節包断裂と背側の関節内骨折を含む**中等度から重度の損傷**では，硬い歩行ギプス包帯か，あるいは取り外し可能なウォーキングブーツで短期間の固定を初期治療として行う．いったん腫脹と疼痛がやわらいだら，ROM の再確立に注意を傾け，焦点を絞る．活動は，痛みのない可動域

表 5-10　第 1MTP 関節の手術的治療法

損傷	手術的治療
関節内遊離体	関節デブリドマン
強剛母趾	関節デブリドマンと骨棘切除 (cheilectomy)
母趾関節症	関節形成術（シリコン以外），Keller 法，MTP 関節固定術
種子骨偽関節	骨移植
種子骨関節症	種子骨切除
長母趾屈筋腱狭窄性腱鞘炎	屈筋腱腱鞘切開
母趾の骨折・脱臼	観血的整復固定術

が獲得できた後に再開する．

慢性のターフトーは進行中の損傷を制限するように計画された活動や靴の調節で治療する．靴の様式，中敷，競技場のフィールド，テーピングなどを評価し，疼痛を最小化し，MTP 関節を保護するように調整する．非ステロイド性抗炎症薬（NSAIDs）と冷却は炎症を減らすために補助的に使う．十分な安静と回復は，活動の期間を増やすように予定すべきである．

ターフトーのリハビリテーション

母趾の適切な靴，テーピング，硬い靴の中敷による MTP 関節の背屈制限，損傷の再発予防が基本的なプロトコールである．テーピングは有用だが，時間とともに効果が減弱し，自分で行うとよい結果が得られない．鋼製の取り外しができるプレート，および目立たないカーボン製の中敷のような既製の装具が容易に入手できる．採型したものなら扱いづらいサイズや特殊な靴でも使える．リハビリテーションの時期は，期間においてはさまざまであり，ROM の再確立と痛みの解消に完全に依存する．プロトコールを通して柔軟性が強調される．

リハビリテーションプロトコール

ターフトー治療後のリハビリテーションプロトコール
Casillas and Jacobs

第1期：急性期 — 0〜5日
- 安静，冷却浴，温冷浴，渦流浴，疼痛，炎症，関節硬直に対しての超音波
- 関節固定（図 5-66）の後に愛護的な他動・自動 ROM 訓練
- 痛みが許容できる範囲で MTP 関節周囲の等尺性運動による筋肉のトレーニング
- 有酸素運動のために水中運動やサイクリングなどクロストレーニング
- 荷重運動を続けるために保護的なテーピングと靴の調整
- 炎症や関節硬直を軽減させる治療法
- 関節の自動・他動運動を行い，柔軟性と可動域を増すことに重点を置く
- 徐々に強度を増す
  - タオルギャザー（p.705，図 5-71 参照）
  - 足趾つまみ上げ運動（p.705，図 5-72 参照）
  - 徒手的な抵抗下での母趾 MTP 関節の底背屈（p.708，図 5-75 参照）
  - 座位での足趾と足関節の底屈を徐々に立位で行うようにする（p.706，図 5-73 参照）
  - 足趾単独での背屈を座位から徐々に立位で行う
  - 回内外を座位から徐々に立位で行う
- バランス訓練：BAPS ボードを使用して徐々に難易度を上げていく（p.706，図 5-74 参照）
- 有酸素能力維持のためのクロストレーニング（スライドボード，水中ランニング，サイクリング）

第3期：競技への復帰 — 7週
- 保護的な足底板とテーピングの使用を継続
- 可動域と筋力訓練を継続
- 痛みのない範囲でランニングを行う
- プライオメトリクスとカット動作を，観察しながら徐々に難易度を上げて行う
  これらの活動中の再受傷を避けるためには十分な注意が必要である

Morton 神経腫（足趾間神経腫）〔Morton's Neuroma（Interdigital Neuroma）〕

臨床的背景

足趾間神経腫（Morton 神経腫）の第 3 と 4 中足骨頭の間（第 3 趾間）で第 3 趾と第 4

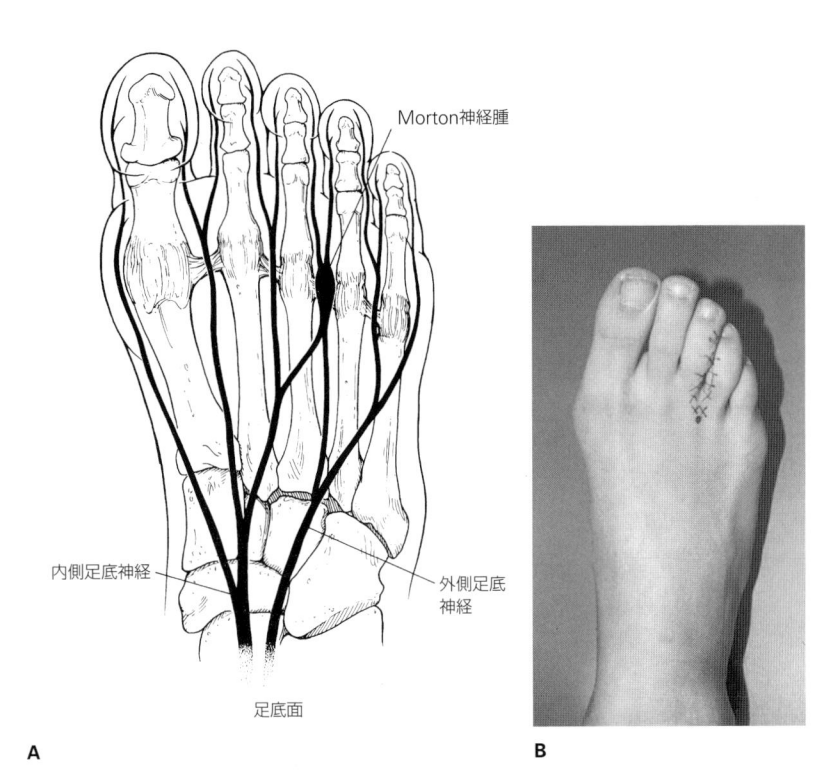

図 5-79 **A**：Morton 神経腫では第 3，4 趾間の領域において内側足底神経枝と外側足底神経枝が接近した部位での神経周囲の線維性組織の増殖が存在する．神経は足趾伸筋腱によって近位に引っ張られて，歩行において足趾が自然と背屈するときに横足根靭帯の周囲で牽引される．この外傷の繰り返しは局所の炎症と第 3，4 趾間での疼痛の原因となる．**B**：第 3 趾間の Morton 神経腫はその神経支配領域の感覚障害をきたす（が，しかしこれにはいくつかの例外もある）．

（**A**：Mann RA, Coughlin MJ: Surgery of the Foot and Ankle, 6th ed. St Louis, CV Mosby, 1993, p 560 より引用）

趾に放散する痛みがあると一般にいわれている（**図 5-79**）．患者は，間欠的に動きまわるような激しい痛みとしてそれをしばしば口にする．通常，痛みはきつい靴やハイヒール，また足部の活動性の増加によって増悪する．痛みは靴を脱いだり，前足部をマッサージすることで軽快する．ときおり第 2 趾間でこれらの症状が起こり，第 2，3 趾へ放散する．まれに両方の足趾間に同時に神経腫が起こることがある．

表 5-11 は Mann の報告（1997）にあった足趾間神経腫の患者の術前の症状のリストである．

解剖と病態

「古典的」な Morton 神経腫は第 3 趾と第 4 趾へ至る共通の趾神経の領域である（図

表5-11　Morton神経腫患者にみられる術前の症候の割合

症候	発生率（%）
歩行によって増悪する足底部痛	91
安静による痛みの軽減	89
足底部痛	77
靴を脱ぐことで軽減する痛み	70
爪先に放散する痛み	62
灼熱痛	54
うずくようなあるいは鋭い痛み	40
爪先あるいは足部のしびれ	40
脚部へと広がる放散痛	34
痙攣感覚	34

(Mann R, Coughlin M: Surgery of the Foot and Ankle. St Louis, CV Mosby, 1997より引用)

5-79)．本当の神経腫ではなく，神経周囲の線維腫が横足根靱帯の足底部を通っている神経に炎症を起こしている（図5-80）．

　第3趾間への共通の趾神経が内側・外側足底神経の枝からなる（太くなる）ために，第3趾間が最も一般的に症状が起こることが多いと推測される．第2趾間の症状は，

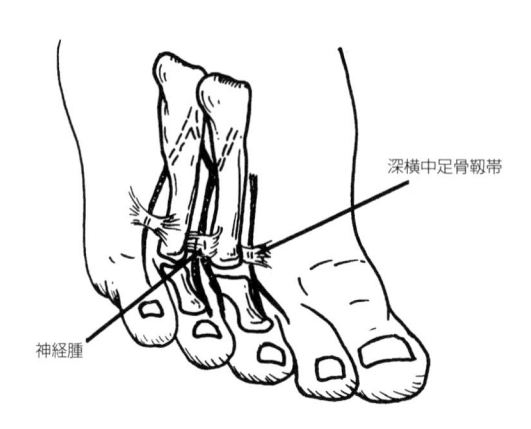

図5-80　足趾間神経腫．

(Mann RA, Coughlin MJ: Surgery of the Foot and Ankle, 6th ed. St Louis, CV Mosby, 1993より引用)

共通趾神経の解剖学的破格によって起こるといわれている．
趾間神経腫の頻度は女性で 8〜10 倍多い．
おそらく慢性の中足趾節（MTP）関節の過伸展（ハイヒールで）によって，横足根靱帯を通る神経が牽引され，炎症を起こして絞扼性神経障害をきたすのが疾患の発生機序と考えられている．

診断

Morton 神経腫の診断は臨床所見による．X 線写真や筋電図などは有用でない．いくつかの検査が正しい診断を確立するには必要である．

検査

直接患部を触診し，趾間をもぎ取るように（図 5-81）触診することで患者の疼痛を再現する．この手法は **Mulder 徴候**とよばれ，しばしば第 3（または第 2）趾間で引っかかりや弾けるような感覚が再現される．検者は示指と母指を趾間で中足骨頭の近位に置き，しっかりと趾間を押して趾間の遠位まで「もぎ取って」いく．引っかかりや弾ける感じ（Mulder クリック）が痛みとともに感じられる．

第 3〜4 趾に広がる疼痛が趾間神経腫の結果として起こることがある．足趾のしびれはしばしば認められるが，感覚検査は部分的な異常か，または異常なしで，神経の支配領域で感覚脱失はないことが多い．

Morton 神経腫は中足骨頭上には疼痛がない．

ときおり，激しいトレーニング後やきつい靴を履いたときだけ検査で陽性となることもある．患者の身体診察はしばしば流動的で，複数の連続的な検査と関連した病態を除外することが必要となる．

鑑別診断

Morton 神経腫は他の多くの病態と紛らわしいことが多い．Morton 神経腫の不正

図 5-81 Mulder 徴候．検者は示指と母指をその趾間の近位に置き，しっかりと押して，遠位まで絞るようにする．弾ける感じとクリックがあり，患者は痛みを誘発される．

(Coughlin MJ, Pinsonneault T: Operative treatment of interdigital neuroma. J Bone Joint Surg Am 83:1321, 2001 より改変して引用)

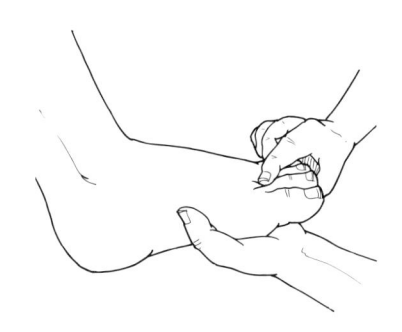

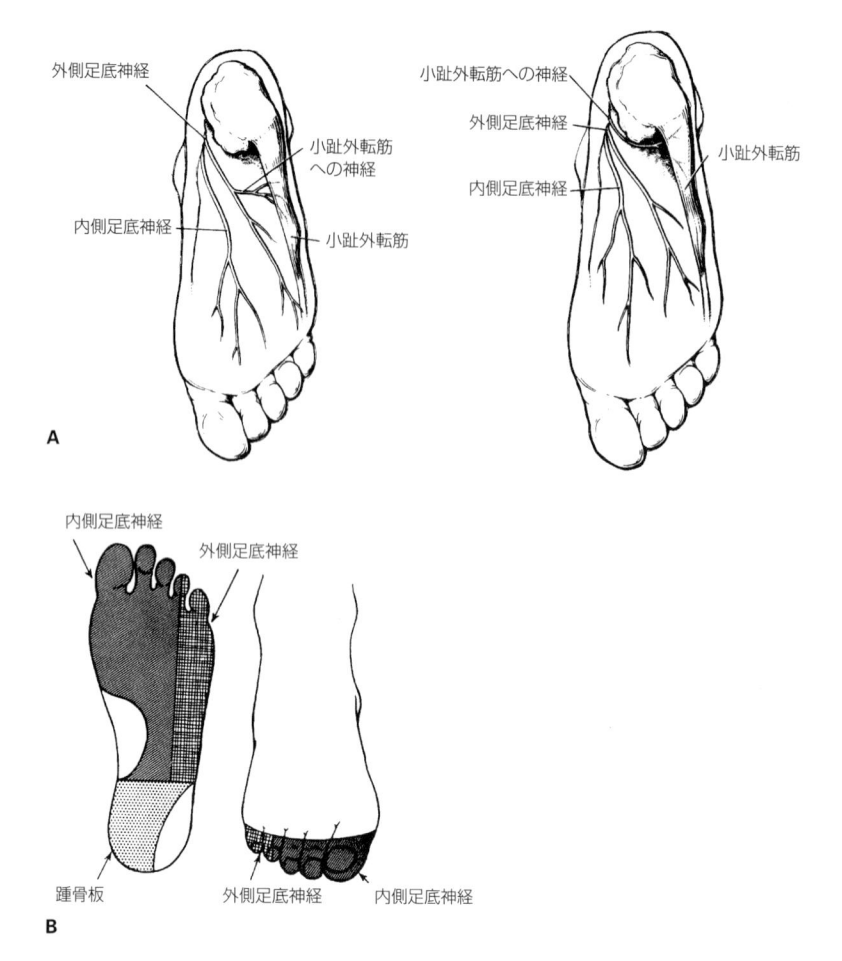

図5-82 **A**：足底における内側足底神経と外側足底神経の分布. **B**：足根管症候群に関連した足底面(底部に限る)の症状(しびれ)の領域.

(**A**：左, Gray H: Anatomy: Descriptive and Surgical. Philadelphia, Henry C Tea, 1870, p 660 より引用；右, Mann RA, Coughlin MJ: Foot and Ankle Surgery, 6th ed. St Louis, CV Mosby, 1993 より改変. **B**：Chapman MW: Operative Orthopaedics. Philadelphia, JB Lippincott, 1988 より引用)

確な診断を除外するために，以下の鑑別診断を検討すべきである.
1. 神経原性の痛み，チクチク感(tingling)，しびれ
   - **末梢神経障害**はより広範囲(趾間とその2つの足趾だけでなく，足部全体や手袋靴下型)のしびれが典型的であり，神経障害発症の初期ではしびれを起こし，痛みは伴わない.
   - **椎間板変性疾患**は，1つの趾間やその2つの趾のしびれだけでなく，しばしば運動，感覚障害と腱反射の異常を伴う.

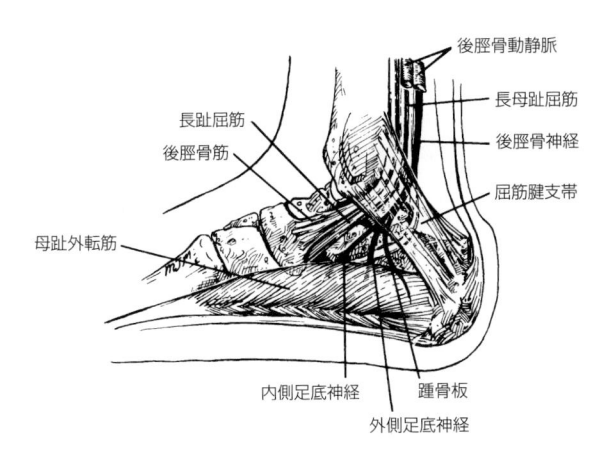

図 5-83 足根管症候群．Tinel 徴候は足関節の内側面の脛骨神経の触診で疼痛や異常感覚（または両方）を再現することである．異常感覚は脛骨神経支配領域（足底皮膚）で起こる．異常感覚は内側足底神経，外側足底神経，または両方に生じることもある．

(Mann RA, Coughlin MJ: Surgery of the Foot and Ankle. St Louis, CV Mosby, 1993, p 554 より引用)

- **足根管症候群**は足根管（足関節内側面）上での Tinel 徴候が陽性で，足部の足底側（足背ではなく）に限局したしびれを認める（**図 5-82** および **図 5-83**）．
- 内側・外側足底神経領域（**図 5-82** 参照）

2. MTP 関節障害
- 第 2〜5 MTP 関節の滑膜炎や関節リウマチ，または非特異的な滑膜炎では，趾間ではなく中足骨頭や MTP 関節上に圧痛を認める（p.691, **図 5-55**）．
- 脂肪体萎縮や足底脂肪や関節包の変性は，趾間ではなく中足骨頭や MTP 関節上に圧痛を認める．
- 第 2〜5 MTP 関節の**ゆるみや脱臼**は，趾間ではなく中足骨頭や MTP 関節上に圧痛を認める．
- MTP 関節炎では趾間ではなく中足骨頭や MTP 関節上に圧痛を認める．

3. 足底部疾患
- **滑膜性嚢胞**は通常，軟らかい塊として触れ，しびれやチクチク感を伴わない．
- **趾間の軟部腫瘍**（ガングリオン，滑膜性嚢胞，脂肪腫，軟部悪性腫瘍）は通常，軟らかい塊として触れ，しびれやチクチク感を伴わない．
- **膿瘍**．足底膿瘍．通常軟らかい塊として触れ，しびれやチクチク感を伴わない．

治療

リハビリテーションプロトコール

Morton 神経腫切除後　　　　　　　　　　　　　Brotzman

- 72時間は最大限，足部を挙上
- 軽く圧迫して，前足部に十分パッドを当てて包帯を巻き，木靴を約3週間使う
- 荷重は痛みのない範囲で術後1～14日間松葉杖を用いて行う
- 足関節自動 ROM 訓練と足関節の拘縮を避けるためのストレッチを行う
- 3～4週で，幅が広くて軟らかく，ゆとりがあってゆるく靴紐を結んだテニスシューズをはいて，衝撃の少ない運動（例：サイクリング）から始める

リハビリテーションプロトコール

Morton 神経腫（足趾間神経腫）の初期保存的治療　　Brotzman

靴の調整

- 軟らかくて広い，ゆとりのある靴を使う．足が広げられて中足骨の神経への圧迫が緩和されるくらいトーボックスが広い靴が望ましい．男性の靴は幅が広いため，女性は男性のテニスシューズがちょうどよい
- ハイヒールでは MTP 関節が過伸展するので，これを避けるため低いヒールの靴を履く
- 前足部を横断する圧を避けるため靴紐の編み方を変える

靴の中のパッド

- 中足骨パッド（Hapad）は中足骨の近位に設置し，炎症を起こした部分の圧を減らす．筆者らは足趾球部にマーカーをつけて（図 5-84），中足骨頭でインクのマークが消えた近位のところにパッドを置くようにして，正しい位置（中足骨頭の近位）に中足骨パッドを入れている

足趾間への注射

- エピネフリンなしの 1% リドカインを少量（2～3 mL）とコルチゾン 1 mL の注射は診断にも有用である（図 5-85）．症状の緩和は有痛性神経腫を示唆する．医師は痛みのある趾間へ薬物を注射すべきである
- コルチコステロイド注射の使用は有用である．Greenfield ら（1984）は，注射した神経腫の患者の 80% で，2年以上疼痛の緩和が続いたと述べている

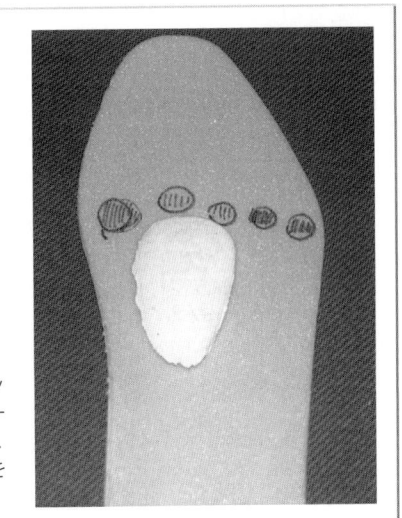

図 5-84 装具内で踵を正しい位置にして，パッドを置きたい中足骨頭部（例えば第 3, 4）にマーカーで目印を付ける．そして足を足底板に載せる．これで足底板の表面に濃い黒の円が残る．パッドをこれらの円のすぐ近位部になるように置く．

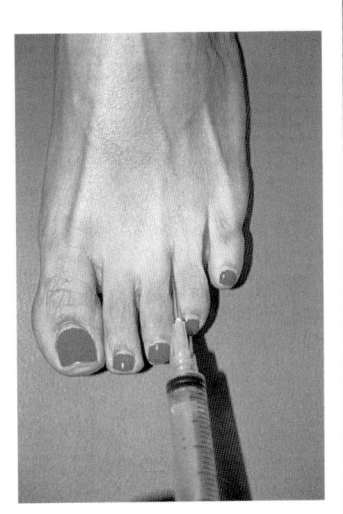

図 5-85 Morton 神経腫の大きさや疼痛を減弱させるためのコルチゾン 1 mL〔例：メチルプレドニゾロン（デポ・メドロール®）40 mg〕とエピネフリンなしの 1％ リドカイン（キシロカイン®）1 mL の注射領域．

　多くの医師は炎症を軽減しようと 2 週間非ステロイド性抗炎症薬（NSAIDs）を使用する．

　患者が靴を調整し，パッドを使い，コルチゾンの注射をしたにもかかわらず症状が持続した場合は，Morton 神経腫の手術的切除が適応となる．

参考文献

足底腱膜炎（踵部痛）

Alvarez RG, Ogden JA, Jaahkola J, Cross GL: Symptom duration of plantar fasciitis and the effectiveness of orthotripsy. Foot Ankle 24:916, 2003.

Baxter DE, Thigpen CM: Heel pain: Operative results. Foot Ankle Int 5:16, 1984.

Berman DL: Diagnosing and treating heel injuries in runners. Physician Asst 3:331, 1986.

Buch M, Schoeller C, Goeble F, et al: Extracorporeal shock wave therapy for plantar fasciitis. BMJ 327:75, 2003.

Campbell JW, Inman VT: Treatment of plantar fascitis with UCBL insert. Clin Orthop 103:57, 1974.

DeMaio M, Paine R, Mangine RE, Drez D Jr: Plantar fasciitis. Orthopedics 10:1153, 1993.

Doxey GE: Calcaneal pain: A review of various disorders. J Orthop Sports Phys Ther 9:925, 1987.

Dreeban SM, Mann RA: Heel pain: Sorting through the differential diagnosis. J Musculoskel Med 9:21, 1992.

Erdemir A, Hamel AJ, Fauth AR, et al: Dynamic loading of the plantar aponeurosis in walking. J Bone Joint Surg Am 86:546, 2004.

Graham CE: Painful heel syndrome. J Musculoskel Med 3:42, 1986.

Jahss MH, Michelson JD, Desai P, et al: Investigations into the fat pads of the sole of the foot: Anatomy and histology. Foot Ankle Int 13:233, 1992.

James SL, Bates BT, Osternig LR: Injuries to runners. Am J Sports Med 6:40, 1978.

Josey RA, Marymont JV, Varner KE, et al: Immediate full weightbearing cast treatment of acute Achilles tendon ruptures: A long-term follow-up study. Foot Ankle Int 24:775, 2003.

Kosmahl EM, Kosmahl HE: Painful plantar heel, plantar fasciitis, and calcaneal spur: Etiology and treatment. J Orthop Sports Phys Ther 9:17, 1987.

Leach RE, Schepsis A: When hindfoot pain slows the athlete. J Musculoskel Med 9:82, 1992.

Leach RE, Seavey MS, Salter DK: Results of surgery in athletes with plantar fasciitis. Foot Ankle Int 7:156, 1986.

Miller RA, Decoster TA, Mizel MA: What's new in foot and ankle surgery? J Bone Joint Surg Am 87:90917, 2005.

Noyes FE, DeMaio M, Mangine RE: Heel pain. Orthopedics 16:1154, 1993.

Rask MR: Medial plantar neurapraxia (jogger's foot): Report of 3 cases. Clin Orthop 134:193, 1987.

Riddle DL, Pulisic M, Sparrow K: Impact of demographic and impairment related variables on disability associated with plantar fasciitis. Foot Ankle Int 25:311, 2004.

Riddle DL, Schappert SM: Volume of ambulatory care visits and patterns of care for patients diagnosed with plantar fasciitis: A national study of medical doctors. Foot Ankle Int 25:303, 2004.

Schepsis AA, Leach RE, Goryzca J: Plantar fasciitis. Clin Orthop 266:185, 1991.

Tanner SM, Harvey JS: How we manage plantar fasciitis. Physician Sports Med 16(8):39, 1988.

Tanz SS: Heel pain. Clin Orthop 28:169, 1963.

Wapner KL, Sharkey PF: The use of night splints for treatment of recalcitrant plantar fasciitis. Foot Ankle Int 12:135, 1991.

陳旧性足関節外側不安定症

Aydogan U, Glisson RR, Nunly JA: Biomechanical comparison of the Broström. Paper presented at the annual winter meeting of the AOFAS, March 13, 2004, San Francisco.

Hamilton WG: Foot and ankle injuries in dancers. Clin Sports Med 1:143, 1988.

Hamilton WG, Thompson FM, Snow SW: The modified Broström procedure for lateral instability. Foot Ankle 14:1, 1993.

後脛骨筋腱機能不全

Frey C, Shereff M, Greenidge N: Vascularity of the posterior tibial tendon. J Bone Joint Surg Am 6:884, 1990.

Holmes GB Jr, Mann RA: Possible epidemiological factors associated with rupture of the posterior tibial tendon. Foot Ankle 13(2):70, 1992.

Johnson K: Tibialis posterior tendon rupture. Clin Orthop 177:140, 1983.

Johnson KA, Strom DE: Tibialis posterior tendon dysfunction. Clin Orthop 239:206, 1989.

強剛母趾

Bingold AC, Collins DH: Hallux rigidus. J Bone Joint Surg Br 32:214, 1950.

Mann RA, Clanton TO: Hallux rigidus treatment by cheilectomy. J Bone Joint Surg Am 70:400, 1988.

Mann RA, Coughlin MJ, DuVries HL: Hallux rigidus: A review of the literature and a method of treatment. Clin Orthop 142:57, 1979.

McMaster MJ: The pathogenesis of hallux rigidus. J Bone Joint Surg Br 60:82, 1978.

Moberg E: A simple operation for hallux rigidus. Clin Orthop 142:55, 1979.

第1 MTP関節痛（ターフトー）

Bowers KD Jr, Martin RB: Turf-toe: A shoe-surface related football injury. Med Sci Sports Exerc 8:81, 1976.

Clanton TO: Athletic injuries to the soft tissues of the foot and ankle. In Coughlin MJ, Mann RA (eds): Surgery of the Foot and Ankle. St Louis, CV Mosby, 1999, p 1184.

Clanton TO, Butler JE, Eggert A: Injuries to the metatarsophalangeal joint in athletes. Foot Ankle 7:162, 1986.

Coker TP, Arnold JA, Weber DL: Traumatic lesions to the metatarsophalangeal joint of the great toe in athletes. Am J Sports Med 6:326, 1978.

Morton神経腫

Greenfield J, Rea J Jr, Ilfeld FW: Morton's interdigital neuroma: Indications for treatment by local injections versus surgery. Clin Orthop 185:142, 1984.

Mann RA, Coughlin MJ: Surgery of the Foot and Ankle, 6th ed. St Louis, CV Mosby, 1993.

アキレス腱

Bruggeman NB, Turner NS: Wound complications after open Achilles repair. Paper presented at the annual winter meeting of the AOFAS, March 13, 2004, San Francisco.

Clain MR, Baxter DE: Achilles tendonitis. Foot Ankle 13:482, 1992.

Clement DB, Taunton JE, Smart GW: Achilles tendinitis and peritendinitis: Etiology and treatment. Am J Sports Med 12(3):179, 1984.

Gill SS, Gelbke MK, Mattson SL, et al: Fluoroscopically guided low volume peritendinous corticosteroid injection for Achilles tendinopathy: A safety study. J Bone Joint Surg Am

86:802, 2004.

Gorschewsky O, Pitzl M, Putz A, et al: Percutaneous versus open tendon Achilles repair. Foot Ankle Int 25:775, 2004.

Hugate R, Pennypacker J, Saunders M, Juliano P: The effects of intratendinous and retrocalcaneal intrabursal injections of corticosteroid on the biomechanical properties on rabbit Achilles tendons. J Bone Joint Surg Am 86:794, 2004.

James SL, Bates BT, Osternig LR: Injuries to runners. Am J Sports Med 6(2):40, 1978.

Lagergren C, Lindholm A: Vascular distribution of the Achilles tendon. Acta Chir Scand 116:491, 1959.

Leach RE, Schepsis AA, Takai H: Long-term results of surgical management of Achilles tendonitis. Clin Orthop 282:208, 1992.

Leitze Z, SElla EJ, Aversa JM: Endoscopic decompression of the retrocalcaneal space. J Bone Joint Surg Am 85:1488, 2003.

Marcus DS, Reicher MA, Kellerhouse LE: Achilles tendon injuries. J Comput Assist Tomogr 13:480, 1989.

Paolini JA, Appleyard RC, Nelson J, Murrell GA: Topical trinitrite treatment of chronic non-insertional Achilles tendinopathy: A randomized, double blind, placebo controlled trial. J Bone Joint Surg Am 86:916, 2004.

Puddu G, Ippolito E, Postachinni F: A classification of Achilles tendon disease. Am J Sports Med 4(4):145, 1976.

Schepsis AA, Leach RE: Surgical management of Achilles tendonitis. Am J Sports Med 15(4):308, 1987.

Scioli MW: Achilles tendonitis. Orthop Clin North Am 25:177, 1994.

6 下肢の関節炎

Hugh Cameron, MD • S. Brent Brotzman, MD

股関節炎	膝関節炎
臨床的背景	臨床的背景
変形性関節症の一般的特徴	分類
変形性関節症の初期症状と徴候	診断
股関節炎の分類	膝関節炎のX線写真評価
股関節炎の診断	膝関節炎の治療
股関節炎の治療	膝関節全置換術

骨盤と股関節,大腿でよくみられる病態の所見

変形性股関節症
- 他動的な股関節内旋によって再現される疼痛
- 股関節包前部における圧痛(一定しない)
- 関節可動域(ROM)の制限(回旋はたいてい最初に制限される)
- Stinchfield テストによって再現される疼痛
- 外転筋跛行(abductor limp)(重度の場合)
- 機能的脚長差(外転拘縮が生じた場合)

股関節後方脱臼
- 交通事故,あるいは重度外傷の既往
- 股関節は屈曲・内旋・内転位に保持される
- 坐骨神経損傷を合併している可能性(足関節背屈および底屈の筋力低下)

股関節前方脱臼
- 交通事故,あるいは重度外傷の既往
- 股関節は軽度屈曲・外転・外旋位に保持される
- 大腿神経損傷を合併している可能性(大腿四頭筋の筋力低下)

→ 骨盤と股関節，大腿でよくみられる病態の所見

股関節部の骨折
- 股関節包前部または転子間領域における圧痛
- 外旋して短縮した下肢（転位のある骨折）
- Stinchfield テストは有痛性か，実施困難

骨盤骨折または離開
- 恥骨結合，恥骨枝，腸骨稜，仙腸関節の圧痛
- 骨盤圧迫テストによる疼痛（側方向および前後方向の骨盤圧迫テスト，恥骨結合ストレステスト）
- Patrick テスト，または Gaenslen テストによる疼痛（特に仙腸関節の骨折において）

仙腸関節機能不全
- 仙腸関節上の圧痛
- Patrick テストまたは Gaenslen テストによる疼痛（特に仙腸関節において）

外側大腿皮神経の絞扼〔異常感覚性大腿神経痛（meralgia paresthetica）〕
- 大腿前外側面の感覚異常〔しびれ，錯感覚（dysesthesia）〕
- 上前腸骨棘のすぐ内側にある，神経の圧迫または叩打によって再現される症状

梨状筋腱炎（piriformis tendinitis）
- 大転子の鉤（hook）の深部触診によって生じる圧痛
- 梨状筋テストによって再現される疼痛

大殿筋腱炎（gluteus maximus tendinitis）
- 大殿筋下面にある殿部のひだ（gluteal fold）の圧痛
- Yeoman テストによって再現される疼痛

小殿筋腱炎（gluteus minimus tendinitis）
- 大転子よりやや近位の圧痛
- 抵抗をかけた股関節外転で再現される疼痛

転子部滑液包炎
- 大転子外側面における圧痛
- 股関節を屈曲・伸展したときに感じられるポップ感または捻髪音（ときどき）
- Ober テストによって明らかとなる腸脛靭帯の緊張（一定しない）

大腿四頭筋の肉ばなれ(strain)または挫傷(contusion)
- 大腿四頭筋損傷部位の圧痛および腫脹
- 大腿四頭筋の収縮力低下
- 膝関節の屈曲制限，特に股関節伸展時に顕著
- 大腿四頭筋内に断裂した筋肉片(divot)を触知可能(より重度の損傷)
- 大腿四頭筋の熱感および硬さ(骨化性筋炎の切迫)

ハムストリング*の肉ばなれ
- 損傷部位に限局した圧痛および腫脹
- 斑状出血(頻繁に)
- ハムストリングの痛みによる膝関節伸展および下肢伸展挙上(SLR)の制限
- 損傷したハムストリング内に断裂した筋肉片を触知可能(より重度の損傷)
- 三脚徴候(tripod sign)

(Reider B: The Orthopaedic Physical Examination. Philadelphia, WB Saunders, 1999 より改変して引用)

*訳注：語源は膝窩腱("ham"：膝の裏の筋，"string"：腱)にある．内側および外側の腱につながる筋を総称する場合は「ハムストリングス」，片方の腱につながる筋をよぶ場合は「ハムストリング」となる〔例：内側ハムストリング(medial hamstring)〕．本書では両者を区別せずにハムストリングとした．

変形性関節症(osteoarthritis：OA)は，米国で約4,300万人が悩まされている最も頻度の高い関節疾患である．米国疾病予防管理センター(Centers for Disease Control and Prevention)の報告では，関節症をもつ患者の健康関連QOL(quality of life)は，関節症がない人と比べてかなり劣ることが指摘されている．

股関節炎 (The Arthritic Hip)

臨床的背景

股関節炎(図6-1)は，幼少時の敗血症，大腿骨頭すべり症，関節リウマチなど多くの原因によって起こる．全股関節炎患者の約30%は軽度の臼蓋形成不全(浅い関節窩)をもち，さらに30%の患者は関節窩が後傾している．この2つの病態では，寛骨臼における大腿骨頭の**接触面積が減少**しているので，圧力が増加して摩耗しやすい状態になっている．およそ30%の患者には，明らかな危険因子は認められない．

股関節炎の特徴は，関節軟骨の進行性の喪失であり，関節裂隙の狭小化と疼痛を伴

寛骨臼

大腿骨

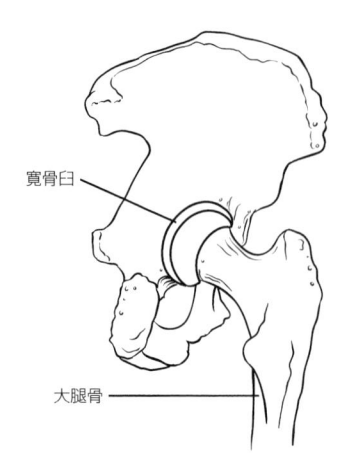

図 6-1

う．**こわばり**(stiffness)は骨棘(骨増殖体)の形成を促進し，その結果さらなるこわばりを招くため，患者は靴下や靴を履くことが難しくなる．このような過程は，最終的には下肢の短縮，内転変形，股関節外旋という一般臨床像につながり，しばしば固定的な屈曲拘縮(fixed flexion contracture)をきたす．骨の喪失はたいていゆっくりと起こるが，阻血性壊死を併発すると急速に生じることがある．

股関節全置換術が適応となる股関節疾患

関節炎
 リウマチ
 若年性リウマチ(Still 病)
 化膿性―感染寛解
強直性脊椎炎
阻血性壊死
 骨折または脱臼後
 特発性
骨腫瘍
Cassion 病
変性関節疾患
 変形性関節症
発育性股関節形成不全
股関節再建術失敗例
 カップ関節形成術

```
　　大腿人工骨頭
　　Girdlestone 手術
　　関節面置換術
　　股関節全置換術
骨折または脱臼
　　寛骨臼
　　大腿骨近位
股関節固定または偽関節
Gaucher 病
ヘモグロビン異常症（鎌状赤血球症）
血友病
遺伝性疾患
Legg-Calvé-Perthes 病
骨髄炎（陳旧性，非活動性）
　　血行性
　　骨切り術後
腎疾患
　　コルチゾン誘発性
　　アルコール症
大腿骨頭すべり症
結核
```

変形性関節症（OA）の一般的特徴[1]

- 共通の病理学的，放射線学的特徴をもつ異質な病態の集まりである．
- 滑液関節の一部をなす関節軟骨の局所的喪失があり，それに伴って軟骨下骨と関節縁での増殖性変化が生じる．
- X線写真では関節裂隙の狭小化，軟骨下骨の硬化像，嚢胞形成，辺縁骨棘が認められる．
- ありふれた疾患で加齢と関係しており，手，股関節，膝関節，脊椎の椎間関節にも特有の障害パターンが認められる．
- よくみられる臨床所見は，動作時の関節痛，不活動後の関節のこわばり，関節可動域（range of motion：ROM）制限である．

---

[1] Dieppe P: Osteoarthritis: Are we asking the wrong questions? Br J Rheumatol Aug 23 (3):161, 1984 より引用．

変形性関節症(OA)の初期症状と徴候[1]

症状
- 活動中の痛み
- 不活動後のこわばり(こわばりは通常 30 分以内に軽快する)
- 運動制限(特定の課題が困難である)
- 心もとない,あるいは不安定な感覚
- 機能的制限と社会的不利

徴候
- 関節縁周囲の圧痛点
- 関節縁の硬い腫脹
- 粗い軋音(きしむこと,ロッキング)
- 軽度の炎症(冷たい滲出液)
- 運動が制限され,痛みを伴う.
- 関節の「硬さ(tightness)」
- 不安定性(明らかな骨または関節の破壊)

股関節炎の分類

X 線像により変形性股関節症は以下のように分類される.(1) **求心性**に関節軟骨の均一な喪失がある,(2) 大腿骨頭の**下内側への移動**(migration),(3) 大腿骨頭の**上外側への移動**.この分類は,矯正骨切り術が考慮されるときには重要であるが,それ以外の場合にはあまり意味がない.

股関節炎の診断

股関節痛は,脊椎や L3-4 坐骨神経痛,内腸骨動脈狭窄からの関連痛と間違えられることがある.関連痛の原因は除外しなければならない.**股関節炎のための古典的な臨床テストは,股関節を屈曲し内旋させることである**.股関節炎では内旋が制限され,痛みを伴う.**鑑別診断**には,股関節脱臼,股関節部の骨折,骨盤骨折・離開,外側大腿皮神経の絞扼,梨状筋または大殿筋,小殿筋腱の腱炎,転子部滑液包炎,L3-4 坐骨神経痛,脊椎の関連痛,内腸骨動脈狭窄,大腿四頭筋やハムストリングの

---

[1] Dieppe P: Osteoarthritis: Are we asking the wrong questions? Br J Rheumatol Aug 23(3):161, 1984 より引用.

肉ばなれ(muscle strain)や挫傷(contusion)があげられる.

X線検査では，骨盤の正面像および股関節の正面像と側面像が必要である．**側面像は，蛙足での側方向(frog-leg lateral)，すなわちLauenstein法の変法で撮影しなければならない**．shoot-through側方向*は，大腿骨のゆがんだ画像しか得られないので外科医には価値がない．血清学的検査はめったに必要とならない．骨シンチグラフィーや磁気共鳴画像法(magnetic resonance imaging：MRI)のような画像検査が必要となるのは，X線検査で所見がなく阻血性壊死が疑われる場合だけである．

股関節炎の治療

抗炎症薬と鎮痛薬には(限られてはいるが)一定の価値がある．一般に，非ステロイド性抗炎症薬(nonsteroidal anti-inflammatory drugs：NSAIDs)は，アラキドン酸代謝のシクロオキシゲナーゼまたはリポキシゲナーゼを可逆的に抑制し，プロスタグランジンやロイコトリエンのような炎症誘発物質の産生を効果的に阻害する．NSAIDsはプロスタグランジンの有益な効果，たとえば胃粘膜保護作用や，腎血流およびナトリウムバランスを維持する作用も抑制してしまう．アスピリンは，血小板の寿命の間(10〜12日)持続する不可逆的な抗血小板作用を有するが，それとは違い，NSAIDsの出血時間は通常，断薬から24時間以内に正常化する．

消化不良(胃腸障害)はNSAIDsで最もよくみられる副作用である．その他の副作用としては胃腸の潰瘍形成，腎毒性，肝毒性，心不全などの可能性がある.

NSAIDsの**使用禁忌**は，胃腸，腎または肝疾患の既往，あるいは抗凝固療法を行っている場合などである．米国リウマチ学会(American College of Rheumatology)は，長期間NSAIDsを使用している患者について年1回，全血球数，肝機能，およびクレアチニン検査を行うことを推奨している．血液像と便潜血検査は，NSAIDsの開始前と開始後に定期的に行うことが推奨されている．

アセトアミノフェン(ピリナジン®)は副作用が少なく，疼痛緩和にNSAIDsと同等の効果があるため(Bradleyら，1991)，整形外科およびリウマチ領域において鎮痛の第一選択薬として認められている．推奨されるアセトアミノフェンの投与量は650 mgを4〜6時間おき，必要に応じて最大4,000 mg/日までである．普通は，1,000 mgを1日3回投与で十分である．コンドロイチン硫酸やグルコサミンのような**栄養補助食品**(neutraceuticals)はよく知られているが，その効果は証明されていない.

---

*訳注：患者は背臥位．カセッテは検側の大腿骨頸部軸に平行となるように股関節の外方で垂直に固定する．他側の股関節と膝を90°屈曲させて下腿を台で支え，下腿の下方から検側の大腿骨頸部を目がけて撮影する．通常は，体位変換の困難な患者でしか用いられない．

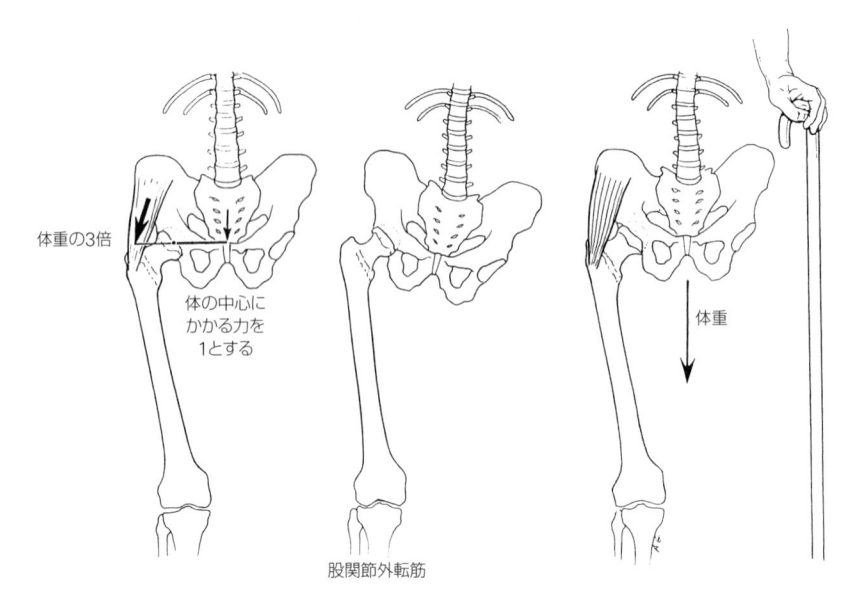

図6-2 杖を使用することによって，股関節にかかる力の方向を変えることができる．杖を使わなければ股関節にかかる合力は体重の約3倍になる．これは単脚支持期に体重を支えるため外転筋の力が大転子に作用し，骨盤を水平に保っているからである．

(Kyle RF: Fractures of the hip. In Gustilo RB, Kyle RF, Templeton D[eds]: Fractures and Dislocations. St Louis, CV Mosby, 1993 より引用)

　グルコサミンとコンドロイチン硫酸は，関節軟骨に含まれる相乗作用のある内因性分子である．グルコサミンは軟骨細胞と滑膜細胞の代謝を促進すると考えられ，コンドロイチン硫酸は分解酵素を阻害して，関節周囲組織におけるフィブリン血栓の形成を妨げると考えられている(Ghoshら，1992)．

　1日あたり最低1,000 mgのグルコサミンと1,200 mgのコンドロイチン硫酸が，標準的な推奨投与量である．この経口療法にかかる費用は月平均50ドルである．

　杖を反対側の手にすると，股関節への体重負荷を軽減するのに役立つ(図6-2)．杖は，靴を履いたときに患者の大転子の上端にくるように合わせる．**ストレッチと筋力増強訓練，あるいはヨガ教室に参加することは，ROMを改善するという点で大変価値がある**．手術を必要とする理由が疼痛というよりも，こわばり(例：靴や靴下を履くことができない)にあるかもしれないからである．

股関節炎のための運動
（股関節全置換術を受けていない場合）

　筋力を強化したり，股関節の筋肉と関節包をストレッチするような運動を行い（表6-1，6-2，6-3も参照），日常生活に必要な動作と筋力の改善につなげる．これらの運動は関節炎のある股関節（arthritic hip）に対するものであり，股関節置換術後に行うものではない．

下肢の回旋（leg rotation）（図6-3）
1. 背臥位になり右脚をまっすぐに伸ばし，腰への負担を取り除くために左膝を曲げる
2. 爪先（右足）を天井に向けてから，時計回りに足を回転させて10秒間保持する．次に，反時計回りに足を回転させ，再び爪先を天井に向けてから，体の左側に向けて内向きにする

回数：片脚ずつ行い，1セット10回
セット数：1日2セット

下肢の挙上（leg raise）（図6-4）
1. いすに沿って立ち，いすに寄り掛かって体を支える
2. 左脚を伸ばしたままできるだけ前に持ち上げる
3. 左脚を下ろして，右脚でも同様の運動を行う
4. いすに向かって立ち，いすにつかまって体を支えながら，無理をしない範囲で左脚を外側に持ち上げる
5. 左脚を下ろして，右脚でも同様の運動を行う

図6-3　下肢の回旋．背臥位で股関節の外旋および内旋運動を行う．

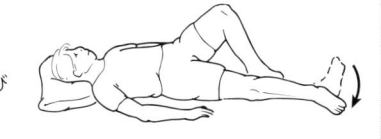

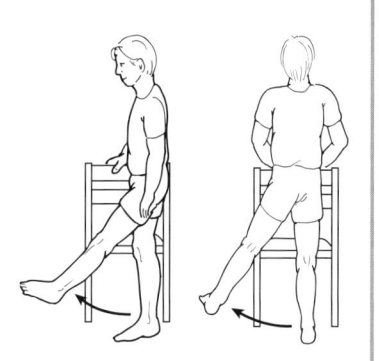

図6-4　下肢の挙上．

□→ 股関節炎のための運動(股関節全置換術を受けていない場合)

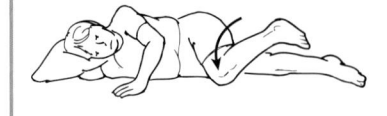

図 6-5　膝のクロスオーバー.

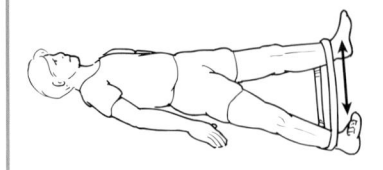

図 6-6　下肢の外転抵抗運動.

回数：10〜15回
セット数：1日2セット

膝のクロスオーバー(knee cross-over)(図 6-5)
1. ベッドまたは床の上で右側臥位となり，頭を右腕の上にのせる．体を安定させるために，左腕を曲げて床に手をつく．脚はまっすぐにしておく
2. 左膝を曲げて胸のほうに引き寄せる．そうすると，左足は右膝の近くまで移動する
3. 左膝を右脚の前で交差させるようにベッドまたは床に近づける
4. 左足は右膝にのせたまま，左膝を持ち上げてステップ2の肢位まで戻す
5. 左側臥位になって，右脚でも同様の運動を行う

回数：10〜15回
セット数：1日2セット

筋力増強訓練
■下肢の外転抵抗運動(leg scissors against resistance)(図 6-6)
1. 両足関節，ふくらはぎ，または大腿部に弾性チューブを巻いて輪にする
2. ベッドまたは床の上で背臥位となり，脚をまっすぐに伸ばす．腕は体の横に置いて楽にする
3. 弾性チューブの抵抗に逆らってできるだけ両脚を広げ，それから両脚一緒に元に戻す(主治医の許可があれば，脚を広げる前に，ベッドまたは床から脚を少し持ち上げてもよい)

回数：5〜10回
セット数：1日2〜3セット

■下肢伸展挙上(straight leg raise)(図 6-7)
1. 背臥位になり，両膝を曲げて，足の裏が床またはベッドにつくようにする．腕は体の横に置いて楽にする

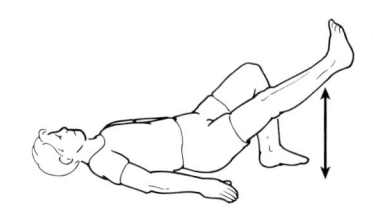

図 6-7　下肢伸展挙上.

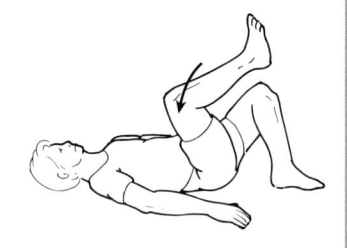

図 6-8　膝を胸まで引き上げる.

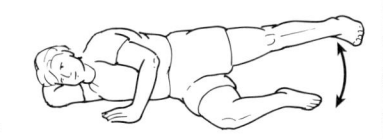

図 6-9　サイドキック.

2. 右脚をまっすぐに伸ばし，膝を伸展位に保ちながら右脚をできるだけ高く持ち上げる
3. 脚をゆっくりと床に下ろし，膝を曲げて最初の姿勢に戻る
4. 左脚でも同様の運動を行う

回数：10〜15 回
セット数：1 日 2 セット

■**膝を胸まで引き上げる(knee-to-chest lift)(図6-8)**
1. 背臥位になり，両膝を曲げて，足の裏が床またはベッドにつくようにする．腕は体の横に置いて楽にする
2. 右脚の股関節を曲げ，膝をできるだけ胸に近づける
3. 脚をゆっくりと下ろして元の位置に戻し，力を抜く
4. 左脚でも同様の運動を行う

回数：10 回
セット数：1 日 2〜3 セット

■**サイドキック(side kick)(図6-9)**
1. 右側臥位になり，頭は右腕の上にのせる．体を安定させるために左腕を曲げて床に手をつき，右膝を曲げる

□→ 股関節炎のための運動（股関節全置換術を受けていない場合）

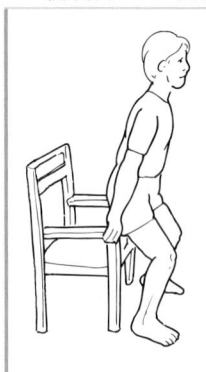

図 6-10 いすの前に立ちはだかり，膝屈曲 30°のミニスクワットを行う．

2. 上になっている（左）脚を体の軸に沿ってまっすぐに伸ばし，できるだけ高く持ち上げる．このとき必ず爪先が前を向いていることを確認する
3. 2〜3 秒間その姿勢を保持してから，ゆっくりと脚を下ろす
4. 左側臥位になり，右脚でも同様のサイドキックを行う

回数：10〜15 回
セット数：1 日 2 セット

■膝屈曲 30°のミニスクワット（mini-squat）（図 6-10）
1. いすの前，または壁に向かって立つ．腕は体の横に下ろして楽にする
2. 股関節と膝関節を曲げて，座位になるように腰を下ろしていく
3. いすに座る動作の中間，あるいは膝屈曲 30°に達したところで止まり，立位に戻る．しゃがんだり立ち上がったりするのに手や腕を使ってはいけない．膝を深く曲げない．30°は，かろうじて膝が曲がる程度である（療法士がお手本を示す）

回数：10〜15 回
セット数：1 日 2 セット

注意：脚の筋力だけでは立ち上がれない位置までしゃがんだり，膝が痛くなるまで姿勢を低くしたりしないこと．

〔Eichner ER: Patient handout for the arthritic hip. Womens Health Orthop Ed 2(4):1, 1999 より引用〕

表 6-1　変形性股関節症の患者で推奨される訓練計画[1]

軽度の症状	中等度～重度の症状（運動時の痛み）
自動 ROM 訓練 股関節屈筋，内転筋，腸脛靱帯，腓腹筋，およびハムストリング腱のストレッチ 筋力強化〔バンド訓練，下肢挙上，閉鎖的運動連鎖（closed kinetic chain：CKC）訓練，片脚立位，歩行〕 有酸素運動（週 5 回，1 時間の歩行が望ましい） 「免荷」目的の温水中（高温入浴ではない）での運動（aquatic therapy）	自動介助 ROM 訓練 ストレッチ 運動時の痛みがあまりないときだけ等尺性筋力強化 必要に応じて物理療法 免荷歩行〔**アクアサイザー**（aquasizer），**プール**，買い物カート，杖，歩行器〕．安楽に行える時間（場合によっては 1 分程度）で開始し，1 日 1～数回実施，少しずつ時間を増やして 45 分とする．それから徐々に再荷重を進め（水深を浅くする，杖に頼る力を減らす），1 時間の全荷重歩行を週 3～5 回実施することを目指す

[1] 軽度の症状の患者は 1～2 回の訪問理学療法を受ける．中等度～重度の症状の患者は最初の 1～2 週間は毎日，次の 1～2 か月間は週 3 回，その次の 1 か月間は週 1 回治療を受ける．そして患者が自主的に運動を進められるようになるまで，月 1 回の頻度で約 6 か月間治療を続ける．
〔Ike RW, Lampman RM, Castor CW: Arthritis and aerobic exercise: A review. Phys Sports Med 17(2):27, 1989 より引用〕

表 6-2　関節炎の患者に適した訓練機器

	負荷の加わる関節				
	股関節	膝関節	足関節	肩関節	脊椎
固定自転車（エアロバイク）	++	++	+	-	+
上肢エルゴメーター	-	-	-	++	++
ローイングマシン	-	-	-	++	++
クロスカントリースキーマシン	+	±	±	±	+
ステア・クライミングマシン	++	++	++	+	+
浮力調整ベストを着用した水中ランニング（water running）	-	-	-	±	±

++：高度の負荷あり，+：負荷あり，±：多少負荷あり，-：負荷なし．
〔Ike RW, Lampman RM, Castor CW: Arthritis and aerobic exercise: A review. Phys Sports Med 17(2):27, 1989 より引用〕

表6-3	関節炎の患者のための有酸素運動プロトコール(自転車エルゴメーターによる低〜中等度の強度)
頻度	週3回
仕事量	安定したクラス1ないし2の患者において，50 rpmで最大心拍数の70%に達するような抵抗
構造	1分間の休憩をはさんで5つの運動セッション
初期の運動時間の設定	2分(低度) 15分(中等度)
増加率	2週ごとに2分ずつ
最大	15分/セッション(低度) 35分/セッション(中等度)

(Ike RW, Lampman RM, Castor CW: Arthritis and aerobic exercise: A review. Physician Sports Med 17(2):27, 1989より引用)

股関節炎に対する手術の選択肢

骨切り術，例えば骨盤骨切り術や転子間骨切り術は，かつてはよく行われた方法であり，特別な状況下ではまだ限定的な役割がある．関節固定術もまだ行われることがあるが，かなり年少の子どもに対してだけである．**外科治療の中心は股関節全置換術**（total hip replacement）である（図6-11）．一般に，活動性の低い高齢者では，臼蓋側と大腿骨側のコンポーネントを骨セメントで固定することがある．若くて活動性の高い患者では，セメント非使用のインプラントを用いるのが現在の主流である．これらは一般的なガイドラインにすぎず，骨質の悪い症例に対して再置換術を行う場合，執刀医は術中所見に基づいて固定法を選択している．

関節置換術後の**荷重制限**は，セメント使用とセメント非使用の人工股関節では大きく異なる．セメントは挿入後15分で最大の強度となる．一部の外科医は，セメントとの接触面にある骨(すなわち機械的な刺激や熱により損傷を受けた骨)が，インプラント周囲の骨板(bone plate)形成とともに再構築されるまでは，何らかの荷重制限が必要だと考えている．このようになるまでには6週間を要する．しかしながら，**外科医の多くは，セメント使用人工股関節では最初から十分な安定性が得られており，杖または歩行器を使用して直ちに全荷重を開始してもよいと考えている．**

セメント非使用の人工股関節の初期固定は，プレスフィット(圧迫による適合)による．インプラントが最大に固定されるには，インプラントの表面または内部で骨組織が成長し，定着する必要がある．通常，6週後までに適度な安定性は得られるが，セメント非使用の場合，およそ6か月が経過するまでは最大の安定性は得られないと

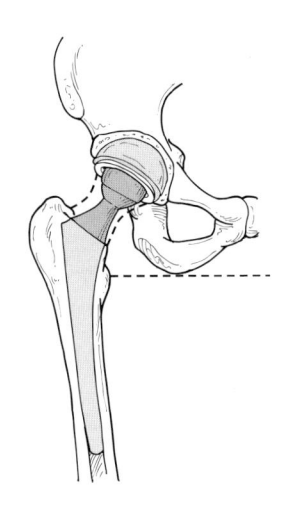

図 6-11 股関節全置換術．

考えられている．このような理由で多くの外科医は，最初の 6 週間は爪先接地荷重（toe-touch weight-bearing）が適切であると主張している．初期の固定性は，術後すぐに患者が耐えられる範囲で荷重させるのに十分であると考える医師もいる．

下肢伸展挙上（straight leg raise：SLR）は，股関節に非常に大きな面外（out-of-plane）の負荷を与えるため避けなければならない．また，側臥位での下肢挙上も股関節に大きな負荷を与える．股関節外転筋の積極的な等尺性収縮でさえ注意して実施すべきであり，特に転子部骨切り術（trochanteric osteotomy）が行われた場合にはそうである．

セメント非使用人工股関節の術後早期は，回旋に対する抵抗力が弱く，6 週間かそれ以上は，股関節に大きな回旋力を与えないよう注意することが望ましい．最も一般的な回旋負荷は，座位から立ち上がるときに生じるので，両手でいすを押しながら立ち上がることが強く勧められる．

全荷重が達成された後でも，患者は跛行がなくなるまで反対側の手で杖を使うことが重要である．杖の使用は，Trendelenburg 歩行の進行を防ぐのに役立つ．Trendelenburg 歩行は後になって完全に矯正することは難しい．インプラントや骨の安定性を得るのに苦労した再置換術後は，患者にずっと杖を使い続けるように指導する．一般に，杖のことを忘れて立ち上がり，その場を立ち去るようになれば，それが安全に杖を手放す目安となる．

● 股関節全置換術後のリハビリテーション

ここで概説する股関節全置換術後のリハビリテーションプロトコールはあくまでも原則であり，患者の特性に合わせて調整する必要がある．例えば，何らかの理由で大腿骨の骨切り術が行われた場合には，荷重は爪先接地に制限すべきである．骨切り術は，(1) 内・外反骨切り術または回転骨切り術のようなアライメント矯正，(2) calcar

股関節全置換術の禁忌

絶対禁忌
1. 関節の活動性感染〔再置換術をインプラント抜去後直ちに行う場合（immediate exchange）と，少し間を置いてから行う場合（interval procedure）を除く〕
2. 全身性の感染症や敗血症
3. 神経病性関節
4. コンポーネントの適切な固定が得られない悪性腫瘍

相対禁忌
1. 限局性感染症，特に膀胱，皮膚，肺，または他の局所性病変
2. 外転筋群の完全麻痺または相対的な筋力低下
3. 進行性の神経障害（neurological deficit）
4. 急速に骨破壊が進行している時期
5. 広範な歯科または泌尿器科の処置が必要な場合，例えば経尿道的前立腺切除術などは，関節全置換術の前に実施しておくべきである

---

episiotomy*または転子下短縮術（subtrochanteric shortening）のような**短縮**，(3) 転子部骨切り術またはスライド骨切り術（trochanteric osteotomy or slide），延長転子部骨切り術またはスライド骨切り術（extended trochanteric osteotomy or slide），あるいは開窓術（window）のような術野の**展開**のために必要となる．**拡大骨切り術**（expansion osteotomy）は大きな人工関節の挿入を可能にする．**縮小骨切り術**（reduction osteotomy）は大腿骨近位部を縮小する．このような骨切り術を受けた患者では，ある程度の骨癒合が得られるまで荷重を遅らせるべきであり，これは当然手術をした医師が決定する．また，骨切り術を受けた患者では，医師が安全であると判断するまでSLRや側臥位下肢挙上を避けるべきである．

初期固定に問題がある場合にも治療を調整する必要がある．再置換術では，プレスフィットだけで寛骨臼コンポーネントを安定させることは難しく，多数の螺子固定が必要となる．このような状況では，リハビリテーションを進めるうえで十分な注意が必要である．

また**安定性**の理由からも治療を調整する必要があるかもしれない．反復性脱臼に対する再置換術では，股関節の内転および屈曲（80°以上）を防止するため，最大6か月は外転装具を装着させる必要がある．同様に，再置換時に股関節由来の下肢短縮があ

---

*訳注：大腿距（calcar，肥厚した大腿骨頸部の硬板）で縦に骨切りを加える手技．

る場合には，拘束式ソケット（constrained socket）の使用の有無にかかわらず，軟部組織が引き締まるまでの数か月間は外転装具で保護しなければならない．

このような検討事項を一つひとつチェックしながら，個々の患者に合わせた固有のリハビリテーションプロトコールを作成していかなければならない．

● 股関節全置換術後の注意事項

人工関節の脱臼（筆者らが行っている後方進入法では後方脱臼）を予防するために，患者に次のようなハンドアウトを配布し，脱臼予防動作について指導している．

後方進入法による股関節全置換術後の患者指導シート

あまり深く腰をかがめないでください（図6-12）．
膝よりも下に手を下ろさないでください．
リーチャーを使ってください．

立ち上がるときに身を乗り出さないでください（図6-13）．
代わりに，まずお尻を前方に移動させ，それから立ち上がるようにしてください．

足元にある毛布を，上体を前に倒しながら引き上げないでください（図6-14）．
リーチャーを使用してください．

低い便座またはいすに座らないでください（図6-15）．
必ず便座を高くして使用してください．
座布団などでいすの高さを調節してください．

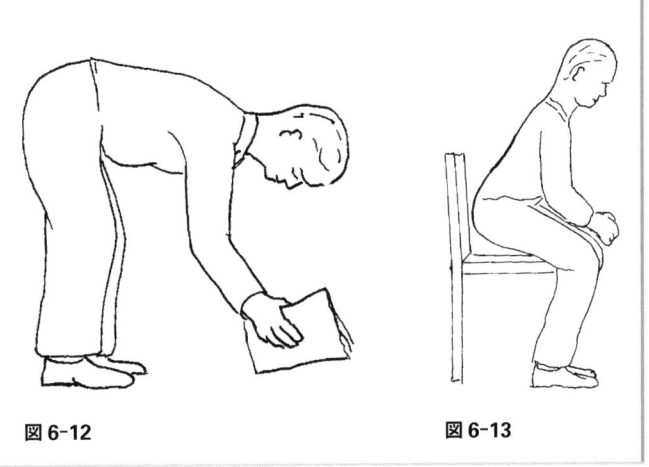

図6-12　　　　図6-13

□→ 後方進入法による股関節全置換術後の患者指導シート

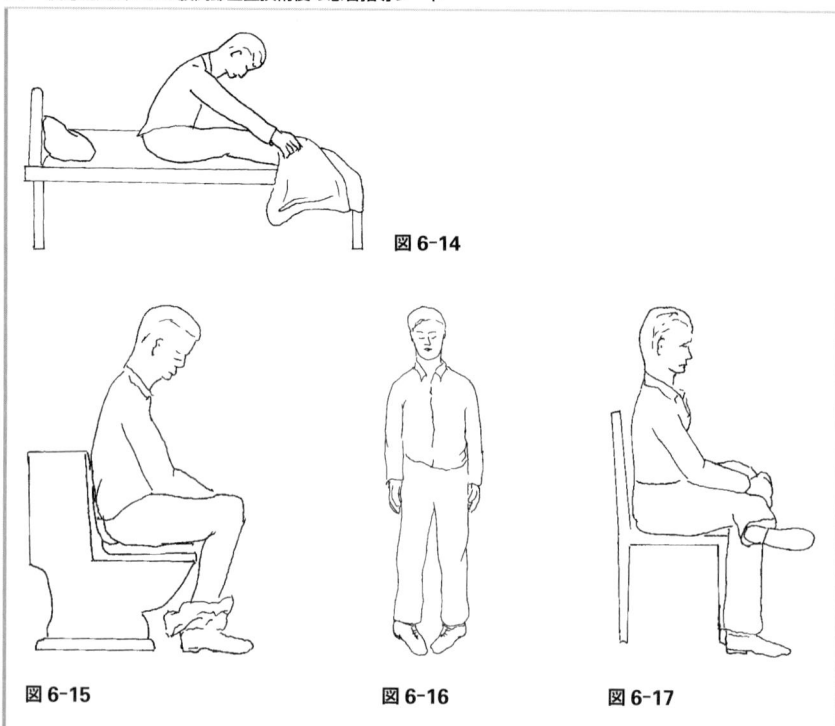

図 6-14

図 6-15　　　　　　　　図 6-16　　　　　　　　図 6-17

爪先を内側に向けて立たないでください（図 6-16）．
座っている間，膝を内側に向けないでください．

足を組まないでください（図 6-17）．
座っているとき，立っているとき，横になっているときも守ってください．

脚の間に枕を挟まずに横になってはいけません．

脚を交差させたり内側に回したりしないでください（図 6-18）．
次のような動作は**避ける**よう指導されます．
　1. 脚を組むか，両脚を一緒に持ってくること— 内転．
　2. 膝を曲げて胸元まで近づけること— 極端な股関節屈曲（手が膝に届くまで体を曲げることは可能）．
　3. 手術側の足の先をもう一方の脚のほうに向けること— 内旋．
以下に書かれているリストは，日常生活のなかで起こりうる姿勢を列挙したものです．これまで述べてきた脱臼予防のための注意事項を守って行うようにしてください．

□→

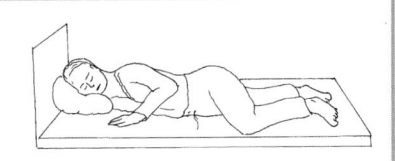

図 6-18

1. 座るときは，膝を適度に離して座ってください．
2. 低いいす，特に張りぐるみ（詰め物をして布や革で覆った形）のソファやいすに座ることを避けてください．
3. 主治医が許可するまで，手術側を下にして側臥位にならないでください．
4. 非手術側を下にして側臥位になるときはいつも，膝の間に大きな枕または2つの小さな枕を入れてください．両膝は軽く曲げるようにしてください．
5. 退院後，主治医が許可するまで（通常6～10週間），補高便座（elevated commode seat）を使ってください．
6. 歩いているとき，特に向きを変えるときに脚を交差させないでください．
7. 股関節を80°以上曲げないでください（例：足に触るとき，ズボンを引き上げるとき，床に落ちたものを拾うとき，ベッドで脚を伸ばしたまま毛布を引き上げるときなど）．
8. 少しリクライニングした姿勢で座ってください―便座に座るときは前かがみになることを避けてください．座っているときや立ち上がるときに両肩を股関節より前に出さないようにしてください．
9. いすに座っているとき，膝を股関節より高く上げないでください．
10. 浴槽いす（tub chair）を使わずに，浴槽の中に入ろうとしないでください．
11. **階段の上り下り（松葉杖使用）**
    上り―非手術側の脚を上の段にのせ，松葉杖を下の段についたままで，もう片方の脚を上の段にのせてください．最後に両側の松葉杖を上の段に引き上げます．
    下り―松葉杖を下の段に置き，手術側の脚を下ろし，それから非手術側の脚を下ろします．
12. 医師の診察で許可が出るまで，松葉杖または歩行器を使用してください．
13. 長時間（1時間以上）座っていることは避けてください．その後で急に立ったり，ストレッチを始めたりしないでください．
14. 手術側の脚をよくコントロールすることができ，容易にアクセルからブレーキに踏み替えることができるようになれば，術後6週で車の運転を再開することができます．
15. ナイトスタンドはベッドの非手術側に置いてください．手術側に体をひねることは脚を内旋することと同じになるので，避けてください．
16. 股関節前面の硬さ（tightness）を予防するために，毎日少なくとも15～30

□→ 後方進入法による股関節全置換術後の患者指導シート

分間足をまっすぐにして仰向けに寝てください．
17. 退院後，手術側の脚の腫脹がひどくなってきたら，なるべく足を挙上するようにしてください（後ろにもたれることは忘れずに）—それでも腫脹が持続するようであったり，ふくらはぎに圧痛が生じる場合には主治医に連絡してください．爪先荷重をしている間は，筋肉が脚の血液をくみ上げる働きをしていないので，全荷重となるまでいくらか脚が腫れやすいことに注意してください．このような腫脹はたいてい夜間に消失します．

この脱臼予防シートは，患者指導ビデオシリーズ，人工関節術後リハビリテーションより許諾を得て引用．

リハビリテーションプロトコール

後方進入による股関節全置換術後　　　　Cameron and Brotzman

ゴール

- インプラントの脱臼防止
- 機能的強度の獲得
- 股関節および膝関節周囲筋の強化
- ベッド臥床による危険因子の予防（例：血栓性静脈炎，肺塞栓症，褥瘡，肺炎）
- 補助器具（assistive device）を用いて移乗（トランスファー）および歩行が自立するよう指導
- 脱臼の危険がない範囲内で痛みのない ROM を確保

セメント使用またはセメント非使用人工股関節のリハビリテーションで考慮すべきこと
- セメント使用人工股関節
  - 術後早期から歩行器を使った許容範囲での荷重

術前指導

- 股関節脱臼の予防に関する教育（ハンドアウト）
- 移乗動作の指導
  - ベッド移乗
  - いす
    - いすの深さの制限：深いいすは避ける．また，体幹屈曲を最小限にするために，天井を見ながら着座するように指導する
    - 座っているとき：脚を組まないようにする
    - いすからの立ち上がり：いすの端までお尻をずらしてから立ち上がる

□→

- 補高便座の使用：便器の上に傾斜をつけて補高便座を置く．後ろのほうを高くして立ち上がりやすくする．補高便座を自宅に送ってもらうように術前に手配する
- 歩行：予想される補助器具（歩行器）の使い方を指導する
- 訓練：初日の訓練を実際にやってみせる（下記参照）

術後の離床計画

- 術後1日目か2日目から，1日2回介助にてベッドからいす（ストロークチェア）に移る．低いいすは絶対に使用**しない**こと
- 術後1日目か2日目に，療法士の介助で，1日2回の補助器具（歩行器）を使った歩行訓練を開始する

荷重の状態

- **セメント使用人工関節**：少なくとも6週間は歩行器を使い，患者が耐えられる範囲で荷重する．その後4〜6か月間は手術と反対側の手で杖を使用する
- **セメント非使用人工関節**：6〜8週間（12週間を奨励する者もいる）は歩行器を使って爪先接地荷重を行い，その後4〜6か月間は反対側の手で杖を使用する．長距離移動の際には車いすを使用し，乗車中は80°を超える過度の股関節屈曲を避けるよう注意する．療法士は，フットレストまでの距離が十分に長いことを確認する．車いすの座面に，後ろが高くなる三角クッションを置いて過度の股関節屈曲を避ける

等尺性運動（制限すべき事項を再確認）

- 大腿四頭筋セッティング：膝を下に押しつけて大腿四頭筋を十分収縮させ，4秒間保持する
- 殿筋セッティング：殿部全体を同時に強く収縮させ，4秒間保持する
- 足関節のポンプ運動（ankle pump）：足関節を背屈，底屈方向に繰り返し動かす
- 臥位での自己抵抗による等尺性股関節外転運動．その後，両膝にセラバンド（Thera-Band）を巻き，セラバンドに抵抗して股関節外転運動を行う
- 4ポイント訓練（4-point exercise）
  - 立位の状態で膝を曲げて挙上する
  - 膝をまっすぐにする
  - 膝を後ろに曲げる
  - 足を開始位置に戻す
- 股関節外転-内転（患者が転子部骨切り術を受けた場合，開始を遅らせる）
  - 背臥位：爪先を上に向けたまま脚を外転させ（側方に滑らせ），元に戻す．脚が外旋していないことを確かめる．そうしないと中殿筋は強化されない
  - 立位：脚を外転させ元に戻す．上体を側方に傾けない
  - 側臥位（術後5〜6週から実施）：横向きに寝て，重力に抗して脚を外転させる（**図6-19**）．大殿筋と中殿筋を使うように，患者は腹臥位の方向に30°体を倒さ

□→ 後方進入による股関節全置換術後

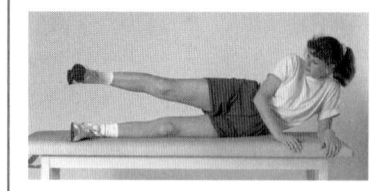

図 6-19 側臥位での股関節外転．術後，側臥位にて，患肢を床から 8〜10 インチ（約 20〜25 cm）の高さまで持ち上げる．患者は腹臥位の方向に 30°体を傾けるとよい．この運動は，転子部骨切り術後の固定が悪くなる可能性があるため，外科医の指示が出てから行う．

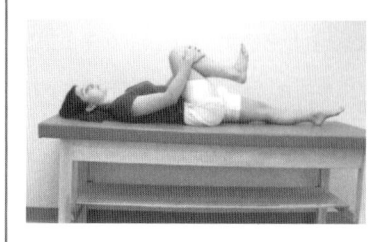

図 6-20 Thomas ストレッチ．患者はベッド上で背臥位になり，非手術側の膝を胸まで屈曲して保持し，手術側（左）の脚を完全に伸ばしてベッドに押しつける．

なければならない．多くの患者は背臥位の方向に倒れる傾向があり，そうすると大腿筋膜張筋を使って外転することになる

Cameron（1999）は，股関節外転筋の強化が，跛行のない歩行を獲得するために最も重要な唯一の運動であることを強調している．手術手技のタイプ（転子部骨切り術など）やインプラントの固定（セメントなど）が股関節外転筋訓練の開始時期に影響する（p.740, 741 参照）．

- SLR（禁忌でない場合）：大腿四頭筋を十分に収縮させ，膝をまっすぐにしたままベッドから脚を持ち上げる．反対側の膝を立てるとこの運動がしやすくなる．SLR は，股関節全置換術後よりも膝関節全置換術後において重要性が高い．手術部位の構造的安定性に応じて，外科医は SLR を差し控えることを要求する可能性がある

ROM 訓練およびストレッチ

- 術後 1 日目か 2 日目から，股関節の屈曲拘縮を予防するために Thomas ストレッチを毎日行う．ベッド上背臥位で，**非手術側の膝を胸まで引き上げると同時に，手術側の脚をベッドに押しつけて伸展させる**．この股関節伸展は患側の関節包前部と股関節屈筋群を伸張し，術前からあった屈曲拘縮を改善し，術後の拘縮を予防する．このストレッチは 1 セッション 5〜6 回，1 日 6 セッション実施する（**図 6-20**）

- 術後 4〜7 日目から，シートを高くすれば固定自転車訓練を開始してもよい．自転車に乗るために，患者はその側面に向かって立ち，片方の手をハンドルの中央に，もう一方の手をシートの上に置く．非手術側の脚でバーをまたぎ，その脚を床に下ろして，自転車にまたがる．両手に体重をかけることにより，手術側の脚への全荷重を防止する．両手をハンドルにのせて患肢に部分荷重した状態で非手術側の足をペダルにかける．非手術側の脚で立ち，シートに腰を下ろす．それからペダルを回して，円弧の底にあるペダルに手術側の足をのせる

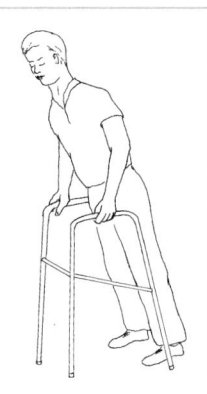

図 6-21 立位での関節包前部の伸展ストレッチ．ストレッチの間，療法士は歩行器を固定しなければならない．

- 自転車に乗ってペダルを完全に 1 回転できるようになるまで，シートはできるだけ高い位置にセットする．当初，完全に回転運動ができるようになるまでは，ペダルを後ろに回すことのほうが楽であると感じる場合が多い．シートの高さは段階的に低くし，安全な範囲で股関節の屈曲角度を増やしていく
- 最初は，1 日に 2〜4 回，時速 15 マイル（約 24 km）の最小負荷で行うべきである．筆者らは患者がいつでも使用できるように，病院のフロアで固定自転車を開放している．6〜8 週までに，約 10〜15 分間こいだ後に疲労が生じる程度まで負荷を上げる
- （股関節屈曲拘縮を予防する目的で）関節包前部の伸展ストレッチを行う．これは歩行器を使って立ち（**療法士が歩行器を固定する**），非手術側の股・膝関節を軽く屈曲させながら手術側の脚を伸展させることで行う．骨盤を前方に，肩を後方にゆっくりと押しつけながら関節包前部を持続的に伸長する（**図 6-21**）
- 歩行障害の多くは，股関節の前方構造が伸張されるときの痛みを回避するために起こる．そのため，これを観察し矯正することが大切である（p.752 参照）

外転枕

- ベッド臥床時，両脚の間に外転枕を置く

  注意：外科医の多くは，人工関節の脱臼を回避するために，最初の 1 週間は患側の膝に膝固定装具（knee immobilizer）も使用する．膝固定装具は，過度の股関節屈曲や膝関節屈曲を防止する．術後 5〜6 週間は睡眠時や休息時に外転枕を使い，その後安全であれば中止する．

トイレ使用に関するリハビリテーション

- 介助および補高便座があれば，トイレの使用を許可できる
- 患者が病室の外を 3〜6 m 歩行可能となった時点で，トイレでの移乗を指導する
- 常に補高便座を使用する

□→ 後方進入による股関節全置換術後

補助器具（自助具）

作業療法士が以下の補助器具を提供し，日常生活動作で活用できるように指導する．

- 「リーチャー」や「グラバー（grabber）」は床に落ちた物を拾うときや，靴下またはストッキングを履くときの手助けとして使用．スリッパを履くときに前屈しない
- 靴べらと，ゆったりとした靴またはローファー（ひもなしのカジュアルな靴）を使用

移乗の指導

- ベッド-いす
  - いすやベッドから離れる（乗り移る）とき，前かがみにならないようにする
  - まずいすの端までお尻をずらし，それから立ち上がる
  - ベッド上で背臥位から端座位になるとき，脚を組むことは禁止する
  - 安全かつ確実な移乗ができるようになるまで，看護師か療法士が介助する
- トイレ
  - 補高便座を使用し，介助で行う
  - 安全かつ確実な移乗ができるようになるまで，引き続き介助者が付き添う

自宅への移動

- 4ドアセダンの乗用車の後部座席に乗るように指導する．シートの奥行きに沿って深く座るかリクライニングして座る．頭部と肩の下に枕を1～2個置いて沈み込むような姿勢を避ける
- 急停車の際に後方脱臼しないように，（股関節の屈曲が90°以上になるような）慣習的な座位は避ける
- 車が4ドアセダンでない場合は，（股関節屈曲を最小限にするため）シートをリクライニングし，枕を2つ敷いてその上に座らせる
- これらの原則は，軟部組織が安定化する術後6週まで厳守する（SteinbergとLotke, 1988）
- 術後6週で車の運転を開始してもよい
- 脱臼予防の注意事項と指導内容について復習する〔BOX（p.743）参照〕

訓練の進行

- 股関節外転：自己抵抗による等尺性外転運動から，膝の周りにセラバンドを巻いて行う訓練へと進める．5～6週目には，プーリーやスポーツコード（sports cord），重りを用いた立位での股関節外転訓練を始める．また，股関節の周りにスポーツコードを巻いてサイドステップ訓練を行う．同様に臨床的に安全であれば，低い段を用いたラテラルステップアップ（lateral step-up）訓練を行う

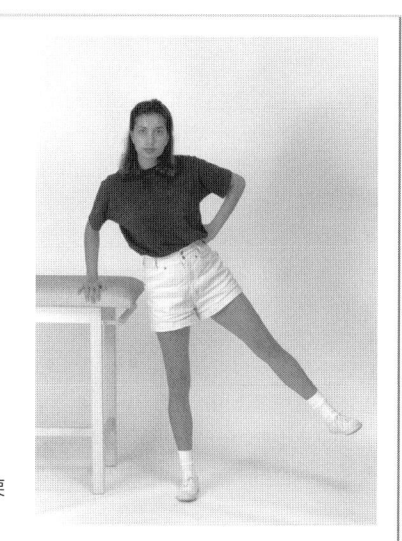

図 6-22 立位外転：脚を横に持ち上げて，戻す．

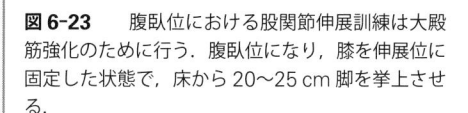

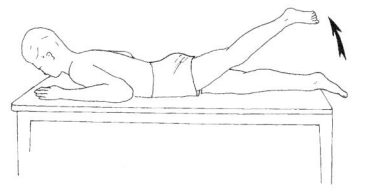

図 6-23 腹臥位における股関節伸展訓練は大殿筋強化のために行う．腹臥位になり，膝を伸展位に固定した状態で，床から 20～25 cm 脚を挙上させる．

　十分な外転筋力のある正常歩行を獲得するまで，股関節外転訓練を継続する．筆者らの施設では，**転子部骨切り術**を行っていないセメント使用人工関節に対して，一般に次のような経過で術後訓練を進めている．
 1. 背臥位での等尺性外転：手やベッド柵に抵抗する形で行う（2～3 日）
 2. 背臥位外転：手術側の脚を外側に滑らせて，戻す
 3. 側臥位外転：手術側の脚を上方に持ち上げ，重力に抗して外転させる
 4. 立位外転：脚を横に持ち上げて，戻す（**図 6-22**）
 5. セラバンド訓練，スポーツコード，ステップアップ訓練（5～6 週）

　腹臥位における股関節伸展訓練は，大殿筋強化の目的で行う（**図 6-23**）．これは膝を屈曲させた状態（大殿筋とハムストリングを分離）と，伸展させた状態（ハムストリングと大殿筋の強化）で行う．

　注意：このような訓練の進め方は，患者によっては遅らせる必要がある（p.740～743 参照）．

　持久性や心血管系の状態の改善と，四肢全体の筋力強化を目的とした一般的な筋力増強訓練を開始する．

□→ **後方進入による股関節全置換術後**

> **退院指導**
>
> - 今までの訓練（p.748〜750参照）と，歩行を含む活動を続けさせること
> - 引き続き脱臼予防の注意事項を守らせること
> - 自宅に補高便座を設置すること
> - 自宅に歩行器を用意させること
> - 家屋の状況（たとえば段差，階段，狭い玄関）に対応したリハビリテーションを再検討すること
> - 訪問理学療法および/または訪問看護師によるケアを確保すること
> - 患者の要求，能力，制限について家族に正しく理解してもらい，**家人と一緒に脱臼予防の注意事項を確認すること**
> - 術後6週間は車の運転を控えるよう繰り返し伝えること（ほとんどの車は座席が低すぎるため）
> - 歯科または泌尿器科治療の際に必要となる，予防的抗菌薬の処方箋を患者に渡すこと

● **股関節全置換術後に管理すべき問題点**

1. **Trendelenburg 歩行**（股関節外転筋の筋力低下）
   - 外転筋を強化するために，股関節外転訓練に全力を傾けること．
   - 脚長差を評価すること．
   - 非手術側の膝を30°屈曲させて，手術側の脚だけで立たせる．健側（非手術側）の骨盤が下がるならば，患者に骨盤を水平に維持するように努力させ，中殿筋（股関節外転筋）の再教育と強化を図る．
2. **股関節屈曲拘縮**
   - 術後，膝の下に枕を置くことは**禁忌**．
   - 後ろ歩きは屈曲拘縮を伸張する方法として役立つ．Thomas ストレッチ（p.748, **図6-20**参照）を1日30回（5回のストレッチを1セットとして，1日6セット）行う．背臥位で非手術側の膝を胸まで引き寄せる．手術側の脚をベッドに押しつけながら伸展させる．この動作で手術側の股関節屈筋群をストレッチできる．

● **歩容異常**

歩容の異常に注目し，それを矯正することが重要である．Chandler ら（1982）は，ほとんどの歩容異常が股関節の屈曲変形に原因があり，また屈曲変形の一因となることを指摘している．

最もよくみられる第一の歩容異常は，手術側の脚の歩幅が大きく，非手術側の歩幅が小さいことである．患者がこの動作を行うのは，手術側の（股関節）伸展を避けるためであり，鼠径部の伸張時の不快感が原因である．**非手術側の脚の歩幅をなるべく長くとるよう患者に指導する**．

第二によくみられる歩容異常は，手術側の立脚後期に膝折れを起こすものである．これも股関節伸展を避けるために生じている．立脚後期における膝屈曲と，早期かつ過度の踵離地(heel rise)が関係している．患者には立脚後期に踵をなるべく接地しておくように指導する．

　第三の歩容異常は，手術側の立脚中期と後期に体幹を前方に屈曲するという問題である．これもまた股関節伸展を避けようとして生じる現象である．これを矯正するためには，立脚中期と後期に骨盤を前方に，肩を後方に突き出すようにして歩くことを指導する．

　もう一つの問題，すなわち跛行は，時に単なる習慣として起こり，矯正困難な場合がある．等身大の鏡は歩行訓練の補助として有用であるが，これは鏡に向かって歩くとき患者が自分自身を観察できるからである．

　これらすべての歩容異常は，観察と指導により矯正可能である．

術後股関節の不安定性に結びつく肢位
Cameron

- 後方脱臼：屈曲，内転，内旋が脱臼を引き起こす
- 前方脱臼：伸展，内転，外旋が脱臼を引き起こす

重要なリハビリテーションのポイント
- **階段を上る場合**：まず非手術側の脚を上の段にのせるが，その際松葉杖は下の段についたままで，両足が揃ってから松葉杖を引き上げる．手すりがあれば，それにつかまる
- **階段を下りる場合**：松葉杖を下の段につき，手術側の脚を下ろし，それから非手術側の脚を下ろす．手すりがあれば，それにつかまる
- 股関節の前方構造のストレッチは，療法士が骨盤を押さえながら，患者の手術側の脚を治療台から横に下ろすことによって，愛護的に行える（図 6-24）

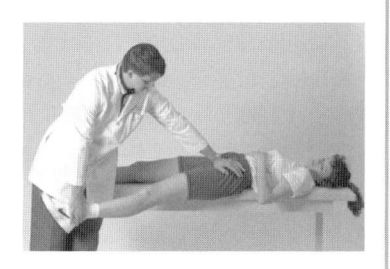

図 6-24　療法士による股関節の前方構造のストレッチ.

段差訓練

善人(good)は天国に昇る:「良い方(good)」の脚を先に上段へ.
悪人(bad)は地獄に堕ちる:「悪い方(bad)」つまり手術側の脚を先に下段へ.

住環境と日常生活動作における制約
- 住環境や日常生活動作を評価し,リハビリテーション上特有な問題点を抽出する
- 自宅で必要とされる設備について評価する
- 移動の際に障害となる家屋構造について評価する
- 現実的に実行可能なホームプログラムを設定する

杖

著者らは,反対側の手で長期に杖を使用することを支持している.これは置換した股関節にかかる日常の力を最小限にするためであり,そうすることにより,インプラントの寿命を延ばすことが期待される(p.734,図 6-2 参照).

関節全置換術後の深部静脈血栓症の予防

血栓塞栓症は,股関節全置換術後に起こる重篤な合併症の原因として最も多い.予防的投薬を受けていない股関節全置換術後の患者において,塞栓による死亡率は,胸腹部手術後の死亡率の 5 倍に相当する.血栓塞栓症は,術後 3 か月以内に起こる死亡原因としては最も多い.Kakkar ら(1985)によると,血栓は術後 12 日目までに 29%,術後 12〜24 日目に 23% の患者で形成される.したがって,深部静脈血栓症(deep vein thrombosis:DVT)のリスクは,術後 3 週までの期間で最も高いといえる.

多数の研究により,待機的手術を受けた患者の最大 50% に,腓腹部または大腿部の静脈の血栓形成が確認されている.血栓症の 80〜90% は手術側の下肢に起こる.腓腹部の血栓だけでは臨床的に明らかな肺塞栓を引き起こすことは少ない.肺塞栓は通常,より太い近位の静脈に生じた血栓が原因である.腓腹部の静脈の DVT のうち 5〜23% は近位に波及する.

いくつかの因子が血栓塞栓症のリスクを増大させる.
- 血栓塞栓症の既往
- 静脈手術および静脈瘤の既往
- 整形外科手術の既往
- 高齢
- 悪性腫瘍

- うっ血性心不全および慢性的な下肢の腫脹
- 不動
- 肥満
- 経口避妊薬とホルモン薬
- 過剰な失血および輸血

全身麻酔よりも，脊椎麻酔や硬膜外麻酔のほうが DVT のリスクは低い（13% 対 27%）．

　最善の予防方法については議論の余地がある．腓腹部や大腿部の血栓の報告や，肺塞栓と DVT の臨床的検出方法にはばらつきがあり，薬理学的プロトコールの多様性も大きいため，文献の多くは解釈が難しい．予防のために複数の薬物が使用可能であるが，比較研究によるデータもばらつきが大きい．最もよく使われる薬物は，低用量ワルファリン，低用量ヘパリン，用量調節ヘパリン，デキストラン，アスピリンである．治療期間についても文献上一致した見解はない．

　多くの研究者は早期歩行，下肢挙上，弾性ストッキング（graded-pressure stocking）の使用を推奨しているが，ストッキングの効果については十分立証されてはいない．体外からの連続的空気圧迫装置（sequential pneumatic compression device）は DVT の発症率を低下させるかもしれないが，より近位の血栓形成を減少させる効果はあまりない．どのような抗凝固療法を選択するかは医師（内科医）の判断によるものであり，リハビリテーションの教科書で扱う範囲を越えている．

歯科治療を受ける関節全置換術後のハイリスク患者に勧められる予防的抗菌薬処方

将来，歯あるいは泌尿生殖器の治療を受けるときに必要な予防的抗菌薬（p.756 参照）

　侵襲のある歯科あるいは泌尿器科治療により引き起こされる一過性菌血症の後に，人工関節への血行性播種が起こることを避けるため，大半の整形外科医は抗菌薬による予防を推奨している．歯科関連の菌血症後に，人工関節への感染がどれくらいのリスクで起こるかを明らかにした決定的な研究データはない．歯科領域の文献においても見解の不一致がある．関節への感染が起こると悲惨な経過をたどるので，歯科治療や泌尿生殖器の処置，化膿性皮膚感染症の際には予防的に抗菌薬を使用すべきである．歯周囲処置や抜歯を行う前に，歯肉溝洗浄とクロルヘキシジン溶液を使った口すすぎを併用することが，潜在的なハイリスク患者において推奨されている．

□→ 歯科治療を受ける関節全置換術後のハイリスク患者に勧められる予防的抗菌薬処方

標準的な処方例＊
- 歯科処置の1時間前に cephradine 1 g 内服
- 歯科処置の1時間前にセファレキシン（ケフレックス®）1 g 内服，6時間後に 500 mg 内服
- 歯科処置の1時間前にセファレキシン（ケフレックス®）2 g 内服，6時間後に 1 g 内服
- 歯科処置の1時間前にセファレキシン（ケフレックス®）1 g 内服，4時間後に 500 mg 内服

ペニシリン系またはセファロスポリン系抗菌薬に対してアレルギーをもつ患者の処方例
- 歯科処置の1時間前にクリンダマイシン（ダラシン®）600 mg 内服
- 歯科処置の1時間前にクリンダマイシン（ダラシン®）300 mg 内服
- 歯科処置の1時間前にクリンダマイシン（ダラシン®）600 mg 内服，6時間後に 600 mg 内服
- 歯科処置の1時間前にエリスロマイシン（エリスロシン®）500 mg 内服，4時間後に 500 mg 内服

(Little JW: Managing dental patients with joint prostheses. J Am Dent Assoc 125:1376, 1994 より引用)

＊訳注：cephradine はわが国では承認されていない．また，上記処方例の用法・用量は，日本の標準的処方例とはかなり異なるので注意を要する．

関節全置換術後の感染リスクが高い患者

素因
- 関節リウマチ
- ステロイド使用
- 免疫抑制を生じる他の薬物の使用
- インスリン依存型糖尿病
- 血友病
- 鎌状赤血球症のようなヘモグロビン異常症

局所要因
- 人工関節と関連した合併症
- 人工関節の再置換
- ゆるい人工関節
- 感染の既往歴

> **遠隔部の急性感染症**
> - 皮膚
> - その他
>
> ---
> (Little JW: Managing dental patients with joint prostheses. J Am Dent Assoc 125:1376, 1994 より改変して引用)

膝関節炎 (The Arthritic Knee)

臨床的背景

　膝関節の炎症は，先天奇形（軸性の回旋変形），外傷，関節リウマチなど多くの原因によって生じる（**表6-4**）．患者の80%は内側コンパートメントの変形性関節症（内側型）であり，やがて骨が摩耗し，**内反**あるいは「がにまた，O脚（bow-legged）」変形に進行する．患者の5～10%は外側コンパートメントの変形性関節症（外側型）であり，**外反**あるいは「うちまた，X脚（knock-kneed）」変形に進行する．患者の数%には脛骨の捻転変形があり，膝蓋骨の走行異常（maltracking）あるいは亜脱臼の原因となる．

分類

　膝関節炎による変形は，内反あるいは外反に分類され，さらに膝蓋骨に関連した症状の有無によって区別される．**膝蓋大腿関節炎**（patellofemoral arthritis）は，関節炎のある膝ではよくみられる．
　関節面の損傷についてこれまでさまざまな分類が試みられてきたが，最も実用的な分類は以下のとおりである．**最軽度**（minimal）：X線写真上，関節裂隙の狭小化がないもの，**軽度**（mild）：関節裂隙の1/3が失われたもの，**中等度**（moderate）：関節裂隙の2/3が失われたもの，**重度**（severe）：骨と骨の接触があるもの．

診断

　膝関節炎の診察は，負荷をかけて関節を動かすことで行う（例：膝関節の内側面を調べるには，内反ストレスをかけながら膝を動かす）．このとき，内反ストレスを加

表6-4　変形性膝関節症における危険因子

確定的な危険因子	議論のある危険因子
肥満	身体的活動状況
年齢	遺伝的素因
他の部位における変形性関節症	喫煙
膝の外傷・損傷の既往	エストロゲン（卵胞ホルモン）欠乏
膝の手術歴	
女性（性別）	

えている手に轢音が感じられ，疼痛が誘発される．同様に，関節の外側面には外反ストレスや負荷が加えられる．側副靱帯の弛緩性や，十字靱帯についてもある程度調べたほうがよいが，関節炎ではそれほど重要ではない．固定的な屈曲拘縮（膝の他動伸展の制限）があれば見逃がしてはいけない．膝蓋骨の位置（正中位か亜脱臼位か）は，脛骨の捻転変形の有無と同様に重要である．立位では，内反膝（O脚）あるいは外反膝（X脚）の有無に注目して観察する．

次のような情報を得るために，膝関節炎に関する病歴を聴取し，診察を行う．

1. 症状の局在
   - 孤立性（内側型，外側型，あるいは膝蓋大腿関節）
   - びまん性
2. 症状のタイプ
   - 腫脹
   - 膝くずれ（giving way），不安定性（靱帯断裂または大腿四頭筋の筋力低下）
   - ROM制限
   - 機械的因子による症状〔轢音，ロッキング（膝関節の嵌頓），ひっかかり感（catching），pseudolocking*〕
3. 発症の仕方
   - 急性
   - 潜在性
4. 症状の持続期間
5. 増悪因子
6. これまでの治療〔例：非ステロイド性抗炎症薬（NSAIDs），手術〕および治療に対する反応

＊訳注：lockingは機械的原因によって起こる症状であるが，pseudolockingは疼痛が原因で無意識（不随意）にそれを避けようとして起こる症状をさす．

表6-5　変形性膝関節症を示唆する所見

症状	徴候	X線所見
動作時痛	関節線(joint line)*または顆部の圧痛	軟骨下硬化 関節内小骨片(bone debris)(遊離体，関節ねずみ)
こわばり(stiffness)	滲出液 軋音 ROM制限 変形(内反・外反)	関節裂隙の狭小化(単一コンパートメント) 関節面の不整 軟骨下囊胞 骨棘(中央部または辺縁部)

*訳注：膝の内側関節面と外側関節面を結んだ線．わが国では関節裂隙という用語のほうがよく使われる．

膝関節炎のX線写真評価

　X線評価には，常に膝の立位(荷重位)での前後像(AP view)を含めるべきである．もし手術適応が考慮されているならば，下肢全長を撮影して，標準的なX線写真には写らない部位の変形や問題(足関節の外反変形など)を検出すべきである．側面像と膝蓋骨の軸射像(skyline view)も必要である．**もし問題が関節の外側にあるならば，膝屈曲30°での立位後前像(PA view)を行うべきである**．その理由は，内側コンパートメントにおける関節軟骨の喪失は大腿骨遠位と脛骨近位で生じるのに対し，外側コンパートメントにおける関節軟骨の喪失は，大腿骨後部と脛骨後部に起こるからである(**表6-5**)．

膝関節炎の治療

　「リハビリテーションプロトコール」を参照．

保存的治療

　初期の変形性膝関節症に対する治療は，根気よく行えば非常に有効である．**減量は積極的に行うべきであるが，即時的効果は期待できない．大腿四頭筋の筋力強化は予想以上の効果がある**．大腿四頭筋が非常に強ければ，手術が必要となる時期を大幅に遅らせることができる．もし膝蓋骨の痛みがあれば，伸展訓練は最終可動域の20°の範囲で行うべきである．スクワットや膝立ち，階段を上るなどの活動は膝蓋大腿関節への反力(reaction force)を増加させるので，疼痛の悪化につながる．したがって，

これらの動作は避けるべきである．もし患者の筋力が極端に低下していれば，電気刺激を用いて大腿四頭筋の筋力強化を始めることがある．温熱や寒冷以外の**物理療法**は価値がないことが示されている．膝関節内への**ヒアルロン酸注射**は限られた効果しかない．ヒアルロン酸注射は，「骨と骨」による軋音が生じるようになる前に行うと最も効果的のようである．さまざまな研究者による報告から，ヒアルロン酸注射は，NSAIDs（naproxyn[*1]）と「同等の価値」があることが示されてきた．2002年Petrellaは，ヒアルロン酸関節内注射の有効性を主張している．しかし文献を慎重に再検討した結果，ヒアルロン酸ナトリウム（アルツ®，スベニール®）の注射は，プラセボを上回るものではないことが明らかにされている．同様に，**ステロイドの関節内注射**も，一過性の非常に限られた効果しかない．

Keatingら（1993）は，85人の内側型の膝関節炎の患者に対し，外側ウェッジ付き足底板（insole）を使用させたところ，75％以上の患者で，12か月後のHospital for Special Surgery pain scoreが有意に改善したと報告している．すなわち，0.25インチ（約0.6 cm）のソフト・ウェッジ，または5°のウェッジを外側に挿入することで，内側関節線からの関節反力が軽減される．

リハビリテーションプロトコール

下肢（股・膝関節）の関節炎患者に対する保存的治療および手術的治療のアルゴリズム　Brotzman

段階1：保存的治療の選択肢

- **減量！**：（困難ではあるが）下肢の関節炎において減量に成功した場合，劇的な疼痛の改善が得られる．また，関節全置換術の寿命を延ばすことにもつながる．医師は前向きに，衝撃の少ない有酸素運動（水中エアロビクス，サイクリング，スイミング）を実施する機会を提供し，信頼できる減量センター（例：Weight Watchers[*2]）に紹介すべきである
- **身体活動の調整**（**表6-6**）
  - 衝撃の大きなスポーツ（例：ランニング，テニス，バスケットボール）の中止；衝撃の少ない**プールエクササイズ**またはサイクリングに変更する
  - 膝蓋大腿関節炎の患者では，階段を上ることや膝立ち，スクワット，低いいす

[*2] 訳注：減量プログラムや，ダイエット経験を分かち合うミーティングなどを提供して，個人の減量をサポートする米企業．

[*1] 訳注：わが国では承認されていない．類似薬としてナプロキセン（ナイキサン®）がある．

表6-6	変形性膝関節症の患者で推奨される訓練計画
軽度の症状[1]	**中等度〜重度の症状**
股・膝・足関節の自動ROM訓練 必要に応じて物理療法 安楽であれば膝サポーター(knee sleeve)の使用	股・膝・足関節の自動介助ROM訓練 必要に応じて物理療法 大腿四頭筋，ハムストリング，股関節内転筋(図6-25)，腓腹筋のストレッチ；もしハムストリングの収縮がみられれば，超音波を使用してもよい
内側広筋斜走線維(vastus medialis obliquus：VMO)を意識した大腿四頭筋セッティング，特に膝蓋大腿コンポーネントの症状が著しい場合	VMOを意識した大腿四頭筋セッティング；ハムストリング拘縮がある場合は背臥位で開始し，徐々に座位で実施できるようにする
大腿四頭筋，ハムストリング，股関節内転筋および外転筋に対する，等尺性収縮による漸増抵抗運動へと進める	荷重を軽減した有酸素運動(プール，歩行器，買い物カート，杖)；股関節炎の場合と同様に進める
衝撃の少ないコンディショニングエクササイズ 膝蓋大腿関節への強い圧迫力を避ける	ウォールシット(wall sitting)のような等尺性収縮による閉鎖的運動連鎖(CKC)訓練へと進める(立ち上がり動作の反復を意味するような「背中を滑らせる」運動ではない．通常，これには耐えられない)
筆者らは，軽度，中等度，重度のいずれの関節炎に対しても，水中(免荷)運動(aquatic exercise)を強く推奨している(第7章参照)	股関節内転筋と外転筋の強化 その後，下肢伸展挙上(SLR)による漸増抵抗運動を加える〔大腿部に2ポンド(約0.9kg)の重り〕 さらにその後，ランジ*(lunge)に挑戦する；しかしランジは強い筋力と，優れたバランスおよび協調性を必要とする．ランジができるだけの十分な筋力をもち，その姿勢の重要性を理解できる患者はあまりいない．不用意に行うと症状を悪化させる可能性がある

[1] 軽度の症状に対するプログラムは，1〜2回の訪問理学療法で指導される．
(Baum AL, Baum J: Coming to grips with depression in rheumatoid arthritis. J Musculoskel Med 15:36, 1998 より引用)

*訳注：下肢筋(大腿四頭筋，殿筋，ハムストリングなど)を強化するトレーニングの一種．突き出すような動きを特徴とする．

□→ 下肢（股・膝関節）の関節炎患者に対する保存的治療および手術的治療のアルゴリズム

- の使用を避ける
  - 可能であれば，職場の床を硬いものから軟らかいものへ変えたり，以前より座っている時間を増やしたりする
  - 有酸素運動や筋力強化のために，温水プール（高温入浴では**ない**）で水中エアロビクスを実践する
- NSAIDs
  - 通常，シクロオキシゲナーゼ 2（cyclooxygenase-2：COX-2）阻害薬〔例：セレコキシブ（セレコックス®）〕を使用している．定期的に肝機能および腎機能検査を行う
  - **最小有効量**を，できれば間欠的に服用する
  - 長期連用による**副作用**の可能性があるため，NSAIDs を長期間毎日内服することは望ましくない
    - 消化性潰瘍
    - 腎障害
    - 消化管出血
    - 心合併症の可能性
- **反対側の手に杖を持つ**（p.734, **図 6-2** 参照）
  - 炎症のある関節への負担を大幅に減少させるが，外見上の理由から多くの「若者」や女性は杖を使おうとしない
- 軟骨保護薬の膝関節内注射〔粘性補充療法（viscosupplementation）〕〔例：hylan G-F 20*，ヒアルロン酸ナトリウム（アルツ®，スベニール®）〕
  - 繰り返し注射することにより良好な反応を示す患者もいるが，研究結果では naproxyn と同程度の有効性しか認められていない
- 膝関節炎（股関節炎は含まない）に対する「免荷用」グラファイト装具（unloading graphite brace）
  - 単一コンパートメント（たとえば内側だけ）の膝関節炎であれば，オーダーメイドの「免荷用」装具を作製することにより，ある程度の効果が期待できる．
    - 非常に高価である
    - ほとんどの患者は，かさばることや不便さを理由にすぐ装着をやめてしまう
- 固有感覚入力を与える膝サポーター（膝関節炎）
  - 軽いネオプレン製膝サポーターは固有受容性フィードバックの改善をもたらし，一部の患者にはメリットがある（適応はあいまいだが，費用がかからず，合併症はあってもごくわずかである）
- コンドロイチン硫酸/グルコサミン
  - やや費用がかかる（月 40 ドル程度）
  - 本質的に副作用や合併症はない．患者が最大限の効果を得ることを期待している場合は内服を継続させる．そうでなければ，3 か月間服用してみて，効果がなければ中止するよう指導している

＊訳注：わが国では承認されていない．

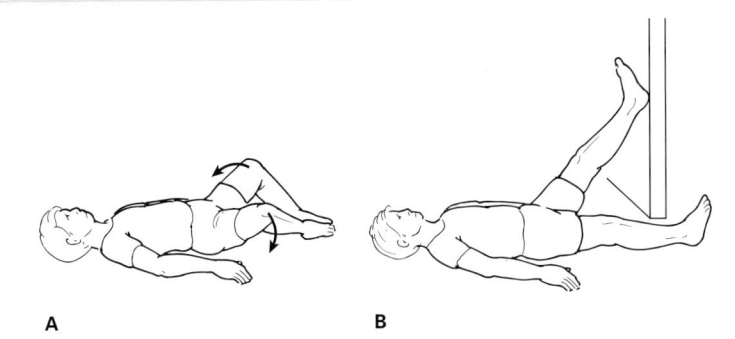

図 6-25　ストレッチ運動はROMの維持,拡大をもたらす.**A**:股関節内転筋のストレッチ.硬いマットの上で背臥位となり,股・膝関節は屈曲し,両足を床に接地する.次いで,足底を床に接地したまま,大腿内側部に伸張感が得られるまで,両膝を外側に向かって開く.**B**:ハムストリングのストレッチ.一側下肢を伸展し,足を戸口の外に出した状態で背臥位となる.対側下肢の足底は壁にくっつけたまま,膝後面に軽い伸張感が得られるまで,上体を前方に滑らせて下肢を少しずつ挙上させる.

- 理学療法
  - 短期間のコースで,ハムストリングと大腿四頭筋の筋力強化,柔軟性,ROM訓練,および水中運動からなるホームプログラムを指導することは,患者のコンプライアンスがよければ**非常**に有効である.実施状況や進歩をモニターするための訪問(フォローアップ)を計画する
- 関節内コルチゾン注射(**膝のみ**,股関節は行わない)
  - 穿刺吸引と注入に対する反応は一定ではない(2週〜6か月間)
  - 注射は年3回までに限定すべきである(関節軟骨軟化/阻血性壊死の恐れ).コルチコステロイドと関連した発赤の可能性について患者に説明しておく.当日の夜は,氷枕などで冷やすと発赤の予防に有用である
  - 筆者らのクリニックでは,関節内コルチゾン注射を実施している
- 外用療法
  - 外用療法は概して無効である

　米国関節炎財団(Arthritis Foundation)は,関節炎の患者に次のような運動プログラムを提供している.
  - Aquatics(水中運動) — 温水プール,6〜10週間,最小限の関節への負担,ROMの拡大
  - Joint efforts(関節への取り組み) — 6〜8週間,可動性の制限が著しい患者あるいは高齢者を対象に行う
  - PACE(People with Arthritis Can Exercise) — 6〜8週間,2つのレベルのエクササイズクラスがある

□→ 下肢(股・膝関節)の関節炎患者に対する保存的治療および手術的治療のアルゴリズム

- PEP(Pool Exercise Program)——45分間のビデオに沿ってプール内訓練を行い、柔軟性および筋力、持久性を向上させる

関節炎に関する情報を掲載した多数のパンフレットが用意されている。Arthritis Foundation(1-800-283-7800)に連絡するか、もしくはwww.arthritis.orgに問い合わせるとよい。

段階2：膝関節炎の症状がある患者に対する手術の選択肢

鏡視下手術

- 変形性関節症では、変性した関節軟骨および滑膜組織から炎症誘発性サイトカインが放出され、軟骨細胞が刺激されて溶解酵素が放出される。その結果、II型コラーゲンとプロテオグリカンの分解が起こる
- 関節鏡の「洗浄」効果（lavaging effect）は、これらの炎症性メディエータを希釈するか、「洗い流す」ものであるが、**効果は一過性である**
- 患者は、鏡視下手術に過剰な期待をもつことが多いので、効果は緩和的もしくは一過性であることを事前に説明しておく必要がある
- 軟骨下骨に微小骨折を起こす手技（microfracture technique*）は、疼痛に対して効果がある場合とそうでない場合がある。硬化した軟骨下骨のドリリング（drilling*）や、硬化した骨皮質の表面全体を掘削するアブレイジョン軟骨形成術（abrasion chondroplasty*）はあまり効果がないようである
- 鏡視下手術により最も恩恵を受けるのは、機械的因子による症状（半月板によるロッキング）があり、罹病期間が短く（6か月未満）、X線写真上、軽度の関節炎の患者である
- 3〜6か月間、医師の指導のもとに保存的治療を行っても効果がなく、正常な機械的アライメントを持ち、荷重位撮影にて軽度〜中等度の関節炎と診断された患者は、鏡視下デブリドマンのよい適応と考えられる
- 脛骨結節の痛みや骨棘形成、伸展制限（屈曲拘縮）のある患者は、鏡視下での顆間窩形成術（notchplasty）や骨棘切除が有効である
- **表6-7**は、膝関節炎に対する鏡視下デブリドマンの予後にかかわる因子をまとめたものである
- 膝関節炎に対する鏡視下マネジメントは緩和的かつ一時的なものであり、機械的因子による症状〔例：バケツ柄状の半月板損傷がありMcMurrayテスト陽性〕が併存する患者において最も有効であると考えるべきである

大腿骨の局所的軟骨欠損に対する手術（軟骨移植や軟骨細胞移植）(表6-8)

骨切り術

- 若くて活動性の高い内側型関節炎の患者では、膝の**内反変形（O脚）**を外反位に矯

＊訳注：microfracture technique, drilling, abrasion chondroplastyは、いずれも関節鏡視下に硬化した軟骨下骨を穿通して、その下にある骨髄を刺激し、そこから象牙化した関節面に骨髄由来の間葉系細胞を含む凝血塊を形成する手技である〔骨髄刺激法(marrow stimulation technique)〕。関節軟骨再生を目的としている。

表 6-7　膝関節炎に対する鏡視下デブリドマンの予後因子

病歴	身体診察	X線所見	関節鏡所見
予後良好			
罹病期間が短い	内側の圧痛	単一コンパートメント	Outerbridge I またはIIの変化
外傷と関連	滲出液	正常なアライメント	半月板の弁状断裂（flap tear）
初めての関節鏡検査	正常なアライメント	最小のFairbank変化	軟骨の骨折またはフラップ
機械的症状	安定した靱帯	遊離体	遊離体
		症状と関係のある骨棘	症状部位にある骨棘
予後不良			
罹病期間が長い	外側の圧痛	2つあるいは3つのコンパートメント	Outerbridge IIIまたはIVの変化
潜行性の発症	滲出液なし	アライメント不良	半月板の退行変性
複数回の処置	アライメント不良 内反，10°以上 外反，15°以上	明らかなFairbank変化	びまん性軟骨症
安静時痛	靱帯の不安定性	症状と無関係の骨棘	症状部位から離れた骨棘
労働災害			

(DiNubile N: Osteoarthritis of the knee—a special report. Physician Sports Med 2000 より引用)

正する高位脛骨骨切り術（high tibial osteotomy）を行う
- 軽度の**外反変形**（10°未満）は，内側の高位脛骨閉鎖式楔状骨切り術（high tibial closing wedge osteotomy）で治療することがある．10°以上の外反変形に対しては，大腿骨骨切り術（femoral osteotomy）を施行する
- 大腿骨顆上骨切り術（supracondylar femoral osteotomy）は，後に行われる膝関節全置換術を妨げるようなことはない．しかし脛骨骨切り術は，膝関節全置換術の結果に悪影響を及ぼす．このような理由から，米国ではめったに骨切り術を行わない．新たな手技である脛骨の開大式楔状骨切り術（opening wedge osteotomy）は，後の膝関節全置換術のための関節線を変えないといわれている

→ 下肢(股・膝関節)の関節炎患者に対する保存的治療および手術的治療のアルゴリズム

表 6-8 大腿骨の局所的軟骨欠損(症候性)に対する手術治療の選択肢[1]

病変の大きさ	治療	リハビリテーション[2]	備考
初期治療			
<2 cm²	デブリドマンと洗浄	短期	短期間の症状緩和
	骨髄刺激法(marrow stimulation techniques)	長期	大腿骨顆に位置する小さな病変に適している。短〜中期的な症状緩和。費用が安い
	骨軟骨自家移植(osteochondral autograft)	中期	比較的新しい治療法。骨髄刺激法よりも優れているとはいえないが、同等の効果はある。長期的な症状緩和が期待できる
>2 cm²	デブリドマンと洗浄	短期	短期間の症状緩和
	骨髄刺激法	長期	大きな病変では成功率が低い。運動量の低い患者における症状緩和によい適応がある。中期的な症状緩和が得られる。費用が安い
	軟骨生検、将来的な培養自家軟骨細胞移植(autologous chondrocyte implantation)に備えて	短期	治療前検査
	骨軟骨自家移植	長期	大きな病変では、移植片採取部(ドナーサイト)に病的な状態が存在する可能性がある。結果は一定しない
	骨軟骨同種移植(osteochondral allograft)	長期	重大な骨量(bone stock)の喪失を伴う大きな病変に有用。疾病伝播や移植片の入手に関する心配がない。長期的な症状緩和が期待できる

病変の大きさ	治療	リハビリテーション[2]	備考
二次的治療[3]			
$< 2\,cm^2$	骨軟骨自家移植	中期	比較的新しい治療法。骨髄刺激法よりも優れているとはいえないが、同等の効果はある。長期的な症状緩和が期待できる
	培養自家軟骨細胞移植	長期	成功率が高く、もとの活動に復帰できる。長期的な症状緩和の可能性がある。比較的費用は高い
$> 2\,cm^2$	骨軟骨自家移植	長期	大きな病変では、移植片採取部に病的状態が存在する可能性がある。結果は多様
	骨軟骨同種移植	長期	重大な骨量の喪失を伴う大きな病変に有用。疾病伝播や移植片の入手に関する心配が少ない。長期的な症状緩和が期待できる
	培養自家軟骨細胞移植	長期	成功率が高く、もとの活動に復帰できる。長期的な症状緩和の可能性がある。比較的費用は高い

[1] 治療法の選択は患者の年齢、期待、要望、活動レベル、併存疾患、病変の広がりや部位により異なる。関節欠損手術後のリハビリテーションについては、第4章「膝の損傷」を参照。

[2] 短期:早期荷重を開始し、4週間以内にもとの活動に戻す。中期:短期間、中程度の荷重制限を行い、12週間以内にもとの活動に戻す。長期:長期間、大幅な荷重制限を行い、もとの活動に戻るのをかなり遅らせる(6~8か月間)。

[3] 初期治療に失敗した場合に行う。

(Cole BJ: Arthritis of the knee—a special report. Physician Sports Med 28(5):1, 2000 より引用)

→ 下肢(股・膝関節)の関節炎患者に対する保存的治療および手術的治療のアルゴリズム

表6-9 単一コンパートメントの膝関節炎の治療適応

	膝単顆置換術	高位脛骨骨切り術	膝関節全置換術
病歴	60歳以上 低活動性 荷重時の痛み 非炎症性関節炎(noninflammatory arthritis) 膝蓋大腿部の症状なし	60歳未満、理想としては50歳代 労働者 活動と関連した痛み 非炎症性関節炎 膝蓋大腿部の症状なし	65歳以上 低活動性 変性、外傷性、または炎症性の関節炎
身体診察	ROM 5〜90°もしくはそれよりよい 15°未満の冠状面の変形(coronal deformity) ACLの損傷なし(議論がある) 側副靱帯の損傷なし 200ポンド(約90kg)未満	屈曲90°以上 屈曲拘縮は15°未満 MCLは十分機能している 肥満傾向の患者	関節線に沿った圧痛 ROMの変化(屈曲拘縮など) 内反または外反変形
X線写真	孤発性の単一コンパートメントの疾患 無症候性の膝蓋大腿部の疾患 許容範囲内 脛骨または大腿骨の弯曲なし	軽〜中等度の変形性関節症 内反アライメント	複数のコンパートメントの疾患 内反または外反アライメント
術中所見	反対側のコンパートメントに破壊された骨組織がなく、正常な半月板が残存している	術前に関節面を検査することには予後的価値がない	複数のコンパートメントに及ぶ関節変性

	膝単顆置換術	高位脛骨骨切り術	膝関節全置換術
	炎症過程を示す所見がない		
禁忌	炎症性関節炎	炎症性関節炎	骨欠損
	ROM 制限	ROM 制限	急性炎症
	進行した膝蓋大腿部あるいは反対側のコンパートメントの疾患	進行した膝蓋大腿部の疾患	膝伸展機構の破綻
			重度の反張変形
	軟骨石灰化症 (議論がある)	10°以上の内反	重度の血管障害
	ACL 不全 (議論がある)		

ACL : anterior cruciate ligament ; 前十字靱帯 MCL : medial collateral ligament ; 内側側副靱帯
(Seigel JA, Marwin SE: The role of unicompartmental knee arthroplasty. Orthopaedics Special Ed 5(2):62, 1999 より引用)

□→ 下肢(股・膝関節)の関節炎患者に対する保存的治療および手術的治療のアルゴリズム

膝単顆置換術*(unicompartmental knee replacement)
- まだ議論のある治療であり，患者の選択は慎重に行うべきである
- 理想的な適応患者
  - 60歳以上
  - 低運動量(座っていることが多い)
  - やせ型
  - 単一コンパートメントに限局した関節炎症状(**表6-9**)

段階3：膝関節炎の症状がある場合の選択肢

関節全置換術
- 関節全置換術は，やせ型で活動性の低い65歳以上の患者に最も適している
- 置換した人工関節の一部は時間とともに「摩耗する」ため(骨溶解)，再置換術が必要となる．肥満，衝撃の強い活動，過用(使いすぎ)などがあると再置換率は増加する

*訳注：単顆片側置換術，片側置換術とよばれることも多い．

手術 ── 膝関節炎

　鏡視下デブリドマンは，単純にタグ(関節内断片)や半月板断裂をきれいにして，関節内から発痛性ペプチドを含む溶液を洗い流す作用があることから一時的な効果がある．ColeとHarner(1999)による膝関節炎の評価とマネジメントに関する論文は，膝関節炎をもつ患者の関節鏡検査について解説した優れた総説である．

　Livesleyら(1991)は，疼痛のある膝関節炎を鏡視下洗浄で治療した群(37膝)と，別の外科医が理学療法だけで治療した群(24膝)の治療成績を比較した．その結果，1年後の疼痛寛解は洗浄群のほうが良好であった．Edelsonら(1995)は，洗浄だけの治療で1年後には86％の患者が，2年後には81％の患者が"good"または"excellent"の結果であった(Hospital for Special Surgery scaleによる判定)と報告している．

　JacksonとRouse(1982)は，鏡視下洗浄のみと，洗浄にデブリドマンを併用して治療した結果について，3年後の追跡調査と併せて報告している．洗浄のみの治療を受けた65人の患者のうち，80％に初期の改善が認められたが，3年後にその改善を維持していたのは45％だけであった．一方，洗浄にデブリドマンを加えた治療を受けた137人の患者のうち，88％に初期の改善が認められ，68％は3年後も改善を維持していた．しかしGibsonら(1992)は，これら2つの治療法に関して，たとえ短期的であっても統計学的に有意な改善は認めなかったと報告している．Pudduら(1994)が示したように，脛骨顆周囲の疼痛や不快感と骨棘形成を伴った屈曲変形の患者は，

骨棘切除や顆間窩形成術(notchplasty)によって改善する可能性がある．

関節内洗浄の効果は，デブリドマン併用の有無にかかわらず議論の余地があり，これまでに前方視的ランダム化比較試験(randomized controlled trials：RCT)は行われていない．文献的には，適切な適応のもとに鏡視下手術とデブリドマンを行えば，50～70％の患者に疼痛緩和の効果があり，その効果は数か月から数年続くと報告されている．ドリリングやアブレイジョン関節形成術には，付加的効果は期待できないようである．一方，関節鏡検査は，骨切り術や膝単顆置換術を計画しているときに，関節軟骨を評価するのに優れた方法である．単純X線写真やMRIは，しばしば変形性関節症の程度を過小評価するからである．

関節内洗浄とデブリドマン施行後の予後を決定する因子には，いくつかのものがある．**これらの治療の有効性が最も高い患者**は，機械的因子による症状の病歴があり，症状の持続期間が短く(6か月未満)，正常なアライメントをもち，X線写真上，ごく軽度～中等度の変形性関節症の患者である．鏡視下デブリドマン施行後に非現実的な期待をもつ患者は少なくない．そのため適応には限界があり，緩和的効果しか期待できないことを患者に説明しておくことが重要である．

● **膝の骨切り術**

骨切り術は機械的な荷重移行手術(load-shifting procedure)であり，この手術をとおして膝の機械軸(mechanical axis)は，擦り減ったコンパートメント(たいていは内側)から良好なコンパートメントへ「移行」される．閉鎖式楔状骨切り術(closing wedge osteotomy)は，ある程度の短縮と関節線変化を伴い脛腓関節が損傷されるという特有の問題がある．**関節線を「水平」に保つ必要があるため，変形性関節症で外反変形の患者では，大腿骨顆上部で骨切り術が行われ，内反変形の患者では脛骨近位部で骨切り術が行われる**．脛骨骨切り術における禁忌は，汎関節炎(3つのコンパートメントに及ぶ関節炎)，重度の膝蓋大腿関節症，重度のROM制限(15～20°以上の伸展制限あるいは屈曲90°未満)，そして炎症性の関節炎などである．内側コンパートメントの損傷がなければ内反骨切り術はあまり禁忌がないのに対し，**脛骨骨切り術には多数の禁忌がある**．外反骨切り術後の成果(アウトカム)は，内反方向に加わる推力(thrust force)に左右される．この力は，非常に精密な床反力計による解析によってのみ検出することができるが，世界中で利用できる器械はごくわずかしかなく，その他の指標を用いて適応を決める必要がある．**筋力-体重比**(strength-to-weight ratio)はきわめて重要な指標である．なぜなら高齢で体重の重い患者ほど適応が少ないからである．脛骨骨幹部が一直線であれば，結果的に関節線は斜めになってしまう．脛骨プラトーが塔の形(pagoda-shaped)をしている場合や，その表面が傾斜している場合は，たいてい悪い結果につながる．また，大腿骨に対する脛骨の側方亜脱臼や7°以上の屈曲拘縮がある場合も成績は悪い．

骨切り術が無期限に持ちこたえることはない．**大腿骨顆上骨切り術は，側副靱帯の**

レベルより上で行われるので，後の膝関節全置換術を妨げることはない．脛骨骨切り術は，側副靱帯と膝蓋腱の内側で行われ，膝蓋骨低位の変形を引き起こす可能性があるため，膝関節全置換術の成績が前者よりも劣る．最終的には，これらの患者も膝関節全置換術が必要となるため，米国ではめったに骨切り術は行われないが，世界の多くの地域ではまだ骨切り術が比較的よく行われている．Puddu プレート固定を用いた新しい「開大式くさび状（opening wedge）」骨切り術は，現在その真価が問われている最中である．本法のメリットは，くさび開きにすることにより，後に行われる膝関節全置換術の際の関節線に悪影響を及ぼさないことであるといわれている．

膝関節全置換術

外科医の多くは，インプラントにセメントを使用するか否かにかかわらず，同一の術後プロトコールを用いている．その理論的根拠は，セメントを使用しなくても一般に大腿，脛骨コンポーネントの初期固定は良好なので，ゆるみ（loosening）はきわめてまれであるということにある．脛骨には圧迫により大きな負荷がかかっている．骨釘，螺子，ステムによって得られた現代のインプラントの固定性は，全荷重を許可するのに十分である．しかし骨が極端に軟らかければ，荷重を遅らせるべきである．したがって，荷重をどのように進めていくかは，もっぱら外科医の判断と術中所見による．

ここに示されたリハビリテーションのガイドラインはあくまでも一般的なものであり，個々の患者に合わせて調整すべきである．骨切り術や広範な骨移植を伴う手術が行われた場合は，骨癒合が完成するまで荷重を制限する必要がある．同様に，もし骨粗鬆症が強ければ，インプラント周囲の骨板（bone plate）が発現するまで全荷重は遅らせる．術野展開の問題で，脛骨結節骨切り術（tibial tubercle osteotomy）や大腿四頭筋腱を鈍的に分ける必要があった場合には，それが十分に治癒するまで（通常，6〜8週間），下肢伸展挙上（SLR）は避けるべきであろう．

コンポーネントのデザイン，固定方法，骨質，手術手技のすべてが，周術期のリハビリテーションに影響を与える．どのインプラントを選択するかは，もはやリハビリテーションの方法には影響を及ぼさない．インプラントが非拘束式（unconstrained）か，半拘束式（semiconstrained）か，あるいは完全拘束式（fully constrained）かということで大きな違いは生じないし，またそうあるべきではない．

一般に，片方の膝だけの問題であれば，術後に膝屈曲 90°の可動域を取り戻すことは，日常生活動作を行ううえで最低限必要である．しかしながら両方の膝が置換される場合には，片方の膝が 105°以上曲げられなければ，普通の低いトイレから立ち上がれるようにはならない．

術後，持続的他動運動（continuous passive motion：CPM）を開始することが多い

が，それに伴って術創のトラブルの割合が増加する．さらに，CPMを長期間使い続けると膝の固定的な屈曲拘縮が起こりやすい．したがって，CPMを使用する場合，1日のうち一定時間はCPM装置をはずさせて，完全伸展を得るように取り組ませるべきである．筆者らは，術創の問題が生じる可能性の高い患者(例えば，糖尿病や肥満のある患者)では，積極的なCPMの使用，あるいは長期間の使用を制限している．

　手術直後は，関節血腫や関節への刺激作用があるためしばしば屈曲拘縮を呈している．このような屈曲拘縮は，一般に時間経過と適切なリハビリテーションによって改善する．しかしながら，手術時に固定的な屈曲拘縮の矯正が図られなかった患者は，しばしば完全伸展を獲得することが難しい．**そのため，手術室で完全伸展を得ることが重要となる．**

　麻酔下でのマニピュレーション(徒手整復)はときどき必要となる．これは，外科医のかなり個人的な判断による．共著者の一人(H.U.C.)は，術後1週までに屈曲70°以上の可動域が確保できなかった場合，筋弛緩薬を用いて麻酔下に最大限のマニピュレーションを行うことにしている．**通常，癒着が起こる場所は，膝蓋上囊(suprapatellar pouch)*である．**多くの外科医は，めったに麻酔下マニピュレーションを行わないし，患者が可動域制限を克服できるだろうと考えている．時期が遅くなってから(4週を過ぎてから)の麻酔下マニピュレーションには強い外力を必要とし，膝の深刻な損傷を招く危険性がある．これに代わる手段として，関節鏡視下に膝蓋上囊の癒着を剥離する方法があり，関節鏡用の栓塞子(鈍棒)や小さな骨膜起子(エレバ)が用いられる．

　膝の反射性交感神経性ジストロフィー(reflex sympathetic dystrophy：RSD)は，膝関節全置換術後に認められることは少なく，たいてい後になって診断される．RSDの特徴は，1日24時間存在する慢性疼痛および異痛症(allodynia)すなわち皮膚のわずかな刺激による痛みである．このような患者は，一般的に適切なROMを達成することができず，たいてい屈曲拘縮に至る．RSDが疑われる場合，腰部交感神経ブロックは診断的価値があるだけでなく，治療的価値もあるので，できる限り速やかに実施すべきである．

---

*訳注：膝関節包の一部は，大腿骨と大腿四頭筋腱の間に沿って上方に伸びており，膝蓋上囊を形成している．

膝関節全置換術：適応と禁忌

　膝関節全置換術が**適応**となるのは，膝に疼痛があり機能障害を伴っていること，X線写真上，著しい関節炎の所見を認めること，歩行補助具（杖）やNSAIDs，生活様式の変更などの保存的治療で効果が得られなかった場合である（p.760〜770参照）．

膝関節全置換術の禁忌
■絶対禁忌
- 最近起こった，もしくは現在進行中の関節の感染症がある場合—ただし，感染が原因で再置換術が必要な場合を除く
- 敗血症または全身性の感染症
- 神経病性関節症
- 有痛性の膝癒合（治癒した膝癒合に疼痛がある場合は通常，RSDが原因である．RSDは追加手術を行っても無効である）

■相対禁忌
- 重度の骨粗鬆症
- 衰弱した健康状態
- 伸展機構の機能不全
- 疼痛がなく，機能良好な関節固定（arthrodesis）
- 重大な末梢血管疾患

3コンパートメントの人工膝関節の分類

摺動面の拘束性
■非拘束式（図6-26）
- 関節の安定性を得るために，軟部組織が完全な状態であることが重要
- 膝関節全置換術ではまれにしか使われない

■半拘束式
- ほとんどの人工膝関節がこのグループに属する
- 適切な軟部組織解離とインプラントの選択により，最大45°までの屈曲拘縮と，25°までの内・外反変形を矯正することができる

■完全拘束式
- 単一またはそれ以上の運動面で完全に拘束されている

図 6-26 膝関節全置換術.

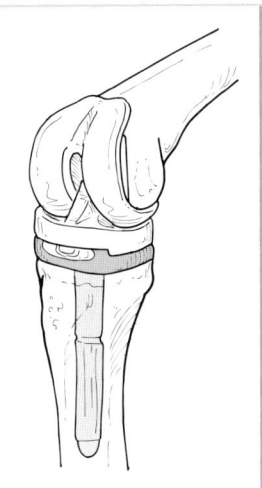

- 単一またはそれ以上の運動面で関節運動が制限されるため，インプラントへのストレスは非常に大きく，ゆるみや過度の摩耗，破損が起こる可能性が高い
- 半拘束式のインプラントが適応にならないような重度の不安定性や変形がある場合に使われる

膝関節全置換術後のリハビリテーションゴール
- 安静臥床による危険の予防〔深部静脈血栓症(DVT)，肺塞栓症，褥瘡など)〕
- 適切かつ機能的 ROM の獲得援助
  - 膝周囲筋の筋力強化
  - 機能的に自立した日常生活動作獲得への援助
- 補助器具を使用した自立歩行

周術期のリハビリテーションで考慮すべきこと
　コンポーネントのデザイン，固定方法，骨質，手術手技(骨切り術，伸展機構に対する手技)のすべてが，周術期のリハビリテーションに影響を与える．インプラントの選択によって後十字靱帯(posterior cruciate ligament：PCL)を切除する場合，何かを代用して切除する場合，または PCL を温存する場合がある．これらのコンポーネント・デザインにおける利点と欠点に関しては，以下の BOX を参照のこと．

膝関節全置換術後のリハビリテーション ── セメント使用インプラントと「ハイブリッド式」内部成長型インプラント

セメント使用の膝関節全置換術
- 手術の翌日から，歩行器を使った耐えられる範囲での荷重が可能

「ハイブリッド式」*または内部成長（ingrowth）による膝関節全置換術
- 術後6週間は，歩行器を使った爪先接地荷重のみ
- 次の6週間は，松葉杖歩行で耐えられる範囲での荷重

注意：外科医によって好みは異なるかもしれない．脛骨側インプラントが荷重により圧迫され，安定性に優れることから，歩行器を使った耐えられる範囲での荷重なら，術後すぐに開始することができるとの見方が多い．

＊訳注：BOX（p.777）参照．

後十字靱帯（PCL）── 切除した場合と温存した場合

PCLを温存した場合の利点
- より正常な膝関節の運動を取り戻せる可能性があるため，PCLを切除した場合と比べ，より正常に近い状態で階段を上ることが可能となる

PCLを温存した場合の欠点
- PCLが非常に緊張している場合，脛骨上で大腿骨が過度に後退（rollback）する
- 術前の関節線を再現しなければならない
- 側副靱帯のバランスをとることが比較的難しい
- 重度の屈曲拘縮を矯正することがより困難である

人工膝関節の固定方法

セメント使用
- 高齢で，活動性が低い患者に使用される

多孔質への内部成長（porous ingrowth）*
- 理論上，インプラント表面にある多孔質への内部成長による固定は，（セメント固定とは異なり）時間の経過とともに劣化しない．そのため，年齢が若い人または活動的な人が対象となる

> **ハイブリッド式**
> - セメント非使用の「内部成長」による大腿骨および膝蓋骨コンポーネントと，セメント使用の脛骨コンポーネントからなる
> - 多孔質のコーティングが施された初期の脛骨コンポーネントのいくつかは，十分な固定が得られなかったと文献に報告されており，その後はしばしばハイブリッド式が用いられている
>
> *訳注：骨親和性のよい材料を多孔質にして人工関節の表面に強固に結合させ，骨組織の多孔質への侵入（内部成長）により人工関節を固定する方法．

● 持続的他動運動（CPM）

ROM や DVT，肺塞栓症，疼痛緩和に対する CPM の長期的効果については相反するデータがある．いくつかの研究では CPM を使用することにより，膝関節屈曲 90° に達するまでの期間が短くなり，それに伴い入院期間も短縮されると報告されている．しかし同時に，創合併症の発生が増加するとの報告もある．CPM を受けている患者とそうでない患者を比較して，術後屈曲角度の長期的（1 年後の）改善に差があるかどうかについては，さまざまな報告がある．

膝関節全置換術の皮切に近い部分の経皮的酸素分圧は，膝を 40° 以上屈曲した場合に有意に低下することが示されている．したがって，最初の 3 日間の CPM は，1 サイクル/分の速度で，最大屈曲 40° までとすることが推奨されている．

CPM 装置を使用していても膝が完全伸展位になることはほとんどない．したがって，1 日に数回は CPM 装置をはずし，固定的な屈曲変形を予防するような運動を行わせる必要がある．

> **術後合併症への患者側危険因子**
>
> - 副腎皮質ステロイドの長期使用
> - 喫煙
> - 肥満
> - 栄養失調（アルブミン＜ 3.5 g/dL，およびリンパ球数＜ 1,500/μL）
> - 糖尿病
> - 免疫抑制薬の使用（例：メトトレキサート）
> - 循環血液量の減少
> - 末梢血管疾患

● 深部静脈血栓症(DVT)の予防

膝関節全置換術後のDVTの発生率は，当初考えられていたよりもはるかに高い．臨床調査によると，膝関節全置換術後のDVT発生率は1～10%である．しかし，より感度の高い方法(放射性フィブリノーゲンスキャン)で調べると，はるかに高い率(50～70%)で発生しており，予防的治療の必要性が示されている(p.754参照).

膝関節全置換術のリハビリテーション ── 概要

術前の理学療法
- 患者と一緒に移乗方法を確認する
  - ベッド-いす間の移乗
  - トイレでの移乗
  - 自宅での浴槽いす(tub chair)を用いた浴槽への移乗
- 術後の膝関節訓練を指導し，ハンドアウトにして渡す
- 補助器具(歩行器)を用いた歩行指導：膝関節全置換術後に爪先接地荷重を行わせるか，耐えられる範囲で荷重させるかは外科医の裁量に委ねられる
- 脱臼予防事項の確認
  - 脱臼を起こさないために，後方固定式人工関節(十字靱帯切除)の場合，座位でのハムストリング訓練は避けるべきである

入院中のリハビリテーションゴール
- (病院あるいはリハビリテーション専門施設に)入院中の最初の2週間で，0～90°のROMを獲得すること
- 膝固定装具(knee immobilizer)を使用せずに歩行できるように，大腿四頭筋のコントロールと筋力を早期に回復させること
- 安全に歩行器歩行と移乗ができるようになること
- 安静臥床のリスクを最小限にするために，早期に離床と関節運動を行うこと

膝関節ROM(特に屈曲)の早期回復と，術後早期の創治癒は相反する目標であり，外科医の好みにより異なったプロトコールが使われる．

リハビリテーションプロトコール

膝関節全置換術 ――「促進的」術後リハビリテーションプロトコール

Cameron and Brotzman

1日目

- 等尺性筋力増強訓練開始（p.736）
  - 下肢伸展挙上（SLR）
  - 大腿四頭筋セッティング
- 1日2回，膝固定装具と歩行器を用いて介助で歩行する
  注意：膝固定装具をはずして連続3回SLRを行うことができるまで，歩行時は固定装具を使用すること．
- セメント使用人工関節：歩行器を使った耐えられる範囲での荷重
- セメント非使用人工関節：歩行器を使った爪先接地荷重
- 1日2回ベッドからいすへの移乗を行う．このとき，脚をスツール（背もたれと肘掛けのないいす）やもう1つのいすにのせて，完全に伸展させておく
- 持続的他動運動（CPM）装置
  - 術後3日目までは，膝屈曲40°以上の設定は許可しないこと
  - 通常，毎分1サイクルとする
  - 患者ができる範囲で1日5〜10°増加する
  - CPM装置の設定を他動ROMの測定結果として記録せず，直接患者から測定したものを記録する．両者の間には5〜10°の誤差がある
- 自動ROMおよび自動介助ROM訓練を開始する
- 就寝時は再度膝固定装具を装着し，足部の下に枕を置いて膝伸展位を促すこと

2日目〜2週

- リハビリテーション期間中は，等尺性訓練を継続する
- 大腿四頭筋の強化やその随意的コントロールが困難な場合には，内側広筋斜走線維（VMO）へのバイオフィードバックを活用する
- 膝に対する愛護的他動ROM訓練を開始する
  - 膝関節伸展（**図6-27**）
  - 膝関節屈曲
  - ヒールスライド
  - ウォールスライド

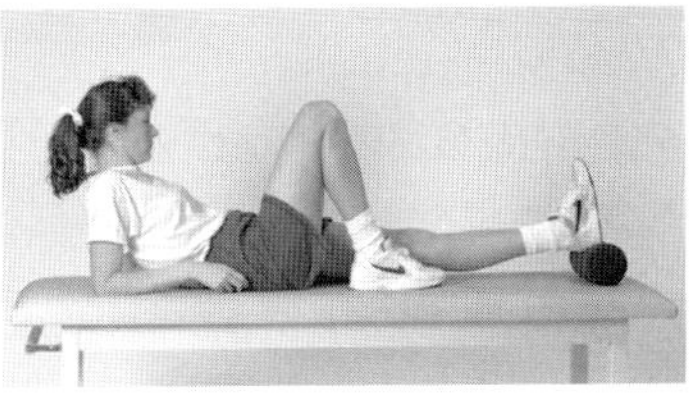

図6-27 膝伸展の他動ROM訓練．踵の下に丸めたタオルを置く．両手を使ってゆっくりと持続的に，大腿四頭筋部を押し下げる．

□→ 膝関節全置換術 ── 「促進的」術後リハビリテーションプロトコール

- 皮切が安定したら（術後 3〜5 日），拘縮予防のために膝蓋骨モビライゼーションを開始する
- 股関節外転および内転の自動運動を行う
- 膝関節の自動 ROM，自動介助 ROM 訓練を継続する
- 術後 6 週までこれらの運動を継続し，進展させる．退院後のホームプログラムと外来での理学療法（週 2〜3 回）を指示する
- 退院指導を行う．術側膝関節の ROM が 0〜90°に達し，移乗および歩行が自立したら退院を計画する

10 日目〜3 週

- これまでの訓練を継続する
- 医師から中止の指示があるまでは，歩行器の使用を続ける
- 訪問理学療法および/または訪問看護によるケアを確保する
- 歯科または泌尿器科の処置を受ける場合に備えて，予防的抗菌薬を処方する
- 術後 4〜6 週間は車の運転を許可しないこと．患者は，機能的 ROM と大腿四頭筋の十分なコントロールを獲得し，理学療法場面での機能テストに合格していなければならない
- 自宅用の歩行器と，必要とされる器具や備品を準備すること
- 家族に患者の要求や能力，制限を正しく理解してもらう
- 浴槽移乗について確認する
  - 患者の多くは十分な筋力や ROM を欠き，シャワーを浴びるために浴槽をまたぐことが困難である
  - 浴槽いすはできる限り浴槽の後方に置き，蛇口と向かい合わせになるようにする．患者は浴槽に後ろ向きで近づき，いすに座り，それから脚を持ち上げる．
  - 浴槽マットや滑り止めを床に敷くことを勧める

6 週

- まだ荷重を始めていなければ，歩行補助具を使った耐えられる範囲での荷重を開始する
- ウォールスライドを行う．ランジ（lunge）*へと発展させる
- ハーフスクワット（quadriceps dip）またはステップアップ訓練（**図 6-28**）を行う
- 運動施設などで閉鎖的運動連鎖（CKC）による膝の訓練を開始し，4〜5 週間かけて達成させる
  - 両下肢の訓練
  - 片脚での訓練
  - 斜面訓練（incline）
- 固定自転車訓練を実施する
- ラップスツール（膝の高さのスツール）での訓練を行う（ハムストリングの強化）（図

---

*訳注：p.761 の訳注参照．

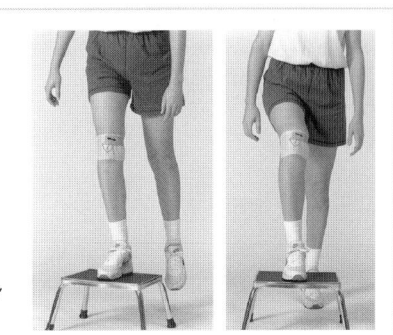

図 6-28　大腿四頭筋強化のための，高さ 4 インチ（約 10 cm）の踏み台へのステップアップ訓練．

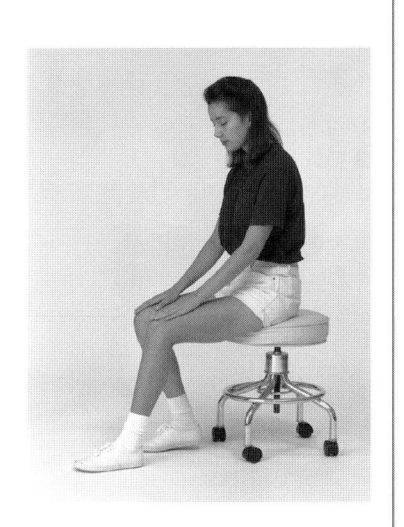

図 6-29　ハムストリング強化のためのラップスツールでの訓練．

6-29）
- コーン使用による歩行訓練（cone walking）：コーンの高さを 4，6，8 インチ（約 10，15，20 cm）へと高くしていく
- もし訓練によって膝蓋大腿関節の症状が起こるなら，McConnell の膝蓋骨テーピングを用いて膝蓋大腿関節へのストレスを軽減する
- 自宅での理学療法を継続する

リハビリテーションプロトコール

膝関節全置換術後　　　　　　　　　　　　　　　　Wilk

第1期：術後早期 — 1～10日目

ゴール
- 随意的な大腿四頭筋の筋収縮
- 安全な（等尺性コントロールが良好な）自立歩行
- **他動膝伸展 0°**
- 膝屈曲 90°以上
- 腫脹，炎症，出血のコントロール

1～2日目

■ 荷重
- 歩行器または両側松葉杖を用いて耐えられる範囲での荷重

■ 持続的他動運動（CPM）
- 創部が安定し禁忌事項がなければ，0～40°の耐えられる範囲で行う．1日数回CPM装置をはずし，膝固定装具を装着して足部の下（膝の下ではない）に枕を置き，他動膝伸展を促す（p.779 参照）

■ 寒冷療法
- 市販の装置を用いる

■ 深部静脈血栓症（DVT）の予防
- 医師（内科医）によって行われる

■ 訓練
- 下肢を挙上しての足関節のポンプ運動（ankle pump）＊
- 他動膝伸展訓練
- 禁忌でなければ下肢伸展挙上（SLR）（p.779 参照）
- 大腿四頭筋セッティング
- 膝伸展訓練（屈曲 90～30°）
- 膝屈曲訓練（愛護的）

4～10日目

■ 荷重
- 耐えられる範囲での荷重

■ CPM
- 0～90°の耐えられる範囲で行う

＊訳注：p.747 参照．

■ 訓練
- 下肢を挙上しての足関節のポンプ運動
- 他動膝伸展ストレッチ
- 膝屈曲の自動介助 ROM 訓練
- 大腿四頭筋セッティング
- SLR
- 股関節外転-内転
- 膝伸展訓練(屈曲 90〜0°)
- 寒冷療法の継続

■ 歩行訓練
- 安全歩行の継続
- 移乗動作の指導

第 2 期：運動期 — 2〜6 週

第 2 期に進むための基準
- 下肢のコントロールができ SLR が可能
- 自動 ROM(0〜90°)
- 疼痛と腫脹が最小限であること
- 歩行および移乗が自立

ゴール
- さらなる ROM の改善
- 筋力および持久性の向上
- 動作上の関節安定性
- 腫脹と炎症の軽減
- 機能的活動への復帰を確立する
- 全般的な健康の改善

2〜4 週
■ 荷重
- 補助器具を使った耐えられる範囲での荷重

■ 訓練
- 大腿四頭筋セッティング
- 膝伸展訓練(屈曲 90〜0°)
- 最終域での膝伸展(45〜0°)
- SLR(屈曲-伸展)
- 股関節外転-内転
- レッグカール(hamstring curl)
- スクワット
- ストレッチ

□→ 膝関節全置換術後

- ハムストリング，腓腹筋，ヒラメ筋，大腿四頭筋
- 固定自転車による ROM 運動
- 他動膝伸展ストレッチの継続
- 寒冷療法の継続
- 2～3 週間で血栓塞栓性疾患（thromboembolic disease：TED）予防のためのストッキングを中止する（医師の承諾のもと）

4～6 週
■ 訓練
- 上記の訓練をすべて継続する
- 以下の運動を開始する
  - 前方および側方へのステップアップ訓練（最小の高さで）
  - フロントランジ（前方への踏み出しによるランジ動作）
  - プールプログラム
  - 腫脹に対しては圧迫，アイシング，挙上を継続する

第3期：中間期 ― 7～12 週

第3期に進むための基準
- ROM（0～110°）
- 随意的な大腿四頭筋のコントロール
- 自立歩行
- 最小限の疼痛と炎症

ゴール
- ROM（0～115°以上）達成
- 筋力および持久性の向上
- 下肢の遠心性-求心性コントロール
- 心血管系のフィットネス
- 機能的活動の遂行

7～10 週
■ 訓練
- 第2期の訓練を継続
- 漸進的なウォーキングプログラムの開始
- 持久性改善のためのプールプログラムを開始
- 機能的活動への復帰
- ランジ，スクワット，ステップアップ訓練〔小さな2インチ（約5 cm）の踏み台から開始〕
- 遠心性-求心性の膝コントロールに重点を置く

第4期：応用活動期 — 14〜26週

第4期に進むための基準
- 最大かつ痛みのない ROM（0〜115°）
- 4＋/5 の筋力あるいは対側下肢の筋力の85％
- 疼痛および腫脹は最小限かまったくない
- 身体診察の結果が申し分のないものであること

ゴール
- 患者によっては，応用レベルの活動（レクリエーションスポーツ）に復帰させることを目指す
- 下肢の筋力および持久性の維持・向上
- 普段の生活スタイルへの復帰

訓練
- 大腿四頭筋セッティング
- SLR（屈曲-伸展）
- 股関節外転-内転
- スクワット
- ラテラルステップアップ（lateral step-up）訓練
- 膝伸展訓練（屈曲 90〜0°）
- 固定自転車による ROM 運動および持久性訓練
- ストレッチ
  - 膝伸展 0° まで
  - 膝屈曲 105° まで
- ゴルフ，テニス，スイミング，自転車，ウォーキングなどのプログラムを段階的に開始

関節全置換術後に推奨される長期的活動

　DeAndrade（1993）は，関節全置換術後の患者を対象とした活動評価スケールを作成している．人工関節へのストレスを最小限に抑え，過度の摩耗や破損を避けなければならない．これらは人工関節の寿命を縮めることになる．運動の強度は痛みがなく，それでも心血管系のフィットネスを促進できるようなものに調節すべきである．ランニングやジャンプは避ける．靴はクッション性のよいヒールや中敷きを使ったものを履く．関節を運動範囲の限界まで動かすようなことは控える．活動時間は徐々に延長し，活動の合間に頻繁に休息を取ることが大切である．歩行補助具を適切に使用することで，人工関節へのストレスを減少させることができる．最初に行う長期的活動としては，ウォーキングが望ましい（**表 6-10**）．

表 6-10　股・膝関節全置換術後に推奨される長期的活動

最適な，強く推奨される活動	適切な，推奨される活動	ある程度の技能や以前からの専門技術が必要	細心の注意と医師の許可が必要	禁止
固定自転車	ボーリング	サイクリング（市街地）	エアロビクス運動	野球
社交ダンス	フェンシング	カヌー	健康体操（calisthenics）	バスケットボール
スクエアダンス	ボート漕ぎ	乗馬	ジャズダンス	フットボール
ゴルフ	競歩	アイススケート	ロッククライミング	ソフトボール
固定スキー（Nordic-Trac）	卓球		インラインスケート	ハンドボール
スイミング	クロスカントリースキー		ノーチラス（Nautilus）エクササイズ	ジョギング
ウォーキング			スキー（滑降）	ラケットボール/スカッシュ
ウエートリフティング			テニス（ダブルス）	ラクロス
			ステップマシーン（人工股関節の場合．人工膝関節は対象外）	サッカー
				テニス（シングル）
				バレーボール

(DeAndrade RJ: Activities after replacement of the hip or knee. Orthop Special Ed 2(6):8, 1993 より引用)

膝関節全置換術後のリハビリテーションにおける問題点への対処
- 難治性屈曲拘縮（完全膝伸展の獲得困難）がある場合
  - 後ろ歩きを開始する．
  - 腹臥位の状態でテーブルから膝を出し，足首の周りに重りをつけた状態とつけない状態で他動伸展を行う（p.477，図4-25参照）．これは関節置換術後のPCLの状態によっては禁忌である．
  - 遠心性伸展．療法士は他動的に脚を伸展させ，それを患者が保持しようとするときにゆっくりと脚を押し下げる．
  - 立位の状態で手術側の膝を屈曲-伸展させる．スポーツコードやゴムバンドを抵抗に用いる．

- 自動伸展に問題があれば，筋再教育を目的として電気刺激や内側広筋斜走線維（VMO）のバイオフィードバックを行う．
- また，足首の下に丸めたタオルを置き，患者が大腿部を押し下げる（または大腿部の上に重りを置く）ことによって，他動伸展を行う（p.779，図 6-27 参照）．
● **膝屈曲の改善が遅延している場合**
  - 療法士による屈曲方向への他動ストレッチ．
  - 重力を利用したウォールスライド（p.804，図 7-16 参照）．
  - 固定自転車．サドルを高くしても十分に自転車をこげない場合，まずは後ろに向かってこぎ，それから前に向かってこぐようにして，回転運動ができるまで行う．たいてい最初は後ろ向きに1回転できることが多い．

参考文献

股関節炎

Brady LP: Hip pain: Don't throw away the cane. Postgrad Med 83(8):89, 1988.

Cameron HU: The Cameron anterior osteotomy. In Bono JV, (ed): Total Hip Arthroplasty. New York, Springer-Verlag, 1999.

Centers for Disease Control and Prevention: Health-related quality of life among adults with arthritis: Behavioral risk factor surveillance system. MMWR Morb Mortal Wkly Rep 49(17):366, 2000.

Chandler DR, Glousman R, Hull D, et al: Prosthetic hip range of motion and impingement: The effects of head and neck geometry. Clin Orthop 166:284, 1982.

Collis DK: Total joint arthroplasty. In Frymoyer JW (ed): Orthopedic Knowledge Update, No. 4. Rosemont, IL, American Academy of Orthopaedic Surgeons, 1993.

DeAndrade RJ: Activities after replacement of the hip or knee. Orthop Special Ed 2(6):8, 1993.

Horne G, Rutherford A, Schemitsch E: Evaluation of hip pain following cemented total hip arthroplasty. Orthopedics 3:415, 1990.

Johnson R, Green JR, Charnley J: Pulmonary embolism and its prophylaxis following Charnley total hip replacement. J Arthroplasty Suppl 5:21, 1990.

Kakkar VV, Fok PJ, Murray WJ: Heparin and dihydroergotamine prophylaxis against thrombo-embolism of the hip arthroplasty. J Bone Joint Surg Br 67:538, 1985.

Little JW: Managing dental patients with joint prostheses. J Am Dent Assoc 125:1374, 1994.

Pellicci PM: Total joint arthroplasty. In Daniel DW, Pellicci PM, Winquist RA (eds): Orthopedic Knowledge Update, No. 3, Rosemont, IL, American Academy of Orthopaedic Surgeons, 1990.

Steinberg ME, Lotke PA: Postoperative management of total joint replacements. Orthop Clin North Am 19(4):19, 1988.

膝関節炎

Bradley JD, Brandt KD, Katz BP, et al: Comparison of an anti-inflammatory dose of ibuprofen, an analgesic dose of ibuprofen, and acetaminophen in the treatment of patients with osteoarthritis of the knee. N Engl J Med 325:87, 1991.

Chen PQ, Cheng CK, Shang HC, Wu JJ: Gait analysis after total knee replacement for degenerative arthritis. J Formos Med Assoc 90:160, 1991.

Cole BJ, Harner CD: Degenerative arthritis of the knee in active patients: Evaluation and management. J Am Acad Orthop Surg 7:389, 1999.

Colwell CW, Morris BA: The influence of continuous passive motion on the results of total knee arthroplasty. Clin Orthop 276:225, 1992.

Corsbie WJ, Nichol AC: Aided gait in rheumatoid arthritis following knee arthroplasty. Arch Phys Med Rehabil 71:191, 1990.

DeAndrade RJ: Activities after replacement of the hip or knee. Orthop Spec Ed 2(6):8, 1993.

Edelson R, Burks RT, Bloebaum RD: Short-term effects of knee washout for osteoarthritis. Am J Sports Med 23:345, 1995.

Fox JL, Poss P: The role of manipulation following total knee replacement. J Bone Joint Surg Am 63:357, 1981.

Ghosh P, Smith M, Wells C: Second-line agents in osteoarthritis. In Dixon JS, Furst DE (eds): Second-Line Agents in the Treatment of Rheumatic Diseases. New York, Marcel Dekker, 1992, p 363.

Gibson JN, White MD, Chapman VM, Strachan RK: Arthroscopic lavage and debridement for osteoarthritis of the knee. J Bone Joint Surg 74:534, 1992.

Jackson RW, Rouse DW: The results of partial arthroscopic meniscectomy in patients over 40 years of age. J Bone Joint Surg Br 64:481, 1982.

Keating EM, Faris PM, Ritter MA, Kane J: Use of lateral heel and sole wedges in the treatment of medial osteoarthritis of the knee. Orthop Rev 22:921, 1993.

Kozzin SC, Scott R: Current concepts: Unicondylar knee arthroplasty. J Bone Joint Surg Am 71:145, 1989.

Livesley PJ, Doherty M, Needoff M, Moulton A: Arthroscopic lavage of osteoarthritic knees. J Bone Joint Surg Br 73:922, 1991.

Maloney WJ, Schurman DJ, Hangen D: The influence of continuous passive motion on outcome in total knee arthroplasty. Clin Orthop 256:162, 1990.

McInnes J, Larson MG, Daltroy LH: A controlled evaluation of continuous passive motion in patients undergoing total knee arthroplasty. JAMA 268:1423, 1992.

Morrey BF: Primary osteoarthritis of the knee: A stepwise management plan. J Musculoskel Med 79, 1992.

Petrella RJ, DiSilvestro MD, Hildebrand C: Effects of hyaluronate sodium on pain and physical functioning in osteoarthritis of the knee: A randomized, double-blind, placebo-controlled trial. Arch Intern Med 162:292, 2002.

Puddu G, Cipolla M, Cerullo C, Scala A: Arthroscopic treatment of the flexed arthritic knee in active middle-aged patients. Knee Surg Sports Traumatol Arthrosc 2(2):73, 1994.

Ritter MA, Campbell ED: Effect of range of motion on the success of a total knee arthroplasty. J Arthroplasty 2:95, 1987.

Ritter MA, Stringer EA: Predictive range of motion after total knee arthroplasty. Clin Orthop 143:115, 1979.

Shoji H, Solomoni WM, Yoshino S: Factors affecting postoperative flexion in total knee arthroplasty. Orthopedics 13:643, 1990.

Steinberg ME, Lotke PA: Postoperative management of total joint replacements. Orthop Clin North Am 19(4):19, 1988.

VanBaar ME, Assendelft WJ, Dekker J: Effectiveness of exercise therapy in patients with osteoarthritis of the hip or knee: A systematic review of randomized clinical trials. Arthritis Rheum 42:1361, 1999.

7 スペシャルトピックス

Thomas Clanton, MD • Stan L. James, MD • S. Brent Brotzman, MD

アスリートのハムストリング損傷
- 臨床的背景
- 解剖
- 受傷機転
- 予防
- 診察
- 臨床検査
- 分類
- X線検査
- ハムストリング損傷の予防
- ハムストリング損傷の治療
- 一般的治療とリハビリテーションゴール
- 手術適応

大腿四頭筋の肉ばなれと挫傷
- 大腿四頭筋損傷に対するリハビリテーションの重要なポイント
- 大腿四頭筋の肉ばなれ，または断裂（介達外力）
- 大腿四頭筋挫傷〔直達（ヘルメット）外力〕

鼡径部痛
- 背景
- 病歴
- 診察

受傷したアスリートに対する水治療
- 水治療訓練における重要なリハビリテーションのポイント
- 深水中ランニング ── 背景
- 心拍数
- 主観的運動強度
- 歩調

ランニング障害
- 背景
- ランナー障害の治療
- 生体力学的および解剖学的要因
- 靴
- 装具
- 薬物治療
- 手術
- 理学療法とリハビリテーション
- ランニングへの復帰プログラム

ランナーのシンスプリント
- 関連解剖

疫学	骨粗鬆症の定義
診断	骨粗鬆症進行の危険因子
治療	骨粗鬆症の予防
脳震盪後のスポーツ復帰	骨粗鬆症の評価と治療
背景	骨粗鬆症に対するビタミンおよび薬物療法
脳震盪後のサイドライン評価	骨粗鬆症治療の要点
骨粗鬆症：評価，治療そして運動	
背景	

アスリートのハムストリング損傷
Hamstring Injuries in Athletes

Thomas Clanton, MD • Kevin J. Coupe, MD • S. Brent Brotzman, MD • Anna Williams, BS, MS, PT

臨床的背景

ハムストリング損傷はアスリートに頻繁に起き，慢性化するとやっかいである．ハムストリング筋群は3つの筋からなる．**半膜様筋，半腱様筋，大腿二頭筋**（長頭，短頭）である．これらの3つの筋群の機能は立脚期初期に膝を支え，立脚期後期に下肢を推進し，遊脚期に推進力を制御することである．ハムストリング損傷は部分損傷であれ，完全損傷であれ通常，偏心性の力が集中する筋腱移行部で生じる．

ハムストリング損傷はまた，再損傷が多いことで悪名高いが，その理由は，しばしば不適当なリハビリテーションとハムストリング筋群の完全な回復の前に競技に復帰してしまうからである．

解剖

ハムストリング筋群の3つの筋，半膜様筋，半腱様筋，大腿二頭筋（長頭と短頭）（**図7-1**）は，大腿二頭筋短頭を除いて，骨盤の坐骨結節から起始する．
- 坐骨結節は共通の付着部であるので，裂離骨折を起こすことがある．
- 大腿二頭筋短頭は大腿骨遠位の粗線から起始する．これがハムストリング筋群の

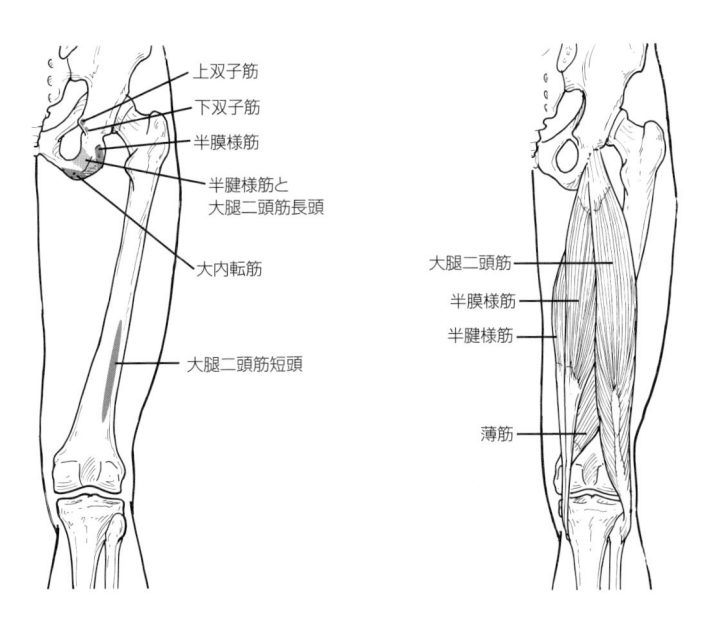

図7-1 ハムストリング腱(左)とハムストリング筋群(右)の起始.
(Clanton TO, Coupe KJ: Hamstring strains in athletes: Diagnosis and treatment. J Am Acad Orthop Surg 6:237-248, 1998より改変して引用)

なかで唯一，複数の神経支配を受けている．
- 半膜様筋，半腱様筋，大腿二頭筋長頭は坐骨神経の脛骨枝の神経支配を受けている．大腿二頭筋短頭は坐骨神経の腓骨枝から神経支配を受けている．
- 半膜様筋と半腱様筋は大腿内側を下降してそれぞれの内側へ停止する(**図7-2**)．半膜様筋は膝後内側部の複数部分に停止し，膝の安定性にとって重要である．半腱様筋は薄筋，縫工筋とつながり，膝内側側副靱帯の遠位停止部近くの脛骨内側骨幹端の鵞足に停止する．
- 大腿二頭筋の外側面での停止部は**図7-3**のとおりである．
- ハムストリング筋群は2つの関節をまたぐ，二関節筋である．このことはより捻挫を起こしやすいと考えられている．ClantonとCoupe(1998)は同心性収縮に対抗して偏心性の筋活動が高まって損傷を起こすことを報告した．走行のサイクルにおいて，ハムストリング筋群は前方推進で伸展された膝を減速しようとするときに損傷を受けやすく，足をけり出すときにも同様に損傷しやすく，これは屈曲位で安定化した膝の状態から逆に膝を伸展させようとする，筋の瞬発的な筋機能の変化によるものである．

ハムストリングの最も損傷しやすい部位は，最も非直達損傷を受けやすい筋腱移行部である．

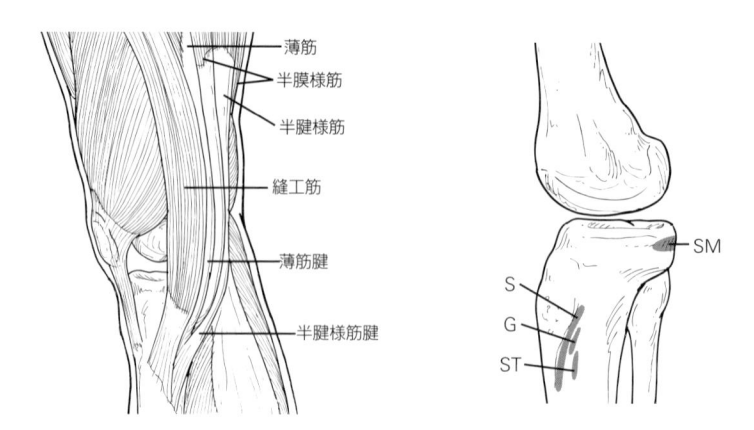

図7-2 左：半腱様筋の脛骨内側近位の鵞足への停止部．右：薄筋（G），縫工筋（S），半膜様筋（SM），そして半腱様筋（ST）の停止部．

(Clanton TO, Coupe KJ: Hamstring strains in athletes: Diagnosis and treatment. J Am Acad Orthop Surg 6:237-248, 1998 より改変して引用)

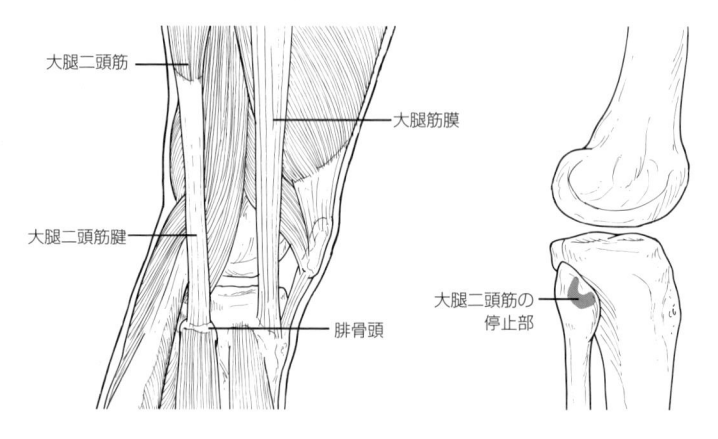

図7-3 膝外側面における大腿二頭筋長頭と短頭の停止部．

(Clanton TO, Coupe KJ: Hamstring strains in athletes: Diagnosis and treatment. J Am Acad Orthop Surg 6:237-248, 1998 より改変して引用)

受傷機転

　ハムストリング損傷の二大要因は，柔軟性の欠如とハムストリング筋内での筋力の不均衡である（屈曲-伸展比率の低下と左右の不均衡）．

　ハムストリング筋の筋強度の不均衡は患者の両足の間と屈筋（ハムストリング）と伸筋（大腿四頭筋）群の釣り合いの減少である．屈筋-伸筋強度の釣り合いが0.6以下と，左右のハムストリング10%以上の不均衡は，ハムストリング損傷の原因となりう

る．等運動性の筋力計による多くの研究によって，適当な，屈筋-伸筋比率，伸展トルク率，屈曲トルク率が明らかにされてきた．はじめは，屈曲-伸展比率が0.5～0.6というのは正常であると信じられてきた．しかし，男性と女性では差があり，また異種のスポーツでも異なり，同じスポーツでもポジションによって違うことがわかってきた．

左右の足のハムストリングの不均衡は，下肢のハムストリング損傷を増大させるようである．さらに，大腿四頭筋筋力に対するハムストリング筋力が50～65％である比率（屈曲-伸展比率）は，ハムストリング損傷を減少させる．

そのほか改善しうる要素として，適切なウォーミングアップや柔軟性を欠いたり，調整が行き過ぎたり，また筋疲労などがあるが，これらはハムストリング損傷を最小限に減らすためすべて是正すべきである．

予防

筋力のアンバランス，柔軟性の欠如，不十分なウォーミングアップやコンディショニングはハムストリング損傷のさまざまな原因となるので，これらの要因の管理が非常に重要である．ハムストリングのストレッチのレジメンとウォームアップ法アルゴリズムはp.797に示してある．

診察

ハムストリング損傷はすべてのアスリート，特にキック，ランニング，ジャンプを行うスポーツに多い．典型的には，走行かハイスピードの訓練中に起こる（例：ハードル選手のリードレッグ，ジャンパーの踏み切り足）．その他のスポーツとして水上スキー，重量挙げ，ダンス，アイススケートでは坐骨結節の裂離骨折が生じることがある．

多くのハムストリング損傷はアスリートが激しい練習をしているときに大腿後面に突然起こる疼痛として生じる．多くは走行中に起こる．しばしば，不十分なウォーミングアップや疲労の既往がある．

患者は聞きとれるほどのポップ音とそのスポーツを続けられないほどの疼痛を訴える．重症例では地面に転倒する．軽症例では訓練中に大腿後面の引っぱる感じや，つっぱりを感じ，スポーツを制限することはないが，後で「つっぱった感じ」を訴える．

坐骨結節の裂離骨折は通常，膝が完全伸展位時に股関節を激しく屈曲したときに起こる．

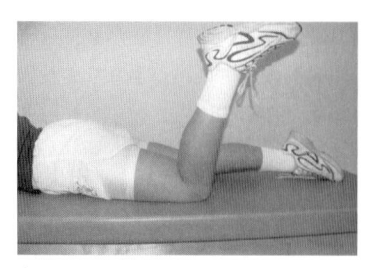

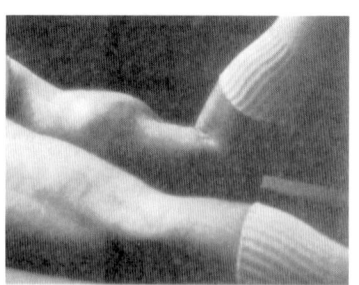

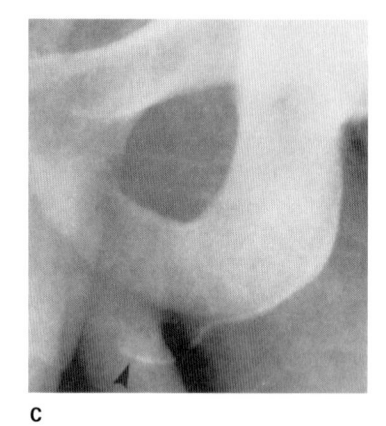

図7-4　**A**：膝を90°屈曲位としたハムストリングの検査．**B**：ハムストリング筋群が大きく断裂したアスリート．**C**：ハムストリング共通腱の裂離骨折（矢印）を示すX線写真．

（**B**と**C**：Clanton TO, Coupe KJ：Hamstring strains in athletes：Diagnosis and treatment. © 1998 American Academy of Orthopaedic Surgeons. The Journal of the American Academy of Orthopaedic Surgeons, Volume 6(4), pp 237-248 より許可を得て転載）

臨床検査

　軽症のハムストリング損傷では身体所見は明らかでないが，一方，重度断裂では，広範囲の打ち身，腫脹，圧痛，そしてしばしば欠損を触れる．

　急性損傷では，アスリートは地面に横になり，大腿後面を押さえる．これは損傷に特徴的な症候とは断定できないが，ハムストリング損傷を強く疑うべきである．

　ハムストリング筋全長を触診すべきである．患者を腹臥位として膝を90°屈曲させて行う（**図7-4**）．膝の伸展は筋攣縮や疼痛の増悪を引き起こして検査を制限してしまう．完全にリラックスした状態で筋に触れ，次に少し緊張をかけて触れる．剝離骨折を診断するために坐骨結節を触診する．初期の重症度とリハビリテーションに反応する可能性を診断できるので，下肢伸長挙上（straight leg raise：SLR）がどこまでできるかを記載する．

　その他のガイドラインとしては，股関節を90°屈曲した状態での膝の他動的伸展制限がある（**図7-5**）．このポジションで，反対側の健側と比較して膝の自動的屈曲力を記録する．

　まれに損傷が重度で，ハムストリング収縮時に大腿後面に触知できるほどの塊を伴

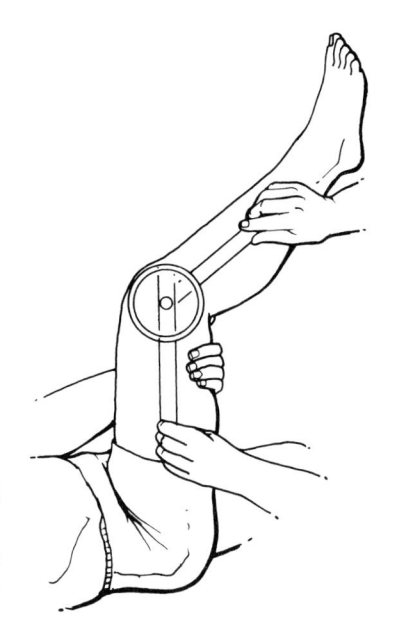

図7-5 ハムストリング損傷後の他動的膝伸展制限の計測.

(DeLee JC, Drez D Jr: Orthopaedic Sports Medicine: Principles and Practice. Philadelphia, WB Saunders, 1994 より引用)

う欠損をみることがある.

分類

ハムストリング損傷は3つの重症度に分類される．軽度（第1度），中等度（第2度），および重度（第3度）である（**表7-1**）．

重症度	症状	徴候
軽度 （第1度）	局所疼痛，受傷筋の他動的伸展自動的収縮による軽度の疼痛，軽度の動作制限	軽度の攣縮，腫脹，斑状出血．局所圧痛．軽度の機能，筋力の喪失
中等度 （第2度）	局所疼痛，受傷筋の他動的伸展自動的収縮による中等度の疼痛，中等度の動作制限	中等度の攣縮，腫脹，斑状出血．局所圧痛．中等度の機能，筋力の喪失
重度 （第3度）	重度の疼痛，機能障害	重度の攣縮，腫脹，斑状出血，血腫，圧痛，筋機能の喪失．欠損部位を触れることもある

表7-1　筋挫傷の徴候と症状

(Andrews JR, Harrelson GL : Physical Rehabilitation of the Injured Athlete. Philadelphia, WB Saunders, 1991, p344 より引用)

- 第1度捻挫，あるいは「引っぱられた筋」は筋腱移行部の構造の5%未満が断裂して筋の過伸展を表している．
- 第2度は筋腱移行部のより重度の部分断裂であるが，完全断裂には至っていないものである．
- 第3度は筋の完全な断裂であり，アキレス腱断裂にみられるようなぼろぼろの断端となっている．

裂離骨折は近位の坐骨結節あるいは膝の遠位端で生じる．

KujalaとOrava(1993)はさらに**坐骨骨端軟骨**（成長板）損傷を分類した．この分類には骨端症，成人の綱引き病変，有痛性の非癒合性骨端軟骨，そして急性，慢性の骨端軟骨離開である．非常に若い患者は，この群では筋の柔軟性が大きいことと，より骨端軟骨部に損傷を受けやすいことから，ハムストリング損傷の頻度は低い．手術は骨端軟骨（骨剥離）の転位が2cm以上のときに考慮する．

画像検査

一般的には急性ハムストリング損傷では詳細な画像検査の適応は低い．

磁気共鳴画像法（magnetic resonance imaging：MRI）**の情報は，治療方法を変えるものではない．**

MRIはそれほど頻繁には用いられない．MRI上では急性損傷は通常，筋腹内の出血あるいは浮腫の結果としてT2強調像で高信号として描出される．慢性損傷は描出されにくい．

単純X線写真は坐骨結節の裂離骨折が疑われるとき以外はあまり価値がない．2cm以上の転位を有する裂離骨折は手術適応となるので，坐骨結節の裂離骨折が疑われるときには単純骨盤X線写真（坐骨結節を含む骨盤前後像）を撮影すべきである．

慢性の骨化性筋炎は，単純X線写真で描出しうるが，まれである．単純X線写真での大腿軟部組織における石灰化や骨化を見つけたら，他の病態（例：腫瘍）を疑い，より詳細な検査を始める必要がある．

ハムストリング損傷の予防

ハムストリング損傷は慢性化しやすいために，筆者らの施設では特にその予防法を重要視している．ハムストリング損傷の原因となるおもな要因は**柔軟性の欠如**と**筋不均衡**（ハムストリングと大腿四頭筋，右足と左足）であるので，この領域の訓練が重要である．

大学，高校のアスリートのための練習前レジメンとして，次のストレッチを用いている．

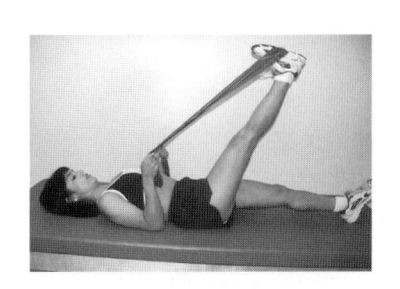

図 7-6 １下肢ハムストリングのストレッチ．

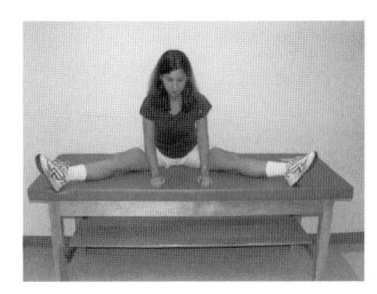

図 7-7 開脚での鼡径部とハムストリングのストレッチ．

ハムストリングストレッチのレジメン
● １下肢ハムストリングのストレッチ
　両下肢を平らにして机の上に背臥位になる．タオルを足底に巻きつけ，そのタオルの端を手でつかむ．膝を伸展位にして足部を背屈する（爪先を天井に向けて）．脚を天井に向けて引っぱる．下腿後面に張りを感じるまで引っぱり，30秒間維持する．脚をリラックスさせ，またこれを繰り返す（**図7-6**）．
● 開脚での鼡径部とハムストリングのストレッチ
　床に開脚して座る（**図7-7**）．膝を伸展位として膝上面が天井を向くようにして足を背屈させる（爪先を天井に向けて）．脊椎をまっすぐにして股関節のほうへ前屈する．ハムストリングに張りを感じるまで前屈して30秒間維持する．リラックスして右に張りを感じるまで前屈して30秒間維持する．リラックスして左に張りを感じるまで前屈する．
● 片側開脚でのハムストリングのストレッチ
　受傷下肢を伸展位にして床に座り，膝上面を天井に向けて，足先を天井に向ける．非受傷下肢はリラックスして膝を曲げる．脊椎を伸ばしたまま，股関節を曲げる．ハムストリングに張りを感じるまで受傷下肢の足関節に向けて曲げ，30秒間維持する（**図7-8**）．リラックスしてこれを繰り返す．
● 骨盤傾斜ハムストリングのストレッチ
　受傷下肢をまっすぐにしていすの端に腰掛ける．非受傷下肢は90°に曲げる（**図7-9**）．脊椎を伸ばして，股関節を前方に屈曲する．手を大腿にのせてサポートする．

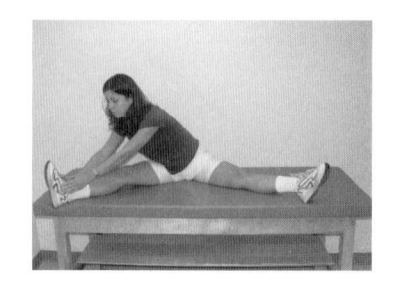

図 7-8　片側開脚での鼠径部とハムストリングのストレッチ.

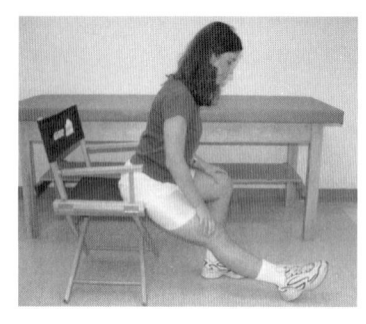

図 7-9　骨盤傾斜ハムストリングのストレッチ.

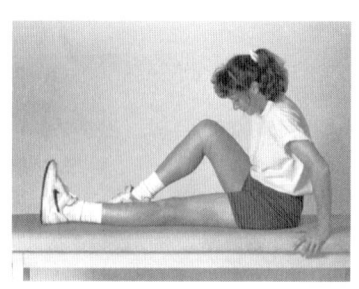

図 7-10　等尺性ハムストリングカール. 患者は左（受傷側）下肢でベッドを押している.

張りを感じるまで前屈して 30 秒間維持する．リラックスしてこれを繰り返す．

● 損傷予防のためのハムストリングの強化レジメン

　ハムストリング強化訓練は四頭筋-ハムストリング比率の改善と右・左のハムストリング強度の違いの改善にも適用される．強くて対称的なハムストリングは損傷を受けにくい．

● 等尺性ハムストリングカール

　非受傷下肢をまっすぐにして床に座る．受傷下肢は踵を床に付けながら曲げる．踵を床に押しつけて，次にハムストリング筋が緊張するまで尻に向けて引っぱる（図 7-10）．収縮を 5 秒間維持する．リラックスする．1 セット 12～15 回で始め，12～15 回を 2, 3 セット行う．

● 腹臥位でのハムストリングカール

　アンクルウエートを受傷下腿に付ける．腹臥位になり，必要なら枕を膝下に置く．

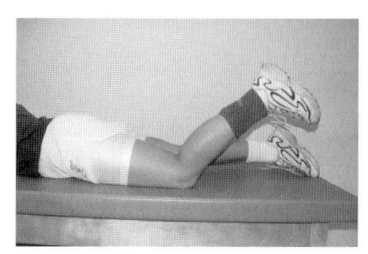

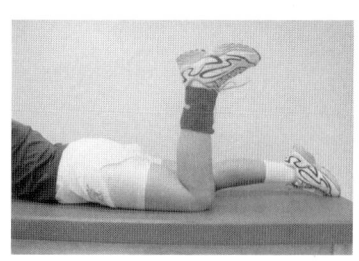

図 7-11　**A**, **B**：腹臥位でのハムストリングカール.

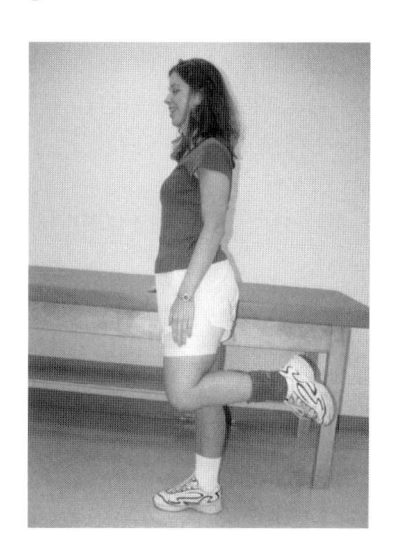

図 7-12　立位でのハムストリングカール.

足を図 7-11 のように，踵を尻に向けてゆっくりと慎重に持ち上げる．1 セット，12 〜15 回で始めて，12〜15 回を 2，3 セット行う．

● **立位でのハムストリングカール**

　アンクルウエートを受傷下腿に付ける．両足を肩幅に広げて立つ．サポートにつかまり，踵を尻のほうへ慎重にゆっくりと持ち上げる．非受傷下肢の膝アライメントを適度な位置に保つこと．1 セット 12〜15 回で始めて，12〜15 回を 2, 3 セット行う（図 7-12）．

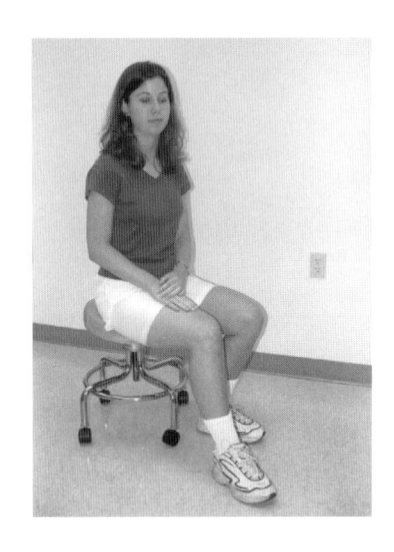

図 7-13　車輪の付いた回転いすによるいす歩行.

● ハムストリングカールマシン

訓練はハムストリングマシンによって，腹臥位や立位で行う．ウエートは足関節に付ける．踵を尻に向けて抵抗に逆らって下腿を曲げる．1セット 12〜15 回で始めて，12〜15 回を 2, 3 セット行う．

● いす歩行

車輪の付いた回転いすに腰掛ける．いすに腰掛けながら足を使って，前進する（図 7-13）．

ハムストリング損傷の治療

ハムストリング損傷の治療の目的は筋群の強度と柔軟性の回復である．これは最適な筋再生と再損傷の予防のために重要である．短縮した，瘢痕のあるハムストリング筋は挫傷を受けやすい．

ハムストリング損傷後第 1〜5 日

損傷後最初の 3〜5 日は，治療の目標は出血，腫脹，疼痛のコントロールである．一般的な RICE〔安静（rest），冷却（icing），圧迫（compression），挙上（elevation）〕療法はこの期間に用いる．関節可動域（range of the motion：ROM）訓練を徐々に増加し，筋力強化を活動再開とともに徐々に増やしていく．これには数日から数週間が必要であり，損傷の範囲，競技のレベル，アスリートが望む活動度によって異なる．療法士が制御しなければならない 2 つの競合するプロセスとは筋再生と瘢痕組織の産生である．

ゴールは筋再生を最大にすることと，密集した拘束的な瘢痕形成を最小にすることである．

- **安静**．JarvinenとLehto(1993)は比較的に短期間の固定が，損傷部位での密集した結合組織瘢痕の範囲を狭めることに効果があったと報告した．最適な固定期間はわかっていないが，文献的には1週間以内の固定が一般に推奨されている．

  1〜5日の固定期間後，痛みの許す範囲で可動域訓練を開始する．これはよりよい筋再生を促し，損傷された筋線維のアライメントをよくする．

  実験的には，弱化した筋は約7日後に正常なエネルギー吸収力を回復する．このときまでは，より重度の損傷を受けやすい．

  第2度，第3度の重度のハムストリング損傷では，急性期には松葉杖あるいはベッド上安静が必要になるが，膝あるいは股関節の完全な固定をしてはいけない．松葉杖は2本または1本，患者が跛行せず歩けるくらいに処方する．早めに動かすことが大切であるが，制御された方法で行うこと．

- **冷却**．アイシングはハムストリング損傷時に遅れることなくすばやく行うことによって，炎症と浮腫を減少させる．アイシングの生理的効果は治癒過程を促進し，アスリートの早期復帰を助けることである．

  アイシングの方法は，氷の入ったプラスチックバッグを大腿後面に弾性包帯で巻きつける．20〜30分間，これを1日に2〜4回，あるいは2時間ごとに繰り返し，最初の48〜72時間はこれを続ける．

- **圧迫**．ゆるやかな圧迫は大腿に圧迫包帯を巻いて行う．筋損傷に対して圧迫だけ行い，どのような効果があるのかについての研究はない．

- **挙上**．浮腫を減少させ，心臓への還流をうながすため，できるなら1日に2〜3回，四肢を心臓よりも上に挙げる．ハムストリング損傷に対してベッド上安静は推奨できない．

- **抗炎症薬**．抗炎症薬を使用するにあたっての唯一の論争は処方のタイミングである．Almekinders(1993)は損傷後素早く抗炎症薬を使用し，3〜5日で終了するように推奨している．ほかの研究では，抗炎症薬は新しい筋線維に必要な細胞の化学走性を阻害すると報告されている．これらの研究では抗炎症薬は2〜4日遅れて処方すべきであると述べている．

  筆者らは抗炎症薬を3日目から投与開始し，6日目に終了している．

一般的治療とリハビリテーションゴール

治療の目標はこの筋ユニットの強度と柔軟性の回復である．外傷後早期であっても，筋萎縮を避けて治癒を促進するために軽度の筋自動運動を行う．

- 運動ははじめは制限や疼痛があるので，準最大の等尺性収縮を含めた**等尺性訓練**

- を始める（例：15〜20°ずつ増加させ，5秒収縮5回を2，3セット）．このとき，再損傷を避けるために，受傷筋の緊張の極限に注意すべきである．
- 可動性と疼痛が改善したら，等尺性訓練を**軽いウエート**での**等張性訓練**に変更する．ウエートは1日1ポンド（約450 g）ずつ増加させる．このプログラムは痛みを伴わない求心性収縮を利用する．遠心性収縮は筋ユニットへの緊張増加を避けるために行わない．
- アスリートが腹臥位でのハムストリング訓練プログラムにおいて疼痛がないなら，**高速で低抵抗性の等運動性訓練**プログラムを始める．求心性収縮のみを行う機械を使用する．等運動性訓練は，耐えられる範囲で，より高抵抗性で低速のものを含めていく．
- 抵抗を制限しながら無痛性の動きをすることができるので，早期にはプール内歩行や抵抗のない固定自転車を使用する．受傷早期には，水中でのハムストリングカールは有益である．続いてサポートベストを付けたプール縁の深い水中でのランニングへ発展させ，一方，軽いバタ足やキックボードを使用したスイミングを行う．
- 健側下肢と上半身の訓練もまた有酸素運動で行う．
- 患者が最小限の疼痛を伴う正常歩行と筋力の回復を得られたら，最終的には歩行/ジョギングプログラムへとつながる，陸上での歩行プログラムを開始する．
- 等運動性テストはハムストリング筋力の強さ，バランス，筋力低下の程度を知る有用な情報を得るために行う．最終的には，臨床的なパラメータやアスリートの回復具合，機能的な活動性などに基づいて判断する．

外傷後のストレッチ

　柔軟性の喪失を防止するストレッチは外傷後の療法のなかで重要なものである．はじめは，軽い自動運動から行い，さらに痛みが許す範囲での他動的静的ストレッチを行う．Worrell（1994）は骨盤前傾でのハムストリングストレッチの有効性を強調し（**図7-9参照**），静的ストレッチで伸ばされた固有受容性神経筋促通法（proprioceptive neuromuscular facilitation：PNF）の長所は小さいとした．前者は一般に理学療法士やアスレチックトレーナーといった技術をもったアシスタント（介助者）が必要である．そのほか，柔軟性を回復，維持することができるという点で好まれている．

手術適応

　手術は通常，2 cm以上の転位を伴う坐骨結節でのハムストリングの完全裂離骨折のときにのみ適応となる．
　遠位のハムストリングの損傷は通常，膝後外側部の大腿二頭筋腱断裂といった重度

損傷と合併する．
　遠位の剝離は，それが単独で生じた場合は近位の剝離と同様に治療する（まれ）．

競技復帰の許諾
　等運動性テストは，適度な比率に対して筋力の不均衡がどのくらい回復しているかを評価するのに用いる．

リハビリテーションプロトコール

ハムストリング肉ばなれの治療
Clanton，Coupe，Williams および Brotzman
の改変プロトコール

	時間枠	ゴール	治療
第1期：急性	3〜5日	・疼痛と浮腫の管理	・RICE（raise, ice, compression, elevation）療法
	1〜5日	・出血と炎症の制限	・固定（伸展位で短く），非ステロイド性抗炎症薬（non steroidal anti-inflammatory drugs：NSAIDs）
	5日以降	・筋線維の癒着予防	・**疼痛のない他動 ROM**（軽度のストレッチ）．足に靴下を履いて硬い床に座る．吊り包帯になるようにタオルを足に巻く．タオルをつかんで踵を尻に向け軽く引っぱる．3〜5秒間保持して，ゆっくりはじめの位置に戻す（**図7-14**） ・**ヒールスライド**．足に靴下を履いて硬い床に座るかあるいはタオルを踵の下に敷く．徐々に膝を屈曲して踵を尻に近づけ，そして元の状態に戻す（**図7-15**）

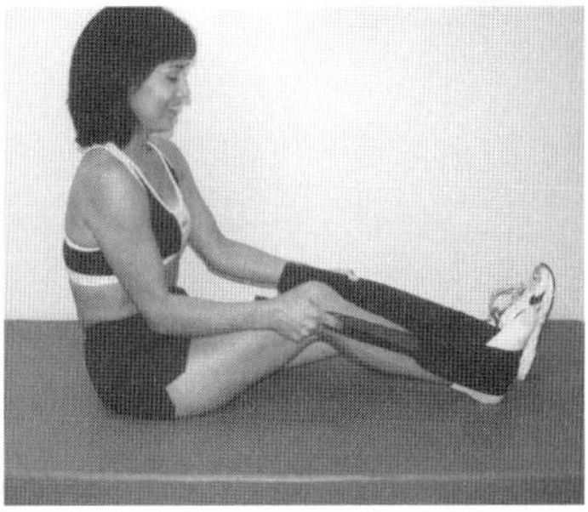

図7-14　ハムストリングの痛みのない他動可動域訓練（軽度のストレッチ）．

□→ ハムストリング肉ばなれの治療

時間枠	ゴール	治療
		・ウォールスライド．硬い床に寝て，足を壁にもたせかける．徐々に膝を屈曲させて足を壁づたいに下げていく．最後まで曲げたらまたはじめから繰り返す（図7-16） ・ハムストリングストレッチ．足関節の下に小さな長枕かタオルを丸めて敷き，硬い床に座る．3〜5ポンド（約13.5〜22.5kg）の重りを大腿近位に巻き，ハムストリング筋の他動的ストレッチを行う（図7-17）
第2期：亜急性 1週まで 3日〜3週まで	・正常歩行 ・疼痛と浮腫の管理 ・自動全関節ROM ・膠原（コラーゲン）線維のアライメント ・膠原線維強度増大	・松葉杖 ・アイシング，圧迫，電気刺激 ・疼痛のないプール内運動 ・疼痛のない他動，自動ROM ・**疼痛のない準最大の等尺性訓練**

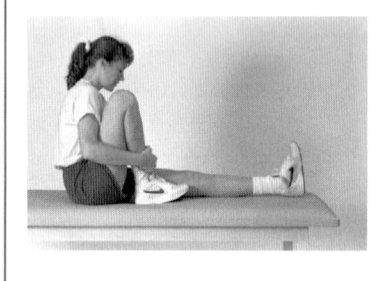

図7-15　テーブルでのヒールスライド．

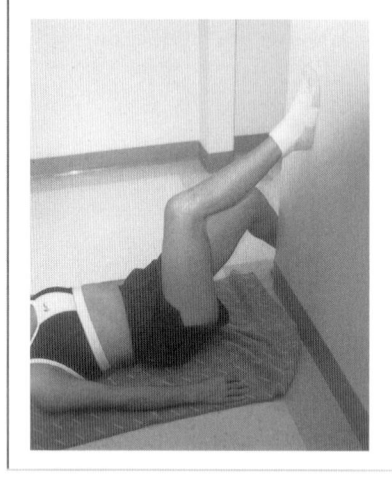

図7-16　ウォールスライド．

時間枠		ゴール	治療
第3期：リモデリング	1〜6週		・患側の下肢をわずかに屈曲して硬い床に座り，踵をマットにおく．踵を硬い床に押し，次に尻に向けて引く（**図 7-18**）．下肢の実際の動きはないことが重要である — ハムストリング筋の収縮だけである．5秒間収縮し，そしてリラックスする．固定自転車訓練も行う
		・心血管系のコンディショニングの回復	・健側下肢の固定自転車，浮きを付けたスイミング，上半身の訓練
		・第2期のゴールを達成する	・アイシングと圧迫
		・疼痛と浮腫の管理	・アイシングと電気刺激
		・膠原線維強度を増強	・**腹臥位での求心性，等張性訓練**．硬い床に腹臥位に寝て股関節の下に枕を入れて股関節の屈曲を増しておく．カフ錘を患側下腿に巻きつけ，踵を尻に向けて下腿を屈曲させる．屈曲の動作はゆっくり行い，次にはじめの位置まで戻す（**図 7-19**）

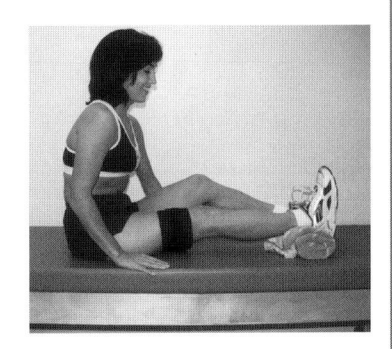

図 7-17　ハムストリングストレッチ．

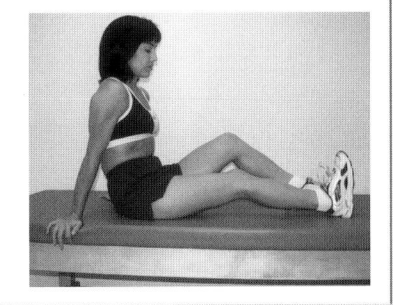

図 7-18　疼痛のない準最大の等尺性はハムストリング訓練．

□→ ハムストリング肉ばなれの治療

時間枠	ゴール	治療
		・**立位での求心性，等張性訓練**．サポート用のテーブルか壁の近くに立つ．カフ錘を患側下腿に付ける．膝のアライメントを維持しながら，患側下腿の踵を尻に向けて下腿を屈曲させる制御された方法で行う．下腿をまたはじめの位置に戻す（図 7-20） ・**等運動性訓練**．適当な機器を用いて施設で行う必要がある．机に腹臥位に寝て固定用ストラップを殿部に巻く．患側下肢にも大腿に固定用ストラップを巻く．足関節はストラップを巻いて，それを可動性アームに取りつける．療法士は適当な速さと角度❶をコンピュータにプログラムする（図 7-21） ・**回転いす**．回転いすに腰掛けて前に進む．両下肢を同時に使うことから始め，下肢を交互に使うことへと発展させる．さらに，1下肢だけで前に進むようにする（図 7-22）

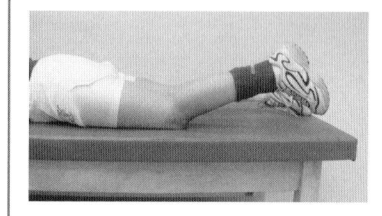

図 7-19　腹臥位での求心性，等張性訓練．

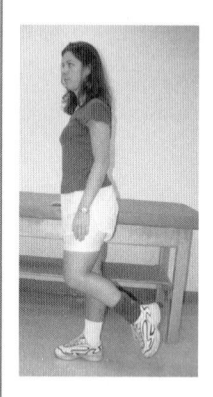

図 7-20　立位での求心性，等張性ハムストリング訓練．

❶はじめに求心性に素早く，遠心性にはゆっくりとした速さで．

時間枠	ゴール	治療
	・ハムストリングの柔軟性の増大 ・遠心性負荷の増大	・骨盤傾斜ハムストリング訓練の前に湿性温熱を加え，または運動をする ・**腹臥位での遠心性訓練**．求心性訓練と同様に行うが，下肢の屈曲を素早く行い，はじめの位置にゆっくりと制御した方法で戻す．縄跳びも行う（**図 7-23**） ・**立位での遠心性，等張性訓練**．立位での求心性訓練と同じだが，下肢の屈曲を素早く行い，はじめの位置まではゆっくりと制御した方法で戻す
第4期：機能的	2週〜6か月	・再損傷を避けてスポーツ復帰	・歩行/ジョギング，ジョギング/走行，スポーツ特有の技術と訓練（スライドボード，側方ドリル）

図 7-21 ハムストリングのための等運動性訓練．（Andrews JR, Harrelson GL, Wilk KE: Physical Rehabilitation of the Injured Athlete, 2nd ed. Philadelphia, WB Saunders, 1998 より引用）

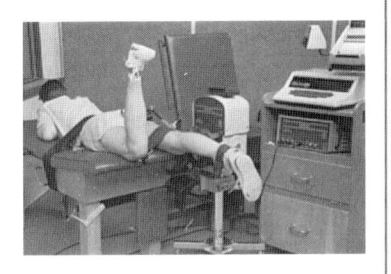

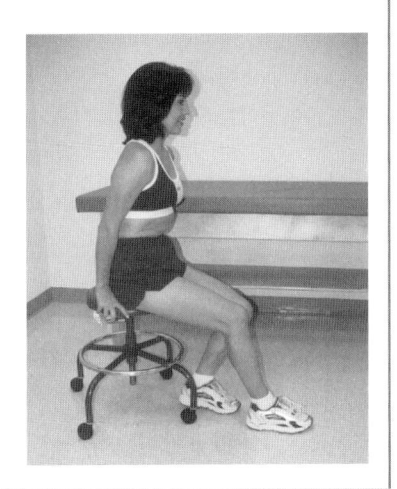

図 7-22 車輪付きのいすに腰掛けて歩き，最終的には1下肢で推進する．

□→ ハムストリング肉ばなれの治療

時間枠	ゴール	治療
	・ハムストリングの柔軟性増大	・**骨盤傾斜ハムストリングストレッチ**．脊椎を中間位にしていすの縁に座る．患肢をまっすぐに，踵を床におき，足ゆびを背屈する．健肢の股関節，膝関節を90°に保ち，楽な姿勢を保つ．脊椎をまっすぐに保ちながら，股関節を屈曲して前傾する．下肢後面に張りを感じる（**図7-24**） ・**背臥位でのハムストリングストレッチ**．硬い床面に座る．足底面にタオルを巻きつける．膝を伸展位にし，足ゆびを背屈して，タオルを胸に向けて引っぱる．足は下肢伸展挙上（SLR）のようにする．30秒引っぱる．はじめの位置に戻す（**図7-25**）

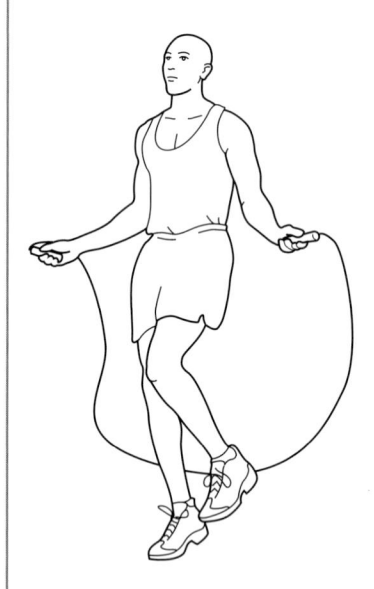

図7-23　縄跳び．

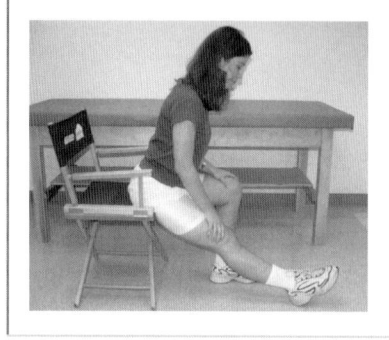

図7-24　骨盤傾斜ハムストリングストレッチ．

時間枠	ゴール	治療
第5期：競技への復帰　3週〜6か月	・ハムストリング筋力の増大 ・疼痛のコントロール ・再損傷を避ける	・腹臥位での求心性，遠心性訓練．温熱，アイシングなどの方法．必要ならNSAIDs ・継続的なストレッチと筋力強化

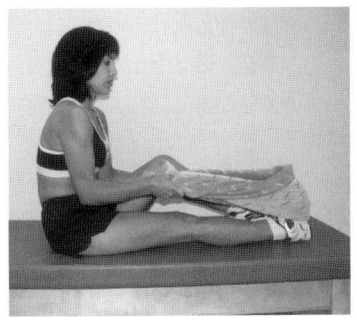

図 7-25　背臥位でのハムストリングストレッチ．

大腿四頭筋の肉ばなれと挫傷
Quadriceps Strains and Contusions

Steven J. Meyers, MD • S. Brent Brotzman, MD

大腿四頭筋損傷に対するリハビリテーションの重要なポイント

- 急性の大腿部損傷は頻度が高く，すべてのスポーツ外傷の約10%を占める．
- 大腿四頭筋の**肉ばなれ**あるいは**断裂**（介達外力）と**挫傷**（直達外力）を鑑別することは適切な治療を行うために重要である．
- **大腿四頭筋挫傷**は膝やヘルメットなどが大腿前面に**直接衝突**することによって起こる．
- **大腿四頭筋の断裂や肉ばなれ**はたいてい**介達外力**によって引き起こされる．患者は，筋が「引っぱられる」感じがすると訴え，サッカーボールをキックしようとして失敗して，地面を激しくけったりして大腿四頭筋に収縮という無理な伸張が起こることで生じる．

大腿四頭筋の肉ばなれ，または断裂（介達外力）

- 大腿四頭筋の肉ばなれ（あるいは断裂）の**危険因子**は不適切なストレッチ法，激しい運動前の不適切なウォームアップおよび下肢筋の不均衡である．
- 大腿四頭筋損傷を**予防**するためには運動前のストレッチ（**図7-26**）と激しい試合の前のウォームアップである．筋の不均衡（例：肥大した大腿四頭筋と萎縮したハムストリング）はオフシーズンの訓練で矯正しておくべきである．
- 患者は大腿の「引っぱられる」感じを訴える．
- 診察では大腿直筋の圧痛（肉ばなれ）あるいは欠損（断裂）がある．
- 大腿直筋は唯一股関節を含む大腿四頭筋であることから，膝屈曲を伴った股関節伸展は膝伸展を伴う股関節の屈曲よりも具合が悪い．この**股関節伸展**は，大腿直筋が断裂することから疼痛を引き起こす．
- この方法かあるいは大腿四頭筋収縮で筋の欠損（断裂）について診断する．

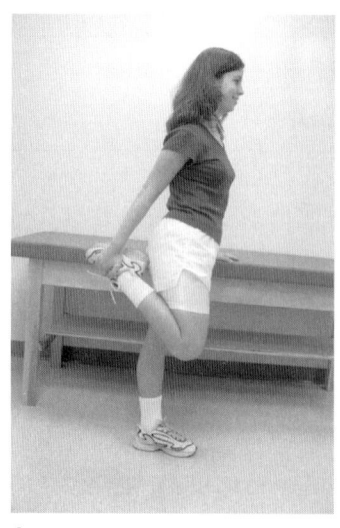

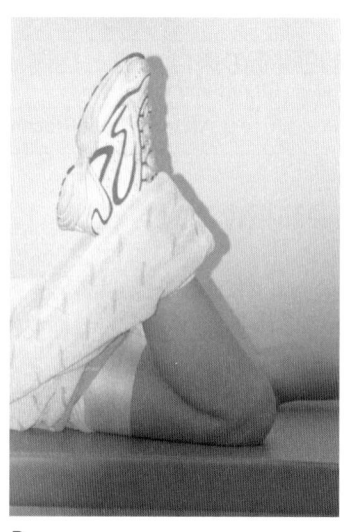

図7-26 **A**：立位での大腿四頭筋ストレッチ．**B**：片側大腿四頭筋ストレッチ．タオルを用いて徐々に大腿四頭筋を伸ばしていく．その後，可動域を増加させるために固有受容性神経筋促通法を用いたコントラクト・リラックス手技を行う．

リハビリテーションプロトコール

大腿四頭筋肉ばなれ（または断裂）の治療

急性期
- RICE〔安静（rest），冷却（ice），圧迫（compression），挙上（elevation）〕療法
- 禁忌でなければ非ステロイド性抗炎症薬（NSAIDs）
- 痛みのない範囲で松葉杖を用いた部分荷重歩行
- 下肢は運動禁止
- **大腿直筋断裂を起こすので伸展下肢挙上（SLR）訓練は禁止**

亜急性期（通常，受傷後 3～10 日）

ゴール
- 正常歩行を回復させる
- 膝と股関節の正常運動を回復させる
- 重症度に応じて行うことであるが通常，受傷後 3～10 日後に亜急性期の訓練を始める

訓練
- **軽度の大腿四頭筋訓練**（**図 7-26** 参照）と**ハムストリングストレッチ**（**図 7-27**）から開始する
- 固有受容性神経筋促通法（PNF）パターン
- フローテーションベルトをつけて，深いプールでの水中リハビリテーションプログラム
- 抵抗をかけない固定自転車訓練

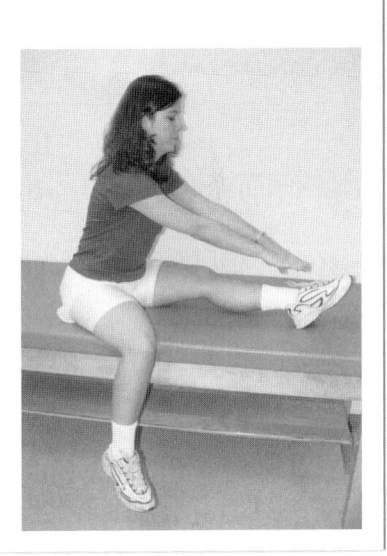

図 7-27　片側ハムストリングストレッチ．

□→ **大腿四頭筋肉ばなれ（または断裂）の治療**

機能回復期

- 仕上げの膝伸展訓練
- 水中プログラムエクササイズを増やす〔プールでの深水中ランニング（deep-water running：DWR）〕
- 軽い重りをつけて膝伸展訓練を開始
- 足関節には 1〜5 ポンド（約 0.5〜2 kg）の重りをつけて SLR，大腿四頭筋訓練から漸増抵抗運動（PRE）へと進める
- 持久性，強度を増加させるために低負荷の訓練を増やしていく
  - 固定自転車の抵抗とトレーニングの強度を増やす
  - 楕円トレーナー（elliptical trainer）＊
  - 股関節屈曲，伸展，外転，内転のためのセラバンド（Thera-Band）
  - ジョギングのための歩行開始（疼痛のない範囲で）
  - 30°のミニスクワット（疼痛のない範囲で）
  - スポーツ種目別の訓練と機敏性トレーニングを開始する
  - 背臥位での等運動性運動の機器（より速い）

注意：たとえ明らかな欠損のある大腿四頭筋断裂であっても通常，この保存治療で治癒させることができる．欠損部はしばしば残るが，手術を必要としたり，機能喪失を起こしたりすることはまれである

　大腿四頭筋のストレッチプログラムから始め，スポーツ復帰のための適切なウォームアップを行う

競技復帰の基準

- 大腿四頭筋の柔軟性が左右等しいこと
- 全力での機能訓練でも痛みがないこと
- 大腿四頭筋の筋力が反対側の 85〜90％（等運動性テストで）であること

＊訳注：歩行を再現するマシン．

大腿四頭筋挫傷〔直達（ヘルメット）外力〕

- 軽度から重度までさまざまな重症度があり，深部の血腫は治癒するのに数か月かかる．
- まれにコンパートメント症候群が生じたり，血管損傷を起こしたりする（注意）．
- 骨化性筋炎の発生を避ける必要がある．
- Jackson と Feagin（1973）は大腿挫傷を**軽度，中等度，重度**に機能分類した．この分類は**受傷後 24〜48 時間してから**腫脹と血腫を観察して行った（**表 7-2**）．
- **寒冷療法（アイシング）は本損傷の初期において，腫脹と出血を軽減する鍵となる**（**表 7-3**）．

表7-2　大腿四頭筋挫傷の臨床的重症度分類[❶]

挫傷重症度	膝関節可動域	歩行	理学所見	膝の深屈曲
軽度	90°を超える	正常	軽度の圧痛	できる
中等度	45°～90°	鎮痛性歩行	腫脹，圧痛	できない
重度	45°未満	重度の跛行	高度の大腿の腫脹，大腿四頭筋収縮による疼痛	できない

❶ 重症度は受傷後，24～48時間で判定する．
(Kaeding CC, Sanka WA, Fisher RA : Quadriceps strains and contusions : Decisions that promote rapid recovery. Physician Sports Med 23 : 59, 1995 より引用)

表7-3　大腿四頭筋挫傷の受傷早期の治療

受傷後の時間	治療
直後	120°屈曲位での膝関節固定
最初の24時間	120°屈曲位での膝関節固定，松葉杖歩行．その後，固定を除去
24時間以降	松葉杖歩行，高電圧電流刺激（high-voltage galvanic stimulation：HVGS），アイシング，大腿四頭筋のストレッチ
競技復帰	残りのシーズンは受傷側には保護パッドを使用

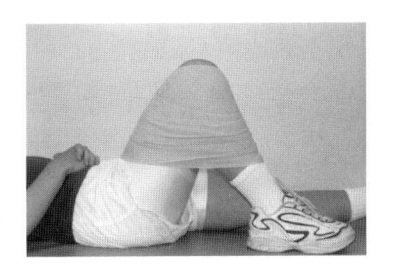

図7-28　大腿四頭筋挫傷の受傷早期には，選手の膝は弾性ラップを用いて120°屈曲位に固定する．

- 正常膝屈曲は大腿挫傷において最も回復が遅い．したがって，JacksonとFeaginのプロトコールは受傷後24時間だけ，膝と股関節を屈曲位（膝120°屈曲）にすることを推奨している（図7-28）．
- Aronenら（1990）は膝をすぐに120°屈曲位にして，受傷後10分以内にアイシングし，24時間はアイシングを維持する．他動的な屈曲位は大腿四頭筋を緊張位に保ち，筋肉内の出血を予防する．この最大屈曲位はまた，大腿四頭筋のスト

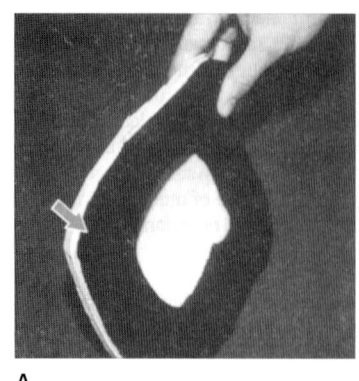

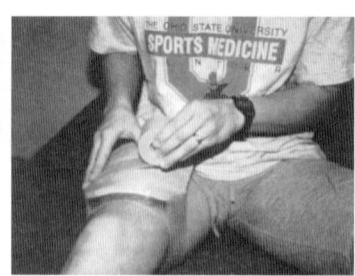

図7-29 大腿四頭筋挫傷後に装着する特製パッドはコンタクトスポーツ（接触プレーの多いスポーツ）をする際に，再受傷を避けることができる．**A**：至適の大腿パッドは厚い，リング状のフォームパッド（矢印）が内側に付いた硬いプラスチック製のシェルからなる．このパッドは損傷部位を覆い，保護してスポーツをしても違和感がないように作らなければならない．**B**：損傷部位はリング状パッドの中心に位置し，動かないように大腿に密着させなければならない．

(Kaeding CC, Sanko WA, Fisher RA: Quadriceps strains and contusions: Decisions that promote rapid recovery. Physician Sports Med 23:59-64, 1995 より引用)

レッチにもなり，屈曲制限を減らすことができる．
- 膝屈曲位で20分おきの寒冷療法を行うこともある．
- ステロイドや酵素製剤の**吸引や注射をしてはいけない**．
- **熱を加えたり，マッサージをしたり，はじめに超音波をあてたりしてはいけない．これらは，腫脹や炎症反応を悪化させてしまう．**
- 患者が競技復帰するときには特製の大腿パッドを付けさせる．このパッドは大腿が移動するのを防止する（**図7-29**）．

大腿挫傷後のスポーツ復帰の目安
- コンタクトスポーツ（接触プレーの多いスポーツ）において損傷部位が確実に保護されていること（大腿パッド）．
- 大腿四頭筋の柔軟性が完全で左右同一であること．
- 等運動性テストや筋力計の計測では，筋力および最大トルクまでの時間が健常側に比較して85～90%であること．
- 損傷大腿四頭筋に圧痛がないこと．

リハビリテーションプロトコール

大腿挫傷

	第1期	第2期	第3期
目的	● 出血を防ぐ	● 痛みのない運動の回復	● 機能的リハビリテーション，強さと持久性
方法	● 高電圧電流刺激（HVGS） ● 安静：できる範囲での荷重，跛行があるときは松葉杖．頻回のアイシング．アイスマッサージ10分間．冷却パック/冷水渦流浴20分 ● 圧迫：大腿全体に弾性ラップ（まれに使用：長下肢の靴下，強化テーピング） ● 挙上：股関節，膝関節を許容範囲で屈曲し，等尺性の大腿四頭筋訓練を10回行う．24時間，膝関節を120°屈曲位とする（継手付き下肢装具）	● アイシングや冷水渦流浴を15～20分．痛みのない範囲で等尺性の大腿四頭筋訓練を15～20分．背臥位，腹臥位での自動屈曲．健側下肢荷重での運動，最小負荷での固定自転車 **不要**：(1) ROMが90°以上のとき，跛行のないとき，大腿四頭筋力がよくコントロールできるとき，荷重歩行で屈曲時でも痛みのないときの松葉杖 (2) 弾性ラップは，大腿周囲径が健常側と等しくなったとき，1日に何度か大腿四頭筋ストレッチを痛みなく始められたとき（**図7-26**参照）	● 常に無痛であること：徐々に負荷を増加させた固定自転車，サイベックス（Cybex），スイミング，歩行，ジョギング（水中と路面），走行

□→ 大腿挫傷

	第1期	第2期	第3期
いつ次の相へ移るか	● 具合がよい．安静時痛が消失し，大腿が安定化したとき	● 120°以上の屈曲位で疼痛がないこと，大腿周径が左右同一	● 自動ROMが正常化：スクワットが完全にできる すべての活動で疼痛なし．すべてのコンタクトスポーツで3～6か月間，厚い大腿パッドを装着する

(Ryan JB, Wheeler JH, Hopinkson WJ, et al : Quadriceps contusions : West Point update. Am J Sports Med 19 : 299-304, 1991 より改変)

鼠径部痛
Groin Pain

S.Brent Brotzman, MD

背景

- 鼠径部痛は幅広く，さまざまな人々にさまざまな意味で用いられる「生ごみ入れ」のように混乱した言葉である．患者は『鼠径部を引っぱられた』（鼠径部捻挫），『鼠径部をけられた』（睾丸），あるいは『鼠径部に腫れ物ができた』（下腹壁）と訴える．
- 診断の鍵は慎重な病歴聴取と診察である．
- 筆者らの施設でははじめに**急性損傷**（筋骨格由来であることが多い）か，**慢性症状**（しばしば筋骨格由来ではない）であるかをみきわめる．
- 次に鼠径部のなかで正確な**解剖学的部位**をつきとめる〔例：股関節内転筋（内側），股関節，睾丸，下腹壁〕．
- 一般的には**鼠径部挫傷の定義**は股関節内転筋，腸腰筋，大腿直筋および縫工筋筋腱移行部の損傷をいう（**図7-30**）．正確な解剖学的部位は検者が診断しなければならない（例：内転筋由来，あるいは放射線照射後の睾丸由来）．

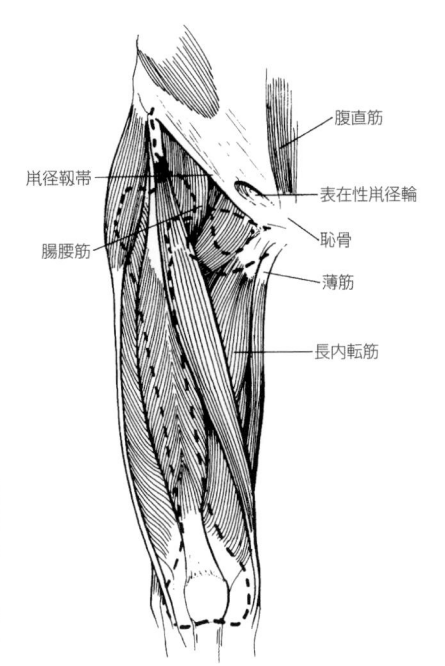

図 7-30 大腿部の筋腱移行部損傷のなかで鼠径部痛の原因になるものは，長内転筋が最も頻度が高い．腸腰筋，大腿直筋，縫工筋および薄筋への損傷も鼠径部痛を引き起こす．

(DeLee JC, Drez D Jr: Orthopaedic Sports Medicine: Principles and Practice. Philadelphia, WB Saunders, 1994 より引用)

鼠径部痛の鑑別診断："How To Approach Groin Pain（鼠径部痛への対処のしかた）"を用いた覚え方

How　　　　Hip/pelvis
To　　　　　Thigh
Approach　　Abdomen
Groin　　　　Genitalia
Pain　　　　 Pain（referred）

股関節/骨盤（Hip/pelvis）
　　大腿骨頸部疲労骨折❶
　　恥骨枝骨折❶
　　恥骨骨炎❶
　　Legg-Calvé-Perthes 病
　　大腿骨頭すべり症❶
　　骨盤部の裂離骨折❶
　　ばね（弾発）股❶
　　関節唇断裂❶
　　滑液包炎（腸恥骨❶，大転子）
　　阻血性壊死
　　骨関節症（変形性関節症）

□→ 鼠径部痛の鑑別診断："How To Approach Groin Pain（鼠径部痛への対処のしかた）"を用いた覚え方

滑膜炎あるいは関節包炎

大腿（Thigh）
筋挫傷
長内転筋❶
大腿直筋❶
腸腰筋❶
縫工筋❶
薄筋❶
大腿ヘルニア
リンパ節疾患

腹壁（Abdomen）
下腹壁
　腹直筋の挫傷❶
　鼠径ヘルニア❶
　鼠径部の絞扼性神経障害❶
　スポーツヘルニア（ホッケー選手症候群）❶
腹部臓器由来
　腹部大動脈瘤
　虫垂炎
　憩室症，憩室炎
　炎症性腸炎
　骨盤炎症性疾患
　卵巣嚢腫
　子宮外妊娠

生殖器（Genitalia）
前立腺炎
精巣上体炎
陰嚢水腫/精索静脈瘤
睾丸捻転
睾丸腫瘍
尿路感染症

疼痛（関連痛）〔Pain（referred）〕
椎間板ヘルニア
腎結石
変形性脊椎症

❶スポーツに関連した筋骨格系由来の原因として多い．
(Lacroix VJ : A complete approach to groin pain. Physician Sports Med 28 : 66-86, 2000 より引用)

病歴

潜在する深刻な問題になるのを避けるために慎重な病歴聴取をすべきである（例：大腿骨頸部の疲労骨折）．

急性（外傷性）損傷
- 受傷機転（例：方向転換，ピボッティング）
- ポップ音を聞いたか，感じたか？
- 腫脹や挫傷が起こったか？　起こったならその部位はどこか？
- 以前に鼠径部損傷を経験したか？
- 最近トレーニングプログラムを変えたか？

慢性損傷あるいは明らかな外傷性ではない，筋骨格系メカニズム
- 安静時痛あるいは夜間痛（腫瘍である可能性）
- 疼痛は放散するか？（例：背部，大腿，股関節，陰嚢あるいは会陰部）
- 何が疼痛を軽減するか？（例：理学療法，安静，NSAIDs）
- 関連するしびれ（背部からの皮膚分節を探す）
- 咳またはくしゃみによる疼痛であり，腹圧で増強する（腰部椎間板ヘルニア）
- 患者は労作か特定の運動で疼痛を再現できるか？
- 発熱または冷え（感染症または腫瘍である可能性）
- 疼痛を起こす動作
- 最近の体重減少（腫瘍）
- 排尿困難や突然で頻回の血尿などの尿路症状（性感染症，尿路感染症，結石であるなどの可能性）
- 血便，粘液便，下痢などの腸症状（Crohn 病，潰瘍性大腸炎）

鼠径部損傷の危険因子

コンタクトスポーツ
肥満
筋コンディショニングの不成功
筋の硬さ
瞬発力を要するスポーツ

診察

- 診察は鼠径部，股関節，背部，泌尿生殖器および下腹壁を行うべきである．
- **表7-4** と **表7-5** を参照して鼠径部痛の原因となる疾患の検査を行う．
- もし患者が鼠径部痛よりも解剖学的にみて股関節痛を訴える場合は，アスリートにおける股関節痛を起こす疾患を鑑別診断に含める必要がある．

アスリートの股関節痛の鑑別診断
股関節脱臼
臼蓋あるいは関節唇損傷を伴うか伴わない股関節亜脱臼
骨軟骨障害
臼蓋あるいは骨盤の骨折，疲労骨折
大腿骨頸部骨折，疲労骨折
上前腸骨棘裂離（縫工筋や大腿直筋の起始）
腸骨棘挫傷（股関節疝痛）
内転筋挫傷
恥骨骨炎
鼠径ヘルニア
大腿外側皮神経絞扼あるいは損傷（異常感覚性大腿神経痛）
大腿動脈，大腿神経損傷
特発性大腿骨頭壊死
特発性軟骨融解
大腿骨頭すべり症
Legg-Calvé-Perthes病
代謝性疾患
鎌状赤血球症
炎症性疾患
腰部椎間板ヘルニア
骨盤，臼蓋，大腿の形成異常
梨状筋症候群

(Lacroix VJ : A complete "approach" to groin pain. Physician Sports Med 28 : 66-86, 2000 より引用)

表7-4　鼠径部の身体診察（図7-31）

患者の体位	手技	詳細
立位	姿勢，歩行，四肢のアライメント，筋の消耗，座って立ち上がる能力，腫脹	患者に疼痛部位と放散痛の部位を指で示させる
		患者に痛い動作を再現させる
	腰部の診察：自動ROM	前屈，側屈，伸展
	股関節の診察：自動ROM	Trendelenburg徴候（股関節内転筋の強さ），しゃがみこみ，アヒル歩きをする能力
	ヘルニアの診察	鼠径部の触診（患者に咳をさせたり力ませる）
背臥位	腹部の診察	腹部の大動脈瘤，疼痛，反跳痛，筋性防御，ヘルニア，脈拍，結節を触診
		肋椎角の圧痛（腎領域）をみる
		必要があれば前立腺を触診，潜血を鑑別診断するために直腸診を行う
	男性生殖器の診察	睾丸，精索静脈瘤の触診，あるいは精巣上体の圧痛をみる
	女性骨盤部の診察，必要があれば	骨盤部の炎症性疾患による化膿性腟分泌物および子宮頸部妊娠（異所性）をみつける
		圧痛のある子宮頸部，付属器，卵巣腫瘤を触診する
	腰部，坐骨神経領域の診察	SLRテスト，Laségue徴候，Bragardテスト（足関節背屈）をみる
	股関節の動きの診察	屈曲，外旋，**内旋**，外転，内転，協調運動，四半部（quadrant）テストを測定する；**内旋で鼠径部痛が起こるか？**
		他動的SLRテスト，Thomasテスト，大腿直筋伸展テストを行う
	骨盤構造の触診	恥骨結合，恥骨枝，腸骨稜，内転筋停止部，ASIS，PSIS，坐骨結節を触診
	仙腸関節の診察	Patrickテスト（屈曲，外転，外旋，回旋，伸展），仙腸関節の触診を行う
	脚長差の診察	ASISから外果までの真の長さを測定する
腹臥位	股関節の動きの診察	内旋，外旋とともに伸展をみる
		Elyテストと大腿神経伸展テストを行う
側臥位	腸脛靱帯の診察	Oberテストを行う
坐位	筋力のテスト	股関節屈曲力（L2, L3），伸展（L5, S1, S2），外転（L4, L5, S1），内転（L3, L4）
	腱反射のテスト	膝蓋腱反射（L4）を評価する
	感覚の評価	下腹部（T12），鼠径部（L1），大腿内側（L2），大腿四頭筋部（L3）を評価する

ASIS：anterior superior iliac spine；前上腸骨棘，PSIS：posterior superior iliac spine；後上腸骨棘，ROM：可動域，SLR：下肢伸展挙上
(Lacroix VJ: A complete approach to groin pain. Physician Sports Med 28:66, 2000 より引用)

図7-31 **A**：直達外力，強力な腹筋トレーニング，炎症状態は腸骨鼡径神経の絞扼を起こす．その神経は腹横筋下部，内腹斜筋を神経支配し，鼡径靱帯部の皮膚の知覚を支配している．この神経は陰茎基部，睾丸（あるいは大陰唇），大腿内側の一部の感覚をも支配している．患者はこの部位の燃えるような，撃たれたような痛みを訴える．股関節過伸展は症状を悪化させる．治療は麻酔薬やコルチコステロイドを注射する．
B：「スポーツヘルニア」，「ホッケー選手症候群」などの典型的な疼痛部位は，同じ解剖学的部位に疼痛を起こす．（つづく）

(**A**と**B**：Lacroix VJ: A complete approach to groin pain. Physician Sports Med 28:32–37, 2000 より引用）

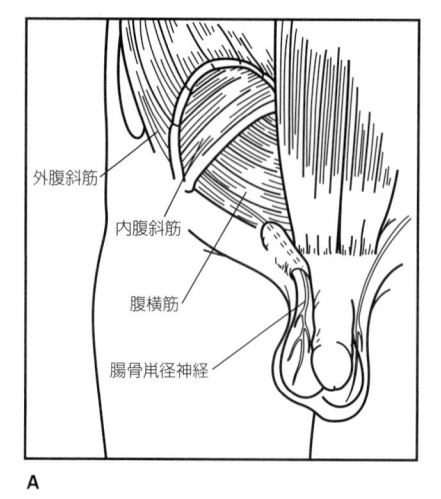

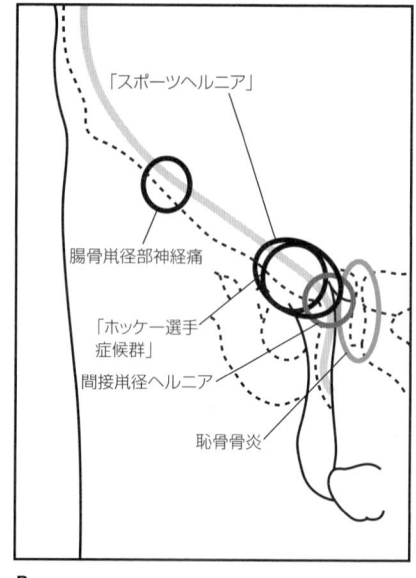

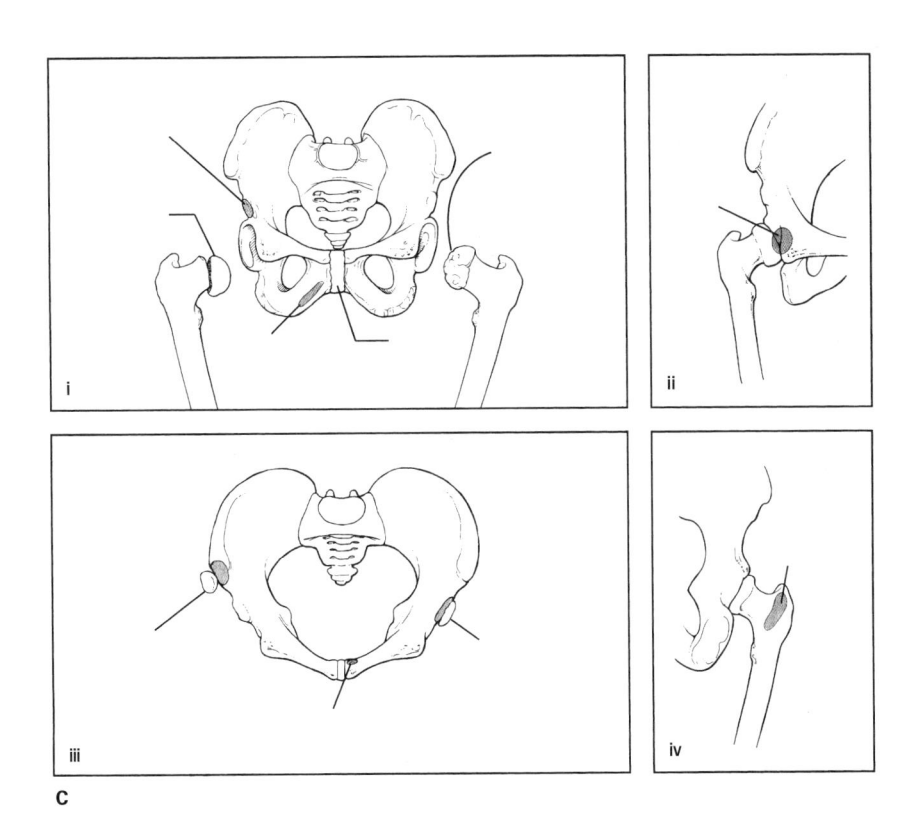

図 7-31（つづき）　C：前方（i，ii），上方（iii）そして後方（iv）からみたスポーツに由来する鼠径部痛を起こす骨盤部位．（つづく）

(C：Swain R, Snodgrass S: Managing groin pain even when the cause is not obvious. Physician Sports Med 23:54-62, 1995 より引用)

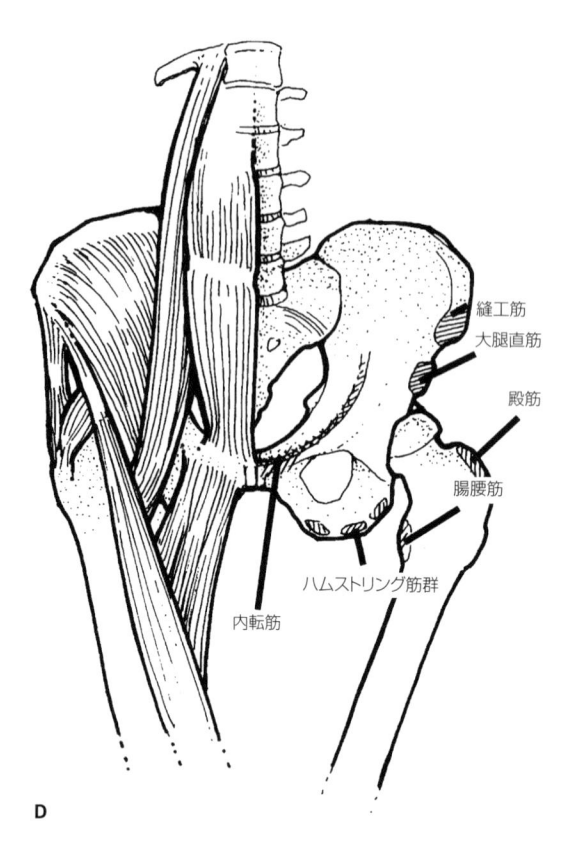

図7-31（つづき）　　**D**：主要な筋の骨盤と大腿骨近位端における起始と停止．それぞれの部位に剥離損傷が報告されている．

（**D**：Anderson K, Strickland SM, Warren R: Hip and groin injuries in athletes. Am J Sports Med 29:521-533, 2001 より引用）

表7-5　鼠径部痛の潜在的原因：鍵となる症状と治療

原因	鍵となる症状	治療の選択
筋骨格系		
腹筋断裂	腹直筋の触診による局在する圧痛，運動時痛	安静，鎮痛薬
内転筋腱鞘炎	障害腱の圧痛，下肢内転に伴う疼痛	NSAIDs，安静，理学療法
大腿骨頭壊死	股関節の内旋で鼠径部に放散する疼痛，股関節ROMの減少	MRIの撮像 軽症例：保存的治療，なるべく負荷を避ける 重症例：人工股関節全置換．整形外科の股関節専門医へ紹介
裂離骨折	損傷部位の触診による圧痛，障害筋の伸展により疼痛増強，X線所見陽性「変速」に際して軋音	比較的安静，アイシング，NSAIDs，松葉杖．1 cm以上の転位があればORIF
滑液包炎	滑膜部位の疼痛	コルチゾン，麻酔薬，あるいはその両者の注射．周囲の神経に注射しないように（例：坐骨神経）
結合腱（鼠径鎌）	Valsalva手技による疼痛	外科医への紹介（一般外科）
腰部椎間板ヘルニア脱出	硬膜あるいは坐骨神経刺激症状陽性	理学療法または適当な紹介（脊椎専門医）
Legg-Calvé-Perthes病	股関節回旋による疼痛，X線所見陽性，小児（通常5〜8歳）	小児整形外科専門医へ紹介
筋挫傷	大腿内側部位の近位筋の急性疼痛，腫脹，時に挫傷	安静．悪化させるような運動の禁止．はじめはアイシング，48時間後は温熱．股関節スパイカラップ．7〜10日間はNSAIDs．治療の項（p.829）を参照
骨化性筋炎	損傷筋の疼痛とROMの減少．筋硬結の触知，X線写真では骨化．しばしば直達外力（ヘルメット）の病歴	中等度の積極的な自動，他動ROM訓練．最初の24時間は膝最大屈曲位で大腿をラップ．外傷後2日間はNSAIDsを控えめに
絞扼性神経障害	神経支配領域に灼熱痛や打撃痛．鼠径内側部に異常感覚．股関節の過伸展で疼痛増強，放散．上腸骨棘に圧痛	局所麻酔薬の注射，軟膏（例：カプサイシン）

→ 表 7-5　鼠径部痛の潜在的原因：鍵となる症状と治療表

原因	鍵となる症状	治療の選択
恥骨骨炎	大腿内転時に増強する腹部，鼠径部，股関節あるいは大腿周囲の疼痛．恥骨結合の触診による圧痛．X線写真で骨硬化像，骨不整像．恥骨結合の骨融解．骨シンチグラフィーで陽性	比較的安静．最初はアイシングとNSAIDs．松葉杖．後にストレッチ運動
骨関節症	股関節運動，特に内旋による鼠径部痛	非麻薬性鎮痛薬やNSAIDs．耐えられない疼痛には人工股関節置換．第6章『下肢関節症』を参照
恥骨不安定症	恥骨結合不安定．恥骨部，鼠径部または下腹部の疼痛	理学療法，NSAIDs，圧迫ショーツ
膝や脊椎からの放散痛	股関節のROMは正常．触診も正常	放散痛の真の原因を調べる
血清反応陰性の脊椎関節症	全身疾患の徴候，他関節の障害	リウマチ専門医へ紹介
大腿骨頭すべり症❶	股関節運動に伴う鼠径部痛．8〜15歳に無症候性に進行．跛行，外旋歩行	スポーツ活動の中止．鋼線刺入を想定して整形外科医への紹介，松葉杖のTDWB
恥骨枝，大腿骨頸部の疲労骨折❷	鼠径部，殿部，大腿部の慢性の痛みか疼痛 股関節ROM（屈曲位での内旋）の減少を伴う，鼠径部，殿部，大腿部の慢性の痛みか疼痛	比較的安静．悪化させるような運動の禁止，松葉杖によるPWB X線写真または骨シンチグラフィーで陽性なら整形外科医へ紹介．松葉杖でのTDWBと整形外科医診察までの完全免荷
非筋骨格系		
生殖器の腫脹または炎症		
精巣上体炎（副睾丸炎）	精巣（睾丸）上部の圧痛	必要なら抗菌薬の投与，または泌尿器科医へ紹介
陰嚢水腫	下部精索領域の疼痛	泌尿器科医へ紹介
精索静脈瘤	精索に沿ったゴム様の肥大した腫瘤	泌尿器科医へ紹介
ヘルニア	繰り返す疼痛，咳あるいは緊張することで腫瘤を触知する，腹壁緊張で不快感がある	外科的評価と治療（一般外科医へ紹介）

原因	鍵となる症状	治療の選択
リンパ節腫脹	鼠径靭帯直下にリンパ節を触れる．発熱，悪寒，分泌物	抗菌薬投与，精密検査．また性感染症の鑑別診断
卵巣嚢胞	鼠径部痛，会陰部痛	産婦人科医へ紹介
PID	発熱，悪寒，化膿性分泌物とシャンデリア微候[*1]，「PID シャッフル[*2]」	産婦人科医へ紹介
分娩後恥骨結合解離	鼠径部痛の既往なく最近経腟分娩	理学療法，安静，鎮痛薬
前立腺炎	排尿困難，化膿性分泌物	抗菌薬，NSAIDs
腎結石	陰嚢へ放散する激痛	疼痛コントロール，結石が通るまで水分補給．時に入院が必要
精巣（睾丸）腫瘍	精巣（睾丸）に硬い腫瘤を触知する．圧痛のないときもある	泌尿器科医へ紹介
睾丸捻転，破裂[❶]	陰嚢の激しい疼痛．悪心，嘔吐．精巣を硬く触知するか，あるいは触知しない	緊急に泌尿器科医へ紹介
尿路感染症	排尿時灼熱感，痒み，頻尿	短期の抗菌薬投与

[❶] 緊急かつ迅速な紹介
[❷] 骨折を防ぐため，整形外科医の診察を受けるまでは免荷

MRI：磁気共鳴画像，NSAIDs：非ステロイド性抗炎症薬，ORIF：open reduction and internal fixation；観血的整復および内固定，PID：pelvic inflammatory disease；骨盤炎症性疾患，PWB：partial weight-bearing；部分荷重，TDWB：touch-down weight-bearing；爪先接地荷重

(Ruane JJ, Rossi TA: When groin pain is more than just a strain. Physician Sports Med 26 (4): 78, 1998 より改変)

*訳注1：骨盤検査時に起こる激痛．PID 患者は痛みのあまり，天井のシャンデリアに届かんばかりに飛びあがって痛がるところからきている．

*訳注2：PID shuffle．ピッド歩き．病院の俗語で，PID 患者（特に年齢の若い女性）の歩き方のこと．腹部を抱え，両足を大きく広げ，背中を曲げて足をひきずって歩く（shuffle）．（最新メディカル用語辞典：講談社インターナショナル；2000 より引用）

緊急の注意と適当な治療を必要とする股関節疾患，鼡径部疾患

- 股関節脱臼
- 神経血管損傷（図7-32）
- 股関節骨折
  - 臼蓋

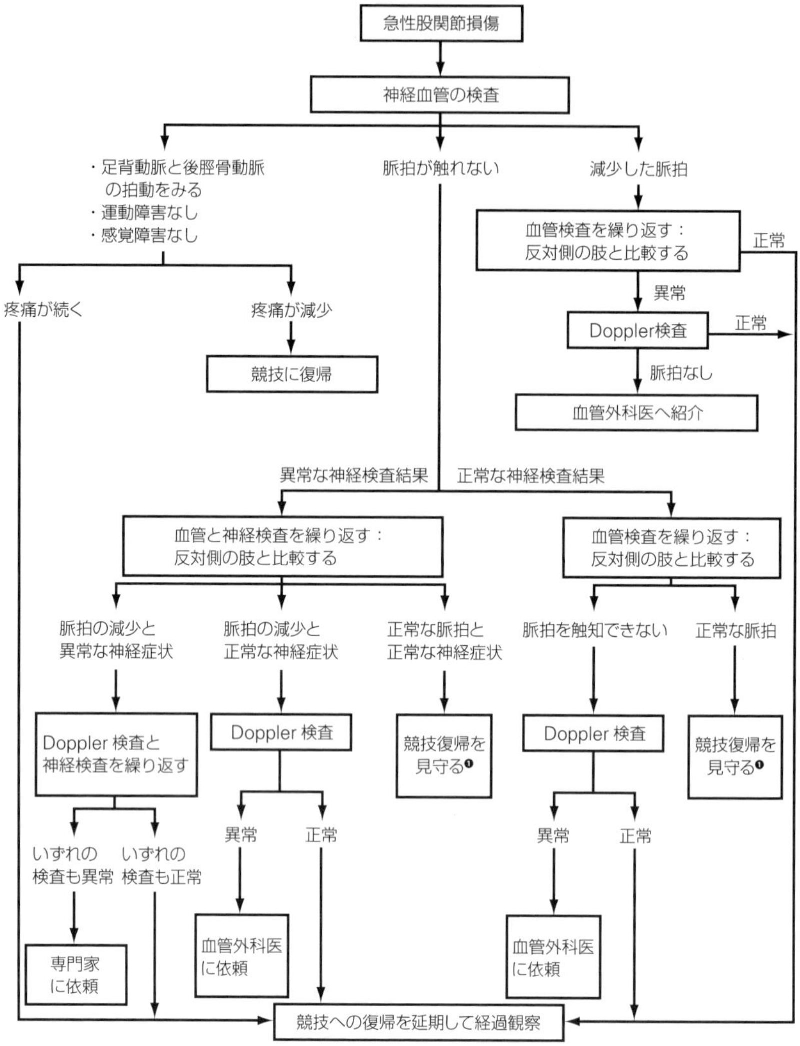

```
                        急性股関節損傷
                             │
                        神経血管の検査
          ┌──────────────────┼──────────────────┐
    ・足背動脈と後脛骨動脈    脈拍が触れない      減少した脈拍
     の拍動をみる                                      │
    ・運動障害なし                              血管検査を繰り返す：
    ・感覚障害なし                              反対側の肢と比較する ──正常
          │                                           │
    ┌─────┴─────┐                                  異常
  疼痛が続く  疼痛が減少                           Doppler検査 ──正常
              │                                      │
          競技に復帰                               脈拍なし
                                                     │
                                              血管外科医へ紹介
```

```
         異常な神経検査結果              正常な神経検査結果
                │                             │
      血管と神経検査を繰り返す：        血管検査を繰り返す：
      反対側の肢と比較する              反対側の肢と比較する
      ┌───────┬───────┐               ┌───────┬───────┐
  脈拍の減少と 脈拍の減少と 正常な脈拍と  脈拍を触知  正常な脈拍
  異常な神経症状 正常な神経症状 正常な神経症状 できない
      │         │         │             │         │
  Doppler検査と Doppler検査 競技復帰を    Doppler検査 競技復帰を
  神経検査を繰り返す         見守る❶                  見守る❶
   ┌──┴──┐    ┌──┴──┐                  ┌──┴──┐
  いずれの いずれの 異常  正常            異常  正常
  検査も異常 検査も正常
     │        │                           │
  専門家    血管外科医                  血管外科医
  に依頼    に依頼                       に依頼
         └──────────────────┬──────────────────┘
                競技への復帰を延期して経過観察
```

❶チームドクターは選手が競技に復帰できるかどうかを選手の症状から決断する．

図 7-32 スポーツ傷害によって股関節痛を訴えるアスリートの神経血管症状の評価．
(Lacroix VJ: A complete approach to groin pain. Physician Sports Med 28:32-37, 2000 より引用)

- 大腿骨頸部
- 大腿骨
- 化膿性股関節（感染）
- 大腿骨頭すべり症
- 鎌状赤血球貧血
- 精巣（睾丸）捻転，破裂
- ヘルニア嵌頓症

特に注意を払うべきものは
- Legg-Calvé-Perthes 病
- 腫瘍
- 阻血性壊死
- 特発性軟骨融解
- 大腿骨頸部疲労骨折

リハビリテーションプロトコール

鼠径部（内転筋）肉ばなれ後　　　　　　　　Brotzman

第1期：外傷後の急性期

活動度
- 患者が無症状となり，リハビリテーションプロトコールが完全に達成されるまで競技から遠ざかり安静を保つ
- 側方への移動，ピボッティング，ねじり，方向転換は避ける
- PRICE〔保護（protection），安静（rest），冷却（ice），圧迫（compression），心臓よりも上の挙上（elevation above the heart）〕療法を行う

松葉杖
- 患者が正常で無痛性の歩行をできるようになるまで，荷重できる範囲で松葉杖歩行を行う

方法
- 運動後の寒冷療法
- 脈波の超音波
- 電気刺激

訓練
- プールでの深水中ランニング（DWR）
- 抵抗のない固定自転車訓練

□→ 鼡径部（内転筋）肉ばなれ後

- 股関節の自動 ROM 訓練
  - 屈曲，伸展，外転，軽く内転
- 等尺性訓練
  - 股関節内転
  - 股関節外転
  - 股関節屈曲
  - 股関節伸展
- 下肢伸展挙上（SLR），大腿四頭筋訓練

第 2 期：中間期

第 2 期に進むための基準
- 軽い鼡径部ストレッチで最小限の疼痛から無痛へ
- 無痛性の良好な歩行
- 最小限の腫脹

抵抗性運動を進行させる〔1～5 ポンド（約 450～2,250 g）の重りで〕
- 股関節外転，内転，屈曲，伸展
- SLR

方法を持続する（超音波，湿性温熱）
固有感覚訓練
- **軽い鼡径部ストレッチ**
  - 壁を利用した鼡径部ストレッチ（**図 7-33**）
  - 鼡径部ストレッチ（**図 7-34**）
  - 開脚での鼡径部ストレッチとハムストリングのストレッチ（**図 7-7** 参照）
  - 側仰位開脚での鼡径部/ハムストリングのストレッチ（**図 7-8** 参照）．（**注意**：上下運動なしで 10～15 秒のストレッチ）
- ハムストリングのストレッチ．
- 大腿四頭筋のストレッチ（**図 7-35**）

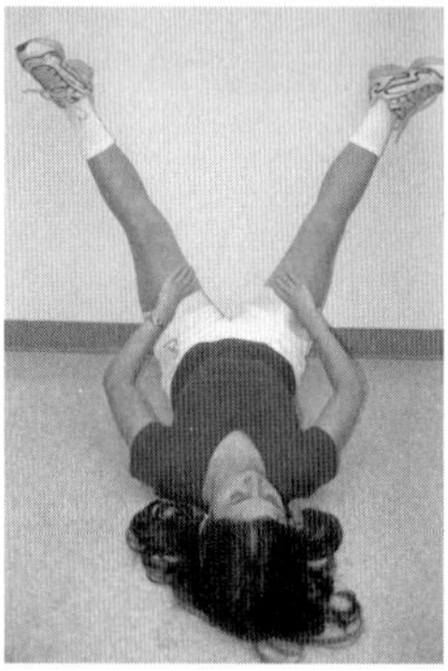

図 7-33　壁を使った鼡径部ストレッチ．

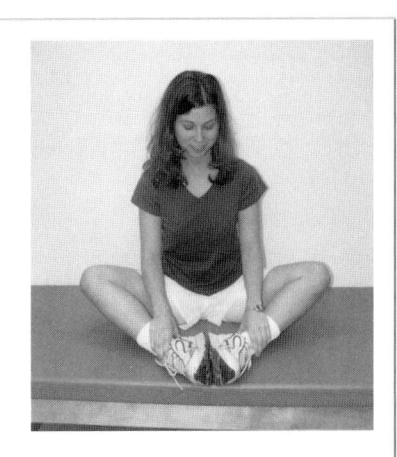

図 7-34　鼡径部ストレッチ.

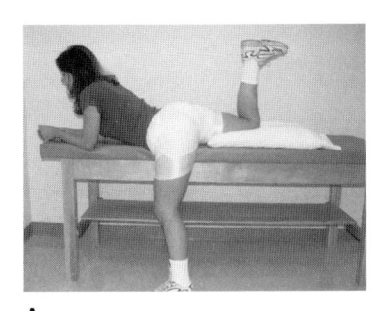

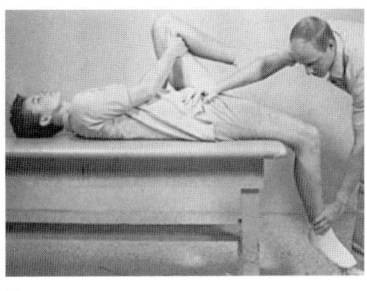

A　　　　　　　　　　　**B**

図 7-35　　**A**：他動大腿直筋ストレッチ．他動ストレッチの量は選手が耐えられる股関節伸展角によって変える．寒冷療法を併用することもある．**B**：徒手的大腿直筋ストレッチはその筋を伸張し，その長さも計る．

(**B**：Andrews JR, Harrelson GL, Wilk KE: Physical Rehabilitation of the Injured Athlete, 2nd ed. Philadelphia, WB Saunders, 1998 より引用)

- 股関節屈筋ストレッチ(**図 7-36**)
  - 抵抗のある固定自転車
  - プールでのDWR〔『水治療』の項(p.833)参照〕
  - 固有受容性神経筋促通法(PNF)パターン

第3期：進展期

- 第2期までのストレッチを続行する．
- セラバンド(Thera-Band)を使用した求心性，遠心性の股関節外転と内転
- 準備運動をして完全にストレッチを行った後の機能的ドリル
  - カリオカ*

＊訳注：サンバに似たクロスオーバーステップを踏むブラジルの踊り．

□→ 鼡径部(内転筋)肉ばなれ後

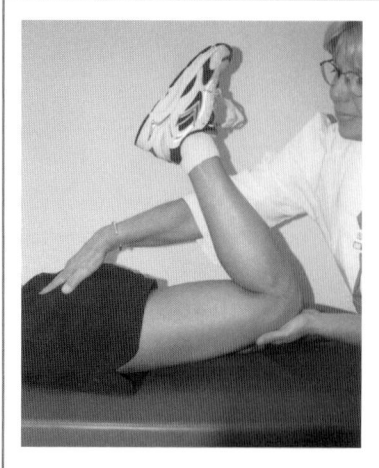

図 7-36 他動的股関節屈筋ストレッチ．

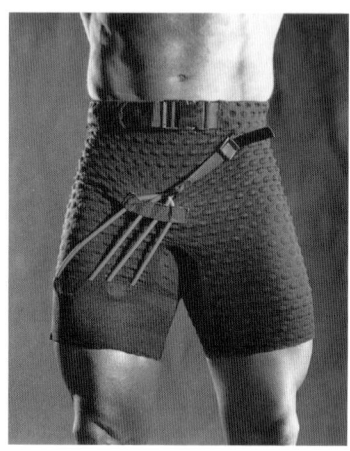

図 7-37 鼡径部損傷に対する市販のスパイカ型の股関節サポーター．
(Kinetic Innovation, 1-887-272-2376 より引用)

- スライディングボード
- ジョギング/ランニング
- ボックスドリル
- 保護的包帯固定またはスパイカ型の股関節サポーター(**図 7-37**)

スポーツへの復帰判断基準
- 徒手筋力テストで内転，外転，屈曲，伸展筋力が同じになること
- 正常で痛みのない可動域
- 疼痛なく最高速ですべてのスポーツの機能的訓練を行う能力
- アスリートは残りのシーズンにおいて，スポーツの前後に鼡径部ストレッチを厳密に行わなければいけない

(Andrews JR, Harrelson GL, Wilk KE: Physical Rehabilitation of the Injured Athlete. Philadelphia, WB Saunders, 1998 より改変)

受傷したアスリートに対する水治療
Aquatic Therapy for the Injured Athlete

Teresa Triche, M Ed

水治療訓練における重要なリハビリテーションのポイント

- アスリートが激しい練習をすればするほど，競技をすればするほど，また休みを減らせば減らすほど（成長期において），過用（使いすぎ）損傷が増加する．
- トップアスリートは損傷のリハビリテーションに時間をあまりかけられない（しばしばみずから課している）．
- ある研究によれば6週間の不活動は顕著な心血管系の適応度の減少を招く（最大酸素消費量の14～16%）．3週間でもそれは減少する．
- 水治療は損傷肢に過度の負荷（例：足の疲労骨折）をかけずに「活動的な安静」を得ることができ，これは次のことに有用である．
  - 心血管系の適応度
  - 柔軟性
  - 速さ
  - バランスと固有受容器
  - 協調
  - 強さ
- 水の抵抗に対する運動は通常，筋の求心性収縮を引き出す．下肢の遠心性収縮は水の浮力が小さくなるために十分に浅いときに導かれる（例：腰の深さの水に入ると大腿四頭筋の遠心性収縮が導かれる）．
　一般的には，深い水中での訓練では地上でのそれに比較して少なくとも17回/分，心拍数を減らす必要がある．訓練時の心拍数は地上での心拍数よりも水中での心拍数で決定すべきである．水中に浸ることによって生理的変化が引き起こされるので，選手の心拍数は，地上でのそれに比較して17～20回/分，心拍数を減らすべきである．
- アスリートにおける主観的運動強度（rate of perceived exertion：RPE）は，練習の効果と労作に対する慣れによってしばしば信頼できない．
- ウォームアップ（準備運動）とクールダウン（整理運動）は必須でプールの中で行うべきである．
- 心血管系訓練のためのガイドラインはプログラムデザインに含まれなければならない．週に5回，25分を最小限とし，トップアスリートに対してはこれ以上を行う．
- 訓練は温水〔100°F～103°F（37.7℃～39.4℃）〕の中では行ってはならない．
- 整形外科患者の治療用プールの水温は〔90°F～94°F（32.2℃～34.4℃）〕である．関節炎の治療としては少なくとも〔84°F～86°F（28.9℃～30℃）〕で行う．

- ThienとBrody(1998)は，トップアスリートに対する水治療は熱に起因する合併症を避けるために26℃～28℃で激しく行うべきであると述べている．温水は，これらの訓練をするうえで心血管系に対しての負荷を増す．アスリートは十分な水分補給を行うこと．
- 地上でのインパクトスポーツを再開する前に，浅い水中でそのスポーツ特有のテストを通じてインパクトに対する対応力を評価する．このテストは無痛性で，腫脹もなく，大きな疼きもなく行うべきである．
- 地上でのインパクトスポーツを始める場合は，水治療プログラムも同時に続行すべきである．
- 筆者らは通常，アクアジョガー器具を使用している(例：フローテーションベルト，ダンベル，アクアランナー)．これらはwww.aquajogger.comで入手できる．
- VO_2max(次項を参照)は体内に取り込まれて筋に運ばれ使用される，最大酸素摂取量のことである．

深水中ランニング —— 背景

　地上でのトレーニング(ランニングやジョギング)を行う選手は，けがをした場合にはこれらの訓練を中止する必要がある．ランニング障害の場合には4～6週間，ランニングの量を減らすか中止するのが治療法の一つである．ランナーはそういった訓練の中止がフィットネスの低下や体重増加を引き起こすのではないかと危惧しており，長期間の訓練中止を喜んで受け入れる選手は少ない．訓練の中止が機能性を明らかに損なうことはよく知られている．4～6週間の不活動は，VO_2maxを4～6週間以上にわたって14～16%減少させる．それゆえ，受傷時に水治療を「活動的安静」として用いるのである．その目的は受傷後の「安静」の間，心血管系の持久性，可動性，強度および柔軟性を維持することにある．

　今日では多くのスポーツ機関が，高校生からプロ選手までの，損傷時の水治療の利便性を認識している．**深水中でのランニング**(deep-water running：DWR)は，けがをしたスポーツ選手に対する最新の水治療法を開発した．これは広く受け入れられており，心血管系のコンディショニングとして，リハビリテーションとトレーニングの両方に効果のあることがわかっている．DWRは筋骨格系へのストレスが地上でのリハビリテーションに比べて小さいため，外傷後のリハビリテーション期間にランナーに広く行われるようになってきている．ランナーはまた，過用(使いすぎ)症候群を減らすために訓練プログラムの一部をDWRでの訓練に置き換えてきている．DWRは荷重効果が害を及ぼさないような訓練として行える．

　DWRは浮き具(ベストあるいはベルト)を装着して頭部が水の上に出るようにして，プールの縁を走るトレーニングである．アスリートは一方の端に紐でつながれ，

同じ場所をランニングするか，またはプールの中を実際にランニングする．
- DWR の間，脊柱（背骨）は中間位に保って，体は約 5° 前屈させる．前屈は股関節で行い，腰では行わないようにする．
- 頭部は十分に水上に出して，顔を前方に向け，頸部の伸展を避けること．
- 上肢の動きは地上と同じだが，肩と手はリラックスし，しかし少し引き締めて行う．
- 足関節は両方ともに，背屈と底屈とを行うこと．
- 股関節の屈曲は 60～80° まで行うこと．
- プールの底には接地せず，衝撃を避ける．
- ランニングフォームは地上でのそれと同様に行う．しかし，地上での重心は股関節である．水中では浮力の中心は肺である．この変化に対応するためにアスリートは正しい垂直位を保とうとして腹筋を使うことになる．

　スポーツ機関は，DWR を外傷後の回復期に心血管系のコンディショニングを維持するために有用であると考えている．文献によれば，DWR はランニングと同様の効果を再現でき，4～6 週間の DWR によって VO_2max は 5～7% しか低下しない．DWR では地上でのトレーニングのような衝撃を受けることなく何マイルもランニングすることができる．さらに，水中でのトレーニングで最高速度を達成したランナーは地上でもよいパフォーマンスをすることができる．

　浮力は垂直方向の重力の影響を減らすことができる．体重の 90% は深い水によって支えられ，衝撃は減り，柔軟性が生じる．水は筋，腱，靱帯へのストレスを減らすことによって荷重関節のクッションの役目をしている．水の深さは衝撃の大きさを，筋骨格系を通じて直接的に分散する．深水中の動きは運動によって起こされた衝撃を減少させる．プールの端の浅い水を動くことは体への負荷を増加させる．さまざまな深さのプールを利用することは，外傷後の回復期，激しいトレーニングの後，体への部分負荷のために有用である．

　運動強度はすべてのプログラムのなかで重要な要素である．DWR に対する今までの運動処方は心拍数と主観的な判断を基盤としていた．運動の強さを判断し，深い水中での運動の生理的反応を最大にするためには**次の 3 つの方法が有用である．心拍数，RPE および歩調である．米国スポーツ医学会の運動試験の分類と運動処方のガイドライン（1986）はトレーニングの効果のために，最大心拍数の 55～90% の間で運動することが望ましいと述べている．**この方法は同じような強度，すなわち目標心拍数で訓練をしたい人にほとんど適応できる．新しいトレーニングも実際の運動時の強さとほぼ同じようなものであることが望ましい，と考えている人は多い．

心拍数

　水中環境では，心拍数は水温，圧縮力，減少した重力，分圧，潜水反応の影響を受ける．水中では6秒間の心拍数*を使用するべきである．水中での心拍数は地上でのそれに比べて減少する傾向がある．水中での訓練時の心拍数の強度を測定する場合には，最小および最大訓練閾値から13〜17回/分を減らして考えなければならない．アスリートが首まで水に浸かって訓練を行うときに起こる生理的変化は，地上での訓練に比較して心拍数は10〜15%低下する．

　言い換えれば，水中に入ったときの生理的変化のために，地上での訓練よりも17〜20回/分，低くなるように訓練すべきである．RPEは熟練の効果と主観的運動強度への適応ということがあり，しばしば信頼できない．

主観的運動強度

　最も広く使われている主観的運動強度（RPE）の指標はBorg指数，「非常に楽」から「非常にきつい」まで言葉で説明する15ポイントの指数である（**表7-6**）．

表7-6　主観的運動強度（RPE）のBorg指数

6	
7	非常に楽である
8	
9	かなり楽である
10	
11	楽である
12	
13	ややきつい
14	
15	きつい
16	
17	かなりきつい
18	
19	非常にきつい
20	

　しかしDWRでは，Brennan指数が有名である（**表7-7**）．この指数はDWRに対する5段階の指数で，「かなり楽である」から「かなりきつい」までを言葉で表すも

＊訳注：6秒間の心拍数によって運動強度を推測する表が市販されている．

のである．Brennan 指数は，アスリートのトレーニングに容易に速度と距離を導入できる．

表7-7　どれくらいプールで運動しているか？　主観的運動強度の Brennan 指数

	主観的運動強度の指標				
	1度 かなり楽である	2度 楽である	3度 ややきつい	4度 きつい	5度 かなりきつい
歩調(回/分)	60	60〜70	70〜80	80〜90	90+
陸上等価運動	早歩き	ゆったりした ジョギング	早いジョギング	競技速度	トラック走

レベル1	軽いジョギングまたは回復走
レベル2	長距離の安定走行
レベル3	5〜10 km のロードレースペース
レベル4	400〜800 m のトラック走
レベル5	スプリンティング(100〜200 m のトラック走)

注意：毎分の歩調回数はよいコンディションのアスリートに適応される．歩調はトレーニングレベルの適当なものへ置き換えること．

歩調

運動強度をモニターする別の方法は歩調である(**表7-8**)．Brennan(1990)はアスリートに右膝が前方にくる回数を数えさせた．各間隔の最後の 30 秒で数えさせた．そしてそれを 2 倍して 1 分間当たりの回数とした(cycle per minute：cpm)．

表7-8　深水中でのランニング歩調表

RPE	水中テンポ(cpm)	陸上での等価運動(分/マイル*)
1度	かなり楽である(50)	ゆっくりした歩行(>21)
2度	楽である(50〜60)	中等度ペースの歩行(15〜20)
3度	ややきつい(60〜75)	早歩き/ジョギング(<15)
4度	きつい(75〜85)	ランニング(5〜10)
5度	かなりきつい(>85)	かなりきついランニング(<5)

cpm：cycle per minute；回/分．右膝が前上方にくる回数を 2 倍する．各間隔の最後の 30 秒で計測する．RPE：rating of perceived exertion；主観的運動強度

*訳注：1 マイル＝約 1.6 km

Wilderら（1993，1994）はDWRでの歩調，環境特異性の計測および心拍数の間に高い相関関係があることを発見した．彼らの研究によれば，定量的，客観的な指標（歩調）をDWRに対する特定の訓練に対する心血管系の反応を予測することに使用できることがわかり，歩調をDWRに対する運動処方の指標として使用することができる，とした．

心拍数は基本的には長距離走または特定の心拍数（目標心拍数）での運動時間延長などに用いられている．RPE労作と歩調はインターバル運動にしばしば用いられる．RPEはグループの運動に有用であり，歩調は個人の運動に有用である（Wilder and Brennan, 1993）．

HoustonにあるベイラーBaylor医科大学理学療法学科講師のDavid Brennanは，水中ランニングをはじめはゆっくりした速さ，例えば65 cpm以下で指導すべきであると述べている．そして徐々に速度を上げていく．長距離走ランナーは85～95 cpmまで速度を上げさせる．

下肢の外傷患者は深水中から始める．6週間のプログラムには地上でのあらゆる運動プログラムを併せたDWRが含まれている．長距離走，インターバル訓練，強化走行などが訓練スケジュールに含まれる．抵抗器材も第3週目から使われる．

6週間後，アスリートを深水中から約25％の荷重がかかる胸までのプールへ移す．数週間後，約50％の荷重がかかる腰までのプールに移す．フローテーションベルトは衝撃を減らすために着け続ける．地上での訓練を始めるにあたっては，ベルトを外して荷重を増加させてから地上での訓練を開始する．

水治療の適応

次の状態にあるアスリートは水治療の効果を得ることができる（しかし，これのみではない）．
- 地上での通常の訓練環境では特定の運動の訓練ができない場合
- 近位筋，体幹の安定性が劣る
- 筋萎縮とデコンディショニング
- 疼痛
- ROM制限
- 筋痙攣
- 荷重制限または免荷
- 歩行異常
- 機能制限
- トーヌス異常
- 感覚障害
- 肺活量減少

- 位置覚異常
- 協調運動障害
- 酸素適応度減少
- 体重減少
- うつ
- 循環障害
- 浮腫(特に四肢)
- 弛緩能力減少
- 通常の活動ができないということからくる自己イメージの減退

(Harvey G："Why Water? Sports Med Update. HealthSouth Patient Education Handout. Birmingham, AL, HealthSouth, 1996 より引用)

整形外科患者に対する水治療

次に述べるような整形外科疾患に水治療が有効である(しかし，これのみではない)．
- スポーツ外傷：完全免荷あるいは部分荷重状態でのスポーツ特異性の訓練とリハビリテーション
- 筋と結合組織損傷，例えば捻挫，肉ばなれ，挫傷，断裂，腱炎，滑液包炎
- 多発外傷
- 関節損傷：術前，術後，および非手術例
- 関節置換：人工股関節，人工膝関節，および人工肩関節
- 骨折：観血的整復固定術，創外固定，治っていない骨折，ギプス固定された骨折(着脱式ギプス包帯またはカバーされたギプス包帯)，抜釘術，そして骨移植
- 脊椎(脊髄)損傷(頸部，胸部，または腰部)：急性損傷，慢性損傷，再燃，挫傷，捻挫，痙攣，椎間板ヘルニア，狭窄症，脊椎症，脊椎分離症，骨折と圧迫骨折，保存的治療(非手術的，術前)，そして術後(例：固定術，椎間板摘出術，椎弓切除術)
- 関節炎
- 線維筋痛症
- ループス
- 強直性脊椎炎
- 反射性交感神経性ジストロフィー
- Parkinson 病
- 二分脊椎
- Guillain-Barré 症候群
- 上位運動神経障害

> 整形外科患者に対する水治療

● 末梢神経障害

(Harvey G : "Why Water?" Sports Med Update. HealthSouth Patient Education Handout. Birmingham, AL, HealthSouth, 1996 より引用)

水治療の際の注意

- 薬物でコントロールされているてんかん発作
- 糖尿病(重症度,治療方法,随伴症状を判断する.患者にプールに入る前に服薬すること,食事をすること,水分補給をそれぞれ指示する)
- 心血管系疾患(障害の型とどんな薬物でコントロールするかを決めておく.患者に処方どおりに服薬するように指導する.もし,ニトログリセリンや他の緊急薬物を持っていればプールサイドにそれを置いておく)
- 呼吸器疾患(例:慢性閉塞性肺疾患,喘息など).(プールサイドに携帯性の酸素吸入器を用意しておく.定量噴霧器もプールサイドに用意しておく)
- 神経系疾患(実際に治療する必要がある場合がある)
- 水への恐れと理解(患者の水泳能力と水への適応度を把握する.もし恐れがあるならゆっくりしたスピードで慣らしていき,注意を与え,背の立たない深いプールへ入れてはいけない.プールの縁近くで,水の中へ入れる.プールの底から足を離す必要があるような運動は控えるようにする.**近くで監視する**)
- 肺活量が 1.5 L か,これ以下(患者は浅いプール,あるいは背臥位にして治療し,肺が徐々に水圧に耐えられるようにする)
- 自律神経失調症(患者はちょっとした治療が必要となるかもしれず,追加スタッフが必要になる)
- 問題行動(うつ病,疼痛に対する大げさな行動,好戦的行動,不適切な性的行動,そのほか治療の場を混乱させる行動).(患者には特別のスケジュールか,追加スタッフが必要になる)
- 気管切開(ストーマに水が入らないように十分な注意を払えば,可能である)
- 開放創,外科的皮切,または皮膚病変(もし,開放創,切開部,皮膚病変に出血,滲出物がなければ,水に濡れないように閉鎖包帯をする.温水は血液循環を増加させ,出血,滲出,水腫や腫れを悪化させる)
- 創外固定器(ピン刺入部に出血や滲出がなければ,患者はプールに入ることができる.ピン刺入部は閉鎖包帯で覆うが,水治療の前後に刺入部の処置を適切に行えばよく,それもたいてい必要ない)
- 人工肛門形成術ストーマ(キャップやプラグはストーマを閉じて,水による汚染を防ぐことができる.もし,患者がそれらを持っていなければ閉鎖ドレッシングでストーマをカバーする)

- 尿道カテーテル(バッグは空にしてクランプし，患者の下肢にテープで貼りつける)
- 鎖骨下カテーテルとヘパリンロック(閉鎖包帯でカバーすれば漏れることはない．ドレッシング縁と皮膚との間は殺菌した綿球でベンゼンチンキを塗る．ベンゼンが下側にもすべての縁にも行き渡るようにドレッシングを行う．ラップで覆った小さなドレッシングは非常に粘着性に富み，強固な固定となる．もし縁が剥がれると漏れの原因となる．もう一度，縁を補強するべくテープで閉鎖包帯を行う．同様のテクニックが皮切にも他のドレッシングにも応用できる)
- 便，尿失禁(もし患者が便通訓練に成功していたら，事故なくプールでの訓練を実行できる．しかし，それぞれのプールでの訓練の前に便通訓練に成功している必要がある．緊急用に耐水性の大人用おむつを用意しておく)
- 起立性低血圧(プールと温浴槽にいるすべての患者を監視すること．健康な若い人が起立性低血圧となり，前兆もなく意識を失って倒れる)
- 過敏性—触覚，温度覚(水は触覚刺激を増加する．これはアスリートの過敏性を減らすことにも使われるが，患者の近くで耐性限界を監視する)
- 薬物でコントロールされた高血圧(最新の血圧値を患者から聴取しておく．もし，患者がわからないなら，安静時テストによって血圧がコントロールされていないことがわかる．もし，3回テストした後の安静時血圧が165/95 mmHg以上であるなら，その患者は主治医のもとで改めて血圧の治療を受けるべきであり，血圧が正常値に戻るまでは温水訓練は禁止とする)
- 低血圧(参加を制限する値についてはわかっていない．しかし，近くで監視，特に起立性低血圧に注意する)

(Harvey G: "Why Water?" Sports Med Update. HealthSouth Patient Education Handout. Birmingham, AL, HealthSouth, 1996 より引用)

水治療の禁忌

次に述べる禁忌はアスリートとプール内の他の患者の安全な治療のためである．
- 発熱(温水中での訓練は体温を上げる)
- 便失禁(尿失禁の可能性)
- 滲出液または出血があり，閉鎖包帯されていない開放創，皮切，皮膚病変
- 水腫
- 破裂寸前の癤(せつ)
- 次のような感染症．A型肝炎(糞口感染)，レンサ球菌咽頭炎，抗菌薬で治療されていないか治療開始24時間以内の腟感染症や尿路感染症，傷から黄色ブドウ球菌が確認された感染症，皮膚病変のある感染症(血液による水中汚染がなければ血液中の病原菌は広がっていかない)

□→ 水治療の禁忌

- 皮膚感染症
- コントロールされていないてんかん（プール内の光，反射，音などが引き金となりうる）
- 治療されていない心疾患
- 体位を工夫しても水圧に耐えられないほどの少ない肺活量
- 急性肺感染症（結核）
- クランプされていない，または閉鎖包帯が行われていないカテーテルや静脈路
- 気管切開
- タンポン非使用の月経時
- 極端な高血圧，低血圧
- 水に対する強い恐れ
- 不適切な行動や，じゃまをして周りを混乱させる行動

(Harvey G : "Why Water?" Sports Med Update. HealthSouth Patient Education Handout. Birmingham, AL, HealthSouth, 1996 より引用)

リハビリテーションプロトコール

下肢障害のアスリートに対する深水中でのトレーニング
Triche

第1週

ゴール
- アスリートに深水中ランニング（DWR）について説明する
- 心血管系のフィットネスを達成する
- 各障害に対応した特別の訓練を行う
- 耐性を伸ばす

DWR での正しいフォームを教えることから始める（**図 7-38** と **図 7-39**）．主観的運動強度（RPE）1〜2 度の固定ペースで 20〜40 分〔**表 7-7** と **表 7-8**（p.837）参照〕．週に 3〜4 回から始める
各損傷に適合した ROM 訓練を行う
例：足関節
- 足関節屈曲と伸展
- 足部回旋，内反，外反

第2〜3週

ゴール
- インターバルトレーニングの「歩調」を教える〔『水治療』の項（p.837）を参照〕

□→

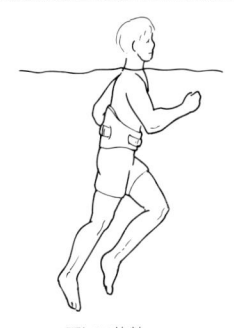

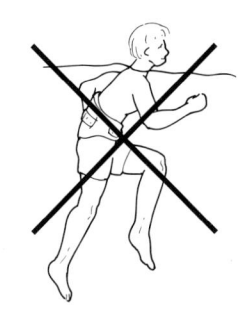

正しい体勢　　　　　　　　正しくない体勢

図 7-38　深水中ランニングでの正しい姿勢．安全で効果的な運動または動きの鍵は，正しい身体の姿勢である．はじめは浮力に適応するように，水の中にうずくまったように感じる．初めて水中に入ったときに新しい重心に適応するように身をかがめてしまうのはよくあることである．この新しい環境に慣れ，正しい姿勢を達成するために少し後方へ身体を曲げ，真下を足でバタつかせ，小さくキックするようにする．垂直の身体姿勢の注意点は次のとおり．
・頭を上げる
・胸を張る
・肩を股関節の真上に
・腹筋を緊張させる（息を止めないで）
・尻をすぼめ，わずかに下方へ押し込むこと（骨盤傾斜）

(Aquajogger Handbook: The New Wave of Fitness. Eugene, OR, Excel Sports Science, 1998 より引用)

図 7-39　深水中ランニングでの正しい姿勢．水中での望ましいランニングフォームは地上でのフォームと同じである．頭を高く上げた垂直姿勢を維持し，胸を張る．手と足の動きはランニングと同じである．
・ぶどうを踏みつけるように足を平らに踏みつけて，次に踵を尻に向かって跳ね上げる
・手をカップ状にして，リラックスして脇から3インチ（約7.5 cm）離して肩から振り子のように腕を振る
・肩をすぼめないように，股関節で曲げないように，下肢の下部分を身体よりもあまり前に出さないようにする

(Aquajogger Handbook: The New Wave of Fitness. Eugene, OR, Excel Sports Science, 1998 より改変)

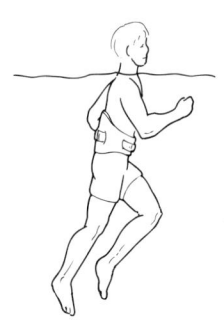

● 心血管系のフィットネスを達成する
● 各損傷に適合したROM訓練の回数と頻度を増やす
● 耐えられなければ，第1週を繰り返す
「歩調」をどうやって数えるかを指導する
週2回の間隔で開始する
　　● RPE 3〜4を2〜4分，30秒の回復時間をもうけ，繰り返す（フィットネスによって必要なら回復時間を延長する）

▷ 下肢障害のアスリートに対する深水中でのトレーニング

- RPE 2（30〜45分）の軽いランニングを週2回

ROM 訓練
- 例：疲労骨折

第4週

ゴール
- 耐えられる範囲で抵抗器具を付ける（グローブ，デルタベル，アクアランナー）
- 心血管系のフィットネスを達成する

インターバルトレーニング（そのスポーツに特有でフィットネスレベルにあった）を週2回続ける

例：短距離選手のトレーニングはマラソン選手のトレーニングと異なる──マラソン選手は低強度，長時間の心血管系訓練と最大酸素摂取量の70〜80%の訓練が必要である．短距離選手は回復のための間欠的ジョギングを伴う最大酸素摂取量の訓練が必要である
- 短距離選手：RPE 4〜5度（15〜30秒休み）で1〜2分（10回）
- マラソン選手：RPE 4度（30〜60秒休み）で3〜5分（6〜8回）

抵抗器具（耐えられる範囲）を付けて軽いランニング（30〜45分）を週2回

例：疲労骨折の選手にはアクアランナー（足浮き）を付けて作業量を増やす

ROM 訓練を続ける

第5〜6週

ゴール
- スポーツ特有のトレーニング
- 心血管系のコンディショニングの増加
- 抵抗器具を続ける（耐えられる範囲）

アスリートはそのスポーツ特有の水中訓練を受ける

例：マラソン選手
- 週1日：長距離走．水中において RPE 2〜3度で1〜2時間のランニング（フィットネスレベルとトレーニング時期により調節）
- 週1日：30秒の回復時間をおいて RPE 4〜5度でインターバルトレーニング
- 週1日：強いランニング．安定したランニングを RPE 3度で20〜40分（1分の休息をとって20分を2回）
- 週2日：水中での軽いランニング．RPE 2度で30〜60分

激しいトレーニングの合間に軽いトレーニングの日をもうけ，体を休めること．激しいトレーニングと休息との組み合わせが重要である

地上訓練への導入：負荷

DWR の6週間後，地上訓練における負荷の導入には2種類ある

方法1
- アスリートは週1日，軟らかい路面の陸上での軽いジョギング（10〜15分）を耐

えられる範囲から始める．その他の日は第5～6週のメニューを続ける
■陸上訓練の進行
- 毎週，陸上ランニングの日数を増やし時間も5分延長する．水中でのインターバルトレーニングは続ける
- アスリートがランニングに復帰するまで続ける．障害が再発しないようにシーズンの終わりまで週1～2日は水中でのトレーニングを続ける

方法2
- 週に1～2日，胸の深さの水中に入れる
- フローテーションベルトを付ける．水中で10～15分走らせる（できる範囲で）．その他の日はDWRを続ける

ほかによく用いられる水中エアロビクス訓練は図7-40～図7-43に図解する

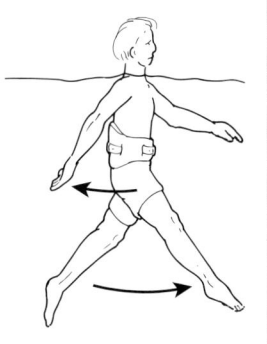

図7-40 深水中ランニングでのクロスカントリースキー姿勢．両上下肢を前後にはさみ運動をする．上下肢をまっすぐに保ち，肩と股関節で動かす．体幹を安定させてお腹とお尻を緊張させる．
- 手をカップ状にして，足趾を伸ばして抵抗があるようにする
- 両側の力を均等にする

(Aquajogger Handbook: The New Wave of Fitness. Eugene, OR, Excel Sports Science, 1998 より改変して引用)

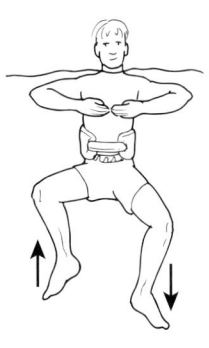

図7-41 深水中トレーニングでの相撲力士の姿勢．背を伸ばし，股関節を開いて足を屈曲させる．足裏の最大面積で水を交互にける．上肢で平泳ぎをする．
- 強い脊椎中間位を保つことで，背と頸部を垂直に保ちリラックスできる
- 相撲足はいろいろな上肢の動きと一緒にできる．いろいろな上半身の訓練となる

(Aquajogger Handbook: The New Wave of Fitness. Eugene, OR, Excel Sports Science, 1998 より改変して引用)

□→ 下肢障害のアスリートに対する深水中でのトレーニング

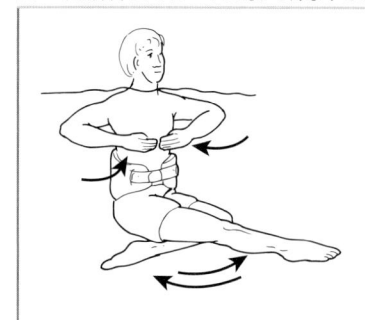

図 7-42 深水中トレーニングでの座位キック．下肢を足載せにして，脊椎をいすの背にもたせかける格好をする．大腿の位置を股関節の位置と同じ高さに保つ．膝でキックし，尻に戻す．平泳ぎの格好で，胸の前の水を漕ぐか，かき集めるようにする．
・足趾は抵抗を増すようにする
・背筋を伸ばし，腹筋を緊張させる

(Aquajogger Handbook: The New Wave of Fitness. Eugene, OR, Excel Sports Science, 1998 より改変して引用)

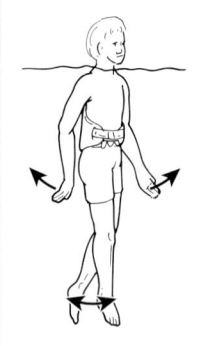

図 7-43 深水中トレーニングでのバタ足．背筋を伸ばして，大腿と足関節，膝をリラックスさせて，下肢全体でバタ足を行う．これは殿部の筋力アップにとって，小さいが強い訓練となる．
・バタ足は異なる上肢の動きに組み合わせることができる下肢の運動である．二頭筋をひねったり，8の字運動をしたり，平泳ぎをしたりできる
・小さく，力強くける

(Aquajogger Handbook: The New Wave of Fitness. Eugene, OR, Excel Sports Science, 1998 より改変して引用)

ランニング障害
Running Injuries
Stan L. James, MD

背景

〔週に20マイル（約32km）以上走る〕ランナーに起こるこの障害の1年間の発生率は34〜65％である．ランニング障害の最多の原因はトレーニングの誤りである．トレーニングの誤りの多くはプログラムの急な変更や変化に伴う時間(マイル数)，頻度，そして強さが含まれる．靴，路面，性別，年齢，経験，ランニングの地形などといった解剖学的，生体力学的要因が関与する（**表7-9**）．障害の既往歴も再損傷の重要な危険因子である．興味深いことに，年間を通して，解剖学的，生体力学的特徴と特有のランニング障害との相関関係については報告されていない．

ランナーにおける頻度の高い障害
- 伸展機構の問題による膝前部痛（**図7-44**）
- 腸脛靱帯症候群（**図7-45**）
- アキレス腱炎

表7-9　ランニング障害の危険因子

ランナーの特徴	ランニングの特徴	ランニング環境の特徴
年齢	距離	地形
性別	スピード	路面
構築学的変形	パターンの安定性	天候
身体のつくり	フォーム	時刻
経験	ストレッチ，ウエートトレーニング，	靴
個人的感受性	ウォームアップ，クールダウン	
過去の障害		

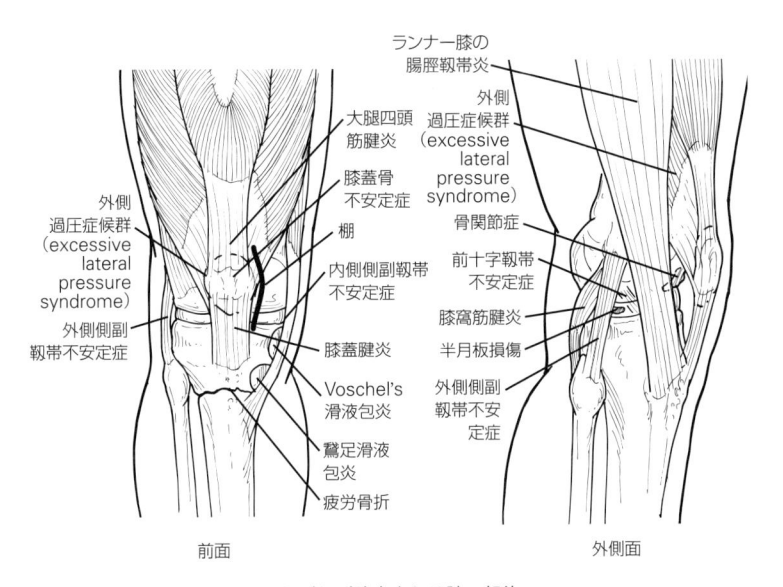

図7-44　ランナーにおいてしばしば障害される膝の部位．

- 内側脛骨ストレス症候群（medial tibial stress syndrome）
- 足底筋膜炎
- 疲労骨折（**表7-10**）

これらの部位の組織はランニングの間，体重の数倍の力を繰り返し受け続けるので，障害を受ける．長距離走においては一般的に，さまざまな組織のその耐えうる応力/ひずみを超える，行き過ぎた，繰り返す使用が損傷を引き起こし，変性過程や慢

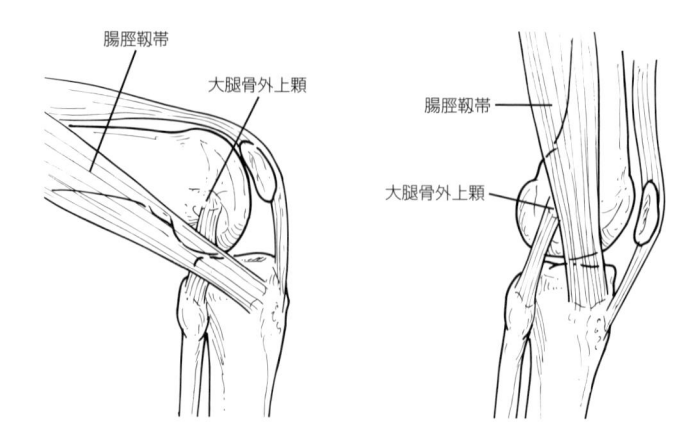

図 7-45 膝が屈曲から伸展するとき，**腸脛靱帯**（iliotibial band：**ITB**）は後方から大腿骨外上顆の前方に移動する．腸脛靱帯炎におけるランナーが感じる疼痛は，緊張した靱帯が外上顆の骨膨瘤部を乗り越えるときに起こる．この疼痛は外側部痛と外側関節面のすぐ遠位の ITB 停止部における圧痛として証明される．

(Dugas R:Causes and treatment of common overuse injuries in runners. J Musculoskeletal Med 17［2］:72-79.1991 より改変して引用)

表 7-10	ランナーにおける多い問題（$n=232$）
膝痛	29%
シンスプリント	13%
アキレス腱炎	11%
足底腱膜炎	7%
疲労骨折	6%
腸脛靱帯炎	5%

(James SL, Bates BT, Oslering LR: Injuries to runners. Am J Sports Med 6:40, 1978 より引用)

性的過用（使いすぎ）症候群を引き起こす．筋骨格系は応力の変化によく対応する能力をもっているが，適応する時間を必要とする．応力への反応が望ましい生理的，代謝的，変性的反応になるか，望ましくない生理的，代謝的，変性的反応になるかは応力のレベルと期間による．応力の生理的なストレス閾値または少しずつ増加して閾値に達しない程度のストレス（トレーニング）は望ましいトレーニングとなり，組織を強化して障害を予防する．このゴールに達するためには，慎重に計画されたトレーニングプログラムが必要である．

ランナー障害の治療

この治療プロトコールはすべてのランニング障害に適応し，治療者にとって理論的で，首尾一貫した指針を与えるものである．

トレーニングプログラム

多くのランニング障害はトレーニングプログラムが関係しているので，トレーニングの分析は重要である．経験あるランナーが初心者と同じようなミスを犯すことが多い．**最も多い誤りは長すぎる走行距離と突然のプログラム変更である．**その次に多い誤りは靴，路面，地形，そして解剖学的要因である．理想的なプログラムはランナーの能力を最大に引き出すようなトレーニングを最小にすることである．トレーニングプログラムには，厳しく質の高い練習の合間に，回復のための軽い練習の日を散在させるべきである．厳しく質の高い練習の日は適度に増加させるべきであり，一方，軽い練習の日は質の高い練習の日の利益をなくすことはない．多くのランナーは7〜10日の中に3日間の質の高い練習に安全に耐えることができる．週に走る走行数の増加量は5〜10%以上にしてはならない．長距離走における最大の練習効果は週に80〜90 kmを走ったときに得られる．**練習のやりすぎで障害を生じるよりも，練習をわずかに「軽くして」走り続けるほうがよい．**

個々のランナー用に作られたトレーニングプログラムは，障害や病気を引き起こす重大な危険「ライン」よりも低いレベルであることが望ましい．これにはよいコーチング，適度なゴール，および常識が大事である．しばしば，筋骨格系が反復する応力に適応する能力を軽視し，有酸素運動に重点をおきすぎると障害が起こり，それゆえトレーニングは失敗する．

もし障害が起こったら，練習を中止するよりも練習量を減らすほうがよいが，場合によっては中止することが必要である．有酸素運動のコンディショニングは浮き具を付けた水中運動(『水治療』の項を参照)，自転車，ステッパー，楕円トレーナー(elliptical trainer)などを用いた，無荷重，低荷重でのクロストレーニングで達成すべきである．

生体力学的および解剖学的要因

特殊な解剖学的または生体力学的要因が障害と関係はしていないが，バイオメカニクスはある一定の要因となっている．**診察の最も重要な点は障害の部位だけでなく，下肢全体を評価することである．**下肢は運動鎖として機能し，どこが障害されても全体に影響を及ぼす．

ランニングストライド(幅)は自動的，他動的な吸収期(absorption phase)と生

正常ランニング周期

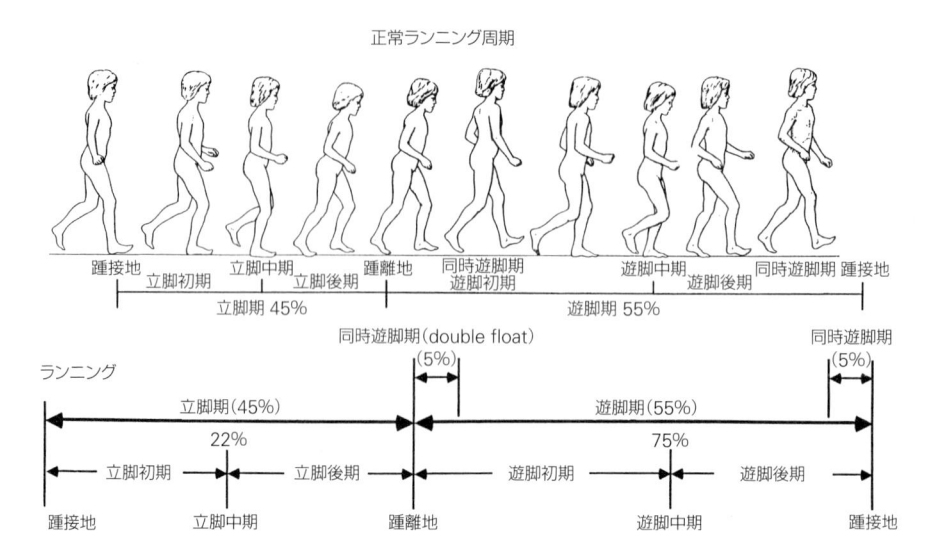

踵接地　立脚初期　立脚中期　立脚後期　踵離地　同時遊脚期 遊脚初期　遊脚中期　遊脚後期　同時遊脚期　踵接地
立脚期 45%　　　　　　　　　　　　　　　　　　　　　　遊脚期 55%

ランニング
　　　　　立脚期(45%)　　　　　　　同時遊脚期(double float) (5%)　　　遊脚期(55%)　　　　　同時遊脚期(5%)
　　　　22%　　　　　　　　　　　　　　　　　　　　　　75%
立脚初期　立脚後期　　　　　　　　　　　　遊脚初期　　　遊脚後期
踵接地　　立脚中期　　　踵離地　　　　　　　　　　　遊脚中期　　　　　　踵接地

図 7-46　正常のランニング周期.
(Mann RA, Coughlin MJ: Surgery of the Foot and Ankle, 6th ed. St Louis, CV Mosby, 1993, p28 より引用)

成期(generation phase)とに分けられる(**図7-46**). **自動的な吸収期**の目的は遠心性のハムストリングの活動で, 下肢の早い前方へのスイングを減速させることであり, 力を吸収し, 移行して股関節を伸展するため, ハムストリングにかなりのストレスとなる. **他動的な吸収期**は足接地によって始まり, 体重の2.5～3倍, 下り坂では10倍にもなる床反力(ground reaction force：GRF)を吸収する. このはじめの衝撃は路面, 靴およびヒールパッドによって弱められるが, 程度は大きくない. その後, GRFは筋と腱によってアクティブに吸収され, 下肢の相対的短縮によって立脚中期に向けて増大する. そして, 股関節と膝関節の屈曲, 足関節背屈, 距骨下関節の回内によって吸収され, さらに股関節外転筋, 大腿四頭筋, 腓腹筋の遠心性収縮によって大腿四頭筋, 膝蓋腱, アキレス腱, 足底腱膜が伸展していく. **ランニング周期のこの時点で, GRFは体重の5倍に達する**. 伸展した腱はエネルギーを吸収してポテンシャルエネルギーとして蓄え, その90%を生成期あるいは推進期に放出し, 残りの10%は腱の熱となる.

立脚期の2番目である**生成期**では, 求心性収縮と関節の伸展が下肢の相対的延長を起こし, 蓄えられたポテンシャルエネルギーを運動エネルギーに変換し, 腱は筋の求心性収縮を助ける. 最大負荷は, 慢性損傷で最大となる(ScottとWinter, 1990). 膝蓋大腿関節(体重の7～11.1倍), 膝蓋腱(体重の4.7～6.9倍), アキレス腱(体重の6～8倍), 足底腱膜(体重の1.3～2.9倍)は, 反復する過用(使いすぎ)による組織の損傷を引き起こしやすくする — 特に解剖学的, 機能的な異常がある場合はそうなり

やすい.

　その下肢が，正常な機能が各部分の適度な継続的な機能に依存している運動鎖としてみられる場合，下肢全体の評価が重要である（図7-47）．それゆえ，その領域の訴えだけに集中することは問題の本質を見逃してしまうことになる（例：足部回内による膝前部痛など）．

　検査は以下の項目について行う（図7-48）.
- 両下肢の長さ
- 前額面および矢状面での下肢アライメント
- 股関節の可動性
- 筋の強度と柔軟性
- 伸展機構のダイナミクス
- 下肢踵のアライメント
- 踵-前足部のアライメント
- 距骨下関節の可動性
- 靴の問題

ランナーの歩行姿勢の基本的なビデオ解析は有用であり，オフィス内で安価なカムコーダーで行える．

靴

　靴の製作者の多くは，ランニングシューズを3種類に分類している．（1）代償性回内をコントロールするもの，（2）正常足をサポートするもの，（3）より硬く，よりアーチの高い足のクッションとなるもの，である．これらは一般的に単にガイドラインにすぎず，フィットするもの，感じのよいものといったことが大きな選択基準となってきている．靴については踵接地の衝撃を吸収する効果が強調されてきたが，立脚中期における最大の衝撃を減衰することは少ししかできないと考えられている．このことは，かつて考えられてきたように靴がランナーを守らない，ということにはならない．

　靴は脚長差，足の形，機能，サイズの違い ― 圧のかかる部位によってアッパー，ミッドソールの形，ヒールウェッジの硬さなどで修飾される．

　靴の擦り減り具合，特にヒールウェッジやヒールカウンターの擦り減りをよく観察することが必要である．

ランニングシューズの擦り減り方

　重度の代償性回内はしばしばヒールカウンターを内側へゆがめ（すなわち，擦り減り），凹足はヒールカウンターを外側へゆがめる（すなわち，摩耗）．

```
                    ランナーの面接シート

    名前 _____        日付 _____

    年齢 ____  性別 ____  体重 ____  身長 ____

    1. どのように障害が起こりましたか，またどこが痛いですか
       _____
       _____
       _____

    2. 最初に症状が出たのはいつですか？
       _____
       _____

    3. 疼痛は                    4. ランニングの間でいつ疼痛が起こりますか
       ___ 常に                    ___ ランニングの真ん中で
       ___ ランニング中に           ___ ランニングの終わりで
       ___ 歩行中に                 ___ ランニングの後で
       ___ ランニングの後に         ___ ランニングのはじめで
       ___ 安静時に

    5. 疼痛は ___ 良くなっている  ___ 悪くなっている  ___ 変わらない

    6. 現在のランニング距離は
          1日 ___ km
          週に ___ km

    7. 週に何日走りますか？ _____

    8. 障害の前にどのくらい走っていましたか？
          1日 ___ km
          週に ___ km

    9. どんな路面を走りますか？
       ___ 芝生           ___ 室内トラック
       ___ コンクリート    ___ 丘陵地
       ___ アスファルト    ___ 坂道
       ___ シンダー路      ___ その他

    10. 最近，
        ___ 距離を増やした     ___ 丘陵地のランニングを増やした     ___ 強度を増した
        ___ 体重が増えた       ___ 靴を替えた       ___ インターバルトレーニングを始めた
        ___ 路面を変えた

    11. ストレッチを，
        ___ ランニングの前に行う
        ___ ランニングの後に行う

    12. 過去にあった他のランニング障害を書いてください．
        _____
        _____
        _____
```

A

図 7-47 ランナーの面接フォーム．

13. 疼痛は
   ____ 焼けるような   ____ 鋭い
   ____ 刺すような   ____ 鈍い
   ____ 締めつけるような ____ ピンで刺すような

14. 1〜10（今まで最も痛いのが10とする）で表すと，
   安静時は ____ 活動時は ____

15. 靴を替える前に何 km 走っていましたか？ （だいたい）

16. 靴で擦り減っているところは
   ____ 爪先の内側
   ____ 爪先の外側
   ____ 踵の内側
   ____ 踵の外側
   ____ その他 _____

その他：

B

図 7-47 （つづき）．

ランナーの理学所見

立位検査
Qアングルの増加 _____
外反膝 _____
内反膝 _____
正常膝アライメント _____
脛骨捻転 _____
足回内 _____
　（扁平足）_____
足回外 _____
　（凹足）_____
骨盤傾斜 _____
側弯 _____
肥満 _____

座位検査
膝蓋骨牽引異常 _____
膝蓋骨礫音 _____
運動強度 _____
股関節伸展 _____
屈曲 _____
膝関節伸展 _____
伸展 _____
足関節 _____
内反 _____
外反 _____
背屈 _____
底屈 _____
筋不均衡 _____
_____
前足部アライメント _____
後足部アライメント _____

背臥位検査
下肢長 _____
脚長差 _____
短いのは左か右か _____
ROM
股関節 _____
膝 _____
足関節 _____
距骨下関節 _____
非柔軟性
股関節 _____
ハムストリング _____
大腿四頭筋 _____
腸脛靱帯(Ober's) _____

半月板
病理 _____
膝蓋大腿関節 _____

歩行評価
疼痛回避歩行 _____
回内 _____ 回外 _____ 中間位 _____

非対称性上肢運動 _____
過度の骨盤傾斜 _____

圧痛点の領域
_____
_____
_____

靴
_____ 新品 _____ 使い込んだもの
靴のタイプ _____
_____ 内側トーボックス
_____ 外側トーボックス
_____ 内側ハインドフット
_____ 外側ハインドフット

その他
病理 _____
_____
膝水腫 _____
靱帯
膝検査 _____
全身関節弛緩 _____
前足部アライメント _____
後足部アライメント _____
過剰化骨 _____
_____
_____

_____
_____
_____
_____

図 7-48 ランナーの理学所見.

ゆがんだ靴は替えなければならない．ヒールカウンターのパッドが薄くなるとアキレス腱付着部への圧力が増加する．アウトソールの擦り減りは異常な力（例：母趾の底屈は第1中足足根関節の擦り減りを起こす）がかかったという解剖学的，機能的な問題を示している．温度変化はミッドソールとヒールウェッジの硬さを変えて，靴の機能を変える．

靴の相対的に硬いミッドソールは前足部へのレバーアームを増加させ，アキレス腱へのストレスを増すことによって，アキレス腱炎を起こすことがある．

「見た目」のよい靴は，ミッドソール材料が少なくとも300マイル（約483 km）の寿命があるのに，その防御機構の多くを失っている．

筆者らはハイレベルのランナーには300マイル（約483 km）ごとに靴を新調するように推奨している．

ランニングシューズは十分なトーボックス，よく整形された十分な大きさのヒールカウンター，紐で守られており，適度なクッションとなる硬いミッドソールをもち，ミッドソールに対して十分な高さの踵をもつべきである．

装具

装具は多くのランニング障害患者に使用され，満足すべき結果を得ていると報告されているが，その効果と正確な機能についてのデータは少ない．理論的には，装具療法の目的はより正常に近い，効率的な距骨下関節，中足部の動きを獲得し，下肢の近位運動セグメントの正常機能を得て，障害の再発を予防することである．経験的には，よく作られた装具は多くの条件下で効果的である．装具療法は足底筋膜炎（例：足底筋膜炎における外側足底ポスト）と内側脛骨ストレス症候群において最も効果的である，と筆者は考える．装具が有効なその他の疾患としては，膝蓋大腿関節障害，アキレス腱障害，脚長差である．ここ数年，既製品の過剰なセミリジッドタイプの装具が高価な「注文品として」売られている．**理論的には，より硬さの少ない協調的な装具はクッションを必要とし，安定性を必要としていない硬い凹足（高足アーチ）に適応がある一方，より硬い装具はより不安定で安定性を要求する代償的過回内に適応がある．**

高価な注文品としての装具を処方する前に，装具の効果があるかどうか，既製品を試してみることは有用である．注文製作の装具を処方するときには，計測とギプスによる足型取りを十分に指示する．効果のない装具を作るのは時間とお金の無駄である．装具はなるべく軽く作らなければならない．ランナーの足に余分な重さをかけるのはよくない．

薬物治療

アスピリン，アセトアミノフェンや非ステロイド性抗炎症薬（NSAIDs）といった薬物は軽度の疼痛や炎症を抑えるのには有効であるが，活動のしすぎを止めたり，コンディションの誤りを矯正したりすることはできない．ランニングを続けるために麻薬を使用したり，麻薬を注射したりすることは許されない．過度の，また長期間にわたる NSAIDs の使用は，たとえ市販薬として量の減らされたものであっても，重度の副作用を引き起こす．

文献は，内服および注射によるステロイドの乱用に対して警告している．ステロイド注射の合理的な使用法の一つは，腸脛靱帯炎に対して，大腿骨外側果から腸脛靱帯の奥へと注射する場合である．腱への直接注射は控えるべきであり，腱周囲への注射は慎重に行うべきである．

腱の脆弱化あるいは断裂を招くので，絶対にアキレス腱あるいは後脛骨筋腱およびその周囲へステロイドを注射してはいけない．

手術

熱心な，保存的リハビリテーションプログラムは通常，多くのランニング障害に対して効果的である．手術は，その効果的に行える時期が手遅れとならない間は，保存的プログラムが失敗した後においてのみ考慮すべきである．それにもかかわらず，多くの真剣なランナーは「早い回復」を求めて性急な手術を希望する．手術の適応は他のアスリートと同じである．もし手術が選択されたならば，すべての手技とその後の状態について詳細に説明しなければならず，また周到に練られた計画と優れた手術が行われたとしてもランニングに戻れない可能性のあることを説明しなければならない．

理学療法とリハビリテーション

ランナーの治療は主治医，理学療法士/トレーナー，コーチ，およびランナー自身の共同作業で行うべきである．

障害あるいは手術後のランナーのリハビリテーションプログラムのゴールは柔軟性，ROM，筋力，バランス，連続ランニング復帰への下肢全体の耐性の回復である．

一般的には，求心性，遠心性筋活動を含む閉鎖的運動連鎖訓練がランナーには望ましい．個別の求心的な開放的運動連鎖訓練は，ROM において強度を増加させるということはランナーにおいてはなく，筋不均衡を生じてしまう．与えられた特別のリハビリテーションプログラムはその条件でのみ有効である．

ランナーの柔軟性プログラム

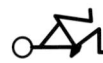

1. バックストレッチ：両膝を曲げて背臥位となる．片方または両方の膝を胸によせて5秒間維持する．繰り返す．

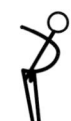

2. 股関節外転筋ストレッチ：両足を揃えて立つ．股関節を横へ動かし，胴を反対側へ動かす．股関節外側に伸展を感じる．5秒間維持する．手を股関節にあてるか，何かにつかまること．

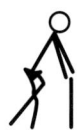

3. 腸脛靭帯ストレッチ：足を前後にして立つ．後ろの下肢の膝をやや曲げる．曲げたほうへ股関節を動かす．曲げた膝の外側に伸展を感じる．5秒間維持する．

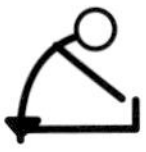

4. ハムストリングストレッチ：下肢を伸ばして座る．腰に伸展を感じるまで，つま先に触れようとする．5秒間維持する．

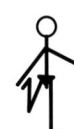

5. 大腿四頭筋ストレッチ：何かにつかまって立つ．片方の膝をできる限り曲げて，背中に付けて，足をつかむ．大腿前面に伸展を感じるまで踵をお尻に引っぱる．この姿勢を5秒間維持する．背を曲げてはいけない．

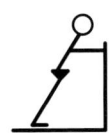

6. 踵骨腱ストレッチ：何か安定したものにつかまって立ち，足を少し開いて，足趾も曲げる．下腿のふくらはぎに伸展を感じるまで，身体を前に倒していく．5秒間維持する．膝を曲げずに，また踵を床から離してはいけない．

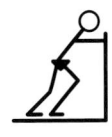

7. ヒラメ筋ストレッチ：6と同じ姿勢．片足を一方の前に出し，膝を曲げる．前方に傾き，踵を床に着けておく．前方に出した下腿ふくらはぎに伸展を感じる．5秒間維持する．

図 7-49 ランナーの柔軟性プログラム．

柔軟性のためのストレッチ（**図 4-49**，**図 7-50**）はリハビリテーションプログラムだけでなく日常の訓練プログラムとしても必要なものである（各項参照）．すべての年齢のランナーは，腱の伸展性が弱くなり，関節の柔軟性がなくなるため，加齢が重要な問題となっている．

ばく然とした下肢の「よくない感じ」は，筋の脆弱化あるいは拘縮からくる筋不均

腸脛靱帯ストレッチプログラム

おのおのの訓練を一日に ＿＿＿ 回，それぞれの訓練を ＿＿＿ 回繰り返す．
すべてのストレッチを5秒間維持する．

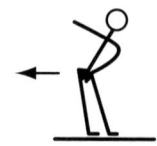

1. 股関節外転ストレッチ

   下肢を伸ばして足を揃えて立つ．腰を横に曲げて反対側の下肢を伸展する．もう片方の膝が曲がる．

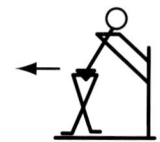

2. 腸脛靱帯ストレッチ

   膝を伸ばして立つ．できるだけ下肢を交差させる．前方の下肢側方をストレッチする．

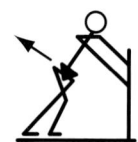

3. 腸脛靱帯ストレッチ

   2と同じ姿勢．後ろ側の下肢の膝をわずかに屈曲する．体幹を健常側へ動かし，股関節を損傷側へ動かす．曲げられた膝外側がストレッチされる．

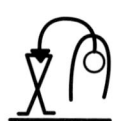

4. 腸脛靱帯ストレッチ/ハムストリングストレッチ

   膝を伸ばして立つ．損傷側の下肢を休ませ，健常側を後ろにするように交差させる．体幹を損傷側からできるだけ遠ざけ，損傷側の踵に着くくらいにする．

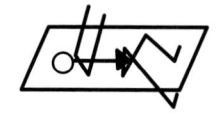

5. 腸脛靱帯ストレッチ

   健常側を下にして，机の端から数インチ（1インチ＝約2.5cm）のところに横向きになる．健常側の股関節を曲げてバランスをとる．損傷膝を伸ばして机の端からはみでるようにして，手を伸ばす．重力に従って下肢を下げ，ストレッチする．

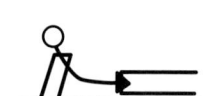

6. 腸脛靱帯ストレッチ

   損傷側を下にして膝をロックして体幹と一直線になるように横向きになる．手を肩の下にして体幹の体重を支え，上方の膝を曲げる．腕をできるだけ伸ばす．損傷膝は伸展位を維持してストレッチする．

図 7-50　腸脛靱帯ストレッチプログラム．
(Lutter LD: Form used in the Physical Therapy Department at St. Anthony Orthopaedic Clinic and the University of Minnesota, St. Paul より改変)

衡が原因である．ランナーは筋不均衡からくる反復的，慢性的な筋，腱の挫傷が原因であるハムストリングと腓腹筋の慢性的な拘縮を高頻度に有している．このことはストライドを変え，組織を過度のストレスに曝露させやすくしてしまう．

ハムストリングの肉ばなれは，慢性あるいは急性でも，上り坂または昇り階段でハムストリングが下腿の前方へのスイングと同時に減速し，股関節を伸展した踵接地の直前に起こる．

プログラムは，ランニング中の正常筋肉と関節機能をできる限りシミュレーションするように作らなければならない．しばしば障害部位が強調され，他の部位が無視されている．障害部位のリコンデションとともに，全身的なフィットネスが必要であり，水中ランニングなどのクロストレーニングテクニックが必要である．

ランナーがいったんトレーニングを中断した後，ランニングに復帰するときには次のガイドラインが有用である．ランナーの判断にまかせると，あまりに早く復帰して，かえって回復が遅くなったり，再受傷したりする．

ランニングへの復帰プログラム

このプログラムは，**4週間以上のトレーニング中断後のランニング復帰のための「ガイド」**である(**表7-11**)．目的は筋骨格系のコンディションを整えることであり，有酸素運動プログラムは重要ではなく，軽度の衝撃の少ないクロストレーニングを用いる．ランニング速度は1マイル(約1.6km)7分を超えて速くしてはいけないが，活発に歩くこと．プログラムは時間で決め，距離では決めない．7～10日ごとに休みの日を設ける．スケジュールは個人の状態によって異なる．与えられたレベルより長く走ってみたり，またレベルを下げて少なく走ってみたり，あるいは場合によって，進展具合がよければレベルをとばしてもよい．不快感はあるが一時的で，あとに残ることはない．リハビリテーションのための特別な訓練，また柔軟性のためのストレッチなどの全体的なトレーニング強化を含む．

表 7-11	4 週間以上のトレーニング中断後のランニング復帰のためのランナーへのガイド
週	スケジュール
1	30 分歩行，1 分は普通に，1 分は早くと速度を変える
2	30 分歩行，1.5 分は普通に，1.5 分は早くと速度を変える．もしよくできるなら，速歩の代わりにジョギング
3	1 分歩行，2 分ジョギングを 7 回．次の日，5 分軽く走って，1 分歩くことを 3 回
4	1 分歩行，3 分ジョギングを 7 回．次の日，5 分走って，1 分歩くことを 4 回
5	連続走行 20 分．次の日，5 分走って，1 分歩くことを 5 回
6	連続走行 20 分．次の日，10 分走って，1 分歩くことを 3 回
7	1 日に連続走行 20 分．翌日は 35 分
8	1 日に連続走行 20 分．翌日は 40 分
9	経過が良好であれば，トレーニングスケジュールを再開し，時間，強度，頻度を増していく
	再損傷を予防することが大事である

(James SL, Bates BT, Oslering LR: Injuries to runners. Am J Sports Med 6:40, 1978 より引用)

休止していたトレーニングからのランニング復帰に向けて　　James

次のプロトコールは個人の状態に基づいて変更されるべき伝統的ガイドである

トレーニングからの休みが
- 1 週以下 ― 3 日間は 60% に減らしたトレーニング，次の 3 日間は 30%，そして通常のトレーニングを再開させるが，近くで監視する
- 1～2 週 ― 5 日間は 60% に減らしたトレーニング，次の 5 日間は 30%，そして適度のトレーニングを再開する
- 2～3 週 ― 5 日間は 60% に減らしたトレーニング，次の 5 日間は 40%，次の 5 日間は 20%，そして適度のトレーニングを再開する
- 4 週以上 ― **表 7-11** を参照

アスリートの過用（使いすぎ）障害に対するNirschl疼痛度スケール

第1度 活動後のこわばりあるいは軽い疼き．疼痛はたいてい24時間以内に消失する

第2度 活動前にこわばりあるいは軽い疼きがあるが，ウォームアップによって消退する．症状は活動中にはないが，活動後に再発して48時間続く

第3度 特有のスポーツまたは仕事の前にこわばりあるいは軽い疼きがある．疼痛はウォームアップによって部分的に消退する．疼痛は活動中に少しあるが，アスリートが活動度を変更するほどではない

第4度 第3度に似ているがより強い疼痛．第4度疼痛はアスリートに活動度を変更させる原因となる．日常生活でも軽い疼痛がある

第5度 はっきりした（中等度または重度）疼痛が活動前，活動中，活動後にあり，活動度を変更させる原因となる．疼痛は日常生活でもあるが，生活を大きく変更させるようなものではない

第6度 完全な安静でも第5度の疼痛がある．第6度の疼痛は単純な日常生活動作を中断させる原因となり，家事，雑用などができない状態となる

第7度 第6度の疼痛のため，睡眠ができない．疼痛は自然に発生し，活動によって増強する

(O'Connor FG, Nirschl RP: Five step treatment for overuse injuries. Physician Sports Med 20 (10):128, 1992 より引用)

ランナーの過用（使いすぎ）障害に対する一般的治療ガイドライン

Brotzman

まず，正しい診断と病理解剖を確立する

1. 重症度に応じて，ランニングを中止または減量する
2. 非衝撃性の心血管系訓練〔アクアジョガーベルト［www.aquajogger.com］をつけた深水中ランニング（DWR），自転車訓練，スイミング，楕円トレーナー（elliptical trainer）〕を用いたクロストレーニング
3. アイシング
4. 非ステロイド性抗炎症薬（NSAIDs）
5. 緊張した部位のストレッチから開始（例：腸脛靱帯，ハムストリング，大腿四頭筋）
6. 今後のトレーニングの誤りを防止するための患者教育（例：早すぎる復帰）
7. 生体力学的アライメント異常の保存的矯正（例：回内足に対する装具，大腿膝蓋骨アライメント異常に対するマコーネル（McConnell）テーピングやパラ

□→ ランナーの過用(使いすぎ)障害に対する一般的治療ガイドライン

ンボ(Palumbo)装具，脚長差に対する踵補高)
8. ランニングシューズに対する正しい教育と，一足300マイル(約483 km)以下にすること
9. 過用(使いすぎ)症候群を引き起こす代謝性疾患を治療する(例：無月経，肥満，カルシウムあるいは蛋白不足，骨粗鬆症，摂食障害)
10. 手術は最後の手段であり，保存的な方法と時間が失敗したときのみ考慮すべきである
11. 非監督下の場合，すべてのランナーが早い復帰を切望するが，Jamesの報告のように徐々にランニングに復帰すること
12. 芝生，シンダー(軽量コンクリート)，クッションのあるトラックの走路面に変更する．斜面でのランニングは避ける．丘陵地のランニングも避ける
13. 腸脛靱帯炎を除き，コルチゾン注射は避けること
14. フィットネスを十分に行い，スポーツ特有の機敏性，スピード，プライオメトリクス(plyometrics)のようなスキルドリル，遠心性の強化，拮抗筋と支持筋の強化による故障や過用(使いすぎ)に注意すること

ランナーのシンスプリント
Shin Splints in Runners

Mark M. Casillas, MD • Margaret Jacobs, PT

シンスプリントは労作性の下腿痛に対して一般的に用いられる言葉である．ランナーにはよくあることだが，しばしば過剰診断される．多くの特異的な状況が運動によって誘発された下腿痛を生じる原因として知られている．可能な場合はいつでも，特異的な病因を調べることが適当である．

関連解剖

下腿骨(脛骨と腓骨)は足および足関節の外来筋の起始部となっている．下腿の筋は下腿筋膜によって区切られている．コンパートメント(前方，外側方，浅後方，深後方)は体積にかかわらず成り立っており，内圧の上昇を招きやすい(図7-51)．前方コンパートメントは伸筋群，前脛骨筋，長趾伸筋，長母趾伸筋を含んでいる．脛骨の後内側縁は後脛骨筋，長趾伸筋，ヒラメ筋，深下腿筋膜の起始となっている．

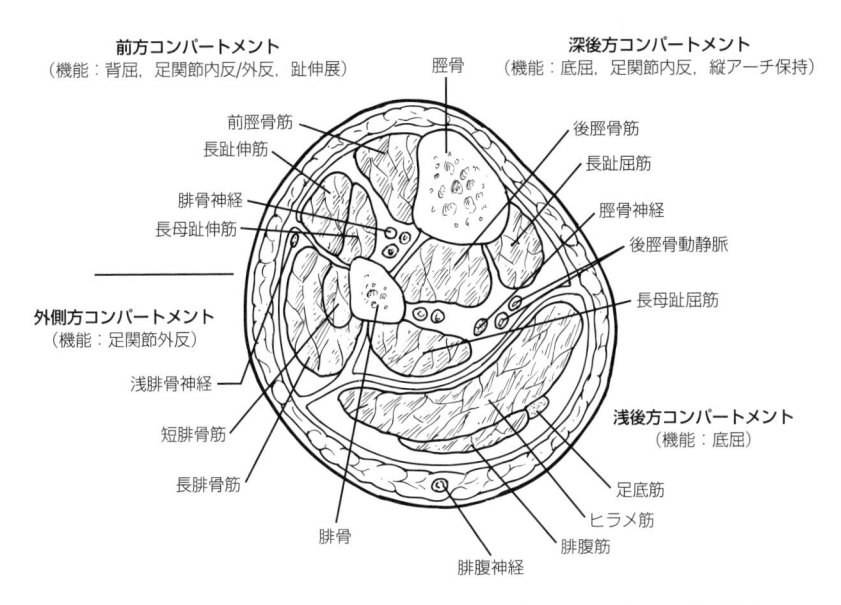

図 7-51 下腿中央部の断面図．下腿筋膜と 4 つのコンパートメントがあることに注意．

疫学

前方シンスプリントは前方下腿コンパートメントあるいは隣接する組織の機能不全に関連している．**内側脛骨ストレス症候群**は内側シンスプリントと似た臨床概念である．訓練に起因する疼痛は，内側脛骨ストレス症候群下腿の 2/3 に障害を及ぼす傾向がある．前方シンスプリントの疫学は完全にはわかっていない．前方コンパートメントの筋群，筋膜，骨および骨付着部の過用（使いすぎ）や慢性の障害は絡みあっている．内側脛骨ストレス症候群の最も確からしい原因は，ヒラメ筋または長趾伸筋起始部の牽引性骨膜炎である．進行する踵外反が危険因子になる．

診断

シンスプリントの診断は下腿下中 2/3 の部位に生じる運動時痛の既往である（**表 7-12**）．前方シンスプリントでは疼痛は前方コンパートメントに生じ，内側脛骨ストレス症候群では疼痛は脛骨後内側縁遠位 2/3 に生じる（**図 7-52**）．疼痛は長距離歩行やランニングで生じ，運動を減らすと減少する．症状は神経，血管徴候あるいは症状に合併しない．

表 7-12　シンスプリントの鑑別診断

鑑別診断	重要な所見
前方シンスプリント	運動時に生じる下腿痛，前方コンパートメントの圧痛，正常X線所見，骨シンチグラフィー
内側脛骨ストレス症候群（内側シンスプリント）	運動時に生じる下腿痛，脛骨後内方の圧痛，正常X線所見，骨シンチグラフィーでの線状取り込み
脛骨疲労骨折	運動時に生じる脛骨部痛．脛骨の局所圧痛．3点ストレスに伴う疼痛．異常X線所見，骨シンチグラフィーにおける紡錘状取り込み，CTあるいはMRIの異常
腓骨疲労骨折	運動時に生じる腓骨部痛．回内または外反位．腓骨の圧痛点．異常X線所見，骨シンチグラフィー，CT，MRI
急性コンパートメント症候群	外傷後の下腿部痛，コンパートメントの圧痛，他動的運動による疼痛，感覚鈍麻，コンパートメント圧の上昇，異常知覚
慢性労作性コンパートメント症候群	運動時の下腿部痛，急性外傷はない，コンパートメントの圧痛，筋ヘルニア，運動後の感覚鈍麻，運動後のコンパートメント圧の上昇，異常知覚
先天奇形	運動時の下腿部痛，急性外傷はない，副ヒラメ筋などの破格筋，症状は慢性労作性コンパートメント症候群に似る，MRIで副筋の証明
腫瘍	夜間痛．異常X線所見，骨シンチグラフィー，CTあるいはMRI

X線所見

　X線所見は本疾患では陰性であるが，疲労骨折のはじめの1週間もX線所見は陰性であることを知らなければならない．それゆえ，骨シンチグラフィーが疲労骨折とシンスプリントの鑑別診断に用いられる．脛骨遠位後内側縁の縦方向の取り込みは内側脛骨ストレス症候群に特徴的である一方，局部的または線状の取り込みは疲労骨折の特徴である（図 7-53）．コンパートメント症候群，脊髄性間欠的跛行，血管性跛行，破格筋，感染，腫瘍を鑑別しなければならない．

治療

　おそらく，シンスプリントを管理するうえで最も効果的なものは予防である．下腿の衝撃に対するコンディション作りとクロストレーニングがシンスプリントの発生数を低下させると考えられる．

　シンスプリントによる急性の運動時痛は症状が軽快するまで，RICE（安静，冷却，

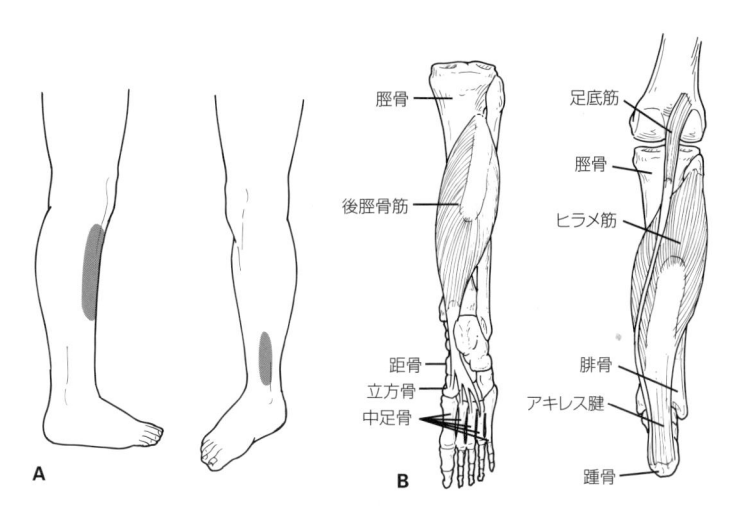

図7-52　**A**：疼痛は前方シンスプリントでは前方コンパートメントに局在し（左図），内側脛骨ストレス症候群では脛骨後内側縁の遠位2/3に局在する（右図）．**B**：後脛骨筋（左図）とヒラメ筋（右図）の付着部を後方から見たところ．

(Fick DS, Albright JP, Murray BP: Relieving painful "shin splints." Physician Sports Med 20[12]:105-111, 1992; McKeag DB, Dolan C: Overuse syndromes of the lower extremity. Physician Sports Med 17[7]:108-112, 1989 より改変して引用)

図7-53　**A**と**B**：右後内側疲労骨折の骨シンチグラフィー．**C**：前徴として局所の水平方向，X線透過性の線を表す脛骨単純X線所見（疲労骨折）．

(**A, B**: Hutchinson MR, Cahoon S, Atkins T: Chronic leg pain. Physician Sports Med 26[7]:37-46, 1998; **C**: from Mann RA, Coughlin MJ: Surgery of the Foot and Ankle. St Louis, CV Mosby, 1999 より引用)

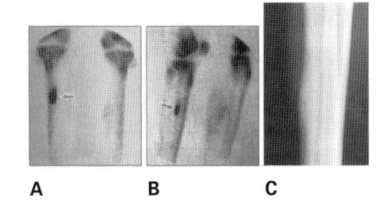

圧迫，挙上）療法で治療される．休憩の間隔と時間を増やすことはすべてのシンスプリントに有用である．ランニングは疼痛がなくなるまで禁止すべきである．

　前方シンスプリントは積極的な温熱治療とストレッチ，特に下腿三頭筋—アキレス腱複合体へによって行われる（**図7-54**）．前方の症状は靴の軽量化とランニング路面の状態によって影響される．**内側脛骨ストレス症候群**は同じような方法で治療される．内側の症状は回内予防のテーピング，装具（**図7-55**，**図7-56**），傾斜していない安定した路面によって良い影響がある．

　手術は前方シンスプリントにはけっして適用しないこと．手に負えない内側脛骨ストレス症候群，脛骨後内側部の骨皮質からのヒラメ筋起始部剝離を伴う深後方コンパートメントの筋膜切開が報告されている．

　治療で最も重要な点は正しい診断である．単純X線写真と骨シンチグラフィーは疲労骨折を除外するために，すべての患者に対して行うべきである．いったん，シン

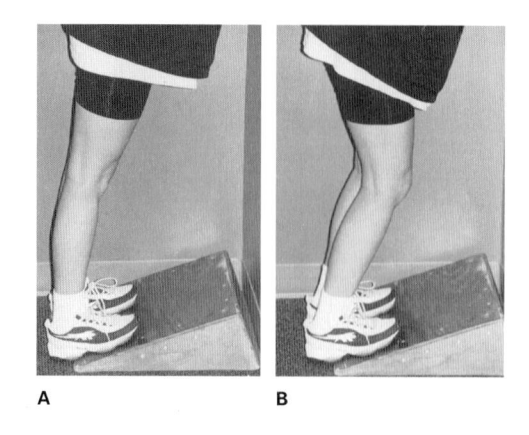

図7-54　A：膝を伸展させて傾斜箱での腓腹筋のストレッチ．B：ヒラメ筋は膝を屈曲させて腓腹筋を弛緩させた状態でストレッチすると効果的である．

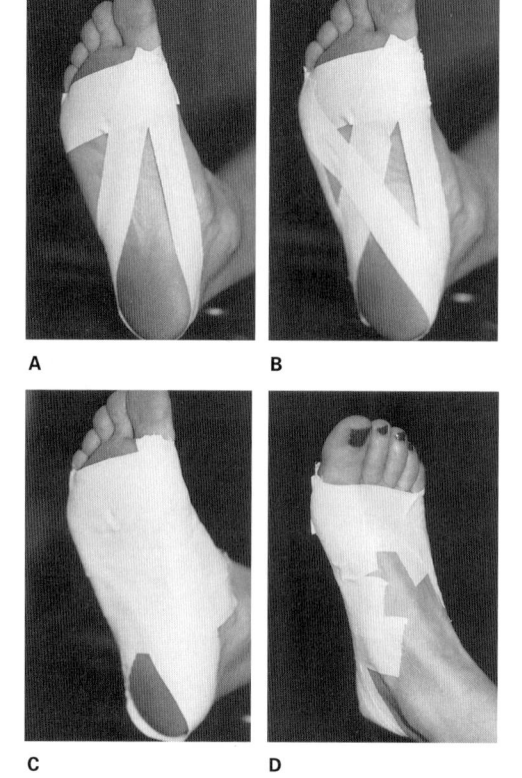

図7-55　A〜D：回内予防テーピング．

スプリントの診断がなされたならば，運動時痛が治まるまでランニングは中止すべきである．ストレッチ運動とコンディショニングはリハビリテーションプログラムのなかで広く強調すべきである．過回内予防の装具は，テーピングが症状を軽減する場合に適応となる．生体力学的，解剖学的，あるいは栄養学的な原因もまた治療しなけれ

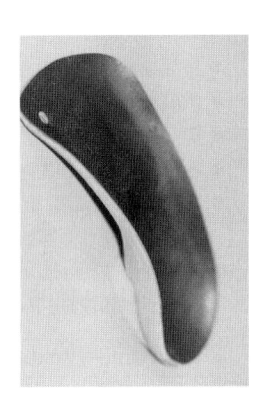

図 7-56 扁平足矯正装具．距骨下関節は踵接地時にすでに外反しているために，扁平足は衝撃の強い運動時に距骨下関節における「衝撃吸収」を減少させてしまう．これは正常距骨下関節における正常の衝撃吸収を妨げる．装具は足の距骨下関節を中間位にすることができる．

ばならない．

このリハビリテーションプロトコールの根本は，運動時痛が消えるまではランニングを避けるという患者の自律的制御である．リハビリテーションの程度としては期間がさまざまであり，荷重時の疼痛とランニング時の疼痛が完全に消えるかどうかにかかっている．プロトコール全体に柔軟性が強調されており，前方シンスプリントの場合は腓腹ヒラメ筋-アキレス腱複合体への注意を払うこと，内側脛骨ストレス症候群の場合はヒラメ筋への注意を払うことが重要である．

リハビリテーションプロトコール

シンスプリント　　　　　　　　　　　　　　　　Casillas and Jacobs

0～3日：急性期

この時期は荷重時痛を治療する時期と定義される．比較的安静（ランニング禁止），アイスマッサージ，渦流浴が急性期疼痛に用いられる

- もし骨シンチグラフィーで骨に病変がなければ，超音波治療
- 痛みが許す限り衝撃のない運動を開始する
  - 腓腹筋とヒラメ筋のストレッチ
  - 等尺性訓練
  - 座位でのタオルギャザー[*1]
  - 自転車訓練
  - アクアジョガーベルトをつけた水中運動〔深水中ランニング（DWR）〕と水泳

4日～6週：亜急性期

この時期は荷重時痛が消失したら開始し，運動時痛がなくなるまで行う

□→ シンスプリント

- 炎症を減少させる治療は継続
- 柔軟性を高める
- 等尺性訓練はセラバンド(Thera-Band)治療まで進展
- 座位でのタオルギャザーは立位に進展
- バランス訓練をBAPSボード*2(biomechanical ankle platform system boad)を使って開始
- スライドボード,水中ランニングおよび自転車訓練などのクロストレーニング運動で有酸素運動(フィットネス)をする

7週:スポーツへの復帰期

- すべての運動時痛が消失した時点でランニングを開始
- ウォームアップとストレッチを強調する
- ランニングは疼痛のない範囲で進展させる.ランニングの段階的復帰のためのJamesのプロトコールを参照(p.860)
- はじめは不整地でのランニングは避ける
- もし患者が卵円形トラックを使用する場合は,同じ方法で双方向を使用する(すなわち,方向を変える)
- まず距離に注意し,その次にスピードに注意する
- 内側脛骨ストレス症候群の患者には回内予防装具,あるいはもし希望すればローダイ(low-Dye)テーピング*3が使用される

*1訳注:足裏でタオルをつかむ訓練.
*2訳注:5章の図5-74(p.706)参照.
*3訳注:Dr. Dyeが考案した過回内足を矯正するテーピング法.

脳震盪後のスポーツ復帰
Return to Play after a Concussion

S. Brent Brotzman, MD • Jenna Deacon Costella, MA, ATC • Mark Bohling, MS, ATC

背景

脳震盪は機械的損傷による意識障害,視覚障害,あるいは平衡感覚障害といった急性あるいは一時的な神経機能の障害によって特徴づけられる臨床症候群である.
- 脳震盪の10%以下に意識障害がみられる(Cantu, 1996).
- 脳震盪の一般的徴候としては頭痛,浮動性めまい,錯乱,耳鳴,かすみ目および悪心である.
- 脳震盪のアスリートには通常,簡単な神経心理学的テストが行われる.

- どこのポジションでプレーしているか？
- 最後に点を入れたのはどのチームか？
- 今は何クォーターか？
- われわれのチームは先週勝ったか？
- 先週どのチームと戦ったか？

脳震盪の神経学的検査の側面

病歴
- 受傷機転のメカニズムと叙述
- 意識障害はあるか？　その継続時間は？
- 健忘はあるか？　その時間は？
- 頭痛はあるか？　その時間は？
- 随伴症状はあるか？　その時間は？
- 感覚は正常か？
- しびれはあるか？
- 四肢は動かせるか？
- 頸部痛はあるか？

診察
- 外観（意識清明か，ぼうっとしているか，意識がないか）
- 精神状態（人，場所，時間）
- 目（瞳孔，視野，等しい眼球運動，眼底 ― もし眼底鏡があれば）
- 脳神経
- 感覚（軽く触る，鋭く）
- 運動（強度，動き）
- 反射
- 認識（シリアル7*，スコア，学校，大統領）
- 上肢伸展
- Babinski徴候
- 小脳機能（指鼻試験，Romberg徴候）
- 歩行

競技復帰前の機能検査
- ランニング，ジャンピング，カッティング
- スポーツ特有の技能

*訳注：100から順次，7を引いていくテスト．

□→ 脳震盪の神経学的検査の側面

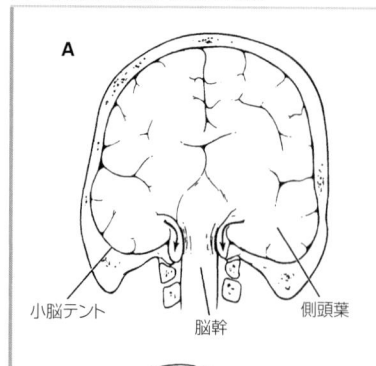

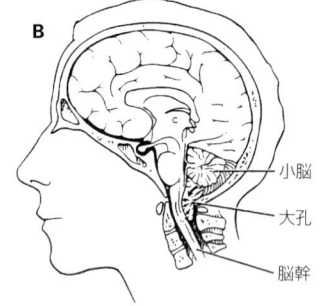

図7-57 セカンド-インパクト症候群においては，脳内で血管うっ血が生じて脳内圧を上昇させ，冠状断面(**A**)で天幕の下に側頭葉鉤がヘルニアを起こすか，または矢状断面(**B**)で小脳扁桃(矢印)が大後頭孔からヘルニアを起こす．これらの変化は脳幹に起こり，急に昏睡や呼吸不全を生じる．脳幹の影の部分は圧迫を受ける部分を表している．
(Cantu RC: Neurologic athletic injuries. Clin Sports Med 17:37-45, 1998 より引用)

- 脳震盪後のスポーツ復帰の決定については議論がある．ゴールは再受傷を避けることである
- **セカンド-インパクト症候群を避けることが最も重要である**
- **セカンド-インパクト症候群は初めの脳震盪が完全治癒する前に（小さな）2回目の頭部外傷を受けることによって生じる．この症候群は脳浮腫を起こし，脳血流の変化による血管怒張に続いて起こる（図7-57）．血管怒張は脳内圧を上昇させ，しばしば死を招く**
- 無症状になるまでにたとえ数日，数週，数か月かかろうとも，脳震盪後症候群がみられる間はアスリートに運動を許可してはならない
- ボクシングの「パンチドランカー(拳闘酔態)症候群」のように反復する頭部強打には付加的効果があるため，アスリートがスポーツを続けられる脳震盪は非常に限られる．アスリートからはハイリスクスポーツとしての競技の資格を，早期に，確実に奪わなければならない
- フットボール，ホッケー，サッカー，そしてレスラー選手には脳震盪の大きなハイリスクがある．高校のフットボール選手はシーズンごとに20%のリスクに直面し，高校のホッケー選手は10%のリスクに直面している
- Cantu(1986)は意識消失と外傷後健忘の**継続時間**によって，脳震盪を軽症，中等症，重症に分類した（**表7-13**）．その他，一般に使われる評価法としては，スポーツによる脳震盪のためのコロラドガイドライン（**表7-14**）と米国神経学

表7-13　脳震盪の分類と競技復帰のめやす（Cantu）

重症度	1回目の脳震盪	2回目の脳震盪	3回目の脳震盪
第1度（軽症）：意識消失なし　外傷後健忘＜30分	症状なければ競技復帰可	1週間無症状であれば2週で復帰可	シーズン終了後，症状なければ翌年復帰可
第2度（中等症）：意識消失＜5分　外傷後健忘＞30分	1週間無症状であれば復帰	少なくとも1か月待機．その後1週間無症状であれば復帰．シーズンを休むことも考慮	シーズンを休む．翌年無症状であれば復帰
第3度（重症）：意識消失＞5分　外傷後健忘＞24時間	少なくとも1か月待機．その後1週間無症状であれば復帰	シーズンを休む．翌年無症状であれば復帰	

(Cantu RC: Guidelines for return to sports after cerebral concussion. Physican Sports Med 14(10):75, 1986 より引用)

表7-14　脳震盪後にコンタクトスポーツに復帰するためのコロラドガイドライン（筆者の選択）

重症度	1回目の脳震盪	2回目の脳震盪	3回目の脳震盪
第1度（軽症）：健忘のない錯乱．意識消失なし	20分間症状がなければ競技復帰可	その日は試合，練習とも中止	シーズンを休む．3か月症状がなければ復帰可
第2度（中等症）：健忘のある錯乱．意識消失なし	試合/練習は中止．その後1週間無症状であれば競技復帰	シーズンを休むことを考慮．1か月無症状であれば復帰も可	シーズンを休む．翌年無症状であれば復帰
第3度（重症）：意識消失あり	2週間無症状の後，1か月後復帰可．2週間の無症状の後すぐにコンディショニングを再開	シーズンを休む．コンタクトスポーツへの復帰は思いとどまらせる	

(Roos R: Guidelines for managing concussion in sports: A persistent headache. 24(2):67, 1996 より引用)

□→ 脳震盪の神経学的検査の側面

> 会（American Academy of Nenology：AAN）ガイドラインがある
> - 「意識消失5分まで」は Cantu 分類ではわずか第2度損傷に分類されているため，筆者らはコロラドあるいは AAN ガイドラインを用いている．これは第3度損傷に分類すべきであると考えている
> - **脳震盪の診断と治療**には ABC〔気道確保（**a**irway），呼吸確保（**b**reathing），循環確保（**c**irculation）〕を入れるべきである．もし患者が頸部痛を訴える場合や頸椎神経症状を呈している場合は，移動するときは頸椎保護装具を用いる必要がある．患者に意識がないときは頸髄損傷を想定して頸椎保護装具を用いるべきである
> - もし頸髄損傷が疑われるときは**ヘルメットを外してはならない**．その代わりに，トレーナーズエンジェル*でマスクのプラスチッククリップを切る（外す）
> - 気道確保を行う
> - 脳震盪を疑うアスリートを診るときには，検者は以下のことを考慮し，記録する
>   - 受傷の時間と場所
>   - 受傷機転
>   - 意識消失の長さ
>   - 受傷後の振る舞い
>   - 受傷後の痙攣の有無
>   - 過去の既往歴
>   - 薬物の有無
>
> ＊訳注：各種ヘルメットのフェイスガード固定タップを切るペンチ様のはさみ

脳震盪後のサイドライン評価

- ABC〔気道確保（airway），呼吸確保（breathing），循環確保（circulation）〕
- 意識消失の評価
- 頸椎の診察
- 脳神経，協調運動，運動機能の評価
- 認知機能の評価
- 短期記憶と長期記憶を評価する（例：一番最近の出来事についての質問，3単語記憶，シリアル7）．
- 受傷した選手について症状が続いているか，悪化しているかを頻繁に再評価する．
- 意識消失を起こしたアスリートは，さらなる診察と検査〔コンピュータ断層撮影

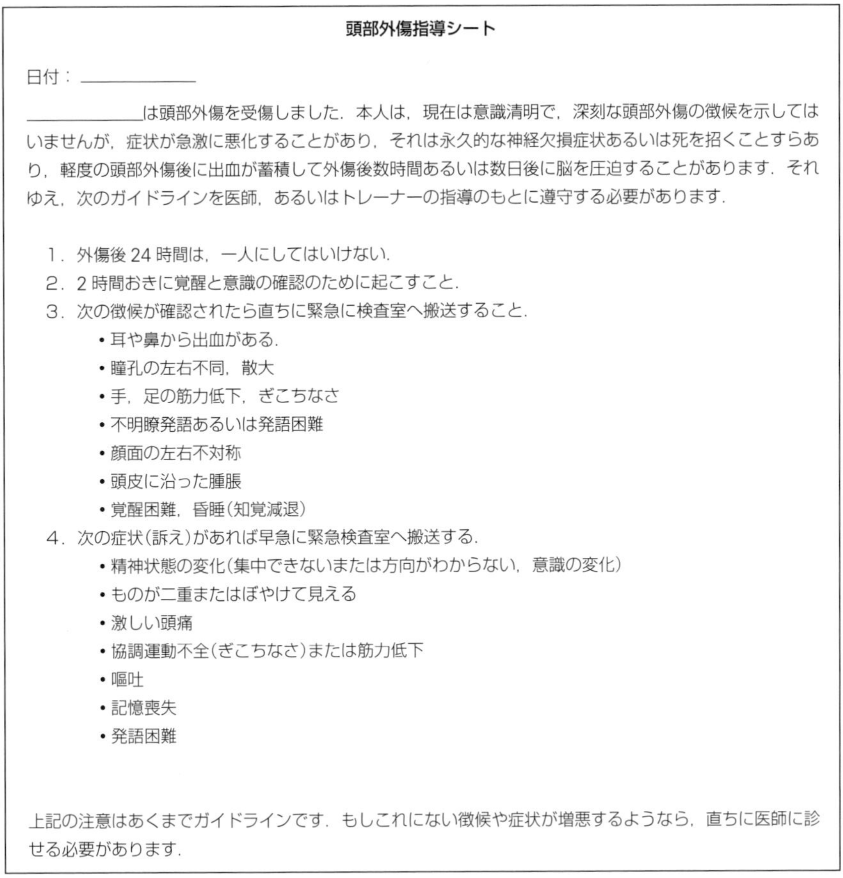

頭部外傷指導シート

日付：＿＿＿＿＿＿＿＿＿＿

＿＿＿＿＿＿＿＿＿は頭部外傷を受傷しました．本人は，現在は意識清明で，深刻な頭部外傷の徴候を示してはいませんが，症状が急激に悪化することがあり，それは永久的な神経欠損症状あるいは死を招くことすらあり，軽度の頭部外傷後に出血が蓄積して外傷後数時間あるいは数日後に脳を圧迫することがあります．それゆえ，次のガイドラインを医師，あるいはトレーナーの指導のもとに遵守する必要があります．

1. 外傷後24時間は，一人にしてはいけない．
2. 2時間おきに覚醒と意識の確認のために起こすこと．
3. 次の徴候が確認されたら直ちに緊急に検査室へ搬送すること．
   - 耳や鼻から出血がある．
   - 瞳孔の左右不同，散大
   - 手，足の筋力低下，ぎこちなさ
   - 不明瞭発語あるいは発語困難
   - 顔面の左右不対称
   - 頭皮に沿った腫脹
   - 覚醒困難，昏睡（知覚減退）
4. 次の症状（訴え）があれば早急に緊急検査室へ搬送する．
   - 精神状態の変化（集中できないまたは方向がわからない，意識の変化）
   - ものが二重またはぼやけて見える
   - 激しい頭痛
   - 協調運動不全（ぎこちなさ）または筋力低下
   - 嘔吐
   - 記憶喪失
   - 発語困難

上記の注意はあくまでガイドラインです．もしこれにない徴候や症状が増悪するようなら，直ちに医師に診せる必要があります．

図7-58 頭部外傷指導シート．

（computed tomography：CT），神経学的検査］のために病院に搬送する．
- 意識消失が長いアスリートは，緊急に病院に搬送する必要がある．CTあるいはMRIを急性硬膜外，硬膜下血腫の鑑別診断のために行う．
- 頭部外傷後に症状のあるアスリートについては，すべての神経症状が1週間の間，出現しないことを確認するまで，衝突あるいはコンタクトスポーツに参加させてはならない．
- 脳震盪を起こしたアスリートは数日後とスポーツ復帰の前に医師の再診を受けるべきである．
- 脳震盪を起こしたアスリートが自宅に帰ったら，責任をもって面倒をみられる成人が評価についての指導を受け，頭部外傷指導シートに従って見守る必要がある（図7-58）．

骨粗鬆症：評価，治療そして運動
Osteoporosis : Evaluation, Management, and Exercise

S. Brent Brotzman, MD

背景

- 米国では，閉経後骨粗鬆症の患者が 2,000 万人いる．
- 骨粗鬆症は毎年 150 万人の骨折患者を生んでいる．
- 50 歳以上の 1/2 の女性が骨粗鬆症関連の骨折を起こす．
- 75 歳以上の 1/3 の男性が骨粗鬆症になる．
- 骨粗鬆症の女性，またはそのリスクのある女性に対する治療のゴールは，骨量減少を予防し，骨量を増加させ，骨折を避けることである．

骨粗鬆症の定義

- 骨粗鬆症は**低骨量**であり，骨脆弱性のために骨微細構造の悪化と，その結果として骨折リスクの増大を特徴とする疾患である．
- 骨粗鬆症は成長期における骨組織の不十分な蓄積，その後の過大な喪失あるいはその双方を反映する．
- 手関節，脊椎，股関節の骨折が頻発する．肋骨，上腕骨，骨盤骨折はまれではない．
- 骨粗鬆症には 2 つのタイプがある．**原発性**と**続発性**骨粗鬆症である．

原発性骨粗鬆症
- 骨粗鬆症で最も多いタイプである．
- 閉経後骨粗鬆症（1 型）と加齢骨粗鬆症（2 型）を含み，以前の**老人性**骨粗鬆症である．

続発性骨粗鬆症
- 骨減少は確認できる原因あるいは疾病，例えば炎症性疾患，骨髄細胞疾患，コルチコステロイドの使用などによって起こったものである．

続発性骨粗鬆症の例

- コルチコステロイドの長期使用
- 抗痙攣薬(例：フェニトイン)
- ゴナドトロピンホルモン(子宮内膜症の治療に用いる)
- アルミニウム含有制酸剤の過使用
- 甲状腺ホルモン製剤の過使用
- ある種の抗癌剤
- ステロイド治療に伴う炎症性疾患(関節リウマチ，喘息，ループス)
- 性機能不全(生殖腺の機能不全)
- 上皮小体機能亢進症
- Cushing 症候群(副腎機能亢進)
- Turner 症候群または Kleinfelter 症候群
- 低量性ホルモンレベル
- 女性：過度の運動の結果(無月経)，またはエストロゲン産生を減少させるような早発閉経を起こす食事
- 男性：テストステロン産生減少の結果
- 血液あるいは骨髄疾患(骨髄腫)
- 臓器移植(シクロスポリンあるいはステロイドなどの免疫抑制剤)
- 慢性腎，肝，肺あるいは胃消化管疾患
- 乳癌あるいは前立腺癌(エストロゲン量を減少させる治療が行われたとき)
- 下肢麻痺を伴う脊髄損傷
- 多発性硬化症(ステロイドが使用されたとき，または歩行困難となったとき)

骨粗鬆症進行の危険因子

米国立骨粗鬆症財団(National Osteoporosis Foundation)の提唱する骨粗鬆症による骨折の危険因子

- 喫煙習慣
- 低体重〔127 ポンド(約 58 kg)以下〕
- アルコール症
- エストロゲン不足
- 無月経(1 年以上)
- 早発閉経(45 歳以下)または両側卵巣切除
- 生涯にわたる低カルシウム摂取
- 繰り返す転倒

□→ 米国立骨粗鬆症財団(National Osteoporosis Foundation)の提唱する骨粗鬆症による骨折の危険因子

- 不健康/脆弱
- 運動不足
- 視力障害

骨粗鬆症の予防

- 骨粗鬆症の予防は小児期に十分なカルシウムとビタミンDを摂取し，生涯続けること(図 7-59)．
- 骨量を回復させる手段は限られているので，予防は非常に重要である．
- **骨軟化症**は骨粗鬆症と似ているが，危険因子があるときは除外すべきである．

予防法

- 週に3～4時間の十分な荷重運動
- 低体重，やせすぎを避ける〔127ポンド(約58 kg)以下〕
- アルコール過剰摂取を避ける
- 生涯にわたる適度なカルシウムとビタミンDの摂取
- 可能なら骨浸出性の薬物は避ける
- 骨成長と骨成熟の時期に最大の骨量を確保し，骨成熟の後，骨量が減少しないようにすること

骨粗鬆症の評価と治療

- 骨折のリスクが高い患者は，**臨床要因**(例：骨折の既往や喫煙)と**骨密度**(bone mineral density：BMD)**検査**によって識別すべきである(表 7-15)．
- 米国立骨粗鬆症財団は次にあげるような骨粗鬆症のおもな**危険因子**を提唱している(**BMD検査**も同時に行うことを推奨)．
  - 大人になってからの骨折の既往
  - 第1度骨折の既往
  - 喫煙の習慣
  - 低体重〔127ポンド(約58 kg)以下〕
- BMDのTスコアが-1.5以下の場合や付随する危険因子がある(例：喫煙)場合は薬物療法を考慮する．
- BMDのTスコアが-2以下の患者は薬物療法を開始すべきである．

> **骨粗鬆症のための患者教育ハンドアウト**
>
> あなたが変えられる危険因子
>
> **ホルモンレベル**
> 早発閉経は，自然に生じても手術後（例：卵巣摘出後）に生じても女性の骨粗鬆症を増悪させます．もしこの状態になったら，ホルモンサプリメントが有効です．骨の健康とホルモン治療を家庭医と相談することは重要です．
>
> **食事療法**
> 不適当なカルシウムとビタミンD摂取は骨の健康に有害です．他の栄養素，例えば蛋白質やナトリウムの過剰摂取はカルシウム吸収を抑制します．
>
> **運動**
> 生涯を通じての運動習慣が重要です．非活動的で，動かず，ベッドに寝ていることが多い人は骨粗鬆症のリスクが増大します．
>
> **生活スタイル選択**
> 喫煙とアルコール過剰摂取は骨格によくありません．喫煙女性は非喫煙女性に比較してエストロゲンの低下を招き，早発閉経を招きます．アルコール多量摂取は骨量減少のリスクとなり，栄養不良と転倒リスク増大のために骨折リスクも増悪させます．
>
> あなたが変えられないリスク
>
> **性**
> 女性は軽量で，骨量が小さく，閉経後骨量を早期に失いやすいために，男性に比較して骨粗鬆症になりやすいです．
>
> **年齢**
> 長生きすればするほど骨粗鬆症になりやすくなります．骨量減少は年齢によって進展しますが，個人差がかなりあります．
>
> **遺伝**
> 骨粗鬆症へのなりやすさは，ある程度遺伝に影響され，母や父が骨折した経験のある若い女性は骨量減少を起こしやすくなります．
>
> **体格**
> 小さな骨のやせた女性や男性は，大きな骨で体格の大きな人よりもリスクが大きいですが，大きな骨の人が骨粗鬆症にならないとはいえません．
>
> **民族性**
> 白色人種とアジア人はアフリカ人よりも骨粗鬆症になりやすいですが，すべての人にリスクはあります．

図 7-59 骨粗鬆症のための患者教育ハンドアウト．
（Brown EF, Evans RM, Cole HM, Coble YE [eds]: Managing Osteoporosis: Part 3, AMA Continuing Medical Education Program. Chicago, AMA Press, 2000 より引用）

- BMD検査と骨折リスクの強い相関関係のために世界保健機関（WHO）の診断カテゴリーはBMD検査結果に基づいている．

表7-15	骨密度検査の推薦
誰がBMD検査を受けるべきか？	おもなリスク要因
1回以上の骨折の既往がある65歳以下の閉経女性	低BMD（Tスコア −1.5以下）
65歳以上のすべての閉経女性	骨折の既往 — 個人的，第1度
骨折を伴う閉経女性	喫煙
骨粗鬆症の治療を考慮すべき女性	低体重〔127ポンド（約58 kg）以下〕

ガイドラインは白人閉経女性のデータに基づく．
推薦はNational Osteoporosis Foundationに基づく — "Guide to Prevention and Treatment of Osteoporosis." For more information contact the NOF at 202-223-2226 or at http://www.nof.org.

骨粗鬆症の骨密度パラメータ

正常：BMD検査による骨密度が「若年正常」成人女性の平均から1SD以上下がっていない（Tスコアが −1よりも上）

低骨量（オステオペニア）：BMD検査による骨密度が「若年正常」成人女性の平均から1〜2.5 SDまで下がっている（Tスコアが −1〜−2.5）

骨粗鬆症：BMD検査による骨密度が「若年正常」成人女性の平均から2.5 SD以上下がっている（Tスコアが −2.5以下）．このグループで1回以上の骨折を経験した女性は，重度のあるいは「確立した」骨粗鬆症になっている．一般的にはSDが1つ低下するごとに骨折リスクは2倍になる

骨粗鬆症に対するビタミンおよび薬物療法

カルシウム

- カルシウムに対する患者教育ハンドアウト
- **カルシウムサプリメント**．カルシウムを含む食品を摂ることが勧められるが，1日カルシウム必要量を摂取するためにカルシウムサプリメントを摂る必要のあるときがある．サプリメントの必要量は食事中のカルシウム量による（**表7-16**）．

さまざまなカルシウムサプリメントがスーパーマーケット，健康食品店，薬局の棚に並べられている（**表7-17**）．高価なものがよいものというわけではない．最も一般的なカルシウムサプリメントは炭酸カルシウムとクエン酸カルシウム（これらは異なるもの）である．**炭酸カルシウム**は最も一般的なカルシウムサプリメントであり，最

表7-16　十分なカルシウム摂取のガイドライン*

ライフステージ	十分なカルシウム1日必要量(mg)
新生児	
出生～6か月	210
6～12か月	270
年少児(1～3歳)	500
年長児(4～8歳)	800
青少年(9～18歳)	1,300
男性と女性(19～50歳)	1,000
(51歳以上)	1,200

注意：妊娠および授乳中には非妊娠期の女性と同じ所要量である(例：青少年では1,300 mg，19歳以上では1,000 mg)

(Standing Committee on the Scientific Evaluation of Dietary Reference Intakes. Food and Nutrition Board, Institute of Medicine. Washington, DC, National Academy Press, 1997より改変して引用)

*訳注：日本人のカルシウムの食事摂取基準(mg/日)

性別		男性			女性		
年齢		目安量	目標量	上限量[2]	目安量	目標量	上限量[2]
0～5(月)	母乳栄養児	200	—	—	200	—	—
	人工乳栄養児	300	—	—	300	—	—
6～11(月)	母乳栄養児	250	—	—	250	—	—
	人工乳栄養児	400	—	—	400	—	—
1～2(歳)		450	450[3]	—	400	400	—
3～5(歳)		600	550	—	550	550[3]	—
6～7(歳)		600	600	—	650	600	—
8～9(歳)		700[4]	700	—	800	700	—
10～11(歳)		950	800	—	950	800	—
12～14(歳)		1,000	900	—	850	750	—
15～17(歳)		1,100	850	—	850	650	—
18～29(歳)		900	650	2,300	700	600[4]	2,300
30～49(歳)		650	600[4]	2,300	600[4]	600[4]	2,300
50～69(歳)		700	600	2,300	700	600	2,300
70以上(歳)		750	600	2,300	650	550	2,300
妊婦(付加量)[1]					+0	—	—
授乳婦(付加量)[1]					+0	—	—

[1] 付加量は設けないが，目安量をめざして摂取することが勧められる。
妊娠中毒症等の胎盤機能低下がある場合は積極的なカルシウム摂取が必要である。
[2] 上限量は十分な研究報告がないため，17歳以下では定めない。しかし，これは，多量摂取を勧めるものでも，多量摂取の安全性を保障するものでもない。
[3] 目安量と現在の摂取量の中央値とが接近しているため，目安量を採用した。
[4] 前後の年齢階級の値を考慮して，値の平滑化を行った。

(厚生労働省，「日本人の食事摂取基準」2005年版より)

表7-17　よく使用されるカルシウムサプリメント

タイプ	商品名	錠剤ごとの強度(mg)	基本的カルシウム量(mg)❶
炭酸カルシウム	Alka-Mints	850	340
	Caltrate	1,600	600
	Os-Cal	625 あるいは 1,250	250 あるいは 500
	Rolaids	550	220
	Titralac	420	168
	Titralac Liquid	1,000	400
	Tums/Tums E-X	500 あるいは 750	200 あるいは 300
	Tums Ultra/Tums 500	1,000 あるいは 1,250	400 あるいは 500
クエン酸カルシウム	Citracal Liquitabs	2,376	500
	Citracal	950	200
	Citracal Caplets + D	1,500	315 + 200 IU ビタミンD

❶利用できるカルシウム量

もカルシウム含有量が高く，安価である．炭酸カルシウムと**クエン酸カルシウム**は簡単に吸収され，体内で利用される．炭酸カルシウムは食事とともに摂取すべきであるが，一方，クエン酸カルシウムは食事とともにでも食事なしでも摂取できる．

- **カルシウムサプリメントを摂取する際のヒント**
  - そのサプリメントから供給される「基本的」カルシウム量に注目する（カルシウムサプリメントのパッケージを読めばわかる）．**基本的とはミネラル中の利用できるカルシウム量のことである**．1日の必要量を考慮する必要がある．
  - サプリメントは「**溶解**」必要条件をもたなければならず，それは胃の中で溶解する（吸収されるために必要）ことを意味する．ラベルに書いてある「溶解テストに合格」あるいは「米国薬局方（United State Pharmacopeia：USP）溶解がテストされた」をさがすこと．これがない場合は，酢あるいはお湯を入れた小さなコップに錠剤を入れて自分自身でテストしなければならない．ときどきかき混ぜて，30分後には錠剤は溶解していなければならない．もし溶解していなければ，胃の中で溶解せず，したがって吸収されない．
  - **洗っていないカキ殻，骨粉またはドロマイト（白雲石）からのカルシウムは避けること**．これらは鉛や他の毒性金属を多量に含んでいる．また，アルミニウム含有制酸剤はカルシウムを含んでいないので，**避けるべきである**．
  - カルシウムは一度に 500 mg 以下を摂取したとき，よく吸収される．
  - 特定のカルシウム製剤は，便秘やガスといった副作用を引き起こす可能性があ

る．このことはたくさんの水分と繊維性食品をとることで解決できる．体に合うサプリメントをいろいろと試すべきである．
- **1日に基本的カルシウムとして 2,000 mg 以上を摂取してはいけない**（訳注：日本人の上限は 2,300 mg）．
- 既往歴あるいは家族歴に腎結石の既往がある人はカルシウム摂取を増加させる前に主治医に相談すること．カルシウムは正常腎機能の人にも腎結石を作ることがまれにある．
- カルシウムサプリメントと他の薬物との相互作用については主治医や薬剤師と相談すること．例えば，抗菌薬のテトラサイクリンとともにカルシウムを摂取すると，テトラサイクリンの吸収が阻害される．
- カルシウムは鉄摂取を阻害するので，**鉄サプリメントは炭酸カルシウムサプリメントとは同時に飲まないこと**．鉄サプリメントをビタミンCやクエン酸カルシウムと摂取するときは問題ない．

ビタミンD
- 推奨される1日摂取量：400〜800 IU（訳注：日本人の1日摂取水準は 100〜2,000 IU．厚生労働省「日本人の食事摂取基準 2005年版」より）
- ビタミンD毒性を避けるため，大量に飲まないこと．
- 高齢者は多量のカルシウム摂取（1,200 mg）と多量のビタミンD摂取（1日 800 IU以上）でよい影響がある．

● ビタミンDのための患者教育ハンドアウト
- ビタミンDは，カルシウム吸収と骨の健康に重要な役割がある．ビタミンDは小腸壁の「ドア」を開ける「鍵」といわれており，これによりカルシウムが小腸に入り血流にのることができる．ビタミンDはまた，腎臓において尿中に排泄されてしまうであろうカルシウムの吸収を助ける．
- ビタミンDは皮膚が**日光**にあたることによって体内で作られる．15分間，日光浴すると必要なビタミンDが作られる．日焼け止めクリームは体内でのビタミンD産生を抑制することに注意する必要がある．
- ビタミンDを皮膚で産生する能力は年齢とともに低下するため，高齢者ではビタミンDサプリメントを摂取する必要がある．
- 研究によれば，高齢者では1日量としての高ビタミンD摂取（800 IU以上）と高カルシウム摂取（1,200 mg）が有効である．
- ビタミンDの**食品**としては，ビタミンD強化の酪農製品，卵黄，魚，肝臓である．いくつかのカルシウムサプリメントや多くのマルチビタミン剤にもビタミンDが含まれている．
- 専門家は健康のためには1日 400〜800 IU のビタミンD摂取を薦めている．主治

医が処方しないかぎり，800 IU を超えて摂取をしてはならない．過剰のビタミン D 摂取は副作用を起こす（訳注：日本人の上限量は 2,000 IU．厚生労働省「日本人の食事摂取量 2005 年版」より）．

骨粗鬆症治療の要点

骨粗鬆症による骨折に対する評価と対策についてのアルゴリズムは**図 7-60**（**表 7-18〜7-21** も参照）に提示してある．

続発性骨粗鬆症

- 新たに骨粗鬆症と診断された患者には続発性骨粗鬆症（p.874）の原因について検索する必要がある．
- z スコアは続発性骨粗鬆症の診断に有用である．z スコアは考え方から T スコア（p.876）に似ているが，z スコアは骨密度（BMD）を若年健康群**ではなく**，**同一年齢群**と比較していることが異なっている．低い z スコアは年齢によらない骨喪失を表しており，それは続発性骨粗鬆症の可能性を示している．**z スコアが −1.5 である場合は続発性骨粗鬆症の可能性がある．**
- 米国立骨粗鬆症財団は**続発性骨粗鬆症**を疑う女性に対しては，はじめに**全血算**，**生化学検査**そして**尿カルシウム**検査からなる初期臨床検査評価を行うべきであると提言している．臨床検査の後で，必要なら次のような追加検査を行う．
  - 血清甲状腺刺激ホルモン
  - 蛋白電気泳動
  - 副甲状腺ホルモン
  - 尿コルチゾール
  - ビタミン D 代謝物

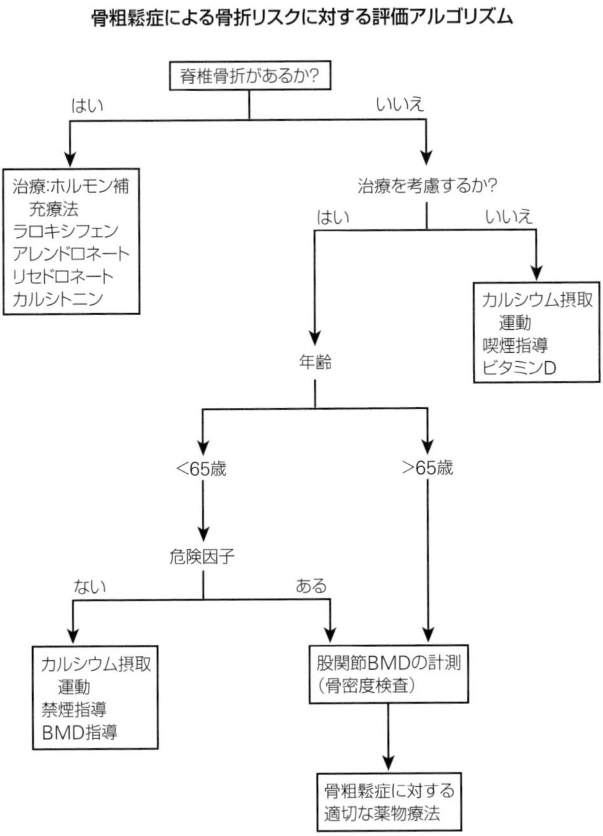

骨粗鬆症による骨折リスクに対する評価アルゴリズム

```
                    脊椎骨折があるか？
                  はい／        ＼いいえ
                   ↓              ↓
        治療:ホルモン補       治療を考慮するか？
          充療法            はい／      ＼いいえ
        ラロキシフェン        ↓            ↓
        アレンドロネート                カルシウム摂取
        リセドロネート                    運動
        カルシトニン                     喫煙指導
                           年齢         ビタミンD
                        ／      ＼
                    ＜65歳      ＞65歳
                      ↓           
                   危険因子         
                  ない／ ＼ある       
                   ↓      ＼         ↓
              カルシウム摂取   股関節BMDの計測
                 運動        （骨密度検査）
                禁煙指導          ↓
                BMD指導      骨粗鬆症に対する
                            適切な薬物療法
```

図 7-60 骨粗鬆症による骨折リスクに対する評価アルゴリズム.

(National Osteoporosis Foundation: Physician's Guide to Prevention and Treatment of Osteoporosis. Copyright 1998 National Osteoporosis Foundation, Washington, DC. For information on ordering single or bulk copies of the NOF guidelines, contact the National Osteoporosis Foundation, Professional Education Order Fulfillment, 1150 17th Street, NW, Suite 500, Washington, DC 20036 より改変)

表 7-18　骨粗鬆症の治療オプション

オプション	コメント
カルシウム	脊椎 BMD を増加して骨折（脊椎と非脊椎）のリスクを減少させる 成人に推奨される摂取量は 1,000〜1,500 mg/日[*1] 理想的には食事から摂取．サプリメントは USP 指定であること
ビタミン D	カルシウム吸収に重要 最大 1 日摂取量は 400〜1,000 IU/日[*2]
運動	抵抗性，衝撃性の運動はおそらく骨に最も効果的である 小児および青少年期に最大骨密度を得ておくことが重要 高齢者においてもカルシウムとビタミン D 摂取が十分であれば BMD 減少を抑えることができる
ビスホスホネート〔エチドロネート（ダイドロネル®），アレンドロネート（フォサマック®），リセドロネート（アクトネル®）〕	脊椎，股関節の BMD を増加させる．脊椎骨折のリスクを 30〜50% 減少させる グルココルチコイドによる骨粗鬆症を含めて，非脊椎骨の骨折リスクを減少させる（アレンドロネートとリセドロネート） 小児と青年に対する安全性は確立していない
ホルモン補充療法（SERM を含む）	骨粗鬆症に対する確立された治療法 股関節の骨折リスクを減少させる 試験データは脊椎骨折のリスクの減少を示している FDA の骨粗鬆症に対する治療と予防の研究によって脊椎骨折のリスクを減少させることがわかった．脊椎骨折のリスクを 36% 減少させる（ラロキシフェン，SERM） 閉経後女性の骨密度を維持する．骨折リスクへの効果は不明（タモキシフェン，SERM）
サケカルシトニン	腰椎の BMD を増加させる 骨折リスクへの効果は不明
植物性エストロゲン	弱いエストロゲン様作用をもつ 腰椎 BMD を増加させる効果をもつ
その他	理学療法はバランスを強化，改善する ヒッププロテクターは転倒の衝撃を吸収，または回避できる

BMD：骨密度，FDA：米国食品医薬品局，SERM：selective estrogen receptor modulator；選択的エストロゲン受容体調節因子，USP：米国薬局方．
(Brown EF, Evans RM, Cole HM, Coble YE (eds)：Managing Osteoporosis: Part 3, AMA Continuing Medical Education Program. Chicago, AMA Press, 2000 より引用)
[*1] 訳注：日本人の成人の 1 日食事摂取基準（目安量）は 600〜900 mg．（厚生労働省，「日本人の食事摂取基準」2005 年版より）
[*2] 訳注：日本人の 1 日食事摂取基準は，小児も含めると 100〜2,000 IU．（同上）

表 7-19　骨粗鬆症治療のための薬物選択

薬物	適応	1日量	コメント
ホルモン補充療法	予防と治療	ウマ結合型エストロゲン 0.625 mg, estropipate 0.625 mg, micronized estradiol 0.5 mg, 経皮的エストラジオール 0.05 mg	心臓保護と顔面潮紅の減少の利点と乳癌のリスクと深部静脈血栓症の増加のリスクと比較考慮されなければならない．エストロゲンをプロゲステロンと結合することは，周期性出血の問題を減らす
アレンドロネート（フォサマック®）	予防と治療	予防 5 mg, 治療 10 mg	ビスホスホネートは破骨細胞による骨吸収を抑制する．ホルモン補充療法が合わない，あるいは無効であった女性に適応．脊椎，股関節，および手関節での骨折のリスクを 50% 減少させる．食道への副作用を減らすため，起床時に横にならずにコップに 1 杯の水で薬を飲んで，その後 30 分間は他の薬物や飲み物を飲まないこと
カルシトニン	治療	200 IU	破骨細胞の活性を減少させるポリペプチド．ホルモン補充療法が合わない，あるいはホルモン補充療法やアレンドロネートが無効であった女性に適応．他の薬物よりも効果は低い．鼻スプレーで使用（皮下注射タイプも使用されるが，まれ）
ラロキシフェン（エビスタ®）	予防	60 mg	選択的エストロゲン受容体調節因子．椎体骨折のリスクを 40〜50% 減少．閉経後の症状には使用できない．エストロゲンと同じような深部静脈血栓症のリスク．子宮に作用しない

(Brown EF, Evans RM, Cole HM, Coble YE (eds)：Managing Osteoporosis：Part 3, AMA Continuing Medical Education Program より引用)

表7-20 骨粗鬆症治療のリスクと効果のまとめ

	エストロゲン	ラロキシフェン	経鼻カルシトニン	アレンドロネート	リセドロネート
脊椎骨折を減少させるエビデンス	あり	あり	あり	あり	あり
非脊椎骨折を減少させるエビデンス	あり	なし	なし	あり	あり
長期使用での経験	数十年にわたる大規模疫学研究	3年の無作為研究	5年の無作為研究	4年の無作為研究	3年の無作為研究
投与	経口：毎日1回いつでも	経口：毎日1回いつでも	経鼻：毎日1回いつでも	毎日1回午前食前30分，水とともに，直立して	毎日1回午前食前30〜60分，水とともに，直立して
特異的な副作用	乳房痛，性器出血，血栓性疾患	静脈血栓症の増加，顔面潮紅，下肢の痙攣	鼻障害	消化不良，食道炎．食道疾患のある患者には避ける	消化不良
心血管性死亡率に対する影響	おそらく減少させる．無作為研究では不明	結果が出ていない	なし	なし	なし
乳癌	増加するが，おそらく乳癌リスク増加はごくわずか	おそらくエストロゲン受容体陽性乳癌のリスクを減少させる	なし	なし	なし

	エストロゲン	ラロキシフェン	経鼻カルシトニン	アレンドロネート	リセドロネート
子宮体癌	反対作用のエストロゲンが使用されると増加する	なし	なし	なし	なし
認知症，Alzheimer病	疫学研究によれば発生率を減少させる	おそらくなし	なし	なし	なし

(Brown EF, Evans RM, Cole HM, Coble YE (ed): Managing Osteoporosis: Part 3, AMA Continuing Medical Education Program. Chicago, AMA Press, 2000 より引用)

表 7-21　エストロゲン療法のためのエストロゲンとプロゲスチンの調合剤

商品名	一般名	予防治療のための最小量 (mg)	上限量 (mg)	骨粗鬆症予防のための米国食品医薬品局認可の表示	コメント
プレマリン®	ウマ結合型エストロゲン	0.3	1.25	予防	通常量は 0.625 mg。しかし時に若年女性の顔面潮紅を治療するときは 2.5 mg
Cenestin		0.625	0.625~0.9		
Ogen, Ortho-Est	estropipate	0.625	1.25	予防	若年女性の顔面潮紅を治療するときは 2.5 mg
Estratab	esterified estrogen	0.3	2.5	予防	植物由来(エストロン、エクイリンステロール前駆体
Estratest, Estratest H.S.	esterified estrogen と メチルテストステロン (エナルモン®)	0.625~1.25 1.25~2.5	1.25/2.5	骨粗鬆症に適応なし	アンドロゲン含有
Estrace	micronized estradiol	0.5	2.0	予防	骨維持のためには 0.5 mg で効果
経皮的エストロゲン					
Alora	エストラジオール(エストラーナ®、フェミニスト®)	0.05~0.1		適応なし	製薬メーカーにより週に 1 回か 2 回パッチ投与
Climara		0.025		予防	
Estraderm				予防	
Vivelle				予防	
経皮的エストラジオール/プロゲステロン					

商品名	一般名	予防治療のための最小量(mg)	上限量(mg)	骨粗鬆症予防のための米国食品医薬品局認可の表示	コメント
CombiPatch	エストラジオールと norethindrone	0.62 または 0.81 と 2.7〜4.8		骨粗鬆症に適応なし	週2回パッチ投与
Prempro	ウマ結合型エストロゲン/メドロキシプロゲステロン酢酸塩	0.625/2.5 または 5		予防	過剰な出血があるときは増量を考える必要がある
Premphase		0.625/5		予防	メドロキシプロゲステロン酢酸塩量として5 mg
Femhrt 1/5	エチニルエストラジオール(プロセキノール®)/norethindrone	0.005/1		予防	
プロゲスチン Prometrium プロベラ®	micronized progesterone メドロキシプロゲステロン酢酸塩	100 (1日量) 200 (周期的服用)		骨粗鬆症には適応なし	エストロゲンの脂質作用を妨げない
Cycrin		5 または 10 (周期的服用)			
Amen		2.5 (1日量)			
Aygestin	norethindrone	2.5〜10		骨粗鬆症には適応なし	

(Brown EF, Evans RM, Cole HM, Coble YE (ed): Managing Osteoporosis: Part 3, AMA Continuing Medical Education Program. Chicago, AMA Press, 2000 より引用)

血清骨密度(BMD)検査
- 末梢の骨格部位の計測は血清 BMD の推測には役立たない.
- 技術的理由から，BMD 計測はいつでも，できるだけ同じ器械で行うべきである.
- 通常，血清 BMD 検査は 1，2 年ごとに行う．しかし，状況によってはもっと頻繁に行うこともある（例：ステロイド治療による重大な BMD 低下があれば 6 か月以内）．

骨粗鬆症患者における転倒予防
環境危険因子の除外は高齢患者にとって簡単な危険因子の修正である．米国リウマチ学会は以下を推奨している.
- 風呂場と廊下の夜間灯
- すべりにくい靴底の靴
- 敷物の下に敷くすべり止めのマット
- バスタブ，シャワー，トイレの取っ手
- 慎重に背臥位から立ち上がること
- しっかりした階段の手すり
- ベッドサイドの懐中電灯

骨粗鬆症患者に対する運動療法
● 運動はどのようにして骨を作るか
運動が骨粗鬆症を予防し，それと戦うというエビデンスは明白であるが，それがどのように作用するかはあまり解明されていない．機械的，ホルモン的な作用を及ぼすことはわかってきた．骨の運動への反応の一つの説明として，「エラー挫傷分布仮説」がある.

この理論によれば，骨細胞は荷重または抵抗性の運動による疲労を感じる．細胞は局所の他の細胞と負荷の不均衡を連絡しあう．生体外では，機械的疲労は細胞からのカルシウムイオンの放出を促し，プロスタグランジンと一酸化窒素を産生し，酵素活性を増加させ，成長ホルモンを放出する．これらの変化は骨リモデリングの引金となる．この理論は，これらの変化が生体内においても起こることを予想させる.

● 運動処方（インパクトトレーニング）
- 健康全般のため，歩行と荷重運動では有酸素運動の効果をあげるために十分な心拍数まで上げる必要がある.
- 患者は週に 3〜4 回，15〜20 分間歩くべきである（あるいはそれと同等の運動を行うべきである）．これより長い時間，あるいは頻回に行っても骨粗鬆症に有効であるという研究はない．過用（使いすぎ）による傷害（例：疲労骨折）は訓練のやりすぎと適度な休憩間隔の欠如によって起こる.

- 患者は少しずつ運動を強化することが必要である — セッションごとに1分 — 訓練の目標に達するまで.
- きびきびした歩行は,もし禁忌(例:下肢の関節炎,心血管系疾患)でなければ常に骨粗鬆症に対する荷重訓練となる.
- トレッドミルで傾斜を**使ってはいけない**.
- 衝撃の小さなエアロビクスは,大部分の患者に適しているが,衝撃の大きなエアロビクスはすでに弱くなっている骨に過大なストレスを与えるので避けるべきである.
- 骨粗鬆症患者には**ランニングは避ける**(踵接地時に体重の5倍の力がかかる).
- **脊椎圧迫骨折**のリスクがあるので,**ローイングマシンは避ける**.
- 骨粗鬆症(あるいは内科的禁忌症)でない患者は,骨粗鬆症を予防するために必要な衝撃の大きな運動をしてもよい.
- 過剰な訓練と,過激な運動にとって必要なカロリーを摂取していない若い女性には,重度の骨量損失を起こす可能性があることを警告する必要がある(**運動性無月経**).
- 激しい訓練をする女性アスリートにみられる「**女性アスリートの3疾患**」は,月経不順(無月経)の有害作用,摂食障害,そして早発骨粗鬆症である.
- 6か月以上の運動性無月経がみられた若い女性アスリートにおける骨ミネラル損失は,閉経後にみられるものと似ている.

● 骨粗鬆症に対する抵抗運動

骨粗鬆症に対する他の運動処方としての抵抗運動は,下肢だけでなく上半身の骨にも効果を示すように全身の主要な筋を含む.動きはゆっくりで,10〜15回の後,筋に理想の疲労度がくるように負荷を調節する.よいフォームが大事である(最初はトレーナーやコーチの指導を受ける).最初はゆっくりと,徐々に運動強度を上げていく.次に示すリストは推奨される訓練と影響を与える筋群に関するものである.

● レジスタンストレーニング訓練

- 股関節伸展 — 殿筋,ハムストリング,腰部
- 腰椎伸展 — 腰部(**腰椎屈曲を避ける**)
- レッグプレス — 殿筋,大腿四頭筋,ハムストリング
- プルオーバー — 広背筋,肩,僧帽筋,腹直筋
- トルソアームあるいはローイング — 広背筋と肩,二頭筋
- アームクロス — 胸,肩
- チェストプレス — 胸,肩,三頭筋

理想的には,これらの訓練は最初はフィットネスセンターでの指導の下に,マシンを使って行うことが望ましい.抵抗運動は3日目ごとに行う.

● **運動における患者教育ハンドアウト**

運動は，強い骨と筋を作り，その維持のために生涯を通じて重要である．骨は運動に反応して強く，密度が濃くなることが筋と類似している．筋を使わないと筋の締りがなくなるように，骨を使わないと骨密度が減少する．ベッドに寝ている患者は立って動くことができないために，骨密度を失う．

骨の健康のためによい2つの運動は，**荷重運動**と**抵抗運動**である．荷重の意味は足部と下肢が体重を受けるということである．ジョギング，ウォーキング，階段昇降，ダンスが荷重の例である．

本章の情報の多くは米国医師会の継続医学教育プログラム，骨粗鬆症の治療 ― 第3部による．

骨粗鬆症患者の追加的情報は，下記を参照されたい．

- 米国立骨粗鬆症財団（NOF）
  1232 22nd Street NW
  Washington, DC 20037-1292
  202-223-2226
  http://www.nof.org

- 米国立衛生研究所（NIH）
  Osteoporosis and Related Bone Diseases—National Resource Center
  1232 22nd Street NW
  Washington, DC 20037-1292
  800-624-BONE
  http://www.osteo.org

- 米国整形外科学会
  6300 North River Road
  Rosemont, IL 60018-4262
  800-346-AAOS
  http://www.aaos.org

- 米国リウマチ学会
  1800 Century Place, Suite 250
  Atlanta, GA 30345
  404-633-3777
  http://www.rheumatology.com

参考文献

アスリートのハムストリング損傷

Almekinders LC: Anti-inflammatory treatment of muscular injuries in sports. Sports Med 15:139-145, 1993.
Burkett LN: Causative factors in hamstring strains. Med Sci Sports 2:39-42, 1970.
Burkett LN: Investigation into hamstring strains: The case of the hybrid muscle. J Sports Med 3:228-231, 1976.
Clanton TO, Coupe KJ: JAAOS hamstring strains in athletes: Diagnosis and treatment. J Am Acad Orthop Surg 6:237-248, 1998.
Grace TG: Muscle imbalance and extremity injury: A perplexing relationship. Sports Med 2:77-82, 1985.
Heiser TM, Weber J, Sullivan G, et al: Prophylaxis and management of hamstring muscle injuries in intercollegiate football players. Am J Sports Med 12:368-370, 1984.
Jarvinen JJ, Lehto MU: The effects of early mobilization and immobilization on the healing process following muscle injuries. Sports Med 15(2):78-89, 1993.
Kujala UM, Orava S: Ischial apophysis injuries in athletes. Sports Med 16:290-294, 1993.
Liemohn W: Factors related to hamstring strains. J Sports Med 18:71-76, 1978.
Orava S, Kujala UM: Rupture of the ischial origin of the hamstring muscles. Am J Sports Med 23:702-705, 1995.
Safran MR, Garret WE Jr, Seaber AV, et al: The role of warmup in muscular injury prevention. Am J Sports Med 16:123-129, 1988.
Sallay PI, Friedman RL, Coogan PG, Garrett WE: Hamstring muscle injuries among water skiers: Functional outcome and prevention. Am J Sports Med 24:130-136, 1996.
Stafford MG, Grana WA: Hamstring quadriceps ratios in college football players: A high-velocity evaluation. Am J Sports Med 12:209-211, 1984.
Worrell TW: Factors associated with hamstring injuries: An approach to treatment and preventative measures. Sports Med 17:338-345, 1994.
Zarins B, Ciullo JV: Acute muscle and tendon injuries in athletes. Clin Sports Med 2:167-182, 1983.

大腿四頭筋の肉ばなれと挫傷

Aronen JG, Chronister RD: Quadriceps contusions: Hastening the return to play. Physician Sports Med 20(7):130-136, 1992.
Aronen JG, Chronister RD, Ove PN, et al: Quadriceps contusions: Minimizing the length of time before return to full athletic activities with early mobilization in 120° of knee flexion. Paper presented at 16th Annual Meeting of the American Orthopaedic Society for Sports Medicine, July 16-17, 1990, Sun Valley, Idaho.
Brewer BJ: Mechanism of injury to the musculotendinous unit. Instr Course Lect 17:354-358, 1960.
Garrett WE Jr: Strains and sprains in athletes. Postgrad Med 73:200-209, 1983.
Garrett WE Jr, Safran MR, Seaber AV, et al: Biomechanical comparison of stimulated and nonstimulated skeletal muscle pulled to failure. Am J Sports Med 15:448-454, 1987.
Jackson DW, Feagin JA: Quadriceps contusions in young athletes: Relation of severity of injury to treatment and prognosis. J Bone Joint Surg Am 55:95-105, 1973.
Kaeding CC, Sanko WA, Fisher RA: Quadriceps strains and contusions: Decisions that pro-

mote rapid recovery. Physician Sports Med 23:59, 1995.

Klafs CE, Arnheim DD: Modern Principles of Athletic Training: The Science of Sports Injury Prevention and Management, 4th ed. St Louis, CV Mosby, 1977, pp 370-372.

Martinez SF, Steingard MA, Steingard PM: Thigh compartment syndrome: A limb-threatening emergency. Physician Sports Med 21(3):94-104, 1993.

Novak PJ, Bach BR Jr, Schwartz JC: Diagnosing acute thigh compartment syndrome. Physician Sports Med 20(11):100-107, 1992.

Ryan JB, Wheeler JH, Hopkinson WJ, et al: Quadriceps contusions: West Point update. Am J Sports Med 19:299-304, 1991.

Winternitz WA Jr, Metheny JA, Wear LC: Acute compartment syndrome of the thigh in sports-related injuries not associated with femoral fractures. Am J Sports Med 20:476-477, 1992.

Zarins B, Ciullo JV: Acute muscle and tendon injuries in athletes. Clin Sports Med 2:167-182, 1983.

鼠径部病と股関節痛

Anderson K, Strickland SM, Warren R: Hip and groin injuries in athletes. Am J Sports Med 29:521-530, 2001.

Lacroix VJ: A complete approach to groin pain. Physician Sports Med 28:32-37, 2000.

Swain R, Snodgrass S: Managing groin pain, even when the cause is not obvious. Physician Sports Med 23:54-62, 1995.

受傷したアスリートに対する水治療

American College of Sports Medicine: Guidelines for Graded Exercise Testing and Exercise Prescription. Philadelphia, Lee & Febiger, 1986.

Aquajogger Handbook: The New Wave in Fitness. Eugene, OR, Excel Sports Science, 1998.

Aquatic Fitness Professional Manual. Nokomis, FL, Aquatic Exercise Association, 1998.

Arnheim D: Modern Principles of Athletic Training. St Louis, St Louis Mirror/Mosby College, 1985.

Bates A, Hanson N: Aquatic Exercise Therapy. Philadelphia, WB Saunders, 1996.

Becker B, Cole A (eds): Comprehensive Aquatic Therapy. Newton, MA, Butterworth-Heinemann, 1997.

Borg GV: Psychophysical basis of perceived exertion. Med Sci Sports Exerc 14:377-387, 1982.

Brennan D, Wilder R: Aquarunning: An instructor's manual. Houston, Houston International Running Center, 1990.

Bushman B, Flynn MG, Andres FF: Effect of 4 weeks of deep water run training on running performance. Med Sci Sports Exerc 29:694-699, 1997.

Coyle EF, Martin WH, Sinacor DR, et al: Time course of loss adaptations after stopping prolonged intense endurance training. J Appl Physiol 57:1857-1864, 1984.

Eyestone E, Fellingham G, Fisher G: Effect of water running and cycling on maximal oxygen consumption and 2-mile run performance. Am J Sports Med 21:41-44, 1993.

Hickson R, Foster C, Pollock M, et al: Reduced training intensities and loss of aerobic power, endurance, and cardiac growth. J Appl Physiol 58:492-499, 1985.

Huey L, Forester R: The Complete Waterpower Workout Book. New York, Random House, 1993.

HYDRO-FIT News: Special Report: Wave Run Field Rest Study, Summer 1996.
Quinn T, Sedory D, Fisher B: Psychological effects of deepwater running following a land-based training program. Res Q Exerc Sport 64:386-389, 1994.
Ritchie S, Hopkins W: The intensity of exercise in deepwater running. Am J Sports Med 12:27-29, 1991.
Samuelson C: Aquatic one-on-one rehab with athletes. AKWA Lett April/May 2000, p 36.
Thein JW, Brody LT: Aquatic-based rehabilitation and training for the elite athlete. J Orthop Sports Phys Ther 27: 32-42, 1998.
Town G, Bradley S: Maximal metabolic responses of deep and shallow water running in trained runners. Med Sci Sports Exerc 23:238-241, 1991.
Wilder RP, Brennan DK: Physiologic responses to deep water running in athletes. Sports Med 16:374-380, 1993.
Wilder RP, Brennan DK: Aqua running for athletic rehabilitation. In Buschbacher LP, Braddom R (eds): State of the Art Reviews in Physical Medicine and Rehabilitation. Philadelphia, Hanley & Belfus, 1994.
Wilder RP, Brennan DK: Techniques in aqua running. In Becker B, Cole A (eds): Comprehensive Aquatic Therapy. Boston, Butterworth-Heinemann, 1997, pp 123-134.
Wilder RP, Brennan DK, Schotte D: A standard measure for exercise prescription for aqua running. Am J Sports Med 21:45-48, 1993.

ランニング障害
Fadale PD, Wiggins ME: Corticosteroid injections: Their use and abuse. J Am Acad Orthop Surg 2:133-140, 1994.
James SL: Running injuries of the knee. Instr Course Lect 47:407-417, 1998.
James SL, Bates BT, Osternig LR: Injuries to runners. Am J Sports Med 6:40-50, 1978.
Leadbetter WB: Cell-matrix response in tendon injury. Clin Sports Med 11:533-578, 1992.
Nigg BM, Nurse MA, Stefanyshyn DJ: Shoe inserts and orthotics for sport and physical activities. Med Sci Sports Exerc Suppl 31:S421-S428, 1999.
Novachek TF: Running injuries: A biomechanical approach. Instr Course Lect 47:397-406, 1998.
Novachek TF, Trost JP: Running: Injury Mechanisms and Training Strategies. Instructional Videotape. St Paul, MN, Gillette Children's Specialty Healthcare Foundation, 1997.
Scott SH, Winter DA: Internal forces of chronic running injury sites. Med Sci Sports Exerc 22:357-369, 1990.

脳震盪後のスポーツ復帰
Cantu RC: Guidelines for return to sports after cerebral concussion. Phys Sports Med 14(10):75-83, 1986.
Cantu RC: Second impact syndrome: Immediate management. Phys Sports Med 20(9):55-66, 1992.
Cantu RC: Head injuries in sport. Br J Sports Med 30:289-296, 1996.
Colorado Medical Society Sports Medicine Committee: Guidelines for the Management of Concussions in Sports. Denver, Colorado Medical Society, 1991.
Kelly JP, Nichols JS, Filley CM, et al: Concussion in sports: Guidelines for the prevention of catastrophic outcome. JAMA 266:2867-2869, 1991.
Kelly JP, Rosenberg J: Practice parameter: The management of concussion in sport (summary

statement). Neurology 48:581-585, 1997.

Nelson WE, Jane JA, Gieck JH: Minor head injury in sports: A new system of classification and management. Phys Sports Med 12(3):103-107, 1984.

Roberts WO: Who plays? Who sits? Managing concussions on the sidelines. Phys Sports Med 20(6):66-69, 1992.

Roos, R: Guidelines for managing concussion in sports: A persistent headache. Phys Sports Med 24(10):67-74, 1996.

Saunders RL, Harbaugh RE: The second impact in catastrophic contact: Sports head trauma. JAMA 252:538-539, 1984.

Torg JS: Athletic Injuries to the Head, Neck and Face. Philadelphia, Lea & Febiger, 1982.

Wildberger JE, Maroon JC: Head injuries in athletes. Clin Sports Med 8:1-9, 1989.

骨粗鬆症

Brown EF, Evans RM, Cole HM, Coble YE (eds): Managing Osteoporosis: Part 3, AMA Continuing Medical Education Program. Chicago, AMA Press, 2000.

Lanyon LE: Using functional loading to influence bone mass and architecture: Objectives, mechanisms, and relationship with estrogen of the mechanically adaptive process in bone. Bone 18(Suppl 1):37S-43S, 1996.

Munnings F: Osteoporosis: What is the role of exercise? Phys Sports Med 20(6):127, 1992.

Shimegi S, Yanagita M, Okano H, et al: Physical exercise increases bone mineral density in postmenopausal women. Endocr J 41:49-56, 1994.

和文索引

あ

アイスマッサージ　660
アキレス腱炎　654, 667, 670, 846
アキレス腱機能不全　666
アキレス腱症　675
アキレス腱付着部炎　668
アキレス腱周囲炎　672
アキレス腱断裂　679, 680
　　──，完全　681
　　──，急性　680, 681
アクアアンクル　629
アクアジョガーベルト　861
アクアランナー　844
アスピリン　733, 755
アスリートの股関節痛の鑑別診断　820
アセトアミノフェン（ピリナジン®）　733
亜脱臼
　　──，膝蓋大腿関節の　559
　　──，肘関節　162
圧迫症候群，膝蓋大腿関節の　567
圧迫テスト
　　──，Apley　437, 442
　　──，膝蓋骨の　554, 555
圧迫ドレッシング　95
アブレイジョン関節形成術　586, 589
アルツ®　760, 761
アレンドロネート（フォサマック®）　885, 886
安定化機構　324
安定型の骨折　45

い

イオントフォレーシス　173
異常回旋　54
異常感覚，夜間の　62
異常感覚性大腿神経痛　728
移植，同種　458
移植培養自家軟骨細胞　766
異所性骨化（肘）　197
いす歩行　800
一次修復，遷延　6
一次性インピンジメント　250
移動性中足骨痛　694
イブプロフェン（ブルフェン®）　171
インスリン依存性糖尿病　382
インターナルインピンジメント　209, 235
インターバル投球プログラム　141, 308, 312
インターバルプログラム　314, 320
インドメタシン　198
陰嚢水腫　826
インピンジメント
　　──，一次性　250
　　──，インターナル　235, 289
　　──，肩峰下　250, 251, 274
　　──，足根洞　686
　　──，二次性　252, 253
インピンジメント検査　234
インピンジメント症候群　202, 248
インピンジメントテスト　251
インプラント関節形成術　77

う

ウォールスクワット　490
ウォールスライド　417, 478, 803, 804
烏口肩峰弓　248
運転手骨折　89
運動性無月経　891
ウンナ包帯　666

え

エアキャスト足関節装具　627
栄養補助食品　733

腋窩神経　325
エストロゲン　886
エビスタ®　885
エラー挫傷分布仮説　890
エリスロマイシン（エリスロシン®）　756
遠位上腕二頭筋腱断裂　183
遠位橈尺関節　86
円形傾斜盤　630
円弧概念　213
遠心性回外運動（肘）　160，161
延長転子部骨切り術　742
エンドポイント　192

お

横骨折　597
オステオペニア　878
オーバーヘッドアスリートの肩腱板断裂　289
オープンBankart修復術　335
オルソトリプシー　662

か

回外運動（肘）　158
開始時期を遅らせたモビライゼーション　11，17，22
外上顆炎　166
外傷後の肘関節硬直　190
回旋
　　──，下肢の　735
　　──の構成要素　566
回旋圧迫テスト　110
回旋ストレステスト　622
回旋テスト（膝蓋骨）　554，555
外側ウェッジ付き足底板　760
外側牽引テスト　558
外側膝蓋支帯解離術　573
外側膝蓋上アプローチ　443
外側踵骨神経炎　655
外側進入法，拡大　195
外側側副靱帯損傷（足関節）　627
外側側副靱帯捻挫の分類　620
外側半月板部分切除　540

外側へのすべりテスト（膝蓋骨）　556
外側方コンパートメント　863
開大式楔状骨切り術　770，772
介達外力　597
回転いす　806
回転骨切り術　741
外転抵抗運動，下肢の　736
外転枕　749
回内運動（肘）　157
回内筋症候群の誘発テスト　71
回内予防テーピング　866
外反膝　540
外反伸展過負荷症候群　134，135
外反ストレステスト　59，435，436，438
外反膝　539，757
外反母趾　700
解剖学的嗅ぎタバコ窩　79
開放的運動連鎖　244，450
解離術（軟部組織）　195
カウンターフォースブレース　171
踵上げ訓練　631
顆間窩形成　454
顆間窩撮影　444
鉤爪趾　690，691，696
拡大外側進入法　195
拡大腱膜切除術　73
拡大骨切り術　742
拡張型後方進入法　196
下肩甲上腕靱帯　216
下肩甲上腕靱帯複合体　210
下肢の回旋　735
下肢の外転抵抗運動　736
下肢の挙上　735
下肢伸展挙上　480，736，741
鵞足滑液包炎（鵞足炎）　427
加速期　267
肩安定化機構　350
肩インピンジメント　249
肩関節安定化手術後の合併症　336
肩関節外傷性後方脱臼の治療　349
肩関節形成術　389

肩関節硬直治療のアルゴリズム　385
肩関節硬直の鑑別診断　384
肩関節後方安定化手術　357
肩関節後方不安定性　324，349，350
肩関節上方関節唇損傷の分類　397
肩関節全置換術　394
肩関節前方不安定性　324〜326，332
肩関節のインターナルインピンジメント　289
肩関節不安定性　322
　　──の分類　323
肩腱板の診察　231
肩腱板複合体　274
肩腱板修復法，ミニオープン　276
肩腱板断裂　274
肩すくめ徴候　292，293
ガタースプリント　56
　　──，尺側　55
　　──，伸展　14
肩痛の鑑別診断　220
肩の自己ストレッチング　271
肩の触診　226
肩の直接視診　225
肩引き出しテスト，後方　238，239
傾きテスト（膝蓋骨）　558
傾きの構成要素　566
肩リロケーションテスト　237
滑液包炎
　　──，Voshell　446
　　──，鵞足　427
　　──，膝蓋前　428
　　──，肘頭　189
　　──，転子部　728
　　──，無菌性　190
滑車（プーリー）システム　243
カップウォーキング　515
滑膜性腱鞘　8
滑膜性嚢胞　721
カフ・ウェート　631
カプスラーシフト法　256，362，363，373，377
カプスロラフィー　256

カーフレイズ　510
過用（使いすぎ）障害　667
過用（使いすぎ）症候群　549，848
　　──，膝の　578
カルシウム　878，884
カルシウムサプリメント　880
カルシウム摂取のガイドライン　879
カルシトニン　885
　　──，経鼻　886
加齢骨粗鬆症　874
ガングリオン嚢腫
　　──，掌側手根　116
　　──，背側手根　116
観血的整復および内固定　596，600，602，603
干渉電流刺激　629
ガンスリンガーオルソシス　357，358，363，368
関節鏡検査　105，209，445
関節鏡視下 Bankart 修復手術　336
関節鏡視下解離術　548
関節鏡視下肩関節安定化手術　256，346
関節鏡視下肩腱板修復術　276
関節鏡視下肩峰下除圧術　255，261
関節鏡視下手術　177，764，770
関節鏡視下洗浄　770
関節鏡視下デブリドマン　587，589，770
関節鏡視下電熱関節包縫合術　256
関節鏡視下ミニオープン腱板修復術　291
関節形成術　74
　　──，アブレイジョン　586，589
　　──，インプラント　77
　　──，近位指節間関節の　74
　　──，筋膜挿入　196
　　──，サスペンション　77
　　──，中間物挿入　77
　　──，中手指節関節の　76
　　──，デブリドマン　196
　　──，母指手根中手関節の　77
関節血症　445
関節固定術　740
関節唇クランクテスト　239

関節唇損傷　238
関節線維性癒着　455, 475, 476
関節全置換術後に推奨される長期的活動　785
関節内注射　760, 763
関節軟骨　585, 588
関節軟骨治療　592
関節包炎
　——, 前　136
　——, 癒着性　227
関節包縫合術　256, 368
関節包縫縮術　362, 363, 373, 377
関節リウマチ　204, 652
完全アキレス腱断裂　681
完全拘束式人工膝関節　774
完全拘束式人工肘関節　188
感染性股関節炎　433

き

キシロカイン®　251
偽性血栓性静脈炎症候群　594
機能的電気刺激　13
機能テスト　472
臼蓋形成不全　729
急性アキレス腱断裂　680, 681
急性化膿性指屈筋腱鞘炎　3
急性腱板断裂　277
急性コンパートメント症候群　864
急性膝蓋骨脱臼　428
胸郭出口症候群　204, 228
強剛母趾　697, 700, 711
　——の治療アルゴリズム　703
　——の分類　699
狭窄性屈筋腱鞘炎　25
矯正装具, 扁平足　867
強直性脊椎炎　652
棘上筋固有テスト　233
距骨傾斜　642
距骨傾斜テスト　621
近位指節間関節損傷　49
近位指節間関節の関節形成術　74
近位指節間関節の掌側脱臼　49

近位指節間関節の背側脱臼　53
近位指節間関節の背側脱臼骨折　51
近位手根列掌側回転型手根不安定症　81
近位手根列背側回転型手根不安定症　81
筋炎, 骨化性　825
筋電図　66, 456
筋膜挿入関節形成術　196
筋力-体重比　771

く

クアドリガ効果　10
空気圧迫装置, 連続的　755
屈曲拘縮
　——, 股関節　752
　——, 固定的な　730
　——, 投球競技者における　153
　——, 難治性　786
屈曲ストラップ　48
屈筋-回内筋ストレイン　129
屈筋腱狭窄性腱鞘炎　712
屈筋腱損傷　4
屈筋腱のゾーン　7
屈筋腱鞘炎, 狭窄性　25
クランク音　526
クランクテスト　235, 238, 240
　——, 関節唇　239
クリンダマイシン　756
グルコサミン　733, 762
クロスアーム・ストレッチ　207
クロスオーバー（膝）　736

け

脛距間での不安定性テスト　622
脛骨疲労骨折　864
頸髄神経根障害　228
頸椎症性神経根症　228
経鼻カルシトニン　886
脛腓骨靱帯結合損傷　623
脛腓骨靱帯結合螺子　623, 624
経皮的電気神経刺激　115
血管線維芽細胞性過形成　166
血管捻転理論　669

血腫ブロック　91
楔状骨切り術
　　——，開大式　765，772
　　——，閉鎖式　765，771
月状三角骨関節のテスト　104
血栓性静脈炎症候群，偽性　594
ケフレックス®　756
ゲームキーパー母指　58
腱移植
　　——，二段階　6
　　——，遊離　24
肩甲胸郭の運動異常　218
肩甲骨運動異常　413，414
肩甲骨-時計訓練　415
腱交差（浅指屈筋）　5
腱交差症候群　113
腱交差症候群除圧後　115
肩甲上神経圧迫症候群　228
肩甲上腕関節内旋制限　205，220
肩鎖関節関節骨融解　204
肩鎖関節損傷　406，409
肩鎖関節の診察　241
腱鞘
　　——，滑膜性　8
　　——，靱帯性　8
　　——へのコルチコステロイド注射　111
腱鞘炎
　　——，de Quervain　110
　　——，屈筋腱狭窄性　712
　　——，前腕部　113
腱性槌指　41
減速期　267
腱の浮き上がり現象　8
原発性骨粗鬆症　874
腱板炎　266
腱板修復術，関節鏡視下ミニオープン　291
腱板修復術後プログラム　304
腱板断裂　202
　　——，急性　277
　　——，慢性　278，279
腱板断裂関節症　279

腱板断裂術後プログラム　295，299
腱皮膚固定　33
肩峰下インピンジメント　250，251，274
肩峰形成術　254
腱膜切開，皮下　73
腱膜切除術　73
腱膜断裂，足底　653
減量　760

こ

高位脛骨骨切り術　765
後外側支持機構損傷　430
睾丸腫瘍　827
睾丸捻転　827
睾丸破裂　827
後期コッキング期　267
抗凝固療法　755
後距腓靱帯　618
後脛骨筋腱　683
後脛骨筋腱障害　655
後脛骨筋腱機能不全　654，682，687
　　——の治療　689
　　——の分類　687
高コレステロール血症II型　652
後十字靱帯 → PCL
　　——損傷　430，497
鋼線保護スプリント　33
後側方靱帯複合体損傷（膝）　499
叩打テスト　64
後方落ち込み徴候　499
後方落ち込みテスト　440
後方肩引き出しテスト　238，239
後方関節包縫縮術　353
後方進入法　743
　　——，拡張型　196
　　——，直達　195
後方脱臼不安感テスト　238，239
後方引き出しテスト　436，437，439，498
絞扼性神経障害　61，825
高齢者に生じたACL損傷　467
股関節炎　729

──，感染性　433
股関節外転ストレッチ　857，858
股関節屈曲拘縮　752
股関節骨折　433
股関節サポーター　832
股関節脱臼　727
股関節伸展訓練，腹臥位における　751
股関節全置換術　740
股関節全置換術後，後方進入による　746
股関節痛の鑑別診断，アスリートの　820
股関節包前部の伸展ストレッチ　749
五十肩　382，386
骨化性筋炎　825
骨切り術　589，740
　　──，延長転子部　742
　　──，開大式楔状　770，772
　　──，回転　741
　　──，拡大　742
　　──，高位脛骨　765
　　──，骨盤　740
　　──，尺骨短縮　106
　　──，縮小　742
　　──，スライド　742
　　──，大腿骨顆上　770，772
　　──，転子部　741，742
　　──，内・外反　742
　　──，膝の　771
　　──，閉鎖式楔状　765，771
コッキング期　266，267
骨挫傷　527，642
骨シンチグラフィー　502
　　──，テクネチウムを用いた　198
骨髄刺激法　766
骨性槌指　41
骨折
　　──，Barton　92
　　──，Bennett　53
　　──，Colles　89，91
　　──，Rolando　53
　　──，Segond　528
　　──，Smith　89，92
　　──，運転手　89

　　──，横　597
　　──，脛骨疲労　864
　　──，股関節　433
　　──，骨軟骨　598
　　──，骨盤　728
　　──，指節骨　46
　　──，膝蓋骨　596，599
　　──，縦　597
　　──，舟状骨　78
　　──，種子骨　711
　　──，種子骨疲労　711
　　──，スリーブ　597，598
　　──，第5中手骨頸部　54
　　──，中手骨　46
　　──，橈骨遠位端　85
　　──，橈骨頭の単独　185
　　──，腓骨疲労　864
　　──，疲労　847
　　──，辺縁　597
　　──，ボクサー　54
　　──，母指基部の　53
　　──，母趾の　711
　　──，裂離　49，795
骨粗鬆症　874
　　──の予防　876
　　──，加齢　874
　　──，原発性　874
　　──，続発性　874，875，882
　　──，閉経後　874
　　──，老人性　874
骨端炎，踵骨　653，655
骨軟化症　876
骨軟骨移植　586，589
骨軟骨骨折　598
骨軟骨自家移植　766
骨軟骨同種移植　766
骨軟骨炎，離断性　429
骨盤傾斜ハムストリングストレッチ　808
骨盤骨切り術　740
骨盤骨折　728
骨不安定性　231
骨膜炎，踵骨　655

骨密度検査　876, 878, 890
骨密度パラメータ　878
固定的な屈曲拘縮　730
コーナーストレッチ　271
コバンラップ　11, 665, 666
コルチコステロイド注射　106, 115, 383
　　——，腱鞘への　111
　　——，ばね指　25
コルチゾン　443, 723
コルチゾン注射　171, 181
　　——，手根管内への　68
　　——，膝関節内　763
ゴルフ肘　179
コロラドガイドライン　870, 871
コンタクトスポーツ　814, 819
コンドロイチン硫酸　733, 762

さ

サイクロップス症候群　453
再建靱帯　448
再置換術　742
サイドキック　737
再発性不安定症，肘関節脱臼後の　164
酢酸メチルプレドニゾロン　25
サケカルシトニン　884
鎖骨遠位端切除　261
坐骨端軟骨（成長板）損傷　796
挫傷　809
　　——，大腿四頭筋の　729
サスペンション関節形成術　77
錯感覚　71
サプリメント，カルシウム　880
サポーター
　　——，股関節　832
　　——，膝　762
サルカス徴候　230, 231, 362, 551
三角線維軟骨複合体　101
三角線維軟骨複合体損傷　101

し

自家移植，骨軟骨　766
自家軟骨細胞移植，培養　766

自家ハムストリング腱　468
趾間の軟部腫瘍　721
シクロオキシゲナーゼ-2 阻害薬　171, 660, 762
指節骨骨折　46
指節骨の粉砕骨折　47
持続的他動運動　455, 456, 772, 777
膝蓋下拘縮症候群　475
膝蓋腱炎　428, 578, 580
膝蓋腱炎分類　580
膝蓋骨圧迫症候群　549
膝蓋骨高位　598
膝蓋骨制動装具　562
膝蓋骨低位　475, 476
膝蓋骨テーピング，McConnell の　781
膝蓋骨の圧迫テスト　554, 555
膝蓋骨の回旋テスト　554, 555
膝蓋骨の傾き　557, 559
膝蓋骨の傾きテスト　558
膝蓋骨の手術法　600
膝蓋骨のすべりテスト　556
膝蓋骨不安定性　549, 560
膝蓋骨モビライゼーション　780
膝蓋骨リアライメント手術　575
膝蓋骨骨折　596, 599
　　——の X 線所見　597
膝蓋骨脱臼　527
　　——，急性　428
膝蓋支帯解離術，外側　573
膝蓋上アプローチ，外側　443
膝蓋上囊　773
膝蓋前滑液包炎　428
膝蓋側面の解剖　583
膝蓋大腿関節炎　757
膝蓋大腿関節角　559
膝蓋大腿関節障害　427, 546
膝蓋大腿関節痛　445, 547, 548
膝蓋大腿関節にかかる力　446, 548, 596
膝蓋大腿関節の亜脱臼　559
膝蓋大腿関節の圧迫症候群　567
膝蓋大腿靱帯，内側　556, 560
膝窩筋腱炎　429

膝窩嚢腫　593〜595
　　──の破裂　594
シックスカプラ症候群　214
自動引き出しテスト　437
指背腱膜　34
ジホスホネート（ビスホスホネート）　198
脂肪体萎縮　721
脂肪体徴候　186
脂肪体症候群　655
脂肪滴　442
湿らせた氷　171，669
尺骨変異　86
尺側ガタースプリント　55
尺側側副靱帯損傷（母指中手指節関節）　58
尺側側副靱帯損傷（肘）　143
尺側側副靱帯捻挫（肘）　144
斜支靱帯　34
ジャージー損傷　27
　　──の分類　28
尺骨神経移行術　150
尺骨神経損傷（肘）　150
尺骨短縮骨切り術　106
シャンデリア徴候　827
ジャンパー膝　428，578
ジャンプ訓練　462，463
縦骨折　597
十字靱帯損傷　528
舟状月状骨角度　79，81
舟状月状骨不安定症　4
舟状骨骨折　78
舟状骨内角度　79
修正Duranプロトコール　11，15
修正早期運動プログラム　16
柔軟性プログラム，ランナーの　857
シュガートングスプリント　91
シュガートング母指スパイカギプススプリント　80
シュガートング母指スパイカスプリント　83
主観的運動強度　833，836
縮小骨切り術　742
手根管開放術　69

手根管内へのコルチゾン注射　68
手根管症候群　61
　　──，誘発テスト　69
種子骨X線撮影　714
種子骨関節症　712
種子骨偽関節　711
種子骨骨折　711
種子骨阻血性壊死　712
種子骨疲労骨折　711
シュリンケージ法　256
除圧　112
踵腓靱帯　618
踵部痛患者の評価　651
踵部痛両側　649
踵部痛症候群　655
上肩甲上腕靱帯　216
踵骨棘　648，649
踵骨腱ストレッチ　857
踵骨骨端炎　653，655
踵骨骨膜炎　655
踵骨神経炎　655
踵骨疲労骨折　653，655
上肢のプライオメトリクス　108
掌側および背側橈尺靱帯　102
掌側傾斜の消失　86
掌側手根ガングリオン嚢腫　116
掌側橈尺靱帯　102
小殿筋腱炎　728
小児ばね指　26
上腕靱帯　216
上腕二頭筋腱炎　203
上腕二頭筋障害　396
上腕二頭筋断裂　183，398
上腕二頭筋長頭腱完全断裂　398，405
上腕二頭筋長頭腱断裂　225
上腕母指スパイカギプス包帯　80
初回膝蓋骨脱臼　571
初回脱臼年齢　325
ジョガーズフット　654
ジョギング，非荷重　634
女性のACL再建術後　465
女性のACL損傷　460

女性アスリートの3疾患　891
女性アスリートのACL損傷　464
シリアル7　869，872
伸筋腱亜脱臼　35
伸筋腱索　35
伸筋腱損傷　31
　　――（ゾーンⅠ）　41
伸筋腱のゾーン　31
伸筋腱剝離術　38
神経圧迫症候群，肩甲上　228
神経筋電気刺激　593
神経血管損傷　828
神経腫，足趾間　718
神経伝導速度検査　66
腎結石　827
人工肩関節置換　389
人工関節の脱臼　743
人工股関節
　　――，完全拘束式　188，774
　　――，セメント非使用の　740
人工膝関節　774
　　――，完全拘束式　774
　　――，拘束式　774
　　――，セメント使用　779
　　――，セメント非使用　779
人工肘関節　188
　　――，完全拘束式　188
　　――，半拘束式　188
　　――，非拘束式　188
深後方コンパートメント　863
深指屈筋腱断裂（ジャージー損傷）　27
　　――の分類　28
深水中ランニング　812，829，834，843
深水中ランニング歩調表　837
シンスプリント　862，867
　　――，前方　863，864
　　――，内側　864
　　――の鑑別診断　864
靱帯性腱鞘　8
靱帯不安定性テスト　621
靱帯複合体損傷，後側方　499
伸展ガタースプリント　14

伸展機構　31
伸展ブロックスプリント　50
心拍数　836
深部静脈血栓症　754
深部摩擦マッサージ　155，662

す

水治療　219，833，838
　　――の禁忌　841
スカイラインビュー　559
スキーヤー母指　58
スクイーズテスト　622，653
スクワット
　　――，ウォール　490
　　――，ミニ　738
スタックスプリント　43
スティンガー症候群　204
ステップアップ訓練　780
ステロイドの関節内注射　760
ストレイン
　　――，屈筋-回内筋　129
　　――，前関節包の　131
ストレスX線写真　624，642
ストレス症候群，内側脛骨　847
ストレステスト
　　――，外旋　622
　　――，外反　59，435，438
　　――，手の容積　64
　　――，内反　435，439，621
ストレッチ
　　――，Ober　584
　　――，Thomas　748
　　――，肩の自己　271
　　――，クロスアーム　207
　　――，股関節外転　858
　　――，股関節包前部の伸展　749
　　――，骨盤傾斜ハムストリング　808
　　――，コーナー　271
　　――，踵骨腱　857
　　――，スリーパー　207，215，271
　　――，鼠径部　830，831
　　――，大腿四頭筋　810，857

——，腸脛靭帯　857，858
——，低負荷，長時間の　139
——，ドアウエイ　207
——，バック　857
——，ハムストリング　797，804，857，858
——，肘屈筋群の　155
——，肘伸筋群の　155
——，ヒラメ筋　857
——，片側大腿四頭筋　810
——，療法士による股関節前方構造の　753
——，ロールオーバー・スリーパー　207

スパイカスプリント
——，シュガートング母指　83
——，母指　37

スプリント
——，Capner　48
——，LMB 動的　48
——，ガター　56
——，鋼線保護　33
——，尺側ガター　55
——，手関節　67
——，手関節指固定　14
——，伸展ガター　14
——，スタック　43
——，漸増性の静的　164
——，前腕　35
——，調節性のある静的（ターンバックル）　193
——，動的 PIP 関節伸展　48
——，動的回外　98
——，動的伸展アウトリガー　76
——，動的継手付き肘　193
——，背側制動　10
——，ファイバーグラス製　46
——，夜間　661

スペニール®　760，761
すべりテスト，膝蓋骨の　556，557
すべりの構成要素　566
スポーツヘルニア　818，822

スライド骨切り術　742
スライドボード　635，679
スリーパーストレッチ　207，215，271
スリープ骨折　597，598

せ

精索静脈瘤　826
精巣腫瘍　827
精巣上体炎　826
静的安定化機構　324
静的肩安定化機構　350
静的（ターンバックル）スプリント　193
セカンド-インパクト症候群　870
セファレキシン（ケフレックス®）　756
セファロスポリン系抗菌薬　756
セメント使用人工膝関節　779
セメント非使用人工股関節　740
セメント非使用人工膝関節　779
セラバンド　365，477
セレコキシブ（セレコックス®）　111，171，280，281，762
遷延一次修復　6
遷延二次修復　6
前関節包炎　136
前関節包のストレイン　131
前距腓靭帯　618
浅後方コンパートメント　863
前骨間神経症候群　128
前後の傾き　566
前十字靭帯　446　→　ACL
——装具　459
——損傷　429，446，464，467
全身関節弛緩　551
全身関節弛緩テスト　230
全身性関節炎　655
漸増性の静的スプリント　164
前方肩引き出しテスト　235
前方関節包関節唇再建術　343
——Bankart 修復法　343
前方コンパートメント　863
前方シンスプリント　863〜865
前方脱臼不安感テスト　235

前方引き出し　642
前方引き出しテスト　235，436，437，441，621
前方リリース検査　236
前腕スプリント　35
前腕部腱鞘炎　113
前腕母指スパイカギプス包帯　80

そ

早期運動プログラム，修正　16
早期コッキング期　266
早期他動モビライゼーションプロトコール　10
早期モビライゼーション　11
　――プログラム　4
装具(ランニング障害)　855
足関節3方向　624
足関節装具　688
足関節のポンプ運動　509，513，521，573，747
足関節外側靭帯再建術　642
足関節外側靭帯損傷，陳旧性　636
足関節痛，慢性　640
足関節捻挫　618，627，637
足根管症候群　654，655，692，720，721
足根洞インピンジメント　686
足趾間神経腫　716，718，722
足趾つまみあげ運動　705
足趾引き出しテスト　693
足底角化症，難治性　690，696
足底筋膜炎　847
足底腱膜炎　645，653，655
　――の鑑別診断　645
足底腱膜断裂　653，664，665
足底踵部痛　645
足底板，外側ウェッジ付き　760
足底部痛の鑑別診断　645
足底疣贅　690
続発性骨粗鬆症　874，875，882
足部3方向　624
側方コンパートメント　863

側方転位(橈骨遠位端)　88
側方偏位(近位指節間関節)　74
鼠径鎌　825
鼠径部挫傷の定義　816
鼠径部ストレッチ　830，831
鼠径部損傷の危険因子　819
鼠径部痛　816
　――の鑑別診断　817
　――の潜在的原因　825
阻血性壊死　730，829

た

第1中足趾節関節症　700，711
第1中足趾節関節捻挫　708，711
　――の分類　713
第1中足趾節関節の病態　711
第1趾列痛　700
第5中手骨頸部骨折　54
対角線状のD2伸展訓練　272
大腿骨顆上骨切り術　765，771
大腿骨頸部疲労骨折　829
大腿骨頭壊死　825
大腿骨頭すべり症　433，826
大腿骨の局所的軟骨欠損　766
大腿挫傷　815
大腿四頭筋　809
　――の筋抑制　592
　――の筋力強化　759
　――の挫傷　729，809，812
　――の伸展不全　592
　――の線維方向　553
大腿四頭筋アクティブテスト　499
大腿四頭筋ストレッチ　810，857
大腿四頭筋損傷　809
大腿四頭筋肉ばなれ　729，809，811
大腿神経痛，異常感覚性　728
大腿二頭筋　790
大殿筋腱炎　728
ダイドロネル®　198
タイトロープ　623
楕円トレーナー　488，812，849，861
タオルギャザー　705，867

胼胝　692
多孔質への内部成長　776
脱臼
　　――，急性膝蓋骨　428
　　――，股関節　727
　　――，膝蓋骨　527
　　――，初回膝蓋骨　571
　　――，人工関節の　743
　　――，肘関節　161
　　――，複雑型　161
　　――，母趾の　711
脱臼不安感テスト　326，435
　　――，後方　238，239
脱臼予防　743
他動胸交差内転　241
ターフトー　708，711
　　――の分類　713
　　――の予防　714
　　――，慢性の　715
ダブルジョイント指　224，231
多方向性肩関節不安定性　324
多方向不安定性　362
ダラシン®　756
弾性ストッキング　755
端側縫合（伸筋腱）　36
弾発現象　25
ターンバックルスプリント　193
ダンベルパンチ訓練　418，420
断裂
　　――，アキレス腱　679，680
　　――，遠位上腕二頭筋腱　183
　　――，オーバーヘッドアスリートの肩腱板　289
　　――，肩腱板　274
　　――，急性腱板　277
　　――，腱板　202
　　――，上腕二頭筋　183
　　――，上腕二頭筋長頭腱　183，398
　　――，足底腱膜　664，665
　　――，腹筋　825
　　――，慢性腱板　278，279

ち
恥骨炎　826
恥骨不安定症　826
中央索切離術　33
中間物挿入関節形成術　77
中指抵抗屈曲テスト　71
中手骨骨折　46
中手指節関節の関節形成術　76
中足骨の鑑別診断　696
中足骨パッド　695，722
中足骨疲労骨折　696
中足痛　690，696
肘頭滑液包炎　189
肘内障　129
腸脛靱帯　848
腸脛靱帯ストレッチ　857，858
腸脛靱帯炎　429，582，583
腸脛靱帯症候群　846
長母指屈筋損傷後　19
長母指伸筋腱断裂　37
直達外力　597，812
直達後方進入法　195
陳旧性足関節外側靱帯損傷　636

つ
椎間板ヘルニア　692
椎間板変性疾患　720
痛風　652，700，712
継手付き肘装具　164
槌指　41
　　――の分類　43
綱引き病変　796
爪先接地荷重　741

て
低骨量　878
低負荷，長時間のストレッチ　139
低用量ヘパリン　755
低用量ワルファリン　755
手関節尺側の疼痛　105
手関節スプリント　67
手関節指固定スプリント　14

デキサメタゾン　69
デキストラン　755
テクネチウムを用いた骨シンチグラフィー
　　198
デッドアーム　205
テニス肘　166
　　——の外科的治療　177
テニス肘バンド　171
手の骨折　45
手の脱臼　45
手の容積ストレステスト　64
テーピング　637，701
　　——，low-Dye　660
　　——，McConnell　562，563，566，
　　　569，571，861
　　——，回内予防　866
　　——，足関節捻挫　637
　　——，パディ　53
デブリドマン関節形成術　196
デブリドマン，鏡視下　586，588，770
デポ・メドロール®　25，723
電気刺激
　　——，機能的　13
　　——，神経筋　593
電気診断検査　66
電気的筋刺激　15，457
転子下短縮術　742
転子間骨切り術　740
転子部滑液包炎　728
転子部骨切り術　741，742
転倒予防　890
テンドン徴候　267
電流刺激
　　——，干渉　629
　　——，高電圧　138，628

と

ドアウエイ・ストレッチ　207
投球肩　224
投球競技者における屈曲拘縮　153
投球者の10プログラム　140，270，272
投球障害肩　205，268
投球障害の予防　269
投球動作の6つの相　266
凍結肩　204，227，382，386
橈骨遠位端骨折　85
　　——の国際分類　90
橈骨月状骨角度　79
橈骨神経管症候群　167
橈骨端尺側傾斜　86
橈骨頭骨折の分類，Masonの　186
橈骨頭の単独骨折　185
同種移植　458
　　——，骨軟骨　766
橈側転位（橈骨遠位端）　88
疼痛度スケール，Nirschl　861
動的近位指節間関節伸展スプリント　48
動的安定化機構　324
動的回外スプリント　98
動的肩安定化機構　350
動的伸展アウトリガースプリント　76
動的継手付き肘スプリント　193
頭部外傷指導シート　873
特発性軟骨融解　829
徒手整復　773
ドッキング法　144
トラウマ肩シリーズ　279
ドレッシング
　　——，圧迫　95
　　——，バルキー　11
トレーナーズエンジェル　872
ドロップアームテスト　233

な

内・外反骨切り術　741
内上顆炎　179
内側脛骨ストレス症候群　847，863?865
内側広筋斜走線維　553
　　——へのバイオフィードバック　779
内側膝蓋大腿靱帯　557，562
内側踵骨神経炎　655
内側シンスプリント　864
内側側副靱帯（肘）　144
内側側副靱帯捻挫（肘）　144

内側側副靭帯（膝）の受傷機転　526
内側側副靭帯損傷 → MCL
　　——の分類　527
　　——，肘の　143
　　——，膝の　427，525
内側半月板損傷　426，527
内側へのすべりテスト（膝蓋骨）　556
内転筋腱鞘炎　825
内反ストレス　439
内反ストレステスト　435，436，621
内反膝　757
内部成長，多孔質への　776
縄跳び　807
軟骨下ドリリング　589
軟骨軟化症　446，546
軟骨保護薬の膝関節内注射　762
軟骨融解，特発性　829
難治性屈曲拘縮　786
難治性足底角化症　690，691，696
軟部腫瘍　696
軟部組織解離術　195

に

肉ばなれ
　　——，大腿四頭筋の　729，809
　　——の治療，大腿四頭筋　811
　　——，ハムストリングの　729
二次修復，遷延　6
二次性インピンジメント　252，253
二段階再建法　23
二頭筋負荷テスト　229
二分種子骨　711
ニュートラルリストカール　157
尿路感染症　827

ね

捻挫，足関節　618，627
捻挫の分類，外側側副靭帯　620
粘性補充療法　762

の

脳震盪　868
　　——の分類　871
脳震盪後のスポーツ復帰　868
ノーマンズランド　8

は

バイオフィードバック　457
　　——，EMG　593
バイセプスカール　159
背側傾斜（橈骨遠位端）　86
背側骨棘切除　707
背側手根ガングリオン嚢腫　116
背側制動スプリント　10
背側転位（橈骨遠位端）　87
背側橈尺靭帯　102
ハイブリッド式　777
培養自家軟骨細胞移植　766
白鳥のくび変形　31
跛行　741
バックストレッチ　857
バディテーピング　53
バーナー症候群　204
バニオン　698，700
ばね現象　25
ばね指　25
　　——，小児　26
ハムストリング　729
ハムストリングカール　798，799
ハムストリングカールマシン　800
ハムストリング筋群　790
ハムストリング挫傷の治療　803
ハムストリングストレッチ　797，804，
　　808，857，858
ハムストリング損傷　790
ハムストリング肉ばなれ　729
パラテノン　666，667
パランボ装具　862
バルキードレッシング　11
半月板修復術　542
半月板修復を伴うACL再建　468
半月板テスト　437

半月板動態　537
半月板の損傷形態　538
半月板の損傷部位　538
半月板部分切除，外側　540
半月板損傷　537
　——，内側　426，527
半月板嚢腫　594
半腱様筋　790
半拘束式人工膝関節　774
半拘束式人工肘関節　188
反射性交感神経性ジストロフィー　68
パンプバンプ　654
半膜様筋　790

ひ

ピアノキーテスト　104
ヒアルロン酸注射　760
ヒアルロン酸ナトリウム（アルツ®，スベニール®）　760，762
非架橋外固定　92
皮下腱膜切開　73
非荷重ジョギング　634
引き出しテスト
　——，Loomer の後外側　440
　——，後方　436，437，439，498
　——，前方　436，437，441，621
　——，足趾　693
引き寄せ鋼線締結法　93
非拘束式人工膝関節　774
非拘束式人工肘関節　188
腓骨筋腱障害　655
腓骨疲労骨折　864
膝外側面の解剖　582
膝関節穿刺　440，443
膝関節全置換術　772
膝関節前面痛　427，445，479，546
膝関節注射　444
膝関節痛の原因　431
膝関節内注射，軟骨保護薬の　761
膝関節軟骨の治療　585
膝関節の診察手順　433
膝関節炎のX線写真評価　759

膝くずれ　446，550，758
膝屈曲訓練　505
膝屈曲の改善遅延　787
膝固定装具　778
膝サポーター　762
膝伸展の他動 ROM 訓練　779
膝単顆置換術　770
膝内側面の解剖　561
膝の解剖　430
膝の過用（使いすぎ）症候群　578
膝のクロスオーバー　736
膝の骨切り術　771
膝の反射性交感神経性ジストロフィー　773
膝の胸までの引き上げ　737
肘関節形成術　188
肘関節硬直，外傷後の　190
肘関節全置換術　197
肘関節脱臼　161
肘関節脱臼後の再発性不安定症　164
肘屈筋群のストレッチ　155
肘伸筋群のストレッチ　155
肘装具，継手付き　164
肘での尺骨神経損傷　150
肘の異所性骨化　197
肘の遠心性回外運動　161
肘の遠心性回内運動　160
肘の基礎的訓練プログラム　155
肘の侵入法　194
肘の漸増抵抗運動　156
ビスコヒール　659，660
非ステロイド性抗炎症薬　69，171，733
ビスホスホネート　198，884
ビタミン B_6　69
ビタミン D　881，884
ピボットシフトテスト　436，437，441
　——，リバース　436，499
ヒラメ筋ストレッチ　857
ピリナジン®　733
ヒールカウンター　678
ヒールスライド　803
ヒールプロップ　494

疲労骨折　847
　　──，脛骨　864
　　──，踵骨　653, 655
　　──，大腿骨頸部　829
　　──，中足骨　696
　　──，腓骨　864

ふ

ファイバーグラス製スプリント　46
不安定型の骨折　45
不安定性テスト
　　──，脛距間での　622
　　──，靱帯　621
フォーク変形　91
フォサマック®　885
フォノフォレーシス　111, 173
フォロースルー期　267
負荷テスト，二頭筋　229
腹臥位における股関節伸展訓練　751
副睾丸炎　826
複雑型脱臼　161
腹筋断裂　825
舟漕ぎ運動　273
部分腱膜切除術　73
部分的膝蓋骨切除，膝蓋骨骨折　596, 600, 602, 603
プライオメトリクス　106, 140, 246, 459
　　──，上肢の　108
プラスタゾート　659, 665, 694
プーリー　8
プーリーシステム　243
ブルフェン®　171
ブルームスティックカールアップ　158
プレスアップ　273
プレスフィット　740
フレンチカール　159
ブロッキング訓練　13
　　──，母指指節間関節の　19, 21
粉砕骨折，指骨の　47
分娩後恥骨結合解離　827
分裂膝蓋骨　597

へ

閉経後骨粗鬆症　874
米国関節炎財団　763
米国神経学会ガイドライン　870
閉鎖式楔状骨切り術　765, 771
閉鎖的運動連鎖　244, 450, 487
ベタメタゾン（リンデロン®）　172, 181
ペニシリン系抗菌薬　756
ヘパリン
　　──，低用量　755
　　──，用量調節　755
ペルテス病　433
ヘルメット外力　812
辺縁骨折　597
片脚踵上げテスト　686
片脚爪先立ち　683
片脚バランス訓練　633
変形性関節症　427, 731
変形性股関節症　732
変形性膝関節症　757
片側大腿四頭筋ストレッチ　810
片側ハムストリングストレッチ　811
胼胝　692
扁平足　552, 648
扁平足矯正装具　867

ほ

縫合糸アンカー　209
ボウラー母指　68
ボクサー骨折　54
補高便座　745
ポゴボール　471
母趾の骨折　711
母趾の脱臼　711
母指指節間関節のブロッキング訓練　19, 21
母趾関節症　700, 711
母指基部の骨折　53
母指手根中手関節関節症　110
母指手根中手関節の関節形成術　77
母指スパイカギプス包帯　80, 83
母指スパイカスプリント　37

母指-前腕テスト　231
母指中手指節関節の尺側側副靱帯損傷　58
補助器具　746
歩調　837
歩調表，深水中でのランニング　837
ボックスジャンプ　517
ホッケー選手症候群　818，822
ポパイ膨隆　225
歩容異常　752
ホルモン補充療法　884
ポンプ運動（足関節）　509，513，521，574，747

モビライゼーション
　──，開始時期を遅らせた　11，17，22
　──，早期　11
　──，膝蓋骨　780
　──プログラム，早期　4
　──プロトコール，早期他動　10

や

夜間スプリント　661
夜間の異常感覚　62
野球肘　136

ま

巻き上げ機効果　648
麻酔下でのマニピュレーション　773
末梢神経障害　720
慢性腱板断裂　278，279
慢性足関節痛　640
慢性のターフトー　715
慢性労作性コンパートメント症候群　864

ゆ

有痛弧徴候　672，675
有頭月状骨角度　81
誘発テスト（手根管症候群）　63
遊離腱移植　24
床反力　850
癒着性関節包炎（凍結肩）　204，227，382，386
指屈筋腱鞘感染症　3

み

ミニオープン肩腱板修復法　276
ミニオープン修復術　295，299
ミニスクワット　738
ミリタリープレス　334，353

よ

腰椎椎間板ヘルニア　692
腰部椎間板ヘルニア脱出　825
用量調節ヘパリン　755
浴槽いす　745
予防的抗菌薬　755

む

無菌性滑液包炎　190
無月経，運動性　891

ら

ラップスツールでの訓練　781
ラロキシフェン（エビスタ®）　885，886
ランジ　761
卵巣嚢胞　827
ランナー障害の治療　849
ランナーの柔軟性プログラム　857
ランニング
　──，深水中　834，843
ランニング周期　850
ランニングシューズ　851
ランニング障害　846，847

め

メゾテノン　674
メチルプレドニゾロン　723
メディシンボール　109，334，353，419

も

モノフィラメントテスト，Semmes-Weinstein　65，66

ランニングへの復帰プログラム　859
ランニング歩調表，深水中での　837

り

リウマチ反応陰性脊椎関節炎　654
梨状筋腱炎　728
リストカール　156
　──，ニュートラル　157
　──，リバース　156
リセドロネート　886
離断性骨軟骨炎　429
リドカイン　251，723
リドカインテスト　231
リトルリーガー肘　129
リバースピボットシフトテスト　436，
　499
リバースリストカール　156
リフトオフテスト　232，233
両側踵部痛　649
リリース検査，前方　236
リロケーションテスト　236，326
リンデロン®　172

れ

レジスタンストレーニング訓練　891
レッグエクステンション　450
レッグプレス　450，487
裂離骨折　796
　──，近位指節間関節　49
　──，後十字靱帯　501
連続的空気圧迫装置　755

ろ

ロイコスポーツテープ　564，567
ロイコテープ　563
老人性骨粗鬆症　874
ローダイテーピング　868
ロッキング　445，758
ロード＆シフトテスト　237，238
ロールオーバー・スリーパーストレッチ
　207

わ

ワインドアップ期　266
ワルファリン，低用量　755

欧文索引

A

abduction pillow 749
abrasion arthroplasty 586
abrasion chondroplasty 764
achilles paratenonitis 672
Achilles tendinitis 667
achilles tendinosis 675
Achilles tendon dysfunction 666
Achilles tendon rupture 680
ACL (anterior cruciate ligament) 446
ACL および PCL の同時再建術 521
ACL 機能的装具 459, 460
ACL 緊張量の比較 452
ACL 再建後の合併症 475
ACL 再建術後, 女性の 465
ACL 再建, 半月板修復を伴う 468
ACL リハビリテーション 460
ACL 損傷
　——, 高齢者に生じた 467
　——, 女性アスリートの 464
ACL 損傷後機能テスト 473
adjustable static (turnbuckle) splint 193
Adson テスト 227, 228
Aircast 627
American Academy of Neurology (AAN) ガイドライン 872
Anderson と Boyd の方法 184
angiofibroblastic hyperplasia 166
ankle brace 688
ankle pump 509, 513, 521, 573, 747
ankle sprains 618
anterior apprehension test 235
anterior capsulitis 136
anterior knee pain 427, 479, 546

anterior talofibular ligament (ATFL) 618
anteroposterior tilt 566
Apley 圧迫テスト 437, 442
apprehension テスト 326, 435
aquatics 763
aquatics therapy 833
Arthritis Foundation 763
arthroplasty 74
　——, implant 77
　——, interposition 77
　——, suspension 77
assistive device 746
autologous chondrocyte implantation 766
avascular necrosis 730
avulsion fracture 49

B

Baker 囊腫 429, 434, 593
Bankart 修復手術, 関節鏡視下 336
Bankart 修復術, オープン 335
Bankart 修復法 343
Barton 骨折 92
Bassett 徴候 558
Bennett 骨折 53
biceps curl 159
bilateral heel involvement 649
biofeedback 457
biomechanical ankle platform system (BAPS) board 470, 577, 630, 706, 868
blocking exercise 13
bone mineral density (BMD) 検査 876, 890
bone-patellar tendon-bone graft (BTB) 448

Borg 指数　836
born loose　231
bowler's thumb　68
bowstringing　8
boxer's fracture　54
Boyd と Anderson の方法　184
Boye の術前分類　7
Brennan 指数　836, 837
broomstick curl-up　158
Broström 変法　642, 643
Bryan-Morrey 展開　197

C

calcaneofibular ligament(CFL)　618
calcar episiotomy　742
Camper's chiasma　5
Capner スプリント　48
carpal ganglion cyst　116
carpal tunnel syndrome　61
catching　758
chauffeur's fracture　89
checkrein 現象　136
checkrein タイプの症状　134
cheilectomy　707
chronic lateral ankle instability　636
Clanton 分類　710
closed kinetic chain(CKC)　244, 450
closing wedge osteotomy　765, 771
clunk 音　526
CM 関節関節症　110
Coban wrap　11, 665
Colles 骨折　89, 91
complete fasciectomy　73
complex dislocation　161
compression　800
compression grind テスト　2
concussion　868
congruence angle　559
continuous passive motion(CPM)　455, 456, 772, 777
contusion　729
Cotton テスト　622

counter force brace　171
crank and grind テスト　110
cuff tear arthropathy　279
cyclooxygenase(COX)-2 阻害薬　171, 280, 660, 762
cyclops lesion　454, 455, 478
cyclops syndrome　453

D

de Quervain 腱鞘炎　110
dead arm　205
deep friction massage　155
deep vein thrombosis(DVT)　754
deep-water running(DWR)　812, 829, 834
delayed mobilization　11
delayed primary repair　6
dislocation　161
distal radioulnar joint(DRUJ)　81, 86
distraction technique　458
docking procedure　144
dorsal angulation　86
dorsal blocking splint(DBS)　10, 50
dorsal displacement　87
dorsal expansion　34
dorsal intercalary segment instability (DISI)　81
drilling　764
Dupuytren's contracture　73
Dupuytren 拘縮　73
Duran　10
Duran プロトコール, 修正　11, 15
dynamic extension outrigger splint　76
dynamic hinged elbow splint　193
dynamic supination splint　98
dysesthesia　71

E

early mobilization　11
early mobilization program　4
early passive mobilization protocol　10
Eaton 掌側板前進術　52

elbow arthroplasty 188
elbow brace, hinged 164
elbow dislocation 161
electrical muscle stimulation 457
elevated commode seat 745
elevation 800
elliptical trainer 812, 849, 861
EMG バイオフィードバック 593
end-point 192
Essex-Lopresti 損傷 161
excessive lateral pressure syndrome（ELPS） 557, 567, 573
expansion osteotomy 742
extended trochanteric osteotomy 742
extension block splint 50
extension gutter splint 14
extensor tendon injuries 31
extensor tendon slip 35
extensor tendon subluxation 35
extensor tenolysis 38
EZ Wrap 装具 486, 512〜514, 518, 521

F

Fairbank 徴候 551
fasciectomy 73
fat pad sign 186
Fernandez の分類 88
fifth metacarpal neck fracture 54
Finkelstein テスト 110
first metatarsophalangeal joint sprain（turf toe） 708
fixed flexion contracture 730
flexor digitorum profundus avulsion 27
flexor tendon injuries 4
Fowler's central slip tenotomy 33
fracture
───, avulsion 49
───, chauffeur's 89
───, split 89
───, scaphoid 78
fractures and dislocations of the hand 45
fractures of the distal radius 85
Freiberg 病 694, 696
French curl 159
frog-leg lateral 733
Froment 徴候 4
fully constrained 188, 774
functional electrical stimulation 13

G

Gaenslen テスト 728
gamekeeper's thumb 58
Gerdy 結節 582
giving way 758
glenohumeral internal rotation deficit（GIRD） 205, 220
glide component 566
gluteus maximus tendinitis 728
gluteus minimus tendinitis 728
Godfrey テスト 440
golfer's elbow 179
Gould 変法 642
graded-pressure stocking 755
grobal patellar pressure syndrome（GPPS） 567
groin pain 816
ground reaction force（GRF） 850
Guyon 管 3

H

hallux rigidus 697
Haglund 変形 654, 671, 679
Hamilton 改変プロトコール 643
hamstring injuries in athletes 790
hand volume stress test 64
Hawkins 徴候 250
Hawkins のインピンジメント検査 234
heterotopic ossification（HO） 197
high tibial osteotomy 765

high-voltage galvanic stimulation (HVGS) 138, 257
hinged elbow brace 164
housemaid's knee 428
Houser 10
how to approach groin pain 817
Hunter ロッド 6, 23
hylan G-F 20 762
hypermobile patella 548, 556

I
icing 800
iliotibial band (ITB) 848
implant arthroplasty 77
inferior glenohumeral ligament (IGHL) 複合体 210
inferior heel pain 645
ingrowth 776
Insall 法 432, 598
insertional Achilles tendinitis 668
insole 760
interdigital neuroma (Morton's neuroma) 716
internal impingement 235
interposition arthroplasty 77
intersection syndrome 113
interval throwing program 141, 308
intractable plantar keratosis (IPK) 690
intrascaphoid angle 79
iontophoresis 173
isolated fracture of the radial head 185

J
J サイン 551, 555
Jahss 手技 55
jersey finger 27
jogger's foot 654
Joint efforts 763

K
Kanavel の 4 主徴 3

Kirschner 鋼線 (K ワイヤー) 33, 601
Kleinert 10
knee cross-over 736
knee immobilizer 778
knee-to-chest lift 737
Kocher approach 194

L
labral crank test 239
Lachman テスト 235, 436, 437, 441, 499
late secondary repair 6
lateral deviation 74
lateral displacement 88
lateral glide test 556
lateral suprapatellar approach 443
Lauenstein 法 733
lavage 770
lavaging effect 764
leg raise 735
leg rotation 735
leg scissors against resistance 736
legg-calvé-perthes 病 433, 825, 829
Leukosport tape 564, 567
Leukotape P 563
ligament-box complex 49
limp 741
little leaguer's elbow 129
LMB 動的スプリント 48
load-and-shift test 237, 238
Loomer の後外側引き出しテスト 440
low-Dye テーピング 660, 868
low-load, long-duration stretch 139
lunge 761

M
Maisonneuve 骨折 622
malrotation 54
marrow stimulation techniques 766
Mason の橈骨頭骨折の分類 186
Maudsley テスト 167

McConnell テーピング 562, 563, 566, 569, 571, 861
McConnell の膝蓋骨テーピング 781
MCL(medial collateral ligament) 525
MCL 損傷 427, 525
MCL 単独損傷 528, 530, 534
MCL と PCL の合併損傷 528
MCL の受傷機転 526
McMurray テスト 437, 442
medial collateral ligament(MCL) injuries 525
medial collateral ligament injuries of the elbow 143
medial patellofemoral ligament(MPFL) 560
medial tibial stress syndrome 847
meniscal injuries 537
meralgia paresthetica 728
Merchant 撮影 558, 598
metatarsophalangeal(MTP) 708
microfracture technique 764
microfracture 手術 586, 589
Mill テスト 167
mini-squat 738
mobilization
　——, delayed 11
　——, early 11
　—— protocol, early passive 10
Morton's neuroma(interdigital neuroma) 716
Morton 神経腫 692, 696, 716
Morton 神経腫足趾間神経腫 722
MP 関節の尺側側副靭帯損傷 58, 143
Mulder クリック 693, 719
Mulder 徴候 719
multihip machine 515
Münster キャスト 107

N

naproxyn 760
Neer のインピンジメント検査 234
nerve compression syndrome 61

neutraceuticals 733
neutral wrist curl 157
Nirschl 疼痛度スケール 861
Nirschl の方法 173
no man's land 8
nonbridging 外固定 92
nonconstrained elbow prosthesis 188
nonsteroidal anti-inflammatory drugs (NSAIDs) 69, 111, 733
notchplasty 454
nursemaid's elbow 129

O

O 脚 757
Ober ストレッチ 584
Ober テスト 438, 555, 556, 728
oblique retinacular ligament 34
O'Brien テスト 240, 241
olecranon bursitis 189
open kinetic chain(OKC) 244, 450
opening wedge osteotomy 765
os acromiale 252
Osgood-Schlatter 病 428, 578
osteoarthritis(OA) 731
osteochondral allograft 766
osteochondral autograft 766
osteoporosis 874
Outerbridge-柏木腕尺関節形成術 196
overuse syndrome 578
overuse 障害 667

P

painful arc sign 672
Palmer, TFCC 損傷の分類 102
Palumbo-type 装具 561
Palumbo 装具 862
Panner 病 133
paresthesia 62
partial selective fasciectomy 73
patellar excess pressure syndrome 567
patellar fractures 596

patellar glide test　556
patellar tendinitis 分類　580
patellar tilt test　558
patellofemoral angle　559
patellofemoral arthritis　757
patellofemoral disorders　546
patellofemoral joint reaction force（PFJRF）　446, 548, 549, 596
Patrick テスト　728
PCL（posterior cruciate ligament）　497
PCL および ACL の同時再建術　521
PCL 再建術　508
PCL 損傷　497
　——のグレード　500
　——の受傷機転　498
　——の治療　506
　——の分類　500
PCL と MCL の合併損傷　529
PCL 裂離骨折　501
peel-back 機構　209
Pellegrini-Stieda サイン　528
people with arthritis can exercise（PACE）　763
perched dislocation　162
Phalen テスト　63, 64
phonophoresis　111, 173
PID シャッフル　827
pin protection splint　33
PIP 関節損傷　49
piriformis tendinitis　728
plantar fasciitis　645
Plastazote インサート　659
plyometrics　106, 140, 246, 459
point exercise　747
pool exercise program（PEP）　764
porous ingrowth　776
posterior sagging　499
posterior talofibular ligament（PTFL）　618
posterior tibial tendon 機能不全　682
post-traumatic elbow stiffness　190
press テスト　104

PRICE の原則　626
PRICE 療法　829
primary repair　6
　——, delayed　6
progressive static splint　164
pronator syndrome　71
proprioception　458
pseudolocking　758
pulled-elbow syndrome　129

Q

Q アングル（Q 角）　432, 552
quadriceps contusions　809
quadriceps strains　809
quadriga effect　10

R

radial displacement　88
radial tunnel syndrome　167
radiolunate angle　79
rate of perceived exertion（RPE）　833
reduction osteotomy　742
reflex sympathetic dystrophy（RSD）　68, 773
Reiter 症候群　652, 654
relocation テスト　326
resisted middle finger flexion test　71
rest　800
resting pan splint　14
retropulsion exercise　36
reverse wrist curl　156
revision　742
RICE 療法　701, 800, 864
Rolando 骨折　53
Roos テスト　228
rotational component　566
rotator cuff tear　274
running injuries　846

S

Salter-Harris 分類　32
scaphoid fractures　78

scapholunate angle 79
scapular clock exercise 415
scapular dyskinesis 413
scapulothracic dyskinesis 218
secondary repair 6
　――, late 6
Segond 骨折 528
semiconstrained 188, 774
Semmes-Weinstein モノフィラメントテスト 65, 66
sequential pneumatic compression device 755
Sever 病 653
shear テスト 104
shin splint 862
shoot-through lateral 733
short arm splint 35
short arm thumb spica cast 80
shrug sign 292, 293
shuck テスト 104
sick scapula 症候群 214
side kick 737
side-by-side transfer 36
silver fork deformity 91
Sinding-Larsen-Johansson 病 428, 550, 578, 579
skier's thumb 58
SLAP(superior labrum from anterior to posterior) 205
SLAP 損傷 397, 398
　――の分類 397
SLAP テスト 230
sleeve fracture 597
SLR 訓練 480
Smith 骨折 89, 92
Speed テスト 229
spica splint
　――, sugar-tong thumb 83
　――, thumb 37
splint
　――, adjustable static(turnbuckle) 193

――, dynamic hinged elbow 193
――, dynamic supination 98
――, extension gutter 14
――, fracture 89
――, pin protection 33
――, progressive static 164
――, resting pan 14
――, short arm 35
――, stack 43
――, sugar-tong 91
――, ulnar gutter 55
Spurling テスト 66, 228, 229
stack splint 43
Stener 損傷 59
Stinchfield テスト 727
stool scoots 599, 603
straight leg raise(SLR) 736, 741
strain 729
strength-to-weight ratio 771
Struthers のアーケード 151
subcutaneous fasciotomy 73
subtrochanteric shortening 742
sugar-tong(long arm) thumb spica cast 80
sugar-tong splint 91
sugar-tong thumb spica splint 83
sulcus angle 559
sulcus sign 231, 362, 551
supracondylar femoral osteotomy 765
suprapatellar pouch 773
supraspinatus isolation test 233
suspension arthroplasty 77
sutur anchor 209
syndesmosis injury 623

T

T スコア 882
tendon sign 267
tenodermodesis 33
tension band wiring 93
TFCC 損傷の分類, Palmer 102

TFCC grind テスト　104
thin-section computed tomography　79
Thomas ストレッチ　748
Thompson テスト　654, 670, 671, 680, 681
thrower's elbow　136
thrower's ten　140, 270, 272
thumb spica cast　80
thumb spica splint　37
thumb-to-forearm test　231
tightrope　623
tilt component　566
Tinel 徴候　64, 66
toe-touch weight-bearing　741
too-many-toes sign　685
total hip replacement　739
total knee arthroplasty　772
transcutaneous electric nerve stimulation (TENS)　115
trauma shoulder series　279
Trendelenburg 歩行　741, 752
triangular fibrocartilage complex (TFCC)　101
tricompartmental total knee implant　774
trochanteric osteotomy　741, 742
tub chair　745
turf toe　708
two-stage tendon grafting　6

U
ulnar collateral ligament (UCL)　58
ulnar collateral ligament injuries of the elbow　143
ulnar collateral ligament of thumb MP joint　58
ulnar gutter splint　55
ulnar inclination　86
ulnar nerve transposition　150
ulnar variance　86
unconstrained tricompartmental total knee implant　774
unicompartmental knee replacement　770

V
valgus extension overload syndrome　134
vascular wringing theory　669
vastus medialis obliquus (VMO)　553, 779
Viscoheel インサート　659
viscosupplementation　762
volar intercalary segment instability (VISI)　81
Voshell 滑液包炎　446

W
wafer 手術　106
Wartenberg 症候群　111
weightlifter's osteolysis　241
wet ice　171, 669
windlass 効果　648
Wright テスト　228
wrist curl　156
――, neutral　157
――, reverse　156

X
X 脚　757

Y
Yergason テスト　229, 230

Z
z スコア　882

数字
4 ポイント訓練　747

リハビリテーションプロトコール　第2版
整形外科疾患へのアプローチ　　定価（本体 11,000 円＋税）

1998 年 4 月 15 日発行　第 1 版第 1 刷
2010 年 4 月 12 日発行　第 2 版第 1 刷 ©

編　者　S. ブレント ブロウツマン，ケヴィン E. ウィルク

監訳者　木村　彰男
　　　　（きむら　あきお）

発行者　株式会社 メディカル・サイエンス・インターナショナル
　　　　代表取締役　若松　博
　　　　東京都文京区本郷 1-28-36
　　　　郵便番号 113-0033　電話 (03)5804-6050

　　　　　　印刷：横山印刷
　　　　　装丁・本文デザイン：デザインコンビビア/岩崎邦好

ISBN 978-4-89592-633-1　C3047

JCOPY 〈(社)出版者著作権管理機構 委託出版物〉
本書の無断複写は著作権法上での例外を除き禁じられています．
複写される場合は，そのつど事前に，(社)出版者著作権管理機構
（電話 03-3513-6969，FAX 03-3513-6979，info@jcopy.or.jp）の
許諾を得てください．